Johannes W. Rohen
Funktionelle Anatomie des Menschen

Funktionelle Anatomie des Menschen

Ein kurzgefaßtes Lehrbuch der makroskopischen Anatomie nach funktionellen Gesichtspunkten

Von

Dr. med. JOHANNES W. ROHEN

Professor für Anatomie an der Philipps-Universität Marburg a. d. L.

Mit 390 Abbildungen in 452 Einzeldarstellungen, davon 58 mehrfarbig, und 49 Tabellen

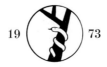

1973

F. K. SCHATTAUER VERLAG · STUTTGART – NEW YORK

In diesem Buch sind die Stichwörter, die zugleich eingetragene Warenzeichen sind, als solche nicht besonders kenntlich gemacht. Es kann also aus der Bezeichnung der Ware mit dem für diese eingetragenen Warenzeichen nicht geschlossen werden, daß die Bezeichnung ein freier Warenname ist. Alle Rechte, insbesondere das Recht der Vervielfältigung und Verbreitung sowie der Übersetzung in fremde Sprachen, vorbehalten. Kein Teil des Werkes darf in irgendeiner Form (Fotokopie, Mikrofilm oder ein anderes Verfahren) ohne schriftliche Genehmigung des Verlages reproduziert werden.

© 1973 by F. K. Schattauer Verlag GmbH, Stuttgart, Germany

Printed in Germany

Satz, Druck und Einband: W. F. Mayr, Miesbach, Oberbayern

ISBN 3 7945 0301 5

Vorwort

Die Stellung der Anatomie im Rahmen der medizinischen Ausbildung hat sich in den letzten Jahren wesentlich gewandelt. Durch die Entwicklung neuer medizinischer Grundlagenfächer sowie auch durch die Ausweitung der morphologischen Wissenschaftsgebiete selbst haben sich die Akzente des Unterrichts verschoben. Vor allem die makroskopische Anatomie hat an Bedeutung verloren. Ungeachtet der Tatsache, daß gute anatomische Kenntnisse nach wie vor das Fundament jeder ärztlichen Tätigkeit sein werden und sein müssen, sieht sich jeder Lehrende und Lernende der Anatomie vor die Aufgabe gestellt, den umfangreichen Stoff in sinnvoller Weise zu reduzieren.

Außerdem ergibt sich durch die neue Approbationsordnung eine Trennung der theoretischen von der praktischen Prüfung, was sich auch auf den Unterricht auswirken wird. Es bahnt sich eine dreistufige Ausbildung in den morphologischen Fächern von der Biologie über die makroskopische zur mikroskopischen Anatomie an, die auch sinnvoll erscheint.

Für die neuen Erfordernisse des modernen anatomischen Unterrichtes fehlen aber geeignete Lehrbücher noch weitgehend. Die bisherigen Werke sind meist zu umfangreich. Auch basieren sie auf einer systematischen und topographischen Darstellung, die funktionelle Gesichtspunkte nur am Rande berücksichtigt. Entwicklungsgeschichtliche, histologische und feinstrukturelle Details werden gleichzeitig abgehandelt. So ergibt sich eine den Lernenden verwirrende Vielfalt von Einzelfakten, für deren Verständnis ihm in der Regel anfangs noch die Voraussetzungen fehlen.

Bei der vorliegenden Darstellung habe ich mich von der Idee leiten lassen, die funktionellen Bezüge zur Grundlage der Beschreibung zu machen. Es sollte eine *funktionelle Anatomie* im vollen Sinne des Wortes entstehen. Das funktionell Zusammengehörige wurde auch im Zusammenhang abgehandelt. Die frühere Gliederung des Stoffes in »Anatomie I, II und III« mußte aufgegeben werden. Sie erscheint auch von funktionellen Gesichtspunkten aus wenig sinnvoll, werden doch in früheren Lehrbüchern z. B. die Kaumuskulatur beim Bewegungsapparat und die Zähne bei den Eingeweiden besprochen, obwohl beide funktionell eng zusammengehören. Auch die Leitungsbahnen gehören funktionell zum Bewegungsapparat und lassen sich in diesem Zusammenhang leichter verstehen als im Anhang an eine »Anatomie III«. Die funktionellen Bezüge haben zudem den didaktischen Vorteil, daß sie das »So-Sein« einer Form aus dem Systemzusammenhang heraus unmittelbar verständlich machen und damit kein isoliertes Detailwissen entstehen lassen.

Es war mein Ziel, den gesamten Stoff der makroskopischen Anatomie, wie ihn der Studierende im Präpariersaal braucht, in *einem Band* zusammenzufassen und damit eine Grundlage zu schaffen für das Verständnis der mikroskopischen und feinstrukturellen Tatsachen. Die Beschreibung schreitet gewissermaßen »von Bild zu Bild« voran, wobei alle Fakten *innerhalb* der Funktionssysteme, also »systemgerecht« und nicht additiv, beziehungslos nebeneinander beschrieben werden.

Hat man sich die funktionelle Anatomie in dieser Form erarbeitet, so können die topographische und die angewandte Anatomie folgen. Beide Darstellungen basieren auf unterschiedlichen Gesichtspunkten und sollten zunächst nicht vermischt werden.

Das Fehlen der Histologie und mikroskopischen Anatomie in einem neuen anatomischen Lehrbuch mag auf den ersten Blick verwundern, vielleicht sogar schockieren. Es wurde aber bewußt versucht, diesen umfangreichen Tatsachenbereich zunächst auszuklammern. Der Lernende hat im ersten Studienjahr genug zu tun, sich die Vielzahl rein makroskopischer Begriffe zu erarbeiten. Eine echte Grenze zwischen Makroskopie und Mikroskopie gibt es sowieso nicht. Jede Trennungslinie muß willkürlich erscheinen. Es geht hier auch gar nicht um die Abgrenzung eines Fachgebietes, sondern um die sachliche Beschränkung auf eine »Primärdimension«, die die Grundlage für das Verstehen sekundärer und tertiärer Dimensionen abgeben muß.

Die meisten der bisherigen Lehrbücher sind mit ausführlichen Formbeschreibungen besonders bei den Muskeln und Knochen angefüllt. Ich habe versucht, derartige Beschreibungen durch Text-Bild-Kombinationen sowie durch Tabellen überflüssig zu machen. Dies läßt auch dem Lernenden die Freiheit, den Umfang des Informationsgehaltes, den er sich zu erarbeiten wünscht, selbst zu bestimmen.

Ob es gelungen ist, den umfangreichen und spröden Stoff »lesbar« und verständlich zu machen, muß die Zukunft lehren. Jeder neue Versuch wird zunächst mit Mängeln behaftet sein. Welche weitere Entwicklung dieser Ansatz nimmt, wird nicht zuletzt auch von den Intentionen und dem Lernwillen der Studierenden abhängen.

Zum Schluß möchte ich allen meinen Mitarbeitern sowie den Zeichnern, Herrn CHR. FIEBIGER und Frau H. KLOSE-BAISON, für ihre hervorragenden Zeichnungen, schließlich auch dem F. K. Schattauer Verlag, besonders Herrn Prof. P. MATIS, für die zahlreichen Mühen und Hilfeleistungen aufs herzlichste danken. Wesentliche Anregungen verdanke ich auch meinem früheren Lehrer, Herrn Prof. A. DABELOW, für die bildmäßige Gestaltung des Bewegungsapparates.

Marburg, Ostern 1973   J. W. Rohen

Inhaltsverzeichnis

Allgemeine Anatomie

I. Allgemeiner Aufbau des menschlichen Körpers	3
1. Gestaltgliederung des menschlichen Organismus	4
a) Statische Verhältnisse der Körperhöhlen und Dimensionen	5
b) Körperbau im allgemeinen	6
2. Lagebezeichnungen	7
3. Konstitutionstypen	7
4. Wachstum und Proportionen	8
II. Grundbegriffe des Bewegungsapparates	9
1. Allgemeine Knochenlehre (Osteologie)	11
a) Knochen	11
b) Knochenhaut (Periost)	12
c) Knorpel	12
d) Struktur des Knochens	12
e) Trajektorieller Bau des Knochens	13
2. Allgemeine Gelenklehre (Arthrologie)	14
a) Bau des Knorpels	14
b) Bau des Gelenkes	15
c) Gelenkmechanismen	16
d) Gelenkformen	17
3. Allgemeine Muskellehre (Myologie)	18
a) Muskelformen	18
b) Hilfseinrichtungen der Muskulatur	19
c) Makroskopischer Bau eines Muskels	20
d) Allgemeine Muskelmechanik	21

Bewegungsapparat des Rumpfes

I. Übersicht	25
II. Wirbelsäule und Becken	26
1. Wirbelsäule	26
a) Wirbeltypus	27
b) Wirbelgelenke	30
c) Bandapparat	31
d) Bewegungsumfang der Wirbelsäule	32
2. Kreuzbein und Becken	32
a) Skelettelemente	32
b) Geschlechtsunterschiede der Beckenform	34
c) Gelenkige Verbindungen und Bänder	35
d) Beckenboden	36
3. Verbindungen zwischen Wirbelsäule und Kopf	37
a) Kraniovertebrale Gelenke	37
b) Bandapparat	39
c) Muskelapparat der kleinen Kopfgelenke	39

III. Brustkorb (Thorax) .. 40
1. Passiver Bewegungsapparat .. 40
  a) Knöcherner Thorax .. 40
  b) Gelenke .. 42
    α) Articulationes sternocostales und interchondrales .. 42
    β) Articulationes costovertebrales .. 42
2. Thoraxmuskulatur .. 43
  a) Interkostalmuskulatur .. 43
  b) Skalenusmuskulatur .. 44
3. Mechanik des Brustkorbes .. 45

IV. Bauchwand und Bauchmuskulatur .. 46
1. Bauchmuskulatur .. 46
2. Rektusscheide und Bauchwandschichten .. 49
  a) Bewegungsapparat .. 49
  b) Leistenkanal (Canalis inguinalis) .. 50
  c) Dorsale Bauchwand .. 51

V. Rückenmuskulatur .. 52
1. Übersicht .. 52
2. Gliederung der Rückenmuskulatur .. 58
3. Wirkungsweise der Rückenmuskeln .. 59

Anhang: Schädel und mimische Muskulatur .. 62

I. Übersicht über den Aufbau des knöchernen Schädels .. 62
1. Grundgliederung .. 62
2. Knochenmosaik von Schädelbasis und Schädeldach (Neurocranium) .. 63
  a) Hinterhauptsbein (Os occipitale) .. 63
  b) Keilbein (Os sphenoidale) .. 64
  c) Schläfenbein (Os temporale) .. 65
  d) Stirnbein (Os frontale) und Scheitelbein (Os parietale) .. 66
3. Schädelbasis als Ganzes .. 67
4. Gesichtsschädel (Splanchnocranium) .. 68
  a) Übersicht .. 68
  b) Siebbein (Os ethmoidale) .. 69
  c) Pflugscharbein (Vomer) .. 70
  d) Gaumenbein (Os palatinum) .. 71
  e) Oberkiefer (Maxilla) .. 72
  f) Unterkiefer (Mandibula) .. 72
  g) Tränenbein (Os lacrimale) .. 73
  h) Jochbein (Os zygomaticum) .. 73

II. Übersicht über die mimische Muskulatur .. 73

Verdauungsorgane (Digestionstrakt)

I. Allgemeine funktionelle Gliederung .. 77

II. Kopfdarm .. 81
1. Grundgliederung .. 81
  a) Übersicht .. 81
  b) Lippen und Wangen .. 82
  c) Die knöcherne Grundlage des Kauapparates .. 83
2. Kiefergelenk und Kaumuskulatur .. 83
  a) Kiefergelenk .. 83

      b) Bewegungsmöglichkeiten im Kiefergelenk 84
      c) Kaumuskulatur 86
    3. Mundboden 87
      a) Mundboden- und Zungenbeinmuskulatur 88
      b) Funktionelles Zusammenspiel der Kau- und Zungenbeinmuskulatur 90
    4. Gebiß und Zähne 91
      a) Zahnformen und Gebiß 91
      b) Kaumechanismen 93
      c) Einbau der Zähne in den Kiefer und Zahnhalteapparat 95
      d) Funktionelle Struktur der Kieferknochen 96
    5. Drüsenapparat der Mundhöhle (Speicheldrüsen) 97
      a) Allgemeines 97
      b) Zusammensetzung des Speichels 97
      c) Bau und Verteilung der Drüsen in der Mundhöhle 97
    6. Zunge und lingualer Bewegungsapparat 100
    7. Weicher und harter Gaumen 103
    8. Schlund (Pharynx) 103
      a) Struktur und Bedeutung des Pharynx 103
      b) Pharynxmuskulatur 104
      c) Schluckvorgang 106

III. Vorderdarm 108
    1. Speiseröhre (Oesophagus) 108
      a) Übersicht 108
      b) Wandbau 109
      c) Arbeitsweise 110
    2. Magen (Ventriculus) 110
      a) Funktionelle Gliederung 110
      b) Wandbau des Magens 111
      c) Muskulatur 113

IV. Mitteldarm 113
    1. Allgemeines 113
    2. Duodenum (Zwölffingerdarm) 115
    3. Pankreas (Bauchspeicheldrüse) 116
    4. Leber (Hepar) 116
    5. Extrahepatische Gallenwege 117
    6. Jejunum und Ileum 118

V. Enddarm (Colon) 119
    1. Übersicht 119
    2. Bau und Gliederung des Kolons 119
    3. Mastdarm (Colon rectum) 121

VI. Peritoneum (Bauchfell) und mesenteriale Strukturen 122

Rhythmische Transport- und Verteilungssysteme

A. Zirkulationsorgane 129
  I. Allgemeine, funktionelle Gliederung 129

  II. Blut 131

III. Gefäßsystem 132
    1. Allgemeiner Aufbau des Gefäßsystems 132
    2. Wandbau der Gefäße 132

    3. Vaskuläre Sondervorrichtungen 133
    4. Bau der Endstrombahn 134

  IV. Herz (Cor) 136

    1. Form des erwachsenen Herzens 137
       a) Rechtes Herz 137
       b) Linkes Herz 138
       c) Herzskelett und Herzmuskulatur 139
    2. Arbeitsweise des Herzens 140
    3. Venenkreuz und Herzbeutel 142
    4. Reiz- oder Erregungsleitungssystem (RLS) 142
    5. Herzkranzgefäße 143

  V. Pfortaderkreislauf und Leber 146

    1. Übersicht 146
    2. Pfortader 147
    3. Aufbau der Leber und Leberkreislauf 147

B. Lymphgefäßsystem und lymphatische Organe 150

  I. Lymphgefäßsystem 150

    1. Lymphabflüsse des Darmes 150
    2. Lymphgefäße des Körpers 151

  II. Lymphknoten 152

    1. Allgemeines 152
    2. Funktioneller Bau des Lymphknotens 152

  III. Milz (Lien) 154

    1. Übersicht 154
    2. Anatomie der Milz 156
    3. Gefäßarchitektur 156
    4. Die Milz als lymphatisches Organ 158

  IV. Thymus (Bries) 158

  V. Zusammenfassende Übersicht über die lymphatischen Organe 159

    1. Allgemeines 159
    2. Abwehrorgane im Digestionstrakt 160
    3. Lymphatischer Rachenring 161

C. Atmungsorgane (Respirationstrakt) 163

  I. Obere Luftwege 164

    1. Nase 164
    2. Nasenhöhlen 166
       a) Knöchernes Nasenskelett 166
       b) Nasenschleimhaut 167
       c) Nebenhöhlen der Nase (Sinus paranasales) 169
    3. Oberer Schlundabschnitt (Nasopharynx, Epipharynx, Pars nasalis pharyngis) .. 169

  II. Untere Luftwege 170

    1. Kehlkopf (Larynx) 170
       a) Knorpelskelett und Bandapparat 170
       b) Gelenke 171
       c) Muskelapparat 172
          α) Muskeln für das Krikoarytänoidgelenk 172
          β) Muskeln für das Krikothyreoidgelenk 173
          γ) Laryngeale Bewegungsmechanismen ohne Gelenke 174

  d) Schleimhautrelief des Kehlkopfes 175
  e) Stimm- und Sprachbildung 177
 2. Luftröhre (Trachea) 177
 3. Bronchialsystem 178
 4. Lungen 179
 5. Atemmechanismen 182
  a) Pleuraverhältnisse 182
  b) Atmung 184
   α) Zwerchfell (Diaphragma) 184
   β) Zwerchfellatmung (kostodiaphragmale Atmung) 186
   γ) Brustatmung (sternokostale Atmung) 186

D. Gefäßversorgung des Rumpfes 189
 I. Arterien 189
 II. Venen 193
Anhang: Fetalkreislauf 195

Exkretions- und Fortpflanzungsorgane (Urogenitalapparat)

A. Uropoetisches System (Harnorgane) 200
 I. Niere (Ren) 200
  1. Übersicht 200
  2. Gefäße der Niere 201
  3. Nieren- oder Harnkanälchen (Tubuli renis) 203
  4. Hohlraumsystem der Niere 203
 II. Harnableitende Wege 205
  1. Harnleiter (Ureter) 205
  2. Harnblase (Vesica urinaria) 205
   a) Bau der Harnblase 205
   b) Funktionsmechanismen 207
   c) Harnblasenschleimhaut 207
 III. Harnröhre (Urethra) 207
  1. Männliche Harnröhre 207
  2. Weibliche Harnröhre 208

B. Reproduktionsorgane 210
 I. Männliche Geschlechtsorgane 210
  1. Hoden (Testes) und Samenwege 210
  2. Samenleiter (Ductus deferens) 212
  3. Drüsenapparat 212
   a) Samenbläschen (Vesiculae seminales) 212
   b) Vorsteherdrüse (Prostata) 213
   c) Cowpersche Drüsen (Gll. bulbourethrales) 213
  4. Männliches Glied (Penis) 213
 II. Weibliche Geschlechtsorgane 216
  1. Übersicht 216
  2. Weibliche Keimdrüse (Ovarium) 217
  3. Eileiter (Tuba uterina) 218
  4. Gebärmutter (Uterus) 218
  5. Scheide (Vagina) 220
  6. Äußeres Genitale (Vulva) 221
 III. Kohabitation, Befruchtung und Schwangerschaft 223

Organe des Informationswechsels

A. Nervensystem und Sinnesorgane 227
  I. Funktionelle Grundgliederung des Nervensystems 227
    1. Metamerer Bereich des Nervensystems 228
    2. Vegetativer Bereich des Nervensystems 229
    3. Nervensegment und Extremitätenplexus 230
    4. Zentrales Nervensystem (ZNS) 233
  II. Anatomie und Entwicklung der Hirnabschnitte 234
    1. Rautenhirn (Rhombencephalon) 234
    2. Mittelhirn (Mesencephalon) 238
    3. Vorderhirn (Prosencephalon) 239
      a) Entwicklung und Gliederung der Großhirnrinde 239
      b) Gliederung der Stammganglien 239
      c) Plexus chorioidei und Hirnventrikel 243
  III. Metamerer Bereich des Nervensystems (Sensomotorik) 246
    1. Einfache, myostatische Regelungen im Rückenmark (Eigenreflexapparat). – Erstes funktionelles System der Sensomotorik 246
    2. Komplexe, somatomotorische Regelungen im Rückenmark (Fremdreflexapparat). – Zweites funktionelles System der Sensomotorik 252
      a) Haut und Hautrezeptoren 252
      b) Neuronale Verknüpfungen bei den Fremdreflexen im Rückenmark 256
    3. Vestibuläre Regulationen des Rautenhirns (Gleichgewichtsapparat). – Drittes funktionelles System der Sensomotorik 256
    4. Funktionelle Systeme der Endhirnmotorik. – Viertes und fünftes funktionelles System der Sensomotorik 262
      a) Extrapyramidal-motorisches System. – Viertes funktionelles System der Sensomotorik 264
      b) Afferente Bahnen für die Endhirnmotorik – Hinterstrang- und Vorderseitenstrangbahnen 266
      c) Kortikal-motorisches System. – Fünftes funktionelles System der Sensomotorik .. 269
    5. Die zur Sensomotorik gehörenden Areale der Großhirnrinde 273
  IV. Morphologie der Sinnessysteme 278
    1. Olfaktorisches System (Riechapparat) 281
      a) Entwicklungsgeschichtliche Vorbemerkungen 281
      b) Anatomie des Riechhirns und des limbischen Systems 285
      c) Riechschleimhaut 287
      d) Riechbahnen 289
      e) Stellung des olfaktorischen und limbischen Systems im Gesamtnervensystem .. 291
    2. Gustatorisches System (Geschmacksapparat) 291
      a) Geschmacksrezeptoren 292
      b) Geschmacksbahnen 295
    3. Visuelles Sinnessystem (Auge und Sehbahn) 295
      a) Schichtengliederung des Auges 298
      b) Rezeptorischer Apparat und Sehbahn 302
      c) Akkommodationsapparat 307
      d) Iris (Blendenapparat) 309
      e) Bewegungsapparat des Auges 310
      f) Lid- und Tränenapparat 314
      g) Intraokuläres Flüssigkeitssystem 315
    4. Auditives System 316
      a) Äußeres Ohr und Gehörgang 318
      b) Mittelohr (Cavum tympani) 319

       c) Innenohr 321
       d) Hörbahn 324
  V. Vegetatives Nervensystem 327
    1. Periphere Organisationsstufe (intramurales NS) 329
    2. Mittlerer Organisationsbereich – Spinotegmentale Organisationsstufe 330
       a) Orthosympathikus 332
       b) Parasympathikus 335
       c) Neuronale Gliederungen im spinotegmentalen Bereich 335
       d) Vegetative Zentren in der Retikularisformation von Rauten- und Mittelhirn . . 340
       e) Paraganglien 344
    3. Dienzephale Organisationsstufe (Hypothalamus) 345
       a) Allgemeine funktionelle Betrachtungen 345
       b) Kerngruppen des Hypothalamus und deren Bahnverbindungen 348
       c) Beziehungen zwischen Hypothalamus und Endhirn 350
 VI. Hirnhäute, Liquorzirkulation und zirkumventrikuläre Organe 352
    1. Hirnhäute 352
    2. Liquorzirkulation 353
    3. Zirkumventrikuläre, ependymale Organe 355

B. Übersicht über die Hirnnerven 356

    I. Fila olfactoria (Riechfäden) 358
   II. N. opticus (Sehnerv) 358
  III. N. oculomotorius 358
  IV. N. trochlearis 359
   V. N. trigeminus 359
    1. N. ophthalmicus (N. V_1) 361
    2. N. maxillaris (N. V_2) 361
    3. N. mandibularis (N. V_3) 363
  VI. N. abducens 364
 VII. N. facialis 364
VIII. N. vestibulocochlearis (N. statoacusticus) 366
  IX. N. glossopharyngeus 366
   X. N. vagus 367
  XI. N. accessorius 368
 XII. N. hypoglossus 369
XIII. Sympathische Versorgung von Kopf und Extremitäten 369
XIV. Parasympathische Versorgung von Kopf und Extremitäten 370
    1. Kopfteil des Parasympathikus – Kranial-autonomes System 370
    2. Brustteil des Parasympathikus, »spinaler Parasympathikus« 373
    3. Beckenteil des Parasympathikus – Sakral-autonomes System 373

Anhang: Innervation der Kopfdrüsen 373

C. Endokrine Organe 375

   I. Allgemeines 375
  II. Endokrine Drüsen 376
    1. Schilddrüse (Gl. thyreoidea) 376
    2. Epithelkörperchen (Gll. parathyreoideae) 377
    3. Nebenniere (Gl. suprarenalis) 378
    4. Inselorgan des Pankreas 379

5. Inkretorische Anteile der Keimdrüsen 379
6. Hypophyse 380
7. Hypophysen-Zwischenhirn-System 382

Gliedmaßen (Extremitäten)

A. Obere Extremität (Arm und Schultergürtel) 385
  I. Bewegungsapparat 385
    1. Hand (Manus) 386
      a) Handwurzel und Mittelhand 387
      b) Oppositionsfähigkeit des Daumens 388
      c) Beweglichkeit der Finger 392
      d) Bewegungsfähigkeit der Hand als Ganzes 398
      e) Palmaraponeurose 402
    2. Rotationsmöglichkeit des Unterarms 403
      a) Ellenbogengelenk (Articulatio cubiti) 403
      b) Drehgelenke des Unterarmes (Articulationes radioulnares prox. und dist.) 404
      c) Muskeln für die Drehbewegungen im Unterarm 405
    3. Ellenbogengelenk und Oberarm 406
    4. Schulter und Schultergürtel 409
      a) Gelenke des Schultergürtels 409
      b) Schultergelenk (Articulatio humeri) 410
      c) Muskelapparat 412
  II. Leitungsbahnen der oberen Extremität 420
    1. Arterien des Armes 420
    2. Venen des Armes 425
    3. Nerven des Armes 426

B. Untere Extremität (Bein und Beckengürtel) 433
  I. Bewegungsapparat 433
    1. Unterschenkel und Fuß 435
      a) Konstruktion von Fußgewölbe und Fußskelett 436
      b) Torsionsfähigkeit des Fußes und Fußgelenke 437
      c) Aktive und passive Mechanismen zur Sicherung des Fußgewölbes.. 441
      d) Funktionsachsen des Fußes und Bedeutung der Mm. interossei .. 444
      e) Funktionelle Bedeutung der Sehnenüberkreuzungen (Chiasmata).. 446
      f) M. tibialis posterior und der sogenannte Steigbügel 447
      g) Übergewicht der Beuger 449
      h) Der Fuß als Bewegungsorgan 450
    2. Kniegelenk (Articulatio genus) 452
      a) Gelenkkörper und Bandapparat.. 453
      b) Bewegungsmechanismen 456
    3. Oberschenkel und Becken 459
      a) Hüftgelenk (Articulatio coxae) 461
      b) Bänderschraube des Hüftgelenkes 462
      c) Muskulatur als Sicherung des aufrechten Ganges 463
      d) Mechanismus der Zuggurtung am Oberschenkel 464
      e) Bewegungsmechanismen am Hüftgelenk 465
  II. Leitungsbahnen der unteren Extremität 470
    1. Arterien von Becken und Bein 470
    2. Venen von Becken und Bein 475
    3. Nerven des Beines 475

Sachverzeichnis 483

Abkürzungen

A.	= Arteria		Plex.	= Plexus
ant.	= anterior		post.	= posterior
Art.	= Articulatio		Proc.	= Processus
Cart.	= Cartilago		prof.	= profundus
dext.	= dexter, dextra		Ps.	= Pars
dors.	= dorsalis		rad.	= radialis
Duct.	= Ductus		R.	= Ramus
For.	= Foramen		Rec.	= Recessus
Gl.	= Glandula		sin.	= sinister, sinistra
Ggl.	= Ganglion		sup.	= superior
inf.	= inferior		superf.	= superficialis
lat.	= lateralis		Tbc.	= Tuberculum
Lig.	= Ligamentum		Tr.	= Tractus
M.	= Musculus		Tract.	= Tractus
med.	= medialis		uln.	= ulnaris
N.	= Nervus		V.	= Vena
Nucl.	= Nucleus		ventr.	= ventralis
NS	= Nervensystem		ZNS	= zentrales Nervensystem

Die Abkürzungen hinter den Abbildungslegenden entsprechen den Anfangsbuchstaben der Familiennamen derjenigen Zeichner, die die jeweilige Abbildung angefertigt haben: F = CHRISTIAN FIEBIGER, K = BERNT KÜLLMER, K-B = HELMA KLOSE-BAISON.

Allgemeine Anatomie

I. Allgemeiner Aufbau des menschlichen Körpers

Die Existenz aller Organismen hängt von bestimmten Elementarvorgängen ab (Stoffwechsel, Atmung, Kreislauf, Erregungsübermittlung). Ordnet man diese Vorgänge nach qualitativen Gesichtspunkten, so ergeben sich 3 elementare Gruppen mit unterschiedlicher Funktion:

1. Stoffaustauschvorgänge (Stoffwechsel, Metabolismus)
Diese beginnen mit der Substanzaufnahme (Digestion) und enden mit der Ausscheidung (Exkretion). Es handelt sich um die energieliefernde bzw. energieverbrauchende Seite der Lebensabläufe.

2. Informationsprozesse
Diese benötigen kaum Energie. Sie dienen vielmehr der Regelung bzw. Steuerung der übrigen Lebensprozesse durch Austausch von Informationen. Ein Informationsaustausch kann sowohl mit der Umwelt als auch mit der organismuseigenen Innenwelt erfolgen.

3. Rhythmische Transport- und Verteilungsvorgänge
Stoffaustausch und Informationswechsel sind in vielfacher Hinsicht gegensätzlich. Eine vermittelnde Rolle spielen die Transport- und Verteilungsvorgänge, die sich in der Regel in einem regelmäßigen, rhythmischen Wechsel vollziehen (rhythmische Funktionsordnung). Hierher gehören vor allem die Aufnahme und Verteilung der Atemgase Sauerstoff und Kohlensäure (Respiration) sowie der durch das Gefäßsystem vollzogene Stoff- und Flüssigkeitstransport (Zirkulation). Besonders charakteristisch für diese Gruppe organismischer Vorgänge ist die Tendenz zur Erhaltung biologischer Gleichgewichtszustände, was beispielsweise in der Konstanz des inneren Milieus seinen Ausdruck findet.

Eine Sonderstellung nimmt die Fortpflanzung *(Reproduktion)* ein. Sie dient nicht der Erhaltung des Organismus, sondern der Art, und kann als spezialisierte Exkretion angesehen werden.

	Elementare Lebensprozesse	Teilprozesse			Organsysteme
A	Stoffwechsel (Metabolismus)	Stoffaufnahme	Stoffumsatz	Stoffausscheidung < Exkretion / Reproduktion	Digestionsapparat
B	Atmung (Respiration)	Sauerstoffaufnahme	Gaswechsel	Kohlensäureausscheidung	Respirationsapparat
B	Kreislauf (Zirkulation)	Substanzeinstrom	Transport und Verteilung	Substanzabstrom	Zirkulationsapparat
C	Informationswechsel	Reizaufnahme	Erregungsverarbeitung	Reizbeantwortung	Nervensystem

Das Informationsgeschehen hängt letztlich mit Struktur bzw. Ordnung zusammen. Es erscheint im denkenden Bewußtsein des Menschen als nahezu zeitloses Phänomen. Die »Zeichen« (Symbole) spielen eine größere Rolle als die Energieumsätze. Die periodischen Prozesse umfassen alle biologischen Rhythmen, denen eine Raum-Zeit-Ordnung zugrunde liegt, die zur Erhaltung des Lebens notwendig ist. Die Stoffwechselprozesse dagegen sind physikalisch-chemische Abläufe im substantiellen Bereich, die in der Regel unbewußt ablaufen und an den Raum gebunden sind. Stoffwechselvorgänge gehen immer mit Energieumsätzen einher. Die energetischen Vorgänge äußern sich u. a. in Körperbewegungen (Lokomotion), aber auch in den feineren Bewegungen der Zellen und Gewebe oder beim Stoffaustausch.

Der Organismus ist also in seinen Elementarprozessen »polar« gegliedert und ordnet sich in das Raum-Zeit-Gefüge der Umwelt in unterschiedlicher Weise ein. Das Strukturgeschehen wird dem

	Qualität	Energie-beziehung	Dimension	Leistung
A	Substanzprozesse	energetisch	Raum	Bewegung
B	Rhythmische Transportprozesse	phasisch wechselnd	Zeit/Raum	Struktur- u. Substanz-erhaltung, Regulation
C	Struktur- oder Informationsprozesse	nichtenergetisch (symbolisierend)	Zeit	Bewußtsein, Steuerung

Menschen im Felde des Bewußtseins als Denken faßbar. Energetische Prozesse spielen dabei kaum eine Rolle. Die Raum- und Zeitdimension wird gewissermaßen verlassen.

So äußert sich also das Leben des menschlichen Organismus grundsätzlich nach zwei Seiten hin: Einmal münden die organischen Prozesse in Bewegungsvorgänge ein (muskuläre oder zelluläre Bewegungen im dreidimensionalen Raum), auf der anderen Seite erscheinen die Denk- und Informationsprozesse als Leistungen des Organismus, die ihrerseits wieder die Strukturierung der Umwelt oder der eigenen Lebensprozesse ermöglicht. Man könnte den organismischen Informationswechsel als »unbewußtes Denken« des Körpers bezeichnen. Körperbewegungen auf der einen Seite, »Denkbewegungen« auf der anderen sind daher die beiden polaren Elementarleistungen des menschlichen Organismus. Die rhythmischen Transport- und Verteilungsprozesse spielen eine zwischen beiden vermittelnde Rolle. Sie besitzen in der Hauptsache eine Erhaltungsfunktion im Sinne einer Bewahrung der energetischen und nichtenergetischen, d. h. der Substanz- und Strukturprozesse. Bei den einzelligen Lebewesen (Protozoen) werden alle genannten Lebensvorgänge vom lebendigen Zytoplasma einer einzigen »Zelle« geleistet. Bei den vielzelligen Organismen (Metazoen) komplizieren sich die Verhältnisse. Für jeden Elementarvorgang differenziert sich ein eigenes Organsystem heraus. Im Laufe der Höherentwicklung (Evolution), die sich in der Stammesgeschichte der Tiere (Phylogenese) abzeichnet, kommt es zu einem immer stärkeren Innenausbau der Organsysteme und damit zu einer Vervollkommnung der Organismen. Innerhalb übergeordneter Organsysteme treten Einzelorgane auf, die bestimmte Teilfunktionen im Rahmen der genannten Elementarprozesse übernehmen. Schließlich differenzieren sich einzelne Zellgruppen oder auch Zellen für Spezialfunktionen heraus. Der Organismus kann damit als ein hierarchisches Gefüge ineinandergreifender funktioneller Systeme mit unterschiedlicher Dimension angesehen werden, in dem die Zelle die kleinste Baueinheit darstellt. Jedes Gewebe ist in ein übergeordnetes Funktionssystem eingegliedert. Organe bestehen in der Regel aus mehreren Geweben und ordnen sich in übergreifende Elementarprozesse ein.

1. Gestaltgliederung des menschlichen Organismus

Die genannten Elementarfunktionen verteilen sich im menschlichen Organismus regional verschieden. Der Lokomotion dienen die Gliedmaßen *(Extremitäten)*, während der Kopf, der die Hauptsinnesorgane und das zentrale Nervensystem umfaßt, mehr im Dienste der Informationsprozesse steht. Die für den Stoffwechsel wichtigen Verdauungsorgane sind zum größten Teil in der Bauchhöhle *(Abdomen)* untergebracht. Im Brustkorb liegen Herz und Lungen, deren rhythmische Tätigkeit der Atmung und dem Kreislauf dienen.

Die Gestalt des menschlichen Körpers läßt sich daher gewissermaßen »funktionell« verstehen. Man unterscheidet zweckmäßigerweise den Rumpf *(Truncus)* mit den Körperhöhlen, in denen die großen Organsysteme untergebracht sind, und die am Rumpf hängenden Gliedmaßen. Der Kopf *(Caput)* thront auf dem Rumpf, mit dem er durch den Hals *(Collum* oder *Cervix)* verbunden ist. Der nahezu kugelförmige Kopf enthält die Schädelhöhle *(Cavum cranii)* mit dem Gehirn. In der Brusthöhle *(Cavum thoracis)* liegen die Atmungs- und Zirkulationsorgane, in der Bauchhöhle *(Cavum peritoneale)*, an die sich nach unten die Beckenhöhle anschließt, die Verdauungs- und Ausscheidungsorgane. Die Fortpflanzungs- und Geschlechtsorgane schließen sich unten an den Beckenraum *(Pelvis)* an.

Die Gliedmaßen sind jeweils durch die Gliedmaßengürtel (Schulter- und Beckengürtel) mit dem Rumpf verbunden. Sie bilden eine mehrfache Gliederkette für die Körperbewegungen, die meist vom Rumpf ausgehen. Bei beiden Gliedmaßen besteht die freie Extremität aus 3 Abschnitten: Oberarm bzw. Oberschenkel, Unterarm (Unterschenkel) und Hand (Fuß). Entsprechend ihrer unterschiedlichen Funktion sind Arm und Bein bis in die Bewegungs- und Gelenkmechanismen hinein verschieden strukturiert. Demgegenüber wird der Kopf meist in Ruhe gehalten, um beim Informationswechsel nicht durch Bewegungen gestört zu werden. Zwischen den oberen und unteren Körperregionen ergeben sich polare Gegensätze.

a) Statische Verhältnisse der Körperhöhlen und Dimensionen (Abb. 1)

In der *Schädelhöhle* (Neuralraum) schwimmt das Gehirn in einer Flüssigkeit (Liquor cerebrospinalis), wodurch das archimedische Prinzip wirksam wird und einseitig wirkende Drücke in hydrostatische Drücke umgewandelt werden. In der *Brusthöhle* (Thoraxraum) entsteht bei der Einatmung ein Sog, bei der Ausatmung ein Druck bzw. verminderter Sog. Die Druckwerte pendeln rhythmisch zwischen $+/-$ 2 und 4 mmHg hin und her. Nur in der *Bauchhöhle* (Viszeralraum) herrscht der durch die Schwerkraft bestimmte lineare Druck, der dem einer Flüssigkeitssäule zwischen Beckenboden und Zwerchfell entspricht.

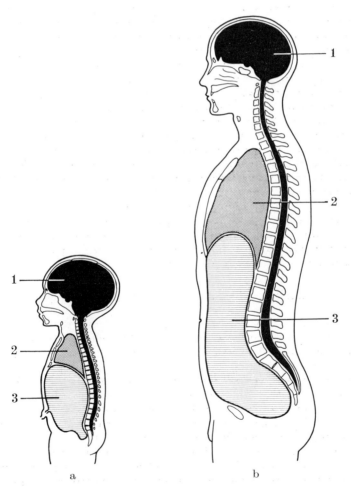

Abb. 1. Schema der Hauptkörperhöhlen des menschlichen Organismus beim Neugeborenen (a) und Erwachsenen (b), dargestellt am Medianschnitt (K-B).
1 = Neuralraum, 2 = Thorakalraum, 3 = Viszeralraum.

Somit stehen die großen Organsysteme innerhalb der Körperhöhlen unter ganz verschiedenen Druckverhältnissen, d. h. sie ordnen sich unterschiedlich in das Schwerefeld der Erde ein. Dasselbe gilt übrigens auch für die Bewegungsorgane. Die untere Extremität ist voll in den Raum eingegliedert. Die obere Extremität ist in ihren Bewegungsmöglichkeiten wesentlich freier. Der Bewegungsapparat des Kopfes schließlich, insbesondere die mimische und die Augenmuskulatur, kann sich in ihrem Bewegungsspiel unabhängig von den statischen Notwendigkeiten völlig frei entfalten. Nur dadurch wird die Symbolik des menschlichen Mienenspiels möglich.

Eine durch die Körpermitte gelegte Ebene gliedert den Organismus in zwei spiegelbildlich gleiche bzw. ähnliche Hälften *(bilaterale Symmetrie)*, während in der Frontalebene, d. h. einer zur Stirnfläche parallelen Ebene, der Gegensatz von vorn und hinten auftaucht. Ganz allgemein ist der Lebensraum des Menschen mehr nach vorn, dem Gesichts-, Greif- und Tätigkeitsraum des Körpers, orientiert.

b) Körperbau im allgemeinen

Im Laufe der Stammesgeschichte der Wirbeltiere haben sich 3 grundlegende Prozesse abgespielt: 1. Zunahme der Körpergröße, 2. Ausbau der Innenorganisation des Organismus mit Vermehrung der inneren Oberflächen und 3. Loslösung von der Umwelt (Individuation).

Bei den Fischen stellt der Körper weitgehend noch eine Rumpforganisation dar, für die das Prinzip der segmentalen Gliederung *(Metamerie)* gilt. Der Rumpf ist aus gleichartigen Segmenten aufgebaut, die sich in Struktur und Aufbau ständig wiederholen. Beim Menschen besteht z. B. die Wirbelsäule aus derartigen Bauelementen (Wirbeln). Auch der Brustkorb (Thorax), der sich aus annähernd gleichartigen Rippen und Zwischenrippensegmenten zusammensetzt, zeigt noch ein metameres Bauprinzip. Bei den niederen Wirbeltieren herrscht das segmentale Bauprinzip vor. Bei den höheren Wirbeltieren wird im Laufe der Evolution die Metamerie allmählich zurückgedrängt. Es entwickeln sich Unterschiede, die vor allem durch die Ausgestaltung der Gliedmaßen einerseits und der Kopforganisation andererseits verursacht werden. Bei den Lurchen stehen die Gliedmaßen seitlich vom Rumpf ab. Kriechende oder schlängelnde Bewegungen finden statt. Bei den Fröschen bilden sich bereits selbständigere Gliedmaßen aus, die auch zum Sprung geeignet sind. Die Vögel überwinden die Abhängigkeit vom Boden durch Umformung der vorderen Gliedmaßen zu Flugorganen. Erst die Säugetiere bringen die Gliedmaßen *vor* den Rumpf und heben dadurch den Körper vom Boden ab. Bei den Amphibien stehen die Gliedmaßen in der Rechts-Links-Dimension, bei den vierfüßigen Säugern in der Vorn-Hinten-, beim Menschen schließlich in der Oben-Unten-Dimension. Die Gliedmaßen fügen sich ursprünglich auch in den metameren Bauplan des Rumpfes ein, wachsen aber dann zunehmend in die Länge. Die segmentale Gliederung wird verwischt und ein longitudinales, radiäres Bauprinzip vorherrschend. Für die Gestalt der Gliedmaßen sind die funktionell wichtigen Endabschnitte (Hand und Fuß) maßgebend. Nicht die Wiederholung des Gleichen (Metamerie), sondern die Einzelfunktion (Laufen, Greifen, Graben usw.) wird zum formbildenden Faktor.

Die evolutive Entwicklung der Gliedmaßen, die die Bewegungsorgane gewissermaßen durch alle Dimensionen des Raumes führt, hat auch Rückwirkungen auf die Gesamtgestalt des Organismus und ihre innere Organisation. Die Körperhöhlen (Brust- und Viszeralraum) formen sich um. Der Rumpf wird umgeschaltet. Die Metamerie wird zurückgedrängt. Besonders der Kopf gliedert sich stärker vom Rumpf ab und vergrößert seinen Innenraum beträchtlich. Bei den im Wasser lebenden Wirbeltieren ist ein eigentlicher Hals noch nicht erkennbar. Der Kopf erscheint als das zugespitzte Ende des Rumpfes. Beim aufrecht gehenden Menschen wird der Kopf zu einem selbständigen Körperteil, der durch den Hals vom Rumpf abgesetzt ist. Die longitudinale oder radiäre Form des Kopfes bei den vierfüßigen Säugetieren (Quadrupeden) wird beim Menschen im Zusammenhang mit der aufrechten Körperhaltung mehr in Richtung zur Kugelform umgestaltet. Die Schädelhöhle mit dem Gehirn wird dadurch stark vergrößert. Gliedmaßen- und Kopfentwicklung sind miteinander korreliert. Sie führen zu den charakteristischen Eigentümlichkeiten der menschlichen Gestalt, die sich demnach in 3 Hauptabschnitte gliedern läßt: den Rumpf (Truncus), der weitgehend metamer gegliedert ist, die Gliedmaßen mit ihrer vornehmlich longitudinalen Gestaltung und den Kopf mit seiner vorherrschenden Kugelform.

2. Lagebezeichnungen

Ebenen
Medianebene	=	Symmetrieebene durch die Mitte des Körpers
Sagittalebene	=	parallel zur Medianebene in Richtung vorn-hinten (Pfeilrichtung)
Transversalebene	=	entspricht der Horizontalen
Frontalebene	=	parallel zur Stirnfläche, in Richtung rechts-links

Richtungen
median	=	innerhalb der Mittelebene des Körpers
paramedian	=	innerhalb der Sagittalebenen, die neben der Mittellinie liegen
medial	=	nach der Mitte zu
lateral	=	nach der Seite
kranial	=	kopfwärts
kaudal	=	schwanzwärts
proximal	=	zum Rumpf hin
distal	=	zum Gliedmaßenende hin, d. h. vom Rumpf weg
anterior	=	nach vorn zu gerichtet
posterior	=	nach hinten zu gerichtet
ventral	=	bauchwärts
dorsal	=	rückenwärts
superior	=	weiter oben (bei aufrechter Körperhaltung)
inferior	=	weiter unten (bei aufrechter Körperhaltung)
superficialis	=	oberflächlich gelegen
profundus	=	in der Tiefe gelegen

3. Konstitutionstypen

Unter Konstitution versteht man die Gesamtheit der ererbten körperlichen und biologischen Eigenschaften eines Organismus, teilweise auch seiner psychologischen Besonderheiten. Man hat die Konstitutionsunterschiede in verschiedenster Weise zu erfassen versucht. Die meisten Einteilungsprinzipien laufen auf die Unterscheidung zweier polarer Extremtypen und eines Mitteltypus hinaus. Französische Wissenschaftler hatten schon Anfang dieses Jahrhunderts einen »type respiratoire«, einen »type digestive« und einen »type cérébrale« unterschieden und damit die oben beschriebenen drei elementaren Funktionsbereiche zur Grundlage einer Konstitutionslehre gemacht. KRETSCHMER hat dann einen leptosomen, einen pyknischen und einen athletischen Habitus beschrieben und den Körperbau auch mit dem Charakter in Beziehung gesetzt.

1. *Leptosomer Typus:* Langwüchsiger, sehnig-schlanker Körperbau, hager, zäh, wenig Unterhautfettgewebe, schmales, ovales Gesicht, scharfe Nase (Winkelprofil). Übergang einerseits zum kräftigen Athletiker, andererseits zum schwachen, unterentwickelten Astheniker.
2. *Athletischer Typus:* Mittelgroßer, breitschultriger Körper mit massiger Muskulatur, kräftigen Knochen und schmalem Becken. Die Haut ist dick und straff. Sie zeigt wenig subkutanes Fett. Der Brustkorb ist breit und mächtig entwickelt. Die Beine sind schlank.
3. *Pyknischer Typus:* Mittelgroß, gedrungene Gestalt mit zarten, schwachen Gliedmaßen, mächtige Leibeshöhle, starker Fettansatz, vor allem am Rumpf. Gesicht breit und weich, häufig Glatze. Der Kopf sitzt auf einem kurzen, dicken Hals, breit zwischen den Schultern. »Den behaglich ausgerundeten Körperformen entspricht im Seelischen eine heitere Beweglichkeit dieser geselligen Naturen« (BENNINGHOFF).

Von allen drei Typen gibt es Abweichungen, die entweder abnorm oder krankhaft sein können (dysplastische Typen).

Auch in der Typenlehre KRETSCHMERS, die später vielfach modifiziert worden ist, spielen die oben beschriebenen elementaren Funktionsbereiche eine unverkennbare Rolle. Bei der leptosomen Konstitution dominieren gewissermaßen das strukturgebende, zerebrale System, beim Pykniker die Stoffwechselfunktionen und beim Athletiker Kreislauf und Bewegungsapparat. Bei allen Konstitutionen darf jedoch nie vergessen werden, daß der Organismus eine Gesamtheit darstellt.

4. Wachstum und Proportionen

Wachstum ist nicht einfach eine Massenzunahme des Körpers, sondern ein rhythmisch ablaufender biologischer Prozeß, der sich aus vielen Einzelfaktoren zusammensetzt und mit einer für den Menschen charakteristischen seelischen und körperlichen Reifung einhergeht. Die Entwicklung von Nervensystem und Sinnesorganen eilt voraus, diejenige von Gliedmaßen und Rumpf hinkt nach. So verschieben sich auch die Körperproportionen während des Wachstums. Form und Größe der Körperhöhlen ändern sich. Beim Neugeborenen ist der Neuralraum noch sehr groß; Brust- und Bauchhöhle sind relativ klein. Beim Erwachsenen liegen die Verhältnisse umgekehrt (Abb. 1).

Beim Neugeborenen (durchschnittliches Körpergewicht 3250 g, Länge 50 cm) mißt der Kopf noch $^1/_4$ der gesamten Standhöhe, beim Erwachsenen (durchschnittlich 70 kg schwer und 165 cm groß) nur noch $^1/_8$. Das Geburtsgewicht verdoppelt sich im Laufe des ersten halben Jahres, verdreifacht sich bis zum 18. Monat und verfünffacht sich bis zum 5. Lebensjahr. Der Erwachsene hat schließlich das 20fache Geburtsgewicht erreicht.

Gewichts- und Größenzunahme erfolgen aber nicht kontinuierlich. Das Größenwachstum ist ein rhythmischer Prozeß aus zwei Teilkomponenten, dem Längen- und dem Dickenwachstum (Streckung und Fülle), die periodisch miteinander abwechseln. In bestimmten Lebensabschnitten überwiegt das Längenwachstum, in anderen das Dickenwachstum. Auch daraus resultieren charakteristische Proportionsänderungen des Gesamtorganismus. So »schießen« z. B. die Kinder in der Pubertät (12.–14. Lebensjahr) in die Höhe, während sie vorher mehr rundliche, füllige Körperformen entwickeln. Nach der Pubertät verlangsamt sich das Längenwachstum in zunehmendem Maße und sistiert spätestens nach dem 24. Lebensjahr, bei Mädchen etwas früher als bei Jungen. Im allgemeinen werden drei Wachstumsperioden von 6–7 Jahren unterschieden, die sich wiederum in zwei Unterabschnitte von 3–4 Jahren gliedern lassen. Am Ende des ersten Lebensjahrsiebts liegt die Schulreife, am Ende des zweiten die Pubertät (Geschlechtsreife), am Ende des dritten die »Lebensreife« (individuelle Selbständigkeit, Wahlfähigkeit, Gesellschaftsreife). In der modernen Zivilisation haben sich alle genannten Reifungsperioden verkürzt (Akzeleration). Die Geschlechtsreife kann schon mit 9 oder 10 Jahren eintreten, die individuelle Selbständigkeit und der Abschluß des Wachstums sind heute meist schon mit dem 17. oder 18. Lebensjahr erreicht.

In der Entwicklung nehmen die ersten drei Lebensjahre eine Sonderstellung ein. In dieser Periode vollziehen sich die wichtigsten elementaren Entwicklungsschritte der Menschwerdung (aufrechtes Gehen, Sprechen, Anfänge des selbständigen Denkens) sowie die notwendige Nachreifung und Verselbständigung der Entwicklungsvorgänge aus der Embryonalzeit (sekundäre Nesthockerperiode nach PORTMANN). Das Längenwachstum nimmt während des 1. Lebensjahres rasch zu, verlangsamt sich dann aber im 2. wieder sehr stark (Wachstumssturz) und steigt dann im 3. Lebensjahr wieder langsam an. Die Differenzierungs- und Reifungsvorgänge in den Organsystemen und Geweben sind während der ersten 3 Lebensjahre beträchtlich.

Siebenjahres-periode	Fülle = dominierendes Dickenwachstum	Lebensjahre		Reifungs-phasen
	Streckung = dominierendes Längenwachstum	♂	♀	
I.	Fülle	1.–3.	1.–3.	Schulreife
	Streckung	4.–6.	4.–6.	
II.	Fülle	7.–10.	6.–9.	Geschlechts-reife
	Streckung	11.–14.	9.–13.	
III.	Fülle	15.–18.	14.–17.	Lebensreife
	Streckung	18.–21.	17.–20.	

II. Grundbegriffe des Bewegungsapparates

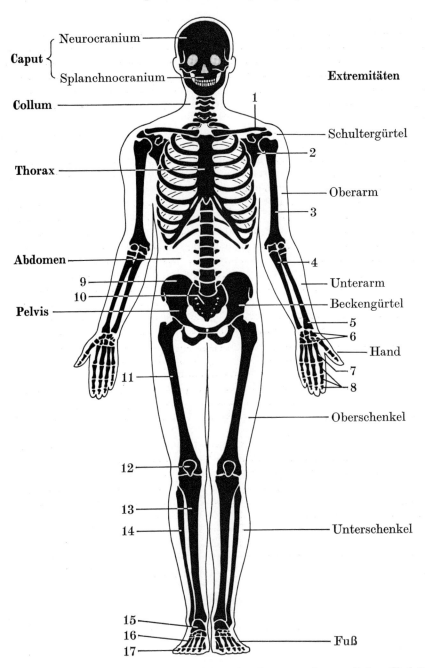

Abb. 2. Gestaltgliederung des menschlichen Körpers im Zusammenhang mit dem Skelett (K-B).

Obere Extremität: 1 = Clavicula   4 = Ulna   7 = Metacarpus
                      2 = Scapula   5 = Radius   8 = Phalanges
                      3 = Humerus   6 = Carpus

Untere Extremität: 9 = Os coxae   12 = Patella   15 = Tarsus
                      10 = Os sacrum 13 = Tibia   16 = Metatarsus
                      11 = Femur   14 = Fibula   17 = Phalanges

Die aufrechte Haltung des menschlichen Körpers wird wesentlich vom Bewegungsapparat bestimmt (Abb. 2). Knochen, Bänder und Gelenke stellen den passiven Bewegungsapparat, Muskeln den aktiven dar. Die Skelettelemente liefern die Form und geben den Rahmen für die Körperhöhlen, in denen die Eingeweide untergebracht sind. Die Kugelform des menschlichen Kopfes kommt durch den knöchernen Schädel zustande. Die Brusthöhle wird vom Brustkorb *(Thorax)* umschlossen, dessen 12 Rippenpaare noch deutlich an die ursprüngliche metamere Gliederung des gesamten Rumpfes erinnern. Das Becken *(Pelvis)* bildet eine offene Schale, die die Bauchhöhle nur unvollkommen umschließt. So wird die Hülle des Viszeralraumes von einem Muskelmantel, der am Becken und Thorax befestigt ist, vervollständigt. Andererseits liefert der Beckengürtel die Grundlage für das Bein, das im Hüftgelenk gegen den Rumpf beweglich ist. Der Neuralraum des Kopfes wird durch den Gehirnteil des Schädels *(Neurocranium)* vollständig abgeschlossen. Der Brustraum ist halb knöchern, halb muskulär umschlossen. Die Umhüllung des Viszeralraumes ist weitgehend muskulös. Den Zusammenhalt der verschiedenen Skelettelemente besorgt die noch ganz segmental gegliederte Wirbelsäule. Der Beckengürtel verbindet sich fest mit der Wirbelsäule, deren Wirbel in diesem Gebiet zum Kreuzbein *(Os sacrum)* verschmolzen sind. Die Rippen sind mit den thorakalen Wirbeln gelenkig verbunden, so daß die Atembewegungen möglich sind. Im mittleren Abschnitt des Rumpfes herrscht funktionell ein rhythmisches Geschehen (z. B. Ein- und Ausatmung), morphologisch die Metamerie vor. Der Kopf ist demgegenüber ganz geschlossen und von der Wirbelsäule als Ganzes abgesetzt. Die Wirbelsäule setzt sich nicht unmittelbar in den Schädel fort. Dieser balanciert vielmehr auf den obersten Wirbeln *(Atlas* und *Axis)* in einem komplizierten, mehrgliedrigen Gelenkapparat. Der Schädel setzt sich aus der Gehirnkapsel *(Neurocranium)* und dem Gesichtsskelett *(Splanchno-* oder *Viscerocranium)* zusammen. Das Neurocranium besteht vornehmlich aus großen, platten Knochen, die sich schalenartig zu einem kugelartigen Hohlkörper zusammenschließen. Das Viscerocranium zeigt einen dreigliedrigen Etagenbau, der durch ein kompliziertes Mosaik zahlreicher Einzelknochen gebildet wird. Die oberste Etage nehmen die paarigen Augenhöhlen ein, in der mittleren liegt die Nasenhöhle, die durch eine Scheidewand, das Nasenseptum, in zwei bilateral symmetrische Abschnitte aufgeteilt wird, in der unteren findet sich die einheitliche, unpaare Mundhöhle. Der einzige bewegliche Knochen des Kopfes ist der Unterkiefer *(Mandibula)*. Er kann sich gegenüber Oberkiefer und Schädelbasis im Kiefergelenk bewegen. Der Kauapparat stellt sozusagen den Rest eines kranialen Bewegungsapparates dar, wie er sonst nur an den Gliedmaßen und am Rumpf ausgebildet ist.

Im Gegensatz zum kugelförmigen Kopf dominiert im Bereich der Gliedmaßen (Extremitäten) die radiäre Form. Die Gliedmaßen bestehen im Gegensatz zum Kopf, dessen Knochen ein festes, ineinandergeschachteltes und unbewegliches Mosaik bilden, aus Gliederketten einzelner Skelettelemente, die peripherwärts (distal) zahlreicher werden. Die Gliedmaßen hängen mittels der Extremitätengürtel mit dem Rumpf zusammen (Schulter- und Beckengürtel). Die funktionell wichtigsten Abschnitte der beiden Extremitäten sind jedoch ihre Endglieder, Hand *(Manus)* und Fuß *(Pes)*, die beim Menschen durch die aufrechte Körperhaltung ebenfalls weitgehend polarisiert sind. Die Hand ist vornehmlich zu einem Greiforgan, der Fuß dagegen zu einem Stütz- und Fortbewegungsorgan geworden. Durch den aufrechten Gang hat sich die vordere Extremität vom Boden gelöst und ist von den Aufgaben der Fortbewegung befreit worden. Dadurch hat sich die starre Verbindung zum Rumpf gelöst. Der Schultergürtel, der aus Schulterblatt *(Scapula)* und Schlüsselbein *(Clavicula)* besteht, ist auf dem Thorax verschieblich. Der Arm hat seinen Bewegungsraum erheblich vergrößert. Er wird zum Greif- und Tastwerkzeug des menschlichen Organismus. Die Bewegungsvielfalt der oberen Extremität ermöglicht außerdem eine seelische Ausdrucksfähigkeit, wie sie außer der mimischen Muskulatur des Gesichtes sonst keinem anderen Körperteil mehr zukommt und wie sie auch bei anderen Primaten, deren vordere Gliedmaßen noch zur Fortbewegung benützt werden, nicht vorhanden ist.

Die Gliedmaßen bestehen im wesentlichen aus 4 Abschnitten. Bei der oberen Extremität sind es der Schultergürtel *(Scapula* und *Clavicula)*, der Oberarm *(Humerus)*, Unterarm *(Radius* und *Ulna)* sowie die Hand *(Manus)*. Bei der unteren Extremität ist es der Beckengürtel, bestehend aus Becken *(Os coxae)* und Kreuzbein *(Os sacrum)*, Oberschenkel *(Femur)*, Unterschenkel *(Tibia* und *Fibula)* und Fuß *(Pes)*. Hand und Fuß lassen sich wiederum in 3 Abschnitte gliedern, die gewissermaßen die Gestalt der Gesamtextremität widerspiegeln: Handwurzel *(Carpus)*, Mittelhand

(Metacarpus) und Finger *(Phalanges)* bzw. Fußwurzel *(Tarsus)*, Mittelfuß *(Metatarsus)* und Zehen *(Phalanges)*.

Nicht nur die Zahl der Knochen, sondern auch die der Gelenke nimmt distalwärts zu, jedoch wird deren Bewegungsraum gleichzeitig eingeschränkt. Die größte Beweglichkeit findet sich an der Wurzel der Gliedmaßen, im Schulter- bzw. Hüftgelenk. Beide Gelenke sind in den 3 Ebenen des Raumes frei beweglich (Gelenke mit 3 Freiheitsgraden). Demgegenüber haben die Fingergelenke nur noch einen Freiheitsgrad (Scharniergelenke).

1. Allgemeine Knochenlehre (Osteologie)

Die Gestalt der einzelnen Knochen ist funktionsabhängig. In den Gliedmaßen herrscht die langgestreckte, röhrenartige Form vor *(Ossa longa)*. Die die Körperhöhlen umschließenden Knochen haben eine flächenhafte Gestalt *(Ossa plana)*, wie z. B. die Knochen des Schädeldaches, des Schulter- oder Beckengürtels. Kleine, würfelförmige Knochenelemente *(Ossa brevia)* bauen z. B. die Hand- und Fußwurzeln auf (Abb. 2).

a) Knochen

Der Knochen gilt ganz zu Unrecht als das »Bild des Todes«. Es handelt sich vielmehr um ein veränderliches, äußerst anpassungsfähiges Gewebe, das aus dem embryonalen Bindegewebe her-

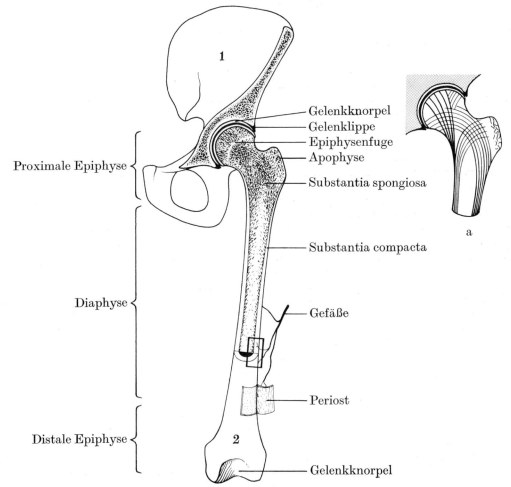

Abb. 3. Übersicht über die Grundbegriffe des passiven Bewegungsapparates (F) (Ausschnitt s. Abb. 4). Bild (a) zeigt schematisch die trajektorielle Struktur der Spongiosa am Oberschenkel.
1 = Hüftbein (Os coxae), 2 = Oberschenkelknochen (Femur).

vorgegangen und ganz von Zellen durchsetzt ist. Die Knochen sind in der Regel nicht vollständig kompakt, sondern von einer Markhöhle *(Cavum medullare)* erfüllt, die ein lockermaschiges, retikuläres Bindegewebe enthält, das entweder Blut bildet (rotes Knochenmark) oder verfettet (gelbes Knochenmark). In den platten und kurzen Knochen, die meist keine zusammenhängende Markhöhle enthalten, findet das ganze Leben über eine lebhafte Blutbildung statt, während die langen Röhrenknochen nur embryonal und im frühen Kindesalter rotes Knochenmark enthalten.

An den meisten Knochenstücken lassen sich 2 Anteile unterscheiden, eine kompakte, feste Außenschicht *(Substantia compacta)* und eine schwammartige Innenzone *(Substantia spongiosa)*. Die Spongiosa besteht aus anastomosierenden Knochenbälkchen, zwischen die die blutbildenden Markgewebe eingelagert sind. An den Knochenenden der Röhrenknochen *(Epiphysen)* dominiert die Spongiosa, in der Mitte *(Diaphyse)* die Kompakta (Abb. 3). Die kurzen Knochen besitzen in der Regel nur eine dünne, oberflächliche Schicht kompakten Knochens. Sonst sind sie vollständig aus Spongiosa aufgebaut. Die platten Knochen bestehen meist aus zwei Kompaktalagen und einer dünnen dazwischengeschalteten Spongiosaschicht, die bei den Knochen des Schädeldaches als *Diploe* bezeichnet wird. Verschiedene Knochen, wie z. B. diejenigen des Gesichtsschädels, enthalten lufthaltige Hohlräume *(Ossa pneumatica)*. Bei Vögeln sind auch die Gliedmaßenknochen größtenteils »pneumatisiert«.

b) Knochenhaut (Periost) (Abb. 3, 4)

Alle Knochen werden von einer Knochenhaut *(Periosteum)* überzogen. Diese reich mit Nerven und Blutgefäßen versorgte, bindegewebige Haut stellt nicht nur eine passive Hülle des Knochens dar, sondern hat auch wichtige biologische Aufgaben (Gefäßversorgung, Regeneration, Schutz). Sie besteht aus 2 Schichten, einer äußeren, derben und faserreichen Schicht *(Stratum fibrosum)* und einer inneren, zell- und gefäßreichen Schicht *(Kambiumschicht)*. Von der Kambiumschicht geht bei der Knochenbruchheilung die Regeneration aus. Im Gelenkbereich geht das Periost unmittelbar in die Gelenkkapsel über.

c) Knorpel

Die in einem Gelenk zusammenwirkenden Knochenteile (Gelenkkörper) werden von einer Knorpelschicht überzogen *(Gelenkknorpel)* (Abb. 3, 5). Der Knorpel hat eine glasige, etwas durchscheinende Beschaffenheit, ist schneidbar und normalerweise nicht verkalkt. Er ist gefäßfrei und besonders für Druckbelastungen konstruiert. Die meisten Knochen des Skelettes werden während der Embryonalentwicklung als Knorpelstückchen angelegt, die mit der Zeit verknöchern *(Ersatzknochen)*. Reste des Verknöcherungsvorganges stellen die knorpeligen Epiphysenscheiben an den Enden der langen Röhrenknochen dar, die erst mit dem Aufhören des Längenwachstums verknöchern. Auch die Gelenkknorpel sind Reste der embryonalen knorpeligen Skelettanlage.

d) Struktur des Knochens (Abb. 4)

Im Gegensatz zum Knorpel ist der Knochen stark verkalkt. Er besteht zu $2/3$ aus Kalksalzen (Kalziumphosphat in Form von Hydroxylapatit) und $1/3$ aus organischen Bestandteilen, vor allem aus einer eiweißreichen Grundsubstanz, aus kollagenen Fasern und Zellen *(Osteozyten)*. Mit verdünnten Säuren können die Kalksalze herausgelöst werden (Entkalkung); der Knochen wird biegsam und schneidbar. Durch Erhitzung können die organischen Bestandteile zerstört werden; der Knochen wird spröde und hart. Die Festigkeit des Knochens ergibt sich aus seiner inneren Struktur. Während der Embryonalzeit entsteht zuerst ein *geflechtartiger* Knochen, der als ein verkalktes, wenig geordnetes Bindegewebe angesehen werden kann. Nach der Geburt, ausgelöst durch die Belastungen bei der Fortbewegung, wird die primitive Strukturform des Geflechtknochens in den komplizierten und festen *Lamellenknochen* umgewandelt. Nur an den Knochenvorsprüngen (Tuberositäten, Apophysen), an denen meist Muskelsehnen befestigt sind, bleibt der geflechtartige Knochen zeitlebens erhalten.

Die Baueinheit des Lamellenknochens ist das *Osteon* (Abb. 4). Konzentrische Schalen von 4–10 mm Dicke, die aus Knochensubstanz bestehen, umgeben einen zentral gelegenen Bindegewebskanal *(Haversscher Kanal)*, der juveniles Bindegewebe, Blutgefäße, Nerven und freie Zellen verschiedener Art enthält. Perforierende Gefäße gelangen durch *Volkmannsche Kanäle*, die nicht

Allgemeine Knochenlehre (Osteologie)

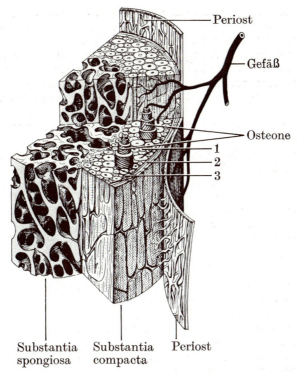

Abb. 4. Konstruktiver Aufbau des Knochens (vgl. Ausschnitt in Abb. 3) (F).
1 = Haverssche Lamellen, 2 = äußere Generallamellen, 3 = Schaltlamellen.

einzelnen Osteonen zugeordnet sind, in das Innere des Knochens. Innerhalb der Knochenlamellen liegen zugfeste, kollagene Fasern in gleicher Verlaufsrichtung, die in einer verkalkten Grundsubstanz ähnlich wie beim Eisenbeton die Metallstäbe in einer Betonmasse eingebettet sind *(Verbundbau)*. Der Neigungswinkel der Fasern ist von Lamelle zu Lamelle verschieden, woraus sich die große Festigkeit des Lamellenknochens erklärt. Bei der Belastung entstehen »versteifende Flächenpressungen«, die den Knochen besonders gegen Zugbelastungen sehr widerstandsfähig machen. Die Haversschen Systeme sind außen und innen durch Generallamellen sowie untereinander durch Schaltlamellen verbunden. Zwischen den einzelnen Lamellen liegen Knochenzellen (Osteozyten), die durch lange, radiäre Fortsätze untereinander Kontakt haben und auf diese Weise einen lebendigen Substanzstrom für die Austauschvorgänge innerhalb des Knochens unterhalten. Das Skelettsystem spielt nicht nur für den passiven Bewegungsapparat, sondern auch im Stoffwechsel des Gesamtorganismus eine wichtige Rolle. Der Knochen ist das wichtigste Kalk- und Mineraldepot des Organismus. In erstaunlich kurzer Zeit kann Kalzium aus Knochen mobilisiert werden. Auch die Blutbildung hängt eng mit dem Knochengewebe zusammen.

e) Trajektorieller Bau des Knochens

Die Spongiosabälkchen des Knochens sind in der Regel so angeordnet, daß sie ziemlich genau in den Hauptspannungslinien, die bei den Druck- und Zugbelastungen auftreten, liegen. Damit wird, ähnlich wie in der Technik, mit einem Minimum an Materialaufwand ein Maximum an Festigkeit erzielt. Dieser »trajektorielle Bau« des Knochens ist für alle Spongiosaabschnitte des Knochensystems charakteristisch (Abb. 3b). Er tritt immer dann auf, wenn der Knochen in annähernd gleicher Weise beansprucht wird. Wechseln die Belastungsrichtungen häufig, so differenziert sich eine dickere kompakte Schicht aus. Die Knochenkompakta liegt daher meist im Bereich der größten Biegungsbeanspruchungen, z. B. an den langen Röhrenknochen in der Mitte des Schaftes (Diaphyse). Aus der Anordnung der Spongiosabälkchen kann rückläufig auf die funktionellen Belastungen geschlossen werden.

2. Allgemeine Gelenklehre (Arthrologie)

Die Knochenelemente sind untereinander durch Gelenke (Articulationes) verbunden. Echte Gelenke *(Diarthrosen)* sind solche, in denen auch tatsächlich Bewegungen stattfinden; unechte Gelenke (Fugen, Hafte oder Synarthrosen) sind solche, bei denen zwischen den Knochenstücken ein verbindendes Gewebe, entweder Knorpel, Bindegewebe oder Knochen, eingeschaltet ist. Bei den Diarthrosen (Juncturae synoviales) existiert immer ein Gelenkraum, der mit einer Gelenkflüssigkeit (Gelenkschmiere oder Synovia) gefüllt und durch eine Gelenkkapsel von der Umgebung abgegrenzt ist. Die artikulierenden Flächen der Knochenenden *(Facies articulares)* sind von einer dünnen, hyalinen Knorpelschicht überzogen (Abb. 5, 7). Ähnlich wie der Knochen vom Periost, wird der Knorpel von einer Knorpelhaut (Perichondrium) umkleidet, die jedoch an den artikulierenden Gelenkflächen fehlt.

a) Bau des Knorpels

hyaliner Knorpel

Der Gelenkknorpel hat andere mechanische Eigenschaften als der Knochen. Die Knorpelzellen liegen in Gruppen zusammen, meist in kugelförmigen oder sphäroiden Knorpelhöhlen, die von einer festen Kapsel umschlossen sind. Die Zellinseln mit ihren Kapseln bilden die funktionellen Einheiten des Knochens *(Chondrone)*. In den interzellulären Zwischenräumen finden sich kollagene Fasern, die von einer durchscheinenden, mukoproteidreichen Grundsubstanz umhüllt, d. h. »maskiert« sind. Die kollagenen Faserbündel verankern sich in einer an den Knochen angrenzenden, stark verkalkten Knorpelschicht (Abb. 5). Innerhalb der Knorpelsubstanz zeigen die kollagenen Fasern eine charakteristische Anordnung, die einer trajektoriellen Struktur entspricht. Die Faserbündel verlaufen in der Regel senkrecht zur Oberfläche des Knorpels, bilden aber überall zirkuläre Wickelungen um die Chondrone herum (Abb. 6). An den Gelenkflächen biegen sie arkadenförmig um und gehen in eine tangentiale Verlaufsrichtung über. Zug- und Druckspannungen wirken sich daher so aus, daß die Knorpelzellinseln immer gleichmäßig und allseitig auf Druck beansprucht werden, das heißt, jede einseitige Druck- oder Zugspannung in hydrostatischen Druck um-

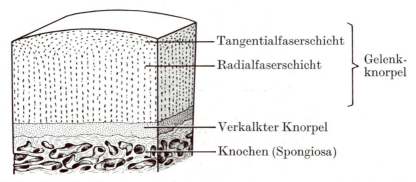

Abb. 5. Aufbau des Gelenkknorpels (K-B) (Ausschnittvergrößerung aus Abb. 7, vgl. Rechteck).

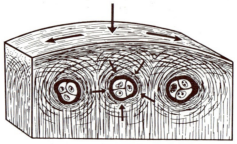

Abb. 6. Funktionsarchitektur des Gelenkknorpels (K-B). Dargestellt sind 3 Chondrone mit jeweils 3 Zellen. Die Druck- und Scherungsbelastungen (Pfeile oben) wandeln sich durch die Faserstruktur des Knorpels in hydrostatischen, d. h. allseitig auf die Chondrone einwirkenden Druck um.

gewandelt wird (Abb. 6). Der Knorpel ist daher als ein druckelastisches Gewebe anzusehen. Würde der Knochen einseitig auf Druck beansprucht, so würde er an den Druckstellen rasch abgebaut. Die Knorpelüberzüge an den Gelenkenden stellen daher eine funktionelle Anpassung dar, die das Knochengewebe schützt, andererseits aber auch die Gelenkkörper gegeneinander gleitfähig macht. Festigkeit und Elastizität der Gelenkknorpel sind bei den miteinander artikulierenden Gelenkkörpern nicht gleich. In der Technik gilt der Satz: »Gleich harte Körper reiben nicht aufeinander.« Meist ist der Gelenkpfannenknorpel etwas weicher als der des Kopfes.

Der Gelenkknorpel ist normalerweise unverkalkt, gefäß- und nervenfrei. Er besitzt keine geschlossene Zellbedeckung und muß aus der umgebenden Synovialflüssigkeit ernährt werden. Er ist ein schlecht ernährtes Gewebe (bradytrophes Gewebe) und biologisch wenig widerstandsfähig. Der Gelenkknorpel neigt daher zur Degeneration.

b) Bau des Gelenkes

Die Synovia überzieht die Gelenkflächen mit einem schleimigen Film, der nicht nur den Knorpel befeuchtet, ernährt und gleitfähig macht, sondern auch als Stoßdämpfer funktioniert. Die schleimige, fadenziehende Gelenkflüssigkeit ist reich an Hyaluronsäure, einem Mukopolysaccharid mit hohem Wasserbindungsvermögen, das der Synovialflüssigkeit ihre Viskosität verleiht und für ihre mechanischen Aufgaben von großer Bedeutung ist.

Die Gelenkkapsel *(Capsula articularis)* besteht aus 2 Schichten, erstens einer inneren *Membrana synovialis*, die zottenartige Fortsätze *(Villi synoviales)* oder gefäßreiche Falten *(Plicae synoviales)* in den Kapselraum hinein ausbildet und die Synovialflüssigkeit produziert, und zweitens einer mehr außen gelegenen *Membrana fibrosa*, der eigentlichen faserigen Gelenkkapsel, die meist an der Knorpel-Knochen-Grenze endet und dort in den Periostüberzug des Knochens übergeht.

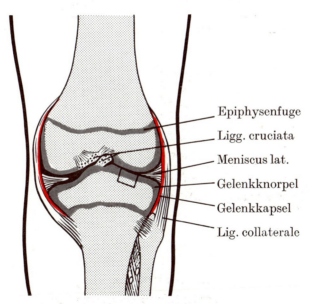

Abb. 7. Allgemeiner Aufbau eines Gelenkes, dargestellt am Beispiel des Kniegelenkes (Frontalschnitt) (K-B). Grau = Knorpelzonen, gerasterte Flächen = Knochen, rot = Gelenkkapsel (Ausschnitt s. Abb. 5).

Die Membrana fibrosa wird an besonders beanspruchten Stellen durch zusätzliche Bandmassen verstärkt, z. B. in Form von Seitenbändern *(Ligg. collateralia)*. Auch innerhalb der Gelenkhöhle können Bänder auftreten *(Ligg. intraarticularia)*. Ein bekanntes Beispiel dafür stellen die Kreuzbänder im Kniegelenk dar (Ligg. cruciata, Abb. 7). Häufig stülpen sich diese während der Entwicklung von außen in das Gelenk hinein vor und unterteilen dadurch den Kapselraum in mehrere Kompartimente.

Passen die Gelenkkörper nicht vollständig aufeinander, so wird die Kongruenz der Gelenkflächen durch *intraartikuläre Zusatzeinrichtungen* verbessert. *Menisci* (Abb. 7) sind keilförmige, faserknorpelige Scheiben, die von der Gelenkkapsel ausgehen und ein Stück weit in das Gelenk hineinragen. *Disci articulares* sind faserknorplige Scheiben, die die Gelenkhöhle in zwei vollständig getrennte Abschnitte unterteilen. An den Rändern der Gelenkflächen können Gelenklippen *(Labra glenoidalia)* auftreten, die aus einem derbfaserigen, häufig verknorpelten Bindegewebe bestehen und die Gelenkpfanne vergrößern. Einige Gelenke besitzen Aussackungen der Membrana synovialis, die als Schleimbeutel *(Bursae synoviales)* bezeichnet werden. Meist bilden sich derartige Schleimbeutel an Stellen, an denen Sehnen oder Muskeln über Knochenvorsprünge hinweggleiten oder eine Abpolsterung der Gelenkkörper erforderlich ist. Schleimbeutel als selbständige Gebilde treten in der Umgebung aller Gelenke in großer Zahl auf.

c) Gelenkmechanismen

Die Fugen *(Synarthrosen)* erlauben nur federnde Bewegungen. Führungsachsen und gerichtete Bewegungen fehlen. Bei den *Amphiarthrosen* handelt es sich um straffe Gelenke, die zwar eine echte Gelenkhöhle sowie auch knorpelüberzogene Gelenkflächen besitzen, aber durch einen straffen Bandapparat so stark in ihrer Bewegungsfreiheit eingeschränkt sind, daß meist nur eine sehr geringe elastische, federnde Beweglichkeit übrigbleibt, z. B. an Hand und Fuß oder im Beckenring. Nur bei den Diarthrosen existieren Bewegungen um definierbare Achsen.

Passen die Gelenkkörper genau aufeinander, so hat das Gelenk eine *Knochenführung*. Art und Umfang der Bewegungen werden durch die Form der artikulierenden Knochenelemente bestimmt. Sind jedoch die Gelenkkörper weniger genau aneinander angepaßt, so beeinflußt der Bandapparat den jeweiligen Funktionsraum des Gelenkes (Gelenke mit *Bandführung*). Gelenke mit *Muskel-*

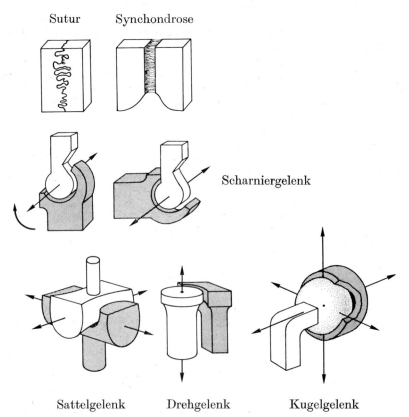

Abb. 8. Übersicht über die wichtigsten Gelenkformen. Die Pfeile durch die Mitte des Gelenkes entsprechen den Achsen (nach F. KAHN) (F).

führung haben meist einen wesentlich größeren Spielraum. Ihre Gelenkkapsel ist schlaff. Hemmende Bänder fehlen weitgehend. Die Form der Gelenkkörper ist nur wenig aneinander angepaßt. Bei diesen Gelenken muß die Muskulatur für den Zusammenhalt der Gelenkkörper und die Bewegungsführung sorgen.

Diarthrosen mit besonders großem Bewegungsumfang sind die *Kugelgelenke*. Sie sind in allen 3 Dimensionen des Raumes, d. h. um 3 Achsen, beweglich. Man spricht von 3 Freiheitsgraden. Eigelenke, Sattel- sowie Drehscharniergelenke sind nur in 2 Dimensionen beweglich, wobei die Kombination der Achsen verschieden ist. *Scharnier-* und *Radgelenke* besitzen nur eine Achse und einen Freiheitsgrad. Meist handelt es sich um Gelenke mit Knochenführung.

d) Gelenkformen (Abb. 8)

I. *Synarthrosen (Fugen)*
  Unbewegliche Knochenverbindungen – Der Gelenkspalt wird von faserigem Knorpel oder knöchernem Zwischengewebe ausgefüllt – Gelenkkapsel, Gelenkraum und Bewegungsmöglichkeiten fehlen.

  1. *Syndesmosen (Juncturae fibrosae)*
    Durch Bindegewebe verbundene Knochenenden. – *Beispiele:* Schädelnähte (Suturae), Syndesmosis tibiofibularis am distalen Ende zwischen Tibia und Fibula oder die Befestigung der Zähne im Kiefer (Gomphosis).

  2. *Synchondrosen (Juncturae cartilagineae)*
    Durch Knorpel verbundene Knochenenden. – *Beispiele:* die Symphyse des Beckens oder die Zwischenwirbelscheiben (Disci intervertebrales).

  3. *Synostosen (Juncturae osseae)*
    Gehen aus Syndesmosen oder Synchondrosen hervor, indem das Zwischengewebe verknöchert. – *Beispiele:* Beim Kreuzbein verknöchern die Zwischenwirbelscheiben der Sakralwirbel, bei den Röhrenknochen die Epiphysenfugen oder am Schädel die Suturen.

II. *Amphiarthrosen (straffe Gelenke)*
  Es handelt sich um echte Gelenke mit Gelenkraum, Synovia, Gelenkkapsel und Gelenkbändern. Die Bewegungsmöglichkeiten sind jedoch durch einen straffen Bandapparat so stark eingeschränkt, daß nur federnde Bewegungen möglich sind. – *Beispiele:* kleine Gelenke zwischen den Hand- bzw. Fußwurzelknochen und Mittelhand- bzw. Mittelfußknochen; proximales Gelenk zwischen Tibia und Fibula; Becken-Kreuzbein-Verbindung (Articulatio sacroiliaca).

III. *Diarthrosen (Juncturae synoviales)*
  Bewegliche Knochenverbindungen. Es handelt sich um echte Gelenke mit Gelenkspalt, Kapsel, Synovia und einem spezifischen Bandapparat.

  1. *Gelenke mit 1 Freiheitsgrad*
    a) *Scharniergelenk* (Ginglymus)
      Winkelgelenk, nur Beugung und Streckung um eine quere Achse möglich.– *Beispiele:* im Ellenbogengelenk die Articulatio humeroulnaris sowie die Articulationes interphalangeae.
    b) *Radgelenk* (Zapfengelenk, Articulatio trochoidea)
      Ein walzenförmiger Gelenkkopf dreht sich um eine längsorientierte Rotationsachse in einer entsprechend ausgehöhlten Pfanne. – *Beispiele:* im Ellenbogengelenk die Articulatio radioulnaris, bei den kleinen Kopfgelenken die Articulationes atlantoaxiales.

  2. *Gelenke mit 2 Freiheitsgraden*
    a) *Dreh-Scharniergelenk* (Trochoginglymus)
      Drehwinkelgelenk mit 2 Achsen, einer Beuge- und einer Rotationsachse. – *Beispiel:* Kniegelenk (Articulatio genus).
    b) *Eigelenk, Ellipsoidgelenk* (Articulatio ellipsoidea)
      Die Gelenkkörper haben Eiform. Bewegungen können in 2 Ebenen als Beugung und Streckung sowie Ab- und Adduktion ausgeführt werden. Rotationsmöglichkeiten fehlen. – *Beispiel:* proximales Handgelenk (Articulatio radiocarpea).
    c) *Sattelgelenk* (Articulatio sellaris)
      Die Gelenkflächen sind sattelförmig, das heißt in einer Richtung konkav und senkrecht dazu konvex. Bewegungsmöglichkeiten um 2 Achsen. – *Beispiel:* Sattelgelenk des Daumens (Articulatio carpometacarpea).

3. *Gelenke mit 3 Freiheitsgraden*
   Diese Gelenke erlauben Bewegungen in allen Dimensionen des Raumes.
   a) *Kugelgelenk* (Articulatio sphaeroidea)
      Ein kugelförmiger Gelenkkopf artikuliert mit einer entsprechend vertieften Gelenkpfanne – 3 Bewegungsachsen (Flexions-, Abduktions- und Rotationsachse). – *Beispiele:* Schultergelenk (Articulatio humeri), Finger- bzw. Zehengrundgelenke (Articulationes metacarpophalangeae bzw. Articulationes metatarsophalangeae).
   b) *Nußgelenk* (Enarthrosis sphaeroidea)
      Abgewandelte Kugelgelenke, deren artikulierende Flächen größer als eine Halbkugel sind. 3 Bewegungsachsen wie beim Kugelgelenk. – *Beispiel:* Hüftgelenk (Articulatio coxae).

3. Allgemeine Muskellehre (Myologie)

Die Skelettelemente und Gelenke werden durch etwa 300–400 Einzelmuskeln, die sich in der verschiedensten Weise zu Funktionssystemen zusammenschließen, bewegt. Die Muskulatur spielt aber nicht nur für die Bewegungen eine Rolle. Sie beeinflußt auch die Wärmeregulation (der Muskel als Wärmebildner), die Blutzirkulation (durch Muskelkontraktionen kann der venöse Blutrückfluß gefördert werden) und die Statik des Skelettes (die Muskeln wirken als elastische Zuggurte an den Knochenelementen, wodurch die Biegungsbelastung herabgesetzt und Knochenmaterial gespart wird). Außerdem stellen die Muskeln auch Sinnesorgane dar. Durch Rezeptoren innerhalb des Muskels ist der Organismus über seine Stellung im Schwerefeld der Erde, über die Lage der Gelenke und über die Muskelspannung informiert (vgl. S. 249).

Diese vielfältigen Aufgaben erfüllt der Muskel ausschließlich durch seine Fähigkeit zur Kontraktion (Zusammenziehung) und Dilatation (Erschlaffung). Kontraktilität ist zwar eine allgemeine Eigenschaft des lebendigen Plasmas (jede Amöbe kann sich zusammenziehen und wieder ausdehnen), nur im Muskelgewebe wird jedoch diese Fähigkeit zu einer so hohen Leistungsbreite gesteigert. Diese wird durch die Ausbildung spezieller intrazytoplasmatischer Organellen (Myofibrillen) erreicht.

a) Muskelformen

Muskeln und Knochen bilden Systeme, deren Form und Umfang von der jeweiligen Leistung abhängt. Die anatomische Unterscheidung von runden, platten, spindelförmigen, einfach oder doppelt gefiederten, ein- oder mehrköpfigen Muskeln besagt zunächst wenig (Abb. 9). Erst aus der Stellung im System werden die Formverschiedenheiten erklärbar. Für die Gestalt- und Wirkungsweise eines Muskels ist die Lage zum Gelenk entscheidend (Abb. 12, 13). Die meisten Muskeln wirken auf mehrere Gelenke ein. Meist bezeichnet man die Befestigung am proximalen Skelettteil bzw. am Rumpf als *Ursprung* (Origo), am distalen bzw. an der Extremität als *Ansatz* (Insertio). Dabei denkt man sich den Ursprung als Festpunkt (Punctum fixum) und den Ansatz als das bewegte Element (Punctum mobile). Ursprung und Ansatz lassen sich jedoch in den meisten Fällen umkehren. Funktionelle Umkehrungen dieser Art sind besonders bei denjenigen Muskeln

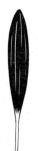
Einköpfiger Muskel

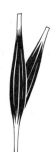
Zweiköpfiger Muskel

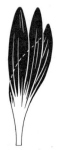
Dreiköpfiger Muskel

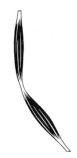
Zweibäuchiger Muskel

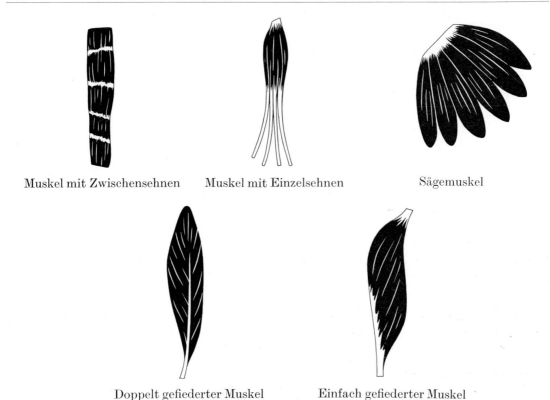

Abb. 9. Zusammenstellung der wichtigsten Muskelformen (F).

häufig, die mehrere Gelenke überspringen oder deren zugehörige Skelettelemente in eine Gliederkette eingeschaltet sind. Gleichsinnig wirkende Muskeln nennt man *Synergisten*, einander entgegenwirkende Muskeln *Antagonisten*.

b) Hilfseinrichtungen der Muskulatur

An Stellen, an denen Sehnen über Knochen oder Gelenke gleiten, finden sich häufig Sondervorrichtungen, z. B. *Sesambeine*, die verknöcherte Sehnenabschnitte darstellen, Schleimbeutel oder Sehnenscheiden. Biegt eine Sehne an einem Knochenteil oder an einer Bandschlinge um, so daß der Muskelzug eine neue Richtung erhält, so spricht man von einem *Hypomochlion*. Solche Richtungsänderungen werden häufig durch die topographischen Verhältnisse erzwungen. Reibt eine Sehne auf einer längeren Strecke am Knochen, so bildet sich meist eine Sehnenscheide aus *(Vagina tendinum)* (Abb. 10). Diese besteht aus einer parietalen und einer viszeralen Bindegewebslamelle. Sie wird innen von einer Synovialhaut *(Vagina synovialis)* bedeckt, die eine schleimige, muzinhaltige Synovialflüssigkeit produziert. Die äußere Schicht besteht aus derbem, faserigem Bindegewebe *(Vagina fibrosa)*. Parietales und viszerales Blatt stehen durch ein *Mesotenon*, das auch die Gefäße zur Sehne hinführt, miteinander in Verbindung. Sehnenscheiden bilden somit geschlossene, gleitfähige Räume um die Sehne herum, die außer für die Muskelmechanik auch für die Ernährung der Sehnen an den funktionell gefährdeten Stellen von Bedeutung sind.

Die Sehne verankert sich meist in einer besonders strukturierten Knochenzone, die in der Regel stark verkalkt ist und Knorpelreste enthält. Größere Muskelgruppen bilden an solchen Stellen Knochenvorsprünge (Apophysen, Tubercula, Tuberositates). Meist splittert sich die Sehne fächerartig auf und geht innerhalb der Knochensubstanz in radiäre Faserbündel über (Sharpeysche Fasern) (Abb. 10). Am Ansatz der Sehne können zur Abpolsterung Schleimbeutel *(Bursae synoviales)* auftreten. Die Bursae entsprechen im Aufbau den Sehnenscheiden. Sie besitzen eine äußere, fibröse, und eine innere, synoviale Schicht. Im Bereich der größeren Gelenke finden sich

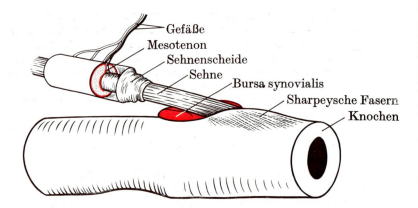

Abb. 10. Schematische Darstellung der Hilfseinrichtungen am Übergang der Sehne in den Knochen (K.-B). Sehnenscheide und Schleimbeutel rot.

meist zahlreiche Schleimbeutel verschiedener Größe. Sie können auch mit den Gelenkhöhlen kommunizieren. In der Regel sind sie so groß, daß sie sich schon makroskopisch darstellen lassen. Nicht selten gleiten die Sehnen in *osteofibrösen Kanälen*, die durch Knochenrinnen und Bänder gebildet werden.

c) Makroskopischer Bau eines Muskels

Präparativ läßt sich der Muskel in Fasergruppen zerlegen, die durch bindegewebige Hüllschichten und Septen *(Perimysium externum* und *internum)* zu Funktionseinheiten zusammengefaßt werden. Die kleinsten Faserbündel, die vom Perimysium internum umscheidet sind, heißen Primärbündel. Sie enthalten eine wechselnde Zahl von Einzelfasern (»Muskelzelle« mit Myofibrillen). Die bindegewebigen Scheiden ermöglichen die Verschiebung der Muskelfasereinheiten gegeneinander, was durch eine scherengitterartige Anordnung der Bindegewebszüge erleichtert wird. Sie führen auch die Blutgefäße und Nerven zu den Muskelfasern. Mehrere Muskelindividuen können in einer gemeinsamen bindegewebigen Loge eingeschlossen sein. Funktionell ähnlich wirkende Muskelgruppen werden durch flächenhafte Bindegewebsschichten *(Faszien)* zusammengefaßt.

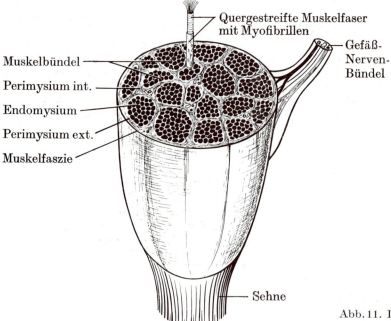

Abb. 11. Innere Gliederung eines Skelettmuskels (K.-B).

An den Enden gehen die Muskeln in rundliche oder abgeplattete Sehnen über, die sich im Knochen befestigen. Nur die Hautmuskeln strahlen mit pinselförmigen Sehnenfächern in die Haut ein. Größere, flächenhafte Sehnen nennt man *Aponeurosen*. Bestimmte Muskeln werden auch durch Zwischensehnen *(Intersectiones tendineae)* in Einzelabschnitte untergliedert (Abb. 9). Diese weisen auf entwicklungsgeschichtliche Besonderheiten hin (z. B. Entstehung eines Muskels aus mehreren Individuen oder Reste einer Segmentgliederung). Eine Kontraktion der quergestreiften Muskelfaser setzt den Kontakt mit der Nervenfaser voraus. (Näheres s. S. 246 ff.)

d) Allgemeine Muskelmechanik (Abb. 12, 13)

Der innere Aufbau eines Muskels gestattet nur eine begrenzte Verkürzung. Normalerweise kann sich der Skelettmuskel nur bis zur Hälfte seiner Ruhelänge, d. h. nach maximaler Dehnung, verkürzen *(Weber-Ficksche Regel)*. Muskeln mit langen Fasern besitzen einen größeren Bewegungsspielraum als solche mit kurzen. An Stellen, an denen viel Kraft benötigt wird, erscheinen die Muskeln kurzfaserig und plump. Lange und schlanke Muskelbäuche kommen meist dort vor, wo der Bewegungsumfang der Gelenke groß ist. Vielfach hat eine Muskelgruppe auch nur die Aufgabe, den Zusammenhalt der Gelenke zu sichern, wie z. B. in der Fußsohle. Man unterscheidet daher Halte- und Bewegungsmuskeln. Je mehr ein Muskel vor der Kontraktion in die Länge gezogen wird, desto mehr kann er sich anschließend verkürzen (Ausholen vor dem Zuschlagen). Umgekehrt wird die Kraftentfaltung um so geringer, je näher die Fixpunkte zusammenrücken (aktive Insuffizienz). Wird ein Muskel in eine solche Stellung gebracht, daß er sich nur noch wenig verkürzen kann, ist das Ausmaß der Verkürzung von vornherein eingeschränkt (passive Insuffizienz). Umgekehrt sind auch Überdehnungen möglich. Dehnungshemmung bzw. Kontraktionsinsuffizienz kommen vor allem bei Muskeln vor, die zwei oder mehrere Gelenke mit großem Freiheitsraum überspringen, wie z. B. die Beugemuskeln an der Rückseite des Oberschenkels, die gleichzeitig das Hüft- und Kniegelenk überspringen und bei starkem Rumpfvorwärtsbeugen mit durchgedrückten Knien schmerzhaft gespannt werden.

Ein Muskel leistet durch seine Verkürzung Arbeit. Arbeit ist physikalisch definiert als Produkt aus Kraft und Weg. Leistet der Muskel in diesem Sinne Arbeit, so spricht man von *isotoner Kontraktion*. Bei der Tätigkeit der Haltemuskeln wird aber keine Wegstrecke zurückgelegt. Trotzdem leisten die Muskeln innere Arbeit. Ihre Leistung wird dabei nur an der veränderten Spannung, d. h. der Härte des Muskels, erkennbar *(isometrische Kontraktion)*. Die Kraft eines Muskels hängt von der Zahl seiner kontraktilen Elemente ab. Sie läßt sich am einfachsten am Muskelquerschnitt berechnen (physiologischer Querschnitt). Die maximale Kraft beträgt 11 kg/cm^2 *(Muskelkrafteinheit)*. Je dicker also ein Muskel wird, um so mehr Kraft kann er entfalten.

In der Bewegungsmechanik handelt es sich meist um Drehbewegungen, bei denen das Drehmoment die Hauptrolle spielt. Nur selten zieht der Muskel in der Richtung der Tangente eines Kreises, das heißt senkrecht zum Hebelarm. In der Regel verläuft die Zugrichtung der Muskulatur sehr viel schräger. Generell können 2 verschiedene Komponenten unterschieden werden: 1. die reine Gelenkwirkung, das heißt die Muskelwirkung erschöpft sich in der Wirkung auf das Gelenk, sorgt für den Zusammenhalt der Skelettelemente und erzeugt keine Bewegungen; 2. die Bewegungskom-

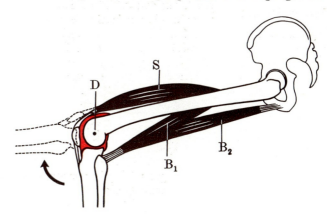

Abb. 12. Muskelwirkungen am Gelenk (Beispiel Kniegelenk). Rot = Gelenkraum, S = Streckmuskel, B$_1$ = Beuger (eingelenkig), B$_2$ = Beuger (zweigelenkig).

ponente, das heißt die Muskelkontraktion führt zu Stellungsänderungen im Gelenk. Hierbei spielen Hebelverhältnisse und Drehmomente an den Achsen eine Rolle. Errichtet man vom Drehpunkt des Gelenkes aus eine Senkrechte auf die Hauptlinie, das heißt die durchschnittliche Zugrichtung des Muskels, so erhält man den Wert, mit dem der Muskel auf das Gelenk einwirkt (Arm des Muskelmomentes). Das *Drehmoment* ist bei verschiedenen Gelenkstellungen verschieden. In einer Streckstellung von 180° ist der Winkel = 0. Die Muskelkraft wirkt sich nur als Gelenkdruck aus. Mit zunehmender Beugung wird das Drehmoment größer. Das Muskelmoment ist damit eine Funktion des Drehwinkels $M = f(\Psi)$. Daß die jeweiligen Bewegungseffekte außerdem auch von der Länge des Muskels abhängen, wurde schon erläutert. Ein 3. Faktor, der häufig unbeachtet bleibt, ist die Einwirkung der Schwerkraft auf den Bewegungsapparat (Abb. 13).

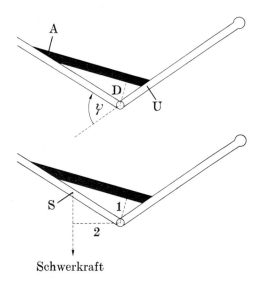

Abb. 13. Wirkungsweise eines Muskels (schwarz) am Gelenk (nach H. BRAUS). U = Ursprung des Muskels, A = Ansatz des Muskels, D = Drehmoment, S = Schwerpunkt, 1 = Hebelarm des Muskelmoments, 2 = Hebelarm des Schweremoments.

Die jeweilige Massenverteilung in den Knochen und Muskelelementen ist ein entscheidender Faktor für die Muskelmechanik. Das *Schweremoment* setzt sich zusammen aus dem Gewicht des sich bewegenden Körperteils und der Entfernung des Drehpunktes von der Richtung der Schwerkraft durch den Schwerpunkt (Schwerelinie). Alle Bewegungsvorgänge finden im dreidimensionalen Raum, d. h. im Schwerefeld der Erde, statt. Als Antagonist bestimmter Bewegungen kann daher auch die Schwerkraft wirken. Der geübte Sportler weiß meist sehr gut seine Kräfte dadurch zu schonen, daß er die Schwerkraft als zusätzliche Kraftquelle ausnützt.

Bewegungsapparat des Rumpfes

I. Übersicht

In funktioneller Hinsicht fallen dem Rumpf vor allem 2 Aufgaben zu: 1. gibt er die Basis für die Gliedmaßenbewegungen sowie die Haltung des Kopfes ab, und 2. bildet er die schützende Umhüllung für die großen Körperhöhlen. Er ist phylogenetisch der älteste Teil des Körpers und daher größtenteils noch metamer gegliedert. Die segmentale Ordnung wird aber von den beiden angrenzenden Körperpolen, d. h. von den Gliedmaßen einerseits und dem Kopf andererseits, abgewandelt. Am reinsten ist sie noch im Brustbereich erhalten. Hier ist die Gestalt der Skelettelemente mit einer 8 (Lemniskate) vergleichbar. Der vordere Achterbogen umschließt mit den Rippen den Brustraum, der hintere durch den Wirbelbogen den Wirbelkanal mit dem Rückenmark (Neuralraum). Abstützendes und verbindendes Skelettelement stellt der Wirbelkörper dar, an dem Rippen und Wirbelbogen fixiert sind.

Die Rippen schließen sich ventral mittels des Brustbeines *(Sternum)* zu ringartigen Segmenten zusammen (Abb. 16). Kaudalwärts löst sich die Verbindung mit dem Sternum. Die Rippenbögen springen gewissermaßen auf und enden frei in der Körperwandung. Die untere Thoraxöffnung ist weit und vorn durch den Rippenbogen begrenzt. Die obere Thoraxöffnung ist wesentlich enger. Im Hals- und Lendenbereich erscheinen die Rippen nur noch als stummelförmige Ansätze an den Wirbeln (Rippenrudimente). Von der Segmentarchitektur ist nur noch der Wirbel selbst übriggeblieben. Im Sakralbereich verschmelzen die Wirbel sogar zu einem zusammenhängenden

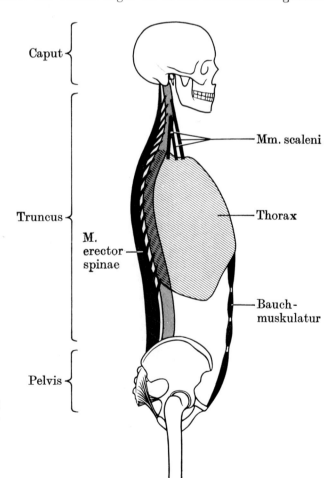

Abb. 14. Allgemeine Gliederung und Hauptmuskelsysteme des Rumpfes (modif. nach BENNINGHOFF) (K-B).

Knochen, dem *Kreuzbein*, an dem aber durch charakteristische Knochenvorsprünge und Leisten die ursprüngliche Segmentation noch deutlich erkennbar ist. Durch die feste Einfügung des Kreuzbeins in den Gliedmaßengürtel entsteht das Becken *(Pelvis)*, das dadurch eine sichere Basis für die Bewegung des Beines abgibt. Der Schwanzteil des Rumpfes ist rudimentär. Beim Menschen existieren nur noch 4–6 kleine, unförmige Wirbel *(Ossa coccygea)*.

Kranialwärts nehmen Beweglichkeit und Differenzierung des Bewegungsapparates kontinuierlich zu. Die Halswirbel besitzen zwar keine Rippen mehr, obwohl Halsrippen als Varietät vorkommen, sind aber stärker gegeneinander beweglich als die übrigen Abschnitte der Wirbelsäule. Am Übergang zum Kopf bilden sich zwischen Hinterhaupt, 1. und 2. Wirbel mehrere Gelenke und ein komplizierter Bewegungsapparat, der dem frei getragenen Kopf einen großen Bewegungsspielraum verschafft. So entsteht ein deutlicher Gegensatz zwischen oben und unten, der sich auch in der seelischen Expressivität äußert. Nach oben nimmt die Ausdrucksfähigkeit zu, nach unten ab. Kopfwärts erlangen alle Bewegungen zusätzlich eine psychologische »Wertigkeit«. Die Bewegungsformen gewinnen Symbolkraft und damit »Ausdruck«. Kaudalwärts wird diese zusätzliche Wertigkeit geringer. Es dominieren mehr die statischen Vorgänge.

Trotz dieser polaren Differenzierung muß der Rumpf funktionell als ein Ganzes angesehen werden. Die vielgliedrigen, segmental angeordneten Skelettelemente werden durch zahlreiche Muskeln untereinander zu Systemen verknüpft, die insgesamt eine Art Muskelmantel bilden. Diese Systeme ermöglichen außer den Rumpfbewegungen auch die Verspannung der Körperwandung, die rhythmischen Atembewegungen sowie den bewegungsdynamischen Rückhalt für die Gliedmaßenbewegungen.

Am Thorax sind Muskel- und Skelettelemente noch segmental gegliedert. Jedem Knochensegment (Wirbel, Rippenpaar) entspricht ein Muskelsegment. Rudimente dieser Muskelschichten existieren noch zwischen den Rippenresten der Lenden- und Halswirbelsäule. Im Rumpfbereich zeigen die tieferen Muskelgruppen teilweise noch eine strenge Metamerie, während die oberflächlichen zu größeren Muskelindividuen verschmolzen sind. An der Bauchwand vereinigen sich die Muskelsegmente zu größeren, flächenhaften Platten, bei denen nur noch die Gefäß- und Nervenversorgung an die ursprüngliche Metamerie erinnert. Ventral bleiben bei den geraden Bauch- und Rückenmuskeln *(Rektussystem)* meist mehrere Zwischensehnen (Intersectiones tendineae) als Hinweis auf die frühere metamere Gliederung erhalten. Zwischen den Bauchmuskeln vorn und den genuinen Rückenmuskeln *(M. erector spinae)* hinten wird der Rumpf dynamisch verspannt. Die den Thorax aufhängenden Halsmuskeln (z. B. Mm. scaleni) und die Beckenbodenmuskulatur vervollständigen das allgemeine Verspannungssystem. Brust- und Bauchhöhle werden durch eine gewölbte, flächige Muskelplatte, das Zwerchfell *(Diaphragma)*, getrennt (Abb. 14).

II. Wirbelsäule und Becken

1. Wirbelsäule

Die freie Wirbelsäule besteht aus 24 Wirbeln *(Vertebrae)*, die nach einem Typus geformt sind. Die gestaltlichen Unterschiede ergeben sich durch die von kranial nach kaudal zunehmende Belastung. Die Wirbel formieren sich zu einer Gliederkette, die beim erwachsenen Menschen charakteristische Krümmungen aufweist. Die Krümmung nach vorn im Hals- und Lendenbereich

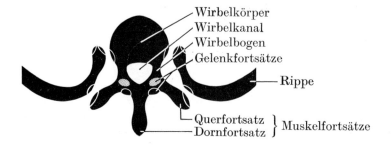

Abb. 15. Schema vom Aufbau eines Wirbelelementes (K.-B).

wird *Lordose*, diejenige nach rückwärts (Brustbereich) *Kyphose* genannt. Die Wirbelsäule wird dadurch zu einem S-förmigen, elastisch federnden Stab (Abb. 16). Seitliche Verkrümmungen *(Skoliosen)* sind meist krankhaft.

a) Wirbeltypus

Das tragende Element der Wirbel ist der Wirbelkörper *(Corpus vertebrae)*, der im Halsbereich eine viereckige, im Brustbereich eine dreieckige und im Lendenbereich eine bohnenförmige Grundfläche besitzt (Abb. 17). Die Wirbelkörper werden durch faserknorplige Zwischenwirbelscheiben *(Disci intervertebrales)* miteinander verbunden. Jeder Diskus enthält einen Gallertkern *(Nucleus pulposus)*, der als Rest der Chorda dorsalis anzusehen ist und außen von einem Faserring *(Anulus fibrosus)* aus derben, regelmäßig kreuzenden, kollagen-elastischen Faserlamellen umhüllt wird. Ventral und dorsal werden die Wirbelkörper durch feste, längsverlaufende Bandzüge verspannt

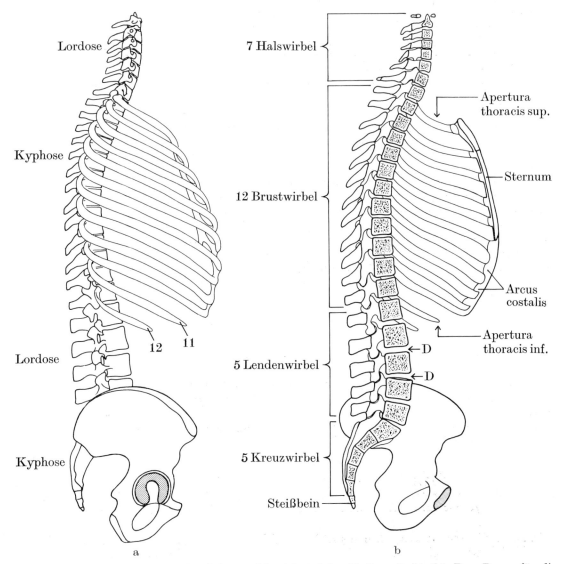

Abb. 16. Das Rumpfskelett in der Seitenansicht (a) und im Medianschnitt (b). D = Raum für die Zwischenwirbelscheiben (K-B), 11 u. 12 = Costae spuriae (fluctuantes).

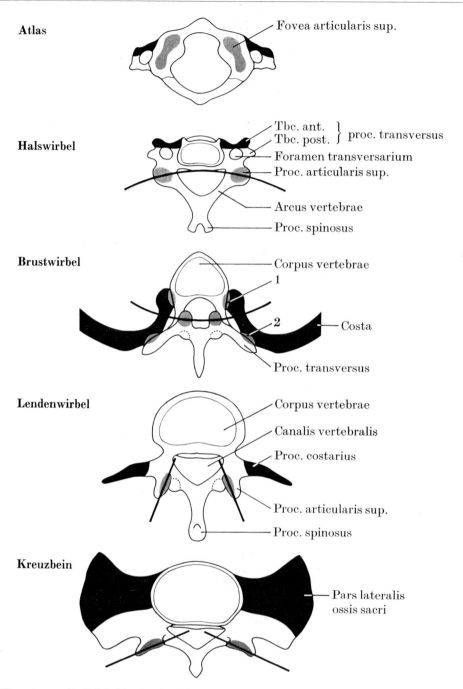

Abb. 17. Formtypen der Wirbel in der Ansicht von oben (K-B). Grau = Gelenkflächen, schwarz = Rippen bzw. Rippenrudimente, dicke schwarze Linien = Bewegungsrichtungen der Wirbel gegeneinander. *Rippengelenke:* 1 = Articulatio capituli costae, 2 = Articulatio costotransversalis.

(Lig. longitudinale commune ant. und *post.),* wodurch die S-förmige Gestalt der Wirbelsäule aufrechterhalten wird (Abb. 16). Bei den Rumpfbewegungen gleiten die Wirbelkörper auf den Gallertkernen wie auf einem Wasserkissen. Kleinste Lageveränderungen summieren sich zu größeren Bewegungsausschlägen.

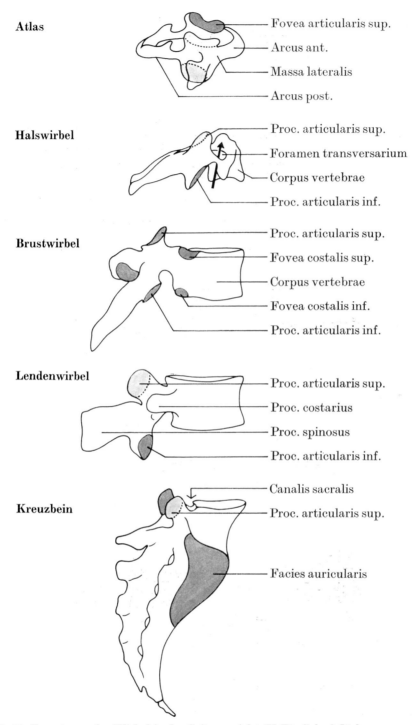

Abb. 18. Formtypen der Wirbel in der Seitenansicht (K-B). Gelenkflächen grau.

An die Wirbelkörper schließt sich dorsal der Wirbelbogen an *(Arcus vertebrae)* (Abb. 15, 17). Von ihm gehen 7 Fortsätze aus: 2 Paare von Gelenkfortsätzen *(Proc. articulares)*, 1 nach hinten gerichteter Dornfortsatz *(Proc. spinosus)* und 2 seitwärts gerichtete Querfortsätze *(Proc. trans-*

versi) (Abb. 15). Der Wirbelbogen umschließt den Wirbelkanal *(Canalis vertebrae)*, in dem das Rückenmark mit seinen Hüllen und Gefäßen untergebracht ist. Im hinteren Bereich liegen auch die Wirbelgelenke, in denen die Gelenkfortsätze miteinander artikulieren. Jeweils ein Paar von Gelenkfortsätzen geht vom Wirbelbogen nach oben *(Proc. articularis sup.)* und nach unten ab. *(Proc. articularis inf.).* Die Lage der Gelenkflächen wechselt in den verschiedenen Bereichen der Wirbelsäule. Die Querfortsätze stützen im Brustbereich die Rippen ab und bilden mit ihnen zusammen gelenkige Verbindungen *(Articulationes costotransversarii)*. Im Lendenbereich verschmelzen die Rippenrudimente mit den Querfortsätzen zu einem spitz zulaufenden, transversalen *Proc. costarius*. Am Kreuzbein werden die Rippenreste und Querfortsätze zu den massiven Seitenteilen des Knochens *(Partes laterales)*, während im Halsbereich die Querfortsätze erhalten bleiben und zusammen mit den Rippenresten einen zweigliedrigen Fortsatz mit einem Loch *(Foramen transversarium)* liefern. Die Foramina transversaria werden insgesamt zum Querfortsatzkanal, der Gefäße enthält. Dorn- und Querfortsätze dienen Bändern und Muskeln als Ansatzfläche. Der hintere Abschnitt der Wirbelsäule wird damit zum Bewegungssystem (Hebelwerk), im Gegensatz zum Wirbelkörper, der das Tragestück, und zum Wirbelbogen, der das Schutzstück für den Neuralraum liefert (Abb. 15).

b) Wirbelgelenke

Der Bewegungsumfang der Wirbelsäule hängt von den kleinen Wirbelgelenken ab, die in den 3 Hauptabschnitten der Wirbelsäule in verschiedener Form ausgebildet sind (Abb. 17, 18, 19). In

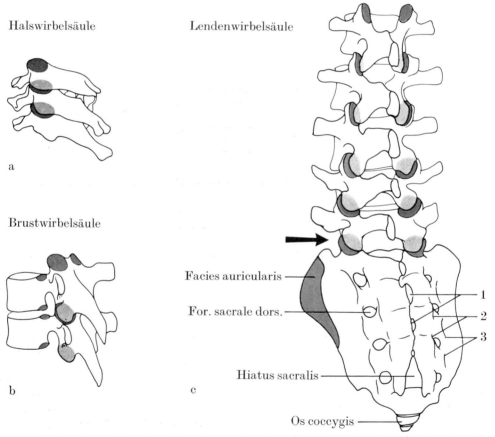

Abb. 19. Hals-, Brust- und Lendenwirbelgelenke in schräger Seitenansicht (K-B). Man beachte die unterschiedliche Stellung der Gelenkflächen (grau) in den 3 Wirbelsäulenabschnitten. Der 5. Lendenwirbel lagert sich mit fast frontal gestellten unteren Gelenkflächen dem Kreuzbein an (Pfeil). 1 = Crista sacralis mediana, 2 = Crista sacralis intermedia, 3 = Crista sacralis lateralis.

der *Halswirbelsäule* sind die Gelenkflächen der Proc. articulares fast eben und etwas schräg nach vorn geneigt. Es handelt sich um Kugelflächen mit einem hinten gelegenen, sehr entfernten Zentrum (Abb. 17). Die Gelenkflächen sind sehr schlaff. Seitliche Verschiebungen und Drehbewegungen sind möglich. Die Bewegungsausschläge summieren sich in den zahlreichen Halswirbelgelenken derart, daß ausgiebige Bewegungen in allen 3 Dimensionen des Raumes ausgeführt werden können.

Die Gelenkflächen *der Brustwirbel* sind etwas gegeneinander abgewinkelt und sehr steil gestellt. Sie liegen auf einem nach vorn offenen Kreisbogen und gestatten vor allem Torsionsbewegungen. Durch die sperrigen Rippen werden die Bewegungen der Brustwirbelsäule stark gehemmt. Dennoch summieren sich auch hier die Ausschläge in den vielen kleinen Wirbelgelenken zu fast dreidimensionalen Bewegungen. Die Gelenkkapseln sind straffer als in der Halswirbelsäule.

In der *Lendenwirbelsäule* stehen die Gelenkflächen fast sagittal. Die unteren Gelenkfortsätze schieben sich in die oberen des nächstfolgenden Wirbels so hinein, daß die Fortsätze ineinander »verzapft« sind. Rotationsbewegungen werden dadurch weitgehend ausgeschlossen. Nur der 5. Lendenwirbel legt sich mit seinen beiden unteren, mehr frontal gestellten Gelenkfortsätzen flach den Proc. articulares sup. des Kreuzbeins an, so daß die Lendenwirbelsäule an dieser Stelle nicht gegen das Becken abgleiten kann (Abb. 17, 19).

Die kleinen Wirbelgelenke besitzen fast überall meniskusartige Einschlüsse, gelegentlich auch echte *Disci articulares*, wodurch die Inkongruenz der Gelenkflächen ausgeglichen wird.

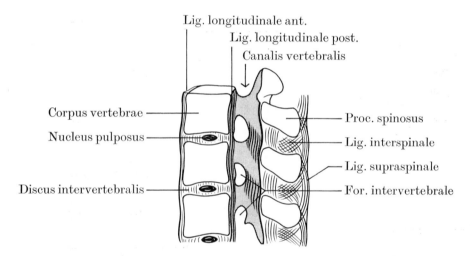

Abb. 20. Bandapparat der Wirbelsäule, dargestellt am medianen Durchschnitt (K-B).

c) Bandapparat

Die Beweglichkeit in den Wirbelgelenken wird durch straffe Bandverbindungen teilweise stark eingeschränkt. Zwischen den Dornfortsätzen spannen sich die *Ligg. interspinalia*, zwischen den Querfortsätzen die *Ligg. intertransversia* und zwischen den Wirbelbögen die *Ligg. flava* aus (Abb. 20). Die *Ligg. supraspinalia* springen von einer Dornfortsatzspitze zur nächsten. Im Nackenbereich verbreitern sich diese Bandzüge zu einer sagittal gestellten Faserplatte, dem Nackenband *(Lig. nuchae)*. Die Wirbelbänder bestehen vornehmlich aus kollagenen Fasern, das Lig. nuchae und die zwischen den Wirbelbögen ausgespannten Ligg. flava dagegen mehr aus elastischem Material. Daher rührt ihre gelbliche Farbe. Die Ligg. flava verursachen die starke elastische Längsspannung der Wirbelsäule, besonders im Lendenbereich. Im Verein mit dem übrigen Bandapparat entsteht eine funktionelle Gesamtkonstruktion, die die charakteristische Eigenform der Wirbelsäule und ihre bewegungsdynamischen Besonderheiten aufrechterhält.

d) Bewegungsumfang der Wirbelsäule

Der Bewegungsumfang der Wirbelsäule nimmt von kranial nach kaudal ab. Beugung, Seitwärtsneigung und Drehung können in den einzelnen Abschnitten in unterschiedlichem Ausmaß durchgeführt werden. Die fehlende Rotationsmöglichkeit in der Lendenwirbelsäule sichert besonders die Körperhaltung und den aufrechten Gang.

Beugung und Streckung sind im Halsteil der Wirbelsäule am größten. Im Lendenteil ist die Streckung ebenso groß wie in der Halswirbelsäule, die Beugung nach vorn jedoch nur $1/3$ so groß wie dort. In der Brustwirbelsäule ist die Rückwärtsneigung am geringsten, die Vorbeugung etwas größer. Die Seitwärtsneigung im Hals- und Lendenteil beträgt etwa 35°. Die Kreiselung ist etwas größer (45°), fehlt aber im Lendenbereich fast ganz. Die gesamte Wirbelsäule kann sich um rund 90° nach jeder Seite drehen. Durch die Extremitäten und Kopfgelenke kann aber der Torsionsumfang noch bis zu 180° erweitert werden.

	Beugung	Streckung	Seitwärtsneigung	Drehung
Halswirbelsäule (ohne Kopfgelenke)	+++	+++	+++	+++
Brustwirbelsäule	++	+	++	++
Lendenwirbelsäule	++	+++	+	∅

2. Kreuzbein und Becken

a) Skelettelemente

Der 5. Lendenwirbel ist ebenso wie der letzte Discus articularis keilförmig gestaltet und liegt dem Kreuzbein *(Os sacrum)* auf. Dieses setzt sich aus 5 miteinander verschmolzenen Sakralwirbeln zusammen (Abb. 16b, 18, 19c). Die Lineae transversae an der Innenfläche des Kreuzbeins *(Facies pelvina)* zeigen noch die Lage der früheren Knochengrenzen, das heißt eigentlich der Zwischenwirbelscheiben an. Hinten entspricht die *Crista sacralis mediana* den verschmolzenen Dornfortsätzen der Sakralwirbel, die *Crista sacralis intermedia* den verschmolzenen Gelenkfortsätzen und die *Crista sacralis lateralis* den verschmolzenen dorsalen Abschnitten der Querfortsätze. Der Wirbelkanal setzt sich in den *Canalis sacralis* fort, der kaudal im *Hiatus sacralis* endet. Er öffnet sich segmentweise durch die *Foramina sacralia dorsalia* nach hinten bzw. durch die *Foramina sacralia pelvina* nach vorn in das kleine Becken. Diese Kanäle werden von den Gefäßen und Nerven als Durchtrittspforten benützt.

Das Steißbein *(Os coccygis)* besteht beim Menschen aus 3–6 kleinen Steiß- bzw. Schwanzwirbeln, die in der Regel durch Synostosen miteinander verschmolzen sind (Abb. 16, 19c). Wirbelmerkmale fehlen. Nur die *Cornua coccygea* am ersten Steißwirbel, die Reste von Gelenkfortsätzen darstellen, weisen noch auf den Wirbelcharakter hin.

Der *knöcherne Beckenring (Pelvis)* setzt sich aus den beiden Hüftbeinen *(Ossa coxae)* und dem Kreuzbein *(Os sacrum)* zusammen. Das Hüftbein ist entwicklungsgeschichtlich aus der Verschmelzung von 3 Einzelknochen entstanden (Abb. 21), dem Schambein *(Os pubis)*, dem Sitzbein *(Os ischii)* und dem Darmbein *(Os ilium)*. Die Y-förmige Verschmelzungslinie geht durch die Pfanne des Hüftgelenkes *(Acetabulum)*. Die flächenhaften Darmbeinschaufeln *(Alae ossis ilii)*, die innen ein wenig ausgehöhlt sind *(Fossa iliaca)*, bilden die knöcherne Grundlage für das große Becken und den unteren Bereich der Bauchhöhle. Os pubis und Os ischii umschließen das kleine Becken und stoßen median in der *Symphyse* zusammen. Großes und kleines Becken werden durch die *Linea arcuata* getrennt (Abb. 22).

Diese Linie setzt sich auch auf das Kreuzbein fort, so daß insgesamt eine zusammenhängende Grenzleiste *(Linea terminalis)* entsteht. Der Beckenrand verbreitert sich oben zur *Crista iliaca*, an der durch den Ansatz der Bauchmuskeln drei Kanten geformt werden. Dorsal zeigt das Hüftbein

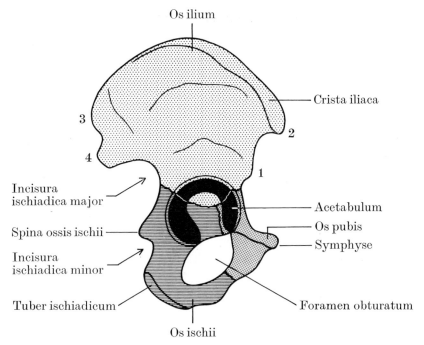

Abb. 21. Rechtes Hüftbein (Os coxae) von lateral gesehen. Die Y-förmige Nahtlinie der 3 Knochen, die das Hüftbein zusammensetzen, ist dargestellt (K-B). 1 = Spina iliaca ant. inf., 2 = Spina iliaca ant. sup., 3 = Spina iliaca post. sup., 4 = Spina iliaca post. inf.

zwei größere Einschnitte *(Incisurae ischiadicae)*. Diese werden durch kräftige, für die Fixation der Wirbelsäule wichtige Bänder *(Ligg. sacrotuberalia* und *sacrospinalia)* überspannt (Abb. 24, 25). Die dadurch gebildeten Öffnungen *(Foramina ischiadica majora* und *minora)* stellen wichtige Durchtrittspforten für Muskulatur und Leitungsbahnen dar (Abb. 25).

Das Becken (Abb. 22) stellt im ganzen eine Rahmenkonstruktion dar, das heißt, die den Beckenhohlraum umschließenden, platten Knochen sind an den Randabschnitten verstärkt und in der

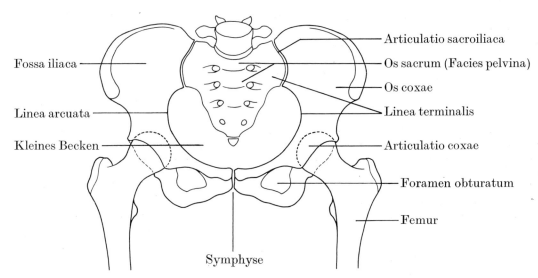

Abb. 22. Menschliches Becken in der Ansicht von vorn (K-B).

Mitte dünn. Die verstärkten Randzonen des Hüftbeins zeigen die Form einer Acht, wobei das Acetabulum im Bereich der Kreuzung liegt. Hinzu kommt, daß die beiden flachen Abschnitte dieser Acht gegeneinander um etwa 90° gedreht sind und der untere, das kleine Becken umschließende Teil nicht vollständig verknöchert ist, sondern ein ausgedehntes Loch aufweist *(Foramen obturatum)*, das durch eine Membran abgeschlossen ist *(Membrana obturatoria)*. Die Gestalt des menschlichen Beckens ist den Belastungsverhältnissen des aufrechten Ganges angepaßt.

b) Geschlechtsunterschiede der Beckenform

Die geschlechtlichen Unterschiede des Beckens prägen sich erst nach der Pubertät deutlicher aus. Das weibliche Becken wird geräumiger, niedriger und breiter als das männliche. Der Schambogen *(Arcus pubis)* erreicht einen Winkel von 90–100°. Schematisch kann ein Frontalschnitt durch das Becken mit einem Kegelausschnitt verglichen werden. Das steilere männliche Becken würde dann einem näher der Kegelspitze gelegenen Ausschnitt, das weibliche Becken einem näher an der Basis liegenden Kegelausschnitt zu vergleichen sein. Die Form des weiblichen Beckens kann als funktionelle Anpassung an den Geburtsvorgang gedeutet werden.

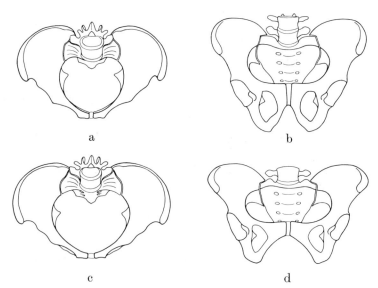

Abb. 23. Gestaltunterschiede zwischen männlichem (a, b) und weiblichem (c, d) Becken in der Ansicht von oben (a, c) und vorne (b, d) (K-B). Die geräumigere Form des weiblichen Beckens wird deutlich.

	Männliches Becken	Weibliches Becken
Schambogen	Angulus pubis 70–75°	Arcus pubis 90–100°
Os pubis und ischii	hoch	niedrig
Symphyse	hoch und schmal	breit und niedrig
Foramen obturatum	eng	niedrig und breit
Os sacrum	lang, schmal, flach-konkav	kurz, breit, tief-konkav
Beckeneingang	sagittal herzförmig	queroval, weit
Beckenausgang	eng	weit

c) Gelenkige Verbindungen und Bänder

Die Wirbelsäule ist durch das Kreuzbein fest im Beckenring verankert. An den Berührungsflächen entstehen zwei Gelenke *(Articulationes sacroiliacae)*, die jedoch nur federnde Bewegungen erlauben (Abb. 24). Es handelt sich um modifizierte Synchondrosen oder Amphiarthrosen. Die *Facies auricularis* des Kreuzbeins (Abb. 18, 19c) artikuliert mit einer entsprechenden Gelenkfläche des Os ilium. Diese Verbindung wird durch straffe, kräftige Bänder gesichert *(Ligg. sacroiliaca interossea dorsalia* und *ventralia)* (Abb. 24). Dadurch wird die keilförmige Einfügung des Kreuzbeinknochens in den Beckenring fest fixiert. Nur in der Schwangerschaft kann es durch Auflockerung des Bandapparates zu Verschiebungen kommen.

Vorn erfolgt der Zusammenhalt der Beckenknochen durch die Symphyse (Schamfuge oder Symphysis pubica). Es handelt sich um eine Synchondrose. Die aneinandergrenzenden Knochenteile beider Schambeine sind von hyalinem Knorpel überzogen. Der Symphysenspalt wird aber von einer faserknorpligen Scheibe *(Discus interpubicus)* ausgefüllt, der einen von Synovia erfüllten Spaltraum einschließt. Oben wird die Symphyse durch das *Lig. pubicum sup.*, unten durch das *Lig. arcuatum pubis* überspannt.

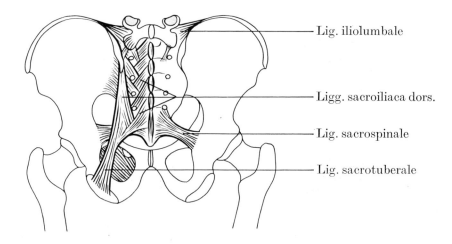

Abb. 24a. Bandapparat des menschlichen Beckens von dorsal (nach BENNINGHOFF) (K-B).

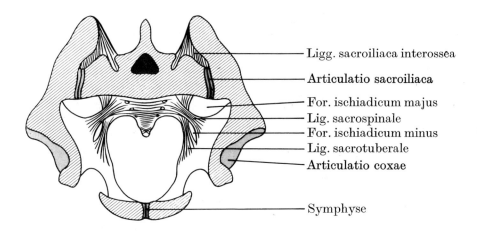

Abb. 24b. Horizontalschnitt durch das Becken in Höhe der Articulationes sacroiliacae) Gelenkflächen grau) (nach BENNINGHOFF) (K-B).

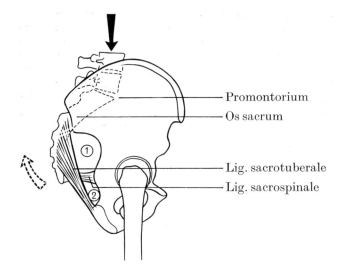

Abb. 25. Hüft- und Kreuzbein mit dem Lig. sacrospinale und sacrotuberale in Seitenansicht (K-B). Die Bänder liegen in Richtung der Hauptspannungslinien. Schwarzer Pfeil = Belastung durch das Körpergewicht. 1 = Foramen ischiadicum majus, 2 = Foramen ischiadicum minus.

Der Bandapparat des Beckens ist an der Dorsalseite am kräftigsten. Das Kreuzbein wird durch zahlreiche Faserzüge fast vollständig bedeckt (Abb. 24). Die Verlaufsrichtung der Faserbündel zeigt die Hauptbelastungslinien an. Sie ist also funktionell zu verstehen. Die *Ligg. sacroiliaca dorsalia* verlaufen schräg abwärts vom hinteren Beckenkamm zur Dorsalfläche des Kreuzbeins und kreuzen sich mit den Ausläufern der *Ligg. supraspinalia* und *iliolumbalia* (Abb. 24).

Beim aufrechten Gang überträgt sich die Last des Rumpfes über die Lendenwirbelsäule auf Kreuzbein und Beckenring. Der Beckenring stellt eine Gewölbekonstruktion dar. Der rahmenverstärkte Knochenring fängt die Körperlast über die Sakroiliakalgelenke auf und überträgt sie auf die Symphyse und Hüftgelenke (Abb. 25). Als Folge der phylogenetischen Aufrichtung bildet sich die für den Menschen charakteristische Abknickung des Kreuzbeins gegen den 5. Lendenwirbel, das Promontorium, aus. Das Kreuzbein versucht unter der Belastung nach dorsal auszuweichen (vgl. Pfeil in Abb. 25), wird jedoch durch zwei kräftige Bandzüge *(Ligg. sacrotuberalia* und *sacrospinalia)* am unteren Becken festgehalten.

d) Beckenboden

Der kaudale Abschluß des Beckens erfolgt durch eine trichterförmige Muskelplatte *(Diaphragma pelvis)*, die in der Hauptsache aus dem *M. levator ani* besteht (Abb. 26). Dieser Muskel

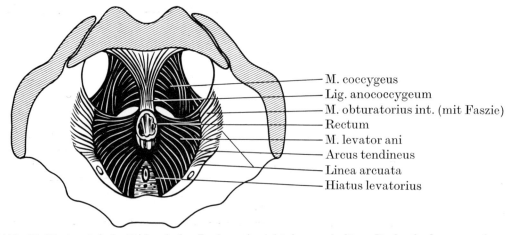

Abb. 26. Horizontalschnitt durch das Becken. Ansicht des muskulösen Beckenbodens von oben (nach BENNINGHOFF) (K-B).

entspringt von der Innenfläche des kleinen Beckens unterhalb der Linea arcuata bis zum Os pubis. Da das Foramen obturatum innen vom M. obturatorius int. bedeckt wird, benutzt der Levator die Faszie dieses Muskels als Ursprungsfläche *(Arcus tendineus)*. Vorn, unter der Symphyse, bleibt ein dreiseitiger Spaltraum frei *(Hiatus levatorius,* Levatortor), der durch das *Diaphragma urogenitale* abgeschlossen wird. Ihrer Lage nach lassen sich am M. levator zwei teilweise übereinanderliegende, plattenförmige Anteile unterscheiden *(Pars pubica* und *Pars iliaca).* Die Levatorfasern strahlen nach der Mitte zu trichterförmig um das Ende des Darmrohres, den Anus herum, zusammen. In Höhe der Analöffnung formiert sich aus den Levatorfasern ein quergestreifter Muskelsphinkter *(M. sphincter ani ext.).* Hinten wird der Muskel durch den *M. coccygeus,* der Fixationspunkte am Steißbein und am *Lig. anococcygeum* gewinnt, ergänzt.

Beckenmaße

	Maß	Definition	
	Beckenneigungswinkel	Winkel zwischen der Beckeneingangsebene und Horizontalen	55 – 77°
Äußere Beckenmaße	Conjungata externa	Distanz Symphyse – 5. Lendenwirbel	17,5 – 22,1 cm
	Distantia cristarum	größter Abstand beider Cristae iliacae	27,5 – 30,8 cm
	Distantia spinarum	Abstand beider Spinae iliacae ant. sup.	23,0 – 25,6 cm
	Distantia intertrochanterica	größter Abstand beider Trochanteren	30,8 – 34,2 cm
Beckeneingangsebene	Conjugata vera	Abstand Promontorium – oberer Symphysenrand	11,0 (♀)
	Conjugata diagonalis	Distanz unterer Symphysenrand – Promontorium	12,5 (♀)
	Diameter transversa	größter Querdurchmesser der Beckeneingangsebene	13,0 (♀)
	Diameter obliqua	Schrägdurchmesser von der Articulatio sacroiliaca zur Eminentia iliopectinea	12,5 (♀)
Beckenausgangsebene	Conjugata	Abstand Steißbeinspitze – Unterrand der Symphyse	9,5 (♀) 8,0 (♂)
	Diameter transversa	Abstand beider Sitzbeinknorren	12,0 (♀) 8,5 (♂)

3. Verbindungen zwischen Wirbelsäule und Kopf

a) Kraniovertebrale Gelenke

Im Gegensatz zu dem relativ starren, im Beckenring fixierten, kaudalen Abschnitt der Wirbelsäule erreicht der kraniale Abschnitt, an dem der Kopf als Träger der großen Sinnesorgane befestigt ist, eine große Beweglichkeit. Diese Beweglichkeit spielt einerseits für die Orientierung im Raum und damit für die Fortbewegung eine Rolle, andererseits aber auch für das individuelle Ausdrucksvermögen. Kopfnicken, Kopfdrehen, Seitwärtsneigen u. ä. besitzen nicht nur eine mechanische, sondern auch eine psychologisch-symbolische Wertigkeit. Zum Beispiel bedeutet Kopfnicken Zustimmung, Hin- und Herdrehen Verneinung. Es ist daher funktionell besonders wichtig, daß alle Kopfbewegungen äußerst fein abgestuft werden können. Ein vielgliedriger, komplizierter Muskel- und Gelenkapparat steht für diese Bewegungen zur Verfügung. Die

Gelenke liegen zwischen Hinterhaupt und den ersten beiden Halswirbeln (Atlas und Axis). Sie erlauben insgesamt eine Beweglichkeit wie in einem Kugelgelenk. Die Nickbewegungen erfolgen um eine transversale Achse in den Gelenken zwischen Hinterhaupt und Atlas *(Articulationes atlantooccipitales)*, während die Drehbewegungen um eine vertikale Achse in 4 kleinen Gelenken zwischen Axis und Atlas stattfinden *(Articulatio atlantoaxialis mediana* und *lateralis)*.

Im oberen Kopfgelenk *(Articulatio atlantooccipitalis)* artikulieren die beiden Kondylen des Hinterhauptsbeines *(Condyli ossis occipitalis)* mit den *Foveae articulares sup.* des Atlas. Bei festgestellter Halswirbelsäule kann hier eine Vorwärts- und Rückwärtsneigung des Kopfes von insgesamt 20–35° ausgeführt werden. Geringe Seitwärtsneigungen (10–15°) sind möglich, so daß man von einem zweiachsigen Ellipsoidgelenk sprechen kann.

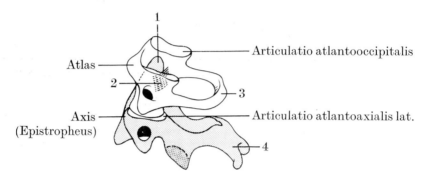

Abb. 27. Die ersten beiden Halswirbel mit ihren gelenkigen Verbindungen (K-B). 1 = Dens axis (epistrophei), 2 = Lig. transversum atlantis, 3 = Arcus post. atlantis, 4 = Proc. spinosus axis.

In den 4 *atlantoaxialen Gelenken* erfolgen Drehbewegungen nach jeder Seite von etwa 30°. In der Entwicklung hat der Atlas seinen Wirbelkörper an den 2. Halswirbel abgegeben, wodurch der Zahn *(Dens axis)* entstanden ist. Der Atlas ist zu einem Ring mit einem vorderen und hinteren

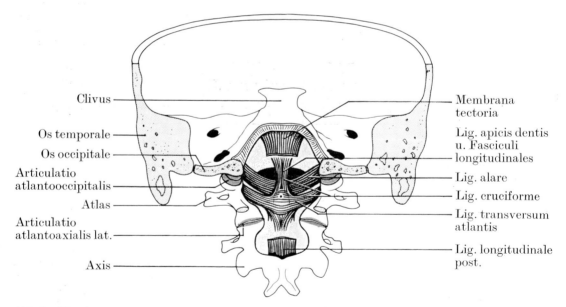

Abb. 28. Kraniovertebrale Gelenke mit zugehörigem Bandapparat von dorsal gesehen (nach BENNINGHOFF). Der hintere Atlasbogen ist entfernt, die Schädelbasis durchschnitten und die Membrana tectoria abgetragen worden. Punkt = Spitze des Dens axis (epistrophei), der ganz von Bandzügen bedeckt ist.

Bogen geworden *(Arcus anterior* und *posterior)*, der sich um den Zahn drehen kann (Abb. 27). Der Dens wird durch ein queres Band *(Lig. transversum)* in seiner Lage festgehalten. Er artikuliert einerseits mit dem vorderen Atlasbogen, andererseits mit dem Lig. transversum, das an seiner Innenfläche überknorpelt ist.

Die zwei genannten Gelenke *(Articulationes atlantoaxiales medianae)* werden durch zwei weitere ergänzt, die seitlich zwischen den Gelenkfortsätzen von Axis und Atlas entstehen. Ihre Gelenkflächen sind nicht wie bei den übrigen Halswirbeln frontal eingestellt, sondern horizontal. Sie sind beiderseits etwas konvex geformt, so daß in Mittelstellung zwischen den Gelenkflächen nur ein linearer Kontakt stattfindet. Vorn und hinten füllen meniskoide Knorpelscheiben die etwas klaffenden Gelenkspalten aus. Bei den Seitwärtsdrehungen rutscht der Atlas von den Gelenkleisten ein wenig herunter, so daß der Kopf im ganzen etwas tiefer tritt.

b) Bandapparat

Der Zahn der Axis wird durch straffe Bänder in seiner Lage gesichert (Abb. 28), damit er sich nicht aus den Gelenken lösen und in das verlängerte Mark mit seinen lebenswichtigen Steuerungszentren eindringen kann. Vom Dens flügelartig nach der Seite zum Hinterhauptsbein verlaufen die kräftigen *Ligg. alaria*, kranial nach oben zieht das dünne *Lig. apicis dentis* und darüber das *Lig. cruciforme*, das sich aus dem *Lig. transversum* und den *Fasciculi longitudinales* zusammensetzt. Das hintere Längsband der Wirbelsäule (Lig. longitudinale commune post.) verstärkt sich in diesem Bereich zu einer kräftigen Deckmembran *(Membrana tectoria)*. Vorderer und hinterer Atlasbogen sind mit dem Hinterhauptsbein durch eine straffe Membran verbunden *(Membrana atlantooccipitalis ant.* und *post.)*.

c) Muskelapparat der kleinen Kopfgelenke

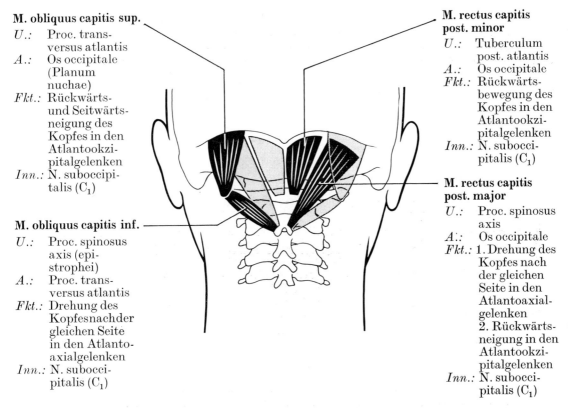

M. obliquus capitis sup.
U.: Proc. transversus atlantis
A.: Os occipitale (Planum nuchae)
Fkt.: Rückwärts- und Seitwärtsneigung des Kopfes in den Atlantookzipitalgelenken
Inn.: N. suboccipitalis (C_1)

M. obliquus capitis inf.
U.: Proc. spinosus axis (epistrophei)
A.: Proc. transversus atlantis
Fkt.: Drehung des Kopfes nach der gleichen Seite in den Atlantoaxialgelenken
Inn.: N. suboccipitalis (C_1)

M. rectus capitis post. minor
U.: Tuberculum post. atlantis
A.: Os occipitale
Fkt.: Rückwärtsbewegung des Kopfes in den Atlantookzipitalgelenken
Inn.: N. suboccipitalis (C_1)

M. rectus capitis post. major
U.: Proc. spinosus axis
A.: Os occipitale
Fkt.: 1. Drehung des Kopfes nach der gleichen Seite in den Atlantoaxialgelenken
2. Rückwärtsneigung in den Atlantookzipitalgelenken
Inn.: N. suboccipitalis (C_1)

Abb. 29. Obere Halswirbelsäule mit den kleinen Nackenmuskeln, von dorsal gesehen (K-B).

Aus der metameren, autochthonen Rückenmuskulatur hat sich für die Bewegungen in den kleinen Kopfgelenken ein besonderer Muskelapparat spezialisiert. Außerdem wirken alle zwischen Kopf und Hals verlaufenden Muskeln indirekt auch auf die kraniovertebralen Gelenke ein. Diese sollen jedoch hier zunächst noch außer Betracht bleiben. Die Feineinstellung besorgen die tiefen, kurzen Nackenmuskeln, die als spezialisierte, interspinale und intertransversale Muskeln des Erektorsystems anzusehen sind. Im dorsalen Bereich der Wirbelsäule existiert sowohl zwischen den Dornfortsätzen (Mm. interspinales) als auch zwischen den Querfortsätzen der Wirbel (Mm. intertransversarii) in jedem Segment ein Muskelpaar. Aus diesen metameren Systemen sind die kurzen Nackenmuskeln abzuleiten *(Mm. recti* und *obliqui capitis)* (Abb. 29). Sie liegen ganz in der Tiefe und werden von den langen Systemen der Rückenmuskulatur überdeckt.

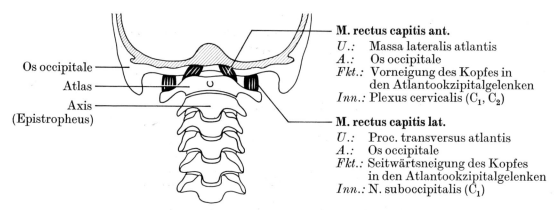

Abb. 30. Obere Halswirbelsäule mit den kleinen Muskeln zwischen Atlas und Hinterhaupt, Ansicht von vorne (K-B).

Hinzu kommen noch zwei ventrale Muskeln *(M. rectus capitis ant.* und *lat.)*, die von den Atlasquerfortsätzen zur Schädelbasis ziehen und nur auf die atlantookzipitalen Gelenke einwirken. Sie sind im Gegensatz zu den tiefen Nackenmuskeln ventraler Herkunft (Abb. 30). Der M. rectus kann mit einem Interkostalmuskel verglichen werden. Der M. rectus ant. gehört zum intertransversalen System (vgl. S. 59).

III. Brustkorb (Thorax)

Wir haben die beiden polaren Enden des Rumpfes betrachtet: Einerseits die umfangreiche, feinabstufbare Bewegungsdynamik im Kopf-Hals-Bereich, die symbolische Ausdruckskraft erlangt, andererseits die Einschränkung der Beweglichkeit und die starre Festigkeit im Lumbosakralbereich, die als Basis für die Mechanik der Fortbewegung und des aufrechten Ganges notwendig ist. Dazwischen liegt der Thorax. Er ist starr und beweglich zugleich. Seine rhythmischen Bewegungen ermöglichen die Funktion der im Brustkorb untergebrachten Atemorgane. Für den Bewegungsapparat des Rumpfes stellt er einen vermittelnden Bereich dar, der den oberen Gliedmaßen zur Grundlage wird und die extremen Pole des Organismus bewegungsdynamisch miteinander verknüpft.

1. Passiver Bewegungsapparat

a) Knöcherner Thorax

Der knöcherne Brustkorb setzt sich aus 12 Brustwirbeln mit den zugehörigen Zwischenwirbelscheiben, 12 Paaren von Rippen und dem Brustbein (Sternum) zusammen. Jedes Rippenpaar ist bilateral symmetrisch, aber in jedem Segment verschieden geformt (Abb. 31). Jede Rippe besteht aus einem knöchernen und einem knorpeligen Teil *(Os costale* und *Cartilago costalis)*. Am knöchernen Abschnitt kann man ein *Caput*, ein *Collum* und ein bandartiges, etwas schraubig verdrehtes *Corpus costae* unterscheiden. Die 7 oberen oder wahren Rippen *(Costae verae)* verbinden sich mit ihren knorpeligen Anteilen direkt mit dem Sternum. Die 5 unteren Rippen *(Costae spuriae)* stehen nur indirekt oder überhaupt nicht mit dem knorpeligen Rippenbogen *(Arcus costalis)* und dem Brustbein in Verbindung. Die 11. und 12. Rippe enden frei zwischen den Muskeln der vorderen Bauchwand *(Costae fluctuantes)*.

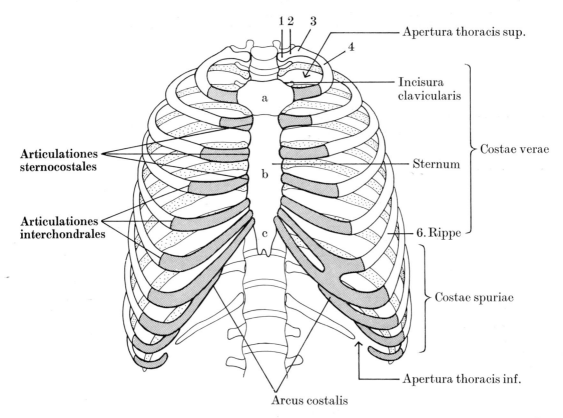

Abb. 31. Knöcherner Thorax vorne (K-B). Grau = knorpelige Anteile der Rippen (Cartilagines costales), weiß = knöcherne Anteile (Ossa costalia).
1 = Caput costae, 2 = Collum costae, 3 = Tuberculum costae, 4 = Corpus tuberculum.
Sternum: a = Manubrium sterni, b = Corpus manubrium, c = Proc. xiphoideus sterni.

Die knorpeligen Anteile der Rippen werden vorn durch das Brustbein *(Sternum)* zusammengehalten. Das Sternum setzt sich aus 3 Teilen zusammen, dem *Manubrium, Corpus* und *Processus xiphoideus* (Abb. 31). Es wurde mit einem römischen Kurzschwert verglichen. Daher rührt die Bezeichnung »Manubrium« (Schwertgriff). Das Corpus ist abgeplattet und gegen das Manubrium etwas abgewinkelt *(Angulus sterni,* Ludovici). Der Schwertfortsatz *(Processus xiphoideus)* verknöchert erst nach der Pubertät, ist also in den ersten Lebensjahren in der Regel noch knorpelig. In der *Incisura clavicularis* inseriert die Clavicula und damit der gesamte Schultergürtel, in den Incisurae costales die 1.–7. Rippe. Das dünne, abgeplattete Sternum besteht weitgehend aus spongiösem Knochen, in dessen Markräumen eine intensive Blutbildung stattfindet (Sternalpunktion).

Die obere *Thoraxapertur (Apertura thoracis sup.)* ist wesentlich enger als die untere *(Apertura thoracis inf.)*. Die beiden Rippenbögen *(Arcus costales)* umschließen den epigastrischen Winkel *(Angulus infrasternalis)*, in den der Processus xiphoideus hineinragt.

Der von den Rippen umschlossene Hohlraum *(Cavum thoracis)* ist nicht im Querschnitt rund, sondern den eingeschlossenen Weichteilen angepaßt. Die Rippen laden nach hinten stark aus, so daß die Brustwirbelkörper in den Brustraum vorspringen und die Eingeweide neben der Wirbelsäule zusätzlich Platz finden (Lungenrinne, *Sulcus pulmonis)*. Das bringt eine bessere Verteilung der Gewichte beim aufrechten Gang sowie günstigere Momente für die Atembewegungen mit sich.

Maßverhältnisse

Länge der ventralen Thoraxwand	16 – 19 cm
Länge der dorsalen Thoraxwand	27 – 30 cm
Länge der lateralen Thoraxwand	32 cm
Querdurchmesser der oberen Thoraxapertur	9 – 11 cm
Sagittaldurchmesser der oberen Thoraxapertur	5 – 6 cm
Querdurchmesser des Thorax in Höhe des 6. Rippenpaares	20 – 23 cm
Querdurchmesser des Thorax in Höhe des 12. Rippenpaares	18 – 20 cm
Sagittaler Durchmesser der unteren Thoraxapertur	15 – 19 cm

b) Gelenke

α) **Articulationes sternocostales und interchondrales** (Abb. 31)

Vorn sind die Rippen durch die Articulationes sternocostales mit dem Sternum verbunden, die teils Synchondrosen, teils echte Gelenke sind. Der 2.–5. Rippenknorpel bildet mit dem Brustbein in der Regel echte Gelenke mit Gelenkspalten und Synovialflüssigkeit. Am Ansatz der 1., 6. und 7. Rippe entstehen dagegen lediglich Synchondrosen.

Der Übergang des knöchernen in den knorpeligen Anteil der Rippen (5.–9. Rippe) ist häufig auch in Form spaltförmiger, kleiner Gelenke gestaltet *(Articulationes interchondrales)*. Die zugehörigen Gelenkkapseln werden vom Perichondrium der Rippe gebildet.

β) **Articulationes costovertebrales** (Abb. 32)

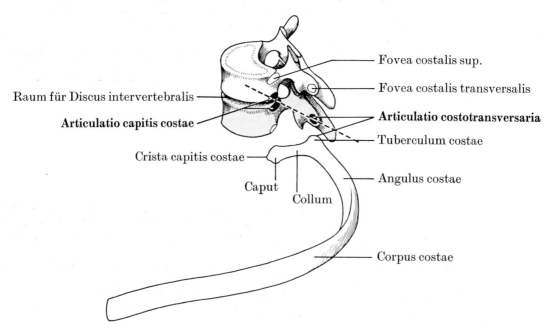

Abb. 32. Zwei Brustwirbelkörper und ihre Verbindungen mit der zugehörigen Rippe (F). Die gemeinsame Achse beider Rippengelenke ist gestrichelt gezeichnet. Diejenigen Gelenkflächen, die mit der dargestellten Rippe artikulieren, wurden schwarz, die übrigen grau hervorgehoben.

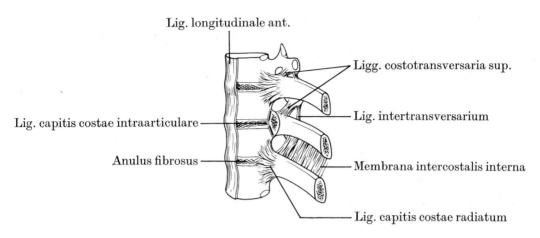

Abb. 33. Bandapparat der Rippengelenke (F).

Hinten entstehen die Rippengelenke (Articulationes costovertebrales), und zwar artikulieren die Rippenköpfchen mit den Wirbelkörpern *(Articulationes capitis costae)* und die Tubercula der Rippen mit den Querfortsätzen der Brustwirbel *(Articulationes costotransversariae)*. Die Köpfchengelenke aller Rippen mit Ausnahme der 1., 11. und 12. Rippe sind zweikammerig. Die Rippenköpfchen lagern sich den Zwischenwirbelscheiben an und werden dort mit einem Lig. intraarticulare, das von der *Crista capitis costae* ausgeht, fixiert. Dadurch entstehen zwei Gelenkflächen *(Foveae costales sup.* und *inf.)*, die jeweils mit den zwei angrenzenden Wirbelkörpern artikulieren. Die Gelenkkapsel wird außen durch das strahlenartige *Lig. capitis costae radiatum* verstärkt. Die *Querfortsatzgelenke (Articulationes costotransversariae)* entstehen an der Stelle, an der sich der Rippenhals an die etwas tiefer gelegenen Querfortsätze der Brustwirbel anlagert. Diese Verbindung wird durch straffe Bänder *(Ligg. tuberculi costae, Ligg. colli costae* und *Ligg. costotransversaria)* in ihrer Beweglichkeit stark eingeschränkt. Obwohl morphologisch getrennt, sind beide Gelenkgruppen funktionell als Einheit zu betrachten. Ihre gemeinsame Achse läuft schräg durch den Rippenhals. Um diese Achse erfolgen Drehbewegungen, die je nach der Stellung der zugehörigen Rippenpaare zugleich zu einer Erweiterung des Brustkorbes in sagittaler und transversaler Richtung führen, was für die Atmung von großer Bedeutung ist. Weitere Einzelheiten sollen beim Atmungsapparat besprochen werden.

2. Thoraxmuskulatur (Abb. 34)

a) Interkostalmuskulatur

Die Zwischenrippenräume werden von den *Mm. intercostales* ausgefüllt. Die Interkostalräume sind hinten-unten enger als vorn-oben, was durch die Form und Neigung der Rippen zustande kommt (Abb. 31). Von den 11 Interkostalräumen (ICR) enden 5 am Brustbein, 6 am knorpeligen Rippenbogen oder offen in der Bauchwand.

Die *Mm. intercostales externi* überspannen die Zwischenrippenräume von den Tubercula bis zur Knorpel-Knochen-Grenze der Rippen in schräg von oben-hinten nach vorn-unten gerichtetem Verlauf. Von der Knorpel-Knochen-Grenze an werden die Muskelplatten membranös. Die Faserbündel dieser *Membranae intercostales externae* haben die gleiche Verlaufsrichtung wie die gleichnamigen Muskeln.

Die *Mm. intercostales interni* reichen vom Rippenwinkel *(Angulus costae)* bis zum Brustbein und verlaufen in entgegengesetzter Richtung, das heißt schräg von vorn-oben nach hinten-unten. Auch diese Muskelplatte setzt sich hinten in eine Sehnenplatte gleicher Faserrichtung fort

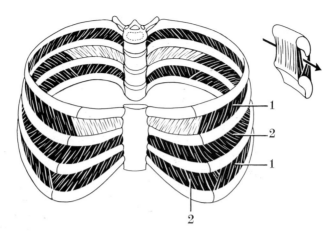

Abb. 34. Interkostalmuskulatur, beispielartig dargestellt an drei Rippensegmenten (K-B). Das untere Segment gibt die natürlichen Lageverhältnisse beider Muskelgruppen wieder. 1 = M. intercostalis ext., 2 = M. intercostalis int.

(Membrana intercostalis interna). Die beiden Interkostalmuskeln sind also in der Horizontalebene etwas gegeneinander verschoben. Die Interni reichen weiter nach vorn, die Externi weiter nach hinten.

Zwischen beiden Muskelplatten findet sich ein Kanal, der Gefäße und Nerven enthält, außerdem häufig auch noch eine weitere Muskellamelle *(M. intercostalis intermedius)*, die als ein abgesprengter Teil des Internussystems angesehen werden kann. Als *Mm. intercartilaginei* werden die zwischen den Rippenknorpeln gelegenen Abschnitte des Internussystems bezeichnet. Die Mm. intercostales interni greifen innen häufig über die jeweiligen Zwischenrippenräume herüber und bilden längere, mehrere Segmente umfassende Muskelplatten *(Mm. subcostales)*, die aber individuell sehr variabel sind.

An der Innenseite der Brustkorbvorderwand findet man außerdem noch variable Muskelzüge, die fächerartig radiär vom Processus xiphoideus und unterem Brustbein ausstrahlen und mehrere Segmente übergreifen *(M. transversus thoracis)*. Auch diese Muskelbündel variieren in ihrer Ausbildung stark.

Zur thorakalen Muskulatur gehören schließlich noch die *Mm. levatores costarum* (Abb. 47). Es handelt sich um oberflächliche Interkostalmuskeln, die ihre Ursprünge bis auf die Querfortsätze der Brustwirbel vorgeschoben haben. Die Mm. levatores costarum breves sind auf das jeweilige Segment beschränkt, während die Longi ein Segment überspringen und an der nächsttieferen Rippe inserieren.

b) Skalenusmuskulatur

Kranial wird der Thorax durch die von der Halswirbelsäule herabziehenden 3 *Mm. scaleni* (Abb. 35, 36) verspannt. Diese entsprechen den Interkostalmuskeln des Brustkorbes. Sie entspringen von den vorderen Anteilen der Halswirbelquerfortsätze (Tubercula anteriora), den Rippenrudimenten der Halswirbelsäule, und sind funktionell als Rippenheber und Atemmuskeln wichtig.

M. scalenus anterior und *medius* befestigen sich an der 1. Rippe, der *M. scalenus posterior* an der 2. Rippe. Gelegentlich ist ein *M. scalenus minimus* ausgebildet, der vom Querfortsatz der 7. Rippe entspringt und in den bindegewebigen, kuppelartigen Abschluß der oberen Thoraxapertur (Pleurakuppel) übergeht. Zwischen dem M. scalenus anterior und medius bleibt die hintere Skalenuslücke als Gefäß-Nerven-Straße frei.

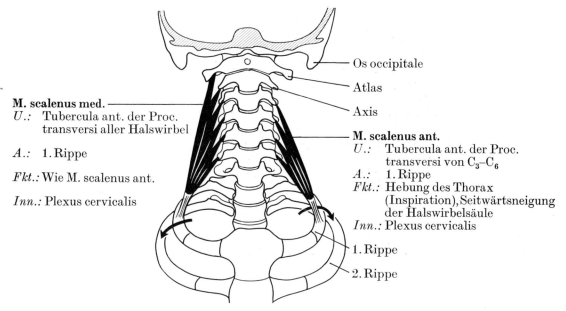

Abb. 35. Skalenusmuskulatur I (K-B). Der Pfeil zeigt die Lage der vorderen Skalenuslücke auf der 1. Rippe zwischen dem Ansatz des M. scalenus ant. und medius. Halswirbelsäule von vorne gesehen.

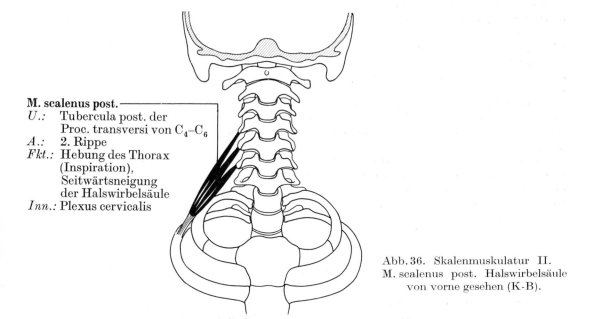

Abb. 36. Skalenmuskulatur II. M. scalenus post. Halswirbelsäule von vorne gesehen (K-B).

3. Mechanik des Brustkorbes

Das Besondere in der Konstruktion des Thorax ist der periodische Wechsel zwischen Knochen- und Muskelelementen. Die große Widerstandskraft des Brustkorbes beruht vor allem auf der hochgradigen Elastizität der Rippenringe, die mit gespannten Federn verglichen worden sind. Stöße gegen die Vorderwand werden von den elastischen Rippenmuskelsegmenten aufgefangen und so verteilt, daß Rippenbrüche selten auftreten. Die Hinterwand des Thorax ist starrer.

Bei der Seitwärtsneigung des Rumpfes werden die Zwischenrippenräume an der Streckseite erweitert, an der Beugeseite zusammengepreßt. Die Zwischenrippenräume müssen sich diesen bei den Rumpfbewegungen ständig auftretenden Verformungen anpassen. Der schräge Faserverlauf der Interkostalmuskeln und die rechtwinklige Überkreuzung der Externus- und Internusfasern kommt den funktionellen Anforderungen besonders entgegen.

Durch die Abwärtsneigung der Rippen bedingt, bewirkt jede Hebung des Brustkorbes zugleich eine Erweiterung seines Hohlraumes. Alle Rippenheber sind daher auch Inspirationsmuskeln. Im allgemeinen schreibt man den Mm. intercostales externi eine inspiratorische, den Mm. intercostales interni eine expiratorische Funktion zu. Neuere Untersuchungen haben aber gezeigt, daß die Interkostalmuskulatur bei ruhiger Atmung fast ganz inaktiv ist. Wahrscheinlich sind die Mm. scaleni die für die inspiratorische Bewegung des Brustkorbes wichtigsten Muskeln. Die Atmungsfunktion des Thorax soll jedoch erst im Zusammenhang mit dem Respirationstrakt besprochen werden (s. S. 186).

IV. Bauchwand und Bauchmuskulatur

Die Bauchhöhle wird nicht wie der Thorax von Skelettelementen, sondern von einem kompakten Muskel-Sehnen-Mantel, der durch seinen Tonus den Druck innerhalb der Leibeshöhle bestimmt, umschlossen (Abb. 37–42). Durch gleichzeitige Kontraktion aller Bauchmuskeln wird die Bauchhöhle verkleinert, die Eingeweide werden unter Druck gesetzt (Bauchpresse). Die Bauchpresse spielt bei der Entleerung der Exkremente (Defäkation), der Harnblase (Miktion), beim Erbrechen sowie bei der Geburt eine wichtige Rolle. Zusammen mit der Rückenmuskulatur kann die Bauchmuskulatur den Rumpf, das heißt die Wirbelsäule, in allen Richtungen des Raumes bewegen sowie andererseits auch die Stellung des Beckens beeinflussen.

1. Bauchmuskulatur

Man kann sich die Struktur der Bauchwand dadurch klarmachen, daß man vom Thorax ausgeht und sich vorstellt, die Rippen hätten sich zurückgezogen. Dann würden die Interkostalmuskeln zu flächenhaften Muskelplatten verschmelzen, ohne ihre ursprüngliche Verlaufsrichtung zu ändern. Dem M. intercostalis ext. entspräche der *M. obliquus abdominis ext.* (Abb. 37), dem M. intercostalis int. der *M. obliquus abdominis int.* (Abb. 38). Ein dem *M. transversus abdominis* (Abb. 39) vergleichbarer Muskel ist im Thoraxbereich nur in rudimentärer Form vorhanden.

Die drei Muskelplatten liegen direkt aufeinander. Sie besitzen eine unterschiedliche Faserrichtung, so daß zahlreiche Kombinationsmöglichkeiten für kinetische Ketten entstehen. Die Faserbündel des M. obliquus ext. verlaufen schräg von hinten-oben nach vorn-unten, die des M. obliquus int. in umgekehrter Richtung und größtenteils fächerförmig (Abb. 38). Der M. transversus abdominis verläuft horizontal (Abb. 39).

Alle drei Bauchmuskeln gehen vorn in flächenhafte Sehnenplatten (Aponeurosen) über, die den *M. rectus abdominis* (Abb. 41) einscheiden. Dadurch werden die seitlichen Bauchmuskelplatten vorn fixiert. Eine entsprechende Verankerung ergibt sich hinten durch die Fixation der Bauchmuskeln an der *Fascia thoracolumbalis* (Abb. 45), die mit einem oberflächlichen und einem tiefen Blatt die Rückenmuskulatur umgreift.

Die Bauchmuskeln spannen sich zwischen Thorax und oberem Beckenrand aus. Dabei setzt sich z. B. die schräge Faserrichtung des M. obliquus ext. der rechten Seite über die Fasersysteme der Bauchwandaponeurosen auf der gegenüberliegenden Seite in diejenige des M. obliquus int. fort und umgekehrt (Abb. 40). So entstehen zwei sich kreuzende Fasersysteme, die durch die horizontale Binde des Transversussystems ergänzt werden. Es handelt sich um Muskelgurte, die für die Verspannung der Bauchwand wichtig sind.

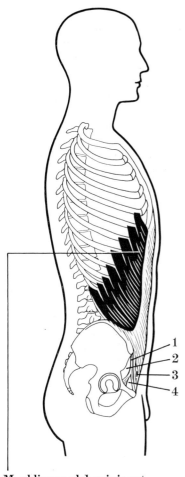
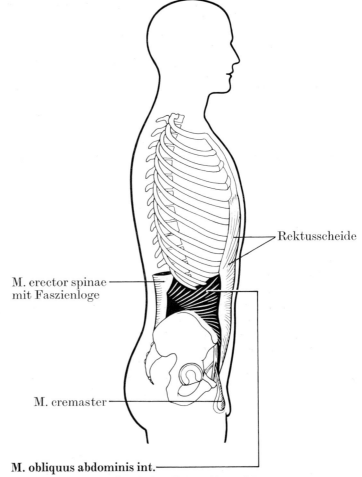

M. obliquus abdominis ext.
U.: 5.–12. Rippen (8 Zacken)
A.: Crista iliaca (Labium ext.), Lig. inguinale, Rektusscheide
Fkt.: 1. Vorneigung des Rumpfes
2. Hebung des Beckens
3. Drehung des Rumpfes nach der Gegenseite
4. Bauchpresse
Inn.: Nn. intercostales (Th_5–Th_{12}), N. iliohypogastricus, N. ilioinguinalis

M. obliquus abdominis int.
U.: Aponeurosis lumbalis, Crista iliaca (Linea intermedia), Lig. inguinale
A.: Untere Rippen, Rektusscheide – Übergang in M. cremaster
Fkt.: Rumpfneigung und Drehung nach der gleichen Seite, sonst wie M. obliquus ext.
M. cremaster hebt den Hoden
Inn.: Wie M. obliquus ext.
M. cremaster aus Ramus genitalis des N. genitofemoralis

Abb. 37. Bauchmuskulatur I. Oberflächliche Schicht. M. obliquus abdominis ext. (K-B). 1 = Lig. inguinale, 2 = Lacuna musculorum, 3 = Anulus inguinalis superficialis, 4 = Lacuna vasorum.

Abb. 38. Bauchmuskulatur II. Mittlere Schicht. M. obliquus abdominis internus (K-B).

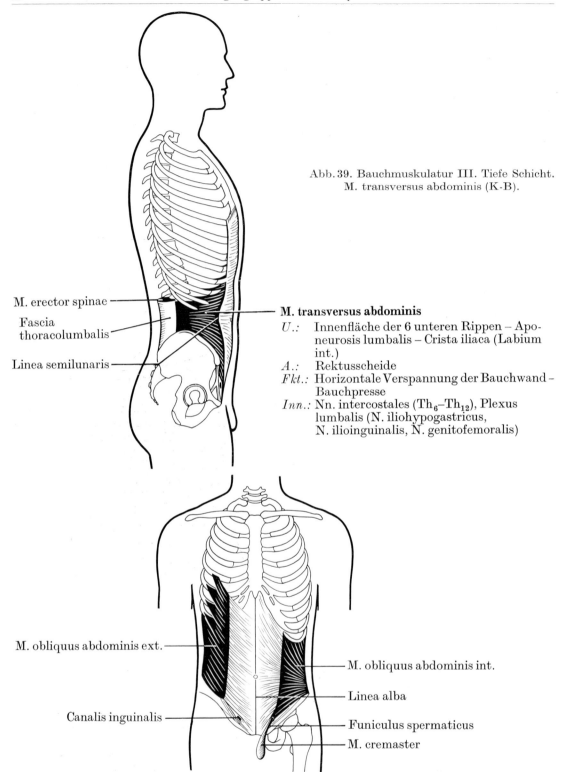

Abb. 39. Bauchmuskulatur III. Tiefe Schicht. M. transversus abdominis (K-B).

M. erector spinae
Fascia thoracolumbalis
Linea semilunaris

M. transversus abdominis
U.: Innenfläche der 6 unteren Rippen – Aponeurosis lumbalis – Crista iliaca (Labium int.)
A.: Rektusscheide
Fkt.: Horizontale Verspannung der Bauchwand – Bauchpresse
Inn.: Nn. intercostales (Th$_6$–Th$_{12}$), Plexus lumbalis (N. iliohypogastricus, N. ilioinguinalis, N. genitofemoralis)

M. obliquus abdominis ext.
Canalis inguinalis
M. obliquus abdominis int.
Linea alba
Funiculus spermaticus
M. cremaster

Abb. 40. Bauchmuskulatur IV. Schräge Muskelgurtung der Bauchwand durch Übergang der Externus- in die Internusfasern vermittels der Linea alba.

2. Rektusscheide und Bauchwandschichten

a) Bewegungsapparat

Der *M. rectus abdominis* bildet den abdominalen Abschnitt eines Systems gerader Muskeln, die sich über den ganzen Körper erstrecken (Rektussystem). Die Zwischensehnen (Intersectiones tendineae) weisen noch auf die ursprüngliche Metamerie hin. Der Rektus liegt in einer derben aponeurotischen Scheide (Rektusscheide), an deren Aufbau sich alle Muskelplatten der Bauchwand beteiligen. Die Aponeurose des M. obliquus int. spaltet sich in zwei Blätter, die in das vordere und das hintere Blatt der Rektusscheide übergehen. Die Aponeurose des Transversus strahlt oberhalb der *Linea arcuata* in das hintere Blatt, unterhalb davon in das vordere Blatt der Rektus-

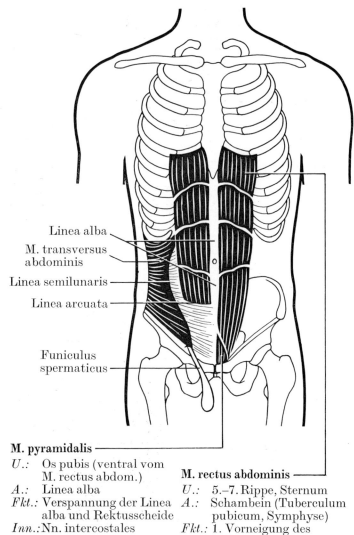

Abb. 41. Bauchmuskulatur V. Das Rektussystem der Bauchwand. Rechts ist die Rektusscheide unterhalb der Linea arcuata mit dargestellt (K-B).

M. pyramidalis
- *U.:* Os pubis (ventral vom M. rectus abdom.)
- *A.:* Linea alba
- *Fkt.:* Verspannung der Linea alba und Rektusscheide
- *Inn.:* Nn. intercostales

M. rectus abdominis
- *U.:* 5.–7. Rippe, Sternum
- *A.:* Schambein (Tuberculum pubicum, Symphyse)
- *Fkt.:* 1. Vorneigung des Rumpfes
  2. Hebung des Beckens
  3. Bauchpresse
- *Inn.:* Nn. intercostales (Th_6–Th_{12})

scheide ein (Abb. 41). Die Externusaponeurose hat nur zum Vorderblatt der Rektusscheide Beziehungen. In der Linea alba durchkreuzen sich die Fasern. Man kann den Sachverhalt auch so beschreiben: Oberhalb der Linea arcuata liegt der M. rectus in einer aponeurotischen Scheide aus zwei etwa gleich starken Sehnenblättern; kaudal von dieser Linie tritt der Rektus gewissermaßen durch das Hinterblatt seiner Scheide hindurch und wird dann bauchhöhlenwärts nur noch von der Fascia transversalis bedeckt. Oberflächlich werden Bauchmuskulatur und Rektusscheide von der *Fascia abdominalis superficialis*, hinten von der die ganze Bauchhöhle auskleidenden *Fascia transversalis* überdeckt (Abb. 42).

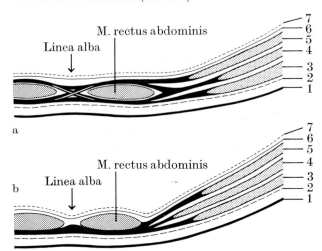

Abb. 42. Schichten der Bauchwand im Querschnitt (K-B). a = oberhalb der Linea arcuata. Die Internusaponeurose spaltet sich und beteiligt sich am vorderen *und* hinteren Blatt der Rektusscheide. b = Verhältnisse unterhalb der Linea arcuata. Alle drei lateralen Bauchmuskeln gehen in das vordere Blatt der Rektusscheide über.

Schichtengliederung der Bauchwand:

1 = Haut
2 = Fascia superficialis abdominis
3 = M. obliquus abdominis ext.
4 = M. obliquus abdominis int.
5 = M. transversus abdominis
6 = Fascia transversalis
7 = Peritoneum

Das Rektussystem wird durch die Intersectiones in mehrere funktionell unabhängige Abschnitte unterteilt. Da die Aponeurosen der Mm. obliqui mit den Zwischensehnen teilweise fest verwachsen sind, ergeben sich die verschiedenartigsten funktionellen Kombinationsmöglichkeiten. So können die beiden Mm. obliqui externi mit dem oberen Teil des Rektus zusammenwirken, während der untere Teil erschlafft. Kontrahiert sich dann der untere Abschnitt, kann wiederum der obere erschlaffen. Läßt man diese Bewegungsfolge nacheinander ablaufen, entsteht das sog. »Bauchrollen«.

Die Durchkreuzung der Sehnenfasern beider aponeurotischen Blätter der Rektusscheide erfolgt in der Mittellinie *(Linea alba)*. Die aktive Spannung dieser Mittellamelle besorgt der *M. pyramidalis*, der von der Symphyse entspringt, beim Menschen aber rudimentär ist.

b) Leistenkanal (Canalis inguinalis)

In der Aponeurose des M. obliquus ext. befindet sich oberhalb des Leistenbandes *(Lig. inguinale)* eine schlitzförmige Öffnung *(Anulus inguinalis superficialis)*, die seitlich von zwei Faserschenkeln der Externusaponeurose *(Crus mediale und laterale)* sowie unten und innen durch rückläufige, vom Leistenband aufsteigende Faserzüge *(Lig. inguinale reflexum)* begrenzt wird. Die Öffnung ist das Ende des die Bauchwand schräg durchsetzenden, 4–6 cm langen Leistenkanals, durch den der Samenstrang *(Funiculus spermaticus)* zum Hoden zieht. Auf diesem Weg ist der Hoden während der Embryonalentwicklung nach außen gewandert.

Durch den Leistenkanal treten abzweigende Faserbündel des M. obliquus int. auf den Hodensack über, die als *M. cremaster* bezeichnet werden (Abb. 38). Dadurch kann der Hoden hochgezogen werden. Auch der M. transversus spaltet Fasern für den M. cremaster ab. Der M. obliquus ext. hört mit einer charakteristischen Muskelecke schon oberhalb des Leistenkanals auf. Seine Muskelfasern zeigen keine topographische Beziehung zur Leistenregion. Die Externusaponeurose liefert zusammen mit dem Leistenband nur das bindegewebige Skelett für den Leistenkanal. Der M. obliquus int. strahlt jedoch fächerförmig zum Leistenband hin aus und beteiligt sich dadurch an der aktiven Verspannung der Vorderwand des Leistenkanals. Die Hinterwand wird weitgehend durch verstärkte Faserzüge der Fascia transversalis gebildet.

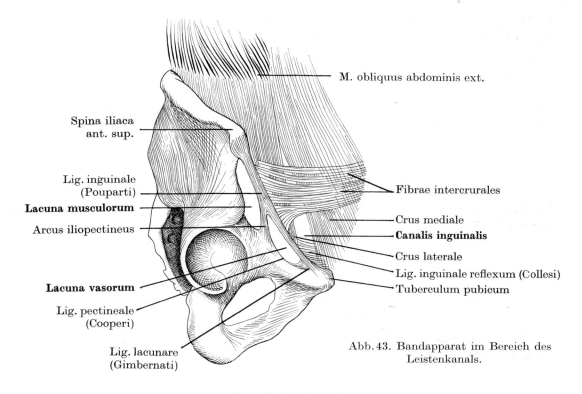

Abb. 43. Bandapparat im Bereich des Leistenkanals.

c) Dorsale Bauchwand

Der dorsale Abschluß der Bauchwand erfolgt hauptsächlich durch den *M. quadratus lumborum* (Abb. 44). Dieser Muskel spannt sich geradlinig zwischen Thorax und Beckenkamm aus. Er befestigt sich mit ausgeprägten Muskelzacken an den Querfortsätzen der Lendenwirbel. Dorsal

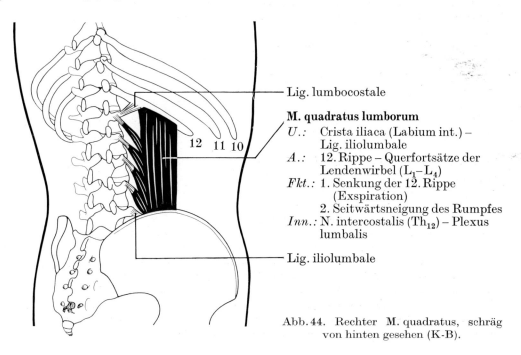

M. quadratus lumborum
- *U.:* Crista iliaca (Labium int.) – Lig. iliolumbale
- *A.:* 12. Rippe – Querfortsätze der Lendenwirbel (L_1–L_4)
- *Fkt.:* 1. Senkung der 12. Rippe (Exspiration)
  2. Seitwärtsneigung des Rumpfes
- *Inn.:* N. intercostalis (Th_{12}) – Plexus lumbalis

Abb. 44. Rechter M. quadratus, schräg von hinten gesehen (K-B).

lagert er sich unmittelbar an das tiefe Blatt der Fascia thoracolumbalis an und gewinnt auch Fixationspunkte am Lig. lumbocostale und iliolumbale. Er bildet eine muskuläre Unterlage für die Eingeweide des dorsalen Bauchraumes (Nieren, Nebennieren) und wird oben vom Zwerchfell überspannt (sog. Quadratusarkade).

V. Rückenmuskulatur

1. Übersicht

Der aktive Bewegungsapparat des Rückens ist wesentlich stärker gegliedert als der der Bauchwand. Ventral haben sich flächenhafte Muskelplatten gebildet. Dorsal dagegen existiert ein kompliziertes System aus kürzeren oder längeren Muskeln, die an den zahlreichen Knochenpunkten der Wirbel und Rippen Fixationspunkte gewinnen. Die elementare Segmentgliederung des Rumpfes ist hier noch weitgehend erhalten geblieben. Grundsätzlich können Muskelgruppen ventraler und dorsaler Herkunft unterschieden werden. Ventraler Herkunft sind diejenigen Muskeln, die funktionell zu den Rippen bzw. deren Rudimenten im Hals- und Lendenbereich gehören. Die eigentlich dorsalen Muskeln spannen sich hauptsächlich zwischen den Wirbeln aus und heißen *autochthone* oder *genuine* Rückenmuskeln. Man unterscheidet einen lateralen und einen medialen Strang (Abb. 45). Eine gemeinsame, sehr derbe Faszienscheide *(Fascia thoracolumbalis)* fixiert diese Muskelstränge am Rumpf. Sie besteht aus einem oberflächlichen und tiefen Blatt. Das oberflächliche Blatt befestigt sich an den Dornfortsätzen, das tiefe an den Querfortsätzen der Wirbel (Abb. 45). Die Faszienloge verhindert, daß sich die autochthone Rückenmuskulatur bei der Kontraktion so wie die gespannte Sehne eines Bogens vom Rumpf abhebt. Sie bildet außerdem eine Führungsschiene für die räumlichen Verschiebungen der Muskeln gegeneinander.

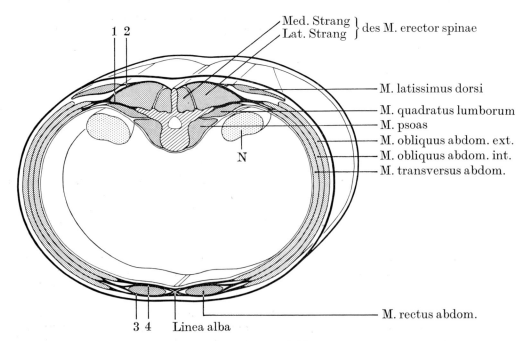

Abb. 45. Rumpfsegment im transversalen Durchschnitt (K-B). Die Fascia thoracolumbalis mit einem tiefen (1) und einem oberflächlichen (2) Blatt scheidet die Rückenmuskulatur ein. Die Rektusscheide mit einem vorderen (3) und einem hinteren Blatt umgibt den M. rectus abdominis. Zwischen beiden aponeurotischen Scheiden spannt sich die Bauchmuskulatur aus. N = Niere.

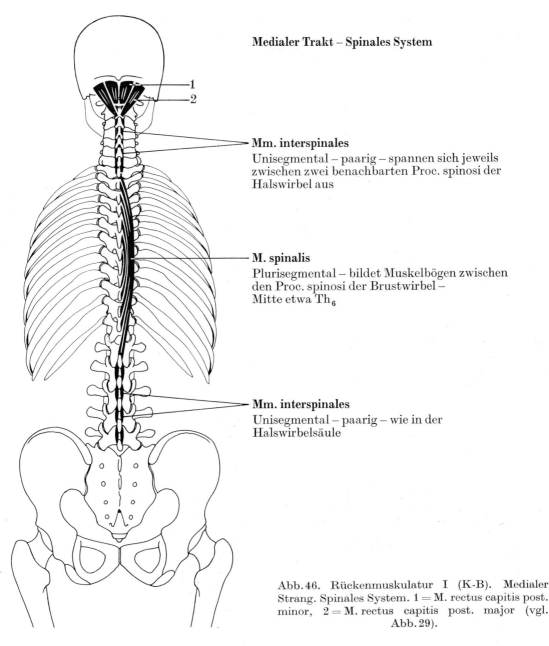

Medialer Trakt – Spinales System

Mm. interspinales
Unisegmental – paarig – spannen sich jeweils zwischen zwei benachbarten Proc. spinosi der Halswirbel aus

M. spinalis
Plurisegmental – bildet Muskelbögen zwischen den Proc. spinosi der Brustwirbel – Mitte etwa Th_6

Mm. interspinales
Unisegmental – paarig – wie in der Halswirbelsäule

Abb. 46. Rückenmuskulatur I (K-B). Medialer Strang. Spinales System. 1 = M. rectus capitis post. minor, 2 = M. rectus capitis post. major (vgl. Abb. 29).

Bei niederen Wirbeltieren existiert für jedes Knochensegment des Rumpfes auch ein Muskelsegment. Im Zuge der Komplizierung der Bewegungsmechanismen entwickeln sich bei den höheren Wirbeltieren auch Muskelzüge, die mehrere Segmente überspringen. Diese liegen in der Regel oberflächlicher. Zwischen den Dorn- und Querfortsätzen der Wirbel befindet sich eine Rinne, die vom *medialen Strang* der genuinen Rückenmuskulatur ausgefüllt wird. Man kann Muskeln, die auf die Dornfortsätze beschränkt bleiben (spinales System), und solche, die von den Querfortsätzen zu den Dornfortsätzen (transversospinales System) oder von den Dorn- zu den Querfortsätzen (spinotransversales System) verlaufen, unterscheiden. Im einzelnen läßt sich die Gliederung der zahlreichen Muskelgruppen leicht aus Lage und Anordnung der Fixationspunkte an den Skelettelementen ableiten.

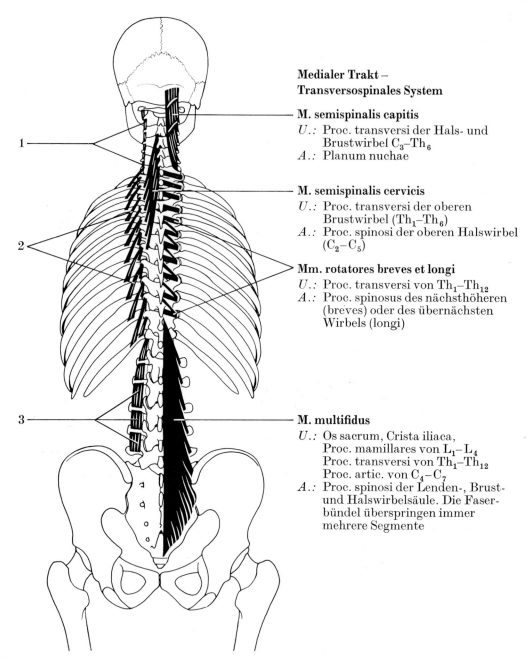

**Medialer Trakt –
Transversospinales System**

M. semispinalis capitis
- *U.:* Proc. transversi der Hals- und Brustwirbel C_3–Th_6
- *A.:* Planum nuchae

M. semispinalis cervicis
- *U.:* Proc. transversi der oberen Brustwirbel (Th_1–Th_6)
- *A.:* Proc. spinosi der oberen Halswirbel (C_2–C_5)

Mm. rotatores breves et longi
- *U.:* Proc. transversi von Th_1–Th_{12}
- *A.:* Proc. spinosus des nächsthöheren (breves) oder des übernächsten Wirbels (longi)

M. multifidus
- *U.:* Os sacrum, Crista iliaca, Proc. mamillares von L_1–L_4 Proc. transversi von Th_1–Th_{12} Proc. artic. von C_4–C_7
- *A.:* Proc. spinosi der Lenden-, Brust- und Halswirbelsäule. Die Faserbündel überspringen immer mehrere Segmente

Abb. 47. Rückenmuskulatur II – medialer Strang (K-B). Auf der rechten Seite sind die Muskeln des transversospinalen Systems dargestellt; auf der linken Seite außerdem noch: 1 = Mm. intertransversarii ant. cervicis, 2 = Mm. levatores costarum breves et longi, 3 = Mm. intertransversarii lat. lumborum.

Der *laterale Trakt* lagert sich in die Rinne zwischen den Wirbelquerfortsätzen und den Rippen ein. Während sich der mediale Trakt mehr aus kurzgliedrigen Muskelketten zusammensetzt, besteht der laterale hauptsächlich aus langen Muskelbündeln, die an jedem Knochensegment (Rippe oder Querfortsatz) ansetzen, zugleich aber auch wieder neue Ursprungszacken gewinnen, so daß sich langgestreckte Muskelsysteme ergeben, die sich vom Kreuzbein bis zum Hinterhaupt

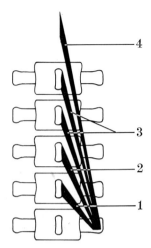

Abb. 48. Schema über die Gliederung des transversospinalen Systems. Die längeren Systeme liegen oberflächlicher, die kürzeren tiefer. 1 = M. rotator brevis, 2 = M. rotator longus, 3 = M. multifidus, 4 = M. semispinalis.

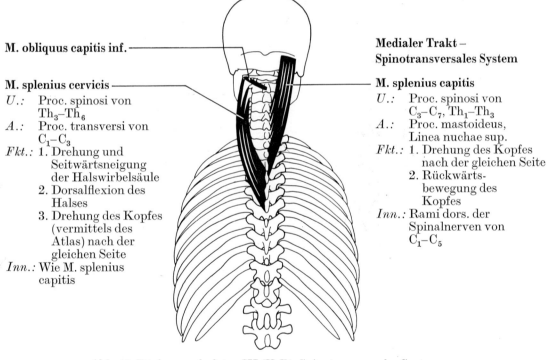

M. obliquus capitis inf.

M. splenius cervicis
U.: Proc. spinosi von $Th_3–Th_6$
A.: Proc. transversi von $C_1–C_3$
Fkt.: 1. Drehung und Seitwärtsneigung der Halswirbelsäule
2. Dorsalflexion des Halses
3. Drehung des Kopfes (vermittels des Atlas) nach der gleichen Seite
Inn.: Wie M. splenius capitis

Medialer Trakt – Spinotransversales System

M. splenius capitis
U.: Proc. spinosi von $C_3–C_7$, $Th_1–Th_3$
A.: Proc. mastoideus, Linea nuchae sup.
Fkt.: 1. Drehung des Kopfes nach der gleichen Seite
2. Rückwärtsbewegung des Kopfes
Inn.: Rami dors. der Spinalnerven von $C_1–C_5$

Abb. 49. Rückenmuskulatur III (K-B). Spinotransversales System.

ausdehnen (Abb. 50). Der laterale Muskelstrang gliedert sich in zwei große Systeme, und zwar einmal in das intertransversale System, das aus Muskeln besteht, die die Querfortsätze untereinander verbinden *(Mm. intertransversarii med.* und *post.)*, und zum anderen aus dem *M. erector spinae.* Dieser mächtige »Rumpfaufrichter« fügt sich in die Rinne zwischen Rippen und Wirbeln ein und besteht aus zwei Muskelgruppen, dem *M. longissimus* und *M. iliocostalis.* Der M. longissimus kann auch als ein großer, mehrgliedriger Intertransversarius angesehen werden. Er zieht bis zum Kopf herauf. Der M. iliocostalis spannt sich zwischen Becken und Rippen aus. Er schließt sich lateral an den Longissimus an und erreicht den Kopf nicht.

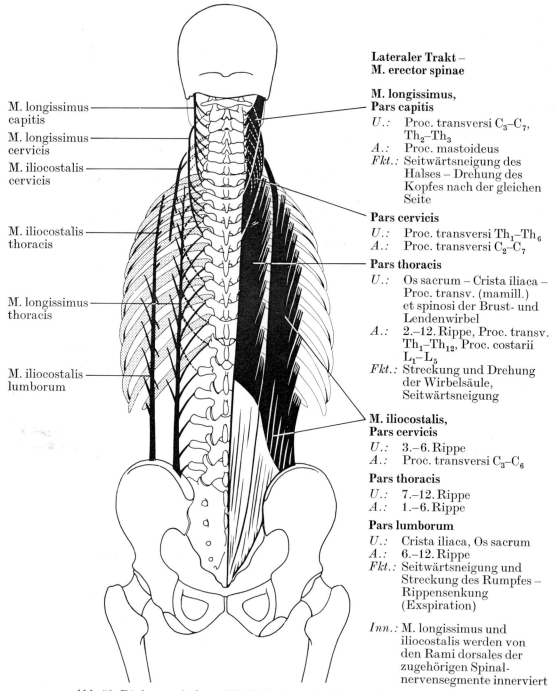

Abb. 50. Rückenmuskulatur IV (K-B). Lateraler Trakt. M. erector spinae.

Bei den *Muskeln ventraler Herkunft* können ebenfalls zwei Gruppen unterschieden werden. Die interkostalen Muskeln gehören morphologisch und funktionell zum Thorax. In der Hals- und Lendenwirbelsäule fehlen die Rippen. Zwischen den verbleibenden Rippenrudimenten (Processus costarii, Processus transversarii) existieren aber noch kleine Muskeln *(Mm. intertransversarii ant. und lat.),* die den Interkostalmuskeln des Brustkorbes entsprechen. Hierher gehört auch der

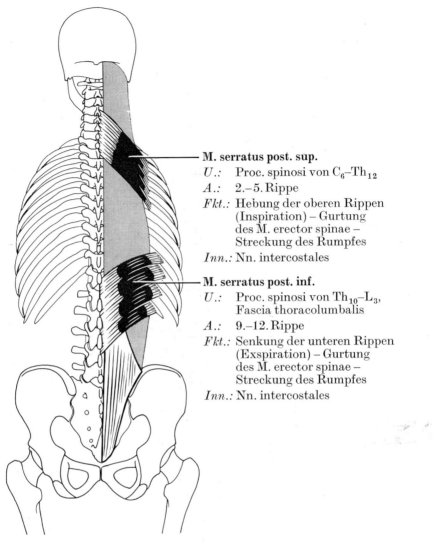

Abb. 51. Rückenmuskulatur V (K-B). Spinokostale Muskeln, die den M. erector spinae (graues Raster) als Ganzes überspannen.

M. rectus capitis lat. (Abb. 30). Eine zweite Muskelgruppe schafft eine Verbindung zwischen Rippen und Wirbeln. Sie liegt ganz oberflächlich und umschließt die autochthone Rückenmuskulatur in Form breitflächiger Gurte *(spinokostale Muskeln* [Abb. 51]*)*. Auch die sog. »Rippenheber« *(Mm. levatores costarum)* gehören in gewissem Sinne in diese Gruppe.

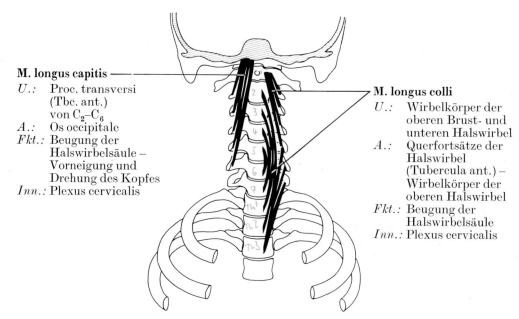

M. longus capitis
U.: Proc. transversi (Tbc. ant.) von C_2–C_6
A.: Os occipitale
Fkt.: Beugung der Halswirbelsäule – Vorneigung und Drehung des Kopfes
Inn.: Plexus cervicalis

M. longus colli
U.: Wirbelkörper der oberen Brust- und unteren Halswirbel
A.: Querfortsätze der Halswirbel (Tubercula ant.) – Wirbelkörper der oberen Halswirbel
Fkt.: Beugung der Halswirbelsäule
Inn.: Plexus cervicalis

Abb. 52. Prävertebrale Halsmuskulatur (K-B). Plurisegmentale Muskeln, die mehrere Wirbel überspringen und lange, bogenförmige Verspannungssysteme bilden.

2. Gliederung der Rückenmuskulatur

A. **Eigentliche oder genuine Rückenmuskeln (autochthone Rückenmuskeln – Innervation aus den dorsalen Ästen der Spinalnerven)**

  I. *Medialer Strang* (in der Rinne zwischen Dornfortsätzen und Querfortsätzen gelegen)

   1. *Spinales System* (Abb. 46)
      M. spinalis
      Mm. interspinales
      Mm. rectus capitis post. major et minor
   2. *Transversospinales System* (Abb. 47, 48)
      Mm. rotatores breves et longi
      M. multifidus
      M. semispinalis cervicis
      M. semispinalis capitis
   3. *Spinotransversales System* (Abb. 49)
      M. splenius cervicis
      M. splenius capitis
      M. obliquus capitis inf.

  II. *Lateraler Strang* (in der Rinne zwischen Querfortsätzen und Rippen gelegen)

   1. *M. erector spinae* (Abb. 50)

      a) M. longissimus – pars lumborum
                         pars thoracis
                         pars cervicis
                         pars capitis

b) M. iliocostalis – pars lumborum
pars thoracis
pars cervicis

2. *Intertransversales System*
   a) M. obliquus capitis sup. (Abb. 29)
   b) M. rectus capitis ant. (Abb. 30)
   c) Mm. intertransversarii post cervicis
   d) Mm. intertransversarii thoracis (meist sehnig)
   e) Mm. intertransversarii mediales lumborum

B. **Rückenmuskeln ventraler Herkunft** (Innervation aus den ventralen Ästen der Spinalnerven bzw. aus den Plexus der Extremitäten)

   I. *Interkostale Muskeln*
      1. Mm. intercostales ext., int. und intermedii (Abb. 34)
      2. Mm. intertransversarii ant. cervicis (Abb. 47)
      3. Mm. intertransversarii lat. lumborum (Abb. 47)
      4. M. rectus capitis lat. (Abb. 30)
      5. Mm. scaleni ant., med. und post. (Abb. 35, 36)

   II. *Spinokostale und transversokostale Muskeln*
      1. M. serratus post. sup. ⎱ spinokostale Muskeln (Abb. 51)
      2. M. serratus post. inf. ⎰
      3. Mm. levatores costarum – transversokostale Muskeln (Abb. 47)
      4. M. longus colli ⎱ prävertebrale Muskeln (Abb. 52)
      5. M. longus capitis ⎰

3. Wirkungsweise der Rückenmuskeln

Die Rückenmuskeln bilden ein kompliziertes funktionelles System, das BENNINGHOFF mit einem Schiffsmast verglichen hat (Abb. 53). Der Mast (Wirbelsäule) ist im Deck (Becken) verankert. Seine Rahen (Querfortsätze der Wirbel) werden durch Seilzüge verschiedener Verlaufsrichtungen und Länge (Muskelzüge) verspannt. Durch die langen Züge (lateraler Muskeltrakt) sind Rahen und Mast auch mit dem Schiffsdeck verbunden.

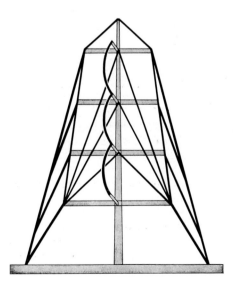

Abb. 53. Schema vom Aufbau der Rückenmuskulatur unter dem Bilde eines Schiffsmastes mit Rahen und Seilen (Erläuterung s. Text, nach BENNINGHOFF).

Dieses Bild macht vor allem deutlich, daß bei jeder Anspannung an einer befestigten Stelle alle anderen Verspannungen mitverstellt werden müssen. Das System reagiert immer als Ganzes. Die zahlreichen Einzelkomponenten ermöglichen eine große Vielfalt der Bewegungen, die nicht nur für die Wirbelsäule allein, sondern auch für die Verspannung der Körperwandung, die allgemeine Körperhaltung, die Bewegung des Kopfes und indirekt auch für die Atmung von Bedeutung sind.

Die wichtigste Funktion der Rückenmuskeln ist die Erhaltung der aufrechten Körperhaltung. Dadurch kann der Kopf ruhig auf der Wirbelsäule schweben, ohne durch die Gliedmaßenbewegung gestört zu werden. Insgesamt bewirkt die Rückenmuskulatur eine Rückwärtsneigung des Rumpfes (Aufrichtung). Starke Rückwärtsbewegungen spreizen vorn die Rippen auseinander und unterstützen dadurch die Einatmung. Bei der Vorwärtsbeugung muß die Rückenmuskulatur entsprechend verstellt werden. Während die weniger gegliederte ventrale Muskulatur den Rumpf nach vorn zieht, muß die stark gegliederte Rückenmuskulatur dafür einen abgestuften Widerstand, ein Gegengewicht, liefern und graduell in ihrer Spannung nachgeben. Dasselbe gilt auch für die Seitwärts- und Drehbewegungen.

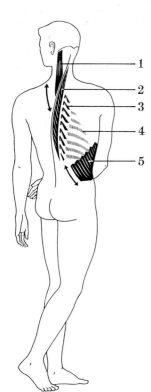

Abb. 54. Kinetische Kette des Rumpfes (K-B). Durch Aneinanderreihung von Muskelzügen gleicher Verlaufsrichtung entsteht eine lange Muskelschraube, die den Rumpf in Richtung der Pfeile drehen kann (nach BENNINGHOFF). 1 = Mm. splenii, 2 = transversospinales System, 3 = Mm. levatores costarum, 4 = Mm. intercostales ext., 5 = M. obliquus abdominis ext.

Bei den Kreiselungen des Rumpfes wirken immer mehrere Muskelsysteme im Sinne einer kinetischen Kette zusammen. Morphologisch kann man zwei gegenläufige Muskelspiralen aufzeigen, deren Glieder durch Skelettelemente getrennt sind. Beispielsweise setzt sich die Verlaufsrichtung des M. obliquus abdominis ext. der rechten Seite über die Interkostalmuskeln und Levatores costarum in die des transversospinalen Systems der gleichen sowie des spinotransversalen Systems (Mm. splenii) der gegenüberliegenden Seite fort (Abb. 54). Schlingen dieser Art lassen sich in verschiedenster Weise aus dem komplizierten System der Rückenmuskulatur herausschälen. Sie können verschiedene Richtungen und Steilheitsgrade erreichen.

Der Rumpf wird also von mehreren Muskelschlingen umgeben, die die Bewegungsrichtungen im einzelnen bestimmen. Ein besonders feines und vielfältiges Bewegungsspiel ergibt sich am Übergang vom Kopf zum Hals durch die kleinen Kopfgelenke und die zugehörigen kurzen Nackenmuskeln, die von den autochthonen Rückenmuskeln am stärksten differenziert sind. In Richtung des gegenüberliegenden Poles der Wirbelsäule (Übergang zum Becken) wird die Bewegungsvielfalt zunehmend eingeschränkt. Beuge- und Aufrichtebewegungen dominieren. Seitwärtsbewegungen sind nur in geringem Maße, Drehbewegungen gar nicht möglich. Der feste Halt des »Schiffsmastes« (Wirbelsäule) auf dem »Deck« des Beckens darf nicht gefährdet werden. Nun kann aber nicht nur der Rumpf gegen das Becken bzw. das Bein, sondern auch das Becken gegen den Rumpf bewegt werden. Hebt die Bauchmuskulatur das Becken an, so muß die Rumpfmuskulatur wiederum entsprechend nachgeben. Kontrahiert sich die Rückenmuskulatur, so senkt sich das Becken nach vorn. Die Spannung der Bauchmuskulatur muß herabgesetzt werden. Durch die Verstellung des Beckens verändert sich die Lage des Hüftgelenkes, wodurch der Bewegungsraum des Beines erheblich vergrößert wird.

Bei allen Rumpfbewegungen spielt die Schwerkraft, d. h. die Lage des Schwerpunktes, eine Rolle. Häufig besteht die Tätigkeit der Muskeln nur darin, der einwirkenden Schwerkraft eine körpereigene Kraft entgegenzusetzen, um das Rückwärts- oder Vornüberfallen bzw. Abrutschen des Körpers gegen die Unterstützungsfläche zu verhindern (Gleichgewichtsbewegungen). Der Rumpf liefert damit die Grundlage für die Gliedmaßenmotorik einerseits und die Bewegungen des Kopfes andererseits. Hierin liegt ein wesentlicher Unterschied zum vierfüßigen Säugetier, dessen Rumpf viel stärker in die Gliedmaßen- und Kopfmotorik eingegliedert ist als der des Menschen. Dasselbe gilt auch für die oberen Gliedmaßen, die erst beim Menschen von den Aufgaben der Fortbewegung entlastet worden sind. Andererseits muß sich aber der untere Teil des Rumpfes bewegungsdynamisch stärker einschränken, damit die Sicherheit des aufrechten Ganges nicht gefährdet wird. Die feste Verbindung des Beckengürtels mit der Wirbelsäule, die kräftige Rückenmuskulatur, die die Lendenlordose weitgehend ausfüllt, und die straffen, mehrfachen Verspannungssysteme zwischen Becken, Wirbelsäule und unterem Thorax sind ebenso für den menschlichen Körperbau spezifisch wie die freien oberen Gliedmaßen und der abgerundete, freibewegliche Kopf.

Anhang: Schädel und mimische Muskulatur

I. Übersicht über den Aufbau des knöchernen Schädels

1. Grundgliederung

Der Schädel umschließt durch schuppenartige, flache Knochen kapselartig das Gehirn (Hirnschädel, *Neurocranium*). Andererseits liefert er auch die knöcherne Umrahmung für die Augen-, Mund- und Nasenhöhle (Gesichtsschädel, *Splanchnocranium*). Das Neurocranium besteht aus 7 Knochen, das Splanchnocranium aus 15, wobei Variationen der Zahl nicht selten sind.

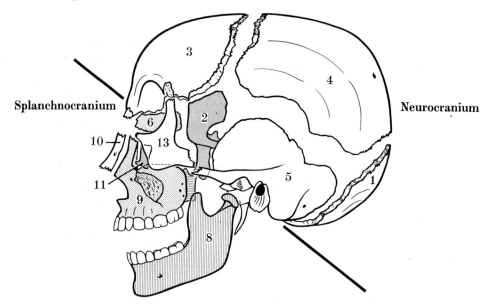

Abb. 55. Zersprengter Schädel in der Seitenansicht (K-B).

Zusammensetzung des Schädels (vgl. entsprechende Zahlen mit Ausnahme von 7, 12, 14 in Abb. 55)

Neurocranium
1. Os occipitale (Hinterhauptsbein) – unpaarig
2. Os sphenoidale (Keilbein) – unpaarig
3. Os frontale (Stirnbein) – unpaarig
4. Os parietale (Scheitelbein) – paarig
5. Os temporale (Schläfenbein) – paarig

Splanchnocranium
6. Os ethmoidale (Siebbein) – unpaarig
7. Vomer (Pflugscharbein) – unpaarig
8. Mandibula (Unterkiefer) – unpaarig
9. Maxilla (Oberkiefer) – paarig
10. Os nasale (Nasenbein) – paarig
11. Os lacrimale (Tränenbein) – paarig
12. Concha nasalis inferior (untere Muschel) – paarig
13. Os zygomaticum (Jochbein) – paarig
14. Os palatinum (Gaumenbein) – paarig

Gesichts- und Gehirnschädel grenzen in der Region der Schädelbasis aneinander. Die einzelnen Schädelknochen sind durch bindegewebige Nähte (Suturae) mosaikartig zusammengefügt und fest verbunden. Entwicklungsgeschichtlich stellen die Suturen Wachstumsfugen dar. Man unterscheidet glatte, schuppenartige und verzahnte Nähte (Abb. 56):

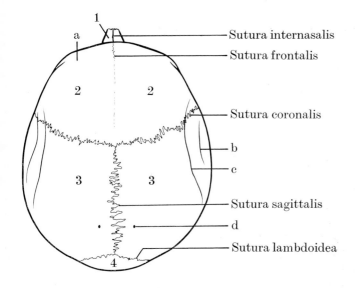

Abb. 56. Aufsicht auf das Schädeldach mit dem charakteristischen Nahtmuster des Neurokraniums (K-B). 1 = Os nasale, 2 = Os frontale, 3 = Os parietale, 4 = Os occipitale. a = Margo supraorbitalis, b = Linea temporalis inf., c = Linea temporalis sup., d = Foramen parietale.

Sutura plana – glatte Naht – z. B. zwischen den beiden Ossa nasalia (Sutura internasalis).
Sutura serrata – gezahnte Naht, Sägenaht – z. B. zwischen den beiden Scheitelbeinen (Sutura sagittalis) oder zwischen dem Hinterhauptsbein und den Scheitelbeinen (Sutura lambdoidea).
Sutura squamosa – Schuppennaht – z. B. zwischen der Squama ossis temporalis und dem Os parietale.

Am Schädeldach bilden die Sägenähte (Sutura coronalis, sagittalis und lambdoidea) ein charakteristisches Verzahnungsmuster, das für die Festigkeit des Schädeldaches eine Bedeutung hat (Abb. 56). Die *Sutura frontalis* geht nach der Geburt rasch verloren und wandelt sich in eine Synostose um.

2. Knochenmosaik von Schädelbasis und Schädeldach (Neurocranium)

Der Grundstein der Schädelbasis ist das *Os basilare*, das aus dem Os occipitale und dem Os sphenoidale besteht (Abb. 57).

a) Hinterhauptsbein (Os occipitale)

Das Os occipitale setzt sich aus vier Teilen zusammen, der Schuppe *(Squama)*, den beiden Seitenteilen *(Partes laterales)* und dem unpaaren, basalen Abschnitt *(Pars basilaris)*. Gemeinsam umrahmen sie das *Foramen occipitale magnum*. Die Hinterhauptsschuppe beherbergt das Kleinhirn *(Fossae occipitales cerebellares)* und den Okzipitallappen des Großhirns *(Fossae occipitales cerebrales)*. Die Grenze zwischen beiden wird durch den *Sulcus sinus transversus* markiert. Zusammen mit dem *Sulcus sinus sagittalis* und der *Crista occipitalis interna* bilden sie ein Kreuz (Eminentia cruciforme), dessen Schnittpunkt die *Protuberantia occipitalis interna* darstellt. In gleicher Höhe findet sich außen die *Protuberantia occipitalis externa* und seitlich davon die geschwungene *Linea nuchae suprema* als Grenze zwischen Nacken- und Kopfregion. Die tiefer gelegenen *Lineae nuchae sup.* und *inf.* entstehen durch den Ansatz der Nackenmuskeln.

Die schmalen, aber kräftigen *Partes laterales* zeigen außen die Gelenkflächen für die oberen Kopfgelenke *(Condyli occipitales)*. Sie enthalten den *Canalis hypoglossi* für den 12. Hirnnerven und beteiligen sich an der Umrahmung des Foramen jugulare, das in der Fortsetzung des *Sulcus sinus*

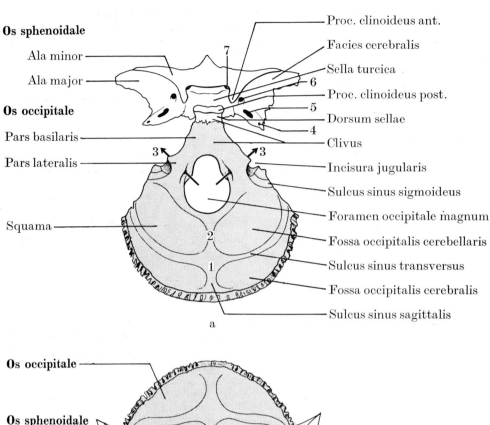
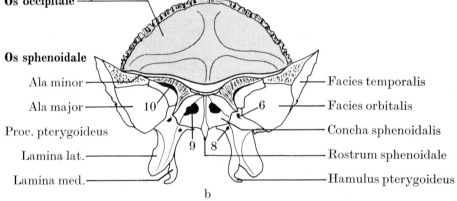

Abb. 57. Os basilare (Hinterhaupts- und Keilbein) in der Ansicht von oben (a) und vorne (b), schematisch (K-B). 1 = Protuberantia occipitalis int., 2 = Crista occipitalis int., 3 = Canalis hypoglossi, 4 = For. spinosum, 5 = For. ovale, 6 = For. rotundum, 7 = Canalis opticus, 8 = Canalis pterygoideus, 9 = Eingang in den Sinus sphenoidalis.

sigmoideus liegt. In der aufsteigenden *Pars basilaris* vereinigen sich die beiden Seitenteile des Hinterhauptsbeines. Zusammen mit dem Keilbeinkörper bildet dieser den *Clivus* (Abhang), der vom *Dorsum sellae* ausgeht.

b) Keilbein (Os sphenoidale)

Das Keilbein hat die Gestalt eines geflügelten Insekts. Es besteht aus dem *Corpus* ossis sphenoidalis und drei Flügelpaaren. Die kleinen Keilbeinflügel *(Alae minores)* spannen sich horizontal aus. Sie schließen hinten den *Canalis opticus* ein und laufen in den *Proc. clinoideus ant.* aus. Die großen Keilbeinflügel *(Alae majores)* schwingen sich bogenförmig nach oben und beteiligen sich an der Abgrenzung der Augenhöhle *(Facies orbitalis)* sowie der mittleren Schädelgrube *(Facies cerebralis)* und der Schläfenregion *(Facies temporalis)*. In der Wurzel des großen Keilbeinflügels liegen 3 wichtige Öffnungen für den Durchtritt von Leitungsbahnen *(Foramen rotundum, ovale* und *spinosum)*. Der große Keilbeinflügel ist etwas in sich geknickt. An der Grenze zwischen der horizontalen Unterfläche und der bogenförmig aufsteigenden Seitenfläche entsteht durch den Ansatz eines Kaumuskels die *Crista infratemporalis*. Der horizontale Abschnitt läuft hinten in eine Knochenspitze aus *(Spina ossis sphenoidalis)*, in deren Nähe das Foramen spinosum liegt.

Das dritte Flügelpaar ragt senkrecht nach unten. Es umfaßt jederseits einen Flügelgaumenfortsatz *(Proc. pterygoideus)*. Dieser besteht aus zwei Platten *(Lamina medialis* und *lateralis)*, die etwas winkelig zusammenstoßen und dadurch hinten die *Fossa pterygoidea* bilden. In der Wurzel des Flügelgaumenfortsatzes verläuft in horizontaler Richtung der *Canalis pterygoideus*. Zusammen mit dem Gaumenbein und dem Oberkiefer umschließt der Proc. pterygoideus einen senkrechten Kanal *(Canalis pterygopalatinus)*, der die Fossa pterygopalatina mit dem Gaumendach verbindet. Die Lamina medialis läuft kaudal in einen hakenförmig gebogenen Fortsatz aus *(Hamulus pterygoideus)*, der als Hypomochlion für die Sehne eines Gaumenmuskels (M. tensor veli palatini) dient.

Der Keilbeinkörper wird von der Nasenhöhle aus pneumatisiert *(Sinus sphenoidalis*, Abb. 63 c). Der Sinus wird median durch ein Septum geteilt und vorn beiderseits durch eine kleine *Concha* verschlossen. Oben zeigt der Keilbeinkörper eine Vertiefung *(Sella turcica)*, die vorn vom *Tuberculum sellae*, hinten vom *Dorsum sellae* sowie den *Proc. clinoidei posteriores* begrenzt wird. In der Mulde liegt die Hypophyse *(Fossa hypophyseos)*.

c) Schläfenbein (Os temporale)

In die Lücke zwischen Keilbein und Hinterhauptsbein lagert sich das Schläfenbein ein. Es verschmilzt aus vier entwicklungsgeschichtlich verschiedenen Bauelementen, der Schuppe *(Pars squamosa)*, dem Felsenbein *(Pars petrosa)*, dem Os tympanicum *(Pars tympanica)* und dem Kiemen-

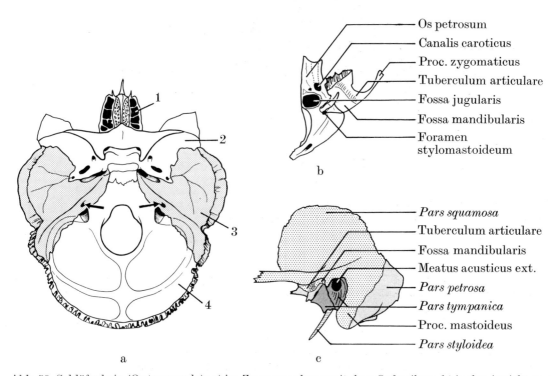

Abb. 58. Schläfenbein (Os temporale): a) im Zusammenhang mit dem Os basilare; b) in der Ansicht von unten; c) in Seitenansicht (K-B). 1 = Os ethmoidale, 2 = Os sphenoidale, 3 = Os temporale, 4 = Os occipitale; Pfeil = Meatus acusticus internus.

bogenanteil *(Pars styloidea)* (Abb. 58c). Die Squama beteiligt sich an der Bildung der Schläfenregion (Facies temporalis) und läuft vorn in den *Proc. zygomaticus* aus, an dessen Wurzel die Fossa mandibularis für das Kiefergelenk und das Tuberculum articulare liegen. Die Pars tympanica geht aus einem Ring hervor *(Anulus tympanicus)*, der das Trommelfell einschließt. Sie bildet die knöcherne Grundlage für den äußeren Gehörgang *(Meatus acusticus externus)*.

Das *Felsenbein* hat die Form einer dreiseitigen Pyramide, deren Spitze zum Keilbeinkörper hin gerichtet ist. In der Basis befindet sich der Mittelohrraum. Dorsal gräbt sich der *Sinus sigmoideus* ein. Die Pyramidenkante zeigt nach oben, so daß zwei Grenzflächen entstehen *(Facies anterior* und *posterior)*. Die Hinterfläche enthält den *Porus* und *Meatus acusticus int.* Die Pyramidenspitze wird von dem rechtwinklig gebogenen Karotiskanal durchsetzt. An der Unterseite *(Facies inferior)* findet sich eine ausgedehnte Bucht *(Fossa jugularis)* für die kraniale Erweiterung der V. jugularis interna. Dahinter entspringt der *Processus styloideus* mit seiner knöchernen Vagina.

d) Stirnbein (Os frontale) und Scheitelbein (Os parietale)

Siebbein *(Os ethmoidale)* und Stirnbein *(Os frontale)* ergänzen das Mosaik der Schädelbasis nach vorn hin. Das Stirnbein wird zunächst paarig angelegt und verschmilzt während der frühen Kindheit zu einem einheitlichen Knochen, der mit seiner steil aufgewölbten großen Schuppe *(Squama frontalis)* den vorderen Teil des Schädelraumes und mit den horizontalen *Partes orbitales* die Orbita von oben abschließt. In die *Incisura ethmoidalis* schiebt sich das Siebbein, dessen pneumatische Räume *(Cellulae ethmoidales)* durch das Stirnbein von oben zugedeckt werden. Die *Pars nasalis* bildet die knöcherne Grundlage für die Nasenbeine *(Ossa nasalia)*. Die paarigen Stirnhöhlen *(Sinus frontales)* wölben den vorderen Teil des Knochens meist so weit vor, daß sich Augenbrauenwülste *(Margines supraorbitales)* ausbilden.

In die Lücke zwischen Stirn- und Hinterhauptsbein lagert sich das schuppenartige, leicht gewölbte Scheitelbein *(Os parietale)* ein. Dadurch wird der Neuralraum nach oben vollständig abgeschlossen. Das so entstandene Schädeldach nennt man *Calvaria* (Abb. 56).

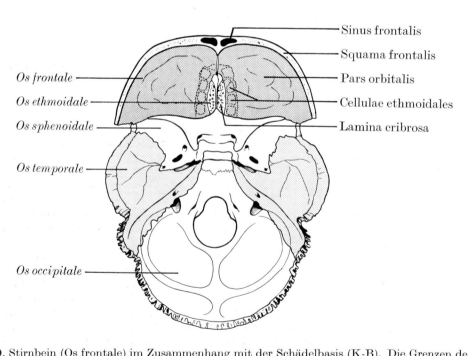

Abb. 59. Stirnbein (Os frontale) im Zusammenhang mit der Schädelbasis (K-B). Die Grenzen des Siebbeins (Os ethmoidale) sind punktiert gezeichnet.

3. Schädelbasis als Ganzes

Die Innenseite der Schädelbasis zeigt eine terrassenförmige Gliederung in 3 Schädelgruben. Die vordere Schädelgrube *(Fossa cranii anterior)* wird vom orbitalen Teil des Stirnbeins, der Siebplatte und den kleinen Keilbeinflügeln gebildet. Sie trägt das Stirnbein und grenzt kaudal an die Nasen- und Augenhöhlen.

Die mittlere Schädelgrube *(Fossa cranii media)* reicht von den kleinen Keilbeinflügeln bis zur Oberkante der Felsenbeinpyramide und wird von der Schläfenbeinschuppe, dem großen Keilbeinflügel und der Facies anterior des Felsenbeins gebildet. Hier lagert sich der Schläfenlappen des Großhirns ein.

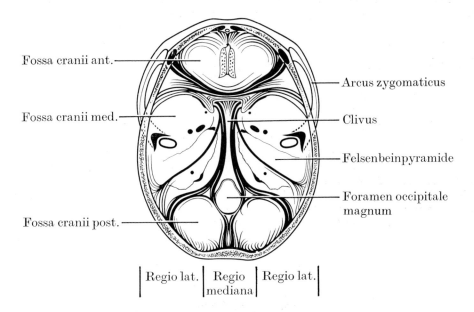

Abb. 60. Innenansicht der Schädelbasis mit Spaltlinien (nach BENNINGHOFF). Die Verstärkungszüge des Knochens sind schwarz hervorgehoben (F).

Die hintere Schädelgrube *(Fossa cranii posterior)* umfaßt den Raum zwischen den beiden Pyramidenkanten und der Squama ossis occipitalis. Die hintere Schädelgrube liegt am tiefsten. Sie nimmt das Kleinhirn und den Hinterhauptslappen des Großhirns auf.

Die Etagengliederung hängt mit der Abknickung der Schädelbasis zusammen, die sich besonders in Form des *Klivuswinkels* manifestiert. Vordere Schädelgrube und Klivusebene bilden einen Winkel, der beim Erwachsenen durchschnittlich 120° beträgt. Im Laufe der Stammesgeschichte verkleinert sich dieser Winkel, da durch die zunehmende Aufrichtung der Schwerpunkt des Schädels verlagert wird.

Die Knochenstruktur der mittleren Partien der Schädelbasis *(Regio cranii mediana)* ist wesentlich stärker als die der seitlichen Regiones cranii laterales. Die Schädelgruben werden zentral nur von dünnen und platten Knochen aufgebaut, während die Randzonen verstärkt sind. Es entsteht so eine vielgliedrige Rahmenkonstruktion, die sich auch aus dem Verlauf der Spaltlinien ablesen läßt (Abb. 60). Ein konstruktiv wichtiges Gebiet ist der Keilbeinkörper. Die Spaltlinien steigen im Klivus und in den Felsenbeinpyramiden kranial auf und treffen am Türkensattel *(Sella turcica)* auf die querverlaufenden Züge der vorderen Schädelgrube. Der Jochbogen *(Arcus zygomaticus)* verklammert Gesichts- und Hirnschädel und vermittelt so zwischen den Spannungstrajektorien des vorderen und mittleren Schädelbereiches.

4. Gesichtsschädel (Splanchnocranium)

a) Übersicht

Schädelbasis und Neurocranium werden durch das komplizierte Knochenmosaik des Gesichtsschädels ergänzt (Abb. 64). An den Keilbeinkörper lagert sich vorn das Siebbein an (Abb. 61a), das wesentlich zum Aufbau der Nasenhöhle beiträgt. An die Pars nasalis des Stirnbeins schließen sich die beiden Nasenbeine *(Ossa nasalia)* an und gestalten die Form der Nasenwurzel. Zwischen Nasen- und Tränenbein *(Os lacrimale)* schiebt sich der Stirnfortsatz des Oberkiefers *(Maxilla)* und vervollständigt das Nasengerüst. Das Jochbein *(Os zygomaticum)* stellt die Verbindung zum Stirn- und Schläfenbein her. Wie der Sagittalschnitt zeigt, liefert der Oberkiefer nur die vorderen

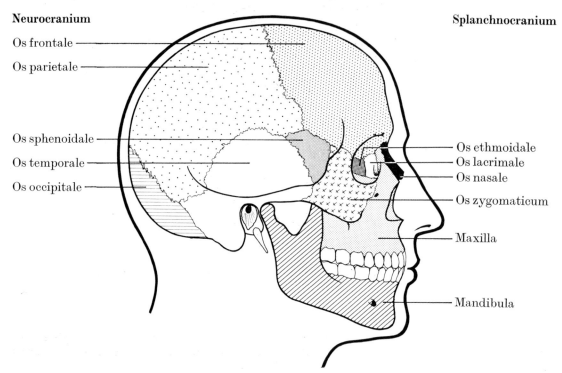

Abb. 61a. Knöcherner Schädel in der Ansicht von lateral (K-B).

Abschnitte des Gesichtsskeletts (Abb. 66). In die Lücke zwischen Siebbein und Flügelgaumenfortsatz schiebt sich das Gaumenbein *(Os palatinum)* ein, das sich von dorsal und medial an den Oberkiefer anlagert und damit das Splanchnocranium vervollständigt (Abb. 62b). Die untere Muschel *(Concha nasalis inf.)* ist ein selbständiger Knochen, der sich vom Tränenbein bis zum Gaumenbein spannt und den Eingang zur Kieferhöhle *(Hiatus maxillaris)* einengt. Das *Foramen sphenopalatinum* schafft eine Verbindung von der Fossa pterygopalatina zur hinteren Nasenhöhle.

In der Ansicht von vorn zeigt sich der *Etagenbau* des Gesichtsschädels (Abb. 61b). Das tragende Element ist der Oberkiefer, der mit seinen beiden Stirnfortsätzen *(Proc. frontales)* den Zugang zur Nasenhöhle *(Apertura piriformis)* umgreift und damit Augen- und Nasenhöhle voneinander trennt. Lateral schließt sich der Jochbogen *(Arcus zygomaticus)* an, der Oberkiefer, Stirn- und Schläfenbein miteinander verbindet. Der Margo supraorbitalis des Stirnbeins ergänzt diesen etwas verstärkten Knochenrahmen von oben her. Den unteren Abschluß des Gesichtsschädels bildet der bogenförmige Bügel des unpaaren Unterkiefers *(Mandibula)*, der als einziger Knochen des Kopfes mit der Schädelbasis beweglich verbunden ist. Besonders deutlich wird die Etagengliede-

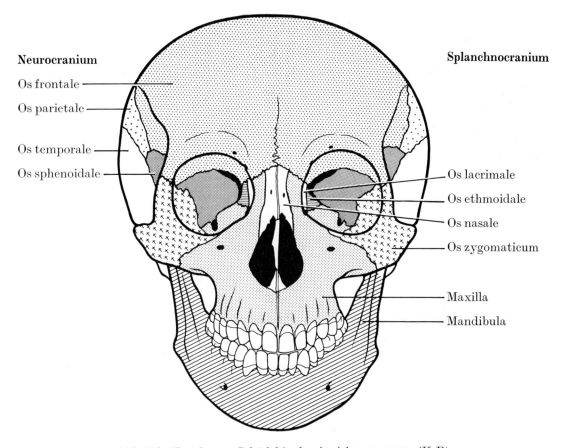

Abb. 61 b. Knöcherner Schädel in der Ansicht von vorne (K-B).

rung im Frontalschnitt (Abb. 143): Schädel-, Augen-, Nasen- und Mundhöhle gruppieren sich übereinander. Zwischen Nasen- und Augenhöhle schiebt sich die Kieferhöhle *(Sinus maxillaris)* ein. Augen- und Nasenhöhle werden durch die *Cellulae ethmoidales* getrennt.

Auch im Gesichtsskelett liegt eine Rahmenkonstruktion vor, die sich aus dem Spaltlinienbild ablesen läßt (Abb. 88). Im Gegensatz zum Hirnschädel sind jedoch die knöchernen Rahmenstrukturen hier wesentlich kräftiger, während die eingeschlossenen Räume entweder pneumatisiert oder von Weichteilen erfüllt sind.

b) Siebbein (Os ethmoidale)

Das Kernstück des Gesichtsschädels ist das Siebbein, das aus der knorpeligen Nasenkapsel hervorgegangen ist und sich ventral an das Keilbein anschließt (Abb. 62). Es besitzt die Form eines T, dessen horizontaler Balken die *Lamina cribrosa* und dessen vertikaler Balken das Nasenseptum *(Lamina perpendicularis)* darstellt (Abb. 62 b). Am Querbalken des T hängen zahlreiche, dünnwandige Knochenkammern, die Siebbeinzellen *(Cellulae ethmoidales)*. Gegen die Augenhöhle werden diese lufthaltigen Räume durch ein zerbrechliches, dünnes Knochenplättchen *(Lamina orbitalis)*, gegen die Schädelhöhle durch die Pars orbitalis des Stirnbeins abgeschlossen. Am Siebbeinlabyrinth *(Labyrinthus ethmoidalis)*, worunter man die Gesamtheit der pneumatisierten Räume versteht, sind auch die zur Nasenhöhle vorspringenden beiden oberen Nasenmuscheln befestigt *(Concha nasalis sup.* und *med.)*.

c) Pflugscharbein (Vomer)

Die *Lamina perpendicularis* wird durch den Vomer zum knöchernen Nasenseptum ergänzt. Dieser blattartige Knochen lagert sich mit kleinen, flügelartigen Fortsätzen *(Alae)* hinten-oben an das *Rostrum* des Keilbeinkörpers an und verbindet sich unten mit dem harten Gaumen (Abb. 62 a).

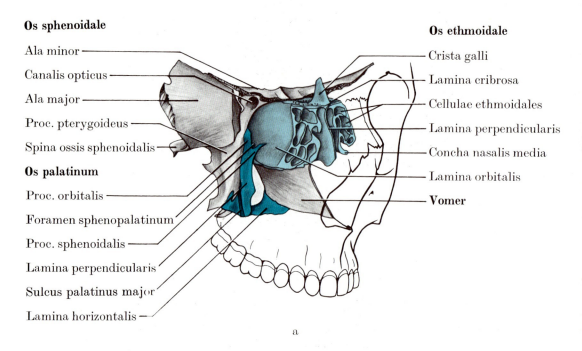

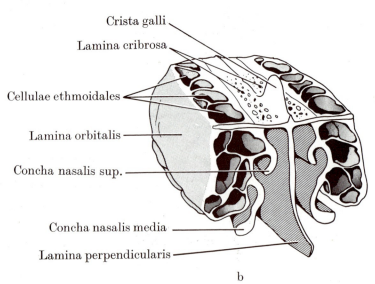

Abb. 62. Lage des Siebbeins im Gesichtsskelett (K-B). a) Ansicht von schräg vorne. Der Oberkiefer ist durchsichtig gedacht (modif. nach BRAUS). Os ethmoidale = hellblau, Os palatinum = dunkelblau; b) Siebbein, Vorderansicht.

d) Gaumenbein (Os palatinum)

Zwischen Siebbein, Oberkiefer und Flügelgaumenfortsatz des Keilbeins schiebt sich das winkelförmige Gaumenbein ein (Abb. 62, 63), wodurch ein keilförmiger Hohlraum gebildet wird, die *Fossa pterygopalatina*. Die horizontale Platte des Gaumenbeins *(Lamina horizontalis)* beteiligt sich

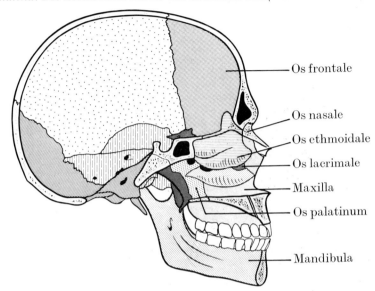

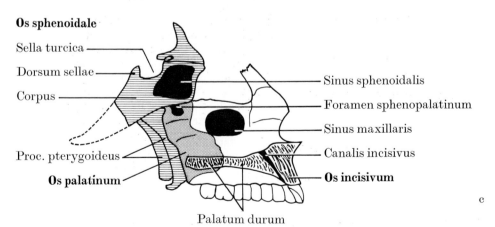

Abb. 63. Aufbau des Gesichtsskeletts (Splanchnocranium), dargestellt am sagittalen Durchschnitt. a) Übersicht, b) Oberkiefer und Gaumenbein, c) Oberkiefer, Gaumen- und Keilbein (K-B).

an der Bildung des harten Gaumens. Seine vertikale Platte *(Lamina perpendicularis)* spaltet sich in zwei Fortsätze auf *(Proc. palatinus* und *Proc. orbitalis)*, die sich an das Siebbein anlagern und das *Foramen sphenopalatinum* begrenzen. Diese Öffnung verbindet die Fossa pterygopalatina mit der hinteren Nasenhöhle.

e) Oberkiefer (Maxilla)

Der Oberkiefer besteht aus einem Körper *(Corpus maxillae)* und vier Fortsätzen. Der Körper hat die Form einer Pyramide und ist pneumatisiert (Kieferhöhle oder *Sinus maxillaris*). Dieser Sinus (Highmori) zeigt eine Tetraederform und füllt den Körper so weitgehend aus, daß die Knochenwände stellenweise sehr dünn werden.

Die vier Fortsätze des Oberkiefers *(Proc. frontalis, zygomaticus, palatinus* und *alveolaris)* gehen von einem Basalbogen aus:

Der Stirnfortsatz *(Proc. frontalis)* schwingt sich bogenförmig nach oben und verbindet sich mit dem Nasenabschnitt des Stirnbeines.

Der Jochbeinfortsatz *(Proc. zygomaticus)* entspringt breitbasig am Oberkieferkörper, mit dem er durch eine auch von außen tastbare Knochenleiste *(Crista zygomaticoalveolaris)* verbunden ist.

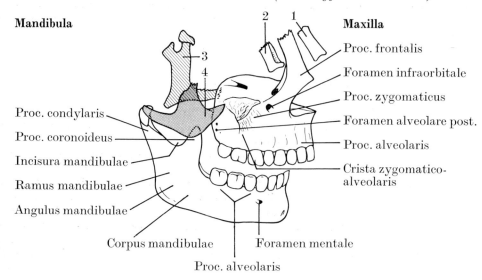

Abb. 64. Formverhältnisse von Ober- und Unterkiefer am zersprengten Gesichtsskelett (K-B). 1 = Os nasale, 2 = Os lacrimale, 3 = Os palatinum, 4 = Os zygomaticum.

Der Gaumenfortsatz *(Proc. palatinus)* geht horizontal vom Oberkieferkörper ab und bildet zusammen mit dem gleichnamigen Fortsatz der anderen Seite $^2/_3$ des knöchernen Gaumens *(Palatum durum)*. Beide stoßen median in der *Fissura palatina mediana* zusammen.

Der Zahnfortsatz *(Proc. alveolaris)* liefert den auf den Basalbogen aufgesetzten, weitgehend aus Spongiosa bestehenden Stützapparat für die Zähne, deren Wurzeln in entsprechende Knochenfächer *(Alveoli dentales)* eingelassen sind. Im Gebiet der Schneidezähne werden Alveolen und Gaumenfortsätze durch einen keilförmigen, selbständig angelegten Knochen ergänzt, den *Zwischenkieferknochen (Os incisivum)*, den GOETHE beim Menschen entdeckt hat.

f) Unterkiefer (Mandibula)

Im Gegensatz zu den bisher besprochenen Knochen stellt der Unterkiefer ein unpaares, einheitliches Knochenstück dar. Er besteht aus einem gebogenen Körper *(Corpus mandibulae)* und einem aufsteigenden Ast *(Ramus mandibulae)*, der in zwei Fortsätze, einen Muskelfortsatz *(Proc. coronoideus)* und einen Gelenkfortsatz *(Proc. condylaris)*, ausläuft. Zwischen beiden liegt die *Incisura mandibulae*. Corpus und Ramus sind um 90–140° gegeneinander abgeknickt *(Angulus mandibulae)*. Die Größe dieses Winkels hängt von den jeweiligen funktionellen Gegebenheiten im Kauapparat ab. Bei der voll ausgebildeten Kauleistung des Erwachsenen ist der Winkel kleiner als beim alten Menschen, dem bereits zahlreiche Zähne ausgefallen sind. Die Grundlage des Unterkieferkörpers ist der aus Kompakta bestehende *Basalbogen*, der wesentlich weiter gespannt ist als der des Oberkiefers. Dem Basalbogen ist der zahntragende Fortsatz *(Proc. alveolaris)* aufgesetzt. Da dieser Zahnbogen enger ist als der Basalbogen, springt er hinten etwas nach der Mitte balkonartig vor.

g) Tränenbein (Os lacrimale)

Das Tränenbein schiebt sich in die an der medialen Wand der Orbita entstehende Lücke zwischen Siebbein, Oberkiefer und Stirnbein als dünnes, viereckiges Knochenplättchen ein (Abb. 61, 64). Es umschließt mit einem kleinen Hamulus lacrimalis den Tränenkanal für den es eine rinnenartige Ausnehmung ausbildet *(Sulcus lacrimalis)*.

h) Jochbein (Os zygomaticum)

Das Jochbein ist wie das Gaumenbein als Ausgleichsknochen entstanden und zwischen den Jochfortsätzen des Schläfen- und Keilbeins wie eine Klammer eingespannt. Dadurch entstehen entsprechende Fortsätze zum Stirnbein und großen Keilbeinflügel *(Proc. frontalis)*, zum Schläfenbein *(Proc. temporalis)* und zum Oberkiefer. Das Jochbein beteiligt sich am Aufbau der lateralen Augenhöhlenwand sowie der Fossa temporalis.

II. Übersicht über die mimische Muskulatur

Die Haut des Kopfes, vor allem des Splanchnokraniums, besitzt ein kompliziertes Hautmuskelsystem (mimische Muskulatur). Dieses hat sich aus einer ursprünglich einheitlichen Muskelplatte entwickelt, die sich in zwei Schichten gliedern läßt. Die Einzelsysteme ordnen sich um die Kopföffnungen herum meist so an, daß zwei antagonistische Muskelgruppen entstehen: zirkulär verlaufende Faserbündel mit sphinkterartiger Funktion und radiär verlaufende Bündel mit dilatatorischer Funktion. Besonders deutlich wird diese Gliederung an der Mundöffnung. Radiäre Züge formieren sich u.a. zum *M. risorius* oder *M. zygomaticus major* und *minor*. Ein sphinkterartiges Ringsystem stellt der *M. orbicularis oris* dar. Bei der Lidspalte repräsentiert der *M. orbicularis oculi* den Sphinkter. Radiäre Muskelzüge sind hier allerdings weniger ausgeprägt. Die Lidöffnung besorgt der in der Orbita gelegene M. levator palpebrae sup. Der Venter frontalis des *M. epicranius* zieht die Stirn nach oben und wirkt damit indirekt auch auf die Lider ein. An der Nasenöffnung ist bis zu einem gewissen Grade ebenfalls eine dilatatorische und sphinkterartig wirkende Komponente, wenn auch sehr rudimentär, vorhanden. Bei der Ohröffnung fehlt das kompressorische Element ganz.

Die mimischen Gesichtsmuskeln, die quergestreifte Muskeln sind, entspringen vom Knochen oder von der Haut. Sie inserieren mit feinen Bündeln im subkutanen Bindegewebsgerüst der Gesichtshaut, das konstruktiv so gestaltet ist, daß es die feinsten Bewegungsmodulationen zuläßt. Die Gesichtshaut kann zum Ausdruck des Emotionalen (Mimik) werden. Der Bewegungsapparat des Kopfes nimmt aber eine Sonderstellung ein. Die Gesichtshaut verfügt über einen besonders großen Freiheitsraum. Die Voraussetzungen dafür schaffen einerseits die mimischen Muskeln der Kopfschwarte, zum andern das Platysma.

Das *Platysma* ist der große, flächenhaft ausgebreitete Hautmuskel des Halses, der mit seinen Ausläufern bis in die Gesichtsmuskulatur hineinreicht. Die Muskeln des Neurokraniums *(M. epicranius)* verankern sich in der Kopfschwarte *(Galea aponeurotica)*, die das Schädeldach überzieht. Die Galea ist als eine flächenhafte Sehne der mimischen Muskeln des Neurokraniums anzusehen. Sie bildet eine über dem Periost des Schädeldaches gelegene, selbständige Faserschicht, die vom M. epicranius hin- und herbewegt wird. Von vorn strahlt der *Venter frontalis*, von hinten der *Venter occipitalis* und von lateral der *M. temporoparietalis* in die Galea ein. Platysma und M. epicranius können bei jeder Körperstellung die Gesichtshaut so entspannen, daß jederzeit mimische Ausdrucksbewegungen möglich sind. Von der Linea nuchae suprema bis zum Kinn wird das Hautgebiet des Kopfes aus dem allgemeinen Spannungsfeld des Körpers ausgegliedert und steht damit für das freie Bewegungsspiel der Mimik zur Verfügung. Öffnen und Schließen der verschiedenen

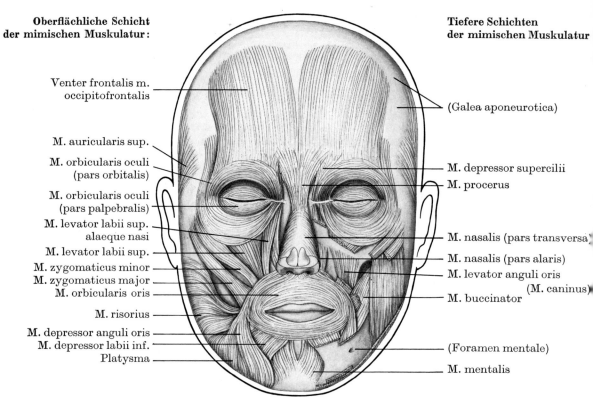

Abb. 65. Übersicht über die mimische Muskulatur (aus YOKOSHI-ROHEN: Photograph. Atlas der Anatomie des Menschen, Schattauer, Stuttgart 1971).

Gesichtsöffnungen haben nicht mehr nur eine mechanische Bedeutung, sondern werden gleichzeitig zum Symbol des seelischen Geschehens. Öffnen kann Extrovertiertheit, Freude oder Hingabe bedeuten, Schließen dagegen Abwendung, Insichgekehrtsein, Trauer und ähnliches. Jeder Gesichtsbereich gewinnt sein eigenes Ausdrucksvermögen, die Augenregion anders als die Mund- oder Nasenpartie.

Stammesgeschichtlich zuletzt entsteht noch ein bewegungsdynamisches Ausdruckszentrum ohne Bezug zu einer Körperöffnung, nämlich dasjenige der Nasenwurzel. Verschiebung der Augenbrauen, Bildung von Quer- oder Längsfalten im Bereich der Nasenwurzel sind von höchster seelischer Ausdruckskraft. Hierfür haben sich aus der mimischen Muskelplatte vor allem drei Muskeln differenziert: der *M. procerus* (Längsfaserbündel an der Nasenwurzel), der *M. depressor supercilii* und der *M. corrugator supercilii* (im Bereich der Brauenwülste unter dem M. orbicularis oculi).

Die Muskeln der tiefen Schicht zeigen ausgeprägtere Beziehungen zur Mund- und Nasenhöhle. Sie entspringen vom Oberkiefer (Fossa canina, Proc. zygomaticus) und strahlen von unten in die Haut der Lippen ein *(M. levator anguli oris, M. nasalis)*. Nach rückwärts geht die mimische Muskulatur des Mundbereiches in die Wangenmuskulatur *(M. buccinator)* über. Die Verlaufsrichtung der Bukzinatorfasern wird durch die der oberen Pharynxmuskulatur fortgesetzt (vgl. S. 104).

Verdauungsorgane (Digestionstrakt)

I. Allgemeine funktionelle Gliederung

Jeder lebendige Organismus hat die Fähigkeit, durch Aufnahme und Abgabe von Stoffen einen »*Stoff-Wechsel*« (Metabolismus) zu unterhalten. Er nimmt ständig von außen Nahrungsstoffe auf und scheidet deren Endprodukte aus (äußerer Stoffwechsel). Man hat errechnet, daß ein Mensch im Laufe des Lebens etwa 56 t Wasser, 14 t Kohlenhydrate sowie je 2,5 t Eiweiße und Fette umsetzt, das heißt, die Gesamtmenge der zugeführten Stoffe beträgt etwa das 1000fache seiner Körpermasse (RAPAPORT).

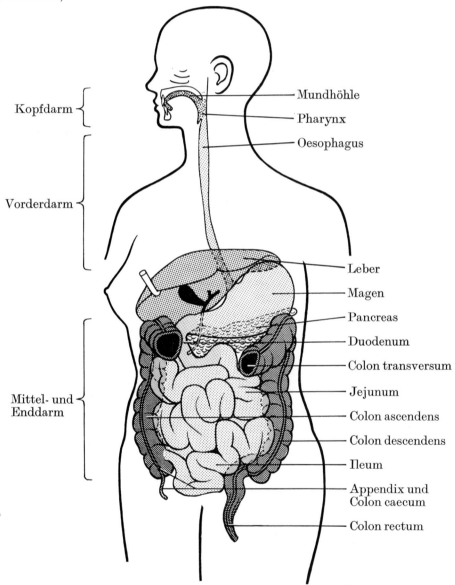

Abb. 66. Übersicht über die Gliederung des Verdauungstraktes (F).

Der Verdauungsapparat des Menschen hat die Aufgabe, die aufgenommenen Nahrungsstoffe in resorbierbare Spaltprodukte umzuwandeln. Diese werden auf dem Blutweg zu den Geweben transportiert. Hier vollzieht sich dann entweder der Wiederaufbau der Spaltprodukte, die dadurch zu körpereigenen Stoffen werden (Aufbaustoffwechsel = *Anabolismus*), oder zum Zwecke der Energiegewinnung ihr endgültiger Abbau (Abbaustoffwechsel = *Katabolismus*). So wird z. B. Zucker zu CO_2 und Wasser gespalten, wobei Energie frei wird. In den Zellsystemen des Körpers vollzieht sich somit ein Stoffumsatz (Zwischenstoffwechsel oder *Intermediärstoffwechsel*), der im wesentlichen 3 Aufgaben erfüllt: 1. schafft er durch katabole Prozesse eine dauernde Energiequelle für die Lebensvorgänge und die spezifischen Zelleistungen (Muskeltätigkeit, Sekretion usw.); 2. dient er durch anabole Prozesse dem Aufbau und der Erhaltung der komplexen Struktur des Organismus; 3. produziert er schließlich auch die am Zwischenstoffwechsel teilnehmenden Stoffe. Die Stoffumsetzungen erfolgen in der Regel nicht gleichzeitig, sondern stufenweise, das heißt in komplizierten, gesetzmäßig aufeinanderfolgenden Stoffwechselschritten, wobei Stoffwechselkatalysatoren (Fermente, Enzyme) eine wichtige Rolle spielen.

Der Verdauungsapparat nimmt die unverarbeiteten Nahrungsstoffe direkt aus der Umwelt auf und bereitet sie nach und nach so auf, daß sie durch das Blut dem Zwischenstoffwechsel zur Verfügung gestellt werden können. Das Bauprinzip des Verdauungskanals ist daher das Rohr (Abb. 66, 67). Die Wand des Verdauungsrohres ist zugleich die Grenzfläche zwischen Umwelt (äußeres Stoffmilieu) und Innenwelt (inneres Stoffmilieu). Da die Konstanz des »milieu intérieur« (CLAUDE BERNARD) für die Lebensfunktionen entscheidend ist, muß der Organismus dafür sorgen, daß die Schranke der Rohrwand des Verdauungskanals nicht von toxischen Substanzen durchbrochen wird.

Die Verdauung spielt sich aus diesen Gründen in der Hauptsache im Lumen des Darmrohres, das heißt gewissermaßen außerhalb des Körpers ab. In der Wand des Darmrohres entwickeln sich Drüsen, deren Sekret in das Lumen abgesondert wird. Auf diese Weise wird der Nahrungsbrei fermentativ aufbereitet und für die Aufnahme in den Körper (Resorption) vorbereitet. Größere Drüsen (Pankreas, Leber) verlagern sich als selbständige Organe in die Umgebung des Darmrohres. Sie sondern ihr Sekret mittels längerer Ausführungsgänge in den Verdauungskanal ab.

Der Verdauungsprozeß besteht in einer Zerkleinerung, Verflüssigung und Aufspaltung der aufgenommenen Substanzen. Er vollzieht sich schrittweise. Zuerst werden die Stoffe mechanisch zerkleinert, dann fermentativ in ihre Elementarbausteine zerlegt und schließlich resorbiert. Am Ende dieses Prozesses werden die unverdaulichen Reste des Nahrungsbreies eingedickt und ausgeschieden.

Aus diesem *Nacheinander* der Vorgänge ergibt sich zwanglos die funktionelle Gliederung des Digestionsapparates (Abb. 66). Die mechanische Zerkleinerung der aufgenommenen Nahrung sowie ihre Umwandlung in einen halbflüssigen Brei durch das Sekret der Speicheldrüsen erfolgen

Allgemeine Gliederung des Digestionstraktes (vgl. Abb. 66).

			Morph. Abschnitte	Lokalisation	Funktion
A	Kopfdarm	Kiemendarm	Mundhöhle Pharynx	Kopf	Nahrungsaufnahme, Kauen, Schlucken
B	Rumpfdarm	Vorderdarm	Speiseröhre	Brusthöhle	Weiterleitung
			Magen		Sammlung, Einleitung der ferment. Verdauung, Abwehr
		Mitteldarm	Duodenum Jejunum Ileum	Bauchhöhle	Resorption, Sekretion
C		Enddarm	Colon caecum Colon ascendens Colon transversum Colon descendens		Rückresorption, Eindickung
			Colon rectum	Becken	Ausscheidung

innerhalb der Mundhöhle. Zugleich findet hier am Eingang des Verdauungskanals auch eine Überwachung durch die chemischen Sinne (Geschmack, Geruch) statt. Dann gelangt die Nahrung portionsweise mittels des Schluckaktes in den eigentlichen Verdauungskanal, und zwar zuerst in den *Vorderdarm* (Ösophagus und Magen). Im Magen werden die Nahrungsbrocken verflüssigt und durch Fermente aufgeschlossen. Erst jetzt kann man von einem Nahrungsbrei (Chymus) sprechen. Im Magen werden auch die Keime der Außenwelt durch Säuren und bakterizide Stoffe abgetötet. Erst im *Mitteldarm* (Dünndarm) erfolgen die eigentliche chemische Aufschließung der Nahrung und ihre Resorption. Der Dünndarm besitzt auch den am stärksten entwickelten Drüsenapparat. Leber und Pankreas sind aus dem Duodenumabschnitt des Mitteldarms entstanden. Im anschließenden *Enddarm* (Dickdarm oder Colon) wird der nicht resorbierte Teil der Nahrungsstoffe eingedickt und als Kot (Fäzes) ausgeschieden. Gleichzeitig werden hier auch zahlreiche der in den Mitteldarm abgesonderten Stoffe, vor allem Wasser, wieder rückresorbiert.

Magen, Mittel- und Enddarm sind in der Bauchhöhle untergebracht. Die Speiseröhre verläuft durch den Brustraum. Mundhöhle und Kauapparat liegen im Kopfbereich. Der Digestionstrakt kann nach funktionellen Gesichtspunkten in 3 Hauptabschnitte (A, B, C) unterteilt werden. Im Kopfdarm (A) überwiegen mechanische und Sinnesprozesse. Im Mittel- und Enddarm (C) stehen die eigentlichen Verdauungsprozesse mit ihrem starken Flüssigkeitsaustausch (Resorption und Sekretion) im Vordergrund. Der Vorderdarm (Ösophagus und Magen) nimmt zwischen beiden Elementarvorgängen eine Mittelstellung ein.

Alle Abschnitte des Verdauungsrohres mit Ausnahme des Kopfdarmes besitzen einen gleichartigen *Schichtenbau*, der sich aus den charakterisierten Aufgaben des Digestionstraktes ergibt (Abb. 67, 68). Da sich die Verdauungsprozesse nacheinander abwickeln, spielt der Transport des Nahrungsbreies in longitudinaler Richtung eine wichtige Rolle. Das Darmrohr besitzt daher eine gut entwickelte, glatte Muskulatur *(Tunica muscularis propria)*. Alle Darmabschnitte vom Ösophagus bis zum Rektum werden von einer zweischichtigen Muskulatur umhüllt. Außen liegt die Längs- und innen die Ringmuskelschicht *(Stratum longitudinale* und *circulare)*. Beide sind miteinander verbunden. Die Muskulatur ist für die Darmbewegungen *(Peristaltik)* verantwortlich (Abb. 68).

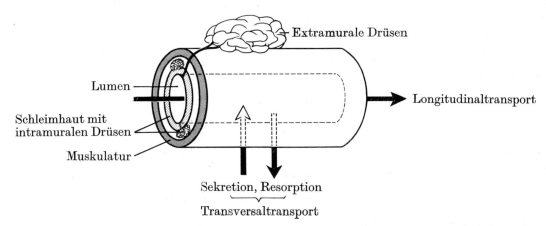

Abb. 67. Schema der elementaren Funktionsprozesse am Darmrohr (K.-B.).

Für die Transversalprozesse (Resorption und Sekretion) steht die Schleimhaut *(Mucosa)* zur Verfügung. Zur Oberflächenvergrößerung, die die Resorptionsbedingungen verbessert, bilden sich in denjenigen Darmabschnitten, in denen die Resorptionsprozesse besonders stark sind, Schleimhautfalten *(Plicae circulares* oder Kerckringsche Falten) sowie auch fingerförmige Erhebungen (Zotten oder *Villi intestinales)*. Das einschichtige Epithel des Darmes hat sich zu einem Resorptionsepithel differenziert. Die Mukosa besitzt eine Eigenmuskulatur, wodurch sie unabhängig von der Muscularis propria auch eine Eigenmotilität entwickeln und sich den jeweiligen Formzuständen des Nahrungsbreies anpassen kann *(Tunica muscularis mucosae)*. Zwischen der Schleimhaut und der Muscularis propria existiert eine bindegewebige, gefäßreiche Verschiebeschicht, die *Tela submucosa*, die aus einem Scherengitter bindegewebiger Faserbündel besteht und in allen Richtungen verformbar ist. Außen wird der Magendarmkanal vom Bauchfell *(Peritoneum)* überzogen, wodurch er innerhalb der Bauchhöhle verschieblich und ein Flüssigkeitsverlust zur Umgebung hin vermieden wird *(Serosa)*. Durch die Serosa wird der Darm auch an den Wänden der Bauchhöhle fixiert. Die Umschlagfalten des Peritoneums bezeichnet man als »Meso« – z. B. Mesenterium, Mesokolon. Neben ihrer mechanischen Aufgabe haben die mesenterialen Bauchfellduplikaturen auch eine Bedeutung als Zugangswege für die Leitungsbahnen (Gefäße und Nerven) zum Darm (vgl. a. S. 122).

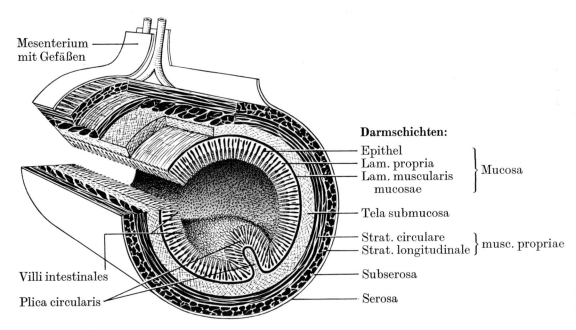

Abb. 68. Schichtengliederung des Darmes am Beispiel des Dünndarms (K-B).

Darmschichten (von innen nach außen, vgl. Abb. 68).

Schichten	Abschnitte	Funktionen
1. Epithel (+ Drüsen) 2. Lamina propria mucosae 3. Lamina muscularis mucosae	Schleimhaut (Tunica mucosa)	Resorption, Sekretion, Schleimhautmotorik
4. Tela submucosa	Submukosa	Verschiebeschicht
5. Tunica muscularis propria a) Stratum circulare b) Stratum longitudinale	Muskelhaut (Tunica muscularis)	Darmmotorik
6. Tunica serosa a) Tela subserosa b) Serosa	Bauchfell (Peritoneum)	Gleitfähigkeit des Darmes in der Bauchhöhle, Abwehr- und Schutzfunktionen

II. Kopfdarm

1. Grundgliederung

a) Übersicht

Die Nahrung wird zuerst von den Lippen und Zähnen ergriffen, dann in der Mundhöhle zerkleinert, durch das Sekret der Mundhöhlendrüsen (Speicheldrüsen) eingespeichelt und schließlich durch den Schluckakt in den Schlund (Pharynx) und weiter in die Speiseröhre (Ösophagus) befördert. Funktionell unterscheidet man daher in der Mundhöhle 3 Abschnitte (Abb. 69):

1. *Vestibulum oris* (Vorhof) – zwischen Lippen und Zahnreihen – Ergreifen der Nahrung.
2. *Cavum oris* – eigentliche Mundhöhle von der Zahnreihe bis zu den Schlundbögen – Zerkleinerung und Einspeichelung der Nahrung.
3. *Isthmus faucium* – Übergangszone zwischen Mundhöhle und Pharynx – Schluckakt.

Der viszerale Teil des Schädels liefert die knöcherne Grundlage für den Kauapparat, in dem die Zähne fest eingepflanzt sind.

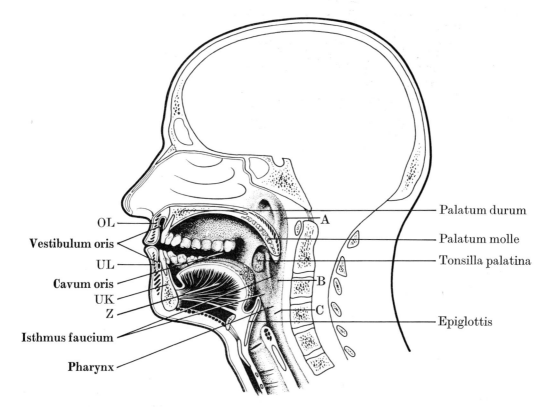

Abb. 69. Übersicht über die Gliederung des Kopfdarmes [Medianschnitt (F.)] OL = Oberlippe, UL = Unterlippe, UK = Unterkiefer, Z = Zunge. A = Epipharynx, B = Mesopharynx, C = Hypopharynx.

Der Unterkiefer ist gegen die Schädelbasis im Kiefergelenk beweglich. Das Dach der Mundhöhle ist weitgehend knöchern (Gaumen), während der Boden, vor allem durch die bewegliche Zunge und den Mundboden, muskulös ist. Die Nahrungsbestandteile können innerhalb der Mundhöhle hin und her bewegt und in die Mechanik des Kauapparates eingeschoben werden. Im Schluckakt wirken alle Teile des Kauapparates in sinnvoller Weise zusammen.

b) Lippen und Wangen

Die Nahrung wird zunächst von den Lippen erfaßt, ehe sie vom Kauapparat bearbeitet wird. Die Lippen schließen die Mundhöhle bzw. das Vestibulum oris vorn ab. Die behaarte äußere Haut (Epidermis) geht an den Lippen allmählich in die haarlose, kutane Schleimhaut über, die die gesamte Mundhöhle auskleidet. Eine Übergangszone, in der das Epithel so dünn wird, daß die Blutgefäße durchschimmern, stellt der Bereich des Lippenrotes dar. An der Innenseite der Lippen liegen große Pakete von gemischten Drüsen *(Gll. labiales)*, deren Ausführungsgänge in das Vestibulum oris einmünden (Abb. 71). Der *M. orbicularis oris* bildet die muskuläre Grundlage der Lippen. Er gehört zum System der mimischen Muskulatur. Aus der Vielfalt der Fasergruppen lassen sich zwei Hauptsysteme herausschälen: zirkuläre Bündel, die die Mundspalte umkreisen (Schließmuskeln), und radiäre Bündel, die hauptsächlich am Mundwinkel angreifen und öffnen können (Abb. 70). *M. zygomaticus minor* und *major* ziehen den Mundwinkel nach hinten-oben, wodurch das Gesicht einen freundlichen Ausdruck erhält (Lachmuskeln). Dieser Eindruck verstärkt sich durch die Wirkung des *M. risorius*, der die Mundspalte verbreitert.

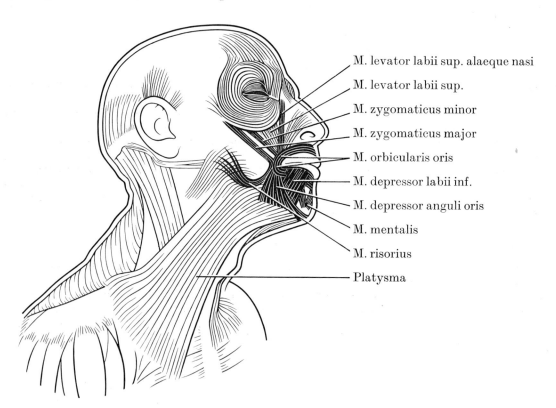

Abb. 70. Mimische Muskulatur im Bereich der Mundöffnung (schwarz hervorgehoben). Man beachte die radiär auf den Mundwinkel gerichteten Faserzüge sowie das zirkuläre Sphinktersystem (M. orbicularis oris) (F).

Der *M. depressor labii inferioris*, der eine Fortsetzung des Platysmas ist, zieht die Unterlippe abwärts und stülpt sie etwas um. Der *M. mentalis* schiebt sie nach vorn, da er in die Kinnhaut einstrahlt (Kinngrübchen). Die *Mm. levatores* heben die Oberlippe bzw. den Mundwinkel. Der *M. depressor anguli oris* zieht den Mundwinkel herab.

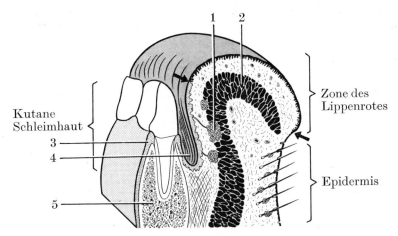

Abb. 71. Querschnitt durch die Unterlippe und das Vestibulum oris mit Unterkiefer und Zähnen. Die Pfeile markieren den Übergang der Zone des Lippenrotes in die behaarte, äußere Haut bzw. die kutane Schleimhaut des Vestibulums (K-B). 1 = Gll. labiales, 2 = M. orbicularis oris, 3 = Zahnfleisch (Gingiva), 4 = Vestibulum oris, 5 = Unterkieferknochen.

In einer zweiten Schicht findet sich unter dem *M. levator labii superioris* noch der *M. levator anguli oris*, der früher als *M. caninus* bezeichnet wurde. Auch dieser Muskel strahlt in den Mundwinkel ein.

Alle Muskeln sind quergestreift und verflechten sich stark, so daß ihre Bündel präparativ nur schwer voneinander zu trennen sind. Die unteren und lateralen Fasergruppen hängen mit dem Platysma zusammen. Alle Fasergruppen bilden zusammen ein funktionelles System, das ein vielfältiges Bewegungsspiel um die Mundöffnung herum erlaubt. Die komplizierte Konstruktion der mimischen Muskulatur im Bereich des Mundes läßt sich aus den funktionellen Notwendigkeiten des Kauapparates allein nicht erklären. Hier hat sich über die mechanischen Funktionen hinaus ein hochdifferenzierter Bewegungsapparat entwickelt, der für die Sprache und die Ausdrucksbewegungen des Gesichtes eine neue, zusätzliche Bedeutung erlangt.

c) Die knöcherne Grundlage des Kauapparates

Die wichtigsten Knochenelemente für den Kauapparat stellen Ober- und Unterkiefer dar. Beide bilden einen Alveolarfortsatz (Proc. alveolaris), in dem die Zähne verankert sind. Dieser geht von einer kompakten Knochenstruktur aus, die man *Basalbogen* nennt. Der Alveolarfortsatz hat im Oberkiefer eine elliptische, im Unterkiefer eine paraboloide Form. Der Oberkiefer baut mit seinen Proc. palatini als Widerlager für das Kaugeschäft den harten Gaumen auf. Hinten beteiligen sich die horizontalen Fortsätze des Gaumenbeines und vorn das Os incisivum (Abb. 84).

2. Kiefergelenk und Kaumuskulatur

a) Kiefergelenk

Der Unterkiefer ist gegen die Schädelbasis im Kiefergelenk beweglich. An der Unterseite der Schläfenbeinschuppe, in der Wurzel des Proc. zygomaticus, findet sich die Gelenkfläche für das Kiefergelenk *(Fossa mandibularis)*, die vorn durch einen walzenförmigen Höcker *(Tuberculum articulare)* begrenzt wird. Hinten läuft der Proc. zygomaticus in die über den äußeren Gehörgang gelegene *Spina supra meatum* aus, die als topographische Marke für die Grenze zwischen Kiefer-

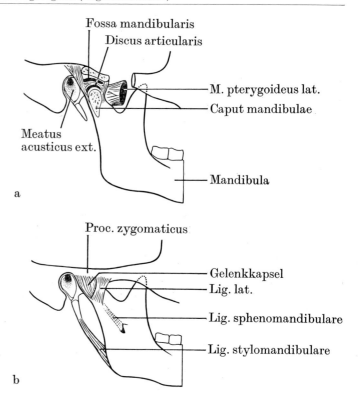

Abb. 72a u. b. Aufbau des Kiefergelenkes mit Discus articularis und Bandapparat (K.-B.).

gelenk und Mittelohrraum dienen kann. An die Gelenkgrube grenzt hinten das *Os tympanicum*, das den knöchernen Gehörgang darstellt. Die Fossa mandibularis nimmt den walzenförmigen Gelenkkopf *(Condylus mandibularis)* des Gelenkfortsatzes *(Proc. condylaris)* auf. Zwischen beiden Gelenkkörpern schiebt sich eine faserknorpelige Platte *(Discus articularis)* ein, die das Gelenk vollständig in zwei Abschnitte mit unterschiedlicher Arbeitsweise unterteilt.

Die Gelenkkapsel ist locker und reich an elastischem Material. Dadurch sind ausgedehnte Bewegungen im Kiefergelenk möglich, die durch ein größeres retroartikuläres Gefäßpolster begünstigt werden. Die Kapsel wird vorn-außen durch ein *Lig. laterale* verstärkt. Die übrigen Bänder, die meist im Zusammenhang mit dem Kiefergelenk beschrieben werden, haben keine direkte topographische Beziehung zur Kapsel (Abb. 72):

1. *Lig. sphenomandibulare* – von der Spina ossis sphenoidalis zur Innenseite der Mandibula in Höhe des Foramen mandibulae – Ansatz an der Lingula mandibulae.

2. *Lig. stylomandibulare* – vom Proc. styloideus des Schläfenbeins zur Hinterseite des Angulus mandibulae.

b) Bewegungsmöglichkeiten im Kiefergelenk (Abb. 73, 86)

Da der Unterkiefer ein Ganzes ist, müssen bei allen Kieferbewegungen immer beide Gelenke zusammenwirken. Man unterscheidet 3 verschiedene Bewegungsformen:

1. *Scharnierbewegung:* Öffnen und Schließen des Mundes erfolgt um eine transversale Achse, die durch die Mitte des Kieferköpfchens zieht.

2. *Schlittenbewegung:* Hierbei verlagert sich die Transversalachse in Richtung auf die Mitte des aufsteigenden Kieferastes. Der Unterkiefer gleitet nach vorn auf das Tuberculum articulare (Vor-Rückwärts-Bewegung). Meist stellt sich bei einer Öffnungsbewegung von 10–15° bereits eine Gleitbewegung nach vorn ein, die dazu führt, daß das Kieferköpfchen auf das Tuberculum articulare herunterrutscht. Diese Bewegung kann man leicht an sich selbst tasten, wenn man den Finger in den äußeren Gehörgang legt und Kaubewegungen ausführt.

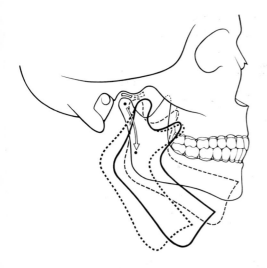

Abb. 73. Öffnungsbewegung im Kiefergelenk als kombinierte Scharnier-Schlitten-Bewegung, bei der die Achse nach vorne-unten zum For. mandibulae hin wandert (Pfeil) (F).

Durch die kombinierte Scharnier- und Schlittenbewegung arbeitet der Unterkiefer als Ganzes wie ein Winkelhebel. Durch die gleichzeitige Vorschub- und Schlittenbewegung vergrößert sich der Umfang der Öffnungsbewegungen erheblich.

3. Mahlbewegung (Rotation): Bei den Seitwärtsbewegungen arbeiten beide Gelenke in verschiedener Weise zusammen. Bei der Drehung nach links z. B. bleibt das linke Kieferköpfchen innerhalb der Gelenkpfanne liegen, während das rechte auf das Tuberculum articulare nach vorn rutscht. Die Drehung erfolgt um eine vertikale Achse durch das linke Kieferköpfchen. Bei einer Rotation nach rechts ist es umgekehrt (Abb. 86).

Die Kaubewegung ist stets eine kombinierte Bewegung, bei der alle genannten Bewegungsformen in komplexer Weise zusammenwirken. Das Kiefergelenk kann daher als ein *Drehgleitgelenk*

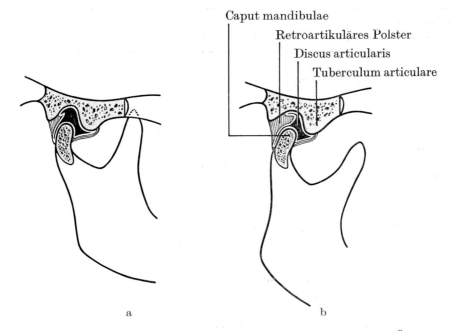

Abb. 74. Verformung und Verlagerung des Discus articularis im Kiefergelenk bei der Öffnungsbewegung. a) Kieferschluß, b) Kieferöffnung. Bei stärkerer Öffnung gleitet das Kieferköpfchen auf das Trabeculum articulare nach vorne und unten (K-B).

bezeichnet werden, das im Organismus eine Sonderstellung einnimmt. Bei den verschiedenen Kieferbewegungen stellt sich der *Discus articularis* stets in entsprechender Weise ein. Zum Beispiel gleitet der Discus articularis zusammen mit dem Kieferköpfchen bei der Vorschubbewegung auf das Tuberculum articulare und verformt sich (Abb. 74). Bei der Rückwärtsbewegung rutscht er wieder in das Gelenk hinein. So besitzt das Kieferköpfchen für jede Position eine verformbare, gleitfähige Gelenkpfanne, was für den großen Freiheitsraum dieses einzigartigen Gelenkes von besonderer Wichtigkeit ist.

c) Kaumuskulatur

Als Kaumuskulatur bezeichnet man die vier großen, vom Schädel zum Unterkiefer verlaufenden Muskeln, die unmittelbar auf das Kiefergelenk einwirken (M. temporalis, M. masseter, M. ptery-

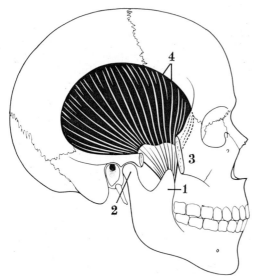

M. temporalis
U.: Facies temporalis des Stirn- und Scheitelbeins (Linea temporalis inf.)
A.: Proc. coronoideus mandibulae
Fkt.: 1. Vertikale Fasern – Schließen
2. Horizontale Fasern – Rückführen des Unterkiefers
Inn.: Nn. temporales prof. des N. mandibularis (N. V_3)

Abb. 75. Kaumuskulatur I (K-B). M. temporalis. Der Jochbogen (Arcus zygomaticus) wurde aufgemeißelt. 1 = Proc. coronoideus, 2 = Proc. condylaris, 3 = Os zygomaticum, 4 = Linea temporalis.

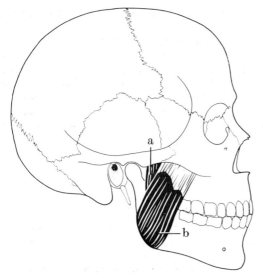

M. masseter
U.: Arcus zygomaticus
A.: Außenfläche des Ramus mandibulae (Tuberositas masseterica)
Fkt.: 1. Schließen
2. Vorschieben des Unterkiefers (geringgradig)
Inn.: N. massetericus aus dem N. mandibularis (V_3)

Abb. 76. Kaumuskulatur II (K-B). M. masseter mit seinen zwei Muskelportionen. a = tiefe Portion (Pars profunda), b = oberflächliche Portion (Pars superficialis).

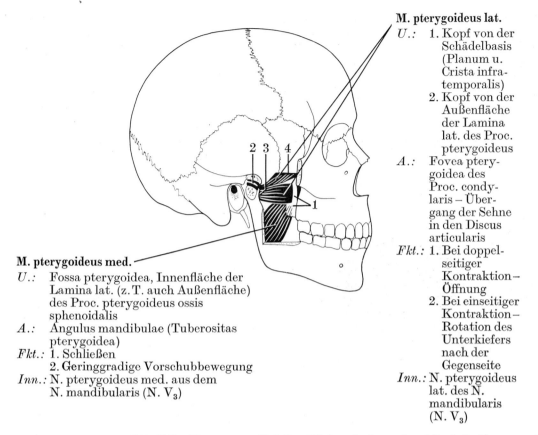

M. pterygoideus lat.
U.: 1. Kopf von der Schädelbasis (Planum u. Crista infratemporalis)
2. Kopf von der Außenfläche der Lamina lat. des Proc. pterygoideus
A.: Fovea pterygoidea des Proc. condylaris – Übergang der Sehne in den Discus articularis
Fkt.: 1. Bei doppelseitiger Kontraktion – Öffnung
2. Bei einseitiger Kontraktion – Rotation des Unterkiefers nach der Gegenseite
Inn.: N. pterygoideus lat. des N. mandibularis (N. V$_3$)

M. pterygoideus med.
U.: Fossa pterygoidea, Innenfläche der Lamina lat. (z. T. auch Außenfläche) des Proc. pterygoideus ossis sphenoidalis
A.: Angulus mandibulae (Tuberositas pterygoidea)
Fkt.: 1. Schließen
2. Geringgradige Vorschubbewegung
Inn.: N. pterygoideus med. aus dem N. mandibularis (N. V$_3$)

Abb. 77. Kaumuskulatur III (K-B). Mm. pterygoidei. Das Kiefergelenk wurde eröffnet, Jochbogen und Unterkiefer wurden aufgemeißelt. 1 = Proc. pterygoideus des Keilbeines, 2 = Discus articularis, 3 = Fovea pterygoidea mandibulae, 4 = Crista infratemporalis.

goideus medialis und lateralis). Indirekt wirken noch verschiedene andere Muskeln, wie die Mundboden- und die Halsmuskeln, auf das Kiefergelenk ein.

M. masseter und *M. pterygoideus medialis* bilden zusammen eine kräftige Schlinge am Unterkieferwinkel. Der doppeltgefiederte *M. temporalis* breitet sich in der Schläfenregion aus und zieht unter dem Jochbogen hindurch zum Muskelfortsatz des Unterkiefers. Dabei wird er von einer doppelten Faszie überzogen *(Fascia temporalis superficialis* und *profunda)*. Zwischen beiden existiert ein Fettkörper, der als Verschiebepolster bei den Kaubewegungen funktioniert. Der zweiköpfige *M. pterygoideus lateralis* verläuft als einziger Kaumuskel horizontal. Er liegt sehr versteckt hinter dem Ramus mandibulae und wirkt auch auf Gelenkkapsel und Discus articularis ein. Er kann den Diskus bei der Öffnungsbewegung nach vorn ziehen.

3. Mundboden

Für die Funktionsmechanismen des Kauapparates sind auch die Mundbodenmuskulatur und die langen Muskelschlingen am Hals (Rektusgruppe, Zungenbeinmuskulatur) notwendig. Diese Muskeln sind verschiedener Herkunft und beeinflussen primär die Lage des Kehlkopfes. Sie bilden lange, muskulöse Schlingen zur elastischen Stabilisierung der Halseingeweide im Zusammenhang mit dem Kauapparat. Wenn man bedenkt, welche Bedeutung die Mundhöhle beim Menschen für den Sprachapparat erlangt hat, wird die enge funktionelle Zusammengehörigkeit dieser Muskelgruppe mit dem Kauapparat verständlich.

a) Mundboden- und Zungenbeinmuskulatur

Zur Fixation der genannten Muskelschlingen dient in erster Linie das Zungenbein *(Os hyoideum)*, das mit dem Kehlkopf und damit auch mit der Luft- und Speiseröhre zusammenhängt. Am Zungenbein befestigen sich erstens die Mundbodenmuskeln (suprahyale Muskeln), zweitens die langen Muskeln der Halseingeweide (infrahyale Muskeln) und drittens die tiefen Muskeln des 2. Kiemenbogens. Alle drei Gruppen sind zu einem funktionellen System verknüpft, das in enger Wechselwirkung mit dem Kauapparat steht.

Die *Mundbodenmuskulatur* (Abb. 78) füllt den vom Unterkiefer gebildeten Rahmen weitgehend aus. Man kann Längs- und Quermuskeln unterscheiden, die sich in Schichten übereinanderordnen.

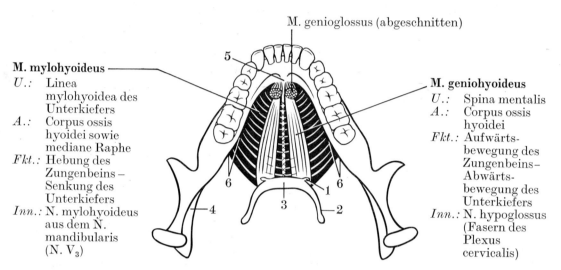

M. mylohyoideus
U.: Linea mylohyoidea des Unterkiefers
A.: Corpus ossis hyoidei sowie mediane Raphe
Fkt.: Hebung des Zungenbeins – Senkung des Unterkiefers
Inn.: N. mylohyoideus aus dem N. mandibularis (N. V_3)

M. geniohyoideus
U.: Spina mentalis
A.: Corpus ossis hyoidei
Fkt.: Aufwärtsbewegung des Zungenbeins – Abwärtsbewegung des Unterkiefers
Inn.: N. hypoglossus (Fasern des Plexus cervicalis)

Abb. 78. Muskulöser Mundboden von innen gesehen (K-B). Im hinteren Drittel fehlt ein muskulöser Abschluß. 1 = Cornu minus (ossis hyoidei), 2 = Cornu majus (ossis hyoidei), 3 = Corpus, 4 = Ramus mandibulae, 5 = Spina mentalis, 6 = Linea mylohyoidea, 7 = Raphe des M. mylohyoideus.

Am weitesten innen liegt der längsorientierte *M. geniohyoideus*, dann folgt der mehr querverlaufende *M. mylohyoideus*, dessen Fasern in der Mittellinie in einer sehnigen *Raphe* zusammenstoßen. Dieser Muskel bildet den eigentlichen Abschluß der Mundhöhle *(Diaphragma oris)*. Das Diaphragma ist hinten unvollständig, so daß der hintere Bereich des Mundbodens nur bindegewebig verschlossen ist. Dadurch entsteht ein Weg für die großen Leitungsbahnen von und zu den Mundorganen. Außen auf den M. mylohyoideus lagert sich – wiederum in Längsrichtung – der vordere Bauch des *M. digastricus* (Abb. 78, 79).

Bei festgestelltem Unterkiefer können diese Muskeln das Zungenbein und damit indirekt auch Kehlkopf und Halseingeweide nach oben ziehen, was beim Schluckakt wichtig ist. Bei festgestelltem Zungenbein ziehen sie umgekehrt den Unterkiefer nach unten und wirken damit öffnend auf das Kiefergelenk.

Die *infrahyalen Muskeln* [untere Zungenbeinmuskulatur (Abb. 79, 80)] gehören zur Rektusgruppe des Rumpfes. Sie zeigen häufig noch Zwischensehnen (Intersectiones tendineae), die an die ursprüngliche Metamerie der vorderen Rumpfmuskulatur erinnern. Zwischen Zungen- und Brustbein bilden sie zwei Schichten, die sich unmittelbar auf Kehlkopf und Schilddrüse auflagern. Sie können Zungenbein und Kehlkopf nach unten ziehen. Zusammen mit den Muskeln der oben genannten Gruppen bilden sie eine Muskelschlinge, die das Zungenbein fixiert (Abb. 80).

Die *tiefen Muskeln des 2. Kiemenbogens* [der hintere Bauch des *M. digastricus* und der *M. stylohyoideus* (Abb. 79)] verlaufen von der Schädelbasis zum Zungenbein und ergänzen die vorgehend geschilderten Muskelschlingen. Zusammen mit der Mundbodenmuskulatur heben sie die Halseingeweide an; zusammen mit der infrahyalen Muskulatur fixieren sie das Zungenbein, um die

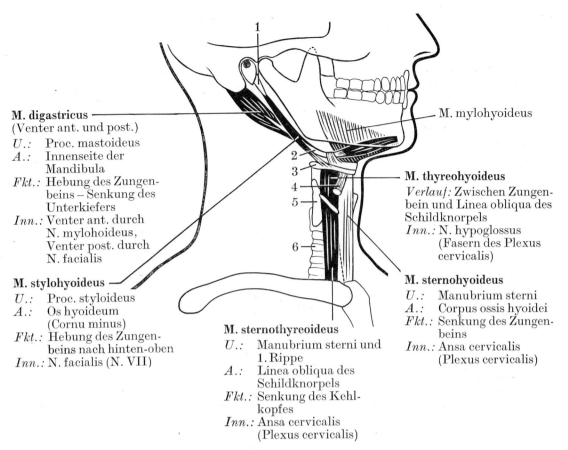

M. digastricus
(Venter ant. und post.)
U.: Proc. mastoideus
A.: Innenseite der Mandibula
Fkt.: Hebung des Zungenbeins – Senkung des Unterkiefers
Inn.: Venter ant. durch N. mylohoideus, Venter post. durch N. facialis

M. stylohyoideus
U.: Proc. styloideus
A.: Os hyoideum (Cornu minus)
Fkt.: Hebung des Zungenbeins nach hinten-oben
Inn.: N. facialis (N. VII)

M. sternothyreoideus
U.: Manubrium sterni und 1. Rippe
A.: Linea obliqua des Schildknorpels
Fkt.: Senkung des Kehlkopfes
Inn.: Ansa cervicalis (Plexus cervicalis)

M. mylohyoideus

M. thyreohyoideus
Verlauf: Zwischen Zungenbein und Linea obliqua des Schildknorpels
Inn.: N. hypoglossus (Fasern des Plexus cervicalis)

M. sternohyoideus
U.: Manubrium sterni
A.: Corpus ossis hyoidei
Fkt.: Senkung des Zungenbeins
Inn.: Ansa cervicalis (Plexus cervicalis)

Abb. 79. Mundboden- und Zungenbeinmuskulatur I (K-B). 1 = Proc. styloideus des Schläfenbeins, 2 = Zwischensehne des M. digastricus, 3 = Os hyoideum, 4 = M. omohyoideus (abgeschnitten), 5 = Kehlkopf (Cartilago thyreoidea), 6 = Trachea.

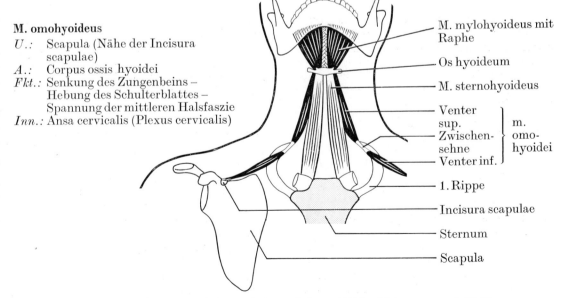

M. omohyoideus
U.: Scapula (Nähe der Incisura scapulae)
A.: Corpus ossis hyoidei
Fkt.: Senkung des Zungenbeins – Hebung des Schulterblattes – Spannung der mittleren Halsfaszie
Inn.: Ansa cervicalis (Plexus cervicalis)

M. mylohyoideus mit Raphe
Os hyoideum
M. sternohyoideus
Venter sup.
Zwischensehne
Venter inf.
} m. omohyoidei
1. Rippe
Incisura scapulae
Sternum
Scapula

Abb. 80. Mundboden- und Zungenbeinmuskulatur II (Ansicht von vorne) (K-B).

Kieferöffnung und die anderen Kaubewegungen zu ermöglichen. Der M. digastricus ist aus zwei verschiedenen Muskeln entstanden, die sekundär durch eine Zwischensehne verknüpft worden sind. Daraus läßt sich auch die unterschiedliche Innervation verstehen.

b) Funktionelles Zusammenspiel der Kau- und Zungenbeinmuskulatur (Abb. 81)

Der Unterkiefer kann im Kiefergelenk 3 Arten von Bewegungen ausführen: Bei der *Schlittenbewegung* gleitet der Unterkiefer nach vorangegangener leichter Öffnung im Gelenk vorwärts oder rückwärts. Vorziehen kann vor allem der M. pterygoideus lat., der von der Masseterschlinge unterstützt wird. Das Zurückziehen besorgen die horizontalen Fasern des M. temporalis sowie bei festgestelltem Zungenbein, wobei infrahyale und Kiemenbogenmuskulatur zusammenwirken, auch der M. geniohyoideus, der vordere Bauch des M. digastricus und der M. mylohyoideus.

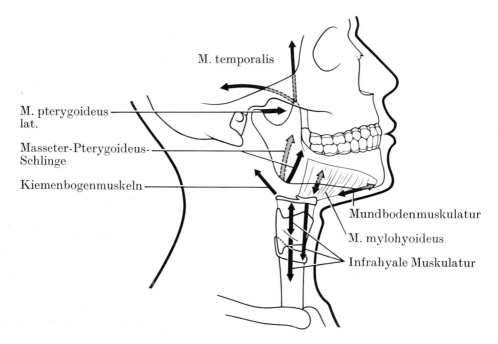

Abb. 81. Schema über die Zugrichtungen der auf das Kiefergelenk einwirkenden Muskeln (F).

Am Kieferschluß *(Scharnierbewegung)* beteiligen sich starke Muskelzüge, vor allem der M. temporalis (vertikale Fasergruppe) und die Muskelschlinge des Unterkiefers, die aus dem M. pterygoideus med. und M. masseter besteht. An der Kieferöffnung wirken alle Mundbodenmuskeln (M. genioglossus, geniohyoideus und mylohyoideus) mit, vorausgesetzt, daß das Zungenbein durch die übrigen Muskelschlingen festgestellt ist.

Die Mahl- und Rotationsbewegung *(Translationsbewegung)* wird fast ausschließlich vom M. pterygoideus lat. ausgeführt, wobei sich die Muskeln beider Seiten abwechselnd kontrahieren und damit entweder das linke oder das rechte Kieferköpfchen aus der Gelenkpfanne auf das Tuberculum articulare ziehen, so daß der Unterkiefer seitlich hin- und herbewegt wird. Eine leichte Kieferöffnung ist dafür eine unbedingte Voraussetzung.

4. Gebiß und Zähne

a) Zahnformen und Gebiß

Funktionell erhalten die geschilderten Mechanismen erst durch das Gebiß ihren biologischen Sinn. Die 32 Zähne des bleibenden Gebisses *(Dentes permanentes)* sind mit kräftigen Wurzeln in die Proc. alveolares der Kiefer eingepflanzt und hier fest verankert. Sie fügen sich sowohl im Unterkiefer als auch im Oberkiefer zu einer lückenlosen Reihe zusammen. Beide Zahnreihen sind seitlich etwas gegeneinander versetzt, so daß die Zähne »auf Lücke stehen« (Abb. 82). Die geschlossene Form des Gebisses ist weniger für den Kauakt als für die Sprachmechanismen von Bedeutung. Bei Säugetieren ist das Gebiß wesentlich stärker spezialisiert, auch im Hinblick auf die einzelnen

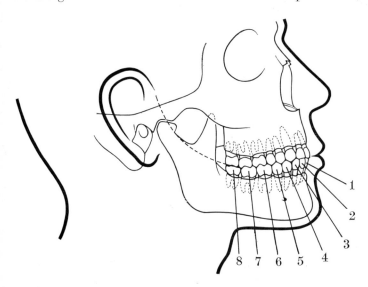

Abb. 82. Form und Stellung der Zähne des bleibenden Gebisses im Ober- und Unterkiefer (F). Gestrichelte Linie = Speesche Kurve.

Zahnformen. Größere Lücken (Diastemata) sind die Regel. Die harmonische Form des menschlichen Gebisses bildet sich erst nach der Geburt in zwei Schüben (Dentitionen) heraus. Zuerst entsteht in etwa 18 Monaten das kindliche Gebiß (Milchgebiß) mit 20 Zähnen *(Dentes decidui)*, und zwar in der Zeit vom 6. Lebensmonat bis zum 2. Lebensjahr. Das Erwachsenengebiß entsteht in einer zweiten Dentition zwischen dem 6. und 24. Lebensjahr, also in etwa 18 Jahren. Es enthält auf jeder Seite 8 Oberkiefer- und 8 Unterkieferzähne, die in der Reihenfolge von vorn nach hinten numeriert werden (vgl. Zahlen in Abb. 82):

  1, 2 = Schneidezähne *(Dentes incisivi)*
  3   = Eckzahn *(Dens caninus)*
  4, 5 = Backenzähne *(Dentes praemolares)*
  6, 7, 8 = Mahlzähne *(Dentes molares)*

Abgekürzt werden die Incisivi (I), Canini (C), Prämolaren (P) und Molaren (M) jeweils mit ihren Anfangsbuchstaben bezeichnet, was die Aufstellung einer Zahn- oder Gebißformel ermöglicht. Dabei denkt man sich das Gebiß aufrecht und in der Ansicht von vorn. Das Erwachsenengebiß des Menschen hat danach folgende Formel:

M3 P2 C1 I2	I2 C1 P2 M3	Oberkiefer
M3 P2 C1 I2	I2 C1 P2 M3	Unterkiefer
rechte Seite	linke Seite	

abgekürzt geschrieben

3 2 1 2	2 1 2 3
3 2 1 2	2 1 2 3

Daraus hat sich für die tägliche Praxis eine abgekürzte Schreibweise entwickelt: z. B. bedeutet 2| zweiter, rechter, oberer Schneidezahn oder |5 zweiter, linker, unterer Prämolar.

Die Zähne haben eine der Funktion angepaßte, individuelle Gestalt. Jeder Zahn besitzt eine mit Schmelz überzogene Krone *(Corona dentis)*, einen Halsteil *(Cervix* oder *Collum)* und eine oder mehrere Wurzeln *(Radix)*. Gefäße und Nerven *(Pulpa)* treten von der Wurzelspitze aus durch das *Foramen apicis* ins Innere des Zahnes.

Normalerweise berühren sich die Zahnkronen mit einem *Kontaktpunkt* oder an einer Kontaktfläche, so daß störende Lücken zwischen den Zähnen fehlen. Zur Charakterisierung der Zahnstellung unterscheidet man jeweils eine äußere (bukkale oder labiale) und eine innere (linguale oder palatinale) Fläche sowie eine vordere (mesiale) und hintere (distale) Seite. Meist ist die mesiale

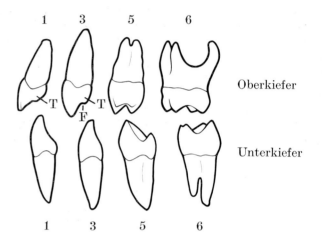

Abb. 83. Formtypen des menschlichen Gebisses (F). T = Tuberculum dentis, F = Foramen caecum. 1 = erster Schneidezahn, 3 = Eckzahn, 5 = zweiter Prämolar, 6 = erster Molar.

Fläche der Krone stärker vorgewölbt als die distale *(Krümmungsmerkmal)*. Auch sind die Wurzelspitzen bei den meisten Zähnen etwas nach distal abgebogen, was mit den Wachstumsvorgängen bei der Dentition zusammenhängt *(Wurzelmerkmal)*. Ein drittes Merkmal *(Winkelmerkmal)* kommt dadurch zustande, daß die Kaukante z. B. des mittleren Schneidezahns mesial einen scharfen Winkel bildet, distal jedoch abgerundet ist. Diese Merkmale gestatten die Bestimmung der Herkunft einzelner Zähne.

Die *Schneidezähne* sind schaufel- bzw. meißelförmig gestaltet. Ihre Kronen bilden eine scharfe Kaukante, die an der Innenseite zum Zahnhals hin durch einen leichten Buckel *(Tuberculum dentis)* abgestützt wird (Abb. 83). Die mittleren Schneidezähne des Oberkiefers sind breiter als die unteren, wodurch die Verschiebung der beiden Zahnreihen gegeneinander verursacht wird. Die Krone des Eckzahns ist dreikantig und läuft in eine Spitze aus. Dieser Zahn ist meist kräftiger als die Nachbarzähne. Bei vielen Tieren ist er zu einem spitzen Reißzahn ausgeformt. Das Tuberculum dentis ist beim Eckzahn prominenter als bei den Schneidezähnen, so daß häufig an der Kronenfläche eine Vertiefung (Foramen caecum) entsteht.

Bei den *Prämolaren* hat sich das Tuberculum dentis so stark vergrößert, daß es die Kaufläche erreicht und zu einem zweiten selbständigen Höcker wird. Damit hat sich die Form des Schneidezahnes von der Meißel- zur Zylinderform umgestaltet. Aus der *Kaukante* ist eine horizontale Kaufläche mit Kauhöckern geworden. Bei den Prämolaren bleiben jedoch meist die inneren (lingualen bzw. palatinalen) Höcker kleiner. Die Kaufläche ist rhombisch oder viereckig, die Krone zylindrisch. Zwischen den beiden Höckern liegt eine einfache, längsorientierte Kaufurche. Die Wurzeln der Prämolaren sind in der Regel langgestreckt und einfach, können aber auch, besonders beim 1. Prämolaren, unvollständig gespalten sein.

Erst bei den *Molaren* hat sich die Kaufläche voll ausdifferenziert, so daß jetzt echte Mahlzähne vorliegen. Gewöhnlich sind 4–5 Kauhöcker ausgebildet. Die palatinalen bzw. lingualen Höcker haben annähernd gleiche Höhe. Die Kronen der Unterkiefermolaren sind kubisch, diejenigen der Oberkiefermolaren rhombisch. Dadurch liegen die Kauhöcker bei den unteren Zähnen auf gleicher Höhe; ihre Kaufurchen bilden ein regelmäßiges Kreuz. Bei den oberen Molaren dagegen sind die palatinalen Kauhöcker etwas nach distal verschoben, so daß die Kaufurche die Form eines schräggestellten H annimmt.

Der 3. Molar (Weisheitszahn) ist meist einfacher gestaltet. Die Höcker verschmelzen häufig in unterschiedlicher Weise miteinander, so daß variable Kronenformen entstehen. Die Oberkiefermolaren besitzen in der Regel drei Wurzeln, zwei palatinale und eine bukkale, die Unterkiefermolaren nur zwei, eine mesiale und eine distale. Beim 3. Molaren können alle Wurzeln zu einer unregelmäßig geformten, gemeinsamen Wurzel verschmolzen sein.

Die Form der Zähne differenziert sich zunehmend in der Richtung von vorn nach hinten, etwa bis zum 1. Molaren, wird aber dann wieder einfacher. Diese Differenzierung besteht im wesentlichen darin, daß sich die Kaukante durch Vergrößerung des Tuberculum dentis zu einer Kaufläche umgestaltet und die schlanke Meißelform der Frontzähne in die massige Zylinderform der Mahlzähne übergeht.

Die vorderen Zähne sind daher funktionell mehr zum Ergreifen, Abbeißen und Festhalten der Nahrung, die hinteren zum effektiven Zerkleinern und Kauen ausgebildet. Backen- und Eckzähne nehmen eine Mittelstellung zwischen diesen beiden Funktionskomponenten ein. Die Scharnier- und Schlittenbewegungen des Kauapparates beziehen sich daher funktionell vor allem auf den Frontzahnbereich, die Translationsbewegungen auf den der Mahlzähne.

b) Kaumechanismen

Die Zähne ordnen sich innerhalb der Kiefer in einer bogenförmigen Reihe *(Zahnbogen)* an (Abb. 84). Der obere Zahnbogen liegt auf einer Ellipse, der untere, etwas kleinere Zahnbogen auf einer Parabel. Beide Zahnbögen sind so ineinandergefügt, daß die Ebene der Kauflächen (Kau-

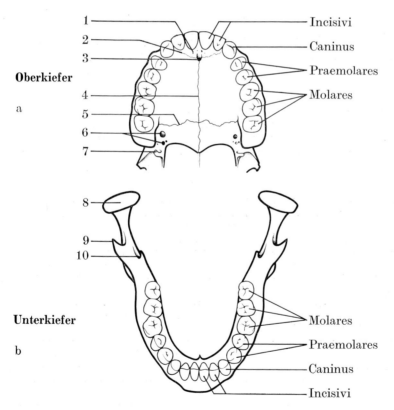

Abb. 84. Anordnung der Zähne des bleibenden Gebisses innerhalb der Zahnbögen. Der Oberkieferzahnbogen erscheint elliptisch, der Unterkieferzahnbogen paraboloid (F). 1 = Os incisivum, 2 = Sutura incisiva, 3 = Canalis incisivus, 4 = Sutura palatina mediana, 5 = Sutura palatina transversa, 6 = Foramina palatina, 7 = Proc. pterygoideus mit Hamulus, 8 = Proc. condylaris mandibulae, 9 = Proc. coronoideus, 10 = Foramen mandibulae.

ebene) etwas nach innen geneigt ist (Abb. 85). Da die Kronenhöhe von vorn nach hinten allmählich abnimmt, bildet die Kauebene in der Sagittalen eine gekrümmte Fläche, die nach rückwärts ansteigt (Speesche Kurve) (Abb. 82). Durch die Neigung der Kauebene nach innen und die Schrägstellung der Zähne innerhalb der Kiefer ergibt sich, daß die Oberkieferzähne diejenigen des Unterkiefers nach außen überragen und die palatinalen Höcker der Oberkiefermolaren mit den bukkalen Höckern der Unterkiefermolaren zusammenarbeiten (Abb. 85); anders ausgedrückt: die inneren palatinalen Höcker der Oberkieferzähne greifen in die Kaufurche der Unterkieferzähne. Dabei kommt jeder Zahn mit zwei Gegenzähnen, einem Haupt- und einem Nebenantagonisten, in Berührung. Nur der 1. untere Schneidezahn und der 3. obere Molar haben mit einem einzigen Gegenzahn Kontakt.

Das Zusammenwirken der Kauflächen und Kauhöcker nennt man *Artikulation*, bei der Kiefergelenk, Kaumuskulatur und Gebiß als funktionelle Einheit zu betrachten sind. *Okklusion* ist dagegen die Schlußbißstellung der Zähne, das heißt der statische Zustand des Gebisses. Die Okklusionslinie der Zähne vom Eckzahn bis zu den Molaren bildet einen nach oben offenen Bogen, der bis zum Kiefergelenk aufsteigt (Speesche Kurve) (Abb. 82). Die Okklusionslinie ist der morphologische Ausdruck für das funktionelle Zusammenwirken von Kiefergelenk und Gebiß. Sie ändert sich mit den altersbedingten Umgestaltungen des Gebisses.

Bei den Bißbewegungen gleiten die Kronenflächen gegeneinander, was mit dem Gleiten von Gelenkflächen verglichen worden ist. Meist haben nicht alle Zähne einen Schleifkontakt. Allgemein unterscheidet man Artikulationsbewegungen, bei denen die Zähne miteinander in Kontakt treten (Kaubewegung), und freie Bewegungen ohne Zahnkontakte, wie z. B. beim Sprechen, Singen, Saugen, Blasen oder bei der Mimik. Bei der Vor- und Rückbißbewegung ergibt sich beim normalen Gebiß (eugnathes Gebiß) ein allseitiger Schleifkontakt der Zähne immer, wenn die Gelenkbahnneigung mit den Führungselementen des Kauflächenkomplexes gleichgerichtet ist.

Komplizierter sind die Verhältnisse bei der *Seitwärtsbewegung* (Translationsbewegung). Hierbei verhalten sich die beiden Gelenkköpfchen des Unterkiefers verschieden. Diejenige Seite, nach der der Unterkiefer ausweicht, wird Arbeits- oder Kauseite genannt, da dort die eigentliche Kautätigkeit erfolgt (in Abb. 86 auf der linken Seite). Das Gelenkköpfchen verlagert sich hier nur wenig (ruhender oder drehender Kondylus), im Gegensatz zum gegenüberliegenden, »schwingenden« Kondylus, der sich nach vorn verschiebt und auf das Tuberculum articulare herunterrutscht (Entlastungs- oder Stützseite). Auf der Kauseite stehen dann beide Höckerpaare senkrecht aufeinander (links in Abb. 86), während auf der Stützseite die bukkalen Höcker der Unterkiefermolaren mit den palatinalen der Oberkiefermolaren zusammentreffen (rechts in Abb. 86).

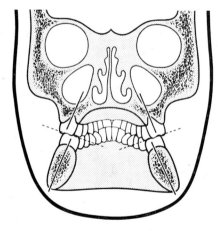

Abb. 85. Okklusionsstellung der Zähne im Gebiß (F). Die Kauebene (punktierte Linie) ist etwas nach innen geneigt. Die Oberkieferzähne übergreifen die entsprechenden Zähne des Unterkiefers (nach WETZEL).

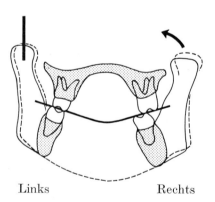

Links   Rechts

Abb. 86. Schema der Translationsbewegung des Unterkiefers (nach GUYSI) (K-B). Links = ruhender Kondylus (Kauseite), rechts = schwingender Kondylus (Stützseite).

Gleichzeitig wird die Okklusion auf dieser Seite gelöst. Die Nahrungsbrocken können auf der Seite des abwärtstretenden, schwingenden Kondylus durch die Zunge zwischen die Zahnreihe geschoben werden, während gleichzeitig auf der gegenüberliegenden Kauseite die Speiseteile zwischen den aufeinandertreffenden Mahlzähnen zermahlen werden. Kau- und Stützseite wechseln in regelmäßigem Rhythmus ab, so daß die Nahrung auf beiden Seiten des Gebisses gleichartig zerkleinert werden kann. Meist dominiert jedoch die eine Seite (Rechts- oder Linkskauer).

c) Einbau der Zähne in den Kiefer und Zahnhalteapparat (Abb. 87)

Bei den geschilderten Kaubewegungen können relativ hohe Kaudrücke entstehen. Im Frontzahnabschnitt hat man eine Belastung von 10–20 kg/cm², im Molarenbereich sogar bis zu 72 kg/cm² gemessen. Diesen hohen Kaudrücken können die Zähne nur durch die extreme Festigkeit ihrer Baumaterialien und durch einen spezifischen Einbau in den Kieferknochen standhalten.

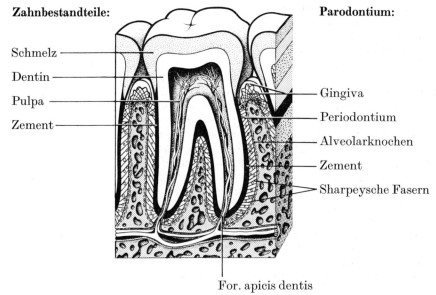

Abb. 87. Aufbau des Zahnes und Struktur des Zahnhalteapparates (F) (modif. nach DIDIO).

Die Zähne gehören zu den härtesten Gebilden des Organismus. Der Hauptteil des Zahnes besteht aus *Dentin (Substantia eburnea)*, einem knochenähnlichen Material, das von der Pulpa aus ernährt wird. Kronenwärts wird das Dentin von Schmelz überzogen. Der *Schmelz (Substantia adamantina)* ist eine zellfreie Hartsubstanz, die sehr stark verkalkt ist (90% anorganische Substanzen, vorwiegend Hydroxylapatit, ein Kalziumphosphatkomplex). Strukturelle Grundlage der Schmelzsubstanz sind die Schmelzprismen: sechsseitige, 4 μm dicke Prismen, die den ganzen Schmelz durchziehen. Im Gegensatz zum Dentin ist der Schmelz nicht regenerationsfähig. Der Wurzel- und Halsteil des Zahnes wird vom *Zement (Substantia ossea)*, einer faserknochenartigen, ebenfalls stark verkalkten Schicht, überzogen, die sich dem Dentin unmittelbar auflagert. Die Wurzel wird von einem oder mehreren Wurzelkanälchen durchsetzt, die mit der Pulpa zusammenhängen. Die *Pulpa* stellt ein gallertiges, gefäßreiches Bindegewebe dar. Sie enthält Nervengeflechte in großer Zahl, so daß der Zahn stark schmerzempfindlich ist.

Jeder Zahn ist durch einen spezifischen *Halteapparat*, der als ein funktionelles System aufgefaßt werden muß, in die knöcherne Alveole des Kiefers eingepflanzt (Gomphosis). Der Halteapparat setzt sich aus der Wurzelhaut *(Periodontium)*, dem angrenzenden Alveolarknochen, dem Zement und dem Zahnfleisch *(Gingiva)* zusammen. Diese vier Gewebsgruppen werden zusammenfassend auch als *Parodontium* bezeichnet.

Die *Zahnalveole* wird an ihrer Innenseite von einem geflechtartigen Knochen ausgekleidet, in dem die straffen, kollagenen Faserbündel der Wurzelhaut verankert sind. Die Wurzelhaut besteht in der Hauptsache aus wurzelspitzenwärts verlaufenden, kollagenen Faserbündeln *(Sharpeyschen Fasern)*, die in das Zement einstrahlen und hier fixiert sind. Im Bereich der Wurzelspitze kommen auch gegenläufige Faserzüge vor. Am Zahnhals existieren zirkuläre und kronenwärts aufsteigende Bündel. Zwischen den Faserbündeln befinden sich Inseln von lockermaschigem, juvenilem Bindegewebe sowie dichtmaschige, venöse Gefäßnetze. Die Breite des Periodontalspaltes beträgt durchschnittlich 0,2 mm.

Wird der Zahn belastet, so wird er in die Alveole hineingedrückt. Die Sharpeyschen Faserbündel spannen sich an und verhindern, daß der Alveolarknochen auf Druck belastet wird. Eine ständige Druckbelastung des Knochens würde zum Abbau des Knochens führen. Der Kaudruck wird also auf diese Weise in eine Zugbelastung umgewandelt, die von den kollagenen Fasern des Halteapparates aufgefangen wird. Gleichzeitig werden die venösen Plexus der Wurzelhaut ausgepreßt und in die Markräume des angrenzenden Alveolarknochens entleert (sog. hydraulische Bremse).

Läßt der Kaudruck nach, füllen sich die Gefäße wieder mit Blut, die Sharpeyschen Fasern entspannen sich und der Zahn wird entlastet.

Die beschriebenen Mechanismen sorgen dafür, daß der Alveolarknochen und die Wurzelkanälchen mit den zuführenden Gefäßen und Nerven geschützt werden. Die juvenilen Bindegewebsinseln innerhalb des Periodontiums ermöglichen außerdem die *biologische Anpassung* des Zahnes an wechselnde Belastungen. Bekannt ist, daß Zähne im Kiefer wandern können. Nach Ausfall eines Zahnes schließt sich beispielsweise die Lücke allmählich wieder (physiologisches Bestreben der Zahnreihe, die Ganzheit des Gebisses wiederherzustellen). Auch nach Wegfall des Gegendruckes durch einen Antagonisten kommt es zum Austritt des Zahnes aus der Alveole. Eine physiologische Erscheinung stellt auch der sog. Mesialschub dar. Es handelt sich dabei um eine kontinuierliche, das ganze Leben über anhaltende, mesialwärts gerichtete Verschiebung der Zähne.

Alle Bewegungen der Zähne innerhalb der Kieferknochen erfolgen nach heutiger Kenntnis durch reaktive Prozesse im Periodontium. Das lockermaschige mesenchymale Bindegewebe der Wurzelhaut hat die Fähigkeit, knochenbildende und -abbauende Zellen zu liefern. Wird durch das Periodontium an einer Seite Knochen abgebaut und gleichzeitig an der anderen Seite angebaut, so verlagert sich der alveoläre Hohlraum in Richtung der Abbauzonen. Eine gleichsinnige Verschiebung des Zahnes setzt aber auch einen entsprechenden Umbau des Faserapparates der Wurzelhaut voraus. Die Umbaumechanismen im einzelnen sind nicht bekannt.

d) Funktionelle Struktur der Kieferknochen

Der Kieferknochen, der aus einer äußeren Kompaktaschicht und einer inneren Spongiosa besteht, ist an die funktionellen Belastungen des Kauapparates bis ins einzelne hinein angepaßt. Die

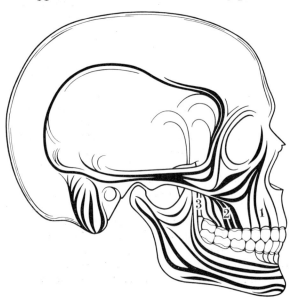

Abb. 88. Hauptspannungslinien des Schädels dargestellt anhand der sog. Spaltlinien (nach BENNINGHOFF). 1 = Eckzahnpfeiler, 2 = Jochbeinpfeiler, 3 = Flügelfortsatzpfeiler.

spongiösen Abschnitte zeigen einen trajektoriellen Bau. Die Trajektorien entsprechen den jeweiligen Druck- und Zugspannungen. Die Kompakta ist im Bereich der Hauptbelastungen pfeilerartig verstärkt. Nach BENNINGHOFF unterscheidet man drei Gesichtspfeiler (Abb. 88), die den vom Gebiß aufgenommenen Kaudruck auf die Rahmenkonstruktion des Schädeldaches übertragen und damit abbauen. Der Pfeiler aus dem Front- und Eckzahngebiet *(Eckzahnpfeiler)* ist am schwächsten, da die Kaudrücke hier relativ niedrig sind. Am kräftigsten ist der *Jochbeinpfeiler*, der den Kaudruck aus dem vorderen Mahlzahnbereich auffängt und über die Crista zygomaticoalveolaris entweder nach vorn zu den ringförmigen Verstärkungen am Orbitaeingang oder nach hinten über den Jochbogen zur Rahmenstruktur der Schläfenregion ableitet. Die auf den Flügelgaumenfortsatz übergehenden Kaudrücke verteilen sich mittels des Keilbeines auf die Rahmenkonstruktion der vorderen und mittleren Schädelgrube (vgl. a. Abb. 63).

5. Drüsenapparat der Mundhöhle (Speicheldrüsen)

a) Allgemeines

Die beim Kauen zerkleinerten Nahrungsbestandteile werden mit Speichel *(Saliva)*, dem gemeinsamen Sekret aller Speicheldrüsen, vermischt. Die Einspeichelung und Homogenisierung der Nahrung in der Mundhöhle unterstützt in entscheidender Weise die späteren Verdauungsprozesse im Magendarmkanal. Bei den Kaubewegungen sezernieren die Speicheldrüsen ihr Sekret in die Mundhöhle, während gleichzeitig die Zunge die Bissen formt und durch ständiges Hin- und Herbewegen für die notwendige Durchmischung sorgt. Der Speichel unterstützt die Quellungsvorgänge, befeuchtet die Mundhöhle und leitet fermentativ die Verdauungsvorgänge ein. Er bildet auch das Lösungsmittel für die Geschmacksstoffe. Die Speicheldrüsen sondern täglich 1500 ml Flüssigkeit ab, die größtenteils im Darm wieder rückresorbiert wird.

b) Zusammensetzung des Speichels

An Verdauungsenzymen enthält der Speichel ein kohlenhydratspaltendes Ferment (Ptyalin) sowie Glykoproteide (Muzine) als Schleimstoffe. Er besitzt außerdem eine gewisse keimtötende (bakterizide) Wirkung sowie eine große Pufferkapazität. Die Schleimstoffe machen die Bissen gleitfähig. Der reiche Kalziumgehalt sowie der konstante pH von 7,0 verhindern die Abgabe von Kalzium aus den Zähnen. Die im Speichel enthaltenen Mikroorganismen (Pilze, Bakterien) sind normalerweise Saprophyten. Im Speichelabstrich finden sich regelmäßig zahlreiche abgeschilferte Epithelzellen sowie Lympho- und Leukozyten (Speichelkörperchen).

Der Speichel hat also neben fermentativen und mechanischen Funktionen auch wichtige biologische Aufgaben für die Gesunderhaltung des Mundhöhlenmilieus und die Abwehr infektiöser Prozesse (Selbstreinigung der Mundhöhle).

c) Bau und Verteilung der Drüsen in der Mundhöhle (Abb. 89, 90)

Die Drüsen der Mundhöhle haben sich aus der Mundhöhlenschleimhaut entwickelt. Teilweise behalten sie ihre ursprüngliche Lage innerhalb der Schleimhaut bei, teilweise verlagern sie sich aber auch weit von ihrem Entstehungsort in die Umgebung. Die Mündung des Ausführungsganges zeigt noch den ursprünglichen Bildungsort an. Je nach ihrer Lage unterscheidet man Lippendrüsen *(Gll. labiales)*, Wangendrüsen *(Gll. buccales)*, Zungendrüsen *(Gll. linguales)*, Gaumendrüsen *(Gll. palatinae)* und Schlunddrüsen *(Gll. pharyngeae)*. Hinzu kommen die großen, paarigen Speicheldrüsen: die Ohrspeicheldrüse *(Gl. parotis)*, die Unterzungendrüse *(Gl. sublingualis)* und die Unterkieferdrüse *(Gl. submandibularis)*. Diejenigen Drüsen, die in der Mitte der Mundhöhle ausmünden (z.B. *Gl. parotis*), produzieren ein dünnflüssiges, fermentreiches Sekret (seröse Drüsen), während die Drüsen im hinteren Drittel der Mundhöhle vornehmlich ein schleimiges Sekret absondern (muköse Drüsen), um die Bissen für den Schluckakt gleitfähig zu machen. Im vorderen Drittel der Mundhöhle wird die Nahrung mit einem gemischten, vielseitigen Sekret, hauptsächlich seromukösen Drüsen eingespeichelt. Hierzu gehören auch die großen Drüsen des Mundbodens, die Gll. submandibulares und sublinguales. Diese Dreiteilung der Mundhöhle hat also funktionelle Gründe (Abb. 89).

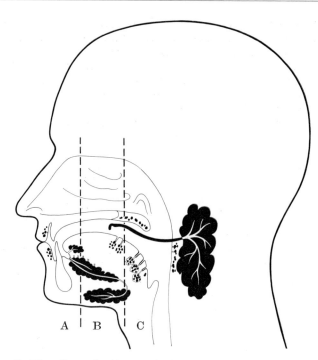

Abb. 89. Schema über die Verteilung der Drüsen in der Mundhöhle (aus J. W. ROHEN: Anleitung zur Differentialdiagnostik histologischer Präparate. 2. Aufl. Schattauer, Stuttgart 1972). A = Vorderer Abschnitt der Mundhöhle (Mündung der Gl. sublingualis und submandibularis sowie der Zungenspitzen- und Lippendrüsen); B = mittlerer Abschnitt der Mundhöhle (Mündung der Gl. parotis); C = hinterer Abschnitt der Mundhöhle (Mündung der Schleimdrüsen von Zungengrund, Pharynx und Gaumen).

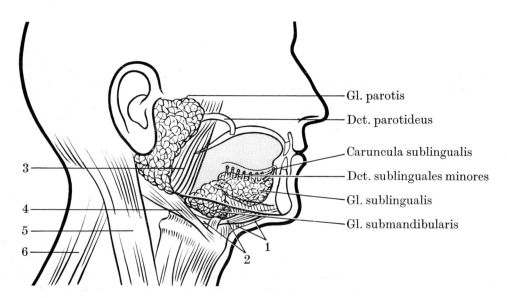

Abb. 90. Lage der großen Speicheldrüsen der Mundhöhle (modif. nach BRAUS) (K-B). *Muskeln:* 1 = M. mylohyoideus, 2 = M. digastricus, 3 = M. masseter, 4 = M. stylohyoideus, 5 = M. sternocleidomastoideus, 6 = M. trapezius.

Die größte und wichtigste Speicheldrüse ist die *Gl. parotis* (Abb. 90). Ihr Ausführungsgang *(Ductus parotideus)* überkreuzt den M. masseter, durchdringt den M. buccinator sowie die Wangenschleimhaut und endet gegenüber dem 2. oberen Molaren im Vestibulum oris. Der ausgedehnte Drüsenkörper lagert sich auf den M. masseter und schiebt sich vor dem Ohr hinter den Ramus mandibulae bis in die Tiefe der Fossa retromandibularis. Er besteht aus dichtgepackt liegenden, rein serösen Drüsenläppchen. Die Parotis wird durch ein flaches, bindegewebiges Septum in einen oberflächlichen und tiefen Drüsenkörper unterteilt.

Die *Gl. submandibularis* stellt eine gemischte, seromuköse Drüse dar, bei der die serösen Endstücke an Zahl überwiegen (Abb. 91). Der Drüsenkörper schmiegt sich in die Nische zwischen Unterkiefer und den beiden Bäuchen des M. digastricus ein. Er lagert sich in der Hauptsache außen auf das Diaphragma oris. Sein 5–6 cm langer Ausführungsgang *(Ductus submandibularis)* biegt um den Hinterrand des M. mylohyoideus herum und endet unter der Zunge auf der Caruncula sublingualis (Abb. 90).

Die *Gl. sublingualis* (Abb. 90, 91) ist ebenfalls eine gemischte Drüse, bei der aber die mukösen Endstücke überwiegen (mukoseröse Drüse). Sie liegt innerhalb der Mundhöhle auf dem M. mylohyoideus und wirft so am Mundboden eine Schleimhautfalte auf *(Plica sublingualis)*. Der Drüsenkörper besteht im hinteren Abschnitt aus zahlreichen Einzeldrüsen (etwa 40–50), die eigene, auf der Plica sublingualis ausmündende, kleine Ausführungsgänge besitzen *(Ductus sublinguales minores)*. Der vordere Abschnitt umfaßt ein größeres Drüsenpaket *(Gl. sublingualis major)*, dessen Ausführungsgang *(Ductus sublingualis major)* ebenso wie der der Gl. submandibularis auf der Caruncula sublingualis ausmündet. Die Aufgliederung des Drüsenkörpers in mehrere selbständige Kompartimente mit eigenen Ausführungsgängen ergibt sich funktionell aus der starken Verschleimung der Endstücke und Gangsysteme. Auf diese Weise läßt sich der Drüsenkörper durch die Zungen- und Kieferbewegungen beim Kauen besser verformen und das zähflüssige, schleimige Sekret leichter durch die kurzen Ausführungsgänge entleeren.

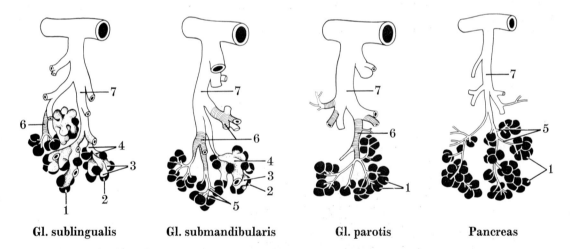

Gl. sublingualis · Gl. submandibularis · Gl. parotis · Pancreas

Abb. 91. Aufbau der Speicheldrüsen (nach BRAUS). 1 = seröse Endstücke, 2 = seröse Halbmonde, 3 = muköse Endstücke, 4 = verschleimte End- und Gangstücke, 5 = Schaltstücke, 6 = Sekretrohre (Streifenstücke), 7 = Ausführungsgänge.

Alle Speicheldrüsen bestehen aus sezernierenden *Endstücken* und einem komplizierten Ausführungsgangsystem (Abb. 91). Die rein serösen Drüsen, wie z. B. die Parotis, besitzen ein dreifach gegliedertes Ausführungsgangsystem. Von den Endstücken wird das Sekret über die Schaltstücke und Sekretrohre in die Ausführungsgänge geleitet. Die Sekretrohre liegen noch innerhalb der Drüsenläppchen (intralobulär), während die Ausführungsgänge zwischen den Läppchen (interlobulär) lokalisiert sind. Je mehr eine Drüse verschleimt, um so mehr verschwinden die intralobulären Sekretrohre. Vielfach bilden die serösen Endstücke an den schleimproduzierenden End-

und Gangstücken nur noch halbmondförmige Kappen. Das Ausführungsgangsystem vereinfacht sich. Es wird weitlumiger und plumper. Die Zahl der Sekretrohre wird reduziert. Bei den reinen Schleimdrüsen (Gll. palatinae, Gll. pharyngeae) differenzieren sich keine Sekretrohre und Schaltstücke mehr aus.

6. Zunge und lingualer Bewegungsapparat

Die Formung des Bissens (Bolus), seine Durchmischung mit Speichel und die Weiterbeförderung in die anschließenden Abschnitte des Verdauungskanals sind die wichtigsten Aufgaben der Zunge *(Lingua)*. Dieser 4–5 cm lange, kompakte Muskelkörper ist sehr beweglich. Er schiebt die Nahrung immer von neuem zwischen die Kauflächen der Zähne und unterhält damit die Zerkleinerungsarbeit.

Die Zunge hängt mit der Zungenwurzel *(Radix linguae)* am Mundboden fest und ist mit der Spitze *(Apex linguae)* frei beweglich (Abb. 92, 93). Der Zungenrücken *(Dorsum linguae)* erscheint durch eine mediane Furche *(Sulcus medianus)* in zwei symmetrische Hälften geteilt. An der Unterfläche setzt das Zungenbändchen *(Frenulum linguae)* diese Symmetrie fort. Unmittelbar am Ursprung des Frenulums liegen die beiden *Carunculae sublinguales*, Ausmündungsstellen der großen Mundbodendrüsen. Die Schleimhaut der Zungenoberfläche zeigt zahlreiche Erhebungen (Papillen), die teilweise Träger von Geschmacksrezeptoren sind. Sie ist auffallend reich durchblutet.

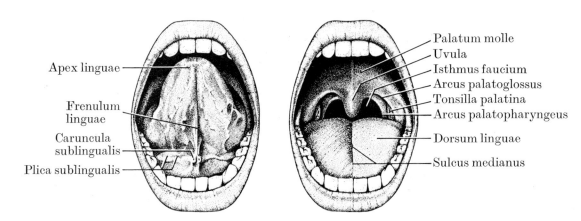

Abb. 92. Zunge und weicher Gaumen in situ (nach BRAUS) (F).

An der Zungenoberfläche finden sich 4 verschiedene Papillentypen:

1. Die *Papillae filiformes* (Fadenpapillen) sind sehr zahlreich und über den Zungenrücken gleichmäßig verteilt (etwa 500/cm^2). Sie tragen kleine Hornspitzen und besitzen ausschließlich mechanische Aufgaben. Bei fleischfressenden Säugern, die die Fleischreste sauber von den Knochen ihrer Beute abraspeln (z. B. Raubtieren), sind sie sehr stark entwickelt.

2. Die *Papillae fungiformes* (pilzförmige Papillen) sind etwas weniger zahlreich. Sie können in der Jugend auch Geschmacksorgane besitzen.

3. Die *Papillae foliatae* (blattförmige Papillen) sind auf die Zungenränder beschränkt. Im Epithel dieser Papillen liegen zahlreiche Geschmacksknospen, die allerdings im Alter weitgehend zugrunde gehen. Im Bereich der Papillen münden seröse Drüsen (Spüldrüsen).

4. Die 7–12 *Papillae vallatae* (Wallpapillen) bilden eine V-förmige Reihe an der Grenze zwischen Dorsum und Radix linguae, unmittelbar vor dem Sulcus terminalis. Es handelt sich um die größten Zungenpapillen. Sie besitzen zahlreiche Geschmacksorgane und werden von großen, in der Zunge gelegenen, serösen Spüldrüsen befeuchtet.

Der *Zungengrund* ist unregelmäßig gefurcht und besitzt keine echten Papillen mehr. Seine unregelmäßigen Erhebungen werden als *Papillae conicae* bezeichnet. Am Zungengrund sind große Schleimdrüsen lokalisiert, die in kryptenartige Epitheleinsenkungen einmünden. Um die Krypten herum verdichtet sich das lymphatische Gewebe in reichem Maße, so daß man von einer Zungentonsille *(Tonsilla lingualis)* gesprochen hat (vgl. lymphatisches System, S. 161).

Ihre große Beweglichkeit erhält die Zunge durch ein dreidimensionales Muskelgitter, das den Zungenkörper *(Corpus linguae)* fast vollständig ausfüllt. Die Binnenmuskulatur der Zunge greift von innen an einer derben, unter der Schleimhaut liegenden Faserhaut *(Aponeurosis linguae)* an. Auf diese Weise kann das Organ von innen her in alle Richtungen des Raumes gleichmäßig verstellt werden. Man unterscheidet zweckmäßigerweise eine Binnen- und eine Außenmuskulatur.

Die *Binnenmuskeln der Zunge* (Abb. 93, 94) ordnen sich rechtwinklig in die drei Dimensionen des Raumes ein. Die Bündel des *M. verticalis* verlaufen senkrecht, die des *M. transversus* horizontal.

Das transversale System wird in der Mitte durch das *Septum linguae* unterbrochen. Die Sehnen des M. transversus verflechten sich mit den Faserbündeln des Septums in einem bindegewebigen Scherengitter (Abb. 94), das der Zunge die gleitende Vor- und Rückwärtsbewegung ermöglicht.

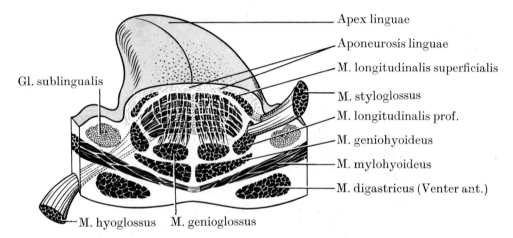

Abb. 93. Querschnitt durch die Zunge zur Darstellung der Muskelsysteme (K-B). Der M. hyoglossus strahlt hauptsächlich in das transversale, der M. styloglossus in das longitudinale, der M. genioglossus in das vertikale System der Zungenbinnenmuskulatur ein.

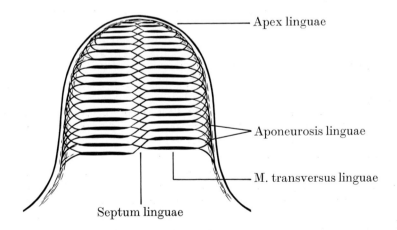

Abb. 94. Schema über den konstruktiven Aufbau des Transversussystems der Zunge und die Scherengitterstruktur des Septum linguae (nach DABELOW).

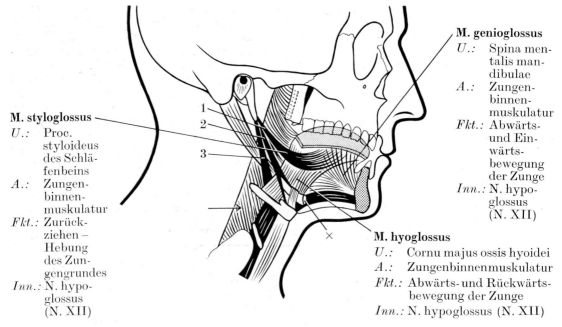

Abb. 95. Außenmuskulatur der Zunge (K-B). Der vordere Bauch des M. digastricus wurde abgeschnitten (×). Vom Proc. styloideus entspringen folgende Muskeln: 1 = M. styloglossus, 2 = M. stylohyoideus, 3 = M. stylopharyngeus (Pfeil = Pharynx).

Ein starres Septum würde ein Hindernis für die Zungenbewegungen darstellen. In die Zungenaponeurose strahlen die vertikalen und transversalen Muskelbündel mit pinselförmigen Sehnenfäden ein und beteiligen sich damit an der Gitterstruktur dieser subepithelialen Sehnenplatte, die ebenso gleitend verstellbar ist wie das Septum.

Das Muskelgefüge der Zunge wird durch ein Längsmuskelsystem vervollständigt, das sich in eine oberflächliche und tiefe Portion gliedern läßt *(M. longitudinalis superficialis* und *profundus)* (Abb. 93). Der Longitudinalis liegt dicht unter der Schleimhautaponeurose, in die er auch mit seinen Sehnen einstrahlt. Er umgibt den Muskelkörper des vertikalen und transversalen Systems wie eine Manschette und bewirkt vor allem das Zurückziehen der gestreckten Zunge, während die Streckung durch die gleichzeitige Kontraktion der vertikalen und transversalen Muskeln erfolgt.

Die *Außenmuskeln der Zunge* gehen von den benachbarten Skeletteilen aus und anschließend in die drei genannten Systeme über. Sie bilden also innerhalb der Zunge keine neuen Fasersysteme, sondern fügen sich in das Raumgitter der Binnenmuskulatur »systemgerecht« ein (Abb. 93).

Der *M. styloglossus* strahlt von hinten-oben in den Zungengrund ein und geht hauptsächlich in das longitudinale System der Binnenmuskulatur über. Seine Fasern reichen bis zur Zungenspitze. Einzelne Bündel zweigen auch in das transversale System ab. Der M. styloglossus zieht die Zunge nach hinten-oben und damit den Zungengrund, besonders beim Schluckakt, gegen den Isthmus faucium.

Der *M. genioglossus* strahlt vor allem in das vertikale System ein, hat aber auch Verbindungen mit dem M. longitudinalis profundus. Er wirkt dem Styloglossus entgegen und verhindert das Zurücksinken der Zunge und damit die Verlegung des Rachenraumes, z. B. im Schlaf oder bei der Narkose.

Die Faserbündel des *M. hyoglossus* verbinden sich mit dem transversalen und oberflächlich-longitudinalen System der Binnenmuskulatur. Sie können die herausgestreckte Zunge wieder zurückziehen.

7. Weicher und harter Gaumen

Für die Kautätigkeit braucht die Zunge ein Widerlager, das vom Dach der Mundhöhle gebildet wird (Gaumen). Die vorderen drei Viertel des Gaumendaches sind knöchern und unbeweglich *(Palatum durum)*, das hintere Viertel ist muskulös *(Palatum molle)*. Die Schleimhaut des harten Gaumens ist fest mit der Unterlage verwachsen und nahezu unverschieblich. Vorn existieren mehrere starre Querfalten *(Plicae palatinae transversae)*, die als Reibe funktionieren. Der weiche Gaumen endet mit dem beweglichen Zäpfchen *(Uvula)*. Er wird von quergestreiften Muskeln verspannt. Man unterscheidet den *M. tensor veli palatini*, der an der Schädelbasis entspringt und mit einer langen Sehne um den Hamulus des Processus pterygoideus des Keilbeins herumbiegt und von der Seite in den Gaumen einstrahlt, sowie den *M. levator veli palatini*, der ebenfalls von der Schädelbasis kommt und dann direkt von oben in den weichen Gaumen übergeht (Abb. 96).

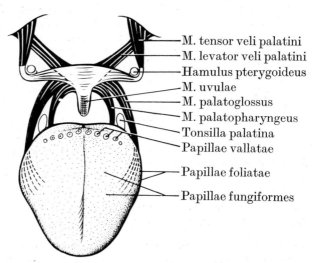

Abb. 96. Muskulatur des Gaumens (nach BENNINGHOFF) (K-B).

Kaudal geht die Gaumenmuskulatur in zwei Muskelbögen über *(Arcus palatini)*, die den *Isthmus faucium* seitlich begrenzen. Zwischen den Gaumenbögen befindet sich die *Fossa tonsillaris* mit der Gaumenmandel *(Tonsilla palatina)*. Der *M. palatoglossus* strahlt fächerförmig in die Zunge ein. Der weiter hinten gelegene *M. palatopharyngeus* geht in die Längsmuskulatur des Schlundrohres über. Die beiden Gaumen- oder Schlundbögen *(Arcus palatoglossus* und *palatopharyngeus)* können das Gaumensegel abwärtsziehen, während die *Levatoren* den Gaumen nach oben bewegen und die beiden Tensoren ihn der Quere nach verspannen. Gaumensegel und Uvula besitzen darüber hinaus auch noch eine Eigenmuskulatur, die sich zum *M. uvulae* verdichtet. Eine feste Bindegewebsplatte dient als mechanisches Grundgerüst.

Zahlreiche muköse Drüsen in der oralen Wand der Schleimhaut produzieren den für den Schluckakt wichtigen Gleitspeichel. Alle genannten Muskeln verflechten sich zu einem konstruktiv sehr feingliedrigen Apparat, der zahlreiche, fein abstufbare Bewegungen ermöglicht. Die Uvula kann sich strecken und verlängern, retrahieren und verdicken. Auch seitliche Bewegungen sind möglich. Durch Hebung des weichen Gaumens mit der Uvula kann die Mundhöhle gegen die Nasenhöhle abgeschlossen werden, was beim Schluckakt eine Rolle spielt.

Das feine Bewegungsspiel von Uvula und Gaumen stellt eine weitere Voraussetzung für das Sprechvermögen des Menschen dar.

8. Schlund (Pharynx)

a) Struktur und Bedeutung des Pharynx

Der Pharynx schließt Mund- und Nasenhöhle hinten ab und befestigt sich an der Schädelbasis. Kaudal geht er in die Speiseröhre (Ösophagus) über. Da Nasen- und Mundhöhle stockwerkartig *übereinander*, Luft- und Speiseröhre aber *voreinander* liegen, müssen sich Luft- und Speiseweg irgendwo überkreuzen. Diese Überkreuzung findet im Pharynx statt. Der Schlund ist der gemeinsame Abschnitt des Respirations- und des Digestionstraktes, gewissermaßen ein an der Schädelbasis hängender, mit Schleimhaut ausgekleideter Schlauch, der vorne offen ist.

Entsprechend gliedert sich der Pharynx in *drei Stockwerke:* ein oberes, das mit der Nasenhöhle in Verbindung steht *(Pars nasalis*, Nasopharynx oder Epipharynx), einen mittleren Abschnitt, der sich zur Mundhöhle hin öffnet *(Pars oralis*, Oro- oder Mesopharynx) und ein unteres Stockwerk, welches hauptsächlich hinter dem Kehlkopf liegt und sich bis zum Anfangsteil der Speiseröhre (Ösophagusmund) erstreckt (*Pars laryngea*, Laryngopharynx oder Hypopharynx). Der Epipharynx wird, wie die Nasenhöhle, von einer Respirationsschleimhaut ausgekleidet. Meso- und Hypopharynx besitzen eine kutane Schleimhaut, wie sie auch in der Mundhöhle differenziert ist.

Im Epipharynx mündet die Tuba auditiva, ein Verbindungsrohr zwischen Pharynx und Mittelohr (Abb. 69). Unter der Schädelbasis liegt die Tonsilla pharyngea (Abb. 145). Die Nasenhöhle öffnet sich durch die *Choanen* in den Epipharynx, die Mundhöhle durch den Isthmus faucium in den Mesopharynx. Der Isthmus wird von den beiden Schlundböden begrenzt. Die Tonsilla palatina ragt etwas vor. Epi- und Mesopharynx können durch das Gaumensegel voneinander getrennt werden, so daß vollständig abgeschlossene Räume entstehen (Abb. 99). In den Hypopharynx ragt der Kehlkopfeingang (Aditus laryngis) mit dem stark vorspringenden Kehldeckel *(Epiglottis)* hinein (Abb. 69, 99). Dadurch entsteht beiderseits neben dem Kehlkopf eine Schleimhautrinne *(Recessus piriformis)*, die als Speiseweg dient.

Entsprechend seiner Doppelfunktion als Luft- und Speiseweg hat der Pharynx keinen einheitlichen *Wandbau*. Er besitzt auch nicht den für den Digestionstrakt charakteristischen Schichtenbau. Generell besteht der Pharynx aus einer drüsenreichen Schleimhaut und einer kräftigen, meist zweischichtigen Muskulatur. Eine Muscularis mucosae fehlt. Statt dessen ist eine kräftige elastische Faserschicht differenziert *(Membrana elastica)*, die morphologische Grundlage für die ausgeprägte Dehn- und Verformbarkeit des Schlundrohres. Im Meso- und Hypopharynx finden sich unter der Schleimhaut ausgedehnte Pakete muköser Drüsen, die die Schleimhaut mit einem zähflüssigen Schleim beschicken und das Gleiten der Bissen beim Schlucken erleichtern.

b) Pharynxmuskulatur

Die Muskulatur besteht aus zwei Schichten, einer Ring- und einer Längsschicht. Im Gegensatz zum übrigen Magendarmkanal liegt die Längsschicht innen und die Ringschicht außen.

Die *Ringmuskulatur (Constrictores pharyngis)* ist jedoch nicht rein zirkulär angeordnet. Sie besteht vielmehr aus dachziegelartig übereinandergelagerten Platten mit schräg zur Mitte hin aufsteigenden Muskelfasern, die sich median in einer sehnigen Raphe verankern (Abb. 97). Die unterste dieser Platten *(M. constrictor inf.)* liegt am oberflächlichsten und überdeckt die mittlere und obere Platte *(M. constrictor med.* und *sup.)*. Unter der Schädelbasis hört die Muskulatur auf und wird durch eine bindegewebige Membran *(Membrana pharyngobasilaris)* ersetzt. Vorn befestigen sich die Konstriktoren an den Skeletteilen der Schädelbasis, am Zungenbein und Kehlkopf. Der obere Konstriktor findet seine Fortsetzung in der Wangenmuskulatur (M. buccinator). Beide Muskelsysteme sind durch die *Raphe pterygomandibularis*, die vom Proc. pterygoideus des Keilbeins entspringt und an der Innenseite der Mandibula befestigt ist, voneinander getrennt. Auf diese Weise entsteht eine zusammenhängende Muskelwand, die den Unterkiefer überkreuzt (Abb. 98).

Die *Längsmuskulatur* des Pharynx *(Levatores pharyngis)* repräsentieren die Schlundheber. Sie kommen in der Regel von außen. Da die Längsmuskelschicht aber innerhalb von den Konstriktoren liegt, müssen die Levatoren irgendwo die Ringfaserschichten durchbrechen. Meist geschieht das in der Lücke zwischen dem M. constrictor sup. und med. (Abb. 97). Die Levatoren sind im Ursprungsgebiet kompakt, fächern sich aber nach Eintritt in die Pharynxwand stark auf, so daß unter der Schleimhaut eine ausgedehnte, lockermaschige Längsfaserschicht entsteht.

Mm. constrictores pharyngis (Abb. 97, 98)

A. *M. constrictor sup.* (oberer Schlundschnürer)
  1. *Pars pterygopharyngea* – Ursprung vom Proc. pterygoideus des Keilbeins (Lam. med. und Hamulus).

Schlund (Pharynx)

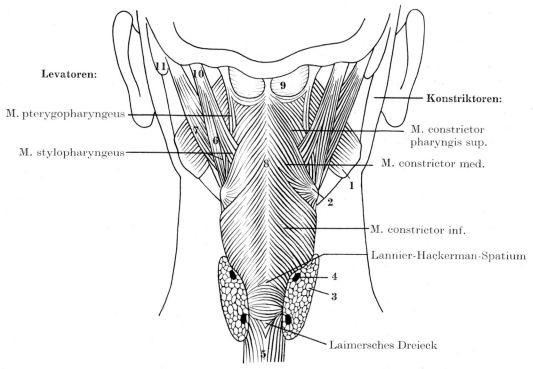

Abb. 97. Pharynxmuskulatur in der Ansicht von dorsal. Die im Bereich der Membrana pharyngobasilaris auftretenden Längsmuskelzüge (M. pterygopharyngeus) sind nicht regelmäßig vorhanden (umgez. nach WOLF-HEIDEGGER) (R).

1 = M. pterygoideus med.	5 = Oesophagus	9 = Membrana pharyngobasilaris
2 = Cornu majus ossis hyoides	6 = M. stylohyoideus	
3 = Gl. thyreoidea	7 = Venter post. m. diagstrici	10 = Processus styloideus
4 = Gl. parathyreoidea	8 = Raphe pharyngis	11 = Processus mastoideus

  2. *Pars buccopharyngea* – Ursprung von der Raphe pterygomandibularis.
  3. *Pars mylopharyngea* – Ursprung von der Linea mylohyoidea des Unterkiefers.
  4. *Pars glossopharyngea* – Ursprung aus der Zungenbinnenmuskulatur.
 B. *M. constrictor med.* (mittlerer Schlundschnürer)
  1. *Pars chondropharyngea* – Ursprung vom kleinen Zungenbeinhorn (Cornu minus).
  2. *Pars ceratopharyngea* – Ursprung vom großen Zungenbeinhorn (Cornu majus).
 C. *M. constrictor inf.* (unterer Schlundschnürer)
  1. *Pars thyreopharyngea* – Ursprung vom Schildknorpel.
  2. *Pars cricopharyngea* – Ursprung vom Ringknorpel.
Mm. levatores pharyngis (Abb. 97, 98)
  1. *M. stylopharyngeus* – Ursprung vom Processus styloideus.
  2. *M. salpingopharyngeus* – Ursprung von der Tuba auditiva.
  3. *M. palatopharyngeus* – Ursprung vom weichen Gaumen.
  4. *M. pterygopharyngeus* – Ursprung vom Proc. pterygoideus des Keilbeins (variabler Muskelzug).

Beim Übergang der Pharynx- in die Ösophagusmuskulatur ordnen sich die Muskelbündel um, so daß die Längsmuskulatur außen und die Ringmuskelschicht innen zu liegen kommt. Im Übergangsbereich entsteht häufig ein muskelfreies Dreieck (Laimersches Dreieck), ein Prädilektionsort für Ausstülpungen der Ösophaguswand (Divertikel). Am Beginn des Ösophagus (Ösophagusmund) entwickeln sich unter der Schleimhaut dichte Venengeflechte, die dem Ösophagusmund eine besondere Dehnbarkeit verleihen. Der Ösophagusmund besitzt eine besondere Eigenmotorik. Man hat am Lebenden regelmäßige rhythmische Kontraktionen beobachtet.

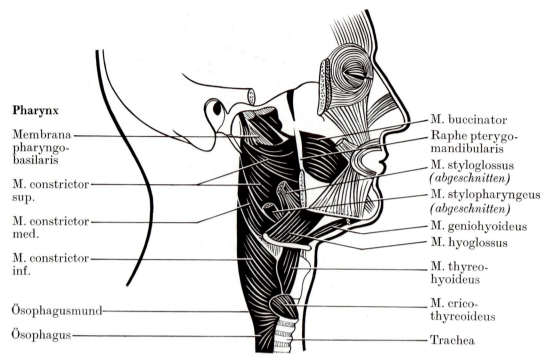

Abb. 98. Pharynxmuskulatur in Seitenansicht (nach BRAUS) (K-B).

c) Schluckvorgang (Abb. 99, 100)

Das Schlucken (Schlingbewegung) besteht aus einer langsamen, willkürlichen und einer raschen, reflektorischen Komponente. Der Schluckvorgang kann in 3 Phasen, die fließend ineinander übergehen, eingeteilt werden:

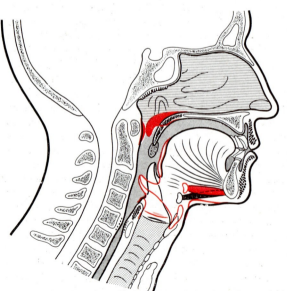

Abb. 99. Schematische Darstellung des Schluckaktes (K-B). Rot = glossopharyngeale Schluckphase (s. Text).

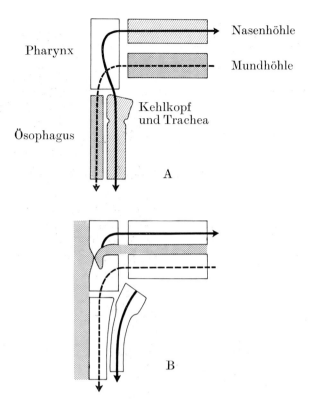

Abb. 100. Formveränderungen der Räume des Luft- und Speiseweges beim Schlucken. Luftweg: durchgezogene Linie, Speiseweg: gestrichelte Linie. A = ruhige Atmung, B = Schlucken (modif. nach BRAUS) (K-B).

1. *Vorbereitungsphase*. Zunächst wird die Mundhöhle durch die Lippen geschlossen (bei offenem Mund ist das Schlucken unmöglich). Dann wird durch Anheben des Gaumensegels (M. tensor und levator veli palatini) die Mundhöhle gegen den Nasenraum abgeschlossen. Dabei wölbt sich die hintere Pharynxwand durch Kontraktion des oberen Schlundschnürers wulstartig vor *(Passavantscher Wulst)*. Gleichzeitig kontrahiert sich die Mundbodenmuskulatur, besonders der *M. mylohyoideus*, und zieht das Zungenbein mit Kehlkopf und Trachea schräg nach vorn-oben. Die Zunge bildet eine Rinne und schiebt den vorbereiteten Bissen langsam nach hinten in das Gaumentor.

2. *Bukkopharyngeale Phase* (besser glossopharyngeale Phase). Hat der Bissen (Bolus) die Gaumenbögen oder die hintere Pharynxwand berührt, erfolgen alle weiteren Vorgänge des Schluckens und Schlingens sehr rasch und ohne willkürliche Beeinflussung (Schluckreflex). Die Zungenwurzel wird durch den M. styloglossus und M. hyoglossus wie ein Spritzenstempel ruckartig nach hinten bewegt, so daß der Bolus durch das Gaumentor in den mittleren Pharynxraum hineingestoßen wird. Die Zungenwurzel drückt gleichzeitig den Kehldeckel herunter, so daß der Eingang zu den Atemwegen verlegt ist. Durch die Aufwärtsbewegung des Kehlkopfes schräg nach vorn-oben wird dieser auch aus dem Hauptverkehrsweg der Speisen herausgezogen und gleichzeitig der seitlich gelegene Recessus piriformis eröffnet. Der M. thyreohyoideus vervollständigt die Kippung des Kehlkopfes und nähert Zungenbein und Kehlkopf einander an, so daß sich die Epiglottis schützend über den Kehlkopfeingang legen kann. Die Stempelwirkung der Zunge, die durch die Kontraktion der Pharynxmuskulatur unterstützt wird, treibt den Bolus schließlich in den Ösophagus. Dieser Stempeldruck kann so groß werden, daß geschluckte Flüssigkeiten durch den ganzen Ösophagus unmittelbar bis in den Magen gespritzt werden können.

3. *Ösophageale Phase*. Unmittelbar nach der bukkopharyngealen Phase erschlafft der Ösophagusmund und ergreift durch rasch aufeinanderfolgende Kontraktionswellen den Bolus, der auf

diese Weise schnell in die Speiseröhre und anschließend durch die Eigenperistaltik des Ösophagus zum Magen weiterbefördert wird. Die ausgedehnten Venenpolster am Ösophagusmund schützen die Schleimhaut vor Druckschäden.

Beim Säugling steht der Kehlkopf so hoch, daß die Epiglottis die Uvula fast berührt. Der Schluckvorgang ist so modifiziert, daß Atmen und Schlucken nebeneinander ablaufen können. Diese Situation ändert sich in den ersten beiden Lebensjahren, so daß sich die Sprache entwickeln kann.

III. Vorderdarm

1. Speiseröhre (Oesophagus)

a) Übersicht

Die Speiseröhre leitet die Bissen oder Flüssigkeiten in den Magen und überbrückt damit den thorakalen Raum. Sie hat eine Länge von durchschnittlich 22–25 cm. Ein durch die Mundhöhle eingeführter Schlauch erreicht etwa 40 cm von der Zahnreihe entfernt den Magen. Man unter-

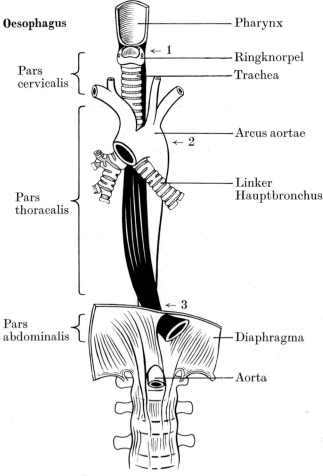

Abb. 101. Lage und Gliederung des Ösophagus, von vorne gesehen (K-B). *Ösophagusengen:* 1 = obere Enge hinter dem Ringknorpel, 2 = mittlere Enge hinter dem Aortenbogen, 3 = untere Enge am Zwerchfelldurchtritt.

scheidet am Ösophagus einen Halsteil *(Pars cervicalis)*, einen Brustteil *(Pars thoracalis)* und einen Bauchteil *(Pars abdominalis)*. Der Halsteil beginnt mit dem *Ösophagusmund* an der Ringknorpelplatte und reicht bis zur oberen Thoraxapertur. Der Brustteil läuft hinter der Luftröhre, mit der er durch Muskelfasern verbunden sein kann, bis zum Zwerchfell abwärts. Der relativ kurze, abdominale Abschnitt wird vom Zwerchfelldurchtritt *(Hiatus oesophageus)* bis zum Kardiaabschnitt des Magens gerechnet. Er ist innerhalb des Zwerchfellschlitzes beweglich und daher von wechselnder Ausdehnung (1–4 cm). Von Klinikern wird er wegen funktioneller Besonderheiten auch als »terminaler Ösophagus« bezeichnet. Er erscheint im Röntgenbild meist weitlumig *(Antrum cardiae)*. Im Bereich des Zwerchfelldurchtrittes wird der Ösophagus eingeengt (untere Ösophagusenge). Oberhalb dieser Stelle ist er etwas ampullär erweitert (epiphrenische Ampulle) (Abb. 103). Im Brustteil kommt es durch den Aortenbogen zu einer weiteren Einengung (mittlere Enge). Auch am Beginn des Ösophagus, am Ringknorpel, ist das Lumen in der Regel sehr eng (obere Ösophagusenge). Insgesamt lassen sich damit drei Engen unterscheiden (Abb. 101, 103).

b) Wandbau

Der Ösophagus ist der erste Abschnitt des Verdauungskanals, der den typischen Schichtenbau des Magendarmkanals zeigt. Die dreischichtige Mukosa wird durch eine gut ausgebildete Submukosa von der zweischichtigen Muscularis propria getrennt (Abb. 102). Die Muskularis besteht aus einer äußeren Längs- und einer inneren Ringfaserschicht, die aber in Form von auf- und absteigenden Schraubenzügen miteinander verbunden sind und daher ein zusammenhängendes funktionelles System bilden. Im oberen Drittel der Speiseröhre besteht die Muscularis propria nur aus quergestreifter Muskulatur, während sie im unteren Drittel aus glatter Muskulatur aufgebaut ist. Dazwischen findet sich eine Übergangszone, in der glatte und quergestreifte Muskelbündel nebeneinander vorkommen. In diesem Bereich zeigt die quergestreifte Muskulatur mancherlei strukturelle Besonderheiten (elastische Sehnen, elastisch-muskulöse Verbindungen u. a.). Dadurch wird die Arbeitsweise der quergestreiften Muskelfasern an die der glatten angepaßt. Die Verbindung mit der Umgebung stellt die äußerste Wandschicht, die *Adventitia*, her. Die *Mukosa* wird wie die Mundhöhle von einem widerstandsfähigen, mehrschichtigen Plattenepithel ausgekleidet. Sie ist daher als kutane Schleimhaut zu bezeichnen. Eine besonders kräftige, meist zweischichtige Muscularis mucosae besorgt die Eigenmotilität der Schleimhaut. Mukoide Drüsen, die hauptsäch-

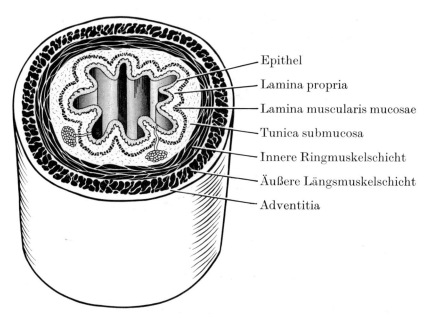

Abb. 102. Schematisierter Querschnitt durch den Ösophagus zur Darstellung der Schichtengliederung (K.-B).

lich in der Submukosa liegen, sondern einen zäh- bis dünnflüssigen Schleim als Schutz für die innere Oberfläche und zur Erhaltung der Gleitfähigkeit geschluckter Bissen ab.

c) Arbeitsweise

Die Beförderung der Bissen innerhalb des Ösophagus erfolgt durch peristaltische Kontraktionswellen der Muscularis propria. Man unterscheidet primäre und sekundäre Kontraktionswellen, die im oberen Ösophagus wegen der quergestreiften Wandmuskulatur rascher ablaufen als im unteren. Beim sog. Leerschlucken erreicht eine Kontraktionswelle das untere Ösophagusende in 5–12 sec. Jede Kontraktionswelle stellt eine zum Magen hin fortschreitende Hochdruckzone dar, die den Bolus jeweils in den Abschnitt mit niedrigerem Druckniveau vor sich herschiebt. Bei aufrechter Körperhaltung eilt der Bolus durch sein Eigengewicht häufig der peristaltischen Welle voraus. Zum Schluß erschlafft die Muskulatur des unteren Ösophagusabschnittes (sog. unterer Ösophagussphinkter) und erlaubt damit den Druckausgleich zwischen Speiseröhre und Magen, was den Übertritt der Speiseteile in den Magen ermöglicht. Übergroße Bissen können durch lokale Dehnungsreize sekundäre peristaltische Wellen auslösen, die meist auf den mittleren und unteren Ösophagusabschnitt beschränkt sind. Tertiäre Kontraktionen sind ungeordnete, nicht fortschreitende, lokale Kontraktionen. Flüssigkeiten werden im Sitzen oder Stehen meist durch den Schluckakt in einem Zuge durch den ganzen Ösophagus bis in die epiphrenische Ampulle gespritzt. Im Liegen wird jedoch auch die geschluckte Flüssigkeit durch Muskelkontraktion befördert.

In funktioneller Hinsicht nimmt der untere, terminale Ösophagus eine Sonderstellung ein. Obwohl anatomisch bisher nicht nachgewiesen, besteht in diesem Bereich funktionell ein Sphinktermechanismus, der den Rückfluß von Speisebrei aus dem Magen verhindert (unterer Ösophagussphinkter). Unterstützt wird dieser Mechanismus dadurch, daß bei einer Steigerung des Bauchhöhlendruckes das Antrum cardiacum zusammengepreßt wird.

2. Magen (Ventriculus)

a) Funktionelle Gliederung

An den terminalen Ösophagus schließt sich der Magen an, der im linken oberen Teil der Bauchhöhle liegt und durch eine größere Luftblase (Magenblase) so aufgebläht ist, daß er der Zwerchfellkuppel direkt anliegt (Abb. 103). Der Magen hat eine doppelte Aufgabe. Einerseits dient er als Nahrungsbehälter, andererseits ist er aber auch ein Verdauungsorgan, das die chemische Aufspaltung der Nahrungsstoffe einleitet und die Resorption ihrer Spaltprodukte vorbereitet. Die

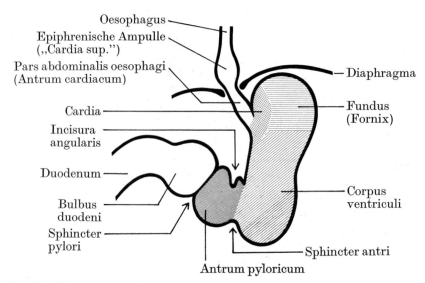

Abb. 103. Gliederung des Magens und der angrenzenden Darmabschnitte (K-B).

Nahrungsaufnahme erfolgt heutzutage meist in unregelmäßigen Zeitabständen. Der Magen rhythmisiert die Nahrungsverarbeitung, indem er die geschluckten Bissen zunächst speichert und dann portionsweise an den Dünndarm weitergibt. Die Aufstapelung des Nahrungsbreies erfolgt im Magenkörper *(Corpus ventriculi)*, der in erstaunlichem Maße dehnbar ist. Der fermentative Abbau der Nahrungsstoffe, vor allem der Eiweiße, beginnt im Magenkörper, der proteolytische Enzyme und Salzsäure absondert. Der zweite Hauptabschnitt des Magens, die *Pars pylorica (Antrum pyloricum)* übernimmt die Aufgabe der Durchmischung. Die Antrummuskulatur ist zu regelmäßigen, peristaltischen Bewegungen fähig. Sie befördert den halbflüssigen, schon teilweise verdauten Chymus schließlich durch den Magenpförtner *(Pylorus)* in den Anfangsteil des Duodenums *(Bulbus duodeni)*. Peristaltische Kontraktionswellen treten im Korpusteil des Magens nicht auf.

Das Corpus ist also funktionell oral, das Antrum aboral orientiert. Die *Pars cardiaca* (kurz Kardia) schafft eine Verbindung zum abdominalen Ösophagus. Meist ist der Magen in sich etwas abgeknickt (Angelhakenform). Die längere, dehnungsfähige, laterale Seite bildet die große Kurvatur, die kürzere, mediale Seite die kleine Kurvatur. Zusammen mit dem Duodenum ist der Magen unter dem Zwerchfell verschieblich, so daß sich seine Form ständig ändern kann.

b) Wandbau des Magens

Der Magen besitzt ebenso wie der Ösophagus den für den Darm charakteristischen Schichtenbau (Abb. 104). Dieser ist jedoch an die besonderen Funktionen dieses Organs angepaßt. Die digestorischen Aufgaben übernimmt die drüsenreiche Schleimhaut. Die meist zweischichtige Muscularis mucosae besorgt die Schleimhautmotorik. Sie ermöglicht auch die notwendige Anpassung der Schleimhautoberfläche an den Nahrungsbrei. Die Eigenmuskulatur des Magens (Muscularis propria) besteht wie im Darm aus einer äußeren Längs- und einer inneren Ringschicht. Sie wird im Korpusteil innen durch eine weitere Schicht, die *Fibrae obliquae*, ergänzt.

Die Magenschleimhaut besitzt zur Erhaltung der Dehnbarkeit zahlreiche Reservefalten, die in der kleinen Kurvatur hauptsächlich in der Längsrichtung verlaufen (Magenstraße), sonst aber unregelmäßig vernetzt sind. Auf den Falten zeigt sich bei Lupenvergrößerung eine beetartige Felderung der Schleimhaut, die *Areae gastricae*, deren Durchmesser 1–2 mm beträgt. Die schlauchförmigen Drüsen gehen nicht über die Muscularis mucosae hinaus. Etwa 3–7 dieser Drüsenschläuche münden in eine grübchenartige Vertiefung *(Foveola gastrica)* der Schleimhaut. Der Abstand zweier Foveolae beträgt im Mittel 0,1 mm. Auf 1 mm^2 Schleimhautoberfläche kommen also etwa

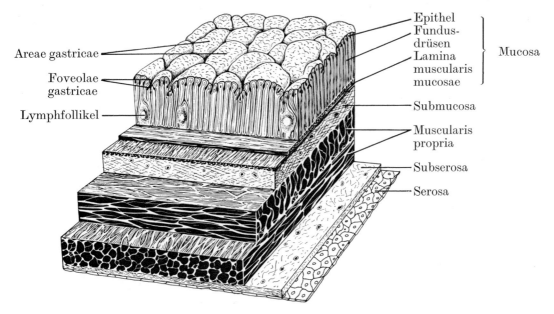

Abb. 104. Aufbau und Schichtengliederung der Magenwand im Fundusbereich (K-B).

100 Magengrübchen. Die tubulösen Drüsen des Magenkörpers sezernieren den *Magensaft*, der eiweißspaltende Enzyme (Pepsin) sowie Salzsäure enthält. Die hohe Azidität des Magensaftes schafft einerseits ein optimales Milieu für die Aktivierung der proteolytischen Enzyme, andererseits vernichtet sie die mit der Nahrung eingedrungenen Keime, damit die im Dünndarm erfolgende Resorption in einem abakteriellen Milieu vor sich gehen kann. Sie beendet auch die in der Mundhöhle mit der Einspeichelung begonnene Kohlenhydratverdauung durch das Ptyalin (α-Amylase).

Der hohe Säure- und Pepsingehalt bringt aber auch die Gefahr der Selbstverdauung mit sich. Daher produziert die Magenschleimhaut einen spezifischen neutralen Schleim, der eine hohe Pufferkapazität besitzt.

Die *Drüsen* der Antrumregion (Pylorusdrüsen) sind kürzer und verzweigt. Sie sondern vor allem Schleimstoffe ab sowie ein Hormon (Gastrin), das die Magensaftproduktion im Korpusteil fördert. Das Pylorusdrüsensekret ist stark alkalisch und neutralisiert den Magensaft, wodurch der Übertritt in das Duodenum vorbereitet wird. Wasser, Alkohol und kleinmolekulare Substanzen können von der Magenschleimhaut resorbiert werden. Im allgemeinen findet jedoch die Resorption von

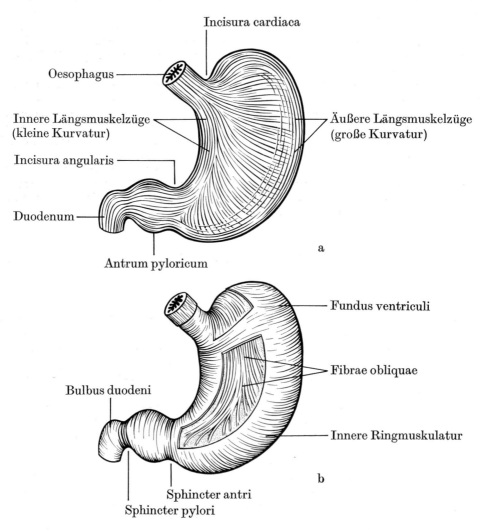

Abb. 105. Muskulatur des Magens (nach RAUBER u. KOPSCH) (K-B). a) Äußere Längsmuskelschicht. Zahlreiche Bündel biegen in die zirkuläre Richtung um. b) Innere Ringmuskelschicht sowie die ganz innen gelegene Schicht der Fibrae obliquae.

Energieträgern erst im Dünndarm statt. Durch spezifische Wirkstoffe (Enteroglukagon, »intrinsic factor«) sowie auch durch die Salzsäureproduktion beeinflußt der Magen die ionale Zusammensetzung des Blutes in entscheidender Weise.

c) Muskulatur

Im Korpusteil ist die Muskulatur des Magens dreischichtig, im Pylorusabschnitt nur noch zweischichtig. Die Längsmuskulatur des Ösophagus geht auf den Magen über, wird aber auf der Vorder- und Rückfläche sehr dünn. Kräftigere Längsmuskelzüge entwickeln sich vornehmlich im Bereich der kleinen und großen Kurvatur. Erst im Antrum existiert wieder eine geschlossene, äußere Längsmuskulatur (Abb. 105a). Die gut ausgebildete, innere Ringmuskelschicht verdichtet sich am Übergang zum Pylorus zu einem Sphinkterorgan *(M. sphincter pylori)*. An der kleinen Kurvatur des Magens geht sie systemgerecht in die Längsmuskelschicht über, so daß spiralige Fasertouren auftreten. An der Innenseite der Ringmuskulatur tritt im Fundus und Korpus eine dritte Schicht auf, die *Fibrae obliquae*, die jedoch den Bereich der kleinen Kurvatur freiläßt (Abb. 105b). Die Fibrae obliquae sind vornehmlich längs orientiert, strahlen aber in regelmäßigen Abständen bogenförmig in die Ringmuskulatur ein, so daß spiralige Verläufe resultieren. An der Incisura cardiaca liegen die Fibrae obliquae besonders eng zusammen. Man vermutet, daß sie hier eine Schleimhautfalte in das Innere vorstülpen, die wie ein Ventil wirkt. Kaudal erreichen die Fibrae obliquae die Incisura angularis, wo sie sich an dem sphinkterartigen Muskelgeflecht des Antrums *(M. sphincter antri)* beteiligen.

Die langgezogenen Spiralmuskelschlingen der Korpusmuskulatur erlauben keine echten peristaltischen Bewegungen, sie verleihen jedoch dem Magen eine besondere Entfaltungs- und Dehnungsfähigkeit. Nur das Antrum besitzt eine mit dem Dünndarm vergleichbare Muskelschichtung. Regelmäßige peristaltische Wellen laufen daher nur in der Pars pylorica ab. Normalerweise beträgt die Verweildauer der Speisen im Magen 2–4 Stunden. Dann setzt die Antrumtätigkeit ein und treibt den Mageninhalt portionsweise durch den Pyloruskanal in den Dünndarm. Der Sphincter pylori ist funktionell nicht selbständig, sondern arbeitet mit der Antrummuskulatur zusammen. Er kontrahiert sich nur dann, wenn ihn die Antrumwellen erreichen. Wahrscheinlich besteht seine wichtigste Funktion darin, den Rückfluß von Duodenalinhalt zu verhindern. Die Entleerungsrate des Antrums ist weitgehend abhängig von den ionalen Verhältnissen im Bulbus duodeni.

IV. Mitteldarm

1. Allgemeines

Der Dünndarm *(Intestinum tenue)* ist der für die Verdauung wichtigste Abschnitt des Digestionstraktes. Hier wird die Nahrung chemisch in ihre Bausteine gespalten und resorbiert. Der Dünndarm gliedert sich in 3 Abschnitte, die fließend ineinander übergehen: 1. Zwölffingerdarm *(Duodenum)*, 2. Leerdarm *(Jejunum)* und 3. Krummdarm *(Ileum)*. Der für die Resorptionsvorgänge wichtigste Abschnitt ist der proximale Dünndarm (Duodenum und Anfang des Jejunums). Aber auch das Ileum ist befähigt, alle normalerweise im Duodenum aufgenommenen Stoffe zu resorbieren. In der Regel werden diese Möglichkeiten jedoch kaum genützt. Fällt allerdings der obere Dünndarm aus, so kann das Ileum voll einspringen. Das Ileum stellt also für den Digestionstrakt eine funktionelle Reserve dar. Man kann von einem Resorptionsgradienten sprechen.

Die *Resorptionsvorgänge* werden durch eine starke Oberflächenvergrößerung der Schleimhaut, die analwärts kontinuierlich abnimmt, begünstigt. Im oberen Dünndarm finden sich 8–10 mm hohe, ringförmige bzw. spiralige Schleimhautfalten (*Plicae circulares*, Kerckringsche Falten) (Abb. 107), die ileumwärts allmählich weniger und niedriger werden. Die Kerckringschen Falten vergrößern die innere Oberfläche des Dünndarms um rund 35%. Sie sind dicht mit 0,5–1 mm langen Zotten *(Villi intestinales)* besetzt (Abb. 107). Durch die Zotten wird die Oberfläche des Darmes 500–600fach vergrößert (20–40 Zotten stehen auf 1 mm^2). Die Zotten sind im Duodenum blattförmig, im übrigen Dünndarm fingerförmig gestaltet. Sie fehlen im Kolon. Als organisierte Ausstülpungen der Schleimhaut stellen sie die eigentlichen Resorptionsorgane dar. Sie besitzen daher ein gut ausgebildetes Gefäßsystem (s. S. 128). Einzelne Muskelbündel der Muscularis mucosae strahlen bogenförmig in die Zotten ein und ermöglichen deren Eigenmotilität *(Zottenpumpe)*. Durch melkende Bewegungen der Zotten wird die Resorption wesentlich beschleunigt. Die Zottenbewegungen werden durch Gewebshormone (Villikinin), die auf die übrige Darmmuskulatur keinen Einfluß haben und aus der Schleimhaut des oberen Dünndarms bei Kontakt mit dem Nahrungsbrei freigesetzt werden, angeregt.

Von besonderer Bedeutung für die Resorptionsprozesse sind auch die *Darmbewegungen* selbst. Außer der *Muscularis mucosae* besitzt der Dünndarm eine *Muscularis propria*, die sich aus einer inneren Ring- und einer äußeren Längsmuskulatur zusammensetzt (Abb. 107). Diese Muskelschichten führen die peristaltischen Bewegungen aus. Man unterscheidet 3 Arten:

1. Die *peristaltischen Kontraktionswellen* laufen mit einer Geschwindigkeit von 2–15 cm/sec in regelmäßiger Folge analwärts. Eine gegenläufige (oralwärts gerichtete) Peristaltik gibt es am Dünndarm nicht. Sie wurde bisher nur am Kolon beobachtet. Die konstruktive Bauweise der Dünndarmwand, insbesondere des Bindegewebsgerüstes, verhindert vermutlich eine Antiperistaltik. Pflanzt man im Experiment ein Darmstück in umgekehrter Richtung wieder ein, so machen die peristaltischen Kontraktionswellen an der Operationsstelle halt. Die Peristaltik ist also nicht umkehrbar. Der Darm besitzt einen polaren Bau.

2. Als *Pendelbewegungen* bezeichnet man rhythmisch hin- und hergehende Längenänderungen einzelner Darmsegmente, die mit einer Frequenz von 10–12/min ablaufen.

3. *Segmentbewegungen* sind dagegen Weitenänderungen der Darmwand durch ringartige Kontraktionen und Dilatationen, die auf die jeweiligen Darmabschnitte beschränkt bleiben und in ziemlich regelmäßigen Abständen auftreten. Die Pendel- und Segmentbewegungen dienen weniger dem Transport des Nahrungsbreies (Chymus) als vielmehr seiner Durchmischung.

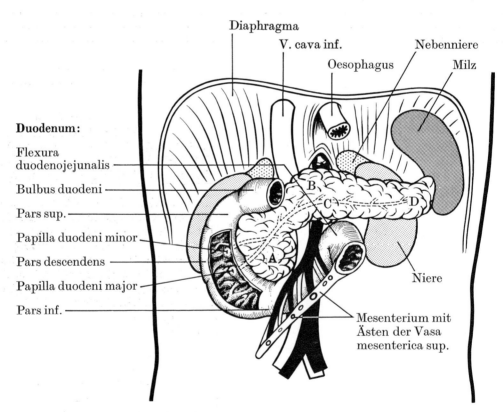

Abb. 106. Duodenum (vorne gefenstert) und Pankreas an der hinteren Bauchwand. Magen und anschließender Dünndarm sind entfernt (K-B). *Pankreas* (Ausführungsgänge gestrichelt): A = Caput pancreatis, B = Tuber omentale, C = Corpus pancreatis, D = Cauda pancreatis.

2. Duodenum (Zwölffingerdarm)

Das Duodenum hat eine Länge von 25–30 cm (»zwölf Querfingerbreiten«) und in der Regel die Form eines U, das sich rechts von der Wirbelsäule um den Kopf der Bauchspeicheldrüse herumlegt (Abb. 106). Man unterscheidet 3 Abschnitte: die *Pars superior, Pars descendens* und *Pars inferior*. Diese Abschnitte gehen jeweils mit einer bogenförmigen Krümmung ineinander über *(Flexura sup., inf.* und *duodenojejunalis)*. Der Nahrungsbrei gelangt vom Pylorus aus zunächst in den *Bulbus duodeni,* dann in die Pars superior und weiter in die Pars descendens, schließlich in den unteren Duodenalabschnitt (Pars inferior), der zunächst horizontal *(Pars horizontalis)* und dann wieder leicht ansteigend *(Pars ascendens)* verläuft. Der untere Duodenalabschnitt wird von den mesenterialen Gefäßen überkreuzt und geht anschließend mit einer relativ scharfen Knickung *(Flexura duodenojejunalis)* in das Jejunum über. In der Mitte des absteigenden Abschnittes münden auf einer Längsfalte der Schleimhaut *(Plica longitudinalis)* meist gemeinsam in einer Papille *(Papilla duodeni major)* die Ausführungsgänge der zwei großen, funktionell zum Dünndarm gehörigen Drüsen, nämlich der Leber *(Ductus choledochus)* und der Bauchspeicheldrüse *(Ductus pancreaticus)*. Die Schleimhaut des Duodenums ist stark gefaltet (Kerckringsche Falten). Ihre Zotten sind relativ plump und blattförmig. Der Drüsenapparat ist gut entwickelt.

Die *Duodenalschleimhaut* enthält zahlreiche schlauchförmige Einsenkungen (Krypten), von denen verzweigte, »mukoide« Drüsen ausgehen, die in die Submukosa eingebettet sind *(Gll. duodenales* oder *Brunnersche Drüsen)* (Abb. 107). Außerdem kommen verschiedene spezialisierte Einzeldrüsenzellen vor. Zieht man in Betracht, daß sowohl die Leber als auch das Pankreas entwicklungsgeschichtlich aus dem Duodenum entstanden sind und die Wand dieses Darmabschnittes selbst mit Drüsen dicht besetzt ist, so kann man verstehen, daß man das Duodenum als den größten Drüsenbildner des Organismus bezeichnet hat.

Der *Duodenalsaft* ist ein Gemisch aller genannten Drüsen. Er bewirkt in alkalischem Milieu die für die Resorption notwendige Aufpaltung der Nahrungsstoffe in ihre Elementarbausteine (Monosaccharide, Aminosäuren, Fettsäuren), wobei der Nahrungsbrei stark verflüssigt wird.

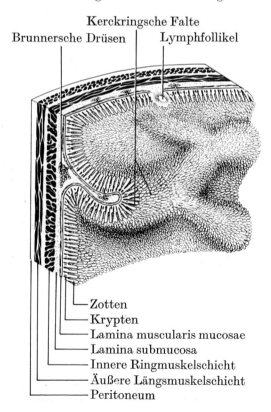

Abb. 107. Aufbau der Duodenalwand mit Zotten und Kerckringschen Falten (K-B).

Allein vom Pankreas werden täglich etwa 2000 ml Flüssigkeit abgesondert. Hinzu kommt noch der Gallen-, Magen- und Duodenalsaft. Diese Flüssigkeit wird in den anschließenden Darmabschnitten wieder rückresorbiert.

3. Pankreas (Bauchspeicheldrüse)

Die wichtigste Sekretbeimischung erhält der Duodenalinhalt aus dem Pankreas, das den Bau einer serösen Speicheldrüse aufweist. Die Bauchspeicheldrüse erstreckt sich als länglicher Körper quer an der hinteren Bauchwand entlang bis zur Milz (Abb. 106). Sie ist aus dem Epithel des Duodenums entstanden, kann also gewissermaßen als eine vergrößerte und nach außen verlagerte Duodenaldrüse angesehen werden. Der Pankreaskopf *(Caput pancreatis)* behält daher noch zeitlebens seine ursprüngliche topographische Verbindung mit dem Duodenum bei. Nach links verjüngt sich der Pankreaskörper in zunehmendem Maße und läuft schließlich in den langgestreckten Schwanzteil aus *(Cauda pancreatis)*, der bis zum Milzhilus reicht. Kranialwärts stülpt sich das *Tuber omentale* etwas vor. Unten schneiden die Mesenterialgefäße tief in das Pankreasgewebe ein *(Incisura pancreatis)*.

Inselartig eingestreute Gewebsgruppen *(Langerhanssche Inseln)* bilden ein inkretorisches Organ (Inselorgan), das im Gegensatz zu dem exokrinen Gewebe nicht an das Ausführungsgangsystem angeschlossen ist. Das Inselorgan gehört zum System der endokrinen Organe (s. S. 379).

Der exokrine Anteil der Bauchspeicheldrüse produziert den enzymreichen *Pankreassaft*. Dieser zeichnet sich durch einen besonders hohen Gehalt an Bikarbonaten aus, die mit den ebenfalls alkalischen Sekreten der Galle und des Dünndarms den sauren Magensaft neutralisieren und damit den für die Fermentwirkungen nötigen pH schaffen. Im Pankreassaft kommen außerdem stark wirksame, proteinspaltende Enzyme (Trypsinogen, Chymotrypsinogen), Lipasen zur Fettverdauung sowie Amylasen bzw. Diastasen zur Kohlenhydratverdauung vor. Diese Enzyme werden in der Form inaktiver Vorstufen in das Darmlumen abgegeben und dort von bestimmten, von der Duodenalschleimhaut selbst produzierten Enzymen aktiviert.

4. Leber (Hepar)

Die Leber kann als eine Drüse angesehen werden, die sich aus der Duodenalwand entwickelt hat. Ihr Sekret, die Galle, wird durch den Gallengang *(Ductus choledochus)* in das Duodenum entleert. Die Galle spielt eine wichtige Rolle bei der Fettverdauung. Die Leber erfüllt jedoch noch zahlreiche weitere Aufgaben. Sie stellt gewissermaßen das große chemische Organ des Körpers dar. Die vom Darm resorbierten Kohlenhydrate synthetisiert die Leber zu Glykogen, das in den Parenchymzellen gespeichert wird. Auch im Rahmen des Eiweiß- und Fettstoffwechsels nimmt die Leber eine zentrale Stellung ein. Sie ist außerdem ein wichtiges Entgiftungsorgan. Schließlich ist die Leber auch an der Blutbildung und am Blutabbau beteiligt.

Aus der Vielzahl dieser Aufgaben erklärt sich die Größe des Organs (1500 g), das einen großen Teil des Oberbauchraumes ausfüllt. Der mächtige rechte Leberlappen *(Lobus dext.)* schmiegt sich dem Zwerchfell an *(Facies diaphragmatica)*, der linke *(Lobus sin.)* überschreitet die Mittellinie und schiebt sich bis auf die Vorderfläche des Magens nach links herüber. An der Leberunterfläche *(Facies visceralis)* zeichnet sich die Lappengliederung ab, die durch zwei sagittale Fissuren markiert wird (Abb. 108). Hier liegt auch die Ein- bzw. Austrittsstelle der Leitungsbahnen, die Leberpforte *(Porta hepatis)*. Leberpforte und die beiden Fissuren formieren ein »H«, das den *Lobus quadratus* und *Lobus caudatus* einschließt (Abb. 108). In die rechte Fissur *(Fissura sagittalis dextra)* lagert sich hinten die untere Hohlvene *(V. cava inf.)* und vorne die Gallenblase ein, die teilweise mit dem Lebergewebe verwachsen ist. Die linke Fissur *(Fissura sagittalis sin.)* enthält vorne eine Bauchfellduplikatur, das *Lig. falciforme hepatis* mit der obliterierten Nabelvene *(Chorda venae umbilicalis)*, und hinten das *Lig. venosum*, das durch ein obliteriertes Kurzschlußgefäß des Fetalkreislaufs entstanden ist *(Ductus venosus Arantii)*.

In der Leberpforte verlaufen die A. hepatica propria (zuführend), die V. portae (zuführend) und (abführend) die Gallengänge (Ductus hepatici proprii und comm.) neben Lymphgefäßen und Nerven. Die abführenden Venen verlassen die Leber nicht an der Leberpforte, sondern an der

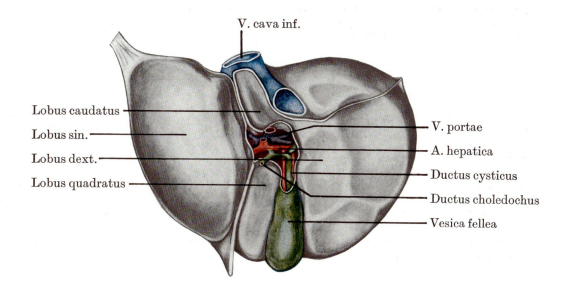

Abb. 108. Leber von kaudal gesehen (nach TÖNDURY) (K).

gegenüberliegenden Facies diaphragmatica, so daß sie nur einen sehr kurzen Weg bis zur unteren Hohlvene zurückzulegen haben.

Die Leber wird allseitig vom Bauchfell überzogen. Lediglich in der Umgebung der unteren Hohlvene (hinten-oben) bleibt ein Feld vom Peritoneum frei. Hier verwächst die Leber breitflächig mit der dorsalen Bauchwand, wodurch sie in ihrer Lage fixiert wird *(Pars affixa)*.

5. Extrahepatische Gallenwege

Die von der Leber produzierte Galle gelangt über die großen abführenden Gallenwege (extrahepatische Gallengänge) in das Duodenum. Beide Leberlappen entleeren ihr Gallensekret in den *Ductus hepaticus dexter* bzw. *sinister*. Diese vereinigen sich zum *Ductus hepaticus communis*, der in der Leberpforte liegt. Weiter distal nimmt er den *Ductus cysticus* der Gallenblase auf und wird damit zum *Ductus choledochus*. Der Ductus choledochus verläuft an der Rückseite des Duodenums kaudalwärts und endet auf der *Plica longitudinalis duodeni* zusammen mit dem Ausführungsgang des Pankreas *(Ductus pancreaticus)* auf einer etwas in das Lumen vorragenden Schleimhautpapille (*Papilla duodeni major* oder Papilla Vateri). Ein Nebenausführungsgang der Bauchspeicheldrüse (*Ductus pancreaticus minor* oder *accessorius)* mündet etwa 2 cm proximal davon auf der *Papilla duodeni minor* (Abb. 106, 109).

Die Wandung der extrahepatischen Gallengänge enthält reichlich elastische Fasernetze sowie ein Geflecht glatter Muskelfasern. Die Muskulatur fehlt im unteren Teil des Ductus cysticus und Ductus choledochus weitgehend. Gegen Ende des Ductus choledochus verstärkt sie sich jedoch zunehmend durch Ringfaserzüge, so daß an der Einmündungsstelle in den Dünndarm ein Sphinkter entsteht (*M. sphincter choledochi*, Sphincter Oddi).

Auch die *Gallenblase (Vesica fellea)* besitzt eine geflechtartige Muskulatur. Ihr Lumen kann aktiv verkleinert werden. Sphincter Oddi und Gallenblasenmuskulatur wirken alternierend zusammen und regulieren den Gallenfluß in das Duodenum. Ist der Sphincter Oddi geschlossen, so tritt die kontinuierlich von der Leber gebildete Galle rückläufig durch den Ductus cysticus in die Gallenblase über. Wird der Sphinkter geöffnet, so kontrahiert sich die Gallenblase. Die Gallenblase stellt aber kein passives Reservoir dar, vielmehr kann hier die Galle durch Rückresorptionsprozesse eingedickt und in ihrer chemischen Zusammensetzung verändert werden. In der Wand der extrahepatischen Gallengänge liegen zahlreiche tubulöse Schleimdrüsen, die der Galle Schleimstoffe beimischen und die Schleimhaut der Gallenwege vor der mazerierenden Wirkung der Galle schützen. Die Gallenblase besitzt im allgemeinen keine Drüsen.

Der obere Teil des Ductus cysticus enthält eine spiralige Schleimhautfalte *(Heistersche Klappe* oder *Plica spiralis)*, die durch eine entsprechend konstruierte Muskulatur gestützt wird. Wahrscheinlich verhindert diese Klappe den kontinuierlichen Abfluß der Galle aus der Gallenblase.

Funktionell kann man eine »dünne« Galle, die aus der Leber kommt und über den Ductus choledochus direkt in das Duodenum abfließt, von einer »dicken« mit Schleim und Salzen angereicherten Galle, die aus der Gallenblase kommt, unterscheiden. Die Galle spielt bei der Fettverdauung im Dünndarm eine wichtige Rolle. Durch die Galle werden die Fette emulgiert und zur Resorption vorbereitet.

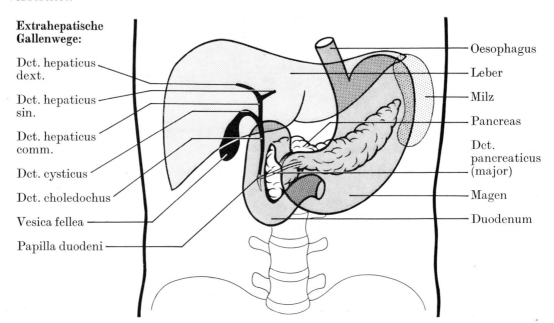

Abb. 109. Extrahepatische Gallenwege (schwarz) und ihre topographische Beziehung zu den Oberbauchorganen (K-B).

6. Jejunum und Ileum

Beide Dünndarmabschnitte sind nicht scharf voneinander abzugrenzen. Der Gesamtabschnitt reicht von der Flexura duodenojejunalis bis zur Valva ileocaecalis (Abb. 110). Er bildet den am Dünndarmgekröse *(Mesenterium)* befestigten Dünndarmabschnitt *(Intestinum mesenteriale)*, der am Lebenden insgesamt eine Länge von 2—3 m, an der Leiche meist von 5 m hat. Die oberen $2/5$ werden zum Jejunum, die unteren $3/5$ zum Ileum gerechnet. Da die mesenteriale Wurzel mit einer Länge von 15—17 cm um ein Vielfaches kürzer ist als der daran befestigte Dünndarm, legt sich dieser in halskrausenartige Schlingen. Im allgemeinen füllen die Jejunumschlingen den linken oberen Teil, die Ileumschlingen den rechten unteren Teil der Bauchhöhle aus.

Die strukturelle Differenzierung der Dünndarmschleimhaut nimmt analwärts kontinuierlich ab, da die Resorptionsvorgänge quantitativ mehr und mehr zurücktreten. Die Zotten werden niedriger, die Drüsen verschwinden und die Kerckringschen Falten verstreichen allmählich. Das Ileum hat in der Regel keine Plicae circulares mehr. Um so mehr nimmt der lymphatische Apparat (s. S. 160) an Umfang zu.

An der Einmündungsstelle des Ileums in das Kolon erscheint der Dünndarm meist ein wenig in den Dickdarm invaginiert *(Valva ileocaecalis,* Bauhinsche Klappe, Abb. 110). An dieser Stelle ist die Ringmuskelschicht verstärkt, so daß man von einem Sphinkter gesprochen hat, der mit dem

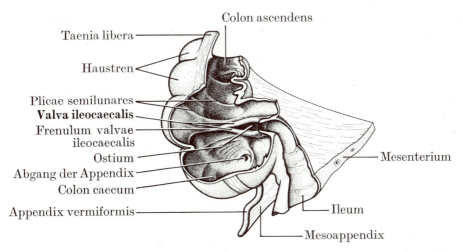

Abb. 110. Bau der Valva ileocaecalis am Übergang vom Dünn- in den Dickdarm (F).

Pylorus verglichen wurde. Am Lebenden erkennt man vom Dickdarmlumen aus eine kegelförmige Erhebung mit radiären Schleimhautfalten. An der Leiche findet man dagegen regelmäßig zwei Lippen, die beiderseits in ein *Frenulum* auslaufen (Abb. 110). Gewöhnlich ist die Ausgangspforte des Dünndarms verschlossen und läßt den Chymus nur periodisch in das Kolon übertreten. Die eigenartige Konstruktion der Bauhinschen Klappe verhindert besonders den Rücktritt von Dickdarminhalt in das Ileum, was wegen der reichlichen Bakterienflora des Kolons vermieden werden soll.

V. Enddarm (Colon)

1. Übersicht

Die wesentlichsten Aufgaben des Dickdarms sind: 1. Eindickung und Ausscheidung der unverdauten Nahrungsreste, 2. Rückresorption der im Dünndarm abgeschiedenen Flüssigkeit und 3. Rückresorption der körpereigenen Substanzen und Wirkstoffe. Im Kolon werden täglich etwa 400–700 ml Wasser resorbiert. Zum Energiehaushalt des Körpers trägt der Dickdarm wenig bei. Die Fett- und Eiweißbausteine werden fast vollständig im Dünndarm resorbiert. Gallensalze und bestimmte Vitamine (z. B. B_{12}) werden in der Regel vom Ileum rückresorbiert. Das organische Material, das aus dem Ileum in das Kolon übertritt, besteht daher überwiegend aus unverdauten Kohlenhydratresten. Die im Kot (Fäzes, täglich etwa 200–300 g) vorkommenden Proteine stammen weitgehend von den Bakterien, die den Dickdarm in großer Menge besiedeln *(Bacterium coli)* und 12–15% der Trockensubstanz der Exkremente ausmachen. Die Dickdarmbakterien bestreiten ihren eigenen Stoffwechsel hauptsächlich aus den Kohlenhydratresten der Nahrung, produzieren aber andererseits einige für den Organismus wichtige Stoffe (z. B. Biotin, Vitamin K, Fol- und Nikotinsäure). Sie leben mit dem Menschen in Symbiose (Parabionten). Eine Schädigung der normalen Darmflora kann Vitaminmangelzustände erzeugen.

Überblickt man den Digestionstrakt als Ganzes, so findet man in allen Abschnitten Bakterien und Keime, lediglich der Dünndarm ist keimfrei. Die Salzsäure des Magens sowie ein spezielles System der Abwehr (s. lymphatische Organe, vgl. S. 160) sorgen an den Übergangsstellen zum Dünndarm dafür, daß dieser für die Verdauungs- und Resorptionsprozesse wichtigste Abschnitt nicht durch Infektionserreger in seiner Funktion gestört wird.

2. Bau und Gliederung des Kolons

Der Dickdarm umgibt das Dünndarmpaket in Form einer Girlande (Abb. 111). Der Chymus (täglich etwa 600–800 ml) tritt durch die Valva ileocaecalis in den sog. Blinddarm *(Colon caecum)* über und gelangt von hier aufsteigend in das *Colon ascendens, Colon transversum, Colon descendens* und schließlich über das *Colon sigmoideum* in das *Colon rectum* zum After. Colon ascendens und transversum bilden unterhalb der Leber die *Flexura coli dextra*, Colon transversum und descendens auf der gegenüberliegenden Seite die *Flexura coli sinistra*, die bis zum unteren Milzpol aufsteigt. Der halbflüssige und breiartige Chymus wird im Kolon zum Kotballen eingedickt und im Rektum *(Ampulla recti)* bis zur Entleerung (Defäkation) abgelagert. Colon transversum und sigmoideum hängen an einem Meso, dem Dickdarmgekröse *(Mesocolon transversum* bzw. *Mesosigmoideum)*, und sind daher beweglich. Ihre Lage ist variabel. Colon ascendens und descendens sind mit der dorsalen Bauchwand verwachsen. Der am Colon caecum hängende Wurmfortsatz *(Appendix vermiformis)* stellt einen zu einem lymphatischen Organ umgewandelten Kolonabschnitt dar, der durch ein eigenes kleines Mesenteriolum *(Mesoappendix)* frei beweglich in die Bauchhöhle hereinragt (Abb. 110, 111).

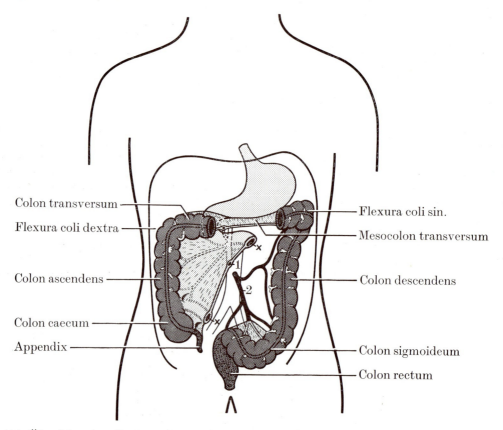

Abb. 111. Übersicht über die Lage der Kolonabschnitte (F). ×× = Jejunum und Ileum mit ihrem Mesenterium sind abgetrennt. 1 = A. mesenterica sup., 2 = A. mesenterica inf.

Der *Bau der Dickdarmwand* weicht in verschiedenen Punkten von dem des Dünndarms ab. Die Muscularis propria besteht zwar grundsätzlich ebenfalls aus einer äußeren Längs- und einer inneren Ringfaserschicht. Die Längsmuskulatur bildet jedoch keine geschlossene Schicht mehr, sondern konzentriert sich auf drei streifenförmige, etwa 1 cm breite Zonen, die *Tänien* (Abb. 110, 111). Zwischen den Tänien fehlt die Muskulatur nicht vollständig, wird aber meist sehr dünn. Man unterscheidet eine mehr vorne gelegene »freie« Tänie *(Taenia libera)*, eine nach innen gerichtete *Taenia omentalis*, an der das große Netz (Omentum majus) befestigt ist, und schließlich eine *Taenia mesocolica*, an der das Mesocolon transversum ansetzt. Die Tänien wirken als Muskelstreifen, die den Dickdarm verkürzen und der Länge nach raffen können.

Auch die Ringmuskulatur ist im Kolon dünner als im Dünndarm. Durch die Längsmuskelbänder der Tänien entstehen am Dickdarm Ausbuchtungen *(Haustra, »Poschen«)*, zwischen die die Kontraktionsringe der zirkulären Muskulatur so tief einschneiden, daß sie auch im Lumen Schleimhautfalten *(Plicae semilunares)* aufwerfen. Die Plicae semilunares sind aber nicht mit den Plicae circulares des Dünndarms zu vergleichen, denn die Kerckringschen Falten werden ausschließlich von der Schleimhaut gebildet und sind als konstante Einrichtungen zu betrachten, an der die Muscularis propria keinen Anteil hat. Die Plicae semilunares sind dagegen Ausdruck des jeweiligen Kontraktionszustandes. Sie verändern ständig ihre Lage und Form, so daß sich auch die Haustren verändern (sog. Fließen der Haustren).

Eine weitere Besonderheit des Dickdarms stellen die *Appendices epiploicae* dar. Die lappenförmigen, fettreichen Anhängsel sind Ausstülpungen der Serosa und stehen in zwei Reihen meist an der vorderen und medialen Seite vom Colon ascendens und descendens. Am Querkolon existiert nur eine Reihe von Fettanhängen. Ihre Funktion ist unklar.

Die *Struktur der Schleimhaut* ist im Vergleich zu der des Dünndarms einfacher. Ausgedehntere Oberflächenvergrößerungen durch Falten und Zotten fehlen. Krypten sind vorhanden. Der Drüsenapparat ist weitgehend reduziert. Im Epithel hat die Zahl schleimbildender Zellen stark zugenommen. Auch Lymphorgane treten in größerer Menge auf.

3. Mastdarm (Colon rectum)

Das Rektum schließt sich ohne scharfe Grenze an das Colon sigmoideum an (Abb. 112). Man unterscheidet einen erweiterten Abschnitt *(Ampulla recti)* und einen Endabschnitt *(Canalis analis)*, der in den muskulären Beckenboden *(Diaphragma pelvis)* eingefügt ist. Das Diaphragma pelvis wird hauptsächlich vom M. levator ani gebildet, der den willkürlichen Sphinkter für den Analkanal liefert *(M. sphincter ani ext.)*. Die Ringmuskelschicht des Rektums verstärkt sich an dieser Stelle ebenfalls und bildet den unwillkürlichen, glattmuskulären Sphinkter *(M. sphincter ani int.)*.

Im Bereich des Rektums vervollständigt sich die Längsmuskulatur der Tänien wieder zu einer geschlossenen Längsschicht (Abb. 112), die bis zu den beiden Sphinkteren reicht und an der Konstruktion des Sphinkterorgans beteiligt ist. Im Rektumbereich fehlen daher Haustren und Plicae semilunares. Dagegen existieren einige konstante, querverlaufende Schleimhautfalten

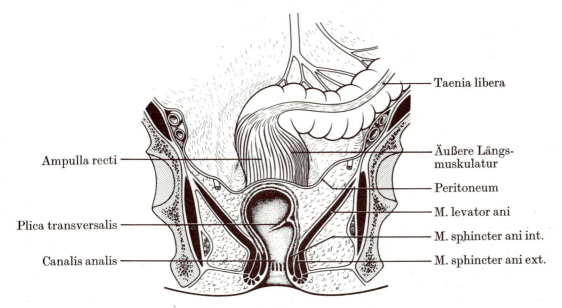

Abb. 112. Einbau des Rektums in den Beckenboden (nach LITTMANN) (F).

(Plicae transversales recti), in deren Bereich die Ringmuskulatur verdichtet ist. Die größte dieser Falten ist vom Anus aus mit dem Finger tastbar und wird Kohlrauschsche Falte genannt. An dieser Stelle entsteht durch die etwas verstärkte Ringmuskulatur ein unvollständiger dritter Sphinkter *(M. sphincter ani tertius)*.

Die Ampulla recti kann sich mit Kotmassen füllen und stark erweitern. Die Schleimhautfalten verstreichen, je mehr die Füllung zunimmt. In Höhe des Sphinkterorgans springen im Analkanal 8–10 charakteristische Längsfalten ins Innere vor *(Columnae anales* oder Morgagnische Falten*)*, zwischen die sich nischenartige Vertiefungen *(Sinus anales)* einsenken. Diese Falten werden durch Gefäßgeflechte aufgeworfen *(Anulus haemorrhoidalis)* und tragen zum kompletten Verschluß der Analöffnung bei.

VI. Peritoneum (Bauchfell) und mesenteriale Strukturen

Der Magendarmkanal liegt nicht frei in der Bauchhöhle, sondern wird von dem Bauchfell *(Peritoneum)*, einer dünnen serösen Haut mit besonderen mechanischen und biologischen Funktionen, überdeckt (Abb. 113). Der peritoneale Überzug macht die Darmschlingen gegeneinander gleitfähig und bildet Duplikaturen aus, an denen der Darm aufgehängt ist. Diese Gekröse (Mesos) fixieren nicht nur die Darmabschnitte in ihrer Lage, sondern leiten auch die Gefäße und Nerven von und zur Darmwand. Die mesenterialen Strukturen werden damit zu Leitbahnen für die Gefäße und Nerven (Gefäß-Nerven-Straßen).

Das den Darm umkleidende Bauchfell nennt man *Peritoneum viscerale* (Serosa), dasjenige, welches die Bauchhöhlenwandung überzieht, *Peritoneum parietale* (Abb. 113). Die mesenterialen Strukturen werden nach den zugehörigen Darmabschnitten benannt: Mesogastrium (Magen), Mesenterium (Dünndarm), Mesocolon transversum, Mesosigmoideum (Dickdarm). Alle Mesos bestehen aus zwei Blättern, zwischen denen Bindegewebe, Gefäße, Nerven, Lymphgefäße und Lymphknoten sowie je nach Ernährungszustand auch Fettgewebe eingelagert sind.

Im oberen Teil der Bauchhöhle existieren ein ventrales und ein dorsales Gekröse. Man unterscheidet daher ein Mesogastrium dorsale und ventrale (Abb. 113a). Distal vom Duodenum existiert nur noch ein dorsales Gekröse (Mesenterium und Mesokolon). Die Bauchhöhle ist daher im oberen Abschnitt zunächst paarig, im unteren unpaarig angelegt. Organe, die sich von vornherein in der Bauchhöhle entwickeln und allseitig von Peritoneum überzogen sind, nennt man

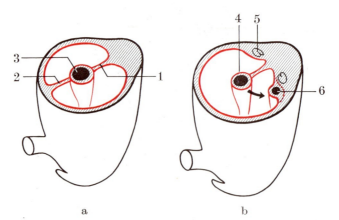

Abb. 113. Schema der Elementarstrukturen des Bauchfells (Peritoneum, rot) beim Embryo. a) = Verhältnisse im Bereich des Oberbauches. Das Peritoneum bildet ein dorsales und ventrales Magengekröse. 1 = Mesogastrium dorsale, 2 = Mesogastrium ventrale, 3 = embryonaler Magen. b) = Verhältnisse im Bereich des übrigen Bauchraumes. Dünn- und Dickdarm hängen nur noch an einem dorsalen Meso. 4 = primär intraperitoneale Lage (z.B. Jejunum, Ileum) durch das Mesenterium, 5 = primär retroperitoneale Lage (z.B. Nieren), 6 = sekundär retroperitoneale Lage (z.B. Colon ascendens und descendens). Der Darmabschnitt ist mit der dorsalen Bauchwand verklebt. Er wird nur noch ventral vom Peritoneum überzogen. Die dorsalen Gekröseabschnitte (gestrichelt) gehen zugrunde.

primär intraperitoneal gelegene Organe, solche, die außerhalb der Peritonealhöhle liegen und nur an das Bauchfell angrenzen, bezeichnet man als primär retroperitoneale Organe (z. B. die Nieren). Während der Embryonalentwicklung verlagern sich jedoch einzelne Darmabschnitte (z. B. Duodenum, Mesocolon ascendens und descendens) an die dorsale Bauchwand, so daß das Peritoneum viscerale und parietale miteinander verkleben. Die primär intraperitoneale Lage wird aufgegeben. Der Darmabschnitt liegt jetzt sekundär retroperitoneal. Die unteren Dünndarmabschnitte (Jejunum und Ileum) behalten ihre primäre intraperitoneale Lage zeitlebens bei, vergrößern sich aber während der Entwicklung so stark, daß sie dann an ihrem Gekrösestiel (Mesenterium) halskrausenartig hängen (Abb. 114). Die Wurzel des Mesenteriums *(Radix mesenterii)* fixiert schließlich das ganze Dünndarmkonvolut an der dorsalen Bauchwand.

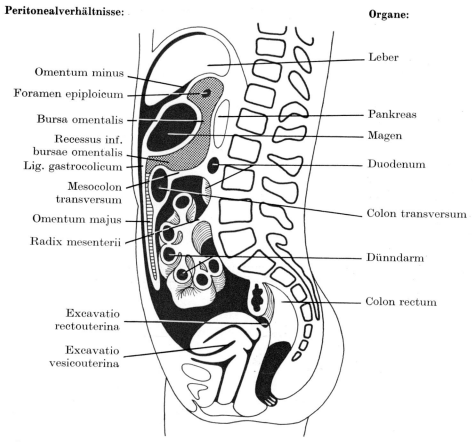

Abb. 114. Übersicht über die wichtigsten peritonealen Strukturen des Darmsystems, schematisch dargestellt am Sagittalschnitt durch den Bauchraum (nach CORNING) (R).

Vom Dickdarm bleiben nur das Colon transversum und sigmoideum intraperitoneal. Colon ascendens und descendens bekommen eine sekundär retroperitoneale Lage. Das Colon transversum hängt an dem querverlaufenden Mesocolon transversum, während das Colon sigmoideum an dem wesentlich kleineren, winkelförmig geknickten Mesosigmoideum aufgehängt ist.

Im Oberbauchbereich sind die Peritonealverhältnisse etwas komplizierter, da während der Embryonalentwicklung durch sekundäre Verlagerungen der Organe die ursprünglich paarige Anlage der Leibeshöhle aufgegeben worden ist. Im vorderen Mesogastrium entwickelt sich die Leber, wodurch das Mesogastrium ventrale in zwei Abschnitte untergliedert wird, nämlich das »Mesohepaticum ventrale« oder Lig. falciforme hepatis und das »Mesohepaticum dorsale« oder *Omentum minus*. Das Lig. falciforme behält seine ursprünglich mediane Lage annähernd bei, während das Omentum minus, das zwischen der kleinen Kurvatur des Magens und der Leberpforte ausgespannt ist, durch die einseitige Entwicklung der Leber nach rechts und die Drehung des Magens in eine frontale Stellung gerät. Dadurch entsteht aus der ursprünglich rechten Hälfte der Leibeshöhle im Oberbauchbereich eine peritoneale Tasche zwischen Magen, Leber, Omentum minus einerseits und der dorsalen Bauchwand andererseits, die als Netzbeutel oder *Bursa omentalis* bezeichnet wird. Diese Tasche steht nur durch das Foramen epiploicum, das zwischen dem freien Rand des Omentum minus und der dorsalen Bauchwand erhalten bleibt, mit der übrigen Bauchhöhle in Verbindung.

Im dorsalen Mesogastrium entwickeln sich Milz und Pancreas. Da das Pancreas schon frühzeitig mit der dorsalen Bauchwand verwächst und dadurch eine sekundär retroperitoneale Lage erhält, gliedert sich das Mesogastrium dorsale nur in ein Lig. gastrolienale (von der großen Magenkurvatur zum Milzhilus) und ein Lig. phrenicolienale (vom Milzhilus zur dorsalen Bauchwand).

Eine Sondervorrichtung stellt das *Omentum majus* dar. Dabei handelt es sich um eine peritoneale Duplikatur des dorsalen Mesogastriums, die sich zwischen Magen und Colon transversum nach kaudal ausstülpt, wie eine Schürze frei in den Bauchraum hineinragt und die Eingeweide, vor allem den Dünndarm, überdeckt (Abb.114). Diese Bauchfellausstülpung besteht ursprünglich aus vier peritonealen Blättern, die aber sekundär miteinander verkleben. Durch Einlagerung von Fettgewebe und lokalisierte Gewebsreduktionen entsteht ein netzförmiges Organ mit einer großen Oberfläche, dessen funktionelle Bedeutung sich nur aus den biologischen Aufgaben des Peritoneums verstehen läßt.

Das Bauchfell besteht aus einer einschichtigen, platten Zellschicht (Peritonealepithel, Serosaepithel) und einer darunterlagernden, gefäßreichen Bindegewebsschicht (Subserosa). Die Zellen sondern ständig Flüssigkeit ab, so daß der seröse Darmüberzug glänzt und der Darm gleitfähig wird. Das Gleiten der Darmabschnitte gegeneinander ist funktionell für die Darmmotorik und damit auch für die Sekretions- und Resorptionsvorgänge äußerst wichtig. Darmverklebungen, etwa infolge von lokalen Entzündungen, sind nicht nur schmerzhaft, sondern führen auch zu empfindlichen Störungen der Darmtätigkeit. Eine Entzündung des Peritoneums (Peritonitis) ist wegen der großen Oberflächen in der Bauchhöhle lebensgefährlich.

Die Peritonealepithelzellen besitzen in besonderem Maße die Fähigkeit der Phagozytose und Speicherung. Sie können eingedrungene Fremdstoffe aufnehmen und unschädlich machen. Das Bauchfell ist also nicht nur mechanisch wichtig, sondern hat auch biologische Aufgaben für die Reinigungs- und Abwehrprozesse in der Bauchhöhle. Es sorgt für die Konstanterhaltung des inneren Milieus. Das Omentum majus ist als das große »Wischtuch« der Bauchhöhle bezeichnet worden, das sich überall dort hinschiebt, wo Krankheitsherde auftreten und abgewehrt werden müssen.

Rhythmische Transport- und Verteilungssysteme

Der Verdauungskanal bildet gewissermaßen eine in den Organismus eingestülpte Grenzfläche zur Außenwelt. Hier vollziehen sich die Austauschvorgänge des Stoffwechsels. Die vom Darm aufgenommenen Substanzen müssen aber den Geweben des Körpers zugeführt werden. Gleichzeitig müssen unbrauchbare Reste des Stoffaustausches abtransportiert und ausgeschieden werden, damit der Organismus nicht verschlackt. Alle diese Aufgaben übernimmt das Zirkulationssystem (Blut- und Lymphgefäßsystem). Es handelt sich in erster Linie um ein Transportsystem, das für die gleichmäßige Verteilung der Nahrungsstoffe sowie auch anderer wichtiger Substanzen (Wirkstoffe, Fermente, Hormone) sorgt, andererseits aber auch die innere »Verschlackung« durch den Abtransport der Ausscheidungsprodukte verhindert. Es hält das »innere Milieu« der Körperflüssigkeiten konstant und ermöglicht die spezifischen Leistungen der Körperzellen.

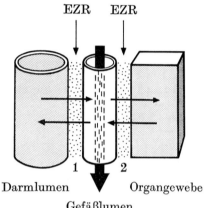

Abb. 115. Schema über die Stellung des Gefäßsystems zwischen Digestionstrakt und Körpergewebe (F) zur Verdeutlichung der funktionellen Grenzflächen. EZR = Extrazellulärer Raum. 1 = Grenzfläche zwischen Außenwelt (Darmlumen) und Transportsystem (Gefäßlumen), 2 = Grenzfläche zwischen Transportsystem (Gefäßwand) und Innenwelt (Organgewebe).

Dem Organismus erschließt sich durch den Kreislaufapparat gewissermaßen eine neue innere Grenzfläche, und zwar zwischen Blut und Gewebe (Abb. 115). Vollzieht sich an der Grenzfläche »Darmwand« die Aufnahme exogener Substanzen mit Hilfe komplexer, enzymatisch gesteuerter Sekretions- bzw. Resorptionsvorgänge und z. T. nicht unerheblicher Flüssigkeitsverschiebungen, so finden zwischen Blut und Gewebe nicht minder wichtige Austauschvorgänge statt, die ebenfalls mit starken Flüssigkeitsverschiebungen einhergehen. Die arbeitenden Zellen der Organe (Parenchym) benötigen für ihre Tätigkeit »Rohstoffe« und Sauerstoff zur Energiefreisetzung. Gleichzeitig muß die bei der Verbrennung anfallende Kohlensäure zusammen mit den Abfallprodukten des Stoffwechsels abtransportiert werden. Auch die bei den Energieumsetzungen auftretende Wärme muß abgeleitet werden. Der Blutkreislauf übernimmt diese Aufgaben und wird damit das für die Temperaturregulationen wichtigste Organsystem. Schließlich werden die im Organparenchym ablaufenden Stoffwechsel- und Atmungsprozesse aber auch humoral, das heißt durch spezifische Wirkstoffe (Hormone), beeinflußt. Auch diese Wirkstoffe bringt das Blut an die Zellen heran und entfernt deren Zerfallsprodukte wieder.

Alle Austauschvorgänge zwischen Blut und Gewebe vollziehen sich über einen zwischen beiden gelegenen Flüssigkeitsraum, den sog. *Extrazellularraum* (EZR). Die Zellen werden von einem extrazellulären Flüssigkeitsmantel umgeben. Abgesehen vom Nervensystem enthält jedes Organ ein Zwischengewebe (interstitielles Gewebe), das aus Bindegewebe und freien Zellen besteht. In den Zwischenräumen zirkuliert eine wäßrige, eiweiß- und salzreiche Flüssigkeit (Gewebslymphe).

Die einzelligen Organismen schwimmen im Meerwasser. Ihre Stoffwechselprodukte können unmittelbar in die Umgebung entleert werden. Die mehrzelligen Organismen haben sozusagen diese flüssige Umwelt in sich hineingenommen. Die Funktionen des Meerwassers hat die extrazelluläre Flüssigkeit übernommen. Alle Austauschvorgänge laufen mit Hilfe des extrazellulären Flüssigkeitsraumes (Interstitium) ab. Art und Zusammensetzung der Zwischengewebsflüssigkeit muß konstant bleiben. Der Zustrom aus den Zellen darf nicht größer sein als der aus dem Blut. Daraus ergibt sich die Notwendigkeit einer Zirkulation mit rhythmischem Wechsel der Austauschvorgänge. Wird das zirkulatorische Gleichgewicht gestört, entstehen krankhafte Veränderungen

(z. B. Ödem). Normalerweise sorgen geregelte Diffusions- und Permeationsvorgänge für eine Konstanz der Druck- und Volumenverhältnisse im EZR. Daß der Austausch der interstitiellen Gewebsflüssigkeit sehr rasch vonstatten geht, beweisen Versuche mit radioaktiv markierten Eiweißkörpern. Nach Injektion solcher »Tracer« ins Blut erscheinen diese bereits 6–8 min später in den zentralen Lymphbahnen, die die interstitielle Flüssigkeit abtransportieren.

Lymph- und Blutgefäßsystem im allgemeinen: Die Austauschvorgänge im Interstitium werden von zwei Systemen geregelt: 1. vom Lymphgefäßsystem und 2. vom Blutgefäßsystem. Das Lymphgefäßsystem ist phylogenetisch sehr alt. Es übernimmt in der Hauptsache die Aufgabe der Drainage der interstitiellen Gewebsflüssigkeit. Dadurch erhält es auch eine Bedeutung für die Abwehr schädlicher, körperfremder Stoffe, die in den Extrazellularraum eingedrungen sind. In alle Lymphbahnen sind Filterstationen (Lymphknoten) eingeschaltet, in denen Fremdstoffe abgefangen und abgebaut werden können. Das Lymphgefäßsystem ist ein besonders wichtiges Glied im System der Abwehr (RES).

Das Blutgefäßsystem übernimmt demgegenüber mehr die Transportaufgaben und ermöglicht das harmonische Zusammenwirken der Körperorgane untereinander. Zwischen dem Volumen der extrazellulären Flüssigkeit und dem des Blutes besteht ein Gleichgewicht. Die extrazelluläre Flüssigkeit wird aus dem Blutkreislauf ständig erneuert. Umgekehrt strömt auch wieder Flüssigkeit aus dem Interstitium in die Blut- oder Lymphgefäße zurück. In diese Gruppe der Organsysteme mit rhythmischer Funktion gehört auch der Atmungsapparat (Respirationstrakt). Hier liegt ein Organsystem vor, das sich entwicklungsgeschichtlich vom Verdauungsapparat abgegliedert hat, um den für die Verbrennungs- und Energieumsetzungen im Gewebe notwendigen Sauerstoff aufzunehmen und die freiwerdende Kohlensäure auszuscheiden. Damit entsteht eine weitere Grenzfläche zwischen Organismus und Außenwelt, die atmende Oberfläche der Lungen.

Magendarmkanal und Atmungstrakt entwickeln sich aus einer gemeinsamen Anlage. Daher stammt der übergeordnete Begriff des *Gastropulmonalsystems*. Der Atmungsapparat stellt gewissermaßen eine hohl gewordene und belüftete »Drüse« des Verdauungsschlauches dar, die sich auf den Gasstoffwechsel spezialisiert hat. Bei Insekten durchziehen Luftgänge den Organismus (Tracheensystem) und ersetzen das Gefäßsystem. Bei den Wirbeltieren ist zwischen Atmungsorgan und Zellen das Blutgefäßsystem eingeschaltet. Auch das Respirationssystem arbeitet in rhythmischer Funktionsordnung. Ein- und Ausatmung, Sauerstoffaufnahme, Kohlensäureausscheidung erfolgen in periodischem Wechsel. Nur so kann innerhalb der Gewebe der für die inneren Atmungsvorgänge notwendige Sauerstoffpartialdruck konstant gehalten werden.

Es existieren damit drei große Organsysteme, bei denen die rhythmische Arbeitsweise im Vordergrund steht. Die Rhythmik ergibt sich dadurch, daß die Vorgänge zur Konstanterhaltung des inneren Milieus im Extrazellularraum, die Aufnahme und Abgabe von Stoffen, die Zufuhr von Sauerstoff und der Abtransport von Kohlensäure nicht gleichzeitig stattfinden können, sondern einen rhythmisch geordneten Funktionswechsel zur Voraussetzung haben.

Hauptaufgaben der rhythmischen Transportsysteme

Organsysteme	Hauptfunktionen	Frequenz der Funktionsrhythmen
1. Respirationsapparat	Äußerer Gasstoffwechsel (O_2-Aufnahme, CO_2-Ausscheidung) Exkretion gaslöslicher Substanzen	Atemfrequenz 18/min
2. Zirkulationsapparat	Stofftransport, innerer Gasaustausch, Wärmetransport, Konstanterhaltung des inneren Milieus	Pulsfrequenz 72/min
3. Lymphgefäßsystem und lymphatische Organe	Abwehr körperfremder Stoffe, Volumenregulation im EZR, Konstanterhaltung der stofflichen Zusammensetzung der interstitiellen Flüssigkeit Fett- und Eiweißtransport	3–20/min

A. Zirkulationsorgane

I. Allgemeine, funktionelle Gliederung

Innerhalb der Transport- und Verteilungssysteme nehmen die Zirkulationsorgane eine zentrale Stellung ein. Ohne ein Transportsystem wäre die Arbeit des Verdauungsapparates nutzlos. Ebenso wie in der Gesellschaft die Produktivität der Hersteller sinnlos wäre, wenn nicht ein gut organisiertes Transportsystem mit Straßen, Fahrzeugen, Häfen usw. für den Austausch der Waren sorgte, ebensowenig wäre im Organismus ein »Stoff-Wechsel« ohne ein gut funktionierendes Gefäßsystem möglich. Die Blutgefäße stellen gewissermaßen die Straßen, das Blut mit seinen Zellen und Eiweißkörpern die Fahrzeuge, das terminale Gefäßnetz mit dem angrenzenden Extrazellularraum die Umschlagplätze dieses Systems dar.

Das Blutgefäßsystem kann morphologisch mit einem umgewandelten Verdauungsrohr verglichen werden. Das Gefäßrohr entspräche dem Darmrohr, das Blut dem Darminhalt. Phylogenetisch entwickelt sich das Gefäßsystem aus einfachen Vorstufen. Bei niederen Wirbeltieren haben die Gefäße fast überall den gleichen Wandbau. Der Blutdruck ist niedrig. Jede Gefäßstrecke ist kontraktil. Zahlreiche, rhythmisch tätige Gefäßabschnitte ersetzen das Herz. Erst allmählich entwickelt sich ein »Kreis-Lauf«. Der Ausbau der Innenorganisation, die Komplizierung der Organe, die Vermehrung der inneren Oberflächen und die Zunahme der Körpergröße im Laufe der Stammesentwicklung erfordern jedoch ein höher differenziertes Transportsystem. Die einzelnen Gefäßabschnitte beginnen sich stärker zu differenzieren. Einerseits bildet sich das Herzorgan für den motorischen Antrieb und die Strömungsregulation innerhalb des Kreislaufs heraus; andererseits entsteht in der Peripherie ein Netz feinster »Haargefäße« (Kapillaren) für die Austauschvorgänge in den Organen. Gleichzeitig ändert sich die Struktur des Kreislaufes im ganzen. Bei den Fischen ist noch ein »Kreislauf« im eigentlichen Sinne des Wortes vorhanden, d.h. das Blut strömt in einem Kreisprozeß, bei dem das Herz im venösen Schenkel liegt. Bei den höheren Wirbeltieren nimmt jedoch der Kreislauf eine Achterform (Lemniskatenform) an. Das Herz rückt in den Schnittpunkt der 8 (Zentralisation des Herzens). Der hochdifferenzierte Kreislauf der Säuger umfaßt damit 3 Strukturbereiche mit unterschiedlicher Funktion (Abb.116):

1. die Kapillaren in der Peripherie – für die Austauschvorgänge in den Geweben,
2. das Herz – im Zentrum des gesamten Kreislaufsystems,
3. die zu- und abführenden Leitungsrohre (Arterien und Venen) – als Verbindung zwischen beiden Bereichen.

Die Kapillaren bilden in der Regel Netze, die je nach der spezifischen Leistung der Organe verschieden gebaut sind. *Arterien* heißen diejenigen Gefäße, die das Blut vom Herzen zu den Kapillarnetzen bringen, *Venen* diejenigen, die das Blut wieder zum Herzen zurückführen. Meist führen die Arterien den Organen sauerstoffreiches Blut zu, während die Venen das »verbrauchte«, kohlensäureangereicherte Blut wieder aus den Organen ableiten. Die Begriffe »arterielles« und »venöses« Blut werden daher auch synonym mit sauerstoff- bzw. kohlensäurereichem Blut gebraucht. Von dieser Regel machen die Lungengefäße eine Ausnahme. Der Pulmonaltrakt nimmt innerhalb des Kreislaufs eine Sonderstellung ein. Die Lunge benötigt für ihre Atmungsfunktion nicht ein sauerstoffreiches, sondern umgekehrt ein kohlensäurereiches Blut. Die zur Lunge hinführenden Arterien enthalten daher kohlensäureangereichertes (venöses) Blut, während die Lungenvenen das durch die Atmung arterialisierte Blut in den Kreislauf bringen (Abb.116). Diese Sonderstellung der Lungen hat sich erst im Laufe der Stammesgeschichte herausgebildet. Durch den Übergang vom Wasser- zum Landleben ist der Kiemenkreislauf der Fische obliteriert. An seine Stelle ist der Lungenkreislauf getreten. Bei den luftatmenden Wirbeltieren ist damit

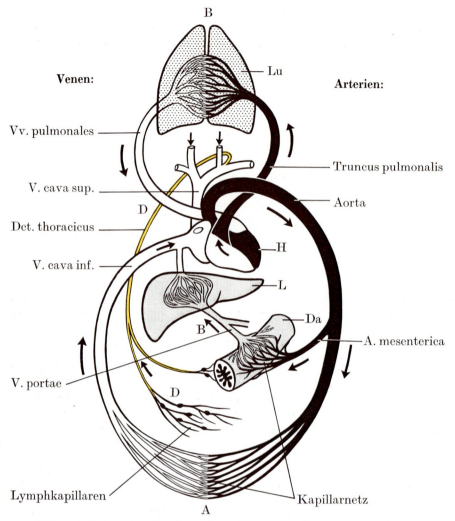

Abb. 116. Aufbau des Kreislaufs (in Anlehnung an BENNINGHOFF) (K-B).
Lymphgefäße = gelb, Arterien = schwarz, Venen = hell. Die Pfeile deuten die Richtung des Blut- bzw. Lymphstromes an.
A = Körperkreislauf, B = Lungenkreislauf, C = Pfortaderkreislauf, D = Lymphkreislauf.
Organe: Da = Darm, H = Herz, L = Leber, Lu = Lungen.

plötzlich arterielles Blut in das Herz, das vorher nur von einer Blutart durchströmt wurde, gelangt. Das Herz hat sich der neuen Situation angepaßt und in zwei funktionell verschiedene Abschnitte gegliedert. Die Herztrennung ist die unmittelbare Folge der Ausbildung eines Lungenkreislaufes. Das rechte Herz stellt sich in den Dienst des Lungenkreislaufes und wird von venösem Blut durchströmt, das linke Herz in den Dienst des Körperkreislaufes und wird von arteriellem Blut durchströmt. Bei den Säugern sind beide Herzabschnitte durch Septen vollständig voneinander getrennt.

Eine Sonderstellung nimmt der *Pfortaderkreislauf* ein. Das venöse Blut des Darmes sammelt sich in der Pfortader *(V. portae)* und wird innerhalb der Leber erneut kapillarisiert. Erst die aus dem Gefäßnetz der Leber stammenden Venen *(Vv. hepaticae)* führen das Blut in den allgemeinen Kreislauf zurück.

Durch die *Lymphgefäße* wird das Herz in gewisser Weise umgangen. Die Lymphe stammt aus der extrazellulären Flüssigkeit und wird über einen großen Lymphgefäßstamm *(Ductus thoracicus)* am Herzen vorbei in die Venen abgeleitet. Der Lymphkreislauf kann daher nicht als ein »Kreislauf« im eigentlichen Sinne angesehen werden, da ihm der zentrifugale (arterielle) Schenkel fehlt. Das Lymphgefäßsystem ist daher einer spezialisierten Venenstrecke vergleichbar, die dem Körperkreislauf parallel geschaltet ist (Näheres s. S. 150).

1. Kleiner Kreislauf — Lungenkreislauf, Atmungsfunktion
   zuführend: Truncus pulmonalis
   abführend: Vv. pulmonales
2. Großer Kreislauf — Körperkreislauf, Blutversorgung aller Organe und Gewebe mit Ausnahme der Lungen.
   zuführend: Aorta
   abführend: Vv. cavae
3. Pfortaderkreislauf — nutritiver Sonderkreislauf zur Leber
   zuführend: V. portae
   abführend: Vv. hepaticae zur V. cava inferior
4. Lymphkreislauf — Drainage des Extrazellularraumes
   zuführende Gefäße fehlen
   abführend: Ductus thoracicus und Truncus jugularis dexter (vgl. S. 150).

II. Blut

Das Kreislaufsystem umfaßt somit hauptsächlich 4 spezialisierte Abschnitte (vgl. Abb. 116): Das Blut kann als ein verflüssigtes Gewebe, das den Charakter eines Organsystems angenommen hat, betrachtet werden. Es zirkuliert durch alle Organe und versorgt sie mit Sauerstoff, Nähr- und Wirkstoffen, ohne sich selbst dabei in seiner Zusammensetzung wesentlich zu verändern. Die Pufferkapazität des Blutes ist sehr groß. Schlacken- und Abbaustoffe werden den Nieren zugeleitet und ausgeschieden. Das Blut schafft daher für die Körpergewebe das jeweils geeignete Nährmedium, ohne das sie nicht arbeiten können.

Für die zahlreichen Aufgaben ist die *Gesamtblutmenge* erstaunlich gering. Beim Menschen beträgt sie 4—5 l, das heißt 6—8% des Körpergewichtes. Zusätzlich stehen noch etwa 3 l Extrazellularflüssigkeit zur Verfügung. Daß derartig geringe Flüssigkeitsmengen ausreichen, die Gewebe zu versorgen, hängt vor allem damit zusammen, daß das Blut sehr hoch differenziert ist und relativ rasch zirkuliert.

Das Blut besteht aus Zellen und Plasma. Im Plasma sind alle Stoffwechselprodukte, Nähr-, Bau- und Wirkstoffe sowie die Salze gelöst. Die *Bluteiweißkörper* (Albumine, Globuline) funktionieren als Überträgerelemente. Das Fibrinogen (3—6% des Gesamteiweißes), das in faserartiges Fibrin übergeführt werden kann, spielt bei der Blutgerinnung eine Rolle. Wird das Fibrinogen entfernt, bleibt eine durchsichtige, gelbliche Flüssigkeit zurück, das *Blutserum*, das nicht mehr gerinnt.

Die zellulären Bestandteile umfassen etwa 42—45 Volumenprozent des Blutes. Man unterscheidet rote und weiße Blutkörperchen sowie Blutplättchen (Thrombozyten). Die kernlosen, roten Blutkörperchen *(Erythrozyten)* sind sehr zahlreich (4,5—5 Millionen/mm^3). Sie können durch ihren Gehalt an rotem Blutfarbstoff (Hämoglobin), Sauerstoff bzw. Kohlensäure transportieren und stehen daher im Dienste der Gewebsatmung. Die kernhaltigen *Leukozyten* (weiße Blutkörperchen) lassen sich in Granulozyten, Lymphozyten und Monozyten unterteilen. Sie sind nicht sehr zahlreich (6000—8000/mm^3) und stehen vor allem im Dienste der Infektionsabwehr. Die Blutplättchen oder *Thrombozyten* (200000—300000/mm^3) spielen bei der Blutgerinnung eine Rolle. Blutplasma und Blutzellen befinden sich in ständigem Umsatz. Die Lebensdauer der einzelnen Zellelemente ist verschieden. Die Erythrozyten leben zwischen 100 und 120 Tagen, die Granulozyten nur 8—10 Tage. Unter den Lymphozyten gibt es neben kurzlebigen (3—4 Tage) auch langlebige Formen, die erst nach 100—200 Tagen absterben. Das Blut als Organ ist daher in einer erstaunlich raschen inneren Umwandlung begriffen. Seine Regeneration erfolgt in der Hauptsache im Knochenmark und im lymphatischen System (s. a. S. 150ff.). Der Abbau der roten Blutkörperchen findet in der Milz statt. So hält sich das Blut als Organ in der Mitte zwischen den Bildungs- und Zerstörungsstätten selbst im Gleichgewicht. Krankheiten entstehen, wenn dieses Gleichgewicht gestört ist. Eine große Zahl pathologischer Veränderungen läßt sich bereits am *Blutbild* erkennen.

III. Gefäßsystem

1. Allgemeiner Aufbau des Gefäßsystems

Das Blut wird vom Herzen mit einem Druck von 100–120 mm Hg in rhythmischen Stößen in das arterielle System befördert. Die Arterien wandeln die periodische Strömung in eine kontinuierliche um. Sie sind keineswegs starre Leitungsrohre, sondern elastische und anpassungsfähige Gefäße. Das Arteriensystem wirkt als Druckverteiler und fängt mit Hilfe seiner Windkesselfunktion die Druckstöße des Herzens auf. Im Kreislauf stellen die Arterien das Hochdrucksystem, die Venen das Niederdrucksystem dar. Mit zunehmender Gefäßverzweigung wird der intravaskuläre Druck geringer. Nach dem Poiseuilleschen Gesetz ändert sich der Widerstand mit der 4. Potenz des Radius. Der Gefäßdurchmesser ist also für die Widerstandsänderung die wichtigste Größe. Die Arterien verzweigen sich peripherwärts mehrfach und gehen schließlich in das Kapillarnetz über. Die letzten, den Kapillaren vorgeschalteten, arteriellen Gefäße werden als *Arteriolen* bezeichnet. Im Bereich der Arteriolen liegt der Hauptdruckabfall. Im Kapillargebiet beträgt der Druck schließlich nur noch 5–25 mm Hg.

Die Arterienwand enthält reichlich Muskulatur und elastisches Fasermaterial. In den herznahen Gefäßen dominiert die Windkesselfunktion. Hier ist das elastische Gewebe so stark entwickelt, daß die Gefäße schon makroskopisch gelblich aussehen und stark dehnbar sind *(Arterien vom elastischen Typ)*. Peripherwärts nimmt die Zahl der glatten Muskeln in der Gefäßwand kontinuierlich zu, das elastische Material ab. Der kontraktile Gefäßtonus tritt funktionell in den Vordergrund *(Arterien vom muskulösen Typ)*. Bei den Arteriolen ist meist nur noch eine Muskellage vorhanden.

Der Rückfluß des venösen Blutes zum Herzen muß unter Überwindung der hydrostatischen Druckverhältnisse erfolgen. Wahrscheinlich werden der bei der Atmung auftretende Sog sowie auch die das Gefäßsystem massierenden Kräfte der Skelettmuskulatur für die Rückführung des venösen Blutes mit wirksam. Die geringen Drücke im venösen Teil des Kreislaufs (Niederdrucksystem) machen auch die Strukturbesonderheiten der Venenwandung verständlich. Meist sind die Venen wesentlich dünnwandiger und weitlumiger als die Arterien. Die meisten größeren Venen enthalten Klappen, durch die ein Zurückströmen des Blutes verhindert und die Strömung unterstützt werden kann. In der Regel befinden sich 60–80% des Blutvolumens im venösen Abschnitt des Kreislaufes.

Zahlreiche Organe besitzen eine doppelte Gefäßversorgung. Unter den *Vasa publica* versteht man diejenigen Gefäße, die für die spezifischen Aufgaben im Dienste des Organismus notwendig sind (z. B. Atmung, Exkretion). Die Vasa privata sind dagegen für die Blutversorgung des Organs selbst da.

Die Venen ändern das zirkulatorische Blutvolumen, ohne den Strömungswiderstand nennenswert zu beeinflussen, die Arterien ändern den Widerstand und damit den Blutdruck, ohne das zirkulierende Volumen wesentlich zu beeinflussen. Im Alter degenerieren vor allem die elastischen Fasern der Gefäßwände. Die Aorta wird weiter, die Windkesselfunktion läßt nach, die Arterien werden starrer und der elastische Gefäßwiderstand nimmt zu, so daß schließlich der Blutdruck ansteigt.

2. Wandbau der Gefäße

Alle Gefäße bestehen aus 3 Hauptschichten: einer Tunica interna (Intima), Tunica media (Media) und Tunica externa (Adventitia). Die *Intima* wird von einer glattwandigen, flachen Zellschicht (Endothel) ausgekleidet. Rauhigkeiten an der Innenwand würden zur Blutgerinnung führen. Daran schließen sich eine dünne Bindegewebslage und eine längs geordnete, kräftige Elastikalamelle (Membrana elastica interna) an. Die *Media* besteht bei den *Arterien* aus einer geschlossenen, zirkulären oder in flachen Schraubentouren gekreuzt angeordneten Schicht glatter Muskelzellen. Die muskuläre Media fängt die tangentiale Wandspannung des Blutdruckes auf und vermag durch Tonusänderungen die Lumenweite und damit den Widerstand zu verändern. Bei den Venen ist die Muskelschicht entsprechend der geringeren Druckbelastung dünner und lockermaschiger gebaut. Der Übergang zur angrenzenden Adventitia ist nicht so scharf wie bei den Arterien. Die *Adventitia* besteht in der Hauptsache aus einem geordneten, kollagen-elastischen Bindegewebe, in das nur

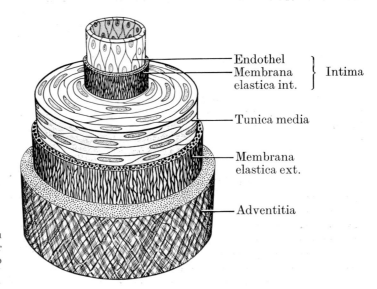

Abb. 117. Allgemeiner Aufbau eines Gefäßes am Beispiel einer Arterie vom muskulösen Typ (K-B).

noch vereinzelt Muskelfasern eingelagert sind. Sie wird gegenüber der Media häufig noch durch eine Membrana elastica externa abgegrenzt. Durch die Adventitia wird das Gefäß in der Umgebung verankert. Meist sind die Venen enger mit ihrer Umgebung verbunden als die Arterien, was für die Volumenregulationen eine Rolle spielt.

Die Arterien zeigen im Körper eine bestimmte topographische Anordnung. Meist lagern sie sich dem Knochen eng an. Im Bereich der Gelenke liegen sie stets an den Beugeseiten, so daß eine Überdehnung der Gefäße bei den Gelenkbewegungen vermieden wird. Die Venen sind oberflächlicher lokalisiert. Sie werden in der Regel von den umgebenden Bindegewebsstrukturen verspannt und dadurch offengehalten. An der Leiche sind die Arterien meist blutleer, da sich die kräftige Media prämortal kontrahiert und das Blut in die Venen hinüberdrückt. An den Gehirnarterien ist die Adventitia äußerst dünn, da Lageveränderungen innerhalb des Schädels nicht auftreten. Bei den Extremitätengefäßen findet sich eine starke Adventitia. Am Bein entwickeln sich sogar besondere bindegewebige Gefäßscheiden, die meist eine Arterie und zwei Begleitvenen enthalten und durch die Übertragung der arteriellen Pulswelle auf den venösen Rückfluß strömungsbegünstigend wirken sollen *(arteriovenöse Koppelung)*. Die Gefäßwand wird ihrerseits durch Eigengefäße mit Blut versorgt *(Vasa vasorum)*. Diese dringen von außen bis in die Media vor. Nur die innersten Gefäßwandschichten (etwa bis zur Membrana elastica interna, maximal jedoch nur 1 mm tief) können durch Diffusion aus dem Blutstrom selbst ernährt werden.

3. Vaskuläre Sondervorrichtungen

Für Spezialfunktionen im Kreislauf bilden sich Sondervorrichtungen aus. Treten innerhalb der Intima Längsmuskelpolster auf, so spricht man von *Sperrgefäßen*. Es gibt Sperrarterien und Sperrvenen. Bei der Kontraktion der ringförmigen Media lagern sich die Längsbündel aneinander und verschließen das Gefäßlumen, was bei den größeren Gefäßen normalerweise nicht möglich ist. Längsmuskelbündel in den inneren Wandschichten eines Gefäßes können auch in Anpassung an längsgerichtete Dehnungsbeanspruchungen auftreten (z.B. an den Bronchialarterien).

Eine wichtige Sondereinrichtung des peripheren Kreislaufes stellen die *arteriovenösen Anastomosen* dar. Dabei handelt es sich um Gefäße besonderer Bauart, die unter Umgehung des Kapillarnetzes das Blut vom arteriellen zum venösen Schenkel des Kreislaufes überleiten können. Es gibt verschiedene Bautypen. Nicht alle a.v. Anastomosen sind derivatorisch wirksame Kurzschlußgefäße. Nach neueren Untersuchungen spielt ein Teil von ihnen auch bei der Wärmeregulation an den Körperenden (Akren) eine Rolle. *Glomusorgane* sind komplizierte Gefäßknäuel, die vermutlich aus a.v. Anastomosen hervorgegangen sind und hauptsächlich an den Akren (Fingerspitzen, Steißbein, Nase) vorkommen. Ihre Funktion ist nicht vollständig geklärt. Vielleicht können sie durch Sekretion gefäßaktiver Stoffe auf humoralem Wege auf den Kreislauf wirken.

Besonders häufig sind *venovenöse Anastomosen*, da das Venensystem zur Netzbildung neigt. *Arterio-arterielle Anastomosen* entwickeln sich meist in Organnähe und ermöglichen eine Umleitung des Blutes bei Verschluß eines Gefäßstammes (Abb. 119).

4. Bau der Endstrombahn

Zwischen Arteriolen und Venolen liegt das Kapillarnetz, das in jedem Organ Strukturbesonderheiten zeigt. Dieser für die Austauschvorgänge im Gewebe entscheidende Gefäßabschnitt wird Endstrombahn genannt. Die Architektur der Endstrombahn läßt sich am besten durch Injektion von Farbstofflösungen zur Darstellung bringen. Sie steht in einem funktionellen Zusammenhang mit der Leistung des Organs. So ist schon die *Kapillardichte* eng mit der Stoffwechselgröße des Gewebes korreliert. Besonders dichte Kapillarnetze finden sich im Gehirn (besonders in der grauen Substanz), in den Drüsen, in der Muskulatur, im Herzen, im Knochenmark und im Fettgewebe. Weniger engmaschig ist die Kapillarisierung in den Sehnen, Bändern, Faszien, in der Kompakta des Knochens, in der weißen Substanz des Gehirns und den peripheren Nerven. Im Muskel kommen etwa auf eine Kapillare zwei Muskelfasern, im Nerven dagegen 100 Nervenfasern. Die reichste Kapillarisierung findet sich dort, wo die Austauschvorgänge auch für den Gesamtorganismus von Bedeutung sind, z. B. in der Lunge, der Darmwand, der Plazenta, der Leber, der Niere oder in den inkretorischen Organen. In all diesen Organen zeigt das Kapillarsystem eine spezifische funktionsbezogene Differenzierung. Gefäßfrei sind nur wenige Gewebe, z. B. die Hornhaut des Auges, die Linse, die Herzklappen oder der Knorpel. Hier vollzieht sich der Stoffwechsel nur träge. Man spricht von *bradytrophen* Geweben. Sie zeigen besondere Erkrankungsformen.

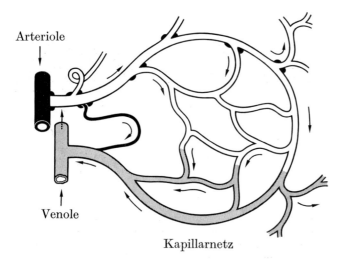

Abb. 118. Schema vom Aufbau der Endstrombahn (aus HAMMERSEN) (F). Schwarz = arteriovenöse Kurzschlußstrecke, ●● = Kapillarsphinkteren.

Bevor die Arteriolen in die Endstrombahn einmünden, gehen sie in präkapilläre Gefäßstrecken über, die sphinkterartige Einrichtungen (Arteriolensphinkter) besitzen. Durch kurzschlußartige »Bügelkapillaren« kann das Kapillarnetz umgangen werden. Gelegentlich sind auch echte arteriovenöse Anastomosen, meist Gefäße von Arteriolencharakter, differenziert. Innerhalb des Kapillarnetzes werden Sphinkteren beschrieben (Kapillarsphinkteren). Die Kapillaren schließen sich zu den postkapillären Venolen und dann zu größeren Venen zusammen.

Drei Formtypen der Endstrombahn werden unterschieden: 1. Flächenhaft ausgebreitetes Kapillarnetz, z. B. in den Alveolen der Lungen, in der Retina des Auges; 2. dreidimensionales Kapillarnetz, z. B. in der Skelettmuskulatur, in der Milz; 3. haarnadelförmige Kapillarschlingen,

z. B. im Nierenglomerulus, im Papillarkörper der Haut oder in Organen archaischer Organismen wie der Beutelratte (Opossum).

Jede *Kapillare* besteht aus 3 Schichten: einer Endothelzellschicht als Innenauskleidung, einer Basalmembran (Grundhäutchen) und einer äußeren Zellschicht (Perizyt, Adventitia- oder Rouget-Zelle), die der Media der größeren Gefäße entspricht. Form und Größe der Kapillaren sind veränderlich *(Vasomotion)*. Kapillaren mit weitem Querschnitt und durchlässiger Wandung bezeichnet man als *Sinus*, Übergangsformen als *Sinusoide*.

Die kapilläre Endstrombahn kann von Venen und Arterien oder von beiden gespeist werden. Von einem venösen Wundernetz *(Rete mirabile venosum)* spricht man, wenn das Kapillarnetz von einer Vene, von einem arteriellen Wundernetz *(Rete mirabile arteriosum)*, wenn es von einer Arterie gespeist wird. In der Niere liegt ein arterielles, im Pfortadersystem der Leber ein venöses Wundernetz vor.

Formtypen des peripheren Gefäßsystems:

Allgemeine Anordnung (z. B. im Körperkreislauf):
  Aorta → Arterien → Arteriolen → Kapillarnetz → Venolen → Venen → Herz.

Venöses Wundernetz (z. B. Pfortadersystem in der Leber):
  Arterien → Arteriolen → Erstes Kapillarnetz → Venolen → *Pfortader* → Zweites Kapillarnetz (Rete mirabile venosum) → Venolen → Venen → Herz.

Arterielles Wundernetz (z. B. in der Niere):
  Arterien → Arteriolen → Kapillarschlingen (Rete mirabile arteriosum) → Arteriolen → Kapillarnetz → Venolen → Venen → Herz.

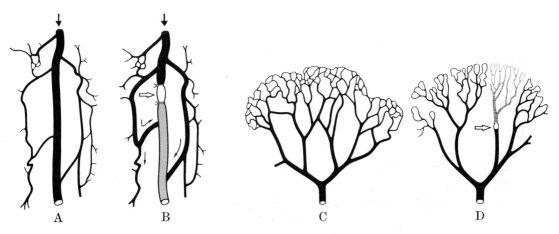

Abb. 119. Besonderheiten peripherer Gefäßstrukturen (nach BENNINGHOFF) (F).
A und B = Entwicklung eines Kollateralkreislaufes nach Verschluß einer Arterie (weißer Pfeil).
C = *Netzarterien*. – Verschluß einer zuführenden Arterie hat keine nennenswerten Folgen, da sich ein Kollateralkreislauf entwickelt.
D = *Endarterien*. – Verschluß einer Endarterie z. B. durch einen Embolus (weißer Pfeil) bewirkt den Ausfall des zugehörigen Versorgungsgebietes (gestrichelt) und damit einen Infarkt.

Da nur selten alle Gefäße gleichzeitig durchströmt sind, differenzieren sich in den peripheren Kreislaufabschnitten meist bevorzugte Strömungswege. Kommt es zum Verschluß einer Hauptarterie, können auch kleinere Gefäßstämme die Hauptströmung übernehmen. Es bildet sich ein *Kollateralkreislauf* heraus (Abb. 119). Nicht selten werden dabei Gefäße auch in umgekehrter Richtung durchströmt. Die Ausbildung eines Kollateralkreislaufes ist nur möglich, wenn die Gefäße untereinander anastomosieren. Besitzen die ein bestimmtes Kapillargebiet versorgenden Arterien keine Anastomosen, spricht man von *Endarterien*. Kommt es zu einem Verschluß einer

Endarterie (z. B. durch ein Blutgerinnsel oder einen Embolus), so wird der gesamte zugehörige Organbezirk vom Blutstrom abgeschnitten. Das Gewebe stirbt ab *(Infarkt)*. Anastomosieren jedoch die Arterien untereinander *(Netzarterien)*, so kann bei einer Verstopfung der Arterien Blut über die kollateralen Gefäße in das ausgefallene Gebiet einströmen. Ein Infarkt wird verhindert.

IV. Herz (Cor)

Das Herz kann als ein modifiziertes, weiterentwickeltes Gefäß betrachtet werden. Die frühe Anlage des Herzens ist nichts weiter als ein gekrümmtes Gefäßrohr, dessen Wandung dieselben Schichten wie die einer Arterie aufweist. Die Innenwand bezeichnet man als *Endokard*, die Muskelschicht als *Myokard* und die bindegewebige adventitielle Umhüllung als *Epikard*.

Gefäß	Herz	
Intima	Endokard	
Media	Myokard	
Adventitia	Epikard	} Herzbeutel
	Perikard	} (Serosa)

Der embryonale Herzschlauch gliedert sich nach der Geburt im Zusammenhang mit der Ausbildung eines lemniskatisch gestalteten Kreislaufes in zwei funktionelle Abschnitte. Das rechte Herz gehört funktionell zum Lungenkreislauf, das linke Herz zum Körperkreislauf (Abb. 116). Das Herz lagert sich der Brustwand dicht an (Abb. 120). Es ist etwas nach links verlagert. Rechtes und linkes Herz sind etwas gegeneinander torquiert, so daß das linke Herz mehr hinten, das rechte Herz mehr vorne zu liegen kommt.

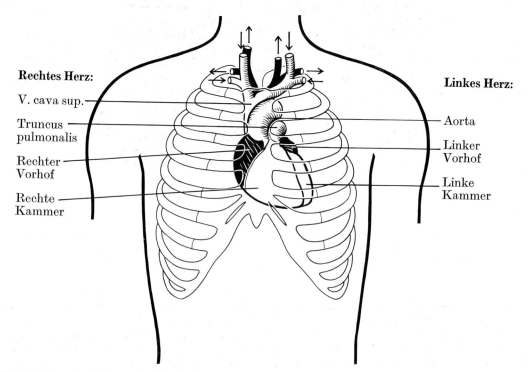

Abb. 120. Lage des Herzens im Brustraum (nach BENNINGHOFF) (K-B). Vorhöfe = schwarz, Ventrikel = weiß. Die Pfeile kennzeichnen die Blutstromrichtung. Arterien = schwarz.

1. Form des erwachsenen Herzens

a) Rechtes Herz

Das Blut aus der oberen Körperhälfte fließt aus der V. cava superior, dasjenige aus der unteren Körperhälfte durch die V. cava inferior in den rechten Vorhof *(Atrium dextrum)*. An den Einmündungsstellen dieser Hohlvenen fehlen Klappen. Die untere Hohlvene wird durch eine Endokardfalte *(Valvula venae cavae inf.*, Eustachische Klappe), die der oberen Hohlvene durch eine muskelstarke Leiste *(Crista terminalis)* gegen den glattwandigen Teil des Vorhofinnenraumes abgegrenzt. Echte Klappenfunktionen haben diese Gebilde nicht mehr.

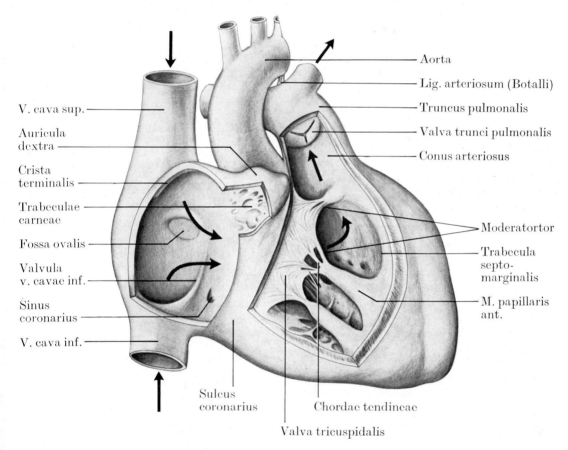

Abb. 121a. Rechtes Herz in der Ansicht von vorne. Vorhof und Kammer gefenstert (nach RAUBER u. KOPSCH) (K-B). Die Pfeile zeigen die Richtung des Blutstromes an.

Der Vorhof geht nach vorne in einen schwammartig gegliederten, mit muskulären Trabekeln durchsetzten Abschnitt *(Trabeculae carneae)* über, das rechte Herzohr *(Auricula dextra)*. Die Funktion der Herzohren ist unbekannt. An der Grenze zwischen Vorhof *(Atrium)* und Kammer *(Ventriculus)*, das heißt im *Ostium atrioventriculare dextrum*, liegt die rechte Segelklappe *(Valva tricuspidalis)*. Sie besteht aus drei gefäßfreien, segelartigen Bindegewebsplatten *(Cuspis anterior, posterior* und *septalis)*, die in der Ventilebene am Herzskelett befestigt sind und von den Papillarmuskeln verspannt werden. Die Papillarmuskeln sind ebenfalls in der Dreizahl vorhanden. Sie wirken über die Sehnenfäden *(Chordae tendineae)* auf die Segel ein. Papillarmuskeln und Segel stehen »auf Lücke«, so daß ein Muskel mit seinen Chordae tendineae immer zwei benachbarte Segel verspannen kann. Der vordere Papillarmuskel ist am kräftigsten *(M. papillaris ant.)*. Er umgrenzt zusammen mit einer bogenförmigen Muskelleiste an der Kammerwand *(Trabecula septomarginalis)* eine sphinkterartige, rundliche Öffnung, die als Grenze zwischen Ein- und Ausstrombahn anzusehen ist. Die Ausstrombahn ist glattwandig und geht trichterförmig in den Truncus pulmonalis über *(Conus arteriosus* oder *Conus pulmonalis)*. Der septale Papillarmuskel ist klein und inkonstant. Vom Kammerseptum entspringen die Chordae tendineae z. T. auch ohne papillarmuskelartige Erhebungen. In die Einstrombahn ragen zahlreiche Trabeculae carneae hinein. Der Herzhohlraum ist hier im Gegensatz zur Ausstrombahn unregelmäßig gestaltet. Das Blut strömt zunächst in den trabekulären Teil der Kammer ein, dann erfolgt eine Strömungsumkehr. Anschließend gelangt das Blut durch das sog. Moderatortor in den glattwandigen Teil des Conus pulmonalis und weiter durch die Pulmonalklappe (Valva trunci pulmonalis), die eine dreigliedrige Taschenklappe darstellt, in den Lungenkreislauf.

Die rechte Taschenklappe *(Valva semilunaris)* ist ebenfalls am Herzskelett fixiert. Ihre halbmondförmigen Vela schließen sich Y-förmig zusammen. Man unterscheidet ein Velum semilunare anterius, sinistrum und dextrum. In der Mitte sind die Klappenränder durch kleine Noduli (Arantii) verdickt, damit sie lückenlos schließen.

b) Linkes Herz

Aus den Kapillarnetzen der Lunge gelangt das arterialisierte Blut durch mehrere horizontal verlaufende Lungenvenen (Vv. pulmonales) in den linken Vorhof *(Atrium sinistrum)*, der größten-

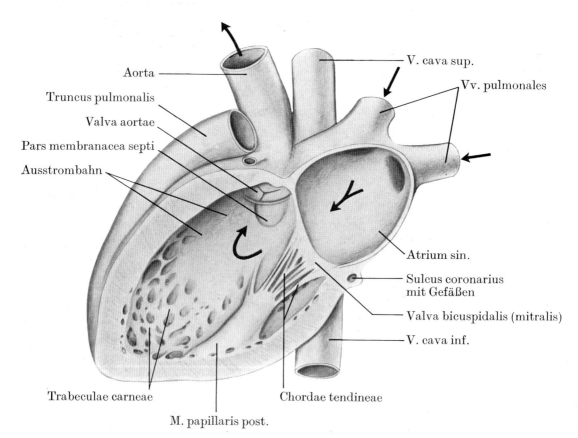

Abb. 121 b. Linkes Herz in der Seitenansicht. Vorhof und Kammern eröffnet (nach RAUBER u. KOPSCH) (K-B). Die Pfeile zeigen die Richtung des Blutstromes an.

teils glattwandig ist. Nur die vorderen Abschnitte des Vorhofes zeigen einen trabekulären, unregelmäßig gestalteten Aufbau [linkes Herzohr *(Auricula sinistra)*].

Vom Vorhof strömt das Blut durch das linke Ostium atrioventriculare mit seiner Segelklappe in die linke Kammer ein. Die linke Segelklappe (Valva bicuspidalis oder mitralis) ist kräftiger als die rechte und besteht nur aus zwei Segeln. Die beiden zugehörigen Papillarmuskeln *(M. papillaris anterior* und *posterior)* sind sehr kräftig und erscheinen gedrungener als rechts. Die Ausstrombahn des linken Herzens ist ebenfalls glattwandig und geht in die Aorta, die große Körperschlagader über. Herzkammer und Aorta werden durch die ebenfalls in der Ventilebene gelegene Aortenklappe *(Valva aortae)* getrennt. Diese stellt eine dreigliedrige Taschenklappe mit einem *Velum semilunare sinistrum, dextrum* und *posterius* dar. Die Y-förmigen Verschlußspalten sind spiegelbildlich zu denen der Pulmonalklappe orientiert.

c) Herzskelett und Herzmuskulatur

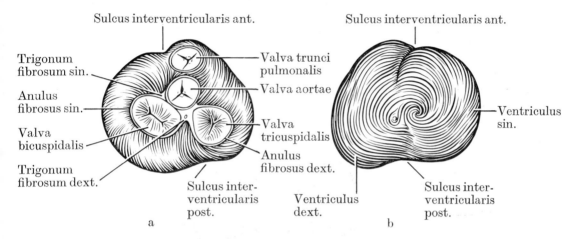

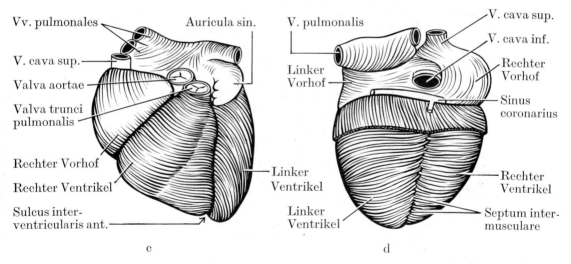

Abb. 122 a–d. Herzskelett und Herzmuskulatur (K-B). a) Ansicht auf die Ventilebene nach Entfernung der Vorhöfe (Herzbasis von oben gesehen). b) Herzspitze mit Herzwirbel (Vortex cordis). c) Herzmuskulatur von ventral gesehen. d) Herzmuskulatur von dorsal gesehen. Nach Entfernung der oberflächlichen, hauptsächlich längsorientierten Muskellamelle wird in der Tiefe eine mehr zirkulärspiralige Faserschicht, die sich im Kammerseptum verflicht, sichtbar.

Die vier genannten Herzklappen liegen annähernd in der gleichen Ebene, der Ventilebene, die Vorhöfe und Kammern voneinander trennt und äußerlich durch die Kranzfurche *(Sulcus coronarius)* gekennzeichnet ist. Sie werden von Sehnenringen *(Anuli fibrosi)* umgeben, an denen sich auch die Muskelfasern befestigen (Herzskelett, Abb. 122 a). Beide Segelklappen werden von einem Anulus fibrosus, die Taschenklappen von entsprechenden bindegewebigen Faserringen umgeben. An den Berührungsstellen bilden sich sehnige Zwickel *(Trigona fibrosa)*. Bei Säugern kommen im Herzskelett knorpelige oder knöcherne Einlagerungen vor. Im Trigonum fibrosum dextrum besteht eine Lücke für den Durchtritt des Reizleitungssystems (s. S. 142).

Das Herzskelett ist für die Funktion des Herzens sehr wichtig. Es kann als die gemeinsame Sehne der Kammer- und Vorhofmuskulatur angesehen werden. Über das Herzskelett kann der Herzmuskel die Lage der Klappen verstellen.

Embryonal besteht die Herzmuskulatur zunächst aus 3 Schichten: einer inneren Längs-, einer mittleren Ring- und einer äußeren Längsfaserschicht. Im Zuge der Entwicklung werden diese Schichten zu einer Muskelspirale umgestaltet, wie sie Abb. 123 zeigt. Die Papillarmuskeln bilden Abschnitte dieser Spirale. Der an der Herzspitze sichtbare Wirbel *(Vortex cordis)* ist ein Ausdruck für die allgemeine Architektur der Herzmuskulatur (Abb. 122 b). Man darf sich jedoch nicht vorstellen, daß die Herzmuskulatur aus spiralig zusammengefügten Einzelfasern bestünde. Vielmehr bilden die funktionellen Einheiten des Herzens ein synzytial zusammenhängendes Maschenwerk, in dem jedoch Hauptfaserrichtungen auftreten (Abb. 122). Bei der Zusammenziehung kontrahiert sich immer die gesamte Ventrikelmuskulatur. Die charakterisierte Architektur führt zwangsläufig zu einer Torsion, so daß die Blutsäule mit einem »Drall« in die Ausstrombahn und weiter in die großen Gefäße hineingestoßen wird.

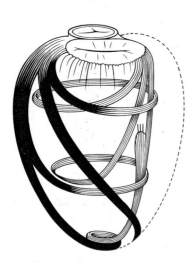

Abb. 123. Architektur der Herzmuskulatur im Kammerbereich (nach BENNINGHOFF).

2. Arbeitsweise des Herzens

Vorhof und Kammer arbeiten gleichsinnig und annähernd synchron zusammen, obwohl sie verschiedenen Kreislaufabschnitten angehören. Da das linke Herz gegen den Widerstand des Körperkreislaufes, das rechte Herz jedoch nur gegen den des Lungenkreislaufes anarbeiten muß, ist das rechte Herz muskelschwächer. Diese Unterschiede differenzieren sich erst nach der Geburt.

Bei der Kontraktion der Kammermuskulatur *(Systole)* wird das Blut von der Ein- in die Ausstrombahn der Kammer verschoben und der intrakamerale Druck erhöht (Abb. 124 b). Dadurch schließen sich die Segelklappen, die gegen die Vorhöfe durchschlagen würden, wenn sie nicht von den Papillarmuskeln durch die Chordae tendineae festgehalten würden. Die andersartige Anordnung der Taschenklappen ermöglicht die Öffnung der Ausstromventile bei der Systole. Das Blut wird in die Aorta und A. pulmonalis befördert. Durch die Verschiebung der Ventilebene herz-

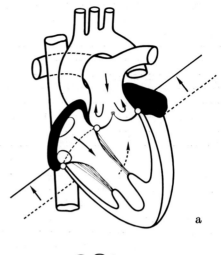

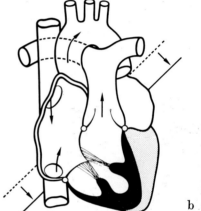

Abb. 124. Schema zur Erläuterung der Arbeitsweise des Herzens, dargestellt am Beispiel des rechten Herzens (modif. nach GAUER). Kontrahierte Herzabschnitte = schwarz. Man beachte die Verschiebung der Ventilebene (schräge Linie). a) Diastole – Vorhofkontraktion, Öffnung der Segelklappen, Verschluß der Taschenklappen; b) Systole – Kammerkontraktion, Öffnung der Taschenklappen, Verschluß der Segelklappen.

spitzenwärts können die erschlafften Vorhöfe erweitert und neue Blutvolumina (Quanten) aus dem venösen Teil des Kreislaufes angesaugt werden.

Kontrahiert sich die Vorhofmuskulatur (Diastole), so wird die Ventilebene wieder zur Herzbasis zurückbewegt (Abb. 124a). Die erschlafften Herzkammern werden gewissermaßen über das angesaugte Blutvolumen wie ein Sack herübergezogen. Die Segelklappen gehen wieder auf, während sich gleichzeitig die Taschenklappen durch den Rückstrom der Blutsäule in den großen Gefäßen schließen. Das Blut wird durch die Kontraktion der Vorhofmuskulatur in die Einstrombahn der Ventrikel geschoben. Jetzt kontrahieren sich die Kammern, und der Herzzyklus beginnt von neuem.

Durch die Verschiebung der Ventilebene bleiben die äußeren Verformungen des Herzens stets kleiner als die inneren. Die Herztätigkeit besteht also im wesentlichen darin, den kontinuierlichen Blutstrom durch die Klappenmechanismen diskontinuierlich zu gestalten und die »Blutquanten« unter erhöhten Druck zu setzen. Diese Druckerhöhung ist für die Überwindung der peripheren Widerstände entscheidend. Die diskontinuierliche, stoßweise Strömung wird in den dem Herzen nachgeschalteten »Windkesseln« der großen Gefäße wieder ausgeglichen. Außerdem erfährt das Blut im Herzen eine Strömungsumkehr, wodurch gewissermaßen eine Neuordnung der Stromrichtungen für die verschiedenen Kreislaufabschnitte erfolgt. Bau und Funktion des Herzorgans sind engstens aufeinander abgestimmt.

3. Venenkreuz und Herzbeutel

Die beschriebene Herztätigkeit ist nur dadurch möglich, daß das Herz mit seiner Basis am Venenkreuz fixiert und mit der Spitze innerhalb des Herzbeutels verschieblich ist. Das *Venenkreuz* besteht aus den horizontal verlaufenden Lungenvenen (*Vv. pulmonales*), die in den linken Vorhof einmünden, und den vertikal angeordneten beiden großen Hohlvenen (*V. cava sup.* und *inf.*), die mit dem rechten Vorhof zusammenhängen. Da die Venen reichlich elastisch-kollagenes Fasergewebe enthalten, führt die ständige Hin- und Herbewegung der Ventilebene nicht zu einer Dehnung der venösen Gefäße oder einer Verlagerung des Herzens im Brustraum. Das Venenkreuz wird zu einem elastischen Fixpunkt für die Herzaktion.

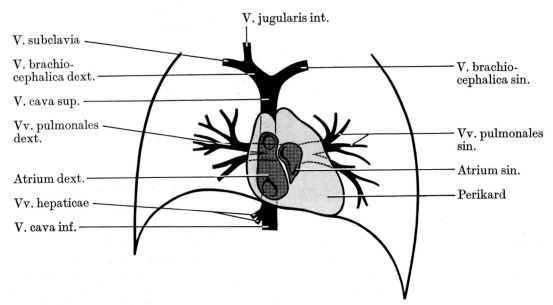

Abb. 125. Venenkreuz des Herzens (modif. nach BENNINGHOFF). Herzbeutel = grau, Venen = schwarz (K-B).

Die äußeren Verformungen des Herzens ermöglicht besonders der *Herzbeutel*. Er besteht aus zwei Blättern, die an der Herzbasis ineinander übergehen. Es handelt sich ähnlich wie beim Peritoneum der Bauchhöhle um eine seröse Haut mit einem viszeralen (Epikard) und einem parietalen Blatt (Perikard). Innen sind beide Blätter von einem einschichtigen Serosaepithel überzogen. Normalerweise bleibt nur ein kapillärer Flüssigkeitsspalt zwischen ihnen frei. Flüssigkeitsansammlungen (Perikardergüsse) sind krankhaft und können die Herztätigkeit behindern. Das Perikard ist sehr derb und besteht vornehmlich aus festen, kollagenen Faserbündeln mit einer charakteristischen konstruktiven Bauweise. Die Umschlagfalte beider Serosablätter reicht auf die Aorta ascendens ein Stück weit herauf, und zwar etwa bis zum Lig. arteriosum (Botalli). Damit liegen also auch die Wurzeln der großen Gefäßstämme des Herzens (Truncus pulmonalis, Aorta) noch innerhalb des Herzbeutels. An den Umschlagstellen entstehen Recessus und Sinus, deren Größe und Ausdehnung individuell stark variiert.

4. Reiz- oder Erregungsleitungssystem (RLS)

Auch außerhalb des Organismus schlägt das Herz noch in regelmäßiger rhythmischer Folge. Man spricht von einer Autonomie des Herzens. Die autonomen Kontraktionen werden vom Reiz- oder Erregungsleitungssystem (RLS) ausgelöst. Dieses Gewebe, das ein modifiziertes und speziell

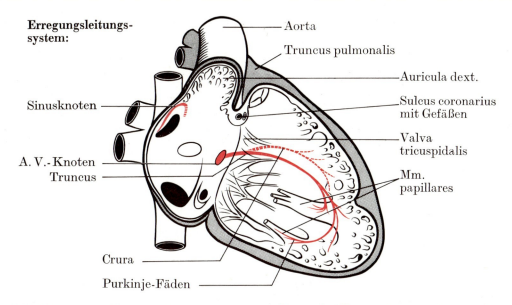

Abb. 126. Schema vom Erregungsleitungssystem (rot). Das rechte Herz ist breit eröffnet (modif. nach RAUBER u. KOPSCH) (K-B).

differenziertes Herzmuskelgewebe darstellt, besitzt die Fähigkeit zur autonomen Erregungsbildung.

Als »Schrittmacher« für den normalen Herzrhythmus von etwa 70 Schlägen/min funktioniert der bandförmige *Sinusknoten (Nodus sinuatrialis)*, auch Keith-Flackscher Knoten genannt. Sein Durchmesser beträgt etwa 1–2 mm. Er umgreift hufeisenförmig die obere Hohlvene an ihrer Einmündungsstelle in den rechten Vorhof, etwa an der Grenze zwischen den glattwandigen und trabekulären Vorhofabschnitten *(Crista terminalis)*. Fällt der Schrittmacher aus, so übernimmt der *A.V.-Knoten (Nodus atrioventricularis* oder Aschoff-Tawarascher Knoten), der ebenfalls die Fähigkeit zur spontanen Erregungsbildung besitzt, die Schrittmacherfunktion. Die Erregungsfrequenz ist allerdings um die Hälfte niedriger als beim Sinusknoten. Der A.V.-Knoten liegt am Boden des Vorhofes nahe dem Vorhofseptum oberhalb des Trig. fibrosum dextrum. Von hier breiten sich die Erregungen über den Stamm des Reizleitungssystems *(Truncus, Hissches Bündel)*, der durch ein Loch im Herzskelett auf das Kammerseptum übergeht, in den Kammern aus. Der Truncus teilt sich am unteren Ende der Pars membranacea septi in einen rechten und einen linken Schenkel, die beiden *Crura*. Beide ziehen zunächst an der Kammerscheidewand senkrecht abwärts und splittern sich dann in zahlreiche Äste auf, die vornehmlich in die Papillarmuskeln eintreten, aber auch in die übrige Kammermuskulatur übergehen. Einzelne Bündel können die Ventrikelräume frei durchqueren und werden dann als »falsche Sehnenfäden« bezeichnet.

Strukturell zeigt das Reizleitungsgewebe gegenüber der Arbeitsmuskulatur zahlreiche Besonderheiten. Es ist reich an Glykogen, besitzt ein charakteristisches, von der übrigen Muskulatur abweichendes Fermentmuster und wird im allgemeinen schwach vaskularisiert. Das vegetative Nervensystem kann nur indirekt auf dem Wege über eine Beeinflussung der spontanen Erregungsbildung in den Knoten des RLS auf die Herztätigkeit einwirken. Zwischen Sinusknoten und A.V.-Knoten besteht keine direkte Verbindung; die Erregungsübertragung erfolgt myogen. Daher arbeiten beide Knoten des RLS immer mit einer zeitlichen Verzögerung.

5. Herzkranzgefäße

Der Herzmuskel besitzt durch die *Aa. coronariae* und *Vv. cordis* eine eigene Gefäßversorgung. Diese Gefäße stellen die Vasa privata des Herzens dar. Sie haben sich erst im Laufe der Stammesgeschichte gleichzeitig mit der Dickenzunahme des Herzmuskels und der Umgliederung der Herzräume ausgebildet. Bei den Amphibien fehlen die Kranzgefäße noch vollständig. Das Herz wird ausschließlich vom Lumen her durch das zirkulierende Blut ernährt. Auch beim Menschen erfolgt noch eine Diffusion von Sauerstoff und Nährstoffen durch die Wand des Endokards. Kleinere Venen münden außerdem direkt in die Herzinnenräume (*Vv. cordis minimae* oder Thebesische Gefäße). Diese Versorgung reicht aber für die Arbeitsmuskulatur des dickwandigen Myokards nicht aus. Die Kranzgefäße sind daher für das Herz lebenswichtige Einrichtungen geworden.

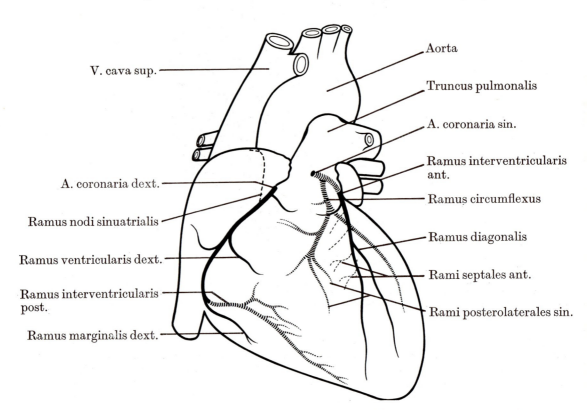

Abb. 127a. Schematische Darstellung über Lage und Astfolge der Herzkranzgefäße. Die Bezeichnungen entsprechen der in Leningrad 1970 getroffenen Vereinbarung (nach H. J. KRETSCHMANN u. M. KALTENBACH) (F).

Die großen Stämme der Kranzgefäße lagern sich in die natürlichen Furchen des Herzens zwischen den Vorhöfen und Kammern ein, einerseits in den Sulcus coronarius, andererseits in den Sulcus interventricularis. Daraus ergeben sich ihre Namen. Die rechte Kranzarterie *(A. coronaria dextra)* entspringt aus der Aorta unmittelbar oberhalb der Aortenklappe über dem rechten Velum semilunare. Hier ist die Aorta sinusartig erweitert (*Sinus aortae*, Sinus Valsalvae). Die rechte Kranzarterie wendet sich dann im Sulcus coronarius nach hinten-unten und biegt schließlich in den Sulcus interventricularis posterior ein. Während ihres Verlaufes gibt sie zahlreiche Äste zur rechten Kammer- und Vorhofwand sowie auch zum Herzseptum ab.

Die linke Kranzarterie *(A. coronaria sinistra)* entspringt ebenfalls im Sinus aortae, und zwar über der linken Taschenklappe. Sie verläuft zunächst steil nach hinten-unten, teilt sich aber bald unterhalb des linken Herzohres in einen *Ramus circumflexus*, der um die linke Herzkammer herumbiegt, und einen *Ramus interventricularis anterior*, der im gleichnamigen Sulcus herzspitzenwärts verläuft und kleinere Äste zu den beiden Herzkammern entsendet.

Die *Herzvenen* (Abb. 127b) zeigen eine etwas andere Anordnung. Das größte Abflußgefäß ist die *V. cordis magna*. Sie bildet sich im Sulcus interventricularis ant. durch den Zusammenfluß

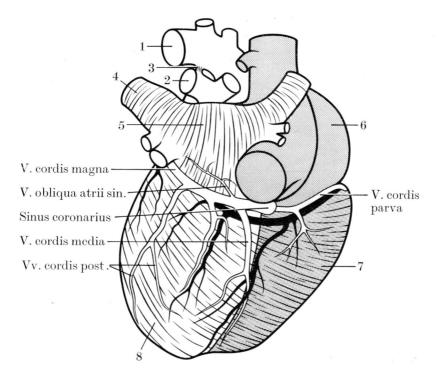

Abb. 127b. Venen des Herzens in der Ansicht von dorsal (F). 1 = Aorta, 2 = Truncus pulmonalis, 3 = Lig. arteriosum (Botalli), 4 = V. pulmonalis, 5 = linker Vorhof, 6 = rechter Vorhof, 7 = rechter Ventrikel, 8 = linker Ventrikel.

mehrerer kleiner Venenwurzeln und zieht im Sulcus coronarius links um das Herz herum nach hinten. Hier vergrößert sie sich schließlich zum *Sinus coronarius*, dem gemeinsamen Endabschnitt aller Herzvenen, mit Ausnahme der Thebesischen Gefäße. Der Sinus mündet in den rechten Vorhof unterhalb der Einmündungsstelle der V. cava inf., wo sich meist eine kleine Endokardfalte (Valvula sinus coronarii, Thebesische Klappe) ausbildet (Abb. 121 a). Kurz vor seiner Einmündung nimmt der Sinus coronarius noch die *V. cordis parva* auf, die im rechten Teil des Sulcus coronarius parallel zur A. coronaria dextra verläuft, sowie die *V. cordis media*, die im Sulcus interventricularis post. neben der gleichnamigen Arterie liegt. Der Sinus coronarius soll normalerweise nur 60% des Koronarvenenblutes in den Vorhof ableiten. Der Rest soll durch die Thebesischen Gefäße in den Kreislauf zurückgelangen.

Die Kranzarterien sind *Endarterien*. Der Verschluß eines Koronararterienastes hat eine akute Mangeldurchblutung des zugehörigen Myokardabschnittes zur Folge (Herzinfarkt). Der Koronarkreislauf ist der kleinste und kürzeste Kreislauf des Körpers. Da das Blut mit relativ hohem Druck in die Aorta gestoßen wird und da die Koronargefäße nur eine kurze Wegstrecke bis zu ihrem Versorgungsgebiet zurückzulegen haben, sind verschiedene Sondereinrichtungen nötig (Sperrpolster usw.), um diesen Kreislauf funktionstüchtig zu erhalten. Die Blutversorgung des Herzens erfolgt hauptsächlich in der Erschlaffungsphase (Diastole), da der Muskel bei der Systole die kleineren Gefäße abklemmt.

V. Pfortaderkreislauf und Leber

1. Übersicht

Die Nahrungsstoffe treten nach Passieren der Darmwand in das Blut- bzw. Lymphgefäßsystem und damit in die rhythmischen Transport- und Verteilersysteme über.

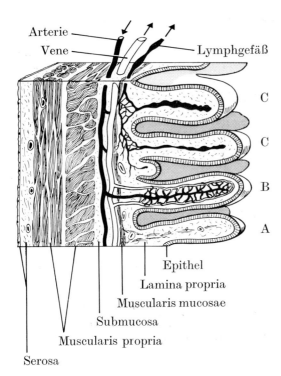

Abb. 128. Darmzotten mit Blut- und Lymphgefäßversorgung (jeweils gesondert dargestellt) (modif. nach BENNINGHOFF u. FERNER) (K-B). A = Zottenpumpe – glatte Muskelfasern aus der Muscularis mucosae strahlen in das Zottenstroma ein. B = Blutkapillarnetz einer Zotte mit zentral gelegener Arterie und randständigen, korbartigen Kapillargeflechten. C = Zotten mit blind endenden, zentralen Chylusgefäßen.

Die Darmzotten sind besonders reich mit Blut versorgt (Abb. 128). Das Stroma der Zotten wird von einem dichten, engmaschigen Kapillarnetz ausgefüllt, das die vom Saumepithel resorbierten Substanzen aufnimmt. Durch die Zottenbewegungen wird wahrscheinlich die Strömung in den weitlumigen Kapillaren der Darmschleimhaut und dadurch die Resorption gefördert. Im Zentrum jeder Darmzotte verläuft eine blind endende Lymphkapillare (zentrales Chylusgefäß), die mit den Lymphgefäßen der Submukosaschicht Verbindung hat.

Merkwürdigerweise findet in der Darmwand eine unterschiedliche Verteilung der Substanzgruppen statt. Die Fette treten in das zentrale Chylusgefäß und damit in den Lymphkreislauf über, die Bausteine für den Eiweiß- und Kohlenhydratstoffwechsel dagegen gelangen in das Blutkapillarnetz der Zotten und anschließend in den Pfortaderkreislauf. Die Blutgefäße, die aus Magen, Pankreas, Dünn- und Dickdarm sowie aus der Milz stammen, bilden die Wurzeln der Pfortader *(V. portae)*, die durch den unteren Rand des kleinen Netzes (Omentum minus) zur Leberpforte zieht und sich in der Leber wiederum in ein Kapillarnetz auflöst (Rete mirabile venosum).

Die resorbierten Nahrungsstoffe strömen also nirgends direkt in den Gesamtkreislauf ein, sondern erst nach Passage vorgeschalteter Kreislaufabschnitte. Der biologische Sinn dieses Umweges liegt einmal in den dadurch gegebenen Kontrollmöglichkeiten gegenüber eingedrungenen Fremd- oder Giftstoffen (System der Abwehr, vgl. S. 154), zweitens darin, daß eine plötzliche Überschwemmung des Blutes mit Nahrungsstoffen unmittelbar nach der Nahrungsaufnahme vermieden werden soll. Die Leber kontrolliert das ihr durch die Pfortader aus dem Magendarmtrakt zugeführte Blut und baut aus den resorbierten Elementarbausteinen körpereigene Stoffe auf.

Zucker wird in Glykogen umgewandelt und in dieser Form als Energiereserve gespeichert. Die für den Organismus unbrauchbaren Stoffe oder Fremdstoffe werden von der Leber abgebaut und dadurch entgiftet. Die Leber ist die große »chemische Küche« des Körpers. Sie ist nahezu an allen Stoffwechselprozessen beteiligt. Dem Herzen und damit dem Gesamtkreislauf unmittelbar vorgeschaltet, vermag sie die Zusammensetzung des Blutes in vieler Hinsicht zu kontrollieren. Beispielsweise wird die Höhe des Blutzuckerspiegels, der bei 120 mg% liegt, von der Leber konstant gehalten.

2. Pfortader

Der venöse Zufluß zur Leber aus den unpaaren Bauchorganen erfolgt durch die drei großen Venenwurzeln der Pfortader, der oberen und unteren Mesenterialvene (V. mesenterica sup. und inf.) und der Milzvene (V. lienalis). Die Pfortader tritt von der Unterseite in die Leber ein (Leberpforte) und verzweigt sich innerhalb der Leber wieder in größere, segmental angeordnete Gefäßstämme, die über die Vv. interlobulares die Kapillarnetze des Leberparenchyms (Lebersinusoide) speisen. Die Leber besitzt zusätzlich noch eine arterielle Versorgung durch die A. hepatica (Vasa privata der Leber), da das aus dem Darm stammende Pfortaderblut zu sauerstoffarm ist.

3. Aufbau der Leber und Leberkreislauf

Das mit Nahrungsstoffen angereicherte Blut gelangt durch die Pfortader in die Leber. In der Leberpforte sind immer 3 Gebilde vergesellschaftet: A. hepatica, Pfortader und Gallengang. Diese »Trias« wird auch innerhalb des Leberparenchyms beibehalten. Das Lebergewebe ordnet sich zu Läppchen *(Lobuli hepatis)*, die eine hexagonale Form besitzen und wie bei einer Bienen-

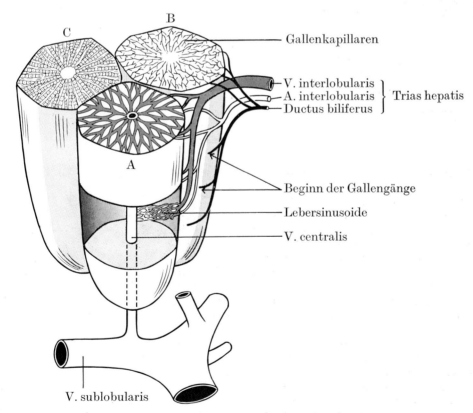

Abb. 129. Innerer Aufbau der Leber. Es sind drei Leberläppchen mit jeweils verschiedenen strukturellen Details dargestellt (K-B). A = Pfortadersystem und Lebersinusoide, B = Gallenkapillaren der Läppchen und Gallenabflußsystem, C = Leberzellbalken mit radiärer Grundstruktur.

wabe den Raum gleichmäßig ausfüllen. In die Leberläppchen, die aus radiär angeordneten Zellsträngen bestehen und einen Durchmesser von etwa 1,5–2 mm haben, strömt das Pfortaderblut von der Peripherie durch die *Vv. interlobulares* in die zwischen den Leberzellsträngen gelegenen Lebersinusoide ein. Die Sinusoide sind als erweiterte Kapillaren mit Spezialstruktur anzusehen, die miteinander netzförmig zusammenhängen. Durch Öffnungen und Poren kann das Pfortaderblut ausgiebig mit den Leberzellen in Kontakt treten. Die Zellen werden gewissermaßen vom Blut umspült, so daß ein intensiver Stoffaustausch stattfinden kann. Die Sinusoide münden im Zentrum der Läppchen in die *V. centralis* ein. Von hier aus gelangt das Blut dann in die Schalt- oder Sammelvenen *(Vv. sublobulares)* und weiter in die *Vv. hepaticae* und damit in die untere Hohlvene. Während der Blutstrom innerhalb der Leberläppchen von peripher nach zentral geht, verläuft die Sekretion der Gallenflüssigkeit in umgekehrter Richtung, das heißt von zentral nach peripher. Die Leberläppchen sind so strukturiert, daß normalerweise beide Strömungen nicht miteinander in Kontakt kommen. Die Leberzellen sondern die Galle in die Gallenkapillaren ab, die keine Gefäße mit eigener Wandung, sondern organisierte Spalten zwischen den Leberzellsträngen darstellen. Erst am Rande der Läppchen bilden sich eigene Gänge für den Gallenabfluß *(Ductus biliferi)*, die im Bindegewebe zwischen den Leberläppchen mit den anderen Leitungsbahnen der Trias zusammen verlaufen und in die größeren Gallengänge *(Ductus hepatici)* einmünden (Abb. 129).

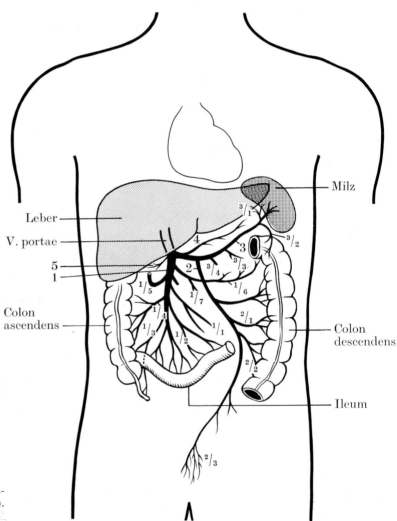

Abb. 130. Verzweigungsmuster der V. portae (K-B). (Bezifferung s. Text).

Die Doppelfunktion der Leber als Stoffwechselorgan und Drüse, die sich in den beiden gegenläufigen Strömungen ausdrückt, führt zu einem charakteristischen *Arbeitsrhythmus*. Die Nahrungsstoffe werden aus dem Pfortaderblut entnommen und zunächst im Zentrum der Läppchen gespeichert (z. B. Zucker in Form von Glykogen). Dieser Prozeß schreitet zur Läppchenperipherie fort. Durch die aufgenommenen, gespeicherten Substanzen werden die Zellen vergrößert, die Leber schwillt an (assimilatorische Phase). Umgekehrt beginnt die Gallensekretion in der Läppchenperipherie und schreitet zentralwärts weiter. Sie führt zu einer Verkleinerung der Zellen. Die Leber schwillt wieder ab (dissimilatorische Phase). Beim Menschen sind beide Arbeitsphasen zeitlich so geordnet, daß die assimilatorische Phase vor allem nachts und mittags mit der Stapelung von Nahrungsstoffen (z. B. Glykogenbildung), die dissimilatorische Phase (Gallensekretion) frühmorgens und abends erfolgt. Die bekannte Mittagsmüdigkeit hängt vielleicht mit einer solchen Umstellung des Leberrhythmus zusammen.

Wurzeln der V. portae (vgl. die entsprechende Beschriftung in Abb. 130)
1. *V. mesenterica superior* – kreuzt den horizontalen Abschnitt des Duodenums und vereinigt sich hinter dem Pankreas mit der V. lienalis zur V. portae.
   Äste:
   1/1 – *Vv. jejunales und Vv. ileae* (1/2) – Äste aus dem Dünndarm (Jejunum und Ileum) – verlaufen im Mesenterium des Dünndarms.
   1/3 – *V. ileocolica* – größere Sammelvene aus dem Übergangsgebiet zwischen Ileum und Colon ascendens sowie der Appendix und des Caecums – verläuft retroperitoneal in Richtung auf die Valvula ileocaecalis.
   1/4 – *V. colica dextra* – führt das Blut aus dem Colon ascendens und der rechten Kolonflexur zur Mesenterialvene.
   1/5 – *V. colica media* – sammelt das Pfortadervenenblut vom Colon transversum und verläuft weitgehend im Mesocolon transversum.
   1/6 – *V. gastroepiploica dextra* – liegt an der großen Kurvatur des Magens und führt in der Hauptsache das venöse Blut der Pylorusregion und des unteren Korpusabschnittes.
   1/7 – *Vv. pancreaticae und Vv. pancreaticoduodenales* – Sammelvenen aus dem Kopf und dem Körper des Pankreas sowie aus dem Duodenum.
2. *V. mesenterica inferior* – verläuft retroperitoneal an der hinteren Bauchwand abwärts bis zum Rektum. In ihr sammelt sich das Pfortaderblut vom Anulus haemorrhoidalis des Rektums bis zur linken Kolonflexur bzw. zur Mitte des Colon transversum.
   Äste:
   2/1 – *Vv. colicae sinistrae* – abführende Venen des Colon descendens – anastomosieren mit den Ästen der V. colica media aus der V. mesenterica sup. im Bereich der linken Kolonflexur.
   2/2 – *Vv. sigmoideae* – abführende Venen aus dem Colon sigmoideum.
   2/3 – *V. rectalis superior* – führt das venöse Blut aus dem Rektum bis zum Plexus rectalis (haemorrhoidalis) des Analkanals zur Pfortader ab. Der Plexus rectalis steht außerdem über die Vv. rectales medii und inferiores mit dem venösen Teil des allgemeinen Kreislaufs in Verbindung (Kavasystem).
3. *V. lienalis* – führt das venöse Blut der Milz zur Leber ab. Sie läuft retroperitoneal an der Hinterfläche des Pankreas, wo sie sich mit der V. mesenterica inf. – etwa in Höhe der Flexura duodenojejunalis – vereinigt.
   Äste:
   3/1 – *Vv. gastricae breves* – mehrere kleine Venen aus dem Gebiet des Magenfundus und Korpus.
   3/2 – *V. gastroepiploica sinistra* – abführende Magenvene, die an der großen Kurvatur verläuft. Sie anastomosiert mit der V. gastroepiploica dextra, die zur V. mesenterica sup. hinführt.
   3/3 – *V. pancreatica magna und Vv. pancreaticae dorsales et inferiores* – Abflußvenen aus dem Schwanz- und Korpusteil des Pankreas.
   3/4 – *V. pylorica* – aus dem Pylorusabschnitt des Magens sowie dem angrenzenden Bulbus duodeni.
4. *V. coronaria ventriculi* – umfaßt mehrere Venenstämmchen, die an der kleinen Kurvatur des Magens *(V. gastrica dextra und sinistra, V. praepylorica)* verlaufen und direkt in die Pfortader einmünden. Die V. gastrica sin. anastomosiert an der Kardia mit den Ösophagusvenen und steht dadurch mit dem Körperkreislauf in Verbindung (Kavasystem).
5. *Vv. parumbilicales* – kleine Venen im Lig. falciforme hepatis, die die obliterierte Nabelvene des Fetalkreislaufes begleiten und über den Nabel mit den Bauchwandvenen und dem Körperkreislauf in Verbindung stehen.

B. Lymphgefäßsystem und lymphatische Organe

I. Lymphgefäßsystem

1. Lymphabflüsse des Darmes

Wir beginnen die Besprechung des lymphatischen Systems mit einem Spezialfall, dem *Lymphabfluß aus dem Darm*. Die durch die Galle emulgierten Fette gelangen jenseits der Darmwand in Form feinster Tröpfchen (Chylomikronen) in diejenigen Lymphgefäße, die im Zentrum der Darmzotten lokalisiert sind (zentrale Chylusgefäße, Abb. 128). Diese Gefäße stellen blind endigende Lymphkapillaren dar, die in ein Geflecht weitlumiger Lymphgefäße der Submukosa einmünden. Die Sammelgefäße der submukösen und subserösen Plexus fließen außerhalb des Darmes zu größeren Lymphgefäßen zusammen, die sich schließlich alle im Truncus intestinalis vereinigen (Abb. 131). In die Lymphbahnen sind überall Lymphknoten (Nodi lymphatici) eingeschaltet.

Der Truncus intestinalis mündet mit den anderen Lymphgefäßstämmen des Körpers in das große Sammelbecken der Lymphe, die *Cisterna chyli*, ein, von der der Brustmilchgang ausgeht. Die im *Ductus thoracicus* transportierte Darmlymphe zeigt wegen der zahlreichen Fetttröpfchen eine milchige Farbe. Der Ductus endet im linken Venenwinkel *(Angulus venosus sin.)*, so daß die Darmlymphe schließlich in den venösen Teil des Blutkreislaufes einströmt.

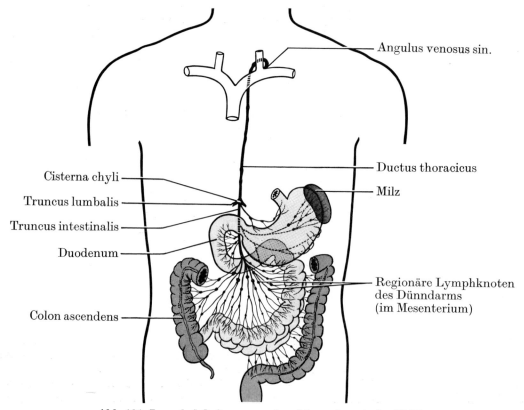

Abb. 131. Lymphabflußwege aus dem Magendarmtrakt (K-B).

2. Lymphgefäße des Körpers

Auch aus den übrigen Organen fließt die Lymphe auf besonderen Wegen ab, so daß neben dem Blutgefäßsystem noch ein zweites Gefäßsystem existiert. Im allgemeinen rekrutiert sich die in den Lymphgefäßen transportierte Lymphe aus der interstitiellen Flüssigkeit (s. S. 128). Die Lymphbahnen beginnen im Zwischengewebe ähnlich wie in den Darmzotten mit feinsten, blindsackartigen Kapillaren. Die Lymphkapillaren vereinigen sich noch innerhalb der Organe zu größeren Lymphgefäßen, die äußerst dünnwandig sind, häufig Klappen besitzen und meist dichte Plexus bilden. Die Lymphkapillaren sind für Eiweiß, Fette, Zucker und Elektrolyte durchlässig. Alle Lymphgefäße enthalten eine zellfreie oder zellarme, eiweißreiche Flüssigkeit (Lymphe). Der Eiweißgehalt ist durchschnittlich halb so groß wie der des Blutes. Da die Blutgefäße ins Gewebe übergetretenes Eiweiß nicht rückresorbieren können, muß der Eiweißtransport durch die Lymphgefäße erfolgen. Die Lymphgefäße haben daher außer der Flüssigkeitsdrainage auch noch die wichtige Funktion des Eiweißtransportes aus dem Gewebe.

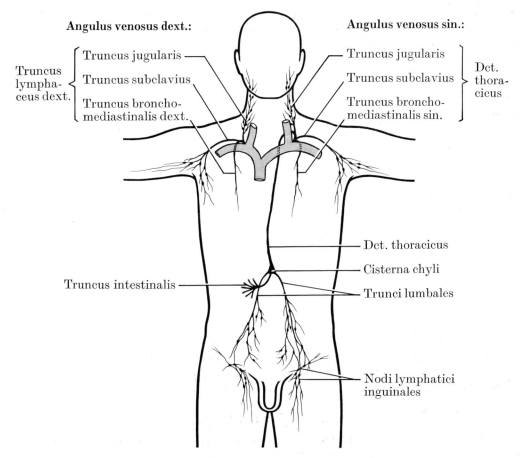

Abb. 132. Hauptlymphgefäßstämme des menschlichen Organismus (K-B).

Die Flüssigkeit strömt in den Lymphgefäßen langsamer als in den Blutgefäßen. Das Stromzeitvolumen, das hauptsächlich vom Filtrationsdruck des Blutes in das Gewebe abhängt, beträgt in den großen Lymphgefäßstämmen (Ductus thoracicus) etwa 1–1,5 ml/min. Die Strömung erfolgt jedoch nicht kontinuierlich, sondern rhythmisch. In den mesenterialen Lymphgefäßen pendelt die Flüssigkeitssäule in regelmäßigen Zeitabständen (5–10/sec) unabhängig von der Lage der Klappen hin und her.

Größere Lymphgefäße besitzen eine dünne Muskelwand, die rhythmische Kontraktionen ausführt und dadurch die Lymphströmung unterstützt. Auch durch Massage von außen kann die Lymphzirkulation gefördert werden.

Die Lymphgefäße der unteren Gliedmaßen und des Beckens sammeln sich beiderseits der Wirbelsäule in Höhe des 2. Lendenwirbelkörpers in je einem *Truncus lumbalis*. Die aus dem Darm kommende Lymphe fließt über den *Truncus intestinalis* ab. Diese drei Hauptstämme münden in die *Cisterna chyli* ein, von der der *Ductus thoracicus* ausgeht. Dieses größte Sammelgefäß für die Körperlymphe erhält außerdem Zuflüsse von zahlreichen kleineren Lymphgefäßen von Brustwand, Brustorganen und dem Zwerchfell. Kurz vor seiner Einmündung in den Venenwinkel nimmt der Ductus thoracicus noch die Lymphe der linken Kopfhälfte durch den *Truncus jugularis*, die Lymphe des Armes durch den *Truncus subclavius sinister*, die Lymphe der linken Hals- und Nackenregion durch den *Truncus cervicalis* und die Thoraxlymphe durch den *Truncus bronchomediastinalis sinister* auf. Die Lymphe von der rechten Kopf- und Halshälfte *(Truncus jugularis dexter)*, vom rechten Arm *(Truncus subclavius dexter)*, von der rechten Hals- und Nackenregion *(Truncus cervicalis dexter)* sowie von der rechten Brustseite *(Truncus bronchomediastinalis dexter)* fließt über ein Sammelgefäß, den *Truncus lymphaceus dexter*, in den rechten Venenwinkel. Das Einzugsgebiet dieses Gefäßes ist wesentlich kleiner als das des Ductus thoracicus. Es wird jedoch gelegentlich auch als Ductus thoracicus dexter bezeichnet.

Das Lymphgefäßsystem zeigt also keine bilaterale Symmetrie. Es bildet auch kein geschlossenes System, sondern liegt gleichsam nur im Nebenschluß zum allgemeinen Blutkreislauf. Neben den schon erwähnten Aufgaben (Volumenregulation der Körperflüssigkeit, Rückführung der extrazellulären Eiweißkörper, Fette, Zucker und Elektrolyte aus dem Zwischengewebe ins Blut) hat das Lymphgefäßsystem aber noch eine andere wichtige Aufgabe, nämlich die der Filterung der Zwischengewebsflüssigkeit. Diese Filterung findet vor allem in den *Lymphknoten* statt. Daher sind in alle Lymphbahnen Lymphknoten eingeschaltet.

II. Lymphknoten

1. Allgemeines

Die Filterung der Lymphe geschieht in den Lymphknoten und bewirkt nicht nur die Eliminierung körperfremder Substanzen, die aus dem Darm in das interstitielle Zwischengewebe gelangt sind, sondern gegebenenfalls auch die Aufnahme und Speicherung körpereigener Stoffe. In regelmäßigen Abständen sind in alle Lymphbahnen Lymphknoten eingeschaltet. Sie sind immer bestimmten Körperregionen zugeordnet *(regionäre Lymphknoten)*, das heißt, aus einer Körperregion fließt die Lymphe stets zu einer bestimmten Lymphknotengruppe. Mehrere solcher Gruppen werden wieder in einer nachgeschalteten Gruppe zusammengefaßt (Abb. 133). Alle größeren Lymphstämme führen daher stets eine durch mehrere Lymphknotengruppen gefilterte Lymphe. Man kann diese Anordnung mit einem Verteidigungssystem vergleichen. Wird die erste Linie der Front durchbrochen, so stehen immer noch weitere in Reserve. Für den Arzt ist die Kenntnis der regionären Lymphknoten wichtig, da aus Lymphknotenschwellungen auf Erkrankungen in der zugehörigen Region geschlossen werden kann.

2. Funktioneller Bau des Lymphknotens

Der Einbau der Lymphknoten in das Lymphgefäßsystem macht auch dessen Strukturbesonderheiten verständlich. Aus der Tatsache, daß die Lymphgefäße peripher zahlreicher sind als zentral, ergibt sich, daß die zuführenden Gefäße (Vasa afferentia) eines Lymphknotens immer zahlreicher sind als die abführenden Vasa efferentia. Der Lymphknoten ist wie eine Barriere quer in den Lymphstrom eingeschaltet, mit seiner Konvexität nach peripher und dem Hilus zentralwärts orientiert. Er ist von einer festen Kapsel umgeben, die von den Vasa afferentia durchbrochen wird. Die gewebliche Grundlage stellt ein lockermaschiges, retikuläres Bindegewebe dar (Lymphknotenparenchym), durch das die Lymphe langsam hindurchsickert. Von den Vasa afferentia aus gelangt die Lymphe zunächst in einen schmalen Spaltraum unter der Kapsel (Randsinus) und verteilt sich gleichmäßig im Rindenparenchym. Durch das Maschenwerk der Rinde fließt die

Funktioneller Bau des Lymphknotens

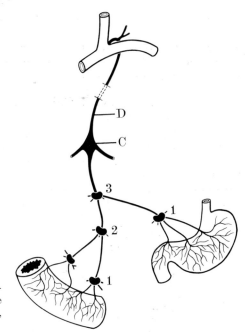

Abb. 133. Schema zur Erläuterung des Begriffes der regionären Lymphknoten. 1–3 stellen aufeinanderfolgende Gruppen von Lymphknoten dar (F). C = Cisterna chyli, D = Ductus thoracicus.

Lymphe meist auf bevorzugten Strömungswegen *(Rindensinus)* in die Markzone, deren kanälchenartige Bahnen *(Intermediär-* und *Marksinus)* schließlich im Hilusbereich in die Vasa efferentia münden. Mark- und Rindensinus stellen keine geschlossenen, endothelausgekleideten Gefäße dar, sondern lediglich Strömungswege in einem retikulären Gewebsverband.

Das Zellnetz des Lymphknotenparenchyms verdichtet sich an den Ufern dieser Strömungswege (Uferzellen) und bekommt ausgiebig Kontakt mit dem Lymphstrom. Befinden sich körperfremde Stoffe im Lymphstrom, werden sie von den Uferzellen rasch »gefressen« (phagozytiert) und aus der

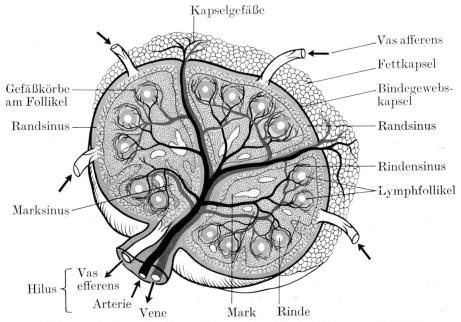

Abb. 134. Aufbau eines Lymphknotens (modif. nach BARGMANN) (K-B).

zirkulierenden Lymphe entfernt. Bringt man z. B. Vitalfarbstoffe oder Kohlepartikel in das interstitielle Gewebe des Körpers, so sind schon nach wenigen Sekunden die zugehörigen regionären Lymphknoten angefärbt. Beim erwachsenen Menschen sind die regionären Lymphknoten der Lunge meist schwarz gefärbt, weil der Mensch ständig Ruß- oder Staubpartikelchen einatmet, die über den Lymphstrom aus der Lunge abtransportiert werden. Auch aus der Nahrung aufgenommenes Fett sowie körpereigenes Eiweiß, das aus der Zwischengewebsflüssigkeit stammt, kann in den Lymphknoten gespeichert und damit aus der Zirkulation herausgenommen werden.

Die Phagozytose körperfremder Substanzen stellt eigentlich eine Art intrazellulärer Verdauung dar. Ähnlich wie im Darm ein Abbau der Nahrungsstoffe stattfindet, die erst in den Zellen des Körpers selbst, z.B. in der Leber, wieder zu körpereigenen Stoffen aufgebaut werden, kann auch innerhalb bestimmter Zellen ein entsprechender Abbau erfolgen (parenterale Verdauung). Zellen mit solchen Fähigkeiten sind die Retikulumzellen des Lymphknotens, die Uferzellen der lymphatischen Organe und zahlreiche andere Zellformationen, die noch zu besprechen sind. Sie gehören zu einem zellulären *System der Abwehr*, das man zusammenfassend auch als retikuloendotheliales System (RES) bezeichnet.

Der Organismus verfügt aber noch über eine weitere Möglichkeit der Abwehr körperfremder Substanzen. Diese besteht darin, daß die Entgiftung nicht intrazellulär, sondern extrazellulär erfolgt. Das geschieht durch Bildung spezifischer Abwehrstoffe (*Antikörper* oder Immunkörper), die mit den schädlichen Stoffen *(Antigenen)* so reagieren, daß ein gemeinsamer ungiftiger Komplex entsteht (Antigen-Antikörper-Reaktion). Jeder Organismus besitzt in hohem Grade die Fähigkeit der Antikörperbildung. Er schützt sich auf diese Weise gegen das Eindringen körperfremder Stoffe und bewahrt die Eigenheit seines Selbst (Immunisierungsvorgang). Abwehrstoffe im Sinne von Antikörpern zu bilden, ist das Lymphknotengewebe in besonderem Maße befähigt. Die entsprechenden Zellen heißen *Lymphozyten* und *Plasmazellen*. Jeder Lymphknoten ist vollgestopft mit Lymphozyten. Sie finden sich in der Rinde in Form von kleinen Knötchen *(Lymphfollikel)*. Das Mark ist weitgehend follikelfrei. Die Lymphfollikel können eine zentrale Aufhellungszone zeigen (Keim- oder Reaktionszentrum). Hier liegt der Ort für die Abwehrreaktionen. Im Bereich der Follikel findet auch die Lymphozytenbildung statt. Lymphfollikel mit Reaktionszentren heißen Sekundärknötchen. In den Lymphknoten entstehen ständig neue Lymphozyten in großer Menge. Wird eine Körperregion mit körperfremden Substanzen, Infektionserregern oder Toxinen überschwemmt, so schwellen die Lymphknoten an. Es treten vermehrt Sekundärknötchen auf. Die Zahl der Lymphozyten und Plasmazellen nimmt zu.

Jeder Lymphknoten besitzt eine eigene Blutgefäßversorgung (Abb. 134). Die Arterien dringen vom Hilus aus in den Lymphknoten ein und verzweigen sich radiär in der Rinde. Um die Lymphfollikel herum bilden sich feinste Kapillarkörbe. Die Reaktionszentren der Sekundärfollikel sind gefäßfrei. Die abführenden Venen verlassen den Lymphknoten ebenfalls durch den Hilus. Sie nehmen die im Lymphknoten gebildeten Lymphozyten und Plasmazellen auf. Die abführenden Gefäße sind daher zellreicher als die zuführenden.

Funktionen der Lymphknoten:

1. Filtration der Lymphe einer bestimmten Körperregion (regionärer Lymphknoten).
2. Entgiftung und Abbau körperfremder Stoffe durch Uferzellen (Infektionsabwehr).
3. Antikörperbildung durch Lymphozyten und Plasmazellen (Immunisierung).
4. Fettspeicherung (in den Ufer- und Retikulumzellen).
5. Volumenregulation der Körperflüssigkeiten (Flüssigkeitsspeicherung im Maschenwerk des Lymphknotenparenchyms).

III. Milz (Lien)

1. Übersicht

Im Rahmen der Abwehrvorgänge stellt die Milz ein zentrales Organ dar. Man könnte sie als einen weiterentwickelten Lymphknoten bezeichnen, der als ein Filtrationsorgan zwischen Verdauungskanal, Blut und Leber eingeschaltet ist (Abb. 135). Durch die Milz wird das Blut gewissermaßen gereinigt.

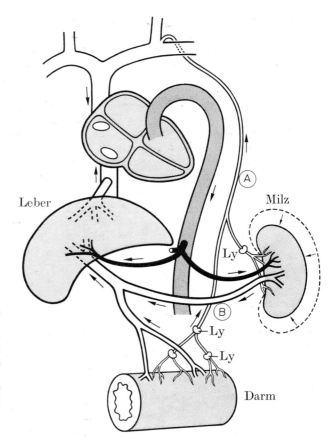

Abb. 135. Beziehungen der Milz zum Lymph- und Pfortaderkreislauf (F). Arterien = schwarz, Venen = hell. A = Lymphkreislauf: Die Lymphe aus dem Darm und der Milz fließt über dem Ductus thoracicus in den linken Venenwinkel und damit in den venösen Abschnitt des Kreislaufes (V. cava sup.). In die Lymphbahnen sind zahlreiche Lymphknoten (Ly) eingeschaltet. B = Pfortaderkreislauf.

Die Milz besteht, ähnlich wie der Lymphknoten, aus einem retikulären Maschenwerk (rote Pulpa), das ständig von Blut durchströmt wird. Dabei nehmen die an die Strömungsstraßen angrenzenden Uferzellen die gealterten Erythrozyten aus dem Blut auf und phagozytieren sie (Blutmauserung). Die Milz ist gewissermaßen der »Friedhof« des Blutes. Auch andere Elemente können bei der Milzpassage aus dem strömenden Blut entfernt werden. Außerdem enthält die Milz Lymphfollikel in großer Zahl (weiße Pulpa). Es existiert eine gesonderte Lymphzirkulation. Die Milz ist auch zur Bildung von Antikörpern sowie von antikörperproduzierenden Zellen (Lymphozyten, Plasmazellen) befähigt. Schließlich erfüllt die Milz noch einige weniger beachtete Aufgaben. Durch ihre Fähigkeit zu kompensatorischen Leistungen ist die Milz in der Lage, Störungen rhythmischer Organprozesse, die durch Außenwelteinflüsse hervorgerufen werden, auszugleichen und zu harmonisieren. Der Verdauungsapparat muß beispielsweise durch unrhythmische Nahrungsaufnahme unregelmäßig arbeiten. Wird nach einer kräftigen Mahlzeit der Darm stark durchblutet, so reicht das vorhandene Blutvolumen möglicherweise nicht aus, lebensnotwendige Organe wie das Nervensystem ausreichend zu durchbluten. Hier kann die Milz regulativ wirken, indem sie das in ihren Maschenräumen gespeicherte Blut in den Kreislauf entleert (Blutspeicherfunktion). Die Milz besitzt ein differenziertes Muskelgerüst und ist daher kontraktil. Beim Hund kann sich die Milz auf $1/2$–$1/3$ ihres Volumens verkleinern (Speichermilz). Beim Menschen ist die Speicherfunktion geringer, die Immunisierungsaufgaben überwiegen (Abwehrmilz). Dennoch weisen die nach einer Entleerung, gelegentlich auch spontan auftretenden, rhythmischen Durchblutungswellen, die nichts mit der Entleerung oder Auffüllung der Speicherräume in der Pulpa zu tun haben, auf diese funktionellen Zusammenhänge hin.

Die Kontraktilität der Milz kommt auch dem Pfortaderkreislauf zugute. Die Milz ist als das »elastische Herz« des Portalkreislaufes bezeichnet worden. Pfortaderstauungen können von der Milz durch kompensatorische Volumenveränderungen ausgeglichen werden. Ob die Milz auch für das Lymphgefäßsystem eine volumenregulatorische Funktion hat, ist nicht geklärt. Die Milz übt auch einen hemmenden Einfluß auf das Knochenmark aus. Nach Milzexstirpation tritt eine vermehrte Blutneubildung auf. Vielleicht existiert ein spezifischer Wirkstoff. Die Milz ist daher nicht nur als Friedhof der roten Blutkörperchen, sondern auch als Wächter an der Schwelle der Blutbildung zu betrachten.

2. Anatomie der Milz

Form und Größe der Milz sind wegen der wechselnden Füllungszustände sehr verschieden. Beim Erwachsenen mißt die Milz durchschnittlich $11 \times 7 \times 3$ cm (durchschnittliches Gewicht 170 g). Sie hat etwa die Form einer Kaffeebohne und liegt zwischen Magenfundus und Zwerchfell unter dem linken Rippenbogen, so daß der untere Rand *(Margo inf.)* normalerweise nicht tastbar ist (Abb. 136). Die lebensfrische Milz ist weich und eindrückbar, das aufgeschnittene Organ zerfließlich. Die konvexe Fläche liegt dem Zwerchfell an *(Facies diaphragmatica)*. Die Gefäße und Nerven treten an der konkaven Fläche *(Facies gastrica)* aus bzw. ein (Milzhilus). Der vordere Rand *(Margo superior)* ist etwas scharfrandiger *(Margo acutus)* als der hintere *(Margo obtusus)* und kann durch 6–8 Einschnitte eine lappige Beschaffenheit zeigen. Nicht selten findet man in den benachbarten peritonealen Duplikaturen eine oder mehrere kirschgroße *Nebenmilzen*.

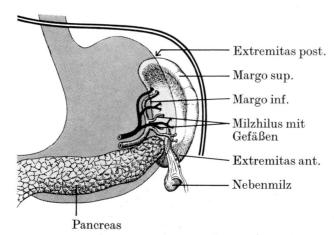

Abb. 136. Lage und Form der Milz [in Anlehnung an FENEIS (F)].

3. Gefäßarchitektur

In Hilusnähe zweigt sich die Milzarterie *(A. lienalis)* in mehrere Äste auf, die von der Unterseite aus in das Organ eintreten (Abb. 136). Jeder dieser Äste versorgt einen besonderen Organabschnitt, der als Segment bezeichnet wird. Die abführenden Venen sammeln sich zur V. lienalis, die in die V. portae einmündet (Abb. 135).

Das *Milzparenchym* wird durch muskelreiche Septen (Trabekel oder Balken) in zahlreiche Kompartimente untergliedert (Abb. 137). Die Trabekel hängen mit der Organkapsel zusammen, die ebenfalls reichlich glatte Muskelbündel enthält, und bilden ein dreidimensionales Gerüstwerk, dessen Maschen ein lockeres retikuläres Gewebe, die rote Milzpulpa, ausfüllt.

Die größeren Gefäßstämme treten vom Hilus in das elastisch-muskulöse Trabekelwerk ein und von dort in die rote Pulpa über. Die *Pulpaarterien* spalten sich mehrfach auf und werden zu *Zentralarterien*. Jede dieser Zentralarterien wird von einem Lymphfollikel umgeben. Anschließend splittern sie sich pinselförmig auf *(Pinselarterien,* Penicilli) und nehmen Arteriolencharakter an. Weiter distal werden sie von einem verdichteten Retikulum hülsenartig umgeben *(Hülsenarterien)* und gehen dann in die Pulpakapillaren über. Diese münden in die für die Funktion der Milz wichtigsten Gefäßabschnitte ein, die *Milzsinus.* Hier beginnt dann der venöse Schenkel des Milzkreislaufes. Die Sinus besitzen eine durchlöcherte Wandung, durch die das Blut aus dem Gefäß-

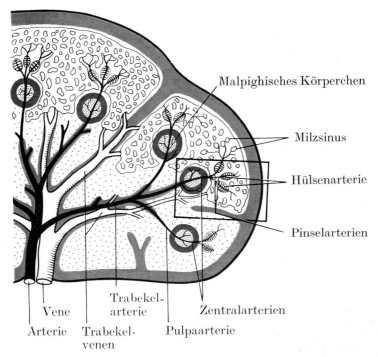

Abb. 137a. Schema über den Bau des Gefäßsystems der Milz (modif. nach BARGMANN) (K-B).

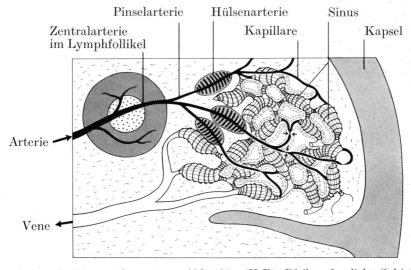

Abb. 137b. Ausschnittvergrößerung aus Abb. 137a (K-B). Pfeile = fragliche Sphinkteren.

system in die Maschenräume der roten Pulpa übertreten kann. Die Sinuswandzellen (Sinusendothelien) sind zur Phagozytose befähigt und können gealterte rote Blutzellen, deren Membraneigenschaften so verändert sind, daß sie an den Uferzellen haften bleiben, phagozytieren. Sie können auch andere Fremdstoffe aufnehmen und müssen daher ebenso wie die Uferzellen der Lymphknoten zum RES gerechnet werden. Von den Sinus der roten Pulpa strömt das Blut über die großen Pulpavenen zu den Trabekelvenen und weiter zu den Wurzeln der Milzvene im Hilusbereich.

Es ist lange diskutiert worden, ob der Milzkreislauf geschlossen oder offen ist. Könnte nämlich das Blut aus den Pulpakapillaren unmittelbar in das retikuläre Maschenwerk der roten Pulpa strömen, wäre der Kreislauf hier offen. Es scheint aber, daß dies unter normalen Bedingungen nicht vorkommt. Mehr als 90% des Blutes fließen in vivo direkt von den Kapillaren in die Sinus und gelangen erst durch die Poren der Sinuswände in das benachbarte Retikulum der roten Pulpa.

Der Milzkreislauf verfügt über mehrere *Regulationseinrichtungen:*

1. ist die Milzarterie ungewöhnlich weit und schon in der Jugend geschlängelt. Ihre Muskulatur ist auffallend dick. Die Hauptstämme der Milzarterien können sich offenbar durch Kontraktion vollständig verschließen (sog. arterielle Milzsperre).

Eine 2. Drosselvorrichtung liegt in Form der Hülsen vor. Die Hülsenarterien sind wahrscheinlich kontraktil und können den Zustrom zu den Milzsinus und zum Retikulum absperren.

Eine 3. Regulationsvorrichtung besteht darin, daß die Trabekelvenen keine eigene Muskulatur besitzen, sondern in das Muskelgefüge des Trabekelgerüstes konstruktiv so eingebaut sind, daß bei jeder Kontraktion des Organs gleichzeitig eine Erweiterung der abführenden Venen und damit eine Entleerung der Milzsinus erfolgen muß.

4. Die Milz als lymphatisches Organ

Neben dem Blutkreislauf existiert innerhalb der Milz noch ein Lymphsystem. Die Lymphe fließt vornehmlich in den adventitiellen Gefäßscheiden der Arterien, die zwischen der Media und der Trabekelmuskulatur lokalisiert sind. Diese Lymphspalten reichen bis in die Pulpa hinein und enden wahrscheinlich in den Lymphfollikeln. Die Lymphfollikel der Milz, die merkwürdigerweise immer im gleichen Funktionszustand sind, entstehen in der Adventitia der Pulpaarterien durch Erweiterung und Auftreibung der adventitiellen Gefäßscheiden. Daraus ergibt sich, daß die Lymphfollikel stets von einer Arterie durchzogen sind (Zentralarterie). Lymphfollikel und Zentralarterien bilden eine funktionelle Einheit, das sog. *Milzknötchen* oder Malpighische Körperchen. Die Gesamtheit aller Malpighischen Körperchen macht die *weiße Milzpulpa* aus. Da die weiße Pulpa Teil des lymphatischen Systems ist, erscheint es berechtigt, diese als einen funktionell selbständigen Apparat der roten Milzpulpa gegenüberzustellen.

Die Lymphfollikel werden durch eigene Kapillaren, die körbchenartige Geflechte um die Milzknötchen herum ausbilden, versorgt *(Hofarterien)*. Die in den Milzfollikeln gebildeten Lymphozyten und Antikörper gelangen über die korbartigen Gefäßgeflechte der Lymphfollikel ins Blut. Die Blutzirkulation ist vom Lymphstrom weitgehend getrennt. Von den Malpighischen Körperchen strömt die Lymphe in den adventitiellen Gefäßscheiden hiluswärts. Über hilusnahe Lymphknoten gelangt die Milzlymphe schließlich zur Cisterna chyli und zum Ductus thoracicus.

Die Milz kann beim Menschen ohne sichtbare Schäden entfernt werden. Das bedeutet nicht, daß die Milz im Körper ein überflüssiges Organ ist. Wahrscheinlich können andere Organe ihre Funktionen übernehmen, so daß der Ausfall kompensiert werden kann.

IV. Thymus (Bries)

Zum lymphatischen System muß auch der Thymus gerechnet werden. Er entsteht entwicklungsgeschichtlich aus einer taschenförmigen Aussackung des Schlund- oder Kiemendarmes. Wir rechnen ihn daher zu den *branchiogenen Organen*. Das entodermale Epithel löst sich zu einem Retikulum auf, in das lymphozytenähnliche Zellen (*Thymozyten* oder Thymuslymphozyten) einwandern. Lymphfollikel entstehen nicht. Das von einer Kapsel umgebene, kegelförmige Organ liegt im vorderen Brustraum und setzt sich aus zwei Lappen zusammen (rechtes und linkes *Corpus thymicum*). Ihre Basis berührt das Herz, während die Spitzen *(Proc. cervicales)* durch die obere Thoraxapertur kranialwärts neben der Trachea bis zur Schilddrüse reichen (Abb. 159). Auf dem Schnitt zeigt die Drüse einen verzweigten, bäumchenartigen Bau. Man kann eine Rinden- und eine Markzone unterscheiden. Auffallend sind die reiche Vaskularisation und die Existenz zahlreicher Lymphgefäße. Zwischen dem 9. und 12. Lebensjahr erreicht der Thymus seine volle Ausbildung (Gewicht etwa 40 g). Später, vor allem nach der Pubertät, bildet er sich zurück *(Thymusinvolution)*. Das Parenchym wird durch Fettgewebe ersetzt. Es entsteht der retrosternale Fettkörper.

Körperfremdes Eiweiß, auch ganze Organtransplantate, werden vom Organismus mit Hilfe von Antikörpern abgebaut bzw. abgestoßen. Entfernt man jedoch bei neugeborenen Versuchstieren den Thymus, so heilen die Transplantate reaktionslos ein (immunologische Toleranz). Der Körper hat die Fähigkeit verloren, auf der zytologischen Ebene zwischen »Selbst« und »Nicht-Selbst« zu unterscheiden. Man nimmt daher an, daß die im Thymus vorhandenen Lymphozyten erst innerhalb des Thymus ihre immunologischen Fähigkeiten entwickeln, dann in die Lymphknoten auswandern, sich dort ansiedeln und vermehren. Nimmt man den Thymus frühzeitig heraus, so fehlen immunologisch kompetente Zellen, und die Lymphknoten können keine Antikörper bilden. Der Thymus wäre damit gewissermaßen die »Schule« der Lymphozyten. Lymphozyten entstehen wahrscheinlich im Thymus nicht, weshalb Lymphfollikel fehlen.

Vermutlich ist aber noch ein weiteres Organ für die Ausreifung immunkompetenter Zellen notwendig. Bei Vögeln existiert ein lymphoepitheliales Organ im Bereich des unteren Darmtraktes, die sog. *Bursa Fabricia*. Eine Bursektomie hat Folgen, die derjenigen der Thymektomie gerade entgegengesetzt sind. Man vermutet, daß auch beim Menschen ein ähnliches Organ vorhanden ist, und denkt in erster Linie an den Wurmfortsatz des Dickdarms *(Appendix, Proc. vermiformis)* sowie an die Peyerschen Haufen des unteren Dünndarms *(Nodi lymphatici aggregati)*.

Wenn sich diese Vermutungen bestätigen, würde die postnatale Differenzierung der immunologischen Kompetenz des lymphatischen Apparates unter dem Einfluß zweier entgegengesetzt wirkender lymphoepithelialer »Prägungsorgane« erfolgen, von oben durch den Thymus und von unten durch die Appendix bzw. die Peyerschen Haufen.

V. Zusammenfassende Übersicht über die lymphatischen Organe

1. Allgemeines

An allen Stellen, an denen Abwehrreaktionen ablaufen, bilden sich auf der Basis eines lymphoretikulären Bindegewebes Lymphfollikel aus. Im Digestionstrakt können sie die Schleimhautoberfläche vorwölben und auflockern (Abb. 138a). Im unteren Dünndarm treten regelmäßig Ansammlungen zahlreicher Lymphfollikel auf, die sich bis in die Submukosa hinein ausbreiten (Peyersche Haufen).

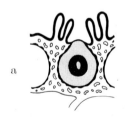 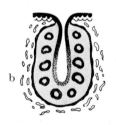 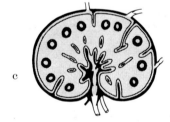

Abb. 138. Übersicht über den prinzipiellen Aufbau der lymphatischen Organe. a) *Solitärer Lymphfollikel* in der Darmschleimhaut. b) *Tonsille* als Beispiel für ein lymphoepitheliales Organ. Zahlreiche Lymphfollikel liegen in der Umgebung einer epithelialen Krypte, deren Epithel aufgelockert erscheint. c) *Lymphknoten* als Beispiel für ein lymphoretikuläres Organ. Die Lymphfollikel sind nebeneinander in der Rinde angeordnet.

An den verschiedensten Stellen des Körpers, meist in der Nachbarschaft der Venen, finden sich *Lymphknoten*. Sie können als ein organartig strukturiertes, lymphoretikuläres Gewebe mit Filter- und Abwehrfunktionen angesehen werden. Bei all diesen Organen, zu denen auch die *Milz* gehört, bildet das retikuläre Bindegewebe die strukturelle Grundlage für die Abwehrorgane *(lymphoretikuläre Organe)*.

Bei einer zweiten Gruppe von Organen kommt noch ein weiteres Strukturelement hinzu, das Epithel. Man spricht von *lymphoepithelialen Organen*. Hierzu zählen die *Tonsillen* und der *Thymus*.

Das wesentlichste Bauelement ist die Krypte, eine Epitheleinsenkung, die von lymphoretikulärem Gewebe umgeben ist. Im Bereich der Krypten wird die Epithelschicht häufig retikulär aufgelockert und durchlässig. Auf diese Weise können Fremdstoffe mit dem lymphatischen Gewebe in Kontakt kommen und die für die Immunisierung wichtigen Abwehrreaktionen auslösen. Die lymphoepithelialen Organe setzen sich also direkt mit der Außenwelt auseinander, während die lymphoretikulären Organe nur die im Körper selbst zirkulierende Flüssigkeit kontrollieren. Der Thymus nimmt eine Sonderstellung ein, indem er generelle Funktionen, die mit der Ausbildung und Erhaltung der Abwehrfunktionen zusammenhängen (immunologisches »Gedächtnis«, Immuntoleranz, Prägung kompetenter Zellen), übernimmt. Er wird in der Entwicklungsphase zu einem Zentralorgan des Gesamtsystems.

2. Abwehrorgane im Digestionstrakt

Überblickt man die Lage der lymphoepithelialen und lymphoretikulären Organe im Bereich des Digestionstraktes, so ergibt sich eine charakteristische Verteilung. Meist treten an den Übergangsstellen von einem Funktionsbereich zum andern gehäuft Lymphorgane auf (Abb. 139). Der keimfreie Dünndarm wird von Darmabschnitten umgeben, in deren Schleimhaut Lymphfollikel in großer Zahl auftreten: proximal das Pylorusgebiet und distal die Appendix. Im Übergangsbereich des unteren Ileums finden sich Lymphfollikel in so großer Zahl, daß man sie schon makroskopisch erkennen kann. Sie liegen in Haufen zusammen (Peyersche Haufen oder *Nodi lymphatici aggregati*), gegenüber vom Mesenterialansatz, reichen bis in die Submukosa und wölben die Schleimhautoberfläche deutlich vor.

Bei der *Appendix* (Wurmfortsatz oder *Proc. vermiformis*) handelt es sich eigentlich um einen Kolonabschnitt, der keine Verdauungsfunktionen übernimmt, klein geblieben und ganz in den

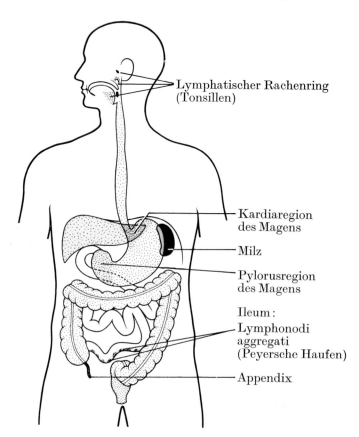

Abb. 139. Übersicht über die Abschnitte des Digestionstraktes, in denen lymphatisches Gewebe vorkommt (F).

Dienst des Abwehrsystems getreten ist. Peristaltische Bewegungen kommen nicht vor. Entsprechend fehlen Haustren, Tänien und Plicae semicirculares. Die Längsmuskulatur ist geschlossen, so daß die 3 Tänien des Kolons hier in eine Schicht zusammenlaufen. Die Schleimhaut hat zwar noch den Charakter der Kolonschleimhaut behalten, jedoch Lymphfollikel in so großer Zahl eingelagert, daß man den Wurmfortsatz auch als »Tonsille des Darmes« bezeichnet hat. Seine funktionelle Bedeutung wurde schon besprochen (vgl. S. 120). Auch in der Magenschleimhaut, besonders am Übergang vom Ösophagus in den Fundus (Kardia), im Pylorusgebiet sowie im Ösophagus findet sich lymphatisches Gewebe.

3. Lymphatischer Rachenring

Die stärksten Ansammlungen lymphatischen Gewebes bilden sich jedoch am Beginn des Digestionstraktes aus. Am Übergang von Mund- und Nasenhöhle in den Pharynx ist ein lymphatischer Rachenring (Waldeyerscher Rachenring) differenziert (Abb. 140). Dieser setzt sich aus mehreren tonsillären und lymphoretikulären Organen zusammen. Einzelne Lymphfollikel sind im ganzen Bereich der Rachenschleimhaut, besonders um die Choanen herum, am Isthmus faucium, Sinus piriformis und Kehlkopfeingang verstreut anzutreffen. Verdichtungen lymphatischen Gewebes finden sich jedoch besonders im Bereich der *Tonsillen*. Man unterscheidet 4 lymphoepitheliale Organe, die allerdings in Bau und Funktion stark voneinander abweichen:

1. *Tonsilla pharyngea* (Rachenmandel) – ein unpaares Organ, das im nasalen Abschnitt des Pharynx direkt unter der Schädelbasis liegt und von Respirationsschleimhaut überzogen wird.
2. *Tonsilla tubaria* (Tubenmandel) – Hier liegt keine organartige Abgrenzung vor, vielmehr verdichtet sich das lymphatische Gewebe in der Umgebung der Tubenöffnung (Tuba auditiva), besonders in den beiden Tubenfalten (Plica salpingopharyngea und salpingopalatina).
3. *Tonsilla palatina* (Gaumenmandel) – Dieses wichtige, etwa bohnengroße lymphoepitheliale Organ ist von einer Kapsel umschlossen und liegt zwischen den beiden muskulösen Gaumenbögen in der Fossa tonsillaris (Arcus palatoglossus und palatopharyngeus).
4. *Tonsilla lingualis* (Zungentonsille) – Es handelt sich eigentlich nicht um ein abgeschlossenes Organ, sondern um die Gesamtheit aller Zungenbälge der Zungenwurzel. Jeder Zungenbalg besteht aus einer Schleimhauteinsenkung (Krypte), die meist in ihrer ganzen Länge von Lymphfollikeln umgeben ist und an deren Ende eine Schleimdrüse ausmündet.

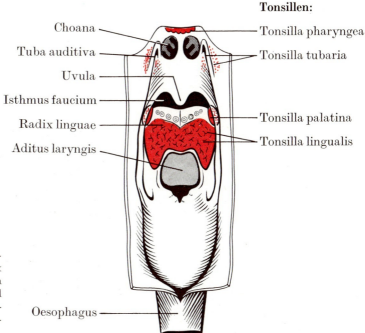

Abb. 140. Waldeyerscher lymphatischer Rachenring. Der Pharynx ist dorsal aufgeschnitten. Man sieht auf den Zungengrund und Kehlkopfeingang (K-B). Lymphatische Organe = rot (nach BENNINGHOFF u. FERNER).

Die lymphatischen Organe des Rachenringes ermöglichen eine erste Infektionsabwehr am Beginn des Verdauungsprozesses. Leukozyten und Lymphozyten durchdringen die Schleimhaut in großer Zahl und treten in den Speichel über *(Speichelkörperchen)*. Sie zerfallen rasch. Die Lymphozyten können 5–8 Tage lebensfähig bleiben. Antikörper gegen die in die Mundhöhle gelangten Fremdstoffe (Antigene) werden innerhalb der lymphatischen Organe gebildet und ins Blut oder in den Speichel abgesondert. Die Abwehrkraft der Mundorgane ist sehr groß, so daß Entzündungen der Mundschleimhaut eine gute Heilungstendenz zeigen. Auch in umgekehrter Richtung ist die Mundschleimhaut durchlässig. Bekanntlich besitzt sie ein ausgeprägtes Resorptionsvermögen, was vom Arzt für die Verabreichung von Medikamenten ausgenutzt wird.

C. Atmungsorgane (Respirationstrakt)

Die Atmungsorgane ermöglichen durch den rhythmischen Prozeß der Ventilation die Aufnahme und Abgabe der Atemgase, d. h. von Sauerstoff und Kohlensäure *(äußere Atmung)*, die für die Verbrennungsvorgänge des Stoffwechsels zur Energiegewinnung innerhalb der Körperzellen *(innere Atmung)* benötigt werden. Für die Gewebsatmung braucht der menschliche Organismus in Ruhe pro Minute durchschnittlich 250 ml Sauerstoff und muß etwa gleich viel Kohlensäure ausscheiden. Bei den Fischen vollzieht sich der Gaswechsel ausschließlich im Kiemenapparat, bei den Amphibien in der Lunge, zum Teil aber auch in der Haut. Bei den höheren Wirbeltieren geht der gesamte Gasaustausch in den Lungen vonstatten. Der Umfang des Gasaustausches hängt von der Körpergröße ab. Bei niederen und kleinen Wirbeltieren beträgt z. B. die atmende Oberfläche der Lungen etwa 4 m^2, beim Menschen dagegen 70–120 m^2.

Beim Menschen wechseln Ein- und Ausatmung (Inspiration und Exspiration) in regelmäßigem Rhythmus von etwa 18 Atemzügen/min miteinander ab. Der Bewegungsapparat des Rumpfes, insbesondere des Thorax, das Zwerchfell und die Bauchmuskulatur sind funktionell in die Atemrhythmik eingeschaltet. Hebung des Brustkorbes bewirkt eine Volumenvergrößerung der Brusthöhle und damit Inspiration, Senkung bewirkt Exspiration.

Die Atemfrequenz ist nicht vollkommen konstant. Willkürliche Modifikationen sind möglich. Auch ist der Atemrhythmus leistungsbezogen. Wird der Sauerstoffbedarf z. B. durch erhöhte körperliche Leistungen größer, steigen Atemfrequenz und Atemtiefe.

Für eine gewisse Zeit kann die Atmung willkürlich unterbrochen werden (Atemanhalten, Tauchen). Im Verlauf seelischer Erregungen kann die Atmung sehr unregelmäßig werden. In der Regel »normalisiert« sie sich jedoch rasch wieder, gleichgültig durch welche Einflüsse die Veränderungen zustande gekommen sind. Die zeitlich geordnete, rhythmische Wiederholung von Ein- und Ausatmung ist also ein elementarer, lebensnotwendiger Prozeß, ohne den der Organismus nicht existieren kann, und der nie über längerer Zeit aussetzen darf.

Die Atmung kann als eine zusätzliche Stoffaufnahme bzw. -ausscheidung betrachtet werden, die zur Ergänzung der Stoffwechselprozesse notwendig ist. Atmungs- und Verdauungsorgane entwickeln sich aus derselben Anlage und können unter dem Oberbegriff des *Gastropulmonalsystems* zusammengefaßt werden.

Entwicklungsgeschichtlich entsteht der Respirationstrakt wie eine vom Darmrohr ausgehende Drüse, die hohl geworden ist. Das Drüsenausführungsgangsystem wird zu den Luftwegen, die Endstücke werden zu den Lungenbläschen (Alveoli), an denen der Gasaustausch stattfindet. Man unterscheidet zweckmäßigerweise luftleitende, mit einer Respirationsschleimhaut ausgekleidete Abschnitte (Nasenhöhle, Kehlkopf, Luftröhre, Bronchien) von den Lungen mit den eigentlich atmenden Oberflächen (respiratorische Schleimhaut). Der Respirationstrakt gliedert sich in einen Kopf-, Hals- und Brustteil (Abb. 141). Der Kopfabschnitt umfaßt die Nase, die Nasenhöhlen und den Schlund (Pharynx), der Halsteil den Kehlkopf und die obere Trachea, der Brustteil umfaßt die untere Trachea, die Bronchien und die Lungen. Nasenhöhle und Schlund werden zusammenfassend als obere Luftwege, Kehlkopf, Trachea und Bronchien als untere Luftwege bezeichnet und als Ganzes der alveolären Gasaustauschfläche in den Lungen gegenübergestellt.

Der Respirationstrakt hat außer der Atmung noch zwei weitere wichtige Aufgaben. Erstens dienen die oberen Luftwege, die der Schädelbasis und dem Riechhirn eng benachbart sind, auch noch der *Geruchswahrnehmung*. Ein Teil der Nasenhöhle *(Regio olfactoria)* wird von einer Riechschleimhaut überzogen und dadurch in das olfaktorische System eingeschaltet. Ähnlich wie die Geschmacksorgane am Eingang des Verdauungstraktes, liegen am Eingang des Respirationstraktes die Riechrezeptoren, um die Atemluft von der Sinnesseite zu überwachen und sensorisch auszuwerten.

Zweitens treten die unteren Luftwege zusammen mit der Mundhöhle in den Dienst der Sprache. Durch die Überkreuzung von Luft- und Speiseweg im Schlundbereich können Luftquanten aus

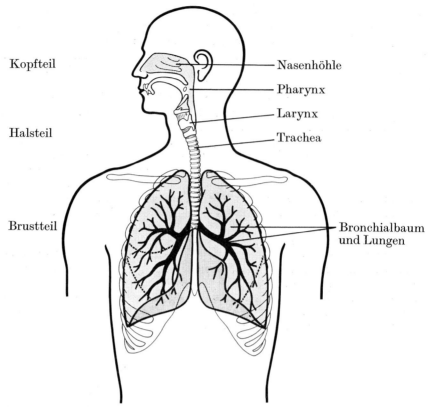

Abb. 141. Übersicht über Lage und Gliederung des Respirationstraktes (K-B).

den Atemwegen in die Mundhöhle gestoßen und damit Laute erzeugt werden. Bei den höheren Säugern wäre dieses Möglichkeit prinzipiell auch gegeben, die längliche Schädelform mit der röhrenförmigen Mundhöhle, der Hochstand des Kehlkopfes und das lückenhafte, einseitig spezialisierte Gebiß erlauben jedoch noch keine Wortbildung. Die anatomischen Voraussetzungen für das Sprechen entstehen erst beim Menschen, nachdem die Aufrichtung vollzogen worden ist. Dadurch hat sich der Schädel zur Kugelform mit einer stockwerkartigen Etagengliederung umgebildet, der Kehlkopf gesenkt und aus der engen Nachbarschaft mit dem Gaumensegel gelöst. Ein mittlerer Pharynxabschnitt (Mesopharynx), durch den die Mundhöhle mit dem Atmungssystem in Verbindung treten kann, ist entstanden. Jetzt können Mundhöhle und Kauwerkzeuge für die Sprechmechanismen nutzbar gemacht werden (Weiteres s. S. 177).

I. Obere Luftwege

Die Luft strömt durch die paarigen Nasenlöcher über die ebenfalls paarigen Nasenhöhlen in den Atemtrakt ein. Die seitliche Wand der Nasenhöhle wird durch Muscheln in mehrere Gänge *(Meatus nasi)* untergliedert. Die Muscheln vergrößern die Oberfläche der Nasenhöhle. Da diese von einer gut durchbluteten Schleimhaut überzogen sind, kann die vorbeistreichende Luft erwärmt und gleichzeitig befeuchtet werden. Die Riechfunktion der Nase wurde schon erwähnt. Während der Entwicklung dringt die Nasenschleimhaut auch in die benachbarten Schädelknochen vor und bildet die Nebenhöhlen der Nase. Über den Schlund stehen die Nasenhöhlen mit Kehlkopf und Trachea in Verbindung.

1. Nase

Die äußere Nase hat bei den meisten Säugern die Aufgabe, die eingeatmete Luft auf die Riechabschnitte der Nasenhöhle zu lenken. Die Nasenlöcher sind daher verstellbar, die äußere Nase ist beweglich. Vielfach enthält die Nasenhaut auch Tast- und Temperaturrezeptoren. Beim Menschen ist die Riechfunktion weitgehend verkümmert. Die äußere Nase hat einen großen Teil ihrer Funktionen eingebüßt. Die Nasenlöcher *(Nares)* sind nach unten gerichtet. Die Konstruktion der äußeren Nase ist so, daß der Naseneingang etwas abgenickt und der Luftstrom auf die oberen Partien der Nasenhöhle mit der Riechschleimhaut zu gerichtet ist. Wenn der Arzt die Nasenhöhle besichtigen will, muß er daher zunächst diese Knickungen durch geeignete Instrumente ausgleichen. Die Beweglichkeit der äußeren Nase wird durch ein spezielles Knorpelgerüst, das aus mehreren kleinen Knorpeln besteht, und einem differenzierten Muskelsystem, das sich aus der mimischen Muskulatur abspaltet, erreicht (Abb. 142).

Die *Nasenknorpel* (Abb. 142a) fügen sich in die birnenförmige Öffnung des knöchernen Schädels *(Apertura piriformis)*, die von den beiden Oberkieferknochen und den Nasenbeinen umrahmt wird, lückenlos ein. Der größte Knorpel ist die T-förmige *Cartilago septodorsalis*, die sich mit ihren äußeren, flügelartigen Platten *(Cartilagines nasi laterales)* an das Os nasale und den Stirnfortsatz des Oberkiefers anlagert. Der vertikale Teil des T ragt keilförmig in die Nase hinein und beteiligt sich an der Bildung des Nasenseptums *(Cartilago septi nasi)*. Ein längerer, schmaler Knorpelfortsatz kann bis zum Keilbeinkörper reichen (*Cartilago vomeronasalis* oder Jacobsonscher Knorpel). Die Nasenflügel *(Alae nasi)* werden durch einen hufeisenförmig gebogenen Knorpel *(Cartilago alaris major)* versteift. Sein medialer Schenkel lagert sich an das knorplige Nasenseptum an und erzeugt dadurch eine leistenförmige Erhebung der Nasenschleimhaut *(Limen nasi)*. Diese Stelle wird auch als »inneres Nasenloch« bezeichnet. Sie ist etwas enger als das äußere Nasenloch. Die Enge steht so, daß der Luftstrom durch sie in die oberen Partien der Nasenhöhle abgelenkt wird. Kleinere, akzessorische Knorpelplatten vervollständigen das Knorpelgerüst der Nasenflügel *(Cartilagines alares minores, Cartilagines nasales accessoriae)*.

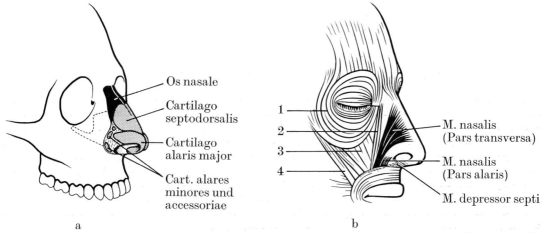

Abb. 142. Knorpelskelett (a) und Muskelapparat (b) der äußeren Nase (F). 1 = M. orbicularis oculi, 2 = M. levator labii sup. alaeque nasi, 3 = M. levator labii sup., 4 = M. zygomaticus minor.

Der Naseneingang wird durch lange, starre Haare *(Vibrissae)*, die keine Mm. arrectores besitzen, versperrt. Bis zum Limen nasi wird der Naseneingang noch von äußerer Haut, d.h. einem verhornenden, mehrschichtigen Plattenepithel mit Talg- und Schweißdrüsen, überzogen (Nasenvorhof, *Vestibulum nasi*). Die eigentliche Nasenhöhle *(Cavum nasi proprium)* beginnt erst hinter dem Limen nasi.

Der *aktive Bewegungsapparat der Nase* (Abb. 142b) besteht in der Hauptsache aus zwei um die äußere Nasenöffnung herum gruppierten Muskeln mit antagonistischer Funktion (Öffner und Schließer). Bei zahlreichen Säugern spielt der aktive Verschluß der Nasenöffnung eine wichtige Rolle, beim Menschen haben diese, teilweise auch rudimentierten Mechanismen mehr eine expressiv-mimische als bewegungsmechanische Bedeutung. Der *M. nasalis* umgibt mit einer querverlaufenden Portion *(Pars transversa)* die äußere Nase wie ein Sphinkter. Die *Pars alaris* bewegt die Nasenflügel. Der kleine *M. depressor septi* greift mehr an der Nasenscheidewand an.

2. Nasenhöhlen

a) Knöchernes Nasenskelett

Die paarigen Nasenhöhlen grenzen kranial an die Schädelhöhle, von der sie durch die Lamina cribrosa getrennt sind. Hinten öffnen sie sich durch die Choanen in den oberen Teil des Pharynx. Durch den von hinten gegen die Nasenhöhle vorspringenden Keilbeinkörper wird das Dach der Nasenhöhle fast um die Hälfte kürzer als der Boden und die Verbindung mit dem Pharynx trichterartig eingeengt (Choane heißt eigentlich Trichter). Die Höhe einer Choane beträgt durchschnittlich 30 mm, ihre Breite 12,5 mm. Seitlich wird die Nasenhöhle durch mehrere Muscheln *(Conchae nasales)* eingeengt, so daß die Nasengänge *(Meatus nasi)* stellenweise nur einen Durchmesser von 2 mm aufweisen.

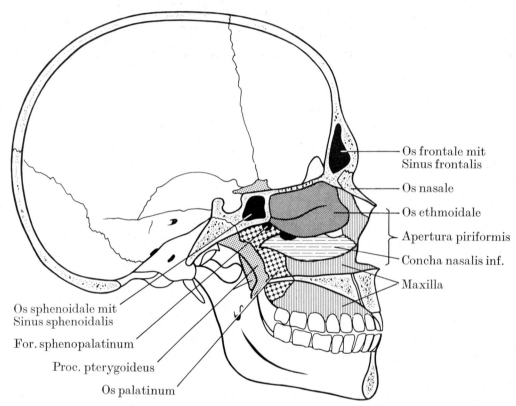

Abb. 143. Knöcherne Grundlage der Nasenhöhle, dargestellt am Medianschnitt durch den Schädel (K.-B).

Die Grundlage des Nasenskeletts bildet das Siebbein (Os ethmoidale), das auch im wesentlichen das Muschelrelief der seitlichen Nasenwandung bestimmt (Abb. 62, 143). Nur die untere Muschel *(Concha inferior)* ist ein selbständiger Knochen. Die übrigen zwei oder drei Muscheln hängen am dünnwandigen Knochenlabyrinth des Siebbeins und springen von der Seite in den gemeinsamen Nasengang *(Meatus nasi communis)* so weit vor, daß davon ein oberer und mittlerer Nasengang *(Meatus nasi superior* und *medius)* abgeteilt wird (Abb. 144). Der untere Nasengang *(Meatus nasi inferius)* verläuft unter der unteren Muschel. Bei Tieren mit gut ausgebildetem Geruchsvermögen ist das Muschel- und Siebbeingerüst wesentlich komplizierter als beim Menschen. In den Hiatus maxillaris des Oberkiefers ragt eine hakenförmig gebogene Knochenspange des Siebbeins herein *(Processus uncinatus)*, der den Eingang zur Kieferhöhle unterteilt. Oberhalb dieser Knochen-

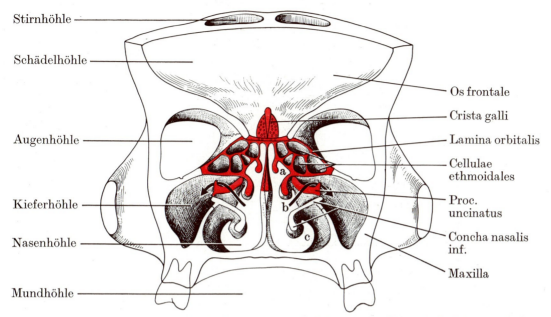

Abb. 144. Frontaler Durchschnitt durch den Gesichtsschädel zur Darstellung des knöchernen Aufbaus der Nasenhöhle (Ansicht von hinten) (K-B). Pfeil = Eingang zur Kieferhöhle (zwischen Bulla ethmoidalis und Processus uncinatus); a, b, c = oberer (a), mittlerer (b) und unterer (c) Nasengang (Meatus nasi sup., med., inf.).

spange wölbt sich die *Bulla ethmoidea* vor, die eigentlich eine Nebenmuschel des Siebbeins darstellt. Zwischen Bulla ethmoidea und Processus uncinatus liegt unter der mittleren Muschel (Pfeil in Abb. 144) der *Hiatus semilunaris*, der natürliche Zugang zur Kiefer- und Stirnhöhle (Abb. 145).

Der Keilbeinkörper ist wie Oberkiefer und Siebbein pneumatisiert. Die paarige Keilbeinhöhle *(Sinus sphenoidalis)* steht mit der Nasenhöhle in Verbindung. Die vom Keilbeinkörper senkrecht nach unten ragenden *Processus pterygoidei* begrenzen von lateral die *Choanen*. Die Lücke zwischen Oberkiefer, Siebbein und Keilbein füllt das *Os palatinum* aus (Abb. 62, 143).

Die knöcherne Grundlage der Nasenscheidewand *(Septum nasi)* bilden *Vomer* und *Lamina perpendicularis* des Siebbeins. Das Nasenseptum ist meist etwas asymmetrisch. An den Nahtstellen können Vorsprünge oder Leisten entstehen, die die Nasengänge einengen und damit eine Atembehinderung darstellen.

b) Nasenschleimhaut (Abb. 145, 146)

Das Nasenskelett wird von einer gut durchbluteten Schleimhaut überzogen. Im Vestibulum findet sich noch Epidermis. Die eigentliche Nasenhöhle *(Regio respiratoria nasi)* besitzt eine drüsenreiche, flimmernde Respirationsschleimhaut. Auf der oberen Muschel, an der Siebplatte und den angrenzenden Teilen des Nasenseptums findet sich eine spezifische Schleimhaut mit Riechrezeptoren *(Regio olfactoria nasi)*. Im hinteren Bereich der Nasenhöhle und dem oberen Pharynx, besonders in der Umgebung der Tuba auditiva, ist die Schleimhaut reich an lymphatischem Gewebe. Die Schleimhaut der Muscheln ist besonders gefäßreich. An ihrem hinteren Ende entstehen häufig zottenartige Schleimhautpolster, die nicht selten polypös entarten. (Abb. 145) Unter der unteren Muschel endet der Tränennasenkanal *(Ductus nasolacrimalis)*, durch den die Tränenflüssigkeit abfließt. Unter der mittleren Muschel liegt der Eingang zu den großen Nebenhöhlen der Nase, zur Kiefer- und Stirnhöhle sowie zu den vorderen Siebbeinzellen (Cellulae ethmoidales anteriores). Die Schleimhaut ist im Bereich des Hiatus semilunaris trichterförmig eingezogen *(Infundibulum ethmoideum)*. Von dieser Vertiefung aus kann man vorne-oben durch den *Ductus nasofrontalis* die Stirnhöhle und lateral durch das Foramen maxillare die Kieferhöhle erreichen (Abb. 145).

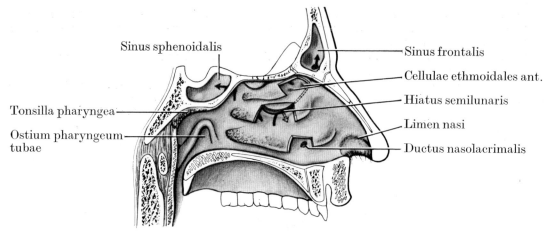

Abb. 145. Nasenhöhle mit Nasenschleimhaut und Zugängen zu den Sinus paranasales (K).

Akzessorische Schleimhautöffnungen zur Kieferhöhle sind nicht selten *(Foramina maxillaria accessoria)*. Unter der oberen Muschel liegen mehrere kleine Öffnungen zu den hinteren und mittleren Siebbeinzellen. Hinter der obersten Muschel findet sich eine Nische (*Recessus sphenoethmoidalis*, Rosenmüllersche Tasche), von der aus die Keilbeinhöhle zugänglich ist.

Die Nasenschleimhaut hat die Aufgabe, die eingeatmete Luft anzuwärmen und anzufeuchten. Sie besitzt daher ein spezialisiertes Gefäßsystem in Form eines pseudokavernösen Schwellgewebes (Abb. 146). Physiologische Untersuchungen haben gezeigt, daß die Nasenschleimhaut in regelmäßigem Rhythmus an- und abschwillt, wobei ein mehrstündiger Wechsel zwischen rechts und links stattfindet. Meist gehen 80% der Atemluft durch eine Nasenseite. Die Schleimhaut kann auch so stark anschwellen, daß die Nasengänge blockiert werden (Schnupfen).

In der Submukosa der Nasenschleimhaut existiert ein plexusartiges, venöses Maschenwerk, das sehr viel Blut aufnehmen kann. Es wird von steil zur Oberfläche aufsteigenden Arterien gespeist, die zunächst ein unmittelbar unter dem Epithel gelegenes Kapillarnetz sowie die Schleimhaut samt ihren Drüsen versorgen. Die abführenden Venen besitzen Längsmuskelpolster in der Intima (Sperrvenen) und können daher den venösen Abfluß drosseln, so daß sich die kavernösen Sinus

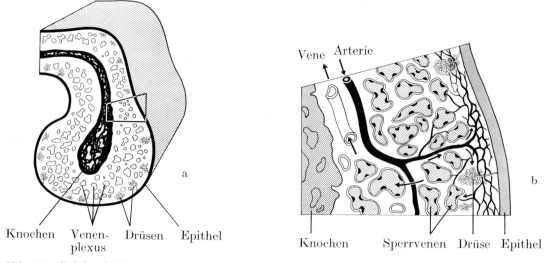

Abb. 146. Gefäßarchitektur in der Nasenschleimhaut (modif. nach KÖRNER) (K-B). Rechts = Ausschnittvergrößerung. Die Pfeile geben die Richtung des Blutstromes an.

mit Blut füllen und die Schleimhaut schwillt. An verschiedenen Stellen sind arteriovenöse Anastomosen zur Durchblutungsregulation eingebaut. Im vorderen Bereich des Nasenseptums verdickt sich die Schleimhaut durch einen besonderen Schwellkörper stark (*Kiesselbachscher Wulst*, Locus Kiesselbachii). Dieser vermag den Eingang zum mittleren Nasengang einzuengen. Er kann auch spontan bluten (Nasenbluten).

Beim Gesunden liegt ein dünner, schleimiger Sekretfilm, der von den gemischten Drüsen der Nasenschleimhaut produziert wird, auf der Oberfläche des Respirationsepithels. Die Zellen sind an ihrer Oberfläche mit feinsten Geißeln (Zilien) ausgestattet, die den Sekretfilm in ständiger Bewegung halten. Es entsteht ein *Flimmerstrom*, der gegen den Rachen zu gerichtet ist. Eingeatmete Staub- oder Rußteilchen haften am Sekretfilm fest und werden gegen den Rachen- und Kehlkopfraum bewegt, von wo sie ausgehustet werden (Selbstreinigung der Nase).

c) Nebenhöhlen der Nase (Sinus paranasales)

Bei den Sinus paranasales handelt es sich um luftgefüllte, schleimhautausgekleidete Nebenräume, die von der Nasenhöhle aus zugängig sind und deren Ausbildung individuell und altersabhängig sehr variiert.

1. *Stirnhöhlen* (Sinus frontales) – Diese paarig ausgebildeten Nebenhöhlen liegen beiderseits im Stirnbein und können von Erbsengröße bis zur vollen Größe des Os frontale variieren. Sie stehen durch den Ductus nasofrontalis mit dem mittleren Nasengang und dem Hiatus semilunaris in Verbindung.

2. *Kieferhöhlen* (Sinus maxillares, Highmoresche Höhlen). Sie liegen im Oberkieferkörper und sind pyramidenförmig gestaltet. Der Boden kommt mit den Wurzeln des 1. und 2. Molaren in Berührung. Sie öffnen sich im oberen Bereich durch den Hiatus semilunaris zum mittleren Nasengang. Die Kieferhöhle kann durch Septen unvollständig in Kammern unterteilt werden. Rezessusartige Ausstülpungen sind nicht selten.

3. Die *Keilbeinhöhle* (Sinus sphenoidalis) ist ebenfalls paarig, da sie meist durch ein medianes, häufig asymmetrisches Septum in zwei Kammern untergliedert ist. Sie liegt im Corpus ossis sphenoidalis und wird vorne durch eine deckelartige Knochenplatte verschlossen. Die natürliche Öffnung geht in den hinteren, oberen Nasenrachenraum, der ein wenig nach der Seite ausgebuchtet ist (Recessus sphenoethmoidalis). Größe und Form des Sinus sphenoidalis variieren besonders stark.

4. Unter den *Siebbeinzellen* (Cellulae und Sinus ethmoidales) versteht man zahlreiche kleine Nebenhöhlen, die in das Os ethmoidale eingebaut sind. Eine vordere, mittlere und hintere Gruppe von Siebbeinzellen, die sehr größenvariabel sind und benachbarte Nebenhöhlen verdrängen können, werden unterschieden. Die vordere Gruppe mündet mit mehreren kleinen Öffnungen in den mittleren Nasengang, z.T. auch in den Hiatus semilunaris, die hintere Gruppe in den oberen Nasengang ein.

Die Schleimhaut der Nasennebenhöhlen ist wesentlich dünner als die der Nasenhöhle selbst. Erweiterungsfähige, venöse Schwellkörper fehlen, Drüsen sind spärlich entwickelt. Die Schleimhaut sitzt fest auf der knöchernen Unterlage. Für die Befeuchtung und Anwärmung der Atemluft spielen die Nebenhöhlen kaum eine Rolle. Für die Gestaltung des Gesichtsskelettes sind sie von großer Bedeutung. Die Gewichtsverringerung für den Kopf, die sich durch die Pneumatisation ergibt, ist nicht sehr groß. Die Funktion der Nasennebenhöhlen ist nicht geklärt.

Ihre Variabilität in der Ausformung hängt mit der Entwicklung, die sich in der Hauptsache nach der Geburt vollzieht, zusammen. Stirn- und Keilbeinhöhle entwickeln sich zuletzt. Die Kieferhöhle vergrößert sich vor allem nach dem Durchbruch der bleibenden Zähne.

3. Oberer Schlundabschnitt

(Nasopharynx, Epipharynx, Pars nasalis pharyngis)

Aus der Nasenhöhle strömt die Atemluft durch die Choanen in den oberen Pharynx (Nasopharynx) und dann über den mittleren und unteren Schlundabschnitt in die unteren Luftwege. Durch die *Tuba auditiva* (Eustachische Röhre), eine teils knorpelige, teils knöcherne, kaudal offene

Röhre, die membranös verschlossen ist, steht das Mittelohr mit dem oberen Pharynx in offener Verbindung *(Ostium pharyngeum tubae)*. An ihrer Öffnung wölbt der M. levator veli palatini die Schleimhaut so stark vor, daß ein Wulst entsteht *(Torus tubarius)*. Vom Tubenwulst zieht die *Plica salpingopharyngea* mit dem kleinen, gleichnamigen Muskel an der Pharynxwand abwärts. Um die Tubenöffnung herum sind zahlreiche Lymphfollikel in die Schleimhaut eingelagert *(Tonsilla tubaria)*. Auch in der seitlichen Aussackung des oberen Pharynx *(Recessus pharyngeus* oder Rosenmüllersche Grube) findet sich lymphatisches Gewebe. Am Dach des Nasopharynx liegt die Rachenmandel *(Tonsilla pharyngea)*, die nach der Pubertät zunehmend rudimentiert.

Für die Entwicklung der Sprache ist es wichtig, daß zwischen Nasopharynx und Kehlkopf ein freier Raum entsteht, d. h. Uvula und Kehldeckel auseinanderrücken. Dieser Prozeß vollzieht sich erst nach der Geburt. Beim Säugling sind Schlucken und Atmen noch gleichzeitig möglich. Der für das Sprechen notwendige Zwischenraum zwischen Naso- und Hypopharynx entsteht im 1. Lebensjahr. Er vergrößert sich im Laufe des Lebens durch eine zunehmende Senkung des Kehlkopfes (Descensus laryngis).

II. Untere Luftwege

1. Kehlkopf (Larynx)

Der Kehlkopf kann als eine weiterentwickelte, umgebaute Trachea angesehen werden. Bei Tieren kann er durch sphinkterartige Muskeleinrichtungen den Zugang zur Lunge verschließen und damit das Atmungsorgan vor eindringenden Fremdkörpern oder Speiseteilen schützen. Beim Menschen wird er zum wichtigsten Organ für die Stimmbildung.

a) Knorpelskelett und Bandapparat

Vier größere, hyaline Knorpelelemente formen das Skelett des Kehlkopfes: 1. der Schildknorpel *(Cartilago thyreoidea)*, 2. der Ringknorpel *(Cartilago cricoidea)*, 3. die zwei Stell- oder Gießbeckenknorpel *(Cartilagines arytaenoideae)* und 4. der Kehldeckel *(Epiglottis)* (Abb. 147). Mehrere kleinere, z. T. elastische Knorpel kommen hinzu.

Das tragende Element, sozusagen das Grundelement des Kehlkopfes, ist der *Ringknorpel*, der auch die Gelenkflächen für die Kehlkopfgelenke trägt. Er hat die Form eines Siegelringes, dessen breite Fläche *(Lamina)* nach hinten und dessen ringförmiger Bogen *(Anulus)* nach vorn gerichtet ist. Hinten-oben sind zwei kleine, ovale Gelenkflächen für die Stellknorpelgelenke (Krikoarytenoidgelenke), hinten-unten zwei weitere für die Artikulation mit dem Schildknorpel ausgebildet (Abb. 147).

Die beiden *Stell- oder Aryknorpel* sitzen dem Ringknorpel oben auf und bilden an der Berührungsstelle ein zweiachsiges Gelenk. Sie haben die Form einer gekrümmten Pyramide, deren Spitze nach hinten-oben zeigt. Den Knorpelspitzen sind beiderseits die *Cartilagines corniculatae* (Santorinische Knorpel) aufgelagert, kleine, elastische Knorpelhörner, die am Lebenden einen gleichnamigen Schleimhautwulst *(Tuberculum corniculatum)* aufweisen. Die Basis läuft in zwei Fortsätze aus, nach lateral in den *Processus muscularis* für den Ansatz von Muskulatur und nach vorn in den *Processus vocalis* für den Ansatz des Stimmbandes *(Lig. vocale)*, das den Kehlkopfinnenraum durchzieht und sich vom Aryknorpel bis zum Schildknorpel ausspannt. Es muß als die kraniale Verdichtung einer elastischen Membran *(Conus elasticus)* angesehen werden, die sich durch die ganze Luftröhre hindurchzieht. Dieses elastische Zelt mit seinem verdickten oberen Rand, dem Lig. vocale, spielt eine wichtige Rolle bei der Stimmbildung. Zwischen den beiden Ligg. vocalia befindet sich die Stimmritze *(Rima glottis)*. Das Konuszelt kann über die Ligg. vocalia von den Aryknorpeln aus verstellt werden, denn die Aryknorpel sind in den Krikoarytenoidgelenken sowohl drehbar als auch verschieblich.

Die genannten Strukturen werden schützend überdeckt von dem größten Knorpelstück des Kehlkopfes, dem *Schildknorpel*. Dieser besteht aus zwei fünfeckigen Platten *(Laminae cartilaginis thyreoideae)*, die vorn kielartig zusammenstoßen und hinten in zwei schlanke Fortsätze oder

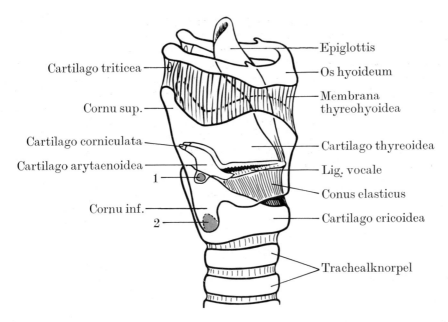

Abb. 147. Knorpeliges Kehlkopfskelett (nach BENNINGHOFF) (K-B). 1 = Articulatio cricoarytaenoidea, 2 = Articulatio cricothyreoidea.

Hörner auslaufen *(Cornua sup.* und *inf.)*. Das untere Hörnerpaar geht eine gelenkige Verbindung mit dem Ringknorpel ein *(Articulatio cricothyreoidea)*, das obere stellt durch das *Lig. thyreohyoideum lat.* einen Zusammenhang mit dem Zungenbein her. In das Band ist meist ein kleines elastisches Knorpelchen *(Cartilago triticea)* eingelagert. Der obere Rand des Schildknorpels ist durch die *Membrana thyreohyoidea* mit dem Zungenbein verbunden. Durch diesen Bandapparat wird der Kehlkopf in die Hals- und Mundbodenmuskulatur eingegliedert, was für die Bewegungen beim Schlucken, Atmen und Sprechen von großer Bedeutung ist (vgl. Abb. 81).

Das Knorpelgerüst des Kehlkopfes wird durch den *Kehldeckel* (Epiglottis) vervollständigt. Dieser langgestreckte, ovale, mehrfach durchlöcherte Knorpel ist mit seinem zugespitzten, unteren Ende *(Petiolus)* unmittelbar oberhalb des Stimmbandes durch das *Lig. thyreoepiglotticum* am Schildknorpel befestigt. Im Gegensatz zum eigentlichen Kehlkopfskelett besteht die Epiglottis aus elastischem Knorpel. Sie ist daher äußerst biegsam. Das kraniale Ende zeigt gegen die Mundhöhle und begrenzt den Kehlkopfeingang. Der Kehldeckel ist daher eine Art Wächter am Eingang des Kehlkopfes. Er legt sich beim Schlucken schützend über den Kehlkopfeingang, wobei er in sich selbst abgeknickt wird.

b) Gelenke

Das wichtigste Gelenk des Kehlkopfes ist das Krikoarytenoidgelenk *(Articulatio cricoarytaenoidea)* zwischen Ary- und Ringknorpel (Abb. 147). Die relativ schlaffe Gelenkkapsel wird hinten durch ein elastisches Band *(Lig. cricoarytaenoideum)* verstärkt. Es handelt sich um ein zweiachsiges Gelenk, in dem Dreh- und Schiebebewegungen ausgeführt werden können. Wenn die Aryknorpel zur Mitte hin verschoben werden, verengt sich die Stimmritze in ihrem hinteren Abschnitt *(Pars intercartilaginea)*. Durch die Drehbewegungen wird das Lig. vocale verstellt, was hauptsächlich den vorderen Teil der Stimmritze *(Pars intermembranacea)* beeinflußt.

Das zweite, nur einachsige Gelenk *(Articulatio cricothyreoidea)* befindet sich zwischen Ring- und Schildknorpel. Hier können Kippbewegungen um eine transversale Achse ausgeführt werden, wobei der Abstand zwischen Ring- und Schildknorpel verändert wird (Abb. 150). Diese Kippbewegung beeinflußt die Spannung des Lig. vocale, da bei festgestellten Stellknorpeln indirekt auch der Abstand zwischen den Aryknorpeln und den Schildknorpeln verändert wird.

c) Muskelapparat

Die Aryknorpel sind ganz von Muskeln umhüllt. Nimmt man den Schildknorpel weg, so werden Muskelpakete sichtbar (Abb. 148), die die Innenfläche des Schildknorpels, den Ringknorpel sowie die Epiglottis als Ursprungsfelder benützen und sich am Aryknorpel befestigen (innere Kehlkopfmuskulatur).

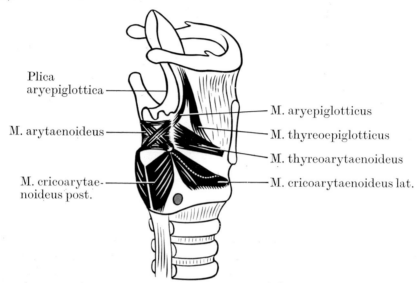

Abb. 148. Innere Kehlkopfmuskulatur. Die rechte Hälfte der Schildknorpelplatte wurde entfernt (K-B).

Da der Processus vocalis des Aryknorpels in das Stimmband übergeht, kann die innere Kehlkopfmuskulatur über eine Verstellung der Aryknorpel in den Krikoarytenoidgelenken Formveränderungen der Stimmritze und des Conus elasticus hervorrufen. Die äußere Kehlkopfmuskulatur liegt zwischen Schild- und Ringknorpel außen dem Kehlkopf auf und setzt sich hinten in den Pharynx fort.

α) Muskeln für das Krikoarytänoidgelenk

Der *M. cricoarytaenoideus posterior* (im klinischen Sprachgebrauch kurz »Postikus«) entspringt von der Hinterfläche der Ringknorpelplatte und befestigt sich mit seinen konvergierenden Fasern am Processus muscularis des Aryknorpels. Er dreht den Aryknorpel um dessen vertikale Achse nach hinten (Abb. 149). Dadurch bewegen sich die beiden Processus vocales nach lateral (Außenrotation). Die Stimmritze wird weitgestellt. Der Muskel ist der einzige Stimmritzenöffner. Bei jeder Einatmung erweitert der Postikus etwas die Stimmritze. Im Schlaf sorgt ein erhöhter Postikustonus für das Offenbleiben der Luftwege.

Der *M. cricoarytaenoideus lateralis* (im klinischen Sprachgebrauch kurz »Lateralis«) befestigt sich ebenfalls am Processus muscularis des Aryknorpels, verläuft aber weiter vorn, so daß er als Antagonist des Postikus wirken kann. Sein Ursprungsfeld ist der vordere, obere Rand des Ringknorpelbogens. Er dreht den Aryknorpel nach einwärts (Innenrotation), die beiden Processus vocales nach medial und verengert die Stimmritze.

Nun sind aber die Aryknorpel im Krikoarytänoidgelenk auch in seitlicher Richtung verschieblich. Diese Gleitbewegungen erfolgen um eine sagittale Achse durch den Ringknorpel, wobei vor allem jene Muskeln, die den Aryknorpel einhüllen, tätig werden:

Der *M. arytaenoideus* (M. interarytaenoideus) gliedert sich in eine Pars transversa und Pars obliqua. Die Muskelfasern sind quer oder gekreuzt zwischen den beiden Aryknorpeln ausgespannt. Ihre Kontraktion führt zu einer Annäherung der beiden Aryknorpel und damit zu einer Verengerung der Stimmritze.

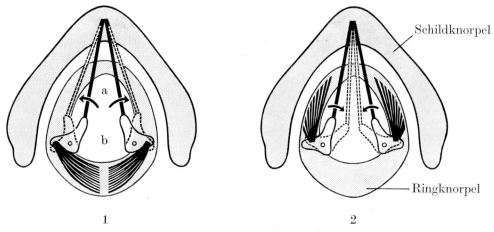

Abb. 149. Wirkungsweise der inneren Kehlkopfmuskulatur, Stimmritze (Rima glottis). a = Pars intermembranacea, b = Pars intercartilaginea, schwarz = Lig. vocale (K-B). 1 = Der M. cricoarytaenoideus post. kontrahiert sich und dreht die Aryknorpel nach außen – Erweiterung der Stimmritze. 2 = Der M. cricoarytaenoideus lat. kontrahiert sich und dreht die Aryknorpel nach innen – Verengerung der Stimmritze.

Der *M. thyreoarytaenoideus* füllt den Raum zwischen den Aryknorpeln und dem Schildknorpel weitgehend aus. Die Muskelbündel, die horizontal oder etwas schräg orientiert sind, gliedern sich in zwei Portionen: in eine innere, mediale, und eine äußere, laterale Gruppe. Die innere Gruppe bildet den *M. vocalis* (M. thyreoarytaenoideus medialis). Sie schmiegt sich eng an das Stimmband und den Conus elasticus an und zieht vom Processus vocalis des Aryknorpels bis zum Schildknorpel. Sie hat nur wenig Einfluß auf das Krikoarytänoidgelenk. Die äußere, laterale Gruppe *(M. thyreoarytaenoideus lateralis)* reicht vom Schildknorpel bis zum Aryknorpel und begegnet sich in ganzer Breite mit den Fasern des M. arytaenoideus, wodurch ein sphinkterartiger Ring um die Stimmritze herum zustande kommt (Abb. 148, 149). Der M. thyreoarytaenoideus lateralis hilft die Aryknorpel wieder nach der Seite zu verschieben, wenn der M. arytaenoideus sie zur Medianebene hin verlagert hat. Daran können auch die beiden Mm. cricoarytaenoidei mitwirken, wenn sie nicht als Antagonisten, sondern als Synergisten arbeiten.

β) Muskeln für das Krikothyreoidgelenk

Das Krikothyreoidgelenk hat nur eine Achse, nämlich eine transversale Drehachse, um die der Schildknorpel nach vorn und rückwärts gekippt werden kann. Werden die Aryknorpel durch die zugehörigen Muskelgruppen in ihrer Lage fixiert, so kann die Schildknorpelkippung die Spannung der Stimmbänder verändern. Rückwärtskippung bedeutet Stimmbandspannung, Vorwärtskippung Entspannung (Abb. 150).

Der *M. cricothyreoideus* gehört zu den äußeren Kehlkopfmuskeln, die sich stammesgeschichtlich von einem äußeren Sphinkter ableiten lassen. Man unterscheidet zwei Portionen, eine Pars obliqua und Pars transversa. Beide entspringen vom äußeren Teil des Ringknorpelbogens und setzen am Unterrand des Schildknorpels an, wobei sie auch nach innen übergreifen. Der Muskel zieht den Schildknorpel nach vorn-unten und spannt damit indirekt das Stimmband. Er kann auch bei isometrischer Kontraktion eine Verschiebung von Schild- und Ringknorpel gegeneinander verhindern und dadurch die bei der Lautbildung notwendigen Spannungsänderungen des Stimmbandes ermöglichen. Wenn der Schildknorpel bei allen inneren Bewegungen und Spannungsänderungen nachgeben würde, wären die feinabstufbaren Frequenzänderungen, wie sie beim Sprechen und Singen beobachtet werden, nicht möglich.

Sein Antagonist ist der *M. sternothyreoideus*. Er gehört zur Rektusgruppe der infrahyalen Halsmuskulatur und zieht vom Sternum bis zum Schildknorpel (Ansatz an der Linea obliqua). Der größte Teil seiner Fasern liegt hinter der Achse des Krikoarytenoidgelenkes und kann daher den

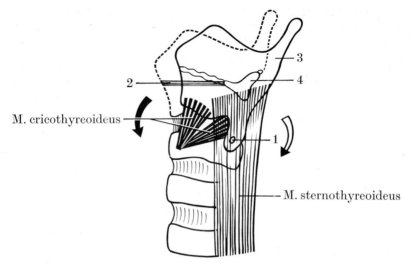

Abb. 150. Wirkungsweise der äußeren Kehlkopfmuskulatur (K-B). Schwarzer Pfeil = Bewegung des Schildknorpels nach vorn – indirekte Spannung des Lig. vocale, hohler Pfeil = Kippung des Schildknorpels nach hinten – indirekte Entspannung des Lig. vocale.

Schildknorpel nach hinten kippen. Auch die anderen, geraden Halsmuskeln sind funktionell für den Sprachapparat wichtig, da sie die Stellung des Kehlkopfes innerhalb der Halseingeweide und damit seine Einstellung zur Mundhöhle beeinflussen.

γ) Laryngeale Bewegungsmechanismen ohne Gelenke

Hierzu gehören bereits die eben erwähnten Einstellbewegungen der Hals- und Mundbodenmuskulatur. Für die Stimmbildung sind aber noch zwei weitere Mechanismen wichtig:

1. Direkte Spannungsänderungen innerhalb des Stimmbandes und im Bereich des Conus elasticus durch den *M. vocalis*. Dieser Muskel ist ein Teil des M. thyreoarytaenoideus und zieht vom Schildknorpel bis zum Processus vocalis des Aryknorpels. Seine langen, horizontalen Faserbündel sind nicht parallel angeordnet, sondern verflechten sich ähnlich wie bei einem grobgeflochtenen Seil zopfartig untereinander (Abb. 151). Direkte, in das Lig. vocale einstrahlende Sehnen kommen nicht vor. Das Zopfmuster ermöglicht vermutlich gleichmäßige Spannungsänderungen bei allen Frequenzstufen, ohne daß Inhomogenitäten auftreten. Die Homogenität des schwingenden Materials ist für die Stimmbildung besonders wichtig.

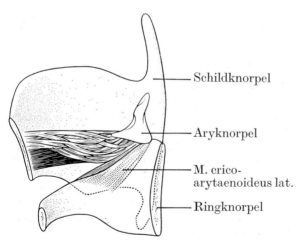

Abb. 151. Schema vom Zopfmuster des M. vocalis beim Menschen (nach ROHEN u. TAUTZ). Rechte Kehlkopfhälfte von innen gesehen.

2. **Verformung des Kehlkopfeinganges.** Dieser Mechanismus ist von untergeordneter Bedeutung. Um die Epiglottis herum verlaufen Muskelzüge, die den Kehldeckel herabziehen und dadurch das Anblasrohr verformen. Die hierher gehörigen Muskeln variieren individuell stark. Faserbündel, die vom M. arytaenoideus abzweigen und zur Epiglottis hochziehen, nennt man *M. aryepiglotticus;* Faserbündel, die vom M. thyreoarytaenoideus abzweigen und bogenförmig zum Zungenbein, zum Schildknorpel oder zur Epiglottis aufwärtsziehen, heißen *M. thyreoepiglotticus* (Abb. 148). Außerdem existieren noch verschiedene andere Muskelzüge dieser Art.

Mechanismen	Funktion	Gelenke	Bewegungen	Achsen	Muskeln	Innervation
1. Verstellung der gesamten Stimmritze	Erweiterung	Articulatio cricoarytaenoidea	Gleiten nach lateral	sagittal	1. M. thyreoarytaenoideus 2. M. cricoarytaenoideus lat. u. post. zusammen	N. laryngeus inf. (aus N. recurrens)
	Verengerung		nach medial		M. arytaenoideus	
2. Verstellung des vorderen Teiles der Stimmritze (Pars intermembranacea)	Erweiterung	Articulatio cricoarytaenoidea	Außenrotation	vertikal	M. cricoarytaenoideus post.	N. laryngeus inf. (aus N. recurrens)
	Verengerung		Innenrotation		M. cricoarytaenoideus lat.	
3. Spannungsänderung im Stimmband a) direkt	Spannungserhöhung	∅	Kontraktion des M. vocalis	∅	M. vocalis	N. laryngeus inf. (aus N. recurrens)
b) indirekt	Anspannung des Lig. vocale	Articulatio cricothyreoidea	Vorwärtskippung des Schildknorpels	transversal	M. cricothyreoideus	N. laryngeus sup. (N. X)
	Entspannung des Lig. vocale		Rückwärtskippung des Schildknorpels		M. sternothyreoideus	Ansa cervicalis (Plexus cervicalis, N. XII)

d) Schleimhautrelief des Kehlkopfes

Die Epiglottis ragt in den unteren Pharynxraum (Hypopharynx) vor und wird durch drei Schleimhautfalten, die unpaare *Plica glossoepiglottica mediana* und die beiden *Plicae glossoepiglotticae laterales,* am Zungengrund fixiert. Dazwischen liegen kleine grubenartige Vertiefungen *(Valleculae).* Vorn wird die Epiglottis von Mundhöhlenschleimhaut überzogen, die dorsal allmählich in eine Respirationsschleimhaut übergeht. Der Kehlkopfeingang *(Aditus laryngis)* stellt eine ovale, schräggestellte Öffnung dar, die seitlich von zwei Schleimhautfalten, den *Plicae aryepiglotticae,* umrahmt wird. Am unteren Ende dieser Falten treten beiderseits zwei Schleimhauthöcker in Erscheinung, die durch zwei kleine, elastische Knorpelstückchen aufgeworfen werden: lateral das *Tuberculum cuneiforme* (Wrisbergi) und medial das *Tuberculum corniculatum* (Santorini). In der Medianebene entsteht die *Incisura interarytaenoidea.* Zu beiden Seiten des Kehlkopfeinganges findet sich der *Recessus piriformis,* der zum Ösophagusmund hinführt.

Gegen das Kehlkopflumen springen zwei Schleimhautfalten vor, unten die Stimmfalten [*Labia* oder *Plicae vestibulares* (Abb. 152)]. Die Taschenfalten werden auch als falsche Stimmfalten bezeichnet. Sie erreichen die Mitte nicht, enthalten keine Muskulatur, sind reich an Drüsen und lymphatischem Gewebe und werden von Respirationsschleimhaut überzogen. Die Stimmlippen, die als schwingungsfähige Schleimhautfalten trockener und widerstandsfähiger sein müssen, besitzen eine kutane, drüsenfreie Schleimhaut mit unverhorntem Plattenepithel. Die Taschenfalten erscheinen daher am Lebenden rot, die Stimmfalten gelblich-weiß. Die gewebliche Grundlage der Stimmfalten bilden die kräftigen Ligg. vocalia und der M. vocalis. Sie sind aktiv verstellbar, während die Taschenfalten unbewegliche Schleimhautwülste sind. Unterhalb der Stimmfalten geht die kutane Schleimhaut wieder in Respirationsschleimhaut über.

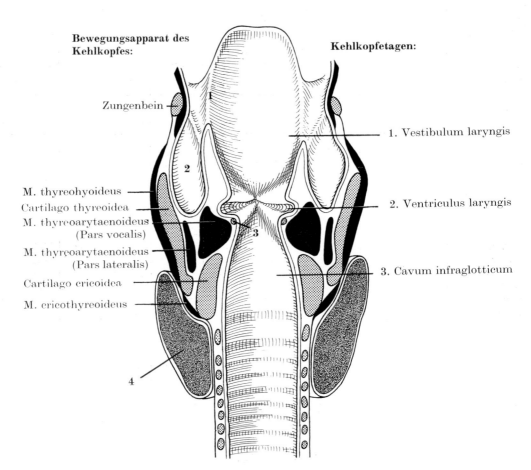

Abb. 152. Frontalschnitt durch den Kehlkopf zur Darstellung der Etagengliederung (umgez. nach WOLF-HEIDEGGER) (R). 1 = Plica aryepiglottica, 2 = Recessus piriformis, 3 = Lig. vocale, 4 = Gl. thyreoidea.

Die beiden Kehlkopffalten verursachen eine *Etagengliederung* des Kehlkopfes (Abb. 152). Oberhalb der Taschenfalten befindet sich das *Vestibulum laryngis*, zwischen Stimm- und Taschenfalten der *Ventriculus laryngis*, unterhalb der Stimmfalten das *Cavum laryngis* oder *infraglotticum* (subglottischer Raum). Der Ventriculus laryngis kann taschenartige Ausstülpungen ausbilden (Morgagnische Taschen), die bei manchen Primaten zu großen Säcken anwachsen (Kehlsäcke). Beim Gorilla dringen die Kehlsäcke bis in den Hals- und Schulterbereich vor. Ihre Funktion ist unbekannt. Mit der Stimmbildung haben sie nichts zu tun.

e) Stimm- und Sprachbildung

Der menschliche Kehlkopf kann mit einer membranösen Zungenpfeife verglichen werden. Durch den Luftstrom werden die Stimmlippen von unten angeblasen und in tonfrequente Schwingungen versetzt. Die Stimmlippen schwingen senkrecht zur Richtung des Luftstromes. Die Spannung des schwingenden Systems *(Plica vocalis, Conus elasticus)*, die sich durch die Kehlkopfmuskulatur willkürlich verändern läßt, sowie die Stärke des anblasenden Luftstromes bestimmen Schwingungsamplitude und Frequenz d. h. Tonstärke und Tonhöhe. Die Klangfarbe der im Kehlkopf erzeugten Tonschwingungen hängt jedoch von den Resonanz- und Formverhältnissen im Ansatzrohr ab, worunter der Nasenrachen- und Mundraum verstanden wird. Das Ansatzrohr, dessen Gestalt durch seine beweglichen Glieder (Zunge, Gaumen, Lippen) in besonderer Weise wandlungsfähig ist, verstärkt bestimmte Frequenzbereiche des laryngealen Stimmklanges durch Resonanz und verleiht diesem dadurch Vokalcharakter.

Das Frequenzspektrum der menschlichen Stimme ist sehr groß und liegt zwischen 100 und 10000 Hz. Frauen und Kinder haben einen kleineren Kehlkopf, die Stimmbänder sind etwas kürzer, die allgemeine Stimmlage ist daher etwas höher. Während der Pubertät setzt eine gestaltliche Umformung des Kehlkopfes ein, die bei männlichen Individuen zu einer Vergrößerung des Kehlkopfes und damit zu einer Verlängerung der schwingungsfähigen Elemente führt. Die Stimme wird tiefer (Stimmbruch).

Der Kehlkopf erzeugt also die Laute nicht vollständig, sondern bestimmt lediglich ihre Tonhöhe und Tonstärke. Erst durch das Ansatzrohr bekommen die Tonschwingungen ihren für die jeweilige Sprache charakteristischen Vokalcharakter. Auch ohne Kehlkopf ist noch ein Sprechen möglich. Zum Beispiel kann ein Patient nach operativer Entfernung des Kehlkopfes lernen, Luft aus dem Ösophagus in das Ansatzrohr, ähnlich wie beim Aufstoßen (Rülpsen), zu stoßen und diese zu Sprachlauten umzuformen.

2. Luftröhre (Trachea)

Luftröhre und Bronchien gehören zu den unteren Luftwegen. Ihre Hauptaufgabe besteht in der Luftleitung zu den atmenden Oberflächen der Lunge. Die Trachea ist ein 9–14 cm langes Rohr mit einem Durchmesser von rund 1,5–2,7 cm, das durch 16–20 hufeisenförmig gekrümmte, hyaline und hinten offene Knorpelspangen versteift wird (Abb. 153). Sie schließt sich an den Kehlkopf an, läuft im Halsbereich vor dem Ösophagus abwärts *(Pars cervicalis)*, wobei sie sich von der Hautoberfläche zunehmend entfernt, und zieht durch den oberen Brustraum *(Pars thoracalis)*, bis sie

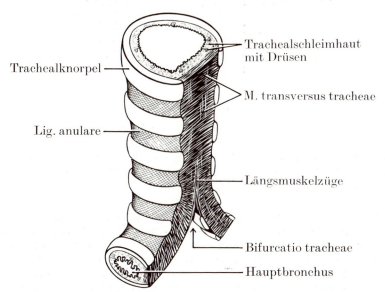

Abb. 153. Konstruktiver Bau des Trachealrohres. Die äußere Fibroelastika wurde entfernt (K-B).

sich schließlich vor dem 6. Brustwirbelkörper in die zwei Hauptbronchien aufteilt *(Bifurcatio tracheae)*. An der Teilungsstelle springt die Schleimhaut etwas spornartig nach innen vor *(Carina trachealis)*.

Das Trachealrohr ist sowohl in der Längs- als auch in der Querrichtung dehnbar. Veränderungen der Lumenweite werden dadurch möglich, daß die Knorpelspangen hinten offen und durch glatte Muskulatur verspannt sind *(M. transversus tracheae)*. Die Muskelbündel können die Enden der Trachealknorpel einander nähern und so das Lumen der Luftröhre einengen. Die Eigenelastizität der Knorpelspangen sorgt für ihre Rückführung in die Ausgangslage. Die Dehnbarkeit in der Längsrichtung (am Lebenden etwa 30–40%) beruht in der Hauptsache auf der Nachgiebigkeit der zwischen den Knorpelspangen gelegenen Bindegewebsmembranen *(Ligg. anularia)*. Diese bestehen aus straffen, kollagen-elastischen Faserbündeln, die sich scherengitterartig überkreuzen (Abb. 153).

Bei Kopf- oder Atembewegungen verändert sich die Länge des Trachealrohres, wobei sich die Gitterwinkel der Ligg. anularia verstellen. Merkwürdigerweise verkleinert sich jedoch das Lumen der Trachea wie auch der übrigen luftleitenden Wege bei der Längsdehnung nicht, im Gegenteil, ihr Querdurchmesser nimmt zu. Wahrscheinlich wirkt der nervös regulierte Muskeltonus mit dem Bindegewebsapparat der Luftwege funktionell so zusammen, daß diese »paradoxe«, aber für die Funktion der Atemwege wichtige Einstellung zustande kommen kann.

Das Trachealrohr wird von einer Respirationsschleimhaut, die ein Flimmerepithel trägt, ausgekleidet. Der Flimmerschlag der Zilien ist kehlkopfwärts gerichtet. Er sorgt für den Abtransport eingeatmeter Partikel *(Selbstreinigung der Lunge)*. Im Experiment dauert der Partikeltransport von der Lunge bis zur Trachea etwa 45 min. Die Schleimhaut ist gut durchblutet (Erwärmung der Atemluft) und wird durch zahlreiche gemischte Drüsen befeuchtet (Anfeuchtung der Atemluft). Die Drüsen produzieren einen dünnen Schleimfilm auf der Oberfläche des Epithels, der durch den Flimmerschlag der Zilien in Bewegung gesetzt wird. Dieser erneuert sich etwa einmal pro Stunde.

Die Schleimhaut kann sich in Längsfalten legen und damit den jeweiligen Dehnungszuständen anpassen. Außen wird das Trachealrohr durch eine lockermaschige, fibroelastische Hüllschicht (Adventitia) im Bindegewebe des Hals- und Brustraumes verankert.

3. Bronchialsystem

An der Bifurkation geht die Trachea in die beiden Hauptbronchien *(Bronchi principales)* über. Der rechte, kürzere Hauptbronchus verläuft etwas steiler als der etwas längere linke, der mehr bogenförmig in die Lunge übergeht (Abb. 154). 3–5 cm nach der Bifurkation treten die Hauptbronchien in den Hilus der Lungen ein.

Sie zweigen sich rasch weiter in die Lappenbronchien *(Bronchi lobares)* auf. Die rechte Lunge besitzt drei Lappen *(Lobus superior, medius und inferior)*, die linke nur zwei *(Lobus superior* und *inferior)*. Entsprechend entstehen rechts drei, links zwei Lappenbronchien. Diese spalten sich peripherwärts weiter in kleinere Bronchien für die Untereinheiten der Lappen auf, die als Segmente bezeichnet werden. Jedes Segment wird von einem Segmentbronchus *(Bronchus segmentalis)* versorgt. Die Lungensegmente gliedern sich ihrerseits wieder in kleinere Organeinheiten von unterschiedlicher Größe, die man als Läppchen *(Lobuli)* bezeichnet. Sie werden von den Endverzweigungen der Bronchien, den Bronchiolen, erreicht. Die letzten Zweige dieser Bronchiolen, die *Bronchioli terminales*, belüften schließlich die kleinsten Funktionseinheiten der Lunge, die »Acini« *(Bronchioli alveolares)* (Abb. 155). Jeder Bronchiolus alveolaris spaltet sich meist dichotom noch mehrmals auf, bis schließlich die Lungensäckchen und Gänge *(Saccus* und *Ductus alveolares)* mit ihren bläschenförmigen Aussackungen, den Lungenalveolen, erreicht sind. Hier und da finden sich bereits an den zuführenden, kleineren Bronchiolen alveoläre Aussackungen. Man nennt diese Abschnitte daher *Bronchioli respiratorii* (Abb. 155).

Insgesamt teilt sich das Bronchialsystem etwa 20–23mal dichotom auf. Das ergibt etwa 1 Million terminaler Äste, an denen rund 300 Millionen Alveolen (Durchmesser 75–300 μm) hängen. Durch diese starke Aufzweigung des Bronchialbaumes entsteht eine große innere Oberfläche. Die Gesamtoberfläche der Membran, an der der Gasaustausch stattfindet, beträgt beim Menschen etwa 70 m². Sie ist damit etwa 40mal größer als die Körperoberfläche. In den Luftwegen findet kein nennenswerter Gasaustausch statt (sog. anatomischer Totraum). Dieser Totraum vergrößert

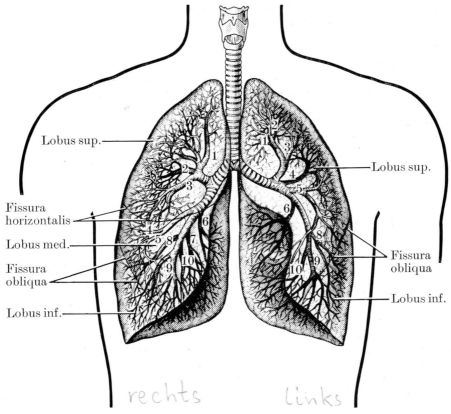

Abb. 154. Übersicht über die Gliederung der Lungen und des Bronchialsystems (modif. nach BENNING-HOFF) (K-B). 1–10 = Segmentbronchien (vgl. Tab. S. 180).

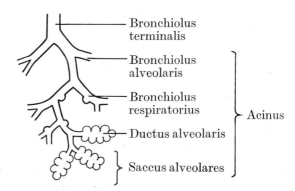

Abb. 155. Nomenklatur bei den Endverzweigungen des Bronchialsystems.

einerseits das Ventilationsvolumen und die Atemarbeit, erspart aber andererseits dem Organismus ein zusätzliches Rohrsystem für die Ausatmung. Das Totraumvolumen beträgt beim jungen Mann bei maximaler Exspiration etwa 110 ml, bei maximaler Inspiration etwa 230 ml.

4. Lungen

Die Gliederung des Bronchialbaumes spiegelt den Aufbau der Lungen wider. Am isolierten Organ sind die Lappen durch die teilweise tief einschneidenden Furchen gut gegeneinander abgrenzbar. Die *Lappengrenzen* verlaufen schräg von hinten-oben nach vorn-unten. Die Oberlappen-Mittellappen-Furche verläuft horizontal, etwa in Höhe der 4. Rippe *(Fissura horizontalis)*, die Mittellappen-Unterlappen-Furche *(Fissura obliqua)* schräg abwärts, bis zum Ansatz der 6. Rippe. Links fehlt der Mittellappen und damit auch eine Fissura horizontalis (Abb. 154, 156).

Die innere Aufgliederung der Lappen in *Segmente* ist auf beiden Seiten annähernd gleich. Im rechten Oberlappen existieren drei, im Mittellappen zwei, im Unterlappen fünf Segmente. Links sind im Oberlappen fünf Segmente vorhanden, und zwar in gleicher Anordnung wie auf der rechten Seite im Ober- und Mittellappen zusammen. Damit bestehen zwischen der rechten und der linken Lunge im oberen Bereich keine Strukturunterschiede. Im Unterlappen liegen die Verhältnisse etwas anders. Da die linke Lunge durch die Linksverlagerung des Herzens etwas weniger Raum hat, bildet der linke Unterlappen nur vier Segmente aus. Das siebte Segment fehlt (Abb. 156).

Die Segmentgliederung hat wahrscheinlich funktionelle Gründe. Morphologisch ergibt sie sich aus der Architektur der Gefäße und deren Verhältnis zum Bronchialsystem.

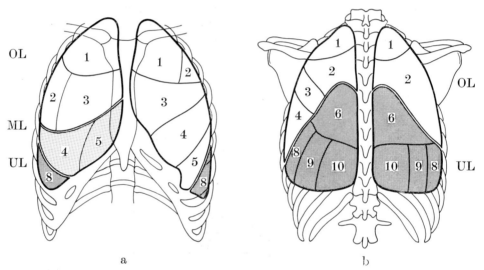

Abb. 156. Schematische Darstellung der Segmentgliederung der Lungen in der Ansicht von vorn (a) und hinten (b). Vgl. Abb. 154 (nach WOLF-HEIDEGGER) (K-B).

Nomenklatur der Lungensegmente (Segmenta bronchopulmonalia)

Segmente der rechten Lunge	Segmente der linken Lunge
Oberlappen (Lobus sup.)	*Oberlappen* (Lobus sup.)
	Pars superior
1 = Segmentum apicale	1 = Segmentum apicale ⎫ Segmentum
2 = Segmentum posterius	2 = Segmentum posterius ⎭ apicopost.
3 = Segmentum anterius	3 = Segmentum anterius
Mittellappen (Lobus med.)	*Pars inf.* (lingularis)
4 = Segmentum laterale	4 = Segmentum lingulare sup.
5 = Segmentum mediale	5 = Segmentum lingulare inf.
Unterlappen (Lobus inf.)	*Unterlappen* (Lobus inf.)
6 = Segmentum apicale (sup.)	6 = Segmentum apicale (sup.)
7 = Segmentum basale med. (cardiacum)	7 = ∅
8 = Segmentum basale ant.	8 = Segmentum basale ant.
9 = Segmentum basale lat.	9 = Segmentum basale lat.
10 = Segmentum basale post.	10 = Segmentum basale post.

Die Hauptaufgabe der Lunge besteht in der Vermittlung des Gasaustausches zwischen Blut und Atemluft. Das im Gewebe verbrauchte Blut kommt innerhalb der Lungen mit Atemluft in Berührung und wird mit Sauerstoff angereichert. Gleichzeitig wird Kohlensäure ausgeschieden. Dieser Gasaustausch vollzieht sich an der Alveolenwand, deren Struktur bis ins feinste an diese Aufgabe angepaßt ist. Die Alveolen sind damit die eigentlichen Funktionselemente des Organs (Abb. 157). Das der Lunge durch den Truncus pulmonalis des rechten Herzens zugeführte, venöse Blut wird an den korbartigen Kapillargeflechten, die die Lungenalveolen umgeben, auf eine große Oberfläche verteilt und kommt hier mit der sauerstoffhaltigen Atemluft in Kontakt. Je nach den Partialdrücken der Atemgase wird durch die dünne Zellschicht des Alveolarepithels hindurch Kohlensäure von den Erythrozyten abgegeben und Sauerstoff aufgenommen. Die aus den Kapillargeflechten der Alveolen abführenden Gefäße (Lungenvenen, Vv. pulmonales), bringen das arterialisierte Blut zum linken Vorhof und zum Körperkreislauf zurück (vgl. S. 130).

Charakteristischerweise laufen nun aber die Arterien und Venen in der Lunge nicht zusammen. Die Lungenarterien begleiten in der Regel die Bronchien. Beide bilden im Gewebe einen zentralen Kern von Leitungsbahnen, um den sich das Lungenparenchym herumgruppiert (Abb. 158). Jedes Lungensegment grenzt sich durch Bindegewebssepten vom Nachbarsegment ab. Innerhalb dieser

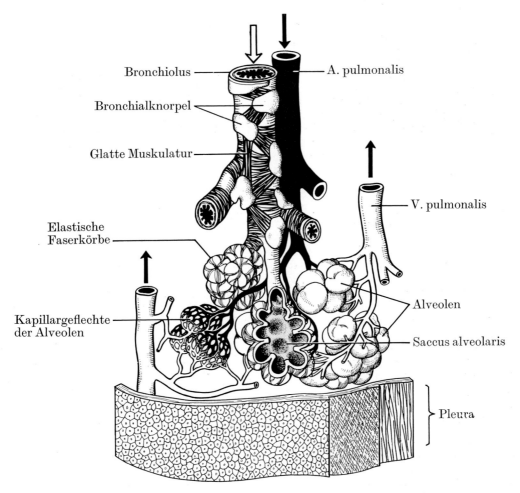

Abb. 157. Bau der Lungenalveolen. Links oben sind die elastischen Faserkörbe, links unten die alveolären Kapillargeflechte und in der Mitte ist die Gliederung eines Alveolensäckchens (Saccus alveolaris – aufgeschnitten) dargestellt (K-B).

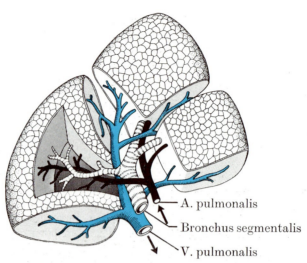

Abb. 158. Gefäßarchitektur der Lungensegmente. Drei Oberlappensegmente sind dargestellt. Venen blau, Arterien schwarz (K-B).

Septen verlaufen die Lungenvenen, die daher immer das arterialisierte Blut aus zwei oder mehreren Segmenten ableiten (Abb. 158). Wahrscheinlich spielt diese Gefäßanordnung für die Zirkulation eine gewisse Rolle.

Die Lunge besitzt außerdem auch noch eine eigene Gefäßversorgung *(Vasa privata)*. Die Sauerstoffversorgung des Lungenparenchyms übernehmen die Bronchialgefäße *(Aa.* und *Vv. bronchiales)*. Diese begleiten den zentralen Strang der Leitungsbahnen bis zu den Alveolen hin und versorgen hauptsächlich die Bronchien, die Respirationsschleimhaut und das Lungenparenchym. In der Umgebung der Bronchien entstehen ausgedehnte venöse Plexus, die auch als Blutspeicher dienen. Zwischen den Bronchial- und Lungengefäßen sollen arteriovenöse Verbindungen bestehen.

5. Atemmechanismen

Für das Verständnis der Atemmechanik ist die Kenntnis vom Einbau der Lunge in den Brustkorb eine notwendige Voraussetzung (Abb. 159). Nicht so sehr für den Gasaustausch an den alveolären Oberflächen als vielmehr für die Bewegung der Atemluft in den Luftwegen ist die rhythmische Ausdehnung und Zusammenziehung der Lungen notwendig (Lungenventilation). Bei ruhiger Atmung werden etwa 500 ml Luft aus- bzw. eingeatmet.

Das größte Volumen, das ein gesunder Mann mittleren Alters nach normaler Exspiration einatmen kann, beträgt etwa 3600 ml (sog. Inspirationskapazität). Nach maximaler Exspiration vergrößert sich dieser Wert auf etwa 4800 ml. Bei einem Atemvolumen von z. B. 1000 ml und einem anatomischen Totraum von 150 ml gelangen also 850 ml (85%) der Frischluft in die Lungenalveolen. Beträgt jedoch das Atemvolumen nur 200 ml, so gelangen bei gleichem Totraum nur 50 ml Frischluft (25%) in die Lungen. Man sieht, wie stark die Effektivität der Atmung vom Totraum abhängig ist.

a) Pleuraverhältnisse

Die Lungen haben eine starke elastische Gewebsspannung, die dafür sorgt, daß die Alveolarräume nicht zusammenfallen. Jede Alveole ist von einem dichten, elastischen Faserkorb umgeben (Abb. 157). Elastisches Bindegewebe durchsetzt das gesamte Lungenparenchym und verdichtet sich besonders an den Bronchien, den Gefäßen und unter der Oberfläche. Die Lunge würde jedoch in sich zusammenschnurren, wenn sie nicht an der Innenfläche des Brustkorbes fixiert wäre. Diese Fixation wird durch die *Pleura* erreicht. Die Pleura stellt einen Serosasack dar, in den die Lungen eingestülpt sind. Er besteht, ähnlich wie beim Peritoneum, aus zwei Blättern.

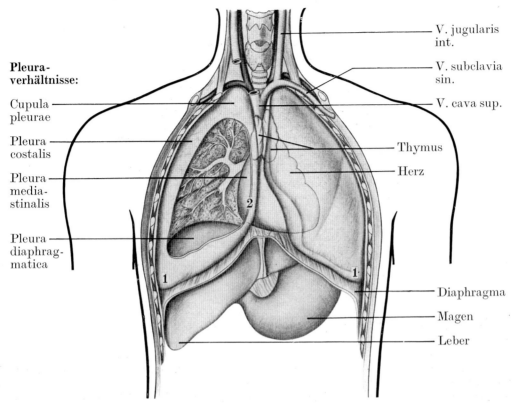

Abb. 159. Halbschematische Darstellung des Pleurasackes der Lungen. Rechts = Pleurahöhle eröffnet und Lunge frontal angeschnitten (modif. nach SCHÜTZ u. ROTHSCHUH) (K-B). 1 = Recessus costodiaphragmaticus, 2 = Recessus costomediastinalis.

Das parietale Blatt (Rippenfell oder *Pleura parietalis*) überzieht die gesamte Innenfläche des Brustraumes und ist durch ein derbfaseriges, kollagen-elastisches Bindegewebe fest mit der Fascia endothoracica verbunden. Das viszerale Blatt (Lungenfell oder *Pleura pulmonalis*) überzieht die Lunge und ist mit dem Organgewebe verwachsen. Am Lungenhilus gehen beide Blätter in Form eines ovalen Feldes, das nach unten zu einer membranartigen Duplikatur *(Mesopneumonium, Lig. pulmonale)* ausgezogen ist, ineinander über. An der Pleura parietalis können drei Teile unterunterschieden werden: eine *Pleura costalis* an der knöchernen Thoraxwandung, eine *Pleura diaphragmatica* am Zwerchfell und eine *Pleura mediastinalis*, die das zwischen den Lungen befindliche Bindegewebe (Mittelfell oder Mediastinum) bedeckt. Der an das Herz angrenzende Abschnitt der mediastinalen Pleura wird auch als *Pars pericardiaca* bezeichnet (Abb. 159).

An den Umschlagstellen der parietalen Pleura entstehen Recessus, die sich bei der Einatmung entfalten und daher als Komplementärräume angesehen werden. Der größte ist der *Recessus costodiaphragmaticus* zwischen unterer Thoraxwand und Zwerchfell. An der Umschlagstelle zum Mediastinum entsteht der *Recessus costomediastinalis ant.* und *post.*, der nur auf der linken Seite vor dem Herzen etwas größer wird *(Recessus costomediastinalis ant. sin.)*, sonst aber funktionell keine Bedeutung hat. Ebensowenig ist der *Recessus phrenicomediastinalis* entfaltungsfähig, in dem die Pleura vom Zwerchfell auf das Mediastinum übergeht. Zwischen beiden Pleurablättern besteht ein kapillärer Spalt, der von einer serösen Flüssigkeit ausgefüllt wird. Dadurch haften die beiden serösen Häute fest aneinander, ohne ihre Gleitfähigkeit zu verlieren. Bei einer Vermehrung der pleuralen Flüssigkeit, z. B. bei einer Rippenfellentzündung (Pleuritis) oder nach Eindringen von Luft in den Pleuraspalt (Pneumothorax) löst sich die Lunge von der Brustwand ab und fällt infolge ihrer elastischen Retraktionskraft in sich zusammen (Kollaps). Die parietale Pleura der

Lungenspitze ist fest in die obere Thoraxapertur, d.h. den 1. Rippenring, eingefügt *(Cupula pleurae)* und wird durch den umgebenden Muskel-Bindegewebs-Apparat verspannt. Von den Mm. scaleni zweigen häufig Faserbündel zur Pleurakuppel ab *(M. scalenus minimus)*. Einen Komplementärraum gibt es in diesem Bereich nicht.

b) Atmung

Die Atmung (Ventilation) beruht auf Volumenveränderungen des Thorax. Diese können grundsätzlich auf zweierlei Weise zustande kommen (Abb. 160): Erstens führt jede Senkung des Zwerchfells zu einer Vergrößerung des Brustraumes und damit zur Einatmung *(Kostodiaphragmale* oder *Bauchatmung)*; zweitens bewirkt auch eine Rippenhebung eine Volumenvergrößerung des Thorax und damit ebenfalls eine Einatmung *(sternokostale* oder *Brustatmung)*. In beiden Fällen ist die feste, aber gleitfähige Haftung der Lungen an den bewegten Flächen der beiden Pleurablätter eine notwendige Voraussetzung für die Atemmechanik.

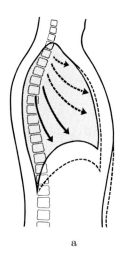
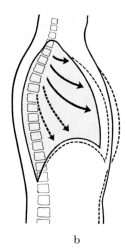

Abb. 160. Grundformen der Atmung (K-B). a) Einatmung durch Senkung des Zwerchfells (kostodiaphragmale Atmung) – bevorzugte Ventilation der unteren Lungenpartien (schwarze Pfeile). b) Einatmung durch Hebung des Thorax (sternokostale Atmung) – bevorzugte Ventilation der oberen Lungenabschnitte (schwarze Pfeile).

α) Zwerchfell (Diaphragma)

Die Muskelplatte des Zwerchfells trennt Brust- und Bauchhöhle vollständig voneinander. Nur für die Leitungsbahnen bleiben Öffnungen frei. Die quergestreiften Muskelbündel entspringen vom unteren Brustkorbrand *(Pars costalis)* und von der Lendenwirbelsäule *(Pars lumbalis)*. Lang ausgezogene Muskelzipfel reichen bis zum 3. Lendenwirbelkörper. Die lumbale Portion überspannt mit zwei Sehnenbögen *(Arcus lumbocostalis med.* und *lat.)* die Muskeln der dorsalen Bauchwand und befestigt sich am Querfortsatz des 1. Lendenwirbels (*Quadratusarkade* über dem M. quadratus lumborum) sowie an der 12. Rippe (*Psoasarkade* über dem M. psoas major). Beide Muskelarkaden werden zum *Crus laterale* zusammengefaßt und dem *Crus mediale*, das von den Lendenwirbelkörpern entspringt, gegenübergestellt. Eine schmale Muskelportion des Zwerchfells entspringt vorn vom Sternum *(Pars sternalis)*.

Alle Muskelbündel laufen zur Mitte in einer kleeblattförmigen Sehnenplatte *(Centrum tendineum)* zusammen. Das Diaphragma wölbt sich in Form einer Doppelkuppel weit in den Brustraum hinein vor. Zwischen beiden Kuppeln entsteht eine Einsenkung, auf der das Herz ruht, und die größtenteils von Centrum tendineum eingenommen wird (Herzsattel). Die beiden lumbalen

---

Abb. 161. Zwerchfell (Diaphragma) in der Ansicht von vorn (links teilweise abgeschnitten) (modif. nach BRAUS) (F). 1 = Foramen venae cavae, 2 = Hiatus oesophagus, 3 = Hiatus aorticus, 4 = Psoasarkade, 5 = Quadratusarkade.

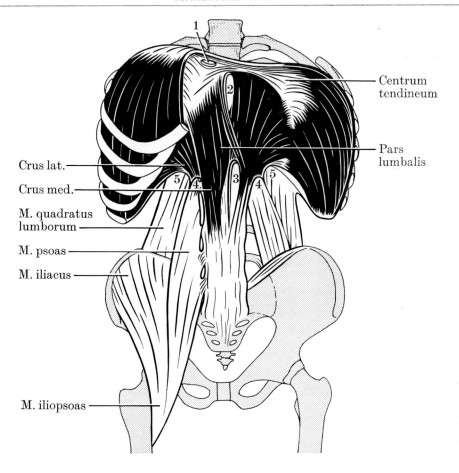

Diaphragma (Zwerchfell)

Pars sternalis

    U.: Innenfläche des Proc. xiphoideus sterni

Pars costalis

    U.: Unterrand des Rippenbogens, Innenfläche der 7.–12. Rippe

Pars lumbalis

    Crus mediale

    U.: 1.–3. Lendenwirbelkörper

    Crus laterale

    U.: (a) von einem Sehnenbogen über dem M. psoas (Psoasarkade), vom Corpus zum Proc. costarius des 1. Lendenwirbels (Arcus lumbocostalis med.)
        (b) von einem Sehnenbogen über dem M. quadratus lumborum (Quadratusarkade), vom Proc. costarius von L_1 bis zur 12. Rippe (Arcus lumbocostalis lat.)

A.: Centrum tendineum

Fkt.: Inspiration, Mitwirkung bei der Bauchpresse

Inn.: N. phrenicus des Plexus cervicalis (C_3–C_5)

Muskelportionen umgreifen ventral die Aorta *(Hiatus aorticus)* und kreuzen weiter oben zu einer achtertourartigen Muskelschlinge um die Speiseröhre herum *(Foramen oesophageum)*. Die V. cava inferior durchsetzt das Centrum tendineum *(Foramen venae cavae)*. Zwischen der Pars costalis und sternalis befindet sich ein Spalt für den Durchtritt von Leitungsbahnen (Lareysche Spalte).

β) Zwerchfellatmung (kostodiaphragmale Atmung)

Kontrahiert sich das Zwerchfell, so flachen sich die Zwerchfellkuppeln ab und die Muskelplatte senkt sich. Gleichzeitig gibt die Bauchmuskulatur nach, so daß sich der Druck in der Bauchhöhle nicht erhöht. Durch das Tiefertreten der Zwerchfellplatte erweitern sich die Komplementärräume, vor allem der Recessus costodiaphragmaticus. Die Lunge muß der Zwerchfellbewegung folgen. Sie dehnt sich in die Recessus aus. Durch die Dehnung des Lungengewebes vergrößern sich die Alveolen sowie auch die Lumina der Bronchien und Bronchiolen. Luft wird von außen in die Lunge gesaugt: *Inspiration*.

Erschlafft das Zwerchfell und kontrahiert sich die Bauchmuskulatur, so wird die Zwerchfellplatte wieder nach kranial verschoben, die Lungenränder ziehen sich aus den Komplementärräumen zurück: *Exspiration*. Meist erfolgen jedoch die Atembewegungen des Zwerchfells nicht isoliert, sondern im Zusammenhang mit gleichgerichteten Bewegungen des Brustkorbes (kostodiaphragmale Atmung).

γ) Brustatmung (sternokostale Atmung)

Bei der sternokostalen Atmung wird die Ventilation der Lungen durch eine rhythmische Hebung und Senkung des Thorax erreicht. Hierbei werden vor allem die mittleren und oberen Lungenpartien belüftet (Abb. 160). Da die Lungen durch die Pleurablätter mit der Brustwand fest verbunden sind, müssen sie den Atemexkursionen des Thorax folgen. Um die Brustkorbbewegungen verstehen zu können, müssen wir an dieser Stelle kurz noch einmal auf den zugehörigen Bewegungsapparat eingehen.

Rippengelenke (Abb. 162).

Jede Rippe ist durch 2 Gelenke mit der Wirbelsäule verbunden:

1. *Articulationes capitis costae* (Rippenköpfchengelenke). Jeder Wirbelkörper besitzt an seinem oberen und unteren Ende jeweils eine kleine Gelenkpfanne *(Fovea costalis)*, an die sich das Rippenköpfchen *(Caput costae)* anlagert, so daß die Rippenköpfchengelenke zweiteilig sind. Die obere und die untere Portion des Gelenkes werden durch ein vom Rippenköpfchen ausgehendes Band, das sich an der Zwischenwirbelscheibe befestigt, getrennt *(Lig. capitis costae interarticulare)*. Die 1. sowie die 11. und 12. Rippe artikulieren nur mit den gleichzahligen Wirbelkörpern. Ihre Gelenke sind also nicht zweigeteilt.
2. *Articulationes costotransversariae* (Querfortsatzgelenke). Die Rippen stützen sich mit ihren Tubercula an den Brustwirbelquerfortsätzen ab. Zwischen der Fovea costalis processus transversi und der Facies articularis tuberculi costae entsteht jeweils ein echtes Gelenk. Querfortsatzgelenke dieser Art sind jedoch nur an der 1. bis 10. Rippe ausgebildet. Bei der 11. und 12. Rippe (Costae fluctuantes) fehlen sie.

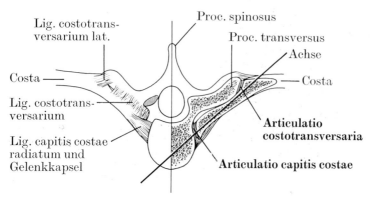

Abb. 162. Struktur und Bänder der Rippengelenke (links horizontal angeschnitten (F).

Durch einen *straffen Bandapparat*, der im wesentlichen aus den *Ligg. capitis costae radiatum*, den *Ligg. tuberculi costae* und *Ligg. costotransversaria* besteht, werden die Bewegungsmöglichkeiten der Rippen gegenüber der Wirbelsäule stark eingeschränkt. Die Funktionsachse beider Gelenke geht durch den Hals der Rippe (Abb. 162). Um diese Längsachse erfolgen leichte Drehbewegungen, die zu den Volumenänderungen des Brustraumes führen. Anhebung der Rippen bewirkt eine Erweiterung des Thoraxraumes, da die Rippen eine schräge Neigung nach abwärts haben. Würden die Rippen genau horizontal stehen, müßte jede Hebung oder Senkung das Thoraxvolumen verkleinern. Bei Säuglingen und Kleinstkindern stehen die Rippen noch in der Horizontalen, weshalb bei ihnen die Zwerchfellatmung bevorzugt wird. Mit dem aufrechten Gang senkt sich der Brustkorb, die Rippen erhalten eine schräge Neigung nach unten, die Brustatmung dominiert. Im Alter versteift der Thorax, so daß dann wieder die Bauchatmung bevorzugt wird.

Die Lage der kostalen Bewegungsachsen wechselt (Abb. 163). Im oberen Bereich des Thorax verlaufen sie mehr transversal; der mit der Medianebene gebildete Winkel beträgt 140°; im unteren Bereich mehr sagittal; der Winkel beträgt nur noch 80°. Auf diese Weise dominiert im oberen Bereich des Thorax vornehmlich die Vorwärtsbewegung der Rippen in sagittaler Richtung. Im unteren Bereich dagegen verbreitert sich der Thorax bei der inspiratorischen Anhebung. Die Gelenkachsen sind hier mehr sagittal orientiert (Unterrippenatmung). Die Grenze zwischen beiden Funktionsbereichen liegt etwa in Höhe der 6. Rippe.

Auf die Rippengelenke wirken die *Mm. intercostales* ein. Diese spannen sich zwischen den Rippen aus und sind in zwei Schichten angeordnet (vgl. S. 43). Die Mm. intercostales externi verlaufen vom Unterrand einer Rippe bis zum Oberrand der nachfolgenden in schräger Richtung von

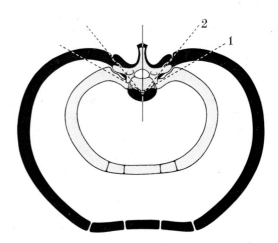

Abb. 163. Zweiter und zehnter Rippenring in der Ansicht von oben, übereinandergezeichnet (nach ALVERDES). Die Achsen des zweiten Rippenpaares (1) bilden einen Winkel von etwa 140°, die des zehnten (2) von etwa 80° (F).

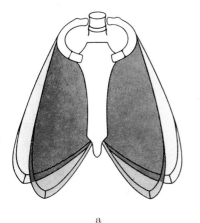

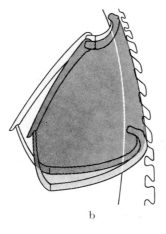

a   b

Abb. 164. Schema über die Formveränderungen des Thorax bei der Atmung in der Ansicht von vorn (a) und von der Seite (b) (modif. nach ALVERDES). Hellgrau = Inspirationsstellung, dunkelgrau = Exspirationsstellung (F).

hinten-oben nach vorn-unten. Die dünneren *Mm. intercostales interni* zeigen den umgekehrten Verlauf. Die *Mm. intercostales externi* sind Rippenheber und damit Inspirationsmuskeln, die Mm. intercostales interni Rippensenker und damit Exspirationsmuskeln. Da die Senkung des Thorax allein schon durch die Schwerkraft erfolgen kann, brauchen die Mm. intercostales interni weniger Kraft und sind daher wesentlich dünner als die Externi, die gegen das Gewicht des Brustkorbes anarbeiten müssen.

An den Atembewegungen beteiligen sich auch die Mm. subcostales und der M. transversus thoracis. Die *Mm. subcostales* kommen im unteren hinteren Thoraxbereich vor. Sie stellen eigentlich plurisegmentale Mm. intercostales interni dar. Der *M. transversus thoracis* liegt dagegen an der Innenfläche der vorderen Brustwand. Die ebenfalls mehrere Segmente überspringenden Muskelbündel gehen radiär vom Sternum aus und erreichen aufsteigend die 2.–6. Rippe, meist im Bereich der Knorpel-Knochen-Grenze.

Bei angestrengter Atmung kann die Schulter- und Halsmuskulatur als zusätzliche Kraftquelle eingesetzt werden. Insbesondere sind es die Brustmuskeln (Mm. pectorales major und minor, vgl. S. 415 u. 418) sowie die Mm. scaleni (s. S. 44) und der M. sternocleidomastoideus, die für verstärkte Inspirationsbewegungen ein besonders günstiges Moment besitzen (*Hilfsatemmuskeln*, auxiläre Atemmechanismen). Auch durch eine Streckung des Rumpfes durch den M. erector spinae (s. S. 52) können der Thorax gedehnt, die Rippen auseinandergespreizt und die Inspiration vertieft werden. Rumpfbeugung und Senkung der Arme fördern die Exspiration.

D. Gefäßversorgung des Rumpfes

I. Arterien

Die große Körperschlagader (Aorta), die den linken Ventrikel verläßt, speist alle Arterien des Körperkreislaufes. Sie bildet im oberen Brustkorb einen Bogen *(Arcus aortae)*, von dem die Hauptschlagadern für Kopf, Hals und Arme abgehen. Im hinteren Brustraum steigt sie als *Aorta descendens* entlang der Wirbelsäule abwärts und durchsetzt das Zwerchfell im Hiatus aorticus, etwa in Höhe des 1. Lendenwirbelkörpers. Von da ab wird die Brustaorta *(Aorta thoracica)* als Bauchaorta *(Aorta abdominalis)* bezeichnet. Unmittelbar nach dem Durchtritt durch den Zwerchfellschlitz gehen von der Aorta die wichtigsten Arterien für die Versorgung der Oberbauchorgane ab, nämlich der *Truncus coeliacus* für Magen, Leber, Pankreas und Milz, die *A. mesenterica superior* für den Dünndarm und Teile des Dickdarms sowie die *Aa. renales* für die Nieren. Im Bereich der unteren Lendenwirbelsäule spaltet sich die Aorta abdominalis in 2 Äste *(Aa. iliacae communes)*, die sich beiderseits an der Beckeneingangsebene wieder in je eine *A. iliaca externa* und *interna* aufteilen. Die A. iliaca interna versorgt die Beckenorgane und das Genitale, die A. iliaca externa die untere Extremität. Die gerade Fortsetzung der Aorta entlang der Wirbelsäule ist sehr klein. Sie entspricht der Schwanzarterie der Säuger und heißt *A. sacralis mediana*. Die Gefäßversorgung von Gliedmaßen und Kopf wird bei den jeweiligen Kapiteln besprochen.

Die Gefäße des Rumpfes spiegeln die metamere Gliederung der Körperwandung wider. Jedem Segment ist ein entsprechendes Gefäßpaar zugeordnet. Im Brustbereich verläuft dieses in den Interkostalräumen. Auch in der Bauchwand liegen die Gefäße in regelmäßigen Abständen zwischen den Schichten der seitlichen Bauchmuskulatur. Die Segmentgliederung des Rumpfes ist bilateral-symmetrisch, weshalb die zugehörigen Gefäße paarig ausgebildet sind. Demgegenüber sind die nach innen abgehenden Äste, die die großen Organe der Bauchhöhle mit Ausnahme der Nieren versorgen, unpaare Gefäßstämme. In der Regel verlaufen diese in der Achse der großen mesenterialen Duplikaturen und tragen dadurch auch zur Stabilisierung der Bauchorgane bei.

Im Bereich der Körperwandung sind Venen und Arterien meist eng benachbart. Sie bilden mit entsprechenden Nerven und Lymphgefäßen zusammen einen Strang peripherer Leitungsbahnen, der in der Regel 2 Venen und 1 Arterie enthält. Durch eine gemeinsame Bindegewebshülle grenzen sich diese Stränge von der Umgebung ab. Auf der anderen Seite lassen sich Lage und Verzweigungsmuster der die Eingeweide versorgenden, unpaaren Gefäßstämme nur aus dem Aufbau der Organe selbst verstehen.

Innerhalb der beiden Viszeralhöhlen des Rumpfes verlaufen die Arterien- und Venenstämme nicht parallel. Sie zeigen eine charakteristische Asymmetrie und Formverschiedenheit. Die *Aorta*, der Hauptstamm der Körperarterien, ist ein heberartig gekrümmtes Rohr, das mit einem kurzen ventralen Schenkel aus dem linken Herzen entspringt und dann mit einem halbspiraligen Bogen nach dorsal zieht (Abb. 165). Das venöse Blut sammelt sich dagegen in zwei großen Venenstämmen, den beiden Hohlvenen *(V. cava sup. et inf.)*, die eine vertikale Verlaufsrichtung aufweisen und in den rechten Vorhof einmünden. Die obere Hohlvene führt das venöse Blut der oberen Körperhälfte, den Hirnliquor und die Körperlymphe, die untere Hohlvene das venöse Blut der unteren Körperhälfte einschließlich der Bauchorgane (Leber usw.) dem Herzen zu. Der Inhalt der oberen Hohlvene ist etwas kühler und dünnflüssiger als der der unteren.

Die Verschiedenheiten in Form und Lage der großen Rumpfgefäße (vgl. Abb. 165 u. 168) ergeben sich nicht zuletzt aus der funktionellen Struktur und Lage des Herzens. Die Vorhöfe liegen hinten, die Kammern mehr vorn. Im Herzen kommt der Blutstrom einen Augenblick zum Stillstand und erfährt eine Strömungsumkehr. Durch das Venenkreuz strömt das Blut auf rechtwinklig zueinander liegenden Bahnen ins Herz, während die abführenden Gefäßstämme etwas umeinander torquiert sind. Diese halbspiralige Drehung ergibt sich aus der Arbeitsweise des Herzens. Die großen Gefäße, in die das Blut unter relativ hohem Druck hineingepumpt wird, übernehmen eine Windkesselfunktion. In Herznähe, vor allem im Bereich der Brusthöhle, sind daher die großen Gefäßstämme reich an elastischen Fasernetzen, die mit der glatten Muskulatur der Media zusammen elastisch-muskulöse Systeme ausbilden (Gefäße vom elastischen Typ). Erst weiter peripher, d.h. im Bereich der Bauchhöhle und der Körperwandung, schwinden die elastischen Elemente, die Muskulatur gewinnt an Bedeutung, die Widerstandsregulation erfolgt durch die muskulöse Media (Gefäße vom muskulösen Typ). Beide Gefäßtypen gehen fließend ineinander über.

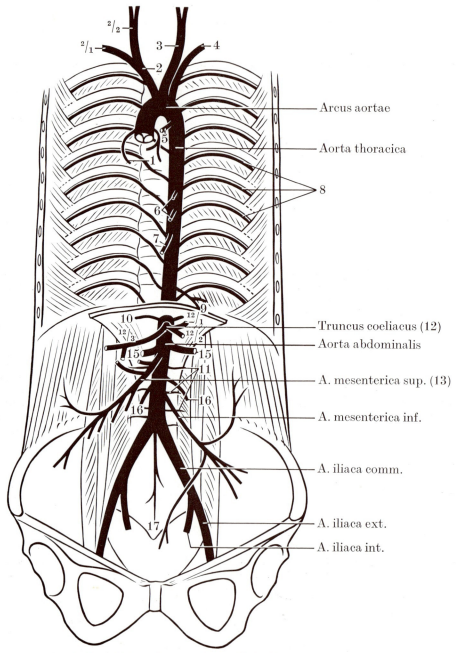

Abb. 165. Astfolge der Aorta (K-B). Hinweise s. Text.

Form und Lage der großen Gefäßstämme des Rumpfes können individuell variieren. Besonders häufig sind Variationen bei den Venen. Sie betreffen meist die Halsvenen, die venösen Abflüsse aus der Schilddrüse und der dorsalen Brustwand. Eine spiegelbildliche Vertauschung der Herz- und Gefäßasymmetrie bezeichnet man als *Situs inversus*. Dabei ist das Herz nach rechts verlagert, die Venen verlaufen links und die Aorta rechts von der Wirbelsäule. Sind auch die Organe der Bauchhöhle von dieser Lageanomalie betroffen, spricht man von einem vollständigen Situs inversus. Funktionelle Störungen ergeben sich aus den Lageanomalien und Variationen meist nicht.

Astfolge der Aorta (vgl. die entsprechenden Ziffern in Abb. 165)

Aorta ascendens

1. *A. coronaria dextra* und *sinistra* – Beide Gefäße entspringen unmittelbar oberhalb der Aortenklappe im Bulbus aortae. Es handelt sich um die Vasa privata des Herzens.

Arcus aortae

2. *Truncus brachiocephalicus* – Etwa 3 cm lange Arterie, die sich noch innerhalb des Thorax in die *A. carotis communis dextra* zur Versorgung von Kopf- und Hals sowie die *A. subclavia dextra* für die Versorgung der rechten Halshälfte und die rechte obere Extremität aufspaltet.
3. *A. carotis communis sinistra* – tritt durch die obere Thoraxapertur in die Gefäß-Nerven-Straße des Halses über und spaltet sich in Höhe des Zungenbeins in eine A. carotis externa und interna auf. Die *A. carotis interna* geht in der Hauptsache zum Gehirn (Neurocranium), während die *A. carotis externa* Gesichts- und Halseingeweide (Splanchniocranium) versorgt.
4. *A. subclavia sinistra* – verläuft durch die obere Thoraxapertur, über die 1. Rippe hinweg, durch die hintere Skalenuslücke zur Achselhöhle *(A. axillaris)* und dann weiter zum Arm *(A. brachialis)*. Astfolge s. Kap. Arm.

Aorta thoracica

5. *Aa. bronchiales* – versorgen als Vasa privata das Lungenparenchym. Die rechte A. bronchialis zweigt häufig aus der 3. Interkostalarterie ab. Die Bronchialgefäße begleiten die Bronchien, in deren Nähe sie ausgedehnte Plexus bilden.
6. *Aa. oesophagei* – 3–6 kleine Ästchen zum Ösophagus.
7. *Rr. mediastinales* – mehrere kleine Arterien zu den Organen des hinteren Mediastinums (Perikard, Ösophagus, Aorta, Lymphknoten).
8. *Aa. intercostales* – paarige Äste zur Versorgung der Brustwand (Haut, Interkostalmuskulatur, Mamma). Sie verlaufen am Unterrand der Rippe zusammen mit den gleichnamigen Venen und Nerven. Ein Ramus dorsalis zieht zum Rücken und versorgt auch den Inhalt des Wirbelkanals *(Ramus spinalis)*. Seitlich und vorn treten die *Rr. cutanei mediales* und *laterales* an die Oberfläche. Von der Aorta thoracica entspringen 10 Astpaare. Die ersten beiden Interkostalräume werden aus der A. subclavia gespeist *(A. intercostalis suprema)*. Die zur 12. Rippe gehörige Arterie heißt *A. subcostalis*.
9. *Aa. phrenicae superiores* – treten von oben an die hinteren Abschnitte des Zwerchfells heran und versorgen das Diaphragma von oben.

Aorta abdominalis

10. *Aa. phrenicae* – entspringen unmittelbar nach dem Durchtritt der Aorta durch das Zwerchfell, um dieses von unten her zu versorgen. Ein Ast zieht zur Nebenniere *(A. suprarenalis superior)*.
11. *Aa. lumbales* – Im Lendenbereich entspringen seitlich aus der Aorta 4 paarige Lumbalarterien, die den Interkostalarterien entsprechen. Sie versorgen Bauch- und Rückenmuskulatur (M. quadratus und M. psoas) und anastomosieren mit der *A. epigastrica inferior*.
12. Der *Truncus coeliacus* ist ein kurzer, kräftiger Gefäßstamm, der sich rasch in 3 Hauptäste aufspaltet (Tripus Halleri): 1. Die A. gastrica sinistra (12/1), 2. die A. lienalis (12/2) und 3. die A. hepatica communis (12/3). Einzelheiten hierzu s. weiter unten.
13. *A. mesenterica superior* – Hauptgefäß zur Versorgung von Dünn- und Dickdarm.
14. *A. mesenterica inferior* – Hauptgefäß für Colon descendens, sigmoideum und rectum.
15. *Aa. renales* – kräftige paarige Äste zu beiden Nieren.
16. *Aa. testiculares* bzw. *ovaricae* – paarige Äste zu den Keimdrüsen, die meist schon in Höhe des 2. Lendenwirbels aus der Aorta entspringen.
17. *A. sacralis mediana* – unpaarer Endast der Aorta, der bis zum Ende der Wirbelsäule weiterläuft und die rudimentierte Schwanzarterie der Säuger darstellt.

Arterien des Oberbauches

Der *Truncus coeliacus* geht als unpaarer Gefäßstamm in Höhe des 1. Lendenwirbels aus der Aorta ab und versorgt den größten Teil der Oberbauchorgane (Abb. 166).

Die *A. gastrica sinistra* wendet sich nach links und biegt an der Kardia bogenförmig zur kleinen Kurvatur des Magens um, wo sie mit der A. gastrica dextra anastomisiert und dadurch einen Gefäßkranz ausbildet. Kleinere Äste zweigen zum unteren Ösophagus ab *(Rr. oesophagei)*.

Die *A. lienalis* zieht geschlängelt nach links und folgt dabei dem Oberrand des Pankreas, an das sie zahlreiche Äste abgibt. Kurz vor Eintritt in den Milzhilus gibt sie die *Aa. gastricae breves* zum Magenfundus und die *A. gastroepiploica sinistra* zur großen Kurvatur ab.

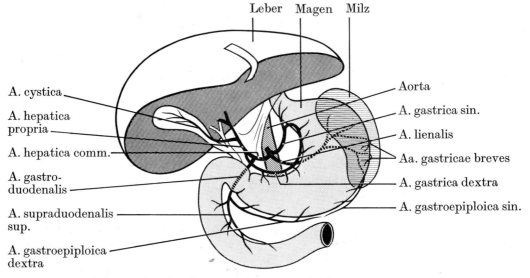

Abb. 166. Astfolge des Truncus coeliacus (K-B). Hinweise s. Text.

Die *A. hepatica communis* wendet sich nach rechts und teilt sich schon bald in 2 Hauptstämme: die *A. gastroduodenalis* für Magen, Duodenum und Pankreas und die *A. hepatica propria* für Leber und Gallenblase.

Die *A. gastroduodenalis* zieht hinter dem Pylorus abwärts zum Duodenum und Pankreaskopf *(A. supraduodenalis superior)*. Unterhalb des Pylorus bzw. Bulbus duodeni zweigt nach links die *A. gastroepiploica dextra* zur großen Kurvatur des Magens ab, die mit der gleichnamigen Arterie aus der A. lienalis anastomosiert.

Die *A. hepatica propria* zieht geradeaus weiter durch das Lig. hepatoduodenale zur Leberpforte, in der sie sich in je einen Hauptast für den rechten und linken Leberlappen aufgabelt (Ramus dexter und sinister). Vorher zweigt die *A. gastrica dextra* zur kleinen Kurvatur des Magens und die *A. cystica* zur Gallenblase ab.

Arterien für Dünn- und Dickdarm

Die *A. mesenterica superior* tritt unter dem Pankreas hindurch oberhalb des Duodenums in die Wurzel des Mesenteriums ein und zweigt sich hier fächerförmig in die einzelnen Äste für den Dünndarm und die rechte Hälfte der Dickdarmgirlande auf. Rückläufig geht zuerst ein Ast für das Duodenum und den Pankreaskopf ab, die *A. pancreaticoduodenalis inferior*, die mit der A. supraduodenalis sup. einen doppelten Gefäßkranz an der medialen Seite des Duodenums bildet. Dann folgen 10–18 Äste zum Jejunum und Ileum *(Aa. jejunales et ileae)*, die im Mesenterium verlaufen und mit ihren Endästen arkadenförmig untereinander anastomosieren (sog. Gefäßarkaden des Dünndarms). Von den Arkaden gehen kleinere Arterien ab, die radiär zur Darmwand ziehen.

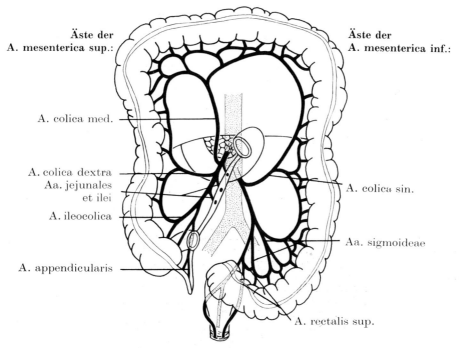

Abb. 167. Astfolge der A. mesenterica sup. und inf. zur Versorgung von Dünn- und Dickdarm.

Die *A. ileocolica* setzt die Verlaufsrichtung der A. mesenterica superior in Richtung auf das Colon caecum fort und versorgt dieses zusammen mit dem distalen Ileumende und der Appendix *(A. appendicularis)*. Retroperitoneal verläuft die *A. colica dextra* zum Colon ascendens, während die *A. colica media* im Mesocolon transversum geradewegs zum Querkolon zieht und hier in einer langgestreckten Arkade mit der *A. colica sinistra* aus der unteren Mesenterialarterie anastomosiert.

Die *A. mesenterica inferior* versorgt außer einem Teil des Querkolons und der linken Kolonflexur auch das Colon descendens, das Colon sigmoideum und rectum. Sie liegt retroperitoneal und teilt sich nach ihrem Abgang aus der Aorta abdominalis meist in 3 Äste, die *A. colica sinistra*, die *Aa. sigmoideae* und die *A. rectalis superior*, die untereinander durch Arkaden verbunden sind (vgl. Abb. 167). Der untere Teil des Rektums erhält noch zusätzliche Gefäße aus der A. iliaca interna (A. pudenda interna).

II. Venen

Die *V. cava superior* (obere Hohlvene) sammelt das venöse Blut aus der oberen Körperhälfte, insbesondere von Kopf und Armen, und führt es dem rechten Vorhof zu. Sie entsteht aus der Vereinigung der *V. brachiocephalica dextra* und *sinistra*, die ihrerseits wieder durch den Zusammenschluß zweier größerer Venen zustande kommen: 1. der *V. jugularis interna*, die das venöse Blut von Kopf und Hals abführt, und 2. der *V. subclavia sinistra* bzw. *dextra* aus dem Bereich der oberen Extremität. Beide Gefäße vereinigen sich im sog. Venenwinkel *(Angulus venosus)*. Kurz vor dem Übergang der V. cava superior in das rechte Herz mündet in sie noch die *V. azygos* ein, die die venösen Gefäße der dorsalen Brustwand, insbesondere die *Vv. intercostales*, die *V. hemiazygos* und *V. intercostalis suprema*, aufnimmt. Die Interkostalvenen sind direkte Fortsetzungen der Lumbalvenen *(Vv. lumbales)*, die an der dorsalen Bauchwand senkrecht nach oben ziehen, das Zwerchfell durchsetzen und sich links in die V. hemiazygos, rechts in die V. azygos fortsetzen.

Die *V. cava inferior* (untere Hohlvene) sammelt das Blut der unteren Körperhälfte, insbesondere aus der Bauch- und Beckenhöhle und den unteren Extremitäten. Sie verläuft an der dorsalen Bauchwand senkrecht aufwärts und durchsetzt das Zwerchfell im Bereich des Centrum tendineum.

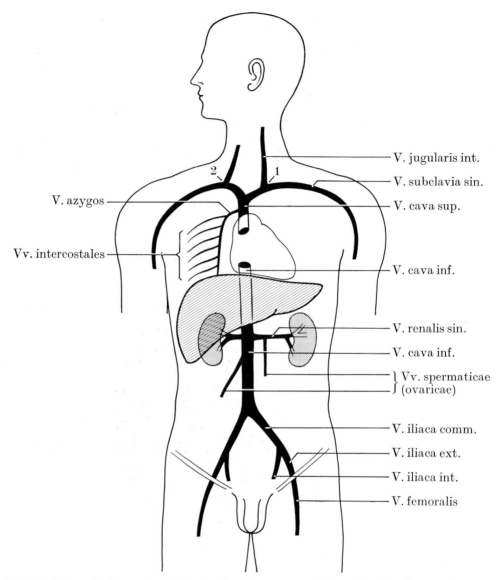

Abb. 168. Venen des Rumpfes (K-B). 1 = Angulus venosus sinister, 2 = Angulus venosus dexter.

Kurz vor ihrer Einmündung in den rechten Vorhof nimmt sie die *Vv. hepaticae* aus der Leber auf (meist 3 größere Stämme). Wichtige Zuflüsse sind außerdem die *Vv. renales*, die *Vv. lumbales* und die *V. testicularis dextra* bzw. *ovarica dextra*. (Die V. testicularis bzw. ovarica sinistra mündet meist in die V. renalis sinistra und nicht direkt in die V. cava inferior ein.)

Die V. cava inferior entsteht durch den Zusammenfluß der Vv. iliacae communes in Höhe des 4. Lendenwirbelkörpers. Jede V. iliaca communis bildet sich wieder aus dem Zusammenfluß der V. iliaca externa und interna. Die Interna erhält ihre Zuflüsse aus dem kleinen Becken, die Externa stellt die Verlängerung der V. femoralis und damit das Hauptabflußgefäß der unteren Extremität dar.

Anhang: Fetalkreislauf

Beim Fetus atmet die Lunge noch nicht. Der kleine Kreislauf arbeitet noch nicht. Auch andere Organe funktionieren noch ungenügend (Leber, Darmkanal, Nieren). Alle Stoffaustauschvorgänge erfolgen durch die Plazenta außerhalb des Fetalorganismus. Der Fetalkreislauf ist daher anders strukturiert als der des Erwachsenen.

Das in der Plazenta mit Sauerstoff angereicherte Blut erreicht den Fetus über die *V. umbilicalis* (Nabelvene), die vom Nabel (Umbilicus) an der Innenseite der vorderen Bauchwand im Lig. falciforme zur Leberpforte zieht und sich mit der Leberpforte vereinigt. Das arterialisierte Blut der Nabelvene kann die Leber durch den *Ductus venosus* (Arantii) außen umgehen und dadurch in die Hohlvene und den rechten Vorhof gelangen. Die an der Einmündungsstelle der V. cava

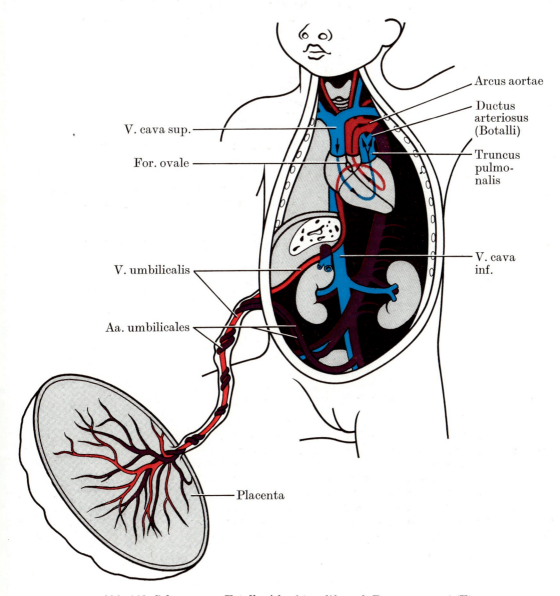

Abb. 169. Schema vom Fetalkreislauf (modif. nach BENNINGHOFF) (F).

inferior gelegene Endokardfalte (Eustachische Klappe) ist so angelegt, daß sie das arterialisierte Nabelvenenblut möglichst unvermischt zum Foramen ovale, einer Öffnung im Vorhofseptum, hinleitet (physiologischer Kavakanal) und auf diese Weise den Lungenkreislauf umgeht (erster Kurzschluß im Fetalkreislauf). Vom linken Vorhof strömt das Blut weiter durch das Ostium atrioventriculare in die linke Kammer und dann durch die Aorta in den Körperkreislauf.

Das venöse Blut der oberen Hohlvene fließt ebenfalls in den rechten Vorhof, mischt sich aber nicht wesentlich mit dem Blut der unteren Hohlvene, da die an ihrer Einmündungsstelle gelegene Endokardfalte das Blut am Kavakanal und Foramen ovale vorbei in der Hauptsache zum rechten Ventrikel führt und auf diesem Wege in die Pulmonalarterie und damit in den Lungenkreislauf bringt. Da die Lungen aber noch nicht atmen, leitet ein weiterer Kurzschluß, der *Ductus arteriosus* (Botalli), der den Truncus pulmonalis mit der Aorta verbindet, den Hauptteil des Lungenvenenblutes direkt zur Aorta um (zweiter Kurzschluß im Fetalkreislauf). An der Einmündungsstelle des Ductus Botalli wird also dem arterialisierten Blut der Umbilikalvene wiederum venöses Blut beigemischt. Das Blut in der fetalen Aorta ist daher gemischt. Es erreicht über zwei *Aa. umbiliacles*, die von den Aa. iliacae int. abgehen, durch den Nabelstrang die Plazenta, wo es erneut arterialisiert wird.

Man sieht, daß im Fetalkreislauf überall gemischtes Blut zirkuliert. Allerdings existiert ein Sauerstoffgradient. Das sauerstoffreiche Nabelvenenblut erhält eine erste Beimischung von venösem Körpervenenblut in der V. portae und V. cava inferior. Jedoch wird innerhalb des Herzens durch die geschilderten Klappeneinrichtungen die Blutvermischung weitgehend vermieden. Erst durch den Ductus Botalli gelangt dann eine größere Menge von venösem Blut in die absteigende Aorta.

Auf diese Weise erhält die obere Körperhälfte, vor allem der Kopf mit dem schnell wachsenden Nervensystem, das sauerstoffreichste Blut, während der Rumpf und die untere Körperhälfte schlechter versorgt werden. Diese bleiben in der Entwicklung gegenüber dem Kopf etwas zurück. Dieser Sauerstoffgradient ist biologisch sinnvoll, da Nervensystem und Sinnesorgane bei der Geburt weiter ausdifferenziert sein müssen als die Gliedmaßen. Eine vorzeitige Entwicklung der unteren Körperhälfte würde zu einem Geburtshindernis werden.

Nach der Geburt tritt die Lungenatmung in Funktion (erster Schrei des Neugeborenen). Der Ductus Botalli schließt sich. Der Druck im kleinen Kreislauf und damit im linken Vorhof steigt an. Das Vorhofseptum im Bereich des Foramen ovale lagert sich an den Limbus foraminis ovalis und verschließt den Kavakanal. »Die Tür zwischen rechtem und linkem Vorhof schlägt zu.« Körper- und Lungenkreislauf sind getrennt. Eine Blutmischung findet nicht mehr statt.

Exkretions- und Fortpflanzungsorgane (Urogenitalapparat)

Der Kreislauf spezialisiert sich in den Organsystemen auf die jeweils zu bewältigenden Aufgaben. Der Plazentarkreislauf umfaßt gewissermaßen noch alle Organfunktionen. Nach der Geburt treten die Einzelorgane selbst in Tätigkeit. Der Kreislauf spaltet sich in Teilgebiete auf, von denen die wichtigsten in der nachfolgenden Tabelle zusammengestellt sind:

	Organsystem	Funktion
1. Pfortaderkreislauf	Magendarmkanal (Leber, Pankreas)	Digestion (Nahrungsaufnahme)
2. Lungenkreislauf (kleiner Kreislauf)	Respirationstrakt	Atmung (Gaswechsel)
3. Extremitätenkreislauf	Muskulatur	Bewegung
4. Lymphkreislauf	Lymphsystem, Milz und Lymphknoten	Fetttransport, Volumenregulationen im EZR, Abwehrvorgänge
5. Hautkreislauf	Haut	Wärmetransport
6. Nierenkreislauf	Uropoetisches System	Exkretion

Die Nahrungsstoffe gelangen aus dem Darm ins Blut oder in die Lymphe und werden durch den Kreislauf den Geweben zugeführt. Durch den Lungenkreislauf wird der nötige Sauerstoff aufgenommen und über den Körperkreislauf ins Gewebe transportiert. Bei den in der Zelle ablaufenden Verbrennungsprozessen kann die für die spezifische Organleistung nötige Energie freigesetzt werden. Bei allen derartigen Stoffumsätzen entstehen Stoffwechselendprodukte, die ausgeschieden werden müssen. Diese »Schlackenstoffe« werden über den Kreislauf in die Nieren und als Harn nach außen befördert.

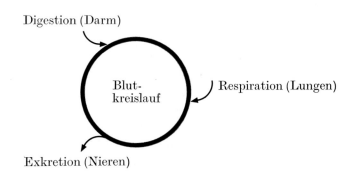

Abb. 170. Elementarprozesse des Kreislaufes.

Exkretion und Fortpflanzung gehören funktionell zusammen. Bei der Exkretion harnpflichtiger Substanzen scheidet der Körper Stoffe aus, die im Stoffwechsel nicht mehr verwendbar oder schädlich sind. Bei der Fortpflanzung werden Stoffe und Zellen (Geschlechtszellen) abgesondert, die zwar für den Organismus unbrauchbar, für die Entwicklung eines neuen Organismus jedoch wesentlich sind. Harn- und Geschlechtsorgane entstehen aus denselben Anlagen. Ihre ableitenden Wege sind vielfach identisch. Die Fortpflanzung kann als ein Spezialfall der Exkretion angesehen werden.

Nierendurchfluß: 1500 l
Primärharn : 150 l
Endharn : 1,5 l

A. Uropoetisches System (Harnorgane)

Die eigentlichen Ausscheidungsorgane des Körpers sind die Nieren. Sie scheiden pro Tag etwa 1½ l Harn aus, der aus dem Blut abfiltriert wird. Pro Tag fließen etwa 1500 l Blut durch die Nieren, aus denen der Harn gebildet wird. Wenn man bedenkt, daß die Gesamtmenge des Blutes 4–5 l beträgt, läßt sich ermessen, wie groß die Nierenleistung ist. Das Blut wird in den Nieren ständig kontrolliert und von Stoffwechselendprodukten gereinigt. Der in der Niere gebildete Harn fließt durch den Harnleiter (Ureter) in die Harnblase und von dort durch die Harnröhre (Urethra) nach außen.

I. Niere (Ren)

1. Übersicht

Die beiden, etwa bohnenförmigen Nieren liegen im oberen Retroperitonealraum. Ihre Achsen konvergieren nach oben und der Mitte zu. Der Nierenhilus mit den zu- und abführenden Leitungsbahnen zeigt nach medial. Schneidet man eine Niere auf, so erkennt man zwei strukturbildende Anteile: 1. das Nierenhohlsystem, das aus den Nierenkelchen *(Calices renales)* und dem Nierenbecken (Pelvis renalis) besteht, und 2. dem eigentlichen Nierengewebe (Parenchym), an dem sich unschwer eine rötliche Rindenzone und eine weißliche, streifenförmige Markzone unterscheiden

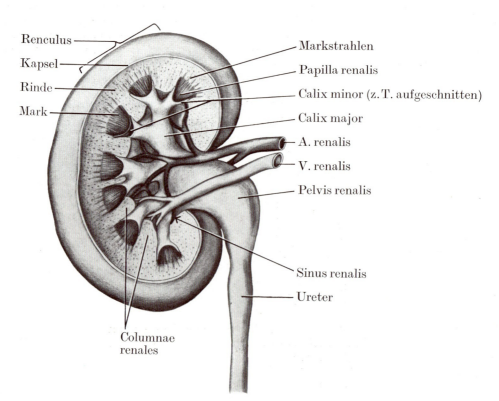

Abb. 171. Aufbau der Niere (K-B). Die vorderen Abschnitte des Nierenparenchyms wurden entfernt.

lassen *(Cortex* und *Medulla renalis)*. Mark und Rinde sind jedoch nicht scharf voneinander getrennt, vielmehr reicht die Rindensubstanz teilweise bis an das Nierenbecken, während das Mark mit den *Markstrahlen* tief in die Rinde vordringt. Das Mark verdichtet sich in den Pyramiden so sehr, daß man diese schon mit bloßem Auge als keilförmige Gebilde erkennen kann.

Die Nierenpapillen ragen kegelförmig in das Hohlraumsystem vor *(Papillae renales)*. Die einzelnen Pyramiden werden von Rindensubstanz *(Columnae renales)* umgeben. Das von einer Papille und Markpyramide zusammen mit dem umhüllenden Rindenparenchym gebildete Gewebe wird als Nierenlappen *(Lobus renalis)* oder *Renculus* bezeichnet. Die menschliche Niere besitzt 10–20 solcher Renculi. Ihre Grenzen können an der Oberfläche des Organs als Furchen sichtbar werden. Gelappte Nieren sind bei Säugern häufig. Auch die Niere des menschlichen Neugeborenen zeigt noch eine gefurchte Oberfläche. Beim Erwachsenen ist die Nierenoberfläche glatt.

2. Gefäße der Niere

Die Nieren sind außerordentlich gut durchblutet und besitzen ein kompliziertes, hochspezialisiertes Gefäßsystem. Die Nierenarterie *(A. renalis)*, ein Ast der Bauchaorta, teilt sich im Nierenhilus in fünf größere Äste auf, die fünf keilförmige Parenchymabschnitte (Nierensegmente) versorgen (Segmentarterien). Drei bis vier Segmentarterien treten ventral, ein bis zwei dorsal vom Nierenbecken in das Nierengewebe ein. Die Gefäße stellen anatomisch Endarterien dar, die nicht miteinander anastomosieren. Die Segmentarterien teilen sich weiter auf und bilden schließlich Lappenarterien *(Aa. interlobares)*, die zwischen den Pyramiden in das Nierenparenchym eindringen und dann bogenförmig an der Rinden-Mark-Grenze in die *A. subcorticalis* übergehen.

Bei Säugern ist die A. subcorticalis meist stärker gekrümmt und heißt daher *A. arcuata*. Beim Menschen gibt es keine Aa. arcuatae. Von den subkortikalen Arterien steigen radiäre Zweige zur Rinde auf *(Aa. corticales radiatae)*, von denen in regelmäßigen Abständen kleine Arteriolen *(Arteriolae afferentes)* abgehen. An diesen »hängen«, ähnlich wie Johannisbeeren am Stiel, in regelmäßigen Abständen Gefäßknäuel *(Glomeruli renales*, Abb. 172, 173). Die Glomeruli sind gleichmäßig über die Rinde verteilt und sehr zahlreich (in jeder Niere etwa 1 Million). Sie stellen arterielle Wundernetze dar (vgl. S. 135). Die abführenden Vasa efferentia zeigen den Bau von Arteriolen *(Arteriolae efferentes)*. Sie spalten sich in der Rinde in ein Kapillarnetz auf, das die Nierenkanälchen

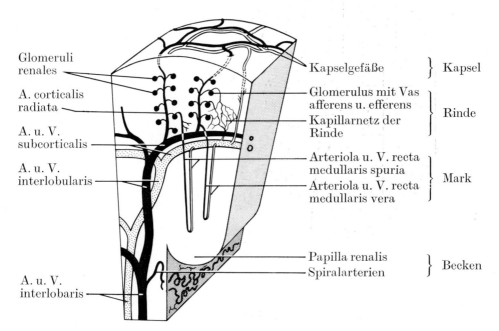

Abb. 172. Keilförmiger Ausschnitt aus der Niere zur Darstellung der Gefäßarchitektur.

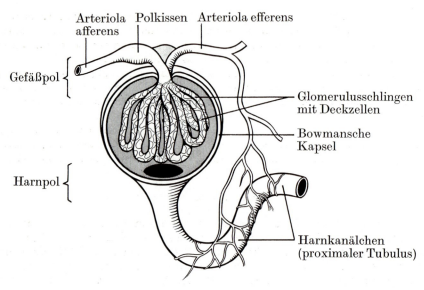

Abb. 173. Aufbau eines Malpighischen Körperchens der Niere (modif. nach BARGMANN) (K-B).

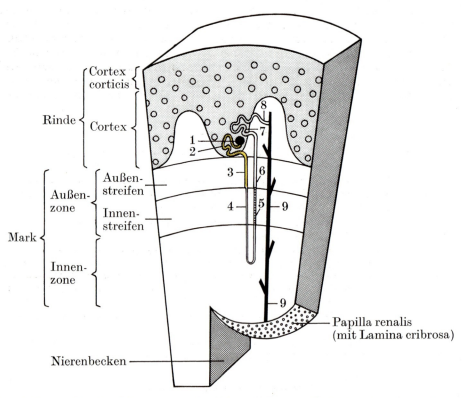

Abb. 174. Gliederung des Kanälchensystems der Niere (K-B). 1 = Malpighisches Körperchen (Corpusculum renis), 2 = Hauptstück (Pars contorta), 3 = Hauptstück (Pars recta), 4 = Überleitungsstück (dünner Teil), 5 = Überleitungsstück (dicker Teil), 6 = Mittelstück (Pars recta), 7 = Mittelstück (Pars contorta), 8 = Schaltstück, 9 = Sammelrohr.

umspinnt und über die *V. subcorticalis* drainiert wird. Die Anordnung der Kapillaren in Rinde und Mark ist durchaus verschieden. Innerhalb der Rinde bilden sich Netzkapillaren, im Mark Kapillarschlingen. Diese unterschiedliche Anordnung ergibt sich aus der Architektur des Kanälchensystems. Gehen die Schlingenkapillaren des Markes von den Vasa efferentia ab, spricht man von *Arteriolae rectae medullares spuriae*, entspringen sie von den Aa. corticales radiatae, heißen sie *Arteriolae rectae medullares verae*. Auch aus den Aa. subcorticales gehen Markgefäße hervor. Die Nierenkapsel ist reich vaskularisiert. Die Kapselgefäße stehen durch zahlreiche Anastomosen mit den Rindengefäßen in Verbindung.

In der Wand des Nierenbeckens und der Nierenkelche existiert ein dichtes Gefäßnetz, das von spiralig gewundenen Arterien gespeist wird (Abb. 172). Diese Spiralarterien entspringen teilweise direkt aus der A. renalis oder deren Ästen. Die Funktion dieses besonderen Gefäßsystems ist nicht geklärt.

3. Nieren- oder Harnkanälchen (Tubuli renis)

Das Gefäßsystem spiegelt die Architektur der Nierenkanälchen, die eigentlichen funktionellen Einheiten der Niere, wider. Das funktionelle Bauelement der Niere ist das *Nephron*. Der Glomerulus mit der zugehörigen Kapsel (Bowmansche Kapsel) wird als Nierenkörperchen oder Malpighisches Körperchen *(Corpusculum renis)* bezeichnet. Unter einem Nephron versteht man außer dem Nierenkörperchen auch noch das zugehörige Nierenkanälchen bis zu dessen Einmündung in das Sammelrohrsystem. Der Zahl der Glomeruli entspricht daher eine gleiche Zahl von Harnkanälchen.

In den Kapselraum des Nierenkörperchens wird durch die Glomeruluskapillaren der Primärharn aus dem Blut abfiltriert (Ultrafiltration). In den anschließenden Harnkanälchen wird dann ein großer Teil dieses Ultrafiltrates wieder rückresorbiert und der Primärharn damit zum Sekundärharn konzentriert. Die Konzentration erfolgt nach dem Haarnadelgegenstromprinzip. Außerdem können von den verschiedenen Kanälchenabschnitten auch harnpflichtige Substanzen in das Tubuluslumen sezerniert und dadurch aus dem Organismus ausgeschieden werden. Form und Anordnung der verschiedenen Kanälchenabschnitte haben damit funktionelle Gründe. Das Prinzip der Anordnung besteht darin, daß jedes Harnkanälchen zwei in der Rinde gelegene, knäuelartige Abschnitte ausbildet, die durch eine lange Schleife (Henlesche Schleife) miteinander verbunden sind.

Das *Nephron* (Abb. 174) gliedert sich in folgende Abschnitte:

1. *Nierenkörperchen* (Malpighisches Körperchen) – Bowmansche Kapsel und Glomerulus (Abb. 173).
2. *Hauptstück* (Tubulus contortus 1. Ordnung, proximales Konvolut) – Das Hauptstück besteht aus einem gewundenen Teil *(Pars contorta)* und einem geraden Teil *(Pars recta)*. Der gewundene Abschnitt liegt in der Rinde, der gerade im Mark oder Markstrahl.
3. *Überleitungsstück* – umfaßt den dünnen Teil der Henleschen Schleife. Es steigt gerade in das Mark abwärts, biegt hier haarnadelförmig um und geht in das Mittelstück über.
4. *Mittelstück* – umfaßt den dicken Teil der Henleschen Schleife, der mit dem dünnen Gangabschnitt zusammen eine haarnadelartige Schlinge im Mark oder Markstrahl bildet, sowie den Tubulus contortus 2. Ordnung, der zum distalen Konvolut gerechnet wird. Der distale Tubulus gliedert sich ebenfalls wie der proximale in ein gerades und ein gewundenes Stück, die nur in umgekehrter Reihenfolge aufeinander folgen.
5. *Verbindungs- oder Schaltstück* – verbindet das Nephron mit dem Sammelrohrsystem.

Die *Sammelrohre* vereinen sich zu größeren Sammelrohren, die auf der Papilla renalis ausmünden. Dadurch erscheint die Papille siebartig perforiert *(Lamina cribrosa)*.

4. Hohlraumsystem der Niere

Jede Papille wird von einem schleimhautüberzogenen Nierenkelch (*Calix minor* oder Endkelch) becherartig umfaßt. Mehrere Endkelche können sich zu einem Hauptkelch *(Calix major)* zusammenschließen. Die individuellen Variationen der Kelchgruppierungen sind groß, jedoch können meist eine obere, mittlere und untere Gruppe von Hauptkelchen unterschieden werden. Die Nierenkelche sind an das Nierenbecken *(Pelvis renalis)* angeschlossen. Münden die Hauptkelche direkt in das Becken ein, das dann geräumig und weitgestellt erscheint, spricht man von einem *ampullären Becken*. Finden sich jedoch zunächst langgestreckte Kelchstiele, ohne daß ein größerer Beckensammelraum vorhanden ist, spricht man von einem *dendritischen Becken*. Das *lineäre* Nierenbecken nimmt formal eine Mittelstellung zwischen diesen beiden Extremen ein. Im Alter erweitert sich das Nierenbecken häufig, so daß es dann plumper und größer erscheint als in der Jugend.

Die Schleimhaut des Nierenhohlsystems besitzt ein Spezialepithel (Übergangsepithel), so daß der konzentrierte, ausscheidungsfähige Harn nicht in das Gewebe eindringen kann. Die Schleimhaut ist gut vaskularisiert und durch ein dünnes Netz glatter Muskelfasern verspannt. Auf diese Weise kann das Nierenbecken auch aktiv eng gestellt werden. Ob an den Papillen sphinkterartige Muskelringe vorhanden sind, die durch melkende Bewegungen die Sammelröhren auf der Papillenspitze entleeren, ist nicht geklärt. Am Übergang vom Nierenbecken in den Harnleiter besteht eine ringförmige Muskelverdichtung, die häufig eine Einengung des Lumens hervorruft. Physiologische Beobachtungen sprechen dafür, daß hier ein glattmuskuläres Steuerungszentrum für die Harnleitermotorik differenziert ist.

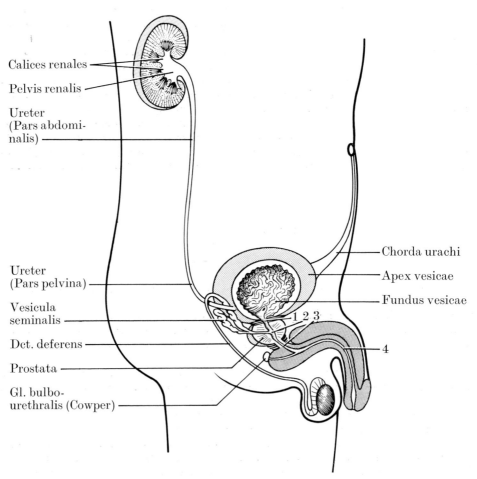

Abb. 175. Ableitende Harnwege beim Manne (F). Abschnitte der Harnröhre (Urethra): 1 = Pars intramuralis, 2 = Pars prostatica, 3 = Pars membranacea, 4 = Pars spongiosa, 5 = Fossa navicularis (s. Abb. 176).

II. Harnableitende Wege

1. Harnleiter (Ureter)

Die beiden Harnleiter befördern den Harn von den Nieren zur Harnblase, in der Regel durch peristaltische Kontraktionswellen. Jeder Ureter besitzt eine dehnbare, häufig in Längsfalten gelegte Schleimhaut sowie eine kräftige Muskulatur. Der 25–30 cm lange Ureter zieht parallel zur Wirbelsäule im Retroperitonealraum abwärts *(Pars abdominalis)* bis zum kleinen Becken *(Pars pelvina)* und mündet schließlich oberhalb des Beckenbodens in die Blase *(Pars intramuralis)* ein. Beide Harnleiter konvergieren zum Blasengrund, so daß die Mündungsstellen in der Blasenwand nur noch 2,5 cm voneinander entfernt sind. Sie durchsetzen die Blasenwand in sehr schrägem Verlauf, wodurch am Harnblasengrund eine Falte (Ureterleiste oder *Plica interureterica*) aufgeworfen wird.

Die Wand des Ureters besteht aus 3 Schichten: 1. der Schleimhaut (Tunica mucosa), 2. der Muskelschicht (Tunica muscularis) und 3. der bindegewebigen Hüllschicht (Adventitia). Die *Schleimhaut* kann sich in Längsfalten legen und dadurch das Lumen weitgehend verschließen. Der Querschnitt zeigt häufig ein sternförmiges Lumen. Das Epithel entspricht dem des Nierenbeckens (Übergangsepithel).

Die *Muskulatur* ist dreischichtig. Man kann eine äußere Längs-, eine mittlere Ring- und eine innere Längsschicht unterscheiden. Die Ausbildung dieser Schichten ist regional verschieden. Eine geschlossene innere Längsmuskelschicht findet sich nur im unteren Ureterdrittel. Sie beteiligt sich am Aufbau des Blasenwandung im Bereich der Uretereinmündung *(Trigonum vesicae)*. Längs- und Ringschichten hängen konstruktiv so zusammen, daß sich doppelläufige spiralige Faserzüge ergeben. Diese Muskelspiralen sind funktionell für den Ablauf der Kontraktionswellen wichtig.

Durch die *Adventitia* wird der Ureter in die Umgebung des Retroperitonealraumes eingebaut. Elastische und kollagene Faserbündel sorgen für seine mechanische Verankerung.

Die Beförderung des Harns innerhalb des Ureters erfolgt mittels einer sog. *Spindelperistaltik*. Dabei laufen peristaltische Kontraktionswellen in regelmäßigen Abständen ($1/4$–1 min) vom Nierenbecken zur Harnblase. Die Länge der einzelnen Spindeln beträgt etwa 2–3 cm. Diese Harnspindeln werden periodisch in die Blase eingespritzt, was sich nach Injektion von Vitalfarbstoffen auch am Lebenden beobachten läßt.

2. Harnblase (Vesica urinaria)

a) Bau der Harnblase

Die Harnblase ist ein muskulöses Hohlorgan, das den Harn bis zur Entleerung (Miktion) sammelt und wahrscheinlich auch noch etwas eindickt. Die Blase ist daher ein Organ wechselnder Größe. Bei einer Füllung von 150 ml tritt das erste Bedürfnis nach Entleerung auf (Harndrang), bei 400 ml entsteht das Gefühl deutlicher Füllung. Die Blase füllt sich ohne wesentliche Drucksteigerung, da sich der Tonus der glatten Muskulatur reflektorisch dem jeweiligen Füllungszustand anpaßt.

Die Blase liegt im kleinen Becken, hinter der Symphyse, dem muskulösen Beckenboden unmittelbar auf. Bei starker Füllung steigt sie über den Symphysenrand hinaus nach oben, erreicht jedoch nie die Nabelregion. Sie kommt nur kranial mit dem Peritoneum in Berührung. Die leere Harnblase ist schüsselförmig, die gefüllte nimmt eine Kugelform an. Die sich füllende Blase hebt das Peritoneum stufenweise von der vorderen Bauchwand ab.

Man unterscheidet den Blasenkörper *(Corpus vesicae)*, den Blasenscheitel *(Apex* oder *Vertex vesicae)* und den Blasengrund *(Fundus vesicae)*. Von der Blasenspitze geht der obliterierte Urachus ab, eine im Embryonalleben vorhandene Verbindung zwischen Blase und Allantoisgang *(Chorda urachi)*. Er liegt im Lig. umbilicale medianum. Der Blasenhals *(Cervix vesicae)* ist der Anfangsteil der Harnröhre, der sich beim Mann in die Prostata fortsetzt. Durch straffe Bindegewebszüge und Muskelbündel wird die Blase vor allem im Bereich des Blasengrundes in der Umgebung fixiert. Zur Symphyse verläuft der *M. pubovesicalis*, zum Rektum der *M. rectovesicalis*. Beim Mann lagern sich an den Blasengrund die Vorsteherdrüse *(Prostata)* sowie die Samenbläschen *(Vesiculae seminales)* an. Bei der Frau fehlen diese Drüsen. Die Harnblase steht daher etwas tiefer und verbindet sich fest mit der Vorderwand der Scheide (Vagina).

Die *Harnblasenwandung* besteht aus 3 Schichten: der Schleimhaut, der Muskulatur sowie der Adventitia und Serosa.

Die glatte *Muskulatur* hat eine geflechtartige Anordnung. Sie ist weitgehend der Funktion angepaßt. Die äußeren Muskellamellen zeigen eine bevorzugte Längsorientierung in Richtung auf den Blasenscheitel (Abb. 176). In den mittleren Schichten herrschen ringförmige Faserzüge vor. Innen schließt sich dann wieder eine Längsfaserschicht an, die allerdings nicht mehr sehr regelmäßig ausgebildet ist. Die Schichten sind nicht scharf getrennt. Es bestehen zahlreiche Übergänge, wodurch das Ganze zu einem Muskelsystem wird, das sich weiter oder enger stellen kann, dem jeweiligen Füllungszustand entsprechend. Man bezeichnet die Muskulatur in ihrer Gesamtheit als *M. detrusor vesicae*.

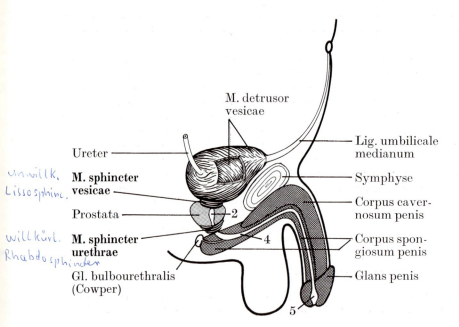

Abb. 176. Harnröhrensphinkteren beim Manne (F). Zahlenhinweise wie Abb. 175.

Am Blasengrund herrschen besondere Strukturverhältnisse. An der Einmündung der Ureteren bilden sich achtertourartige Muskelschlingen, für die im Zusammenhang mit dem Einspritzen der Harnspindeln komplizierte Öffnungs- und Verschlußmechanismen differenziert worden sind. Am Blasengrund entsteht zwischen den beiden Ureteröffnungen *(Ostia ureterum)* und dem Abgang der Harnröhre *(Orificium internum urethrae)* ein Dreieck *(Trigonum vesicae)*, in dessen Bereich die Blasenmuskulatur besonders feingliedrig und engmaschig ist *(M. trigonalis)* (Abb. 177). Am Blasenhals verdickt sich der M. detrusor zu einem Sphinkter, der den Blasenausgang verschließen kann *(M. sphincter vesicae* oder *internus)* und einen glattmuskulären, unwillkürlichen Schließmuskel *(Lissosphinkter)* darstellt. Der willkürliche, quergestreifte Schließmuskel umgreift die Harnröhre weiter distal. Er spaltet sich von der quergestreiften Beckenbodenmuskulatur, dem M. transversus perinei profundus, ab. Dieser *Rhabdosphinkter* umgibt die Harnröhre bei deren Durchtritt durch den Beckenboden, distal von der Prostata *(M. sphincter urethrae* oder *externus)*. Die Harnröhre wird in diesem Bereich auch als »sphinktische Urethra« bezeichnet. Der willkürliche Harnröhrensphinkter liegt damit distal, der unwillkürliche Blasensphinkter proximal von der Prostata (Abb. 176).

b) Funktionsmechanismen

Zur Entleerung der Harnblase muß sich der glatte M. detrusor vesicae kontrahieren. Da die äußeren Längsmuskelzüge am Blasenhals bogenförmig in die Ringmuskelzüge des Sphincter internus übergehen, wird dieser Muskelring gleichzeitig weit gestellt und der Blasenhals trichterförmig eröffnet. Auch der M. pubovesicalis beteiligt sich an der Öffnung des Orificium vesicae. Die Harnentleerung (Miktion) kann jedoch erst dann erfolgen, wenn gleichzeitig der willkürliche, quergestreifte Sphincter urethrae erschlafft und damit den Weg durch die sphinkterische Urethra freigibt. Umgekehrt erfolgt eine Harnretention, wenn der Detrusor erschlafft, wobei die Internusschlinge wieder enger gestellt wird und sich der Sphincter externus wieder kontrahiert. An der Weiterstellung der Harnblase wirken die elastischen Systeme der Adventitia und der Blasenwandung, besonders im Bereich des Blasengrundes, wesentlich mit. Durch die strukturellen Veränderungen des elastischen Gewebes im Alter kann auch der Entleerungsmechanismus der Harnorgane gestört werden, auch wenn keine Abflußhindernisse vorliegen (sog. Blasenhalsstarre).

c) Harnblasenschleimhaut

Die Schleimhaut überkleidet innen die Muskelsysteme der Harnblase. Sie ist reich vaskularisiert und erscheint am Lebenden rötlich. Am Blasenhals bilden sich Venenpolster, die bei der Miktion entleert werden und damit die Erweiterung des Orificium internum unterstützen. Von der Muskulatur ziehen feinste Muskelbündel bis an die Schleimhaut, die sich dadurch den Füllungszuständen anpassen kann. Eine scharfe Abgrenzung zwischen Muskularis und Mukosa ist nicht möglich.

Innen wird die Blase, wie die übrigen ableitenden Harnwege, von einem Übergangsepithel ausgekleidet. Das Schleimhautrelief entspricht der Muskelarchitektur, denn Schleimhautfalten bilden sich vornehmlich da aus, wo Muskelbündel ins Lumen vorspringen. Bei Entleerungsstörungen verstärkt sich das Balkengerüst der Blase so sehr, daß es schon im Röntgenbild erkennbar wird (Balkenblase). Im Trigonum vesicae erscheint die Schleimhaut glatt, da die Muskelbündel hier ein feines Geflecht bilden und die Schleimhaut fest an ihrer Unterlage haftet. Kurz vor dem Orificium internum urethrae wölbt sich die Schleimhaut etwas vor *(Uvula vesicae)*. Kommt es im Alter zu einer Vergrößerung der Prostata, so wölbt sich die Uvula ins Blasenlumen vor und verlegt eventuell den Blasenausgang.

III. Harnröhre (Urethra)

1. Männliche Harnröhre

Durch die Urethra entleert sich der Blaseninhalt nach außen. Beim Manne befördert die Harnröhre außerdem auch das Sperma (Harnsamenröhre). Man unterscheidet 4 Abschnitte (Abb. 177):

1. *Pars intramuralis* – Übergangsabschnitt zwischen Harnblase und Harnröhre. Dieser Abschnitt stellt zugleich einen Teil des Blasenhalses dar und beteiligt sich durch das glattmuskuläre Sphinktersystem an den Entleerungsmechanismen.
2. *Pars prostatica* – hat eine Länge von 3–3,5 cm und durchbohrt die Prostata in ganzer Ausdehnung. Dorsal springt der Samenhügel *(Colliculus seminalis)*, auf dem die Ausführungsgänge der Prostata und die Samengänge *(Ductus ejaculatorii)* ausmünden, in das Lumen hinein vor. In der Pars prostatica ist die Urethra erweitert.
3. *Pars membranacea* oder *Pars diaphragmatica* – hier engt sich das Lumen der Urethra wieder ein. Die Harnröhre durchbohrt das muskulöse Diaphragma urogenitale, das durch den M. transversus perinei profundus gebildet wird. Ringmuskelzüge der Beckenbodenmuskulatur formieren sich zum M. sphincter urethrae.
4. *Pars spongiosa* – längster Abschnitt der Harnröhre innerhalb des männlichen Gliedes (Penis). Er beginnt mit einer ampullenartigen Erweiterung *(Ampulla urethrae, Pars bulbosa)* und wird während des ganzen Verlaufes im Penis von einem pseudokavernösen Schwellgewebe umhüllt *(Corpus spongiosum urethrae*, Harnröhrenschwellkörper). Am Ende erweitert sich die Harnröhre wieder etwas *(Fossa navicularis)* und mündet mit dem *Orificium externum urethrae* auf der Peniskuppe. Durch die Fossa navicularis wird eine Tropfenbildung an der Harnröhrenmündung vermieden.

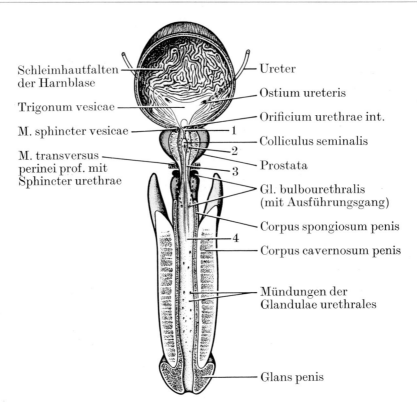

Abb. 177. Schleimhautrelief von Harnblase und Harnröhre (von vorne geöffnet) (F). Zahlenhinweise wie Abb. 175.

Die *Schleimhaut* der Urethra zeigt Längsfalten, die besonders in der Ampulle stark ausgeprägt sind und dem Querschnitt ein sternförmiges Lumen verleihen. Zwischen den Falten finden sich zahlreiche Buchten und Nischen *(Lacunae urethrales)*. Die Schleimhaut wird durch schlauchförmige Schleimdrüsen *(Gll. urethrales* oder Littrésche Drüsen) befeuchtet. Die im Beckenboden gelegene, paarige *Gl. bulbourethralis* (Cowpersche Drüse) mündet mit einem langen Ausführungsgang im hinteren Teil der Urethra. Sie kann als eine weiterentwickelte urethrale Drüse aufgefaßt werden. Das schleimige Sekret der urethralen und bulbourethralen Drüsen benetzt die Harnröhrenschleimhaut, erhält sie schlüpfrig und neutralisiert die sauren Harnreste vor der Ejakulation.

2. Weibliche Harnröhre

Die *weibliche Urethra* (Urethra feminina) ist wesentlich kürzer als die männliche (3–5 cm) und einfacher gebaut. Sie liegt hinter der Symphyse zwischen Vagina und dem unteren Beckenrand. Die Schleimhaut ist ebenfalls in Längsfalten gelegt. Der Drüsenapparat ist jedoch nicht so stark differenziert wie beim Mann. Die Schleimhaut wird von einem Schwellkörper umgeben *(Corpus spongiosum urethrae)*. In der Submukosa ist die glatte Muskulatur hauptsächlich in Form zirkulärer Bündel reichlich vorhanden. Die Ringfaserzüge stellen eine Fortsetzung des M. sphincter vesicae dar. Beim Durchtritt durch den Beckenboden entsteht ähnlich wie beim Mann ein willkürlicher Schließmuskel *(M. sphincter externus* oder *urethrae)*. Ein unwillkürlicher, glatter Schließmuskel *(M. sphincter internus)* findet sich am Blasenausgang. Ein der Prostata des Mannes vergleichbares Organ fehlt bei der Frau.

Maßverhältnisse

1. *Niere*

Gewicht	120–200 g
Längsdurchmesser	10–12 cm
Querdurchmesser	5–6 cm
Dicke	3–4 cm
Anzahl der Glomeruli (in der Niere)	1–1,5 Mill.
Durchmesser eines Glomerulus	200–300 µm

2. *Ureter*

Gesamtlänge	25–35 cm
Länge des intramuralen Abschnittes	2 cm
Abstand der Einmündungsstellen in der Blase	2,5 cm
Abstand der Ureteren am Blasengrund	5–6 cm

3. *Blase*

Volumen	180–1200 ml
»Normale« Füllung	350 g
Maximale Füllung	1440 ml
Wanddicke (bei leerer Blase)	5–7 mm
Wanddicke (bei gefüllter Blase)	1,5–2 mm

4. *Harnröhre*

Länge der Pars prostatica beim Manne	3–3,5 cm
Länge der weiblichen Harnröhre	3–5 cm

[Handschriftliche Notiz:]

Engen der männlichen Urethra
1) Ostium urethrae ext.
2) Pars membranacea
3) Ostium urethrae int.

B. Reproduktionsorgane

Die Geschlechtsorgane entwickeln sich bei beiden Geschlechtern aus einer gemeinsamen Anlage. Die Differenzierung in männliche und weibliche Organe erfolgt schon während der Embryonalzeit. Beim Erwachsenen bestehen die Reproduktionsorgane aus 3 funktionell verschiedenen Abschnitten: 1. den Keimdrüsen, in denen die Geschlechtszellen produziert werden, 2. den ableitenden Geschlechtswegen und 3. den Kopulationsorganen. Im ganzen gesehen ist das weibliche Geschlecht mehr rezeptiv, das männliche mehr produktiv. Die weiblichen Geschlechtsorgane sind daher so gestaltet, daß sie die männlichen Geschlechtszellen aufnehmen können, während die männlichen auf die Ausstoßung und Übertragung des Samens spezialisiert sind. Da der weibliche Organismus außerdem den heranwachsenden Keim bis zur Geburt beherbergen muß, differenziert sich bei der Frau der hintere Abschnitt der Geschlechtsorgane als »Gebärmutter« oder Fruchthalter aus.

Die Keimdrüsen des Mannes (Hoden, *Testes*) bilden die Samenzellen, die der Frau (Eierstöcke, Ovarien) die Eizellen. Die ableitenden Geschlechtswege bestehen aus mehreren Abschnitten, beim Mann aus dem Ductus deferens, Ductus ejaculatorius und der Urethra, bei der Frau aus der Tuba uterina, dem Uterus und der Vagina. Das Kopulationsorgan des Mannes ist der Penis (Glied), bei der Frau die Scheide (Vagina) mit den zugehörigen Drüsen und Schwellkörpern. Keimdrüsen und ableitende Geschlechtswege werden als innere Geschlechtsorgane dem äußeren Genitale gegenübergestellt. Beim Mann werden die Keimdrüsen (Hoden) sekundär nach außen verlagert und schließen sich den äußeren Genitalorganen an.

I. Männliche Geschlechtsorgane

Die männlichen Geschlechtsorgane produzieren den Samen *(Sperma)*. Das Sperma setzt sich aus den Samenzellen (Spermiozyten, Spermien), der von den verschiedenen Geschlechtsdrüsen produzierten Samenflüssigkeit sowie einzelnen freien Zellen, die aus den samenableitenden Wegen stammen, zusammen. Die Drüsensekrete ermöglichen Transport und Ausschleuderung der Spermien (Ejakulation). Sie regeln auch die Motilität der Samenzellen und verhindern ihr vorzeitiges Absterben.

Die Samenzellen vermehren und differenzieren sich in den männlichen Keimdrüsen (Hoden, Testes). Sie werden über den Nebenhoden *(Epididymis)* in den Samenleiter *(Ductus deferens)* und anschließend über die Spritzkanälchen *(Ductus ejaculatorii)* in die Harnröhre, die von da ab als Harnsamenröhre bezeichnet wird, befördert. Unterwegs wird den Samenzellen das Sekret mehrerer Geschlechtsdrüsen beigemischt. Die wichtigsten Organe des Drüsenapparates sind:

1. die Samenbläschen *(Vesiculae seminales)*, die aus einer Ausstülpung des Samenleiters kurz vor dessen Mündung in die Harnröhre entstanden sind;

2. die Vorsteherdrüse *(Prostata)*, die die Harnröhre zwischen Blase und Beckenboden allseitig umgibt, und

3. die Cowpersche Drüse oder *Gl. bulbourethralis*, die in den Beckenboden eingelagert ist (Abb. 176, 177).

Alle Drüsen produzieren ein vielseitig differenziertes Sekret, das für die biologischen Verhältnisse des Ejakulats von großer Wichtigkeit ist.

1. Hoden (Testes) und Samenwege

Die männlichen Keimdrüsen sind außerhalb der Bauchhöhle im Hodensack *(Scrotum)* untergebracht. Dieser hat zwei Kompartimente, die durch eine Scheidewand *(Septum scroti)* getrennt sind. Der Hoden wird von einer relativ dicken, weißlich erscheinenden Bindegewebshülle *(Tunica albuginea)* umgeben, so daß das Organ unter Spannung steht. Wird die Tunica albuginea verletzt, quillt der Hodeninhalt heraus. Am oberen Pol des Hodens findet sich gelegentlich ein kleiner, mit Gallerte gefüllter Anhang *(Appendix testis)*, der als ein Rest der embryonalen weiblichen Geschlechtsgänge (Müllersche Gänge) anzusehen ist.

Dorsal lagert sich der *Nebenhoden (Epididymis)* der Keimdrüse an. Er besteht aus dem Kopf *(Caput)*, dem Körper *(Corpus)* und dem Schwanzteil *(Cauda epididymidis)*. Der Körper verjüngt sich nach unten und geht in den schlanken Schwanz über, der sich am kaudalen Ende des Hodens in den Samenleiter *(Ductus deferens)* fortsetzt. Der Nebenhodenkopf besitzt häufig einen bläschenförmigen Anhang *(Appendix epididymidis)*, der einen Rest der embryonal angelegten Urniere darstellt (sog. Morgagnische Hydatide). Als »Beihoden« *(Paradidymis)* werden aufgeknäuelte, rudimentäre Kanälchenkonglomerate bezeichnet, die ebenfalls von der Urniere abstammen und im Bindegewebe neben dem Caput epididymidis auftreten.

Die Samenkanälchen, in denen die Samenzellen heranreifen *(Tubuli seminiferi)*, füllen den Hoden vollständig aus. Meist liegen sie stark aufgeknäuelt zu mehreren in den Hodenkammern, die gegeneinander durch radiäre Septen *(Septula testis)* abgeteilt sind (Hodenläppchen, *Lobuli testis)*. Die Septen verbinden sich im Hilusgebiet zu einem netzartigen Bindegewebskörper, dem *Mediastinum testis*, das von einem unregelmäßigen, epithelausgekleideten Hohlraumsystem *(Rete testis)* durchsetzt wird. In das Rete münden die Hodenkanälchen ein.

Zwischen den Hodenkanälchen befindet sich lockeres Bindegewebe mit zahlreichen Blutgefäßen und den sog. Leydigschen Zwischenzellen, die die Produzenten der männlichen Geschlechtshormone sind. Der Hoden kann daher sowohl als eine exokrine Drüse (Bildung der Samenzellen) als auch endokrine Drüse (Bildung der männlichen Geschlechtshormone) angesehen werden (Doppelfunktion der Keimdrüsen).

Die in den Hodenkanälchen gebildeten Samenzellen sind jedoch noch nicht vollständig ausgereift. Sie erfahren ihre endgültige Reifung im Nebenhoden, wo sie auch gespeichert werden. Aus den Tubuli seminiferi gelangen sie nicht unmittelbar in die Nebenhodengänge, sondern zuerst in das unregelmäßige Kanälchennetz des Mediastinums (Rete testis) und von dort in die abführenden Kanälchen *(Ductuli efferentes)*, die das Rete mit dem Nebenhodenkopf verbinden. Sie

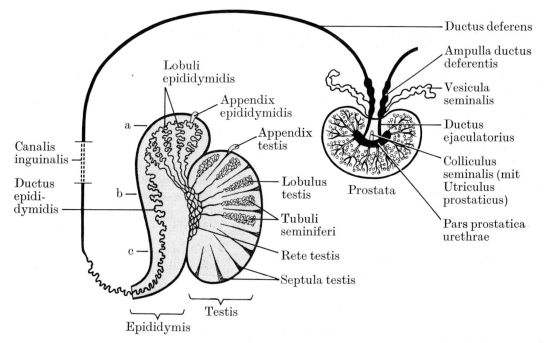

Abb. 178. Schema der ableitenden Samenwege (K-B). Nebenhoden a = Caput epididymidis, b = Corpus epididymidis, c = Cauda epididymidis.

knäueln sich im Caput epididymidis stark auf und erzeugen dadurch eine kegelförmige Läppchengliederung (Lobuli und Coni epididymidis). Aus den Nebenhodenläppchen geht der Nebenhodengang *(Ductus epididymidis)* hervor, der sich so stark aufknäuelt, daß er den ganzen Nebenhoden bis zum Schwanz ausfüllt. Er erreicht eine Länge von etwa 4 m. Diese auffallende Länge des Ganges hängt mit seiner Speicherfunktion zusammen. Die Ductuli efferentes und der Ductus epididymidis enthalten zahlreiche Drüsenzellen, die im Gangsystem ein saures Milieu (pH 6,7) erzeugen. Die Eigenbeweglichkeit der Spermien wird auf diese Weise gehemmt, so daß sie ihre volle Reife erlangen können. In der Hauptsache werden die Spermien in der Cauda epididymidis gespeichert. Bei der Ejakulation werden sie durch Kontraktionen der Kanälchen, die eine kräftige Wandmuskulatur besitzen, in die Samenleiter und durch die Harnsamenröhre nach außen entleert. Aus den Hodenkanälchen drängen neue Spermien nach. Folgen mehrere Ejakulationen aufeinander, so wird die Zahl der Spermien von Mal zu Mal geringer. Beim Menschen ist das dritte Ejakulat meist spermienfrei. Die Wiederauffüllung des Samenspeichers im Nebenhoden dauert etwa 2 Tage. Die Schlauchform des Samenspeichers begünstigt die Entleerung des Samens sowie auch die Einwirkung von Drüsensekreten.

2. Samenleiter (Ductus deferens)

Am unteren Ende des Nebenhodens geht der Ductus epididymidis allmählich in den Ductus deferens über. Dieser ist zunächst noch geknäuelt, streckt sich aber nach und nach und verläuft innerhalb des Samenstranges *(Funiculus spermaticus)* durch den Leistenkanal zum kleinen Becken. Er umgreift die Harnblase bogenförmig, überkreuzt den Ureter und endet mit einer spindelförmigen Auftreibung *(Ampulla ductus deferentis)* in der Prostata. Die Ampulla hat den Bau einer Drüse. Ihr alkalisches Sekret regt die Beweglichkeit der Spermien an. Kurz vor dem Eintritt des Ductus deferens in die Prostata vereinigt er sich mit dem Ausführungsgang der Samenblase. Den gemeinsamen Gang bezeichnet man als *Ductus ejaculatorius*. Die Ductus ejaculatorii beider Seiten durchsetzen den Drüsenkörper der Prostata und münden dicht nebeneinander in der Pars prostatica urethrae auf dem *Colliculus seminalis*, beiderseits neben dem Utriculus prostaticus, einem Derivat der Müllerschen Gänge (Uterus masculinus).

Der Ductus deferens besteht aus 3 Schichten:

1. Die *Schleimhaut* (Mukosa) hat den gleichen Aufbau wie die der Nebenhodengänge und ist reich an elastischem Gewebe. Das Epithel ist sekretorisch aktiv und beteiligt sich an der Zusammensetzung des Spermas.
2. Die *Muskelschicht* (Tunica muscularis) ist ungewöhnlich dick. Der isolierte Samenleiter fühlt sich drahthart an. Die glatten Muskelbündel sind in drei etwa gleich starke Schichten geordnet, eine innere Längs-, eine mittlere Ring- und eine äußere Längsmuskelschicht wechseln miteinander ab. Auch hier liegt eine Spiralkonstruktion vor.
3. Die *Adventitia* besteht aus einem gefäßreichen, lockermaschigen Bindegewebe, durch das der Samenleiter in seiner Umgebung verankert ist.

Bei der Ejakulation läuft eine Art peristaltischer Wellenbewegung über den Ductus deferens und befördert das Sperma aus dem Nebenhoden in die Urethra. Die Schleimhaut besitzt 3–4 Längsfalten, die als Reservefalten aufgefaßt werden können. An die Muskelhaut schließt sich außen die bindegewebige Adventitia an.

3. Drüsenapparat

a) Samenbläschen (Vesiculae seminales)

Die Samenblasen schmiegen sich beiderseits dem Blasengrund eng an. Man kann sie als eine Ausstülpung des Ductus deferens auffassen. Jede Drüse stellt eigentlich nur einen zusammengeschobenen, gewundenen Muskelschlauch dar, der eine Länge von 12–20 cm erreicht. Dieser Schlauch ist innen von einer falten- und buchtenreichen Schleimhaut ausgekleidet. Die Muskelwand besteht aus glatten, geflechtartig verwobenen Muskelbündeln, in denen ähnlich wie beim Ductus deferens Spiralmuskelzüge vorherrschen. Die außen anschließende Adventitia fixiert den Drüsenkörper am Blasengrund.

Das zähflüssige, alkalische Sekret der Samenblase vergrößert die Resistenzfähigkeit der Spermien (Schutzfunktion). Es enthält auch reichlich Fruktose, die als Energiespender für die Zilienbewegung der Samenzellen dient. Die Schleimhaut der Samenblase kann Spermien, die von den Samenwegen aus eingedrungen sind, auflösen und die dabei freiwerdenden Substanzen resorbieren. Als Samenspeicher funktioniert die Samenblase nicht. Eine Entfernung der Bläschendrüse führt in 90% der Fälle zur Sterilität.

b) Vorsteherdrüse (Prostata)

Die Prostata, eine unpaare Geschlechtsdrüse, besitzt die Form und Größe einer Roßkastanie. Sie umschließt den Anfangsteil der Harnröhre zwischen Blasengrund und Beckenboden. Man unterscheidet einen rechten und einen linken Lappen *(Lobus dexter* und *sinister)* sowie eine verbindende Pars praeurethralis *(Lobus medius* der Kliniker).

Der kompakt erscheinende Drüsenkörper besteht aus 30–50 tubuloalveolären Drüsen, deren Sekret sich mit Hilfe von 12–20 Ausführungsgängen auf dem Colliculus seminalis oder direkt in die Harnröhre ergießt. Die Zwischenräume zwischen den Drüsenschläuchen werden von geflechtartigen, glatten Muskelbündeln so reichlich durchsetzt, daß die Prostata als Ganzes zu einem harten Organ wird. Außen wird sie von einer bindegewebigen Kapsel eingehüllt. Innen befindet sich unter der Harnröhrenschleimhaut eine Zone, die reich an kleinen, vom Epithel ausgehenden Drüsen *(periurethrale Drüsen)* ist. Diese Drüsenzone wuchert häufig im Alter und verursacht dadurch eine Vergrößerung des Organs (»Prostatahypertrophie«). Klinisch und funktionell unterscheidet man eine »Innendrüse«, die vornehmlich unter Östrogeneinfluß steht, von einer »Außendrüse«, die mehr unter dem Einfluß von Testosteron steht.

Die Prostata liefert den Hauptanteil der bei der Ejakulation entleerten Spermaflüssigkeit. Das Prostatasekret ist dünnflüssig, milchig und alkalisch (pH 6,5). Es verursacht auch den charakteristischen Geruch des Spermas. Die Hauptaufgabe des Prostatasekretes ist die Aktivierung der Spermienbeweglichkeit, was einmal durch seine Alkalität und zum anderen durch die Verdünnung des Spermas im ganzen erreicht wird.

c) Cowpersche Drüsen (Gll. bulbourethrales)

Die paarigen, etwa erbsengroßen Cowperschen Drüsen sind am hinteren Ende des Bulbus penis in den Beckenboden eingelagert. Es handelt sich um verzweigte, tubuloalveoläre Drüsen, deren Ausführungsgänge relativ lang sind (4–5 cm) und parallel zur Urethra im Harnröhrenschwellkörper nach vorne ziehen, ehe sie von unten her in die Ampulle der Harnröhre einmünden. Akzessorische Drüsenausführungsgänge kommen vor. Das Drüsensekret wird bei der Ejakulation von der umgebenden Beckenbodenmuskulatur ausgepreßt.

4. Männliches Glied (Penis)

Das Sperma wird durch das männliche Glied in die Vagina übertragen. Der Penis setzt sich aus drei Schwellkörpern zusammen, den zwei paarigen Penisschwellkörpern (Corpora cavernosa penis) und einem unpaaren Harnröhrenschwellkörper (Corpus spongiosum penis oder urethrae) (Abb. 179).

Das *Corpus spongiosum urethrae* schließt die Harnröhre ein und gestaltet sich vorne zur eichelförmigen Glans penis aus. Das hintere Ende des Harnröhrenschwellkörpers ist zwiebelartig erweitert *(Bulbus penis)*. Die Urethra biegt, nachdem sie das Diaphragma urogenitale durchbohrt hat, am Unterrand der Symphyse scharf nach vorne um und tritt danach von oben in den Bulbus ein. Sie ist in diesem Bereich etwas erweitert *(Ampulla urethrae)*. In der Urologie wird dieser Abschnitt als Pars bulbosa urethrae bezeichnet. Das Corpus spongiosum urethrae besteht in der Hauptsache aus weitlumigen Blutträumen (Kavernen und Sinus), die sich bei der Versteifung des Gliedes (Erektion) prall mit Blut füllen. Das Zwischengewebe ist reich an elastischen Fasern und Muskelbündeln. Das Blutgefäßsystem besitzt Sondervorrichtungen (arteriovenöse Anastomosen, Drosselgefäße), die die plötzlichen Veränderungen der Blutfülle ermöglichen. Der hintere Abschnitt des Harnröhrenschwellkörpers wird von einer dünnen Schicht quergestreifter Muskulatur umscheidet *(M. bulbocavernosus)* (Abb. 180).

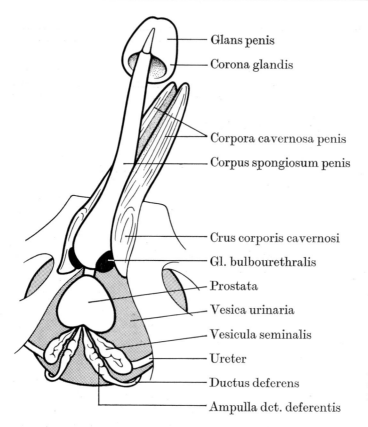

Abb. 179. Übersicht über den Drüsenapparat der männlichen Harnröhre und den Bau des Penis (nach BENNINGHOFF) (F).

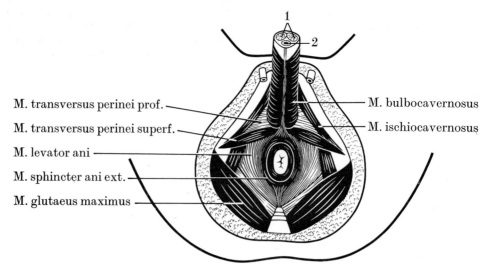

Abb. 180. Muskulöser Beckenboden in der Ansicht von unten (Penis quer durchtrennt) (F). 1 = Corpora cavernos penis, 2 = Corpus spongiosum penis.

Die beiden *Corpora cavernosa penis* dienen der Versteifung des Gliedes beim Geschlechtsakt. Ihre »Wurzeln« *(Crura)* sind an den beiden Schambeinästen befestigt. Distal verschmelzen beide Schwellkörper zu einem einheitlichen, spitz zulaufenden Gebilde, das durch ein medianes Septum unvollständig getrennt *(Septum penis pectiniforme)* und von der Glans kappenartig überdeckt wird (Abb. 179). Die Crura werden ähnlich wie der Harnröhrenschwellkörper von Muskulatur umgeben *(M. ischiocavernosus)*, wodurch die Fixation an den Schambeinästen des Beckens gewährleistet ist (Abb. 180).

Die *Mm. ischio-* und *bulbocavernosi* lagern sich außen auf den vorderen Teil des Beckenbodens auf, der in der Hauptsache durch den *M. transversus perinei profundus* gebildet wird (Abb. 180). Der *M. transversus perinei superficialis* schließt diesen Abschnitt nach hinten zu ab und verspannt den Damm *(Perineum)* zwischen Peniswurzel und Analkanal.

Im Gegensatz zum Harnröhrenschwellkörper werden die Corpora cavernosa von einer derben Bindegewebshülle *(Tunica albuginea)* eingescheidet. Füllen sich die Blutträume der Corpora cavernosa bei der Erektion, so spannt sich die Tunica albuginea an und die Schwellkörper werden fest. Da der Harnröhrenschwellkörper keine derart konstruierte Bindegewebshülle besitzt, bleibt dieser auch bei der Erektion weich und eindrückbar. Im Zwischengewebe der Penisschwellkörper sind reichlich elastisches Bindegewebe und glatte Muskulatur vorhanden. In die Kavernen münden kleine Arterien (Rankenarterien, *Aa. helicinae*) mit Sondervorrichtungen ein, die den Blutzustrom regulieren können. Verschließen die Rankenarterien ihre Lumina, so wird der Blutstrom zu den Kavernen gedrosselt. Über arteriovenöse Kurzschlüsse fließt dann das Blut direkt in die Venen ab und das Glied schwillt ab. Die Versteifung des Gliedes wird mit der Öffnung der Rankenarterien eingeleitet. Die gleichzeitige Drosselung des venösen Rückstromes unterstützt die Erektion. Außer den funktionellen Penisgefäßen (Vasa publica) sollen auch nutritive Gefäße (Vasa privata) vorhanden sein, die in den Balken des Schwellkörpers und an der Oberfläche der Tunica albuginea Kapillarnetze ausbilden. Die Frage ist jedoch nicht vollständig geklärt.

Die Schwellkörper werden von einer stark elastischen und reich pigmentierten Kutis überzogen. Diese bildet über der Eichel eine Reservefalte *(Präputium* oder Vorhaut). Die Vorhaut ist in der Ringfurche der Eichel *(Collum glandis)* direkt hinter der Kranzfurche *(Corona glandis)* am Penis befestigt. Diese Fixation wird unten durch das Vorhautbändchen *(Frenulum praeputii)*, das ein vollständiges Zurückstreifen der Vorhaut verhindert, unterstützt. Die Penishaut ist durch ein fettfreies, sehr lockeres Bindegewebe äußerst beweglich und dehnbar. Sie enthält zahlreiche Muskelbündel, die sich in die Tunica dartos des Skrotums fortsetzen.

An der Symphyse ist der Penisschaft *(Corpus penis)* durch zwei Bänder fixiert, das *Lig. suspensorium penis* und das *Lig. fundiforme penis*. Das fundiforme oder Schleuderband hängt mit der Linea alba der Bauchwand zusammen und spaltet sich am Symphysenrand in zwei Schenkel, die sich schlingenartig an der Unterseite des Penis wieder vereinigen. Das Lig. suspensorium entspringt vom unteren Teil der Symphyse und strahlt von dort in die Peniswurzel ein.

Maßverhältnisse

Hoden (Testis)
Gewicht — 30–50 g
Längsdurchmesser — 4–5 cm
Dickendurchmesser — 1,8–2,4 cm
Breite — 2,5–3,5 cm

Hodenkanälchen
Länge — 30–80 cm
Durchmesser eines Kanälchens — 200–300 μm
Gesamtlänge aller Kanälchen — 150–300 m

Ductus epididymidis
Gesamtlänge — 4 m   : Spermienspeicher
Innerer Durchmesser — 0,2–0,6 mm

Ductus deferens
Gesamtlänge — 50–55 cm
Innerer Durchmesser — 0,5–1 mm

Prostata
Länge — 3,2–4,2 cm
Breite — 3–5 cm

Dicke	1,7–2,3 cm
Gewicht	17–28 g

Vesicula seminalis

Länge der Samenblasen	4–5 cm
Breite	1–2,5 cm
Dicke	1 cm
Gesamtlänge eines Drüsenschlauches	12–20 cm

Glandula bulbourethralis

Länge des Ausführungsganges	5 cm

II. Weibliche Geschlechtsorgane

1. Übersicht

Die weiblichen Geschlechtsorgane ermöglichen die Entwicklung befruchtungsfähiger Eizellen und deren Ausreifung zu einem neuen Organismus. Die Eizellen entwickeln sich in den beiden

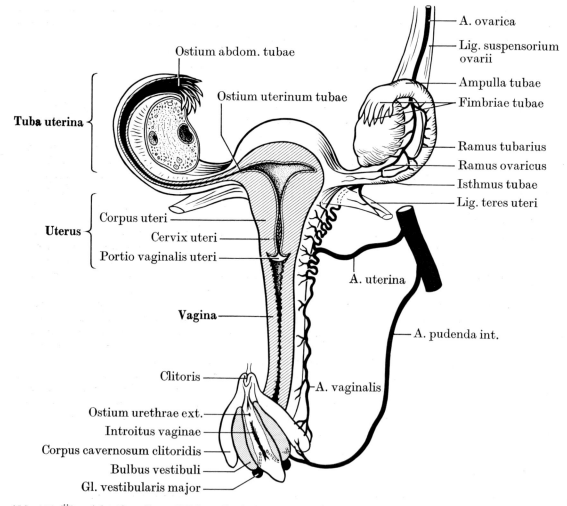

Abb. 181. Übersicht über die weiblichen Genitalorgane (nach BENNINGHOFF) (K-B). Das rechte Ovarium ist angeschnitten und zeigt Follikelanschnitte in verschiedenen Stadien.

Keimdrüsen (Ovarien), gelangen nach dem Eisprung (Ovulation) in die Eileiter (Tubae uterinae) und anschließend in die Gebärmutter (Uterus). Ist eine Befruchtung erfolgt, kann die Eizelle im Uterus zum Embryo heranreifen. Die zur Befruchtung nötigen Samenzellen sind über die äußeren Geschlechtsorgane bis in den proximalen Teil der Tuben gelangt, wo in der Regel die Vereinigung der beiden Geschlechtszellen stattfindet. Ovarien und Tuben sind paarige, Uterus und Vagina unpaare Organe.

Die weiblichen Geschlechtsorgane sind somit als Empfangs- und Ernährungsorgane für den sich entwickelnden Keim differenziert. Sie müssen aber auch den ausgereiften Fetus »gebären«, das heißt durch die Vagina nach außen befördern. Die Morphologie von Uterus, Vagina und Beckenboden wird daher auch durch die funktionellen Erfordernisse des Gebärvorganges, an dem hormonelle Mechanismen entscheidend mitwirken, geprägt.

Eine Besonderheit stellt die rhythmische Arbeitsweise der weiblichen Genitalorgane dar. Die Befruchtungsfähigkeit wechselt in einem 28tägigen Rhythmus (weiblicher Zyklus). Alle 4 Wochen entleert eines der beiden Ovarien eine reife Eizelle. Gleichzeitig wird die Uterusschleimhaut für die Einbettung und Entwicklung des Eies vorbereitet. Bleibt die Befruchtung aus, so wird die so vorbereitete, verdickte Uterusschleimhaut wieder abgestoßen (Menstruation, Regelblutung). Der übrige Genitalapparat nimmt, wenn auch in unterschiedlichem Ausmaß, an den zyklischen Veränderungen teil. Die Fortpflanzungsperiode reicht bei der Frau von der Menarche (Menstruationsbeginn), die heute zwischen dem 9. und 13. Lebensjahr liegt, bis zur Menopause (Menstruationsende) zwischen dem 45. und 50. Lebensjahr. Nach der Menopause machen die Geschlechtsorgane regressive, teilweise auch degenerative Veränderungen durch.

2. Weibliche Keimdrüse (Ovarium)

Das eiförmige Ovarium zeigt bei der geschlechtsreifen Frau eine glatte, nach der Menopause eine runzlige, von Narben durchzogene Oberfläche. Das Ovar liegt beiderseits im kleinen Becken in der *Fossa ovarica*, das heißt in dem Winkel zwischen den Vasa iliaca externa und interna. Die Längsachse ist im Stehen fast senkrecht orientiert, so daß man einen oberen Pol *(Extremitas tubaria)* und einen unteren Pol *(Extremitas uterina)* unterscheiden kann. Die weibliche Keimdrüse entwickelt sich wie die des Mannes im Retroperitonealraum, ragt aber so weit in das kleine Becken vor, daß eine Art »Meso« *(Mesovarium)* entsteht. Von der seitlichen Beckenwand springt eine Peritonealfalte vor *(Plica suspensoria ovarii)*, die das Ovarium in seiner vertikalen Position festhält und die zugehörigen Leitungsbahnen führt. Am unteren Pol geht das *Lig. ovarium proprium* ab, das auch glatte Muskelfasern enthält und am Uterus befestigt ist.

Am Ovar kann man eine Rinden- und eine Markzone unterscheiden. Die Rinde beherbergt die von Hüllzellen umgebenen Eizellen *(Oozyten)*. Hüll- und Eizellen bilden zusammen die Primärfollikel. Diese verlagern sich während der Eireifung markwärts und werden dabei zunehmend größer (Sekundärfollikel). Es entsteht schließlich ein Bläschenfollikel von 15–20 mm Durchmesser (Tertiärfollikel), der wieder an die Oberfläche rückt, platzt *(Ovulation)* und die befruchtungsfähige Eizelle in den Tubentrichter entleert. Im Ovarium bleibt der Hauptteil des Follikelgewebes zurück, der sich rasch vergrößert und zu einem inkretorischen Organ (Gelbkörper, *Corpus luteum*) differenziert. Das Ovarium besitzt damit 2 Charakteristika: 1. entleert es seine Eizellen mittels einer Oberflächenzerreißung wie bei einer Wunde mit nachfolgender Granulations- und Narbenbildung, 2. bildet es in rhythmischem Wechsel ein relativ großes inkretorisches Organ aus.

Eizellen und Follikel sind in ein zellreiches Bindegewebe eingelagert, das *Stroma ovarii*, das sich unter der Kapsel zu einer bindegewebigen *Tunica albuginea* verdichtet. Die Tunica albuginea wird bei der weiblichen Keimdrüse allerdings niemals so derb und dick wie beim Hoden. Der peritoneale Überzug des Organs wird als *Keimepithel* bezeichnet. Gefäße und Nerven dringen vom Hilus in das Organ ein. Der Hilus liegt etwas nach außen gewandt im Bereich des Mesovariums.

Schichtengliederung des Ovars (von außen nach innen):

1. Keimepithel – Peritoneum;
2. Kapsel und Tunica albuginea – beim Ovar wesentlich dünner als beim Hoden;
3. Rinde – bei der geschlechtsreifen Frau mit reichlich kleinen, unreifen Eizellen durchsetzt;
4. Mark – enthält besonders reichlich Gefäße sowie die Sekundär- und Tertiärfollikel;
5. Hilus – Gefäß- und Nerveneintrittszone, Urnierenreste.

3. Eileiter (Tuba uterina)

Der Eileiter nimmt die Eizelle nach dem Follikelsprung auf und befördert sie zum Uterus. Er besitzt ein flimmerndes Epithel, dessen Flimmer- und Flüssigkeitsstrom zum Uteruslumen gerichtet ist.

Man unterscheidet einen oberen, leicht geschlängelten Abschnitt *(Ampulla tubae)*, der weiträumig ist und zahlreiche Längsfalten besitzt, sowie einen unteren, dünneren Abschnitt *(Isthmus tubae)*, der mehr gestreckt verläuft. Der ampulläre Abschnitt läuft in zahlreiche Fortsätze aus (Fimbrien), von denen die *Fimbria ovarica* besonders lang ist. Die Fimbrien umgeben eine trichterförmige Einsenkung (Infundibulum tubae), in deren Öffnung *(Ostium abdominale tubae)* die Eizelle bei der Ovulation durch die Flimmerbewegungen des Tubenepithels hineingestrudelt wird. Das distale Ende der Tube ist in die Uterusmuskulatur eingebaut *(Pars intramuralis tubae)* und relativ eng. Das *Ostium uterinum tubae* mündet in der oberen Ecke des Uteruslumens im sog. Tubenwinkel. Die Tube hängt an einer Peritonealduplikatur *(Mesosalpinx)*, die die Leitungsbahnen zum Eileiter bringt. Tuben und Ovarien bezeichnet man in der Gynäkologie insgesamt auch als *Adnexe* des Uterus.

Die Eileiter befördern die ovulierte Eizelle nicht nur durch den Flimmerstrom ihrer Schleimhaut, sondern auch durch aktive Muskelbewegungen *(Tubenperistaltik)* weiter. Man kann an der Tubenmuskulatur 2–3 Schichten unterscheiden: eine äußere Längs-, eine mittlere Ring- und eine innere, allerdings meist sehr dünne Längsmuskelschicht. Konstruktiv ergeben sich wiederum zwei miteinander verflochtene Spiralmuskelzüge. Muskelschicht und Schleimhaut sind nicht durch eine submuköse Verschiebeschicht verbunden, sondern liegen einander direkt an. Dies ist ein besonderes Strukturmerkmal, das auch für den Uterus gilt. Außen schließt sich die lockere Adventitia bzw. Subserosa an, die vom Peritoneum *(Serosa)* überzogen wird.

4. Gebärmutter (Uterus)

Der Uterus kann gewissermaßen als ein für den Organismus nicht lebensnotwendiges Organ angesehen werden. Er spielt nur für die Erhaltung der Art eine Rolle. Im Uterus finden Entwicklung und Ausreifung des embryonalen Keimes statt. Er ist der Fruchthalter. Die menschliche Eizelle wird in der Ampulla tubae befruchtet und durch den Eileiter in den Uterus transportiert. Hier nistet sie sich in die Uterusschleimhaut ein (Nidation oder Implantation). Der Uterus beherbergt aber nicht nur den sich entwickelnden Keim, sondern muß auch seine Austreibung (Geburt) besorgen. Der Uterus besteht daher aus 2 funktionell verschiedenen Abschnitten: 1. der Schleimhaut *(Endometrium)*, in der die Frucht heranreift, und 2. der Muskulatur *(Myometrium)*, die für den Geburtsvorgang (Austreibung der Frucht) von Bedeutung ist.

Der Uterus stülpt sich von unten in die Beckenhöhle hinein vor und hebt dadurch das Peritoneum vom Beckenboden ab (Abb. 182). Der peritoneale Überzug des Uterus wird als Perimetrium bezeichnet. Seitlich zur Beckenwand bleibt Bindegewebe in Form einer plattenartigen, breiten Bandverbindung bestehen, das von Peritoneum überzogen ist und in der die Leitungsbahnen für den Genitalapparat verlaufen *(Lig. latum uteri)*. Die oben erwähnten peritonealen Duplikaturen für die Tube *(Mesosalpinx)* und das Ovar *(Mesovarium)* hängen mit dem Bindegewebe des Lig. latum *(Parametrium)* unmittelbar zusammen. Sie falten sich also gewissermaßen von diesem nach oben (Mesosalpinx) und nach innen zu (Mesovarium) ab.

Der Uterus hat die Form einer abgeplatteten Birne, deren dickes Ende nach oben zeigt (Fundus uteri) (Abb. 183, 184). Das schmale Ende ragt etwas in die Scheide hinein *(Portio vaginalis)*. Man unterscheidet einen Uteruskörper *(Corpus)* und einen Halsteil *(Cervix* oder *Collum)*, die sich strukturell und funktionell verschieden verhalten. In der Schwangerschaft entfaltet sich hauptsächlich der Uteruskörper, während der Halsteil unverändert bleibt. Das Uteruslumen weist am Übergang beider Abschnitte eine Einengung auf *(Isthmus uteri)*, der aber eine Art Kanal darstellt. Diese Stelle wird vom Geburtshelfer als innerer Muttermund bezeichnet *(Orificium internum canalis isthmi)*. Der äußere Muttermund liegt auf der Portio vaginalis *(Ostium uteri)*. Bei Frauen, die noch nicht geboren haben (Nulliparae), erscheint der äußere Muttermund als ein scharfrandiges Grübchen, nach dem ersten Geburtsakt formt es sich zu einem quergestellten Spalt um.

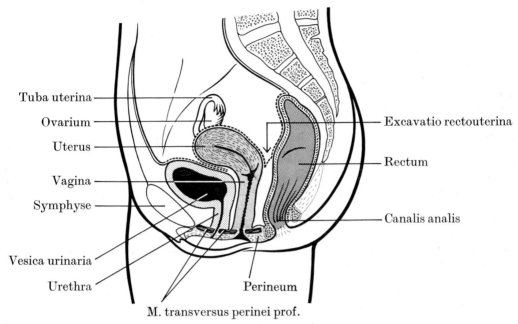

Abb. 182. Medianschnitt durch das weibliche Becken. Unterbrochene Linie = peritonealer Überzug über die Organe des Beckenbodens (K-B).

Die Längsachse des Uterus bildet mit der Längsachse der Scheide normalerweise einen Winkel von 90–100° *(Anteversio)*. Dadurch ist die Portio auf die Hinterwand der Scheide zu gerichtet. Der Uterus ist aber auch in sich selbst etwas nach vorne abgeknickt. Diese Knickung (70–100°) liegt zwischen Halsteil und Körper *(Anteflexio)*. In dieser zweifach abgeknickten Lage wird der Uterus durch einen besonderen Bandapparat im Bereich des Beckenbodens und des Tubenwinkels gehalten. Das Parametrium spielt für die Uterusfixation nur eine geringe Rolle.

Die Uterusschleimhaut sitzt der Muskulatur unmittelbar auf. Es gibt also auch hier, wie in der Tube, keine submuköse Zwischenschicht. Im Uteruskörper enthält die Schleimhaut langgestreckte, tubulöse Drüsen, die teilweise bis ins Myometrium vordringen. Im Zervixbereich existieren verzweigte tubulöse Drüsen, die einen besonderen Schleim produzieren, der das Lumen des Zervikalkanals verschließt (zervikaler Schleimpfropf). Die Haftung des Schleimpfropfes wird durch

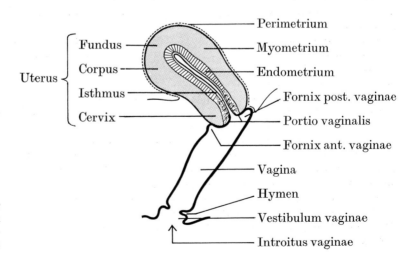

Abb. 183. Schema zur Nomenklatur im Bereich der inneren Geschlechtsorgane der Frau (K-B).

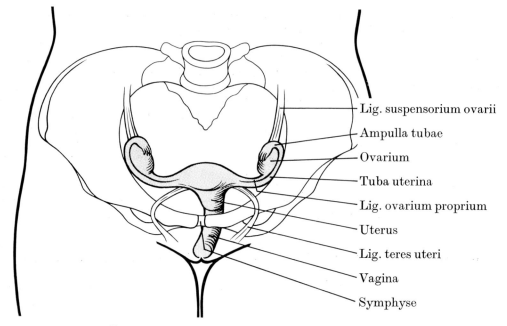

Abb. 184. Übersicht über die Lage der weiblichen Geschlechtsorgane (K-B).

schräggestellte Schleimhautfalten *(Plicae palmares)* erhöht. Die Uterusschleimhaut macht bei der geschlechtsreifen Frau starke zyklische Veränderungen durch (mensueller Zyklus): sie vergrößert sich rasch durch proliferative Wachstumsvorgänge in den ersten 2 Wochen nach der Menstruation *(Proliferationsphase)*, wird dann in den folgenden 10–12 Tagen drüsenreicher und stärker durchsaftet *(Sekretionsphase)* und schließlich in der Menstruationsphase bis auf eine dünne Basalschicht abgestoßen *(Desquamationsphase)*. Die dadurch entstandene innere Wundfläche wird in 3–5 Tagen wieder epithelialisiert *(Regenerationsphase)*.

Diese zyklischen Vorgänge werden hormonell, vor allem vom Hypophysenvorderlappen und Ovarium, gesteuert. Auch am *Myometrium* zeigen sich gewisse zyklische Veränderungen. Die kompakte Uterusmuskulatur vermehrt sich jedoch erst in der Schwangerschaft in stärkerem Maße, und zwar etwa um das 20fache ihres ursprünglichen Volumens. Hierbei spielen zwei Mechanismen eine Rolle: Einerseits nehmen Zahl und Größe der glatten Muskelzellen stark zu, und andererseits baut sich das konstruktive Gefüge der Uterusmuskulatur um. Die Muskulatur des Uteruskörpers besteht aus einem Geflecht schraubig angeordneter Faserbündel, die in der Schwangerschaft allmählich auseinanderrücken. Die allmähliche Entfaltung der Muskelspiralen wird durch reich vaskularisierte intermuskuläre Bindegewebssepten ermöglicht, die als Verschiebeschichten funktionieren. Die Schraubenkonstruktion der Uterusmuskulatur erleichtert auch die Austreibung des Kindes unter der Geburt. Diese wird außerdem von Längsmuskelzügen in den äußeren Schichten des Myometriums unterstützt.

Die Muskulatur des Zervikalkanals nimmt an der Entfaltung der übrigen Uterusmuskulatur kaum teil. Die Erweiterung des Zervikalkanals erfolgt erst schrittweise unter der Geburt.

5. Scheide (Vagina)

Die Vagina stellt ein schleimhautausgekleidetes, muskulöses Rohr zur Aufnahme des männlichen Gliedes dar. Vordere und hintere Scheidenwand legen sich normalerweise so aneinander, daß das vaginale Lumen zu einem H-förmigen, quergestellten Spalt eingeengt wird. Am Übergang zur Portio vaginalis des Uterus entsteht eine ringförmige Schleimhauttasche, das Scheidengewölbe *(Fornix vaginae)*. Dadurch, daß die Achse der Portio normalerweise nach hinten zeigt, wird das hintere Scheidengewölbe *(Fornix posterior)* größer. Die Hinterwand der Vagina ist somit länger als die vordere (Abb. 182, 183). Der Fornix posterior nimmt bei der Kohabitation das Ejakulat auf. Es erhält dadurch die Funktion eines Receptaculum seminis.

Die *Schleimhaut* der Vagina besitzt ein unregelmäßiges Faltenrelief aus hauptsächlich quergestellten Faltenreihen *(Columnae rugarum)*. Die vordere Faltenreihe endet im Längswulst der Harnröhre *(Carina urethralis)*, der gegen das Lumen der Vagina vorspringt. Die Schleimhaut enthält keine Drüsen. Ihre Befeuchtung erfolgt durch eine Art »Sekret«, das durch Verflüssigung abgestoßener Epithelzellen und Kapillartranssudate entsteht. Die Döderleinschen Vaginalbakterien verflüssigen die abgeschilferten Zellen, indem sie aus dem Glykogen der absterbenden Epithelien Milchsäure produzieren. Das weißliche Scheidensekret ist daher sauer. Das saure Milieu schützt die Vagina gegen Entzündungserreger (Selbstreinigung der Vagina). Auch die in die Vagina entleerten Spermien werden schließlich durch das Scheidensekret gelähmt oder abgetötet.

Im Gegensatz zur Vagina sind Uterus und Tube frei von Bakterien. Die Grenze zum abakteriellen Abschnitt der Geschlechtsorgane liegt am äußeren Muttermund (Ostium uteri). Der Säuregrad des Scheidensekretes sowie die Struktur der Schleimhaut sind gleichfalls zyklischen Veränderungen unterworfen. Diese lassen sich mittels eines Vaginalabstriches *(Kolpozytologie)* klinisch untersuchen.

Die *Muskelhülle* des Vaginalschlauches ist relativ dünn. Sie besteht aus feinmaschigen Netzen glatter Muskelzellen mit elastischen Sehnen. Es handelt sich also um ein elastisch-muskulöses System. Die konstruktive Bauweise dieses Systems ist noch nicht restlos geklärt. Sie ermöglicht die starke Erweiterung der Vagina unter der Geburt, so daß die Vagina trotz der Größe des kindlichen Kopfes nicht einreißt.

6. Äußeres Genitale (Vulva)

Die Vagina öffnet sich nach außen durch die Schamspalte *(Rima pudendi)*, die von den Schamlippen unvollständig verschlossen wird. Die großen Schamlippen *(Labia majora pudendi)* liegen außen und entsprechen dem Skrotum des Mannes. Sie bestehen aus Fett und Bindegewebe sowie einzelnen glatten Muskelbündeln. Sie werden von der behaarten Haut des Körpers überzogen und sind vorne im Schamberg *(Mons pubis)* über der Symphyse verwurzelt. Das Lig. teres uteri, das den Leistenkanal durchzieht, mündet im Labium majus. Die kleinen Schamlippen *(Labia minora,* auch Nymphen genannt) entsprechen der Haut des Penis und werden bei der Jungfrau vollständig von den großen Schamlippen bedeckt. Sie begrenzen den Scheidenvorhof *(Vestibulum vaginae)*, der hinten durch das Jungfernhäutchen *(Hymen)* abgeschlossen wird. Das Hymen reißt beim ersten Koitus ein. Nach Ablauf mehrerer Geburten sind meist nur noch Reste des Hymens vorhanden. Die kleinen Schamlippen bestehen aus derbem Bindegewebe, das reichlich elastische Fasern, aber weder Fettgewebe noch Muskulatur oder Haare enthält. Sie sind in der Regel stark pigmentiert. Die äußere Haut geht an der Innenseite der kleinen Schamlippen in die kutane Schleimhaut des Vestibulums über. Die kleinen Schamlippen vereinigen sich oben über dem sog. Kitzler *(Clitoris)* in einer Hautfalte *(Praeputium clitoridis)*, die nur die Eichel *(Glans clitoridis)* frei läßt. Die Klitoris stellt das Analogon des Penis dar. Sie hat jedoch keine Beziehung zur Harnröhre. Die weibliche Harnröhre *(Urethra)* mündet selbständig in den vorderen, oberen Teil des Vestibulums ein *(Ostium urethrae externum)*. Die Klitoris entsteht, ähnlich wie der Penisschaft, aus der Verschmelzung zweier Schwellkörper *(Crura clitoridis)*, die an den beiden Schambeinästen befestigt sind. Gemeinsam bilden sie das *Corpus clitoridis*, das von oben in den Introitus vaginae hineinragt und durch das *Lig. suspensorium clitoridis* am unteren Symphysenrand aufgehängt ist. Die Klitoris wird durch die von Muskelbündeln umhüllten Schwellkörper erektil. Bei der geschlechtlichen Erregung füllen sich die Schwellkörper mit Blut und die Klitoris vergrößert sich. Die Glans wird von einer reich innervierten Schleimhaut überzogen (Genitalnervenkörperchen).

In den Scheidenvorhof münden zahlreiche kleine Drüsen *(Gll. vestibulares minores)*, deren Sekret den Introitus vaginae befeuchtet. Außerdem existieren zwei etwa bohnengroße Drüsen, die Bartholinischen Drüsen *(Gll. vestibulares majores)*, deren Drüsenkörper an der Basis der kleinen Schamlippen auf dem M. transversus perinei profundus gelegen sind. Ihre Ausführungsgänge münden von unten und innen in das Vestibulum vaginae ein. Die Bartholinischen Drüsen entsprechen den Cowperschen Drüsen des Mannes. Bei der geschlechtlichen Erregung machen sie das äußere Genitale durch stoßweise Sekretion schlüpfrig und gleitfähig.

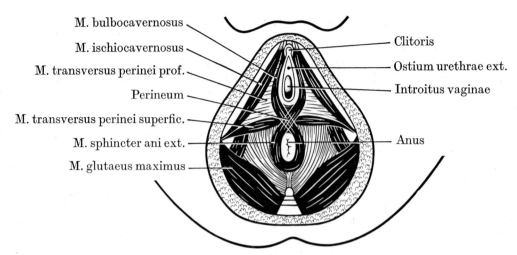

Abb. 185. Muskulatur des weiblichen Beckenbodens in der Ansicht von unten (K-B).

Der Scheidenvorhof wird von paarigen Schwellkörpern umgeben *(Bulbi vestibuli)*, die dem unpaaren Corpus spongiosum urethrae des Mannes vergleichbar sind. Die Bulbi bestehen vornehmlich aus dünnwandigen, venösen Plexus, die von glatten Muskelbündeln und Bindegewebssepten durchsetzt sind. Sie verjüngen sich vorne und verbinden sich oberhalb der Harnröhrenmündung an der Glans clitoridis miteinander. Die beiden Bulbi stellen einen Schwellkörper dar, der den Scheideneingang elastisch auspolstert.

Der Bulbus vestibuli wird von dem quergestreiften *M. bulbocavernosus* umhüllt, der sich achtertourartig mit dem *M. sphincter ani ext.* im Dammbereich durchflicht (Abb. 185). Ähnlich wie beim Mann besitzen auch die Corpora cavernosa clitoridis, die sich an die Schambeinäste anheften, eine Muskelhülle *(Mm. ischiocavernosi)*. Die quergestreifte Genitalmuskulatur lagert sich unmittelbar auf das Diaphragma urogenitale, das sich aus dem *M. transversus perinei prof.* und *superfic.* aufbaut. Dorsal schließt sich der trichterförmige *M. levator ani* an.

Maßverhältnisse

Ovarium

Länge	2,5–5,5 cm
Breite	1,5–3,0 cm
Dicke	1,5–2,0 cm

Tuba uterina

Länge	14–20 cm
Länge des Isthmus	3–6 cm
Länge der Ampulla	11–14 cm
Wanddicke	0,5 cm
Durchmesser des Ostium uterinum tubae	0,5–1 mm

Uterus (Nullipara)

Gewicht	50 g
Länge	7,5 cm
Größte Breite	4 cm
Größte Dicke	2,5 cm
Gesamtlänge des Cavum uteri	6–7 cm
Länge des Zervixkanals	2,5 cm

Vagina

Länge der Vorderwand	8 cm
Länge der Hinterwand	11 cm
Weite	3–4 cm

III. Kohabitation, Befruchtung und Schwangerschaft

Die Genitalorgane beider Geschlechter sind funktionell aneinander angepaßt, um die Befruchtung und anschließende Keimesentwicklung zu ermöglichen. Voraussetzung für eine Befruchtung *(Konzeption)* ist die zeitlich koordinierte Einbringung der Samenflüssigkeit in den weiblichen Genitaltrakt und die Ovulation einer Eizelle aus dem Ovar. Bei der geschlechtsreifen Frau findet die Ovulation in der Regel in der Mitte zwischen zwei Menstruationen, also zwischen dem 14. und 16. Tag des Zyklus statt. Die befruchtungsfähige Eizelle bleibt dann zunächst in den Schleimhautnischen der Ampulla tubae liegen. Bei der geschlechtlichen Vereinigung (Beischlaf oder *Kohabitation*) wird das Sperma mittels des in die Vagina eingeführten erigierten Penis in das hintere Scheidengewölbe (Fornix posterior) geschleudert *(Ejakulation)*. Bei der sexuellen Erregung erweitert sich die Vagina, wobei sich die Schleimhautfalten abflachen. Der Uterus wird reflektorisch durch die im Halteapparat gelegenen Muskeln nach oben und hinten gezogen, wodurch der Fornix erweitert wird. Auf dem Höhepunkt der Erregung *(Orgasmus)* kontrahiert sich die Uterusmuskulatur in regelmäßigen Abständen. Der Schleimpfropf des Zervikalkanals wird ausgestoßen. Anschließend senkt sich die Portio vaginalis auf die Hinterwand der Vagina und taucht damit gewissermaßen in den Spermasee ein. Die Spermien wandern gegen den Flüssigkeitsstrom der Schleimhaut des inneren Genitales (negativ rheotaktisch) durch das Uterus- und Tubenlumen aufwärts bis zur Ampulla tubae, wo gegebenenfalls dann die Befruchtung (Imprägnation der Eizelle durch die Samenzelle) stattfindet.

Die befruchtete Eizelle, die durch die Flimmerbewegungen des Tubenepithels sowie durch rhythmische Kontraktionen der Tubenmuskulatur distalwärts transportiert wird, erreicht nach etwa 4–6 Tagen den Uterus. Hier nistet sich das Ei in die Schleimhaut ein (Nidation oder Implantation) und entwickelt sich dort zum Embryo. Mit der Vergrößerung des Keimes wächst auch der Uteruskörper. Die Uterusschleimhaut wandelt sich zur *Dezidua* um. Die gegenüberliegenden Wände verkleben miteinander, so daß das Uteruslumen verlorengeht. Der gesamte weibliche Genitalapparat stellt sich unter hormonellen Einflüssen auf die Schwangerschaft *(Gravidität)* ein. Gelenke und Bänder des Beckens werden durch Einlagerung von Flüssigkeit aufgelockert, die Vagina weiter gestellt und für den Geburtsakt vorbereitet.

Die *Geburt (Partus)* beginnt mit den Wehen, d. h. mit regelmäßigen Kontraktionen der Uterusmuskulatur. In der sog. Eröffnungsperiode wird der Genitalschlauch vom inneren Muttermund bis zur Vagina stufenweise in den »Geburtskanal« umgeformt. Zuerst wird das untere Uterinsegment in das Lumen des Uteruskörpers einbezogen. Dann erfolgt die Eröffnung des Zervikalkanals durch eine schrittweise Weiterstellung, wobei die Fruchtblase, ein Teil der mit Fruchtwasser gefüllten Eihäute des Kindes, als Wegbereiter funktioniert. Die Ausweitung des Zervikalkanals bis zur Größe des kindlichen Kopfes wird wahrscheinlich durch Umlagerungen der spiralig geordneten Muskelsysteme des zervikalen Myometriums ermöglicht. Warum jedoch der Halsteil des Uterus bis zur Geburt geschlossen bleibt, während sich der Uteruskörper mit dem Wachstum der Frucht zunehmend weiter stellt, andererseits die Zervix unter der Geburt in wenigen Stunden dann doch auf denselben Durchmesser gedehnt werden kann wie der Uteruskörper, ist ungeklärt.

Am Schluß der Eröffnungsperiode sind äußerer Muttermund und Zervikalkanal vollkommen erweitert. Jetzt beginnt die Dehnung der Vagina, deren Wandung schon während der Gravidität zunehmend aufgelockert worden ist. Damit setzt die Austreibungsperiode ein, in der sich die Uterusmuskulatur maximal verkürzt, das heißt funduswärts retrahiert, und unter Zuhilfenahme der Bauchpresse das Kind durch die Scheide austreibt. Das Kind selbst paßt sich unter der Geburt der Form des zylindrischen Geburtskanals an und wird zu einer »Fruchtwalze« verformt. Der Kopf erscheint als erstes in der Genitalöffnung.

Nach der Geburt retrahiert sich der Uterus rasch, und der Genitalapparat erlangt seine normalen Maße und Formen zurück. Die wichtigsten Umbildungsvorgänge vollziehen sich während des Wochenbettes *(Puerperium)*, das 6–8 Wochen dauert. Die hypertrophierte Uterusmuskulatur verfettet und bildet sich unter Einlagerung von Glykogen allmählich wieder zurück. Gefäßeinsprossungen und Bindegewebswucherungen fördern den Muskelabbau. Man nimmt an, daß die im Uterus resorbierten Substanzen, vor allem Fett, Glykogen und Eiweiß, bei der Milchsekretion wieder verwendet werden. Jedenfalls wird diese um so stärker, je mehr sich der Uterus zurückbildet. Die Regeneration der Uterusschleimhaut nach der Geburt erfolgt von den in der Muskulatur zurückgebliebenen Drüsenresten. Innerhalb von 10 Tagen ist die gesamte innere Wundfläche des Uterus wieder vollständig mit Epithel bedeckt. 3–4 Wochen nach der Geburt hat die Uterusschleimhaut ihre normale Struktur wiedererlangt. Die Zervixschleimhaut, die von den Schwangerschaftsveränderungen kaum betroffen ist, regeneriert im allgemeinen schneller. Wenige Wochen nach der Geburt (6–8 Wochen) haben sich in der Regel die normalen Verhältnisse im gesamten weiblichen Genitaltrakt wiederhergestellt.

Organe des Informationswechsels

A. Nervensystem und Sinnesorgane*

I. Funktionelle Grundgliederung des Nervensystems

Während das Blut durch die Zirkulation direkt mit den Geweben in Berührung kommt und dadurch in einem *zeitlichen* Nacheinander die Stoffaustauschvorgänge besorgt, ermöglicht das Nervensystem (NS) durch einen *räumlichen* Kontakt seiner Bauelemente einen Informationsaustausch zwischen den einzelnen Organen oder zwischen dem Organismus und seiner Umwelt.

Das NS besteht aus dichtgepackt liegenden Nervenzellen mit kompliziert gestalteten Fortsätzen, die in verschiedener Weise miteinander in Kontakt treten. Es stellt damit ein durch und durch zellig strukturiertes Organsystem dar. Jede Nervenzelle mitsamt ihren Fortsätzen bezeichnet man als *Neuron*. Das Neuron ist das funktionelle Bauelement des NS. Es muß als eine trophische, genetische, morphologische, funktionelle und biologische Einheit angesehen werden. Neuronen schließen sich zu größeren Funktionseinheiten zusammen (Neuronenketten), die man als *Bahnen* bezeichnet. Diese entstehen im Laufe der Stammesgeschichte zu verschiedenen Zeitpunkten. Es gibt phylogenetisch ältere und jüngere Systeme. Die jüngeren reifen auch in der Ontogenese erst gegen Ende der Embryonalentwicklung aus.

Die Nervenzellfortsätze, aber auch die Zellkörper, bilden untereinander diskontinuierliche Kontaktstellen (Synapsen), an denen die nervöse Erregung von einem Neuron auf das andere überspringt. Die zum Zellkörper gehörenden Fortsätze heißen Dendriten. Sie leiten die Erregung zur Zelle hin (afferent). Der vom Zellkörper abgehende Hauptfortsatz heißt Neurit oder Axon und leitet in der Regel die Erregung vom Zellkörper weg (efferent). Die Neuriten oder Axonen können von isolierenden Hüllen, sog. *Markscheiden*, umgeben sein (markhaltige Nervenfasern). Vielfach sind sie aber auch sehr dünn und ohne eine Markscheide (marklose Nervenfasern). Die Leitungsgeschwindigkeit ist bei den dicken, markhaltigen Fasern größer als bei den dünnen, markarmen oder marklosen. Die Richtung der Erregungsleitung hängt weitgehend von den Orten der Erregungsbildung bzw. Erregungsübertragung ab. Die Funktion einer Neuronenkette, das heißt einer Bahn, wird von den Terminalorganen und ihrer Eingliederung in das Gesamtsystem bestimmt, und zwar einmal von der Außenwelt durch die Sinnesorgane, von denen das Nervensystem einen ständigen afferenten Informationszustrom erhält, und zum anderen von der Innen- oder Organwelt, mit der das Nervensystem durch efferente Terminalorgane in Kontakt tritt.

Dieser Doppelaspekt in der funktionellen Orientierung der nervösen Masse hat viele ältere Autoren veranlaßt, von zwei elementaren Teilen des NS zu sprechen, einem *oikotropen*, zur Umwelt hin orientierten, und einem *idiotropen*, die Funktion der Innenwelt regelnden Teil. Der oikotrope Anteil konzentriert sich besonders auf das Kopfgebiet. Er erschließt dem Menschen durch die großen Sinnesorgane die Außenwelt. Die vielfältigen Afferenzen werden vom oikotropen Anteil des NS, den CLARA das »Außenministerium« genannt hat, zum Gesamtbild unserer Umwelt integriert, bewußt verarbeitet und gegebenenfalls gespeichert oder beantwortet. Eine Vielzahl von auf engem Raum konzentrierten Kernen im End- und Stammhirn steht mit diesen Funktionen in Zusammenhang.

Demgegenüber übernimmt der idiotrope oder vegetative Teil des NS (nach CLARA das »Innenministerium«) die Regelung derjenigen Organfunktionen, die zur Erhaltung des Lebens sowie zur Anpassung des Organismus an veränderte Umweltsituationen notwendig sind. Die Konstanterhaltung der Körpertemperatur, des Blutdruckes, des Blutzuckers, die Regulation von Atmung

---

*) An dieser Stelle kann nur ein kurzer Überblick über die makroskopisch-anatomischen Verhältnisse des Nervensystems gegeben werden. Eine ausführlichere Darstellung, die auch die Ergebnisse der Entwicklungsgeschichte, Histologie und Ultrastrukturforschung einschließt, findet sich in J. W. ROHEN: Funktionelle Anatomie des Nervensystems. Schattauer, Stuttgart 1971.

und Kreislauf, Wasserhaushalt und Stoffwechsel gehören hierher. Diese Regulationen gehen meist von bestimmten »Zentren« aus, deren Nervenzellen spontan Erregungen aussenden und dadurch die Tätigkeit der Organe in der für die jeweilige, funktionelle Situation notwendigen Weise hemmen bzw. fördern. Daher stehen hier die efferenten Erregungsleitungen im Vordergrund.

Vom morphologischen und entwicklungsgeschichtlichen Standpunkt aus lassen sich am NS 3 elementare Strukturbereiche beschreiben:

Im **Kopfgebiet** ist das Nervengewebe am stärksten konzentriert. Hier überwiegen die integrativen und assoziativen Schaltvorgänge, wodurch das Zentralnervensystem wichtige Kontrollfunktionen ausüben kann. Die aus den großen Sinnesorganen einlaufenden (afferenten) Erregungen stehen im Vordergrund. Sie werden bewußt erlebbar, evtl. über längere Zeitabschnitte gespeichert (Erinnerung) und innerhalb des Gesamtnervensystems vielseitig verarbeitet.

Im **Rückenmarksbereich** überwiegen die reflektorischen Schaltungen. Die einlaufenden (afferenten) Erregungen werden mehr oder weniger automatisch durch unmittelbare Reaktionen (Efferenzen) beantwortet. Der Reflex- oder Leitungsbogen, das heißt der segmentbezogene »Funktionskreis« zwischen ein- und auslaufenden Erregungen, beherrscht das Bild. Diese Anordnungen nehmen eine gewisse Mittelstellung zwischen den oben definierten peripheren und zentralen Bereichen ein. Im Gesamtsystem spielen sie eine vermittelnde Rolle. Das Rückenmark ist außerdem auch ein Durchgangsort für die langen Leitungsbahnen und eine Umschaltstation zwischen dem zentralen und dem peripheren Nervensystem.

Im **peripheren Gebiet** (vegetatives oder autonomes Nervensystem) endlich dominiert morphologisch die ganglionäre Geflechtstruktur. Im Gegensatz zum Gehirn mit seinen auf engem Raum konzentrierten Kernkomplexen herrscht peripher mehr eine organbezogene Dezentralisierung der nervösen Masse vor. Die peripheren Fasergeflechte bekommen einen unmittelbaren Kontakt mit dem Gewebe selbst. Die steuernden (efferenten) Funktionen (Regelung der Organ- und Zelltätigkeit) stehen gemeinsam mit den hormonalen Prozessen des Körpers im Vordergrund. Die Tätigkeit dieses Bereiches bleibt weitgehend im Unbewußten.

Diese Elementargliederung in 3 Strukturbereiche ist für das Verständnis der funktionellen Zusammenhänge grundlegend. Sie soll daher der Darstellung dieses Abschnittes zugrunde gelegt werden.

1. Metamerer Bereich des Nervensystems

Das Rückenmark *(Medulla spinalis)* mit den zugehörigen Nerven (Spinalnerven) ist im Wirbelkanal untergebracht (Abb. 186). Es besitzt eine Segmentgliederung. Die paarigen Spinalnerven innervieren jeweils ein Körpersegment mit den zugehörigen Muskel- (Myotomen) und Hautsegmenten (Dermatomen). Das Rückenmark füllt den Wirbelkanal nicht vollständig aus und hat dadurch etwas Bewegungsfreiheit. Es verläuft im allgemeinen gestreckter als die Wirbelsäule.

Während der frühen Embryonalzeit reicht es noch durch die ganze Wirbelsäule bis zu den Schwanzsegmenten. Der kaudale Endabschnitt des Rückenmarks rudimentiert jedoch bald und wird zum *Filum terminale*, das von einem etwas erweiterten, trichterförmigen Rückenmarksabschnitt ausgeht, dem *Conus medullaris* (Abb. 186). Das Filum terminale ist embryonal noch an der Haut über dem Steißbein, später aber nur noch an der Rückfläche des Os coccygis befestigt. Anfangs liegen die Spinalnerven und ihre Erfolgsorgane, das heißt die zugehörigen Knochen- und Muskelsegmente, in gleicher Höhe. In der zweiten Hälfte der Schwangerschaft bleibt die Wachstumsgeschwindigkeit des Rückenmarks gegenüber der des Rumpfes stark zurück. Die Wirbelsäule schiebt sich weiter nach kaudal, wodurch das untere Rückenmarksende passiv nach kranial verlagert wird. Durch diesen scheinbaren »Aszensus des Rückenmarks« verändern sich auch Form und Länge der Spinalnervenwurzeln. Die kaudalen Wurzelfäden werden zunehmend in die Länge (bis zu 14 cm) gezogen, da die in den Foramina intervertebralia lokalisierten Spinalganglien ihre Lage nicht verändern. So kommt das Bild der *Cauda equina*, das heißt die pferdeschweifartige Anordnung der Spinalnervenwurzeln im Lenden- und Sakralbereich des Wirbelkanals, zustande.

Da die Extremitäten eine reichere Innervation benötigen als die Brust- und Bauchwand, sind die zugehörigen Spinalnerven in der Regel dicker. Die entsprechenden Rückenmarkssegmente enthalten mehr Zellmaterial. Es entsteht eine *Intumescentia cervicalis* im Bereich von C_3–Th_2 (für den Arm) und eine *Intumescentia lumbalis* im Bereich von Th_9–L_2 (für das Bein).

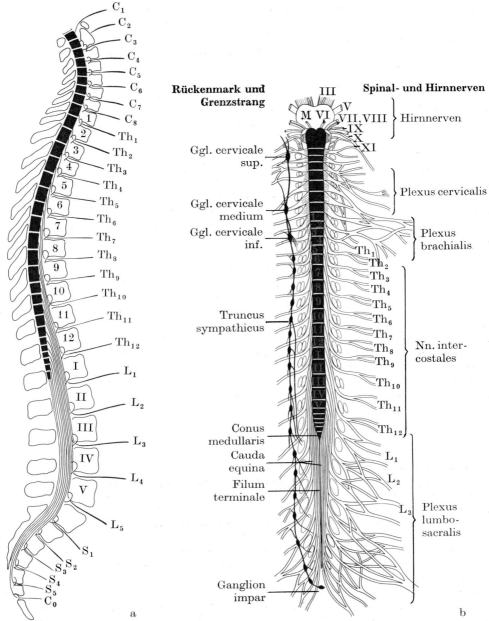

Abb. 186. Segmentale Gliederung von Rückenmark und Spinalnerven in Beziehung zur Wirbelsäule (K-B).

a) Seitenansicht. 1–12 = Brustwirbelkörper; I–V = Lendenwirbelkörper.

b) Ventralansicht. In der linken Bildhälfte wurde der Grenzstrang des Smpathikus, rechts die Gliederung der Spinalnerven in die Extremitätenplexus dargestellt. 1–12 = Brustsegmente, I–V = Lendensegmente, M = Medulla oblongata.

2. Vegetativer Bereich des Nervensystems

Die Spinalnerven stehen über mehrere Ganglien oder Ganglienkomplexe, die entweder *neben* der Wirbelsäule (paravertebral) oder *vor* der Wirbelsäule (prävertebral) gelegen sind, mit den Eingeweidegeflechten des vegetativen Nervensystems in Verbindung. Die paravertebralen Ganglien formieren sich beiderseits der Wirbelsäule zu einem segmental gegliederten Strang, dem Grenzstrang *(Truncus sympathicus)*. Dieser steht durch die *Nn. splanchnici* mit den prävertebralen Gangliengruppen und weiter über feinste, in der Wand der Gefäße gelegene Geflechte mit den Organen selbst in Verbindung. Auch innerhalb der Organe existieren dichte nervöse Plexus, in die zahlreiche Nervenzellen eingelagert sind *(intramurale Plexus* bzw. Ganglien). Nahezu jedes Gewebe ist mit feinsten vegetativen Nervengeflechten durchsetzt, die meist den Namen des betreffenden Organs führen (z. B. Plexus cardiacus, Plexus pulmonalis, Plexus myentericus).

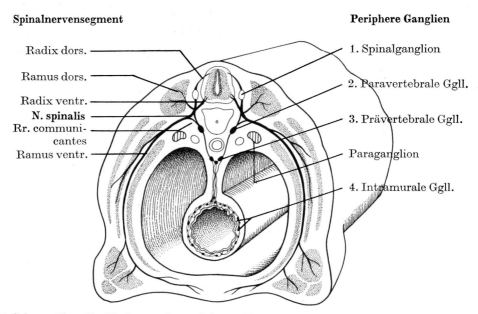

Abb. 187. Schema über die Gliederung des peripheren Nervensystems und die Lage der aus der Neuralleiste hervorgegangenen Gangliengruppen (modif. nach KEIBEL u. MALL). A = Ganglion des animalischen Nervensystems, B = Ganglien des vegetativen Nervensystems. Links: Aufbau eines Nervensegmentes. Muskelanlagen dicht punktiert.

3. Nervensegment und Extremitätenplexus

Im Rückenmark konzentrieren sich die Nervenzellen um den Zentralkanal herum. Sie bilden die graue Substanz (Substantia grisea), an der man ein Vorderhorn *(Cornu anterius)*, ein Hinterhorn *(Cornu posterius)* und ein Seitenhorn *(Cornu laterale)* unterscheiden kann. Diese Hörner stellen eigentlich Kernsäulen dar *(Columnae)*. Auf dem Querschnitt ergibt sich ein charakteristisches, schmetterlingsförmiges Bild (Abb. 188). Die weiße Substanz *(Substantia alba)* wird durch die Spinalnervenwurzeln in Stränge untergliedert: Vorder-, Seiten- und Hinterstrang *(Funiculus anterior, lateralis* und *posterior)*. Die radiären Hinter- bzw. Vorderwurzelfasern *(Fila radicularia ventralia* und *dorsalia)* schließen sich in der Nachbarschaft des Rückenmarks zu einem dickeren Nerven zusammen, der vorderen bzw. hinteren Wurzel *(Radix ventralis* und *dorsalis)*. Beide Wurzeln vereinigen sich noch im Wirbelkanal zum Spinalnerven. An der Vereinigungsstelle liegt das Spinalganglion (Ggl. spinale), das zur hinteren Wurzel gehört. Jeder Spinalnerv enthält alle für die nervöse Versorgung eines Körpersegmentes notwendigen Faserkategorien, ist also ein gemischter Nerv.

Die efferenten Fasern für die Innervation der Körpermuskulatur (Rumpf und Extremitäten) stammen aus den Kernen der Vorderhörner. Da es sich um die Willkürmotorik handelt, nennt man sie *somatomotorische* Fasern. Die zugehörigen afferenten oder sensiblen Fasern bilden die hintere Wurzel und bekommen Kontakt zu den Hinterhörnern (Somatosensibilität). *Somatomotorik und*

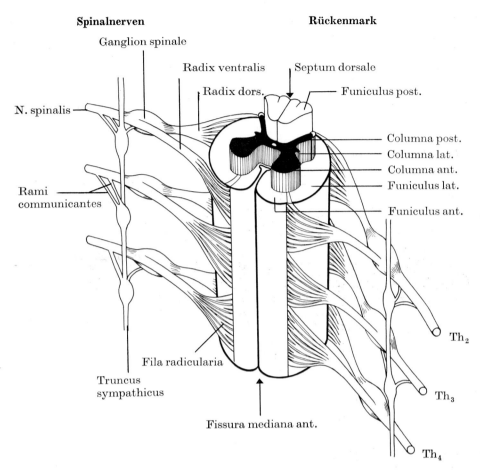

Abb. 188. Rückenmark und zugehörige Spinalnervenpaare im metameren Bereich des Rumpfes (K.-B.).

Somatosensibilität machen zusammen jenen Teil des Nervensystems aus, der unserem Bewußtsein zugänglich ist und willkürlich beeinflußt werden kann (somatisches oder animales Nervensystem). Demgegenüber stellt sich das Material der Seitensäulen des Rückenmarks in den Dienst des vegetativen Nervensystems, wobei die dorsalen Abschnitte der Columnae laterales mehr sensible, die ventralen mehr motorische Funktionen übernehmen. Man spricht hier entsprechend von *Viszeromotorik* und *Viszerosensibilität*. Das vegetative Nervensystem ist unserem Bewußtsein weitgehend entzogen und arbeitet autonom. Die lateralen Kerngruppen des Rückenmarks stehen über die Spinalnerven mit den Eingeweidegeflechten (vegetative Plexus) in Verbindung.

Columna posterior	— *Somatosensibilität*		
Columna lateralis	< *Viszerosensibilität* / *Viszeromotorik*	} Vegetatives Nervensystem	} *Somatisches oder animales Nervensystem*
Columna anterior	— *Somatomotorik*		

Der relativ kurze *Spinalnerv* gibt peripherwärts 5 Äste ab. Die beiden Rr. communicantes stellen Verbindungen zum Grenzstrang dar. Der Ramus spinalis ist ein rückläufiger sensibler Ast zum Rückenmarkskanal, der Ramus dorsalis ist für die zugehörigen Segmente der dorsalen, der Ramus ventralis für die der ventralen Körperwandung bestimmt. Diese anatomische Gliederung wiederholt sich in jedem Segment. Man spricht daher von einem *Nervensegment*.

Äste eines Spinalnerven

1. **Ramus dorsalis** – teilt sich meist in einen medialen und lateralen Ast und versorgt die autochthone Rückenmuskulatur sowie die dorsalen Dermatome der Haut.
2. **Ramus ventralis** – bildet im Rumpfbereich die Nn. intercostales, im Extremitätenbereich die Plexus cervicales, brachiales und lumbosacrales.
3. **Ramus spinalis** – rückläufiger, sensibler Ast für die Rückenmarkshäute.
4. **Ramus communicans albus** – bringt markhaltige Nervenfasern vom Rückenmark zu den Grenzstrangganglien und erscheint daher weißlich (albus).
5. **Ramus communicans griseus** – bringt markarme und marklose Nervenfasern rückläufig vom Grenzstrangganglion zum Spinalnerven und erscheint daher grau (griseus).

Die Spinalnerven versorgen im Rumpfbereich die Körperwandung nach einem rein metamer gegliederten Schema. Ihre Rr. ventrales heißen hier Nn. intercostales (Abb. 186). Im Bereich der Extremitäten verwischt sich jedoch die Metamerie. Durch das Längenwachstum der Gliedmaßen verschieben sich die Muskelanlagen gegeneinander. Die Muskeln ziehen während der Embryonalentwicklung gewissermaßen ihre Nerven hinter sich her und verursachen so eine starke sekundäre Vernetzung der Spinalnervensegmente. Es bilden sich die Extremitätenplexus. Da beide Extremitäten im Bereich der ventralen Körperwand entstehen, werden auch nur die ventralen Äste der Spinalnerven (Rr. ventrales) in die Extremitätenplexus hineingezogen. Die Gliedmaßenanlagen liegen ursprünglich weiter kranial. So kommt es, daß der Arm größtenteils von Halssegmenten und das Bein von Lumbalsegmenten aus innerviert wird (Abb. 186). An der dorsalen Rumpfwand, wo keine Gliedmaßen entstehen, bleibt die ursprüngliche Segmentgliederung der Spinalnervenäste weitgehend erhalten. Plexus entwickeln sich hier nicht.

Im einzelnen bilden die **ventralen Spinalnervenäste** die folgenden **Plexus**:

Obere Halssegmente (C_1–C_4)	— *Plexus cervicalis*	— Hals
Untere Halssegmente (C_5–Th_1)	— *Plexus brachialis*	— Arm
Brustsegmente (Th_2–Th_{11})	— *Nn. intercostales*	— Brust- und Bauchwand

Obere Lendensegmente (Th_{12}–L_3)	— *Plexus lumbalis*		
Untere Lenden- und obere Sakralsegmente (L_4–S_2)	— *Plexus sacralis*	Plexus lumbosacralis	— Bein
Untere Sakralsegmente (S_3–S_4)	— *Plexus pudendalis*		— Beckenboden
Schwanzsegmente (S_5–Co_{1-3})	— *Plexus coccygeus*		

Maßverhältnisse

Länge des Rückenmarks	40 – 45 cm
Länge des Filum terminale	24 – 25 cm
Durchmesser der	
Intumescentia cervicalis	14 mm
Intumescentia lumbalis	12 mm
Zahl der Fila radicularia	
für eine Radix	5 – 10
Gesamtzahl der Nervenfasern	
in den hinteren Wurzeln	ca. 500 000
in den vorderen Wurzeln	ca. 300 000
Markhaltige Fasern in	
der Radix post. von C_8	15 000
der Radix post. von Th_7	4 000
der Radix post. von L_1	7 400

4. Zentrales Nervensystem (ZNS)

Im Bereich des Kopfes verdichtet sich die nervöse Masse auf engem Raum sehr stark. Das Gehirn, das den kranialen Teil des zentralen Nervensystems darstellt und durch das verlängerte Mark *(Medulla oblongata)* mit dem Rückenmark in Verbindung steht, füllt fast den ganzen Neuralraum des Schädels aus (vgl. Abb.1). In der Entwicklung bilden sich durch aufeinanderfolgende Erweiterungen und Verengerungen des embryonalen Nervenrohres (Neuralrohr) die primären Hirnbläschen aus, und zwar von kranial nach kaudal: das Vorderhirn *(Prosencephalon)*, das Mittelhirn *(Mesencephalon)* und das Rautenhirn *(Rhombencephalon)*. Am Prosencephalon entstehen frühzeitig 2 seitliche, bläschenförmige Ausstülpungen, die Endhirnbläschen *(Telencephalon)* (Abb.189). Der verbindende, unpaare Abschnitt wird zum *Diencephalon* oder Zwischenhirn.

Die beiden Hirnbläschen zeigen wachstumsdynamisch ein gegensätzliches Verhalten. Während die Endhirnbläschen, die späteren Großhirnhemisphären, als paarige Ausstülpungen des Prosencephalons angelegt werden und in einer rasch fortschreitenden Entwicklung alle übrigen Hirn-

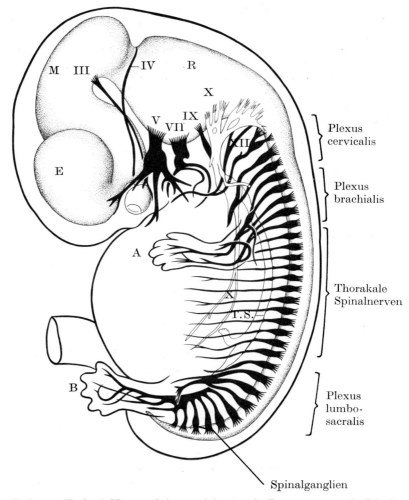

Abb.189. Menschlicher Embryo [Ende 2.Monat, Seitenansicht (nach BLECHSCHMIDT)]. Die in die Extremitätenanlagen einwachsenden Spinalnerven verflechten sich zu den Extremitätenplexus. A = Arm, B = Bein. Die Verdickungen der Spinalnerven in Rückenmarksnähe stellen die Spinalganglien dar. Weiß = Anlage des Grenzstrangs (Sympathikus) und des N. vagus (Parasympathikus). E = Endhirnbläschen, M = Mittelhirnanlage, römische Zahlen = Hirnnerven, T.S. = Truncus sympathicus, R = Rautenhirn.

abschnitte überlagern, entwickelt sich das Kleinhirn von einer queren, riegelartig im Dach des Rautenhirns gelegenen Platte, die sich zunehmend verdickt und nach hinten vorwölbt. Dadurch entsteht am späteren Kleinhirn ein Querfurchenrelief. Die unpaare Kleinhirnanlage entfaltet sich also nach rückwärts über dem einknickenden Boden der Rautengrube und überwuchert damit allmählich die hinteren Abschnitte des Rautenhirns, während die Endhirnbläschen am Zwischenhirn vorbeiwachsen und schließlich das Mittelhirn sowie das Kleinhirn überdecken. So ergibt sich die charakteristische Topographie des Zentralnervensystems beim Erwachsenen.

Aus den 3 primären Hirnbläschen sind also 5 sekundäre Hirnbläschen hervorgegangen – eine elementare Gliederung, die allen weiteren Beschreibungen zugrunde gelegt werden muß:

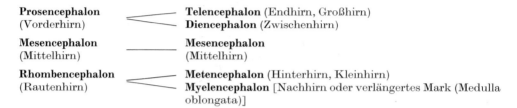

II. Anatomie und Entwicklung der Hirnabschnitte

1. Rautenhirn (Rhombencephalon)

Das Rautenhirn schließt sich kranialwärts an das Rückenmark an. Es handelt sich um einen alten, relativ »konservativen« Hirnabschnitt, der noch manche Verwandtschaft mit dem Rückenmark aufweist. Er umschließt den IV. Ventrikel, dessen Boden wegen seiner rautenförmigen Gestalt als »Rautengrube« *(Fossa rhomboidea)* bezeichnet wird. Ähnlich wie im Rückenmarksbereich bildet auch das Rautenhirn dorsal und ventral Nervenwurzeln aus, die sich aber nicht zu einem Spinalnerven vereinigen, sondern getrennt bleiben. So entstehen die *Hirnnerven*. Den ventralen Wurzeln der Spinalnerven vergleichbar sind der N. hypoglossus (N. XII) und der N. abducens (N. VI), den dorsalen Wurzeln dagegen die sog. *Kiemenbogennerven:* N. trigeminus (N. V), N. facialis (N. VII), N. glossopharyngeus (N. IX) und der N. vagus (N. X) sowie auch der Hör- und Gleichgewichtsnerv (N. vestibulocochlearis, N. VIII), der sich bei allen Wirbeltieren in die Reihe der Kiemenbogennerven einschiebt. Bei den höchsten Wirbeltieren kommt noch ein weiterer Nerv hinzu, der N. accessorius (N. XI), der im Grunde nur ein spezialisierter Teil des N. vagus ist. Während Seh- und Riechorgan die Hauptsinnesorgane des Vorderhirns darstellen, ist dem Rautenhirn das Gehör- und Gleichgewichtsorgan angegliedert. Dieser Hirnabschnitt besitzt daher neben den vegetativen und motorischen Funktionen für den Kiemenapparat von Anfang an wichtige statische Regulationsaufgaben.

Die Orientierung im Raum und die Aufrechterhaltung des Gleichgewichtes bei Bewegungen im Schwerefeld der Erde sind grundlegende Funktionen, die von diesem Hirngebiet übernommen werden. In der Hauptsache ist es das Kleinhirn, das sich für diese Aufgaben spezialisiert.

Während der Embryonalentwicklung wächst die Kleinhirnanlage vom Dach des Rautenhirns wulstartig nach hinten. Die seitlichen Anteile dieses Kleinhirnwulstes werden zu den Hemisphären, während der unpaare mediane Abschnitt den späteren Wurm des Kleinhirns (Vermis cerebelli) ausbildet. Eine scharfe Trennung zwischen Wurm und Hemisphären wird auch später niemals erreicht.

Der phylogenetisch älteste Abschnitt der Kleinhirnanlage *(Archicerebellum)* ist derjenige, der mit den Vestibularisnerven in Verbindung tritt. Man nennt ihn den *vestibulären Anteil*. Dieser gliedert sich am hinteren Ende der Kleinhirnanlage schon frühzeitig durch eine quere Furche, den Sulcus uvulonodularis, von der übrigen Anlage ab und bildet so die *Pars nodulofloccularis* (Abb. 191). Mit zunehmender Entfaltung der phylogenetisch jüngeren Anteile der Kleinhirnanlage wird dieser im Wachstum zurückbleibende Abschnitt sozusagen »überrollt« und dadurch nach unten und innen verlagert. Beim Erwachsenen liegen Flocculus und Nodulus daher ganz versteckt <u>unter</u> den Kleinhirnhemisphären (Abb. 190, 191).

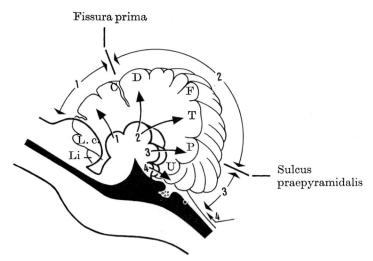

Abb. 190. Schematische Darstellung der Kleinhirnentwicklung. Die Pfeile deuten die Wachstumsrichtung der 3 Primärlappen an (K-B). 1 = Lobus anterior, 2 = Lobus medius, 3 = Lobus posterior, 4 = Pars nodulofloccularis. Anschnitte des Wurmes: L. c. = Lobulus centralis, Li = Lingula, C = Culmen, D = Declive, F = Folium, T = Tuber, P = Pyramis, U = Uvula, N = Nodulus (nicht mehr erkennbar).

Die übrigen Teile der Kleinhirnanlage übernehmen hauptsächlich bewegungskorrelative Funktionen. Der Ausbau des Bewegungsapparates in der Stammesgeschichte spiegelt sich in der Entwicklung des Kleinhirns wider. Die ältesten Systeme sind diejenigen, die mit dem Rückenmark in Verbindung treten (spinozerebellare Systeme). Sie bilden das *Palaeocerebellum*. Die erst spät, im Zusammenhang mit der Motorik des Endhirns auftretenden Systeme werden unter dem Begriff des *Neocerebellums* zusammengefaßt. Diese jungen Systeme gliedern sich aber nicht einfach additiv an die älteren an, sondern schieben sich von der Mitte her in die Kleinhirnanlage vor und drängen die vorderen und hinteren Abschnitte dadurch zunehmend auseinander, was zur Ausbildung von Querfurchen führt (Abb. 191). Der phylogenetisch jüngere Mittellappen der Kleinhirnanlage *(Lobus medius)* wird durch die beiden »Primärfurchen«, die Fissura prima vorn und den Sulcus praepyramidalis hinten, vom Vorderlappen *(Lobus ant.)* und Hinterlappen *(Lobus post.)* getrennt (Abb. 190). Vorder- und Hinterlappen repräsentieren das Palaeocerebellum. Alle drei Lappen besitzen Hemisphären- und Wurmanteile, hängen also über die Medianebene hinweg miteinander zusammen. Die Massenentfaltung des Mittellappens führt allmählich zu einer Verdrängung der beiden anderen Lappen (Abb. 190), so daß sich nicht nur die Zahl der Furchen vermehrt, sondern auch die Kleinhirnanlage im ganzen nach dorsal über die Rautengrube hinweg ausdehnt und schließlich um eine horizontale Achse einrollt. Der dadurch entstehende große, horizontale Einschnitt, der in der menschlichen Ontogenese erst relativ spät in Erscheinung tritt, ist die spätere *Fissura horizontalis*.

Anatomische Abschnitte	Phylogenetische Beziehungen	Systeme	Verknüpfungen	Leistungen
1. Pars nodulofloccularis	*Archicerebellum*	Vestibularissystem	Gleichgewichtsorgan N. VIII	Motorische Gleichgewichtsregulationen
2. Lobi anterior und posterior	*Palaeocerebellum*	Spinozerebellare Systeme	Tegmentum, Rückenmark	Extrapyramidale, bilaterale Motorik
3. Lobus medius	*Neocerebellum*	Kortikozerebellare Systeme	Pons, Oliva inferior, Cortex	Pyramidale, unilaterale Motorik

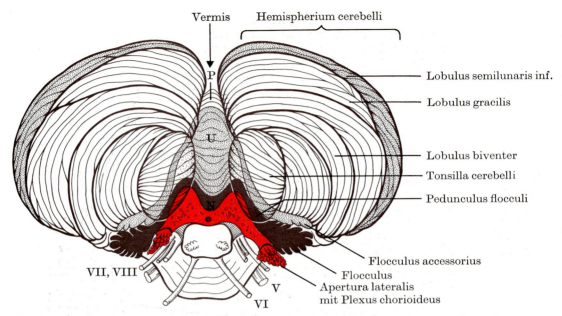

Abb. 191. Ansicht des erwachsenen Kleinhirns von hinten [nach einer Abbildung von Wolf-Heidegger gez. (K.-B)]. Rot = Velum medullare inf. mit Plexus chorioideus, schwarz = Pars noduloflocularis (Archicerebellum), punktiert = Lobus ant. und post. (Palaeocerebellum), weiß = Lobus medius (Neocerebellum).

Übersicht über die anatomische Gliederung des menschlichen Kleinhirns

	Wurm (Vermis) (vgl. Abb. 190, 191)	**Hemisphären** (vgl. Abb. 191)		
	Lingula	Vinculum lingulae		
	Lobulus centralis	Ala lobuli centralis	Lobus anterior	*Palaeo- cerebellum*
	Culmen monticuli	Lobulus quadrangularis pars ant.		
Fissura prima →				
	Declive monticuli	Lobulus quadrangularis pars post.	Lobus medius	*Neo- cerebellum*
	Folium vermis	Lobulus semilunaris sup.		
	Tuber vermis	Lobulus semilunaris inf.		
		Lobulus gracilis		
Sulcus praepyra- midalis →				
	Pyramis	Lobulus biventer		
		Tonsilla cerebelli	Lobus posterior	*Palaeo- cerebellum*
	Uvula	Flocculus accessorius (Paraflocculus)		
Sulcus uvulo- nodularis →				
	Nodulus	Flocculus	Pars nodulo- floccularis	*Archi- cerebellum*

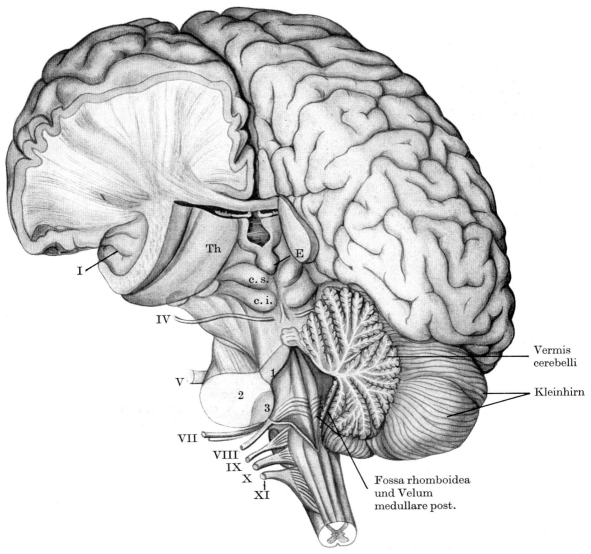

Abb. 192. Makroskopisch-anatomische Verhältnisse des Hirnstammes nach Wegnahme der linken Kleinhirnhälfte und Teilen des linken Großhirns [nach einem Präparat gezeichnet (K-B)]. Kleinhirnstiele: 1 = Pedunculus cerebellaris sup., 2 = Pedunculus cerebellaris medius, 3 = Pedunculus cerebellaris inf., c. s. = Colliculus sup., c. i. = Colliculus inf. des Mittelhirns, E = Epiphyse, I = Insel, Th = Thalamus, römische Zahlen = Hirnnerven.

Die beschriebene Entwicklung erklärt einmal, warum das Kleinhirn ausschließlich ein transversales Furchenrelief besitzt, zum anderen aber auch die Tatsache, daß das Kleinhirn nur vorne, nämlich an den Kleinhirnstielen, befestigt ist, während die hintere Lamelle des Rautenhirndaches, das *Velum medullare inf.*, dünn bleibt und die Lamina epithelialis für den Plexus chorioideus des IV. Ventrikels liefert (Abb. 191). Die teilweise poetischen Bezeichnungen der älteren Anatomie für die weiteren Untergliederungen der 3 Primärlappen sind funktionell ohne Bedeutung. Sie können aus der nebenstehenden Tabelle entnommen werden.

Die Nervenzellen der Kleinhirnanlagen treten durch 3 mächtige Faserstränge, die *Kleinhirnstiele (Pedunculi cerebellares)*, mit den übrigen Hirnabschnitten in Verbindung. Der mittlere Stiel (Pedunculus cerebellaris medius) ist mit dem Rautenhirn, der obere (Pedunculus cerebellaris sup.)

mit dem Mittelhirn und der hintere Kleinhirnstiel (Pedunculus cerebellaris inf.) mit Rückenmark und Medulla oblongata verknüpft. Am mächtigsten entwickelt sich der mittlere Kleinhirnstiel, da er nicht nur die Faserverbindungen zum Rautenhirn und damit zum späteren Großhirn aufnimmt, sondern auch den Weg für die Verbindungen der Kleinhirnhemisphären untereinander darstellt (sog. Kommissurenfasern). Durch die starke Entfaltung dieser phylogenetisch sehr jungen Systeme bildet sich an der ventralen Seite des Rautenhirns ein prominenter Faserwulst, die *Brücke (Pons)* aus. Die Brücke stellt also ein neu hinzugekommenes Gebiet des Rautenhirns dar, das vornehmlich zum Neocerebellum gerechnet werden muß.

2. Mittelhirn (Mesencephalon)

Das Mittelhirn ist bei niederen Wirbeltieren die höchste Endstelle für die Integration der Sinnesapparate mit den motorischen und vegetativen Systemen. Bei den höheren Wirbeltieren werden diese Funktionen stufenweise abgebaut und vom Endhirn übernommen. Übrig bleiben nur noch Reflexschaltungen und untergeordnete Koordinationsmechanismen, insbesondere zwischen Großhirn- und Kleinhirnmotorik. Das Mittelhirn stellt außerdem eine Durchgangsstation für die langen auf- und absteigenden Bahnen zu den Kerngebieten des Zwischen- und Großhirns dar, die regelmäßig kollaterale Zweige zu den Mittelhirnkernen abgeben.

Man unterscheidet am Mittelhirn 3 Abschnitte: dorsal die *Lamina tecti*, in der Mitte das *Tegmentum* mit den motorischen Haubenkernen und einigen Hirnnervenkernen und kaudal die *Crura cerebri* (Abb. 193).

Im Bereich des Mittelhirns engt sich der IV. Ventrikel zu einem Kanal ein *(Aquaeductus cerebri)*. Dorsal entwickelt sich eine mächtige, aus verschiedenen Kernen bestehende Platte, das *Tectum*, das im Gegensatz zum Tegmentum übergeordnete Funktionen sensorischer Art erfüllt. Die mächtige Entwicklung dieser Kerngruppe bei Säugetieren und Primaten führt zur Ausbildung von 4 Hügeln, wovon die vorderen in der Hauptsache zum optischen, die hinteren zum akustischen Apparat gehören [Vierhügelplatte *(Lamina tecti)*]. Ventral liegen die Ursprungskerne für den III. und IV. Hirnnerven (N. oculomotorius und trochlearis) sowie auch verschiedene Kerne des V. Hirnnerven (N. trigeminus). Diese Zellgruppen nehmen aber nur einen kleinen Teil des Mittelhirns ein, da übergeordnete Zellgruppen, die nicht zur ursprünglichen »Elementarstruktur« des Mittelgehirns gehören, stark an Masse zugenommen haben. Sie bilden ventral im Zusammenhang mit motorischen und vegetativen Funktionen das Tegmentum oder die Haube, in der sich neue Kerne, wie der *Nucleus ruber* und *Nucleus niger*, verdichten.

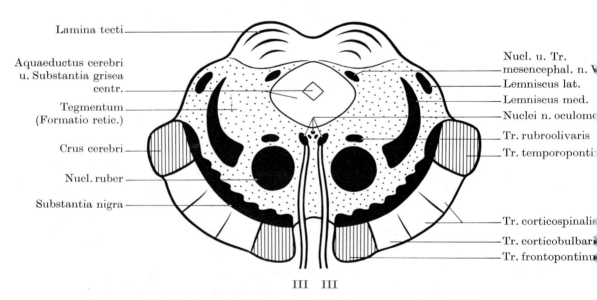

Abb. 193. Querschnitt durch das Mittelhirn, schematisiert (K-B).

3. Vorderhirn (Prosencephalon)

Zwischen- und Endhirn lassen sich in Struktur und Gliederung kaum noch mit dem Rückenmark vergleichen. Hier dominieren die höheren nervösen Funktionen. Im Zwischenhirn entwickeln sich dorsal Kernansammlungen mit sensiblen Aufgaben, die in ihrer Gesamtheit als *Thalamus* bezeichnet werden, ventral entsteht der *Hypothalamus*, der vornehmlich vegetative und viszeromotorische Funktionen übernimmt.

Am Boden der Endhirnbläschen tritt embryonal eine mächtige Zellverdichtung auf (Basalganglion), aus dem der Streifenkörper (Corpus striatum) für somatomotorische Aufgaben hervorgeht. Die Großhirnrinde entwickelt sich aus dem zunächst noch dünnen »Hirnmantel« *(Pallium)*, in dem motorische, sensorische und wahrscheinlich auch vegetative Felder nebeneinander differenziert werden.

a) Entwicklung und Gliederung der Großhirnrinde

Das Pallium entsteht aus den paarigen Endhirnbläschen (Telencephalon), die frühzeitig eine mächtige Entfaltung durchmachen, so daß die übrigen Hirnabschnitte überdeckt werden (Abb. 194). Die Massenzunahme im Endhirn führt zu einer »Raumnot«, wodurch allmählich eine Faltung der Oberfläche zustande kommt. Die aufgeworfenen Falten der Hirnrinde (Cortex) bilden die Gehirnwindungen *(Gyri)*, die durch Furchen *(Sulci)* voneinander getrennt werden. Die ersten Furchen sind die *Primärfurchen*. Sie rufen die *Lappengliederung* des Großhirns in einen Stirn-, Scheitel-, Hinterhaupts- und Schläfenlappen hervor (Lobus frontalis, parietalis, occipitalis und temporalis). Das Wachstum der Endhirnbläschen erfolgt um eine mittlere Rindenzone, die Insel, die allmählich in die Tiefe verlagert wird (Abb. 194).

Die *Primärfurchen* verlaufen meist quer zur Hauptwachstumsrichtung des Endhirns. Man unterscheidet:

1. *Sulcus centralis:* zwischen Stirn- und Scheitellappen; hier entwickeln sich später die primären motorischen und sensorischen Rindenfelder.
2. *Sulcus parietooccipitalis:* zwischen Scheitel- und Hinterhauptslappen.
3. *Fissura calcarina:* an der Innenseite des Hinterhauptslappens – im späteren primären optischen Projektionsfeld der Rinde.
4. *Sulcus cinguli:* an der Innenseite der Endhirnbläschen, bogenförmig über dem Balken verlaufend – Abgrenzung der späteren Riechhirngebiete vom Neuhirn.
5. *Fissura lateralis cerebri:* über der Inselregion gelegen – hauptsächlich zwischen Stirn- und Schläfenlappen. In der Umgebung entwickeln sich die Sprach- und Hörfelder.

Später kommen *Sekundärfurchen*, die innerhalb der einzelnen Lappen auftreten und relativ konstant sind, hinzu. Sie sind im Gegensatz zu den Primärfurchen hauptsächlich in der Längsrichtung des Endhirns, also parallel zur Wachstumsrichtung, orientiert. Die zahlreichen *Tertiärfurchen*, die inkonstant und variabel sind, zweigen wiederum von den Sekundärfurchen ab. Sie erzeugen im wesentlichen die Komplexität des Rindenreliefs, das individuell sehr verschieden ist.

b) Gliederung der Stammganglien

Gleichzeitig mit der Differenzierung der Hirnrinde vollzieht sich eine Neugliederung der unter der Insel gelegenen, aus dem Basalganglion hervorgehenden subkortikalen Ganglien *(Stammganglien)*. Diese kommt dadurch zustande, daß die Nervenzellen der Großhirnrinde Fasern aussenden, die in das Basalganglion einwachsen, um den Anschluß an die nachgeschalteten Kerngebiete des Zwischen-, Mittel- und Rautenhirns zu gewinnen. Diese *Projektionsfasern* wachsen am Inselfeld vorbei und dringen in die Gewebsbrücke zwischen dem Basalganglion und der Zwischenhirnwandung, vor allem dem Thalamus, ein. Dabei sprengen sie das Ganglion in 2 Teile: außen kommt der *Nucleus caudatus* (Schweifkern), innen das *Putamen* zu liegen (Abb. 195). Der Nucleus caudatus macht das widderhornartige Wachstum der Endhirnbläschen mit (vgl. Pfeile in Abb. 194) und erhält auf diese Weise eine gekrümmte Form, was zu der Bezeichnung »Schweifkern« geführt hat. Das Putamen verklebt mit dem aus dem Zwischenhirn stammenden *Globus pallidus* oder auch

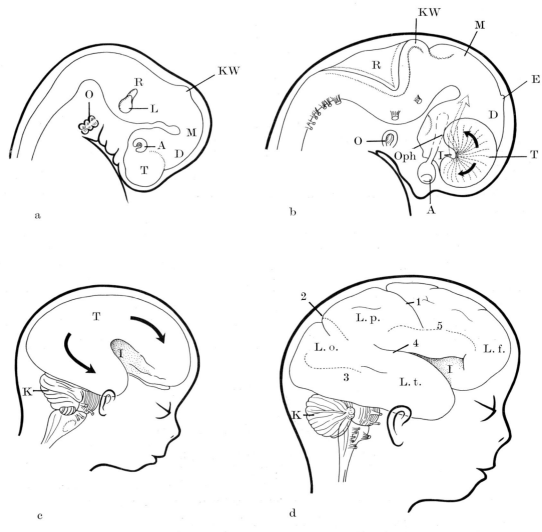

Abb. 194. Vier Stadien der Gehirnentwicklung beim Menschen in der Ansicht von lateral. Alter der Feten: a) 35 Tage, b) 44 Tage, c) 5 Monate, d) 6 Monate (K-B). Die schwarzen Pfeile deuten die Wachstumsrichtung der Endhirnbläschen um das Inselfeld (I) herum an; die punktierten Linien in (b) zeigen den Weg, den die Projektionsfasern an der Insel vorbei durch die innere Kapsel hindurch nehmen. A = Augenanlage, I = Inselfeld, K = Kleinhirn, L = Labyrinthbläschen, O = äußeres Ohr.

Primärfurchen:
    1 = Sulcus centralis
    2 = Sulcus parietooccipitalis
    3 = Fissura calcarina
    4 = Fissura lateralis (Sylvii)
    5 = Sulcus cinguli

Lappengliederung des Endhirns:
    L. f. = Lobus frontalis (bis Sulcus centralis)
    L. o. = Lobus occipitalis (kaudal vom Sulcus parietooccipitalis)
    L. p. = Lobus parietalis (zwischen Sulcus centralis und parietooccipitalis)
    L. t. = Lobus temporalis (kaudal von der Fissura lateralis)

Hirnbläschen:
    D = Diencephalon (Zwischenhirn)
    KW = Kleinhirnwulst
    M = Mittelhirn
    Oph = Ophthalmencephalon (Teil des Zwischenhirns)
    R = Rautenhirn
    T = Endhirnbläschen (Telencephalon), Anlage des Großhirns

Vorderhirn (Prosencephalon)

Gliederung der Stammganglien:

Endhirn	{ dorsomedial	—— *Nucleus caudatus*	} *Corpus striatum*
	dorsolateral	—— *Putamen*	
	Sulcus terminalis		} *Nucleus lentiformis*
Zwischenhirn	{ ventrolateral	—— *Pallidum*	
	dorsomedial	—— *Thalamus*	
	ventromedial	—— *subthalamische Kerne*	

Pallidum und behält dadurch eine ovale, linsenförmige Gestalt. Putamen und Pallidum bezeichnet man zusammen als *Linsenkern (Nucleus lentiformis)*, der aber weder entwicklungsgeschichtlich noch funktionell eine Einheit darstellt. Nucleus caudatus und Putamen bilden zusammen den Streifenkörper *(Corpus striatum)*.

Bei den geschilderten Wachstumsverschiebungen wird unter dem Inselfeld noch ein schmaler, flächenhafter Bereich grauer Substanz abgesprengt, das *Claustrum*, dessen funktionelle Bedeutung unbekannt ist.

Zwischen Linsenkern und Striatum liegen alle Projektionsbahnen auf engem Raum zusammengedrängt und bilden die innere Kapsel *(Capsula interna)*. Diese umgibt schalenartig den Linsenkern an seiner medialen Fläche. An der gegenüberliegenden, der Insel zugekehrten Fläche sind ebenfalls, allerdings wesentlich dünnere Faserlamellen entstanden, die man in Analogie zur inneren Kapsel als *Capsula externa* und *extrema* bezeichnet (Abb. 196, 197).

Die Projektionsfasern der Großhirnrinde dringen nach Passieren der Capsula interna zum Mittelhirn vor und bilden dort die ventral vorspringenden Großhirnstiele (Pedunculi oder Crura cerebri). Sie sind den Kleinhirnstielen (Pedunculi cerebelli) vergleichbar. Die Gesamtheit der Projektionsbahnen wird in der inneren Kapsel (am Boden des Mittelhirns) so gebündelt wie die Stiele eines Blumenstraußes in der umschließenden Hand. Dieses mächtige Faserbündel wird aber

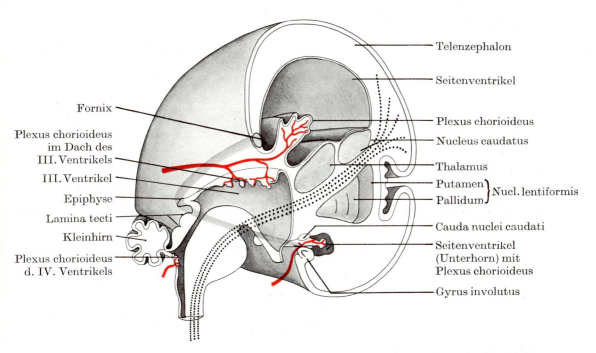

Abb. 195. Querschnitt durch das embryonale Vorderhirn zur Darstellung der Lage der Projektionsbahnen [nach ALLAN (K-B)]. Zwischen-, Mittel- und Rautenhirn sind median halbiert. Blutgefäße für die Plexus chorioidei des End-, Zwischen- und Rautenhirns sind rot hervorgehoben, Fornix mit seinem bogenförmigen Verlauf an der medianen Wand des Endhirnbläschens durch Strichelung markiert, Projektionsfasersysteme punktiert.

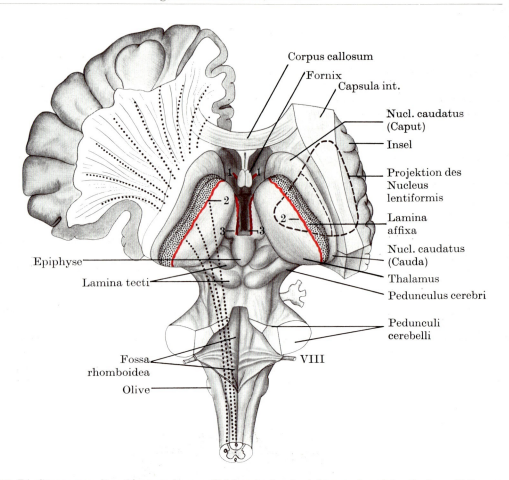

Abb. 196. Die Stammganglien des erwachsenen Gehirns in der Ansicht von dorsal [nach einem Präparat gezeichnet (K-B)]. Rechts wurde das Großhirn bis auf die Inselrinde und die innere Kapsel abgetragen, links sind die vorderen Rindenabschnitte stehen geblieben, um den Verlauf der Projektionsfasern (schwarz hervorgehoben) zeigen zu können. Die punktierte Fläche entspricht der Lamina affixa. Rot = Rißlinien des Plexus chorioideus: 1 = Taenia fornicis, 2 = Taenia chorioidea, 3 = Taenia thalami, VIII = VIII. Hirnnerv (N. vestibulocochlearis).

kaudalwärts immer schmäler. Das rührt daher, daß die absteigenden Projektionsfasersysteme auf dem Wege zum Rückenmark zahlreiche Fasergruppen zu anderen Hirngebieten abgeben. Makroskopisch wird diese Umschichtung daran kenntlich, daß die Großhirnstiele an der Basis des Mittelhirns zunächst noch als mächtige Bündel, nach Passage der Brücke jedoch nur noch als schmale Streifen, die sog. Pyramiden, zu sehen sind. Auch diese verschwinden weiter kaudal am Rückenmark bald. Das riesige Projektionsfasersystem der inneren Kapsel hat sich also während seines Verlaufes zwischen Endhirn und Rückenmark durch abzweigende Faserbündel größtenteils erschöpft.

Die Grenzzone zwischen End- und Zwischenhirn ist auch am erwachsenen Gehirn noch deutlich durch den Sulcus terminalis markiert. Der Thalamus hat durch die oben geschilderte Entwicklung seine Form geändert und bildet beim Erwachsenen eine nach hinten ausladende Zellmasse, die sich median mit der der Gegenseite fast berührt. Das Lumen des Zwischenhirnbläschens wird dadurch zu einem schmalen, hochgestellten Spalt, dem III. Ventrikel oder Zwischenhirnventrikel, eingeengt, den in der Regel eine Gewebsbrücke zwischen den beiden Thalami, die *Adhaesio interthalamica*, horizontal durchzieht.

c) Plexus chorioidei und Hirnventrikel

Bei der Vorderhirnentwicklung bleiben bestimmte Wandabschnitte des Neuralrohres dünn. An diesen Stellen stülpen sich Blutgefäßgeflechte in die Ventrikel ein und bilden so die *Plexus chorioidei* oder Adergeflechte (vgl. Abb. 191, 195). Plexusbildungen dieser Art finden vor allem an der medialen Wand der Endhirnbläschen sowie im Dach des III. Ventrikels statt.

Der Plexus chorioideus, der sich an der medialen Wand des Endhirnbläschens differenziert, hängt an zwei Lippen, einer oberen und einer unteren. Die untere lagert sich auf die durch das Größenwachstum des Thalamus stark verbreiterte, dorsale Thalamusfläche und verklebt schließlich mit ihr *(Lamina affixa)* (Abb. 196). An dieser Stelle existiert daher auf dem Thalamus auch am erwachsenen Gehirn noch ein schmaler, undifferenzierter Gewebsstreifen, der der ursprünglichen Hirnwandung entspricht. Reißt man den Plexus chorioideus hier ab, so bleibt eine Rißlinie zurück, die *Taenia chorioidea* (Abb. 196).

Oben hängt der Plexus chorioideus an einem rundlichen Nervenfaserstrang, der sich während der Embryonalzeit an der medialen Hirnblasenwandung entwickelt hat, dem *Fornix*. Es handelt sich um einen zum Riechhirn gehörenden Abschnitt. Die Abrißlinie des Plexus chorioideus heißt hier sinngemäß *Taenia fornicis*.

Durch die Massenentwicklung des Thalamus hat sich das Dach des Zwischenhirns dorsal verbreitert und grenzt im Bereich der Lamina affixa sogar an den Seitenventrikel des Endhirns. Nur medial ist ein schmaler Streifen des Zwischenhirndaches dünn geblieben. Hier stülpt sich der Plexus chorioideus des III. Ventrikels von oben in das Ventrikellumen vor. Reißt man den Plexus ab, bleibt die *Taenia thalami* zurück.

Zwischen dem Plexus chorioideus des Seitenventrikels und dem des III. Ventrikels besteht durch Bindegewebe und Gefäße eine breite Verbindung. Dieses Gewebe, das nicht nervöser Natur ist und auch nicht aus dem Neuralrohr, sondern aus dessen bindegewebiger Umhüllung stammt, formiert eine flache Gewebsplatte, die lateral bis in den zentralen Kern der Adergeflechte der

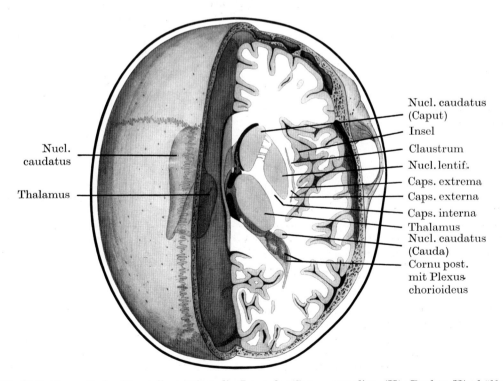

Abb. 197. Halbschematische Darstellung über die Lage der Stammganglien (K). Rechte Hirnhälfte horizontal durchschnitten, linke Hirnhälfte mit Corpus striatum und Linsenkern durchsichtig gedacht.

Seitenventrikel hineinragt. Diese Platte ist die *Tela chorioidea*, die ähnlich wie das Endhirnbläschen im ganzen widderhornartig gekrümmt ist und seitlich bis in die Plexus der Schläfenlappenventrikel reicht.

Generell unterscheidet man an den Seitenventrikeln *(Ventriculi laterales)* beiderseits je ein Vorder-, Hinter- und Seitenhorn (Cornu anterius, posterius und inferius) sowie einen verbindenden Mittelteil, die Pars centralis oder auch Cella media. Die Plexus chorioidei ragen in den Mittelteil und in das Unterhorn hinein. Hinter- und Vorderhorn sind ohne Adergeflechte. Am Boden des Vorderhorns wölbt sich der Nucleus caudatus, medial-hinten der Thalamus vor. Im Unterhornbereich liegt zusammen mit dem Plexus chorioideus der Schweif des Nucleus caudatus, und zwar hier jetzt im Dach des Unterhorns. Der Boden des Unterhorns wird hauptsächlich durch die phylogenetisch alten Rindengebiete des Temporallappens gebildet, die sich bei der Entwicklung des Endhirns nach innen einrollen. Sie gehören zum Riechsystem (sog. *Hippokampusformation*, vgl. S. 281). Die Primärfurchen der Hirnrinde schneiden teilweise so tief ein, daß sie an der Ventrikelwand Vorwölbungen verursachen. So wird z. B. das sog. *Calcar avis* im Hinterhorn des Seitenventrikels durch die *Fissura calcarina* sowie die *Eminentia collateralis* durch die Fissura collateralis des Temporallappens hervorgerufen.

Die Vergrößerung der Basalganglien hat, wie oben geschildert, die ursprünglich breite Verbindung zwischen End- und Zwischenhirn zunehmend eingeengt. Es resultiert schließlich ein kleiner, länglicher Kanal, der zwischen Fornix und Nucleus caudatus hindurchläuft und beiderseits die Seitenventrikel mit dem III. Ventrikel verbindet, das *Foramen interventriculare Monroi*.

Primäre embryonale Hirnbläschen	Sekundäre embryonale Hirnbläschen	Hirnabschnitte	Kerne	Ventrikel	Hirnnerven
Prosencephalon	*Telencephalon*	Endhirn	Großhirnrinde Nucl. caudatus ⎫ Corpus Putamen ⎭ striatum	Seitenventrikel	I. (Fila olfactoria)
	Diencephalon	Zwischenhirn	Globus pallidus Thalamus Hypo- und Metathalamus Sehorgan Epiphyse Epithalamus	III. Ventrikel	II. (N. opticus)
(Mesencephalon)	*Mesencephalon*	Mittelhirn	Tectum (Colliculus anterior und posterior) Tegmentum Pedunculi cerebri	Aquaeductus cerebri	III. (N. oculomotorius) IV. (N. trochlearis)
Rhombencephalon	*Metencephalon*	Hinterhirn	Kleinhirn, Pons	IV. Ventrikel	V. (N. trigeminus) VI. (N. abducens)
	Myelencephalon	Nachhirn	Medulla oblongata Oliven		VII. (N. facialis) VIII. (N. vestibulocochlearis) IX. (N. glossopharyngeus) X. (N. vagus) XI. (N. accessorius) XII. (N. hypoglossus)

Vorderhirn (Prosencephalon)

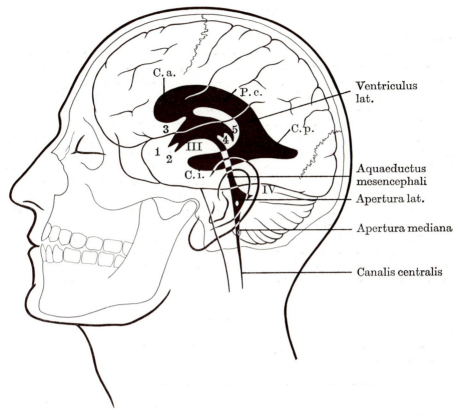

Abb. 198. Topographie des Ventrikelsystems in der Ansicht von lateral (K-B). III = III. Ventrikel, IV = IV. Ventrikel.

Abschnitte der Seitenventrikel:
C.a. = Cornu ant.
C.i. = Cornu inf.
C.p. = Cornu post.
P.c. = Pars centralis (Cella media)

Recessus des III. Ventrikels:
1 = Recessus chiasmatis
2 = Recessus infundibuli
3 = Recessus triangularis
4 = Recessus pinealis
5 = Recessus suprapinealis

Der *III. Ventrikel* ist auf das Zwischenhirn beschränkt (Abb. 198). Thalamus und Hypothalamus begrenzen seine laterale Wand. Im ganzen gesehen ist der III. Ventrikel hoch und schmal. Der Querdurchmesser beträgt kaudal nur wenige Millimeter. Er bildet kaudal, hinten und vorne verschiedene Recessus (vgl. Abb. 198). Hinten oben, unter der Commissura post., geht er in den *Aquaeductus mesencephali (Sylvii)* über. Dieser im Mittelhirn lokalisierte Kanal verbindet den III. mit dem IV. Ventrikel und ist äußerst eng.

Der *IV. Ventrikel* hat eine zeltartige Form und geht kaudal in den Zentralkanal des Rückenmarks über. Da dieser aber stellenweise obliteriert oder unwegsam ist, fließt der das Hohlraumsystem ausfüllende Liquor cerebrospinalis über 3 Öffnungen, Aperturen des IV. Ventrikels *(Aperturae laterales* und *Apertura mediana)* nach außen und damit in den das Gehirn umgebenden Zisternenraum ab (vgl. S. 352). Die lateralen Ecken dieses Zeltes sind kanalartig ausgezogen und bilden die sog. *Recessus laterales*, die am Ende perforiert sind und Adergeflechte enthalten, die sich weit nach außen vorstülpen können *(Bochdaleksches Blumenkörbchen)*. Die nicht vom Kleinhirn okkupierten Teile des Daches bilden das Velum medullare anterius und posterius, wobei das hintere Segel zusammen mit der Tela chorioidea weitgehend in den Plexus chorioideus des IV. Ventrikels einbezogen wird. Das Velum medullare anterius liegt vorne zwischen den vorderen Kleinhirnstielen und wird von der Lingula cerebelli bedeckt.

III. Metamerer Bereich des Nervensystems (Sensomotorik)

Der mittlere Elementarbereich des NS konzentriert sich im wesentlichen auf das metamer gegliederte Rückenmark mit den Spinalnervensegmenten, besitzt aber auch Verbindungen mit dem zentralen NS bis hinauf zum Großhirn. Seine Hauptaufgabe besteht in der Regelung und Ordnung der motorischen Abläufe. Die Spinalnerven versorgen die Muskulatur der Körperwandung und der Extremitäten. Sie enthalten sensible Fasern von der Haut oder aus den Sinnesorganen der Muskulatur. Sensible (afferente) und motorische (efferente) Elemente bilden im mittleren Elementarbereich des Nervensystems gleichwertige Verknüpfungen (sensomotorische Funktionskreise). Das Bauelement dieser Systeme ist der Leitungsbogen, der sich im einfachsten Falle aus einem afferent leitenden und einem efferenten Neuron zusammensetzt.

Für die Regelung einfacher, motorischer Abläufe ist das Rückenmark zuständig. Je komplizierter und »freizügiger« die Bewegungsformen, je vielfältiger die Gestaltungen der Motorik werden, um so höhere Hirnzentren schalten sich in die »basalen« Leitungsbögen des Rückenmarks ein. Neben reflektorischen, nahezu automatischen Reaktionen (Eigenreflexe, mechanische Fortbewegungsautomatismen), gibt es gezielte Einzelbewegungen: Abwehr-, Flucht- und Wischbewegungen, Bewegungen zur Gleichgewichtsregulation sowie die Vielzahl der unbewußten (»unwillkürlichen«) oder willkürlichen Bewegungen. Ob wir eine unbekannte Sprache erlernen oder ein Instrument spielen lernen, ob wir freiwillig (»willkürlich«) eine neue, bisher nicht ausgeführte Bewegung einüben oder schließlich ganz unbewußt und automatisch eine Ausgleichsbewegung zur Erhaltung des Gleichgewichts und der Körperstellung ausführen, immer treten die mit der Körpermuskulatur verbundenen sensomotorischen Systeme in Funktion.

Aus der Vielfalt dieser Zusammenhänge lassen sich 5 funktionelle Systeme herausschälen, in die sich alle wesentlichen Funktionsabläufe eingliedern lassen.

Tabellarische Übersicht über die fünf elementaren sensomotorischen Systeme

	Art der Motorik	Übergeordnetes Zentralorgan des NS	Funktionelles System
1.	Muskeltonus, einfache myostatische Automatismen	Rückenmark (Segmentbereich)	*Eigenreflexapparat*
2.	Isolierte, zweckbezogene Einzelbewegungen von Muskelgruppen (Abwehr-, Fluchtreaktionen), primitive, rhythmische Fortbewegung	Rückenmark (mehrere Segmente)	*Fremdreflexapparat*
3.	Gleichgewichtsreaktionen, Muskeltonus im Dienste der Gleichgewichtserhaltung, zeitliche Bewegungskoordinationen	Rautenhirn	*Vestibulozerebellares System*
4.	»Unwillkürliche«, affektive Motorik, erlernte Bewegungen	Stammhirn (Striatum und Zwischenhirn)	*Extrapyramidales System*
5.	Bewußte Willkürmotorik	Großhirnrinde	*Pyramidales System*

1. Einfache, myostatische Regelungen im Rückenmark (Eigenreflexapparat)
Erstes funktionelles System der Sensomotorik

Ein kurzer Schlag auf eine Sehne löst eine rasche Muskelkontraktion aus. Schlägt man z. B. mit einem Reflexhammer gegen die Patellarsehne unterhalb der Kniescheibe, so schnellt der Unterschenkel etwas nach vorn, da sich die Streckmuskulatur des Oberschenkels kontrahiert. Derartige auf einen Reiz folgende Muskelzuckungen nennt man Reflexe. In unserem Beispiel kontrahiert sich derselbe Muskel, auf dessen Sehne der Schlag ausgeübt wurde. Man spricht daher von *Eigenreflexen (propriozeptive Reflexe)*. Der Schlag auf die Sehne führt zu einer kurzzeitigen Dehnung des zugehörigen Muskels. Diese Dehnung ist der adäquate Reiz für die unmittelbar folgende, einmalige Muskelzuckung (daher auch Dehnungsreflex).

Am Eigenreflex sind zwei Neuronen beteiligt. Ein afferentes Neuron leitet die durch den Dehnungsreiz erzeugten Erregungen zum Rückenmark. Hier wird das efferente Neuron erregt, das die Muskelzuckung bewirkt.

Die Zellkörper der Motoneuronen liegen in der grauen Substanz der Vorderhörner, diejenigen der afferenten Neuronen in den Spinalganglien. Die Motoneuronen ordnen sich innerhalb der Vordersäulen des Rückenmarks zu Kerngruppen an, räumlich gesehen eigentlich zu Kernsäulen (Abb. 199). Am weitesten medial liegen die Kernsäulen für die Rumpfmuskulatur, daran schließen sich seitlich diejenigen für die Extremitätengürtel an, dann die für die oberen, die mittleren und schließlich die für die Endabschnitte der Gliedmaßen. Die Vorderhörner erscheinen also im Querschnitt um so breiter und ausladender, je mehr Gruppen von Motoneuronen sich lateral angeschichtet haben. Der Rückenmarksquerschnitt wird also zu einem Spiegel der peripheren Innervation *(somatotopische Gliederung)*. Da im Bereich der Extremitätenwurzeln sehr viele Motoneuronen lokalisiert sind, verbreitern sich die Vorderhörner hier stark. Die »Schmetterlingsfigur« der grauen Substanz wird breit und voluminös. Im Bereich der Brustsegmente, wo nur die Rumpfmuskulatur zu innervieren ist, bleibt sie dagegen schmal und grazil (Abb. 200).

Nun ist aber die Beziehung zwischen der Zahl der motorischen Vorderhornzellen und der Anzahl der zu innervierenden Muskelfasern nicht rein quantitativ, sondern mehr funktionell zu verstehen. Die Zahl der Motoneuronen ist nämlich um so größer, je feiner abgestuft das Bewegungsspiel der zu innervierenden Muskelgruppen ist. Für die Handmuskeln z. B. stehen sehr viel mehr motorische Vorderhornzellen zur Verfügung als etwa für die quantitativ wesentlich größere Gruppe der Oberschenkel- und Gesäßmuskulatur.

Die Neuriten der Motoneuronen ziehen von ihren Zellkörpern im Rückenmark durch die vorderen Wurzelfäden (Fila radicularia ant.) und die Spinalnerven bzw. deren Äste ohne Unterbrechung

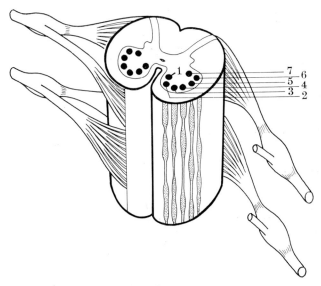

Abb. 199. Somatotopische Anordnung der motorischen Kernsäulen im Rückenmark. 1 = Autochthone Rückenmuskulatur (Rr. dorsales der Spinalnerven), 2 = Rumpfmuskulatur (Rr. ventrales der Spinalnerven), 3 = Muskulatur von Rumpf zu den Extremitätengürteln (Plexus), 4 = Muskulatur der Extremitätengürtel (Plexus), 5 = Oberarm- bzw. Oberschenkelmuskulatur (periphere Nerven), 6 = Unterarm- bzw. Unterschenkelmuskulatur (periphere Nerven), 7 = Hand- bzw. Fußmuskulatur (periphere Nerven).

bis zur Muskulatur, wobei sie sich jedoch peripherwärts zunehmend aufzweigen. Die dickeren Neuriten der großen Motoneuronen heißen Aα-Fasern, die dünneren Fasern der kleinen Motoneuronen Aγ-Fasern. Im Extremitätenbereich sollen in den vorderen Wurzeln 10% dünne (γ-) und 90% dicke (α-) Fasern vorhanden sein; in den Brustsegmenten sind beide Anteile etwa gleich häufig. Da während der Embryonalentwicklung die metamer angeordneten Myotome sich zu Muskelindividuen verschiedener Größe zusammenschließen, wird jeder Muskel von Nervenfasern aus mehreren Rückenmarkssegmenten versorgt *(plurisegmentale Innervation)*.

Die Neuriten der motorischen Vorderhornzellen enden in der Peripherie an den quergestreiften Muskelfasern mit *motorischen Endplatten*. Jeder Neurit splittert sich auf und bildet mehrere Endplatten (Abb. 201). In der Regel erhält eine quergestreifte Muskelfaser nur eine motorische Endplatte, die meist in der Mitte der Faser lokalisiert ist. Beim M. vocalis und einigen sehr langen Muskelfasern sollen allerdings auch mehrere Endplatten an einer Faser vorkommen. Die Gesamtheit der von einer Vorderhornzelle innervierten Muskelfasern nennt man eine *motorische Einheit*. In Muskelgruppen mit besonders fein abstufbarer Motorik (z. B. Augen- oder Fingermuskeln) ist das Verhältnis Nervenzelle zu Muskelfasern klein (1:5 bis 1:20) im Vergleich zu anderen, bei denen das Verhältnis 1:200 bis 1:500 betragen kann.

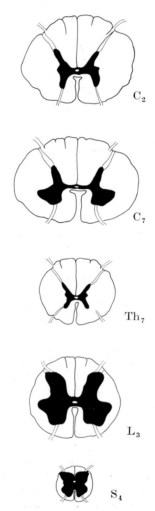

Abb. 200. Querschnitte durch das Rückenmark des Erwachsenen. Darstellung der unterschiedlichen Massenverteilung von weißer und grauer Substanz (schwarz) in den verschiedenen Segmenten (K-B).

Funktionell arbeiten niemals alle Motoneuronen gleichzeitig. Selbst bei äußerster Kraftanstrengung sind immer noch 15–20% der Motoneuronen in Ruhe. Die Abstufung der Muskelkontraktion ist dadurch möglich, daß immer nur ein Teil der motorischen Einheiten in Funktion tritt. Je mehr Einheiten erregt werden, um so größer wird die Zahl der kontrahierten Muskelfasern und damit die Kraftentfaltung. Die Muskelfaser kontrahiert sich entweder ganz oder gar nicht (Alles-oder-Nichts-Gesetz). Je größer also die Zahl der motorischen Einheiten in einem Muskelsystem ist oder, mit anderen Worten, je geringer die Zahl der von einer Nervenzelle versorgten Muskelfasern, um so feiner abstufbar wird die Kontraktion, um so präziser kann die Bewegung ausgeführt werden.

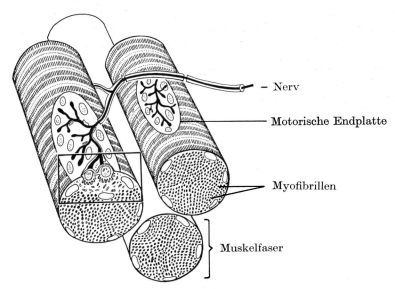

Abb. 201. Drei quergestreifte Muskelfasern mit zugehörigen motorischen Endplatten (K-B). Man beachte die Verzahnung der Zellmembranen (s. Rechteckmarkierung).

Muskelrezeptoren: Die Muskulatur besitzt nun aber nicht nur eine motorische, sondern auch eine sensible Innervation. Die afferenten Nervenfasern aus der Muskulatur sind sogar außerordentlich zahlreich. Es handelt sich um Axonen der Spinalganglienzellen, deren zentraler Fortsatz in das Rückenmarksgrau eintritt und synaptisch z. T. direkt an den Motoneuronen endet. Die von ihnen zentralwärts geleiteten Afferenzen stammen aus den *Muskelspindeln* (Corpora musculonervosa), das heißt innerhalb der Muskulatur gelegenen Rezeptoren (Abb. 202). Es handelt sich um 2–3 mm, manchmal auch 10 mm lange, von einer Bindegewebskapsel eingehüllte, sehr dünne (0,2 mm), spindelförmige Gebilde, die in ihrem Inneren eine Spezialmuskulatur, das sog. Weismannsche Bündel, enthalten. Dieses Bündel besteht aus 3–6 unverzweigten, quergestreiften Muskelfasern, den sog. »intrafusalen« Fasern, die gegenüber der Arbeitsmuskulatur noch ein embryonales Aussehen besitzen. Im übrigen füllt eine eiweißreiche, lymphartige Flüssigkeit den Innenraum der Spindel derart aus, daß diese spindelförmig aufgetrieben wird und als Ganzes unter Spannung steht. Die intrafusalen Fasern sind wesentlich dünner als die Fasern der extrafusalen Arbeitsmuskulatur. Ihre sehnigen Enden, die zu beiden Seiten aus der Spindel herausragen, sind im intermuskulären Bindegewebe verankert. Auf diese Weise kann die Muskelspindel Bewegungen des Gesamtmuskels mitmachen. In der Spindelmitte verdicken sich die intrafusalen Fasern ein wenig und werden hier von zahlreichen feinsten Nervenfäserchen umwickelt. Es handelt sich um die aufgesplitterten und teilweise verknäuelten Endigungen der afferenten Neuronen, die die Spannung der intrafusalen Muskelfasern registrieren und mittels der afferenten Neuriten dem Rückenmark zuleiten.

An beiden Enden der Muskelspindeln besitzen die intrafusalen Muskelfasern außerdem motorische Endplatten. Diese sind kleiner als die der Arbeitsmuskulatur.

Die Anzahl der in einem Muskel vorhandenen Spindelorgane schwankt. In kleinen, funktionell hochwertigen Muskeln (Mittelohr- oder Handmuskulatur) sind sie besonders zahlreich.

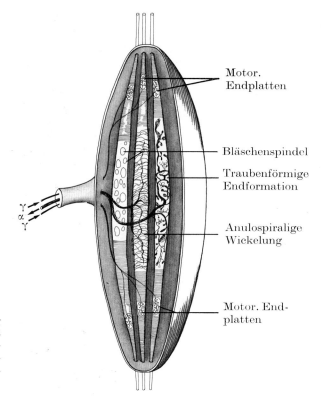

Abb. 202. Schema vom Aufbau einer Muskelspindel mit drei intrafusalen Muskelfasern (K.-B). γ = Motorische γ-Fasern zur Innervation der Spindelfasern, α = afferente Nervenfasern von den anulospiraligen oder traubenförmigen Endformationen.

Am Muskel-Sehnen-Übergang kommt außerdem eine zweite Art von Rezeptoren vor, die *Sehnenrezeptoren* (Corpora neurotendinosa, Golgische Sehnenspindeln oder Tendorezeptoren). Die Sehnenbündel werden hier von feinsten oberflächlichen Nervennetzen umwickelt, die teilweise auch auf die Muskulatur übergreifen. Nicht selten sind an dieser Stelle auch noch andere Sinnesorgane, wie z. B. Vater-Pacinische Lamellenkörperchen, zu finden. Die Sehnenrezeptoren sind ebenfalls eingekapselt. Sie stellen spindelförmige Sinnesorgane dar, die die Spannung der Sehnen registrieren.

Außerdem befinden sich noch *innerhalb* des Bindegewebes der faszialen Hüllschichten und Bindegewebslogen der Muskulatur terminale Nervenformationen verschiedenster Art, die entweder frei enden oder kleinere, eingekapselte Organe bilden.

Die aus der Muskulatur kommenden Afferenzen gehören zur *Tiefensensibilität*, die über die hintere Wurzel geleitet wird. Die hintere Wurzel enthält außerdem afferente Fasern von Hautrezeptoren als Vermittler der *Oberflächensensibilität*. Beim Menschen übersteigt die Anzahl der afferenten Neuronen die der Motoneuronen um das 5- bis 8fache. Die Zahl der Fila radicularia post. ist daher wesentlich größer als die der Fila radicularia ant. Wiederum sind in den Extremitätensegmenten deutlich mehr Neuronen vorhanden als etwa in den Brustsegmenten. Die zentralen Neuriten dieser afferenten Neuronen, deren Zellkörper im Spinalganglion liegen, treten von dorsal in das Rückenmark ein (Wurzeleintrittszone) und enden teilweise direkt an den Motoneuronen der Vorderhörner.

Arbeitsweise: Ein Schlag auf die Sehne bewirkt eine kurzzeitige Dehnung des Muskels, die sich auf die intrafusalen Muskelfasern der *Muskelspindeln* überträgt. Die Dehnung ihrer Mittelabschnitte in der Längsrichtung ist der adäquate Reiz für die anulospiraligen Wicklungen der afferenten Fasern, die dehnungsempfindliche Sinnesorgane (Fühler, Dilatorrezeptoren) darstellen. Durch die Erregung dieser Dehnungsrezeptoren entstehen vermehrte afferente Erregungen, die dem Rückenmark sehr schnell zugeleitet werden. Da diese Fasern direkte synaptische Kontakte mit den großen Motoneuronen des Vorderhorns besitzen, lösen die vermehrten Afferenzen unmittelbar Entladungen der Vorderhornzellen aus.

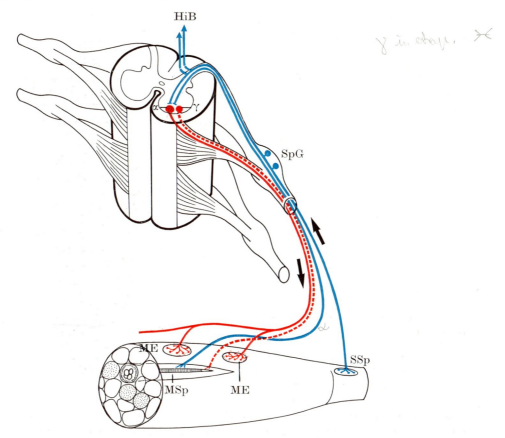

Abb. 203. Neuronale Gliederung des Eigenreflexapparates. Rot (ausgezogene Linie) = α-Motoneuronen zur Arbeitsmuskulatur, rot (gestrichelte Linie) = γ-Motoneuronen zur Spindelmuskulatur. Die Pfeile deuten die Leitungsrichtung der Erregungen an (K.-B). HiB = Hinterstrangbahnen, ME = motorische Endplatte, MSp = Muskelspindel, SSp = Sehnenspindel, SpG = Spinalganglion.

Durch die Kontraktion verkürzt sich nun wiederum der Muskel, was umgekehrt zu einer passiven »Entdehnung« der Spindel führt. Dadurch werden die Afferenzen, die von den intrafusalen Muskelfasern ausgehen, vermindert. Die α-Motoneuronen des Rückenmarks werden nicht mehr erregt.

Wird die Kontraktion des Muskels zu stark, spannen sich die Muskelsehnen vermehrt an. Jetzt feuern die *Sehnenrezeptoren*, die im Gegensatz zu den Muskelspindeln eine höhere Reizschwelle besitzen und keine Spontanentladungen zeigen, in vermehrtem Maße Afferenzen zum Rückenmark, wodurch die Entladungen der α-Motoneuronen gehemmt werden. Die Sehnenrezeptoren stellen daher »spannungsempfindliche Fühler« (Tensorezeptoren) dar, von denen eine schützende »Bremswirkung« ausgeht. Sie treten erst bei stärkerer passiver Dehnung oder übermäßigen aktiven Kontraktionen in Funktion.

Die im folgenden zu besprechenden Systeme bauen keine eigenen Verbindungen zur Muskulatur mehr auf, sondern benützen den geschilderten Grundregelkreis als »gemeinsame Endstrecke«. Alle übergeordneten, sensomotorischen Funktionskreise greifen daher entweder direkt an den α-Motoneuronen oder indirekt an den γ-Motoneuronen des Rückenmarks an und schalten sich auf diese Weise in das geschilderte funktionelle System ein.

2. Komplexe, somatomotorische Regelungen im Rückenmark (Fremdreflexapparat) Zweites funktionelles System der Sensomotorik

Streicht man mit einem Stab über die Bauchhaut, so erhöht sich die Spannung der Bauchmuskulatur (Bauchdeckenreflex). Streicht man an der Innenseite des Oberschenkels entlang, so hebt sich der Hoden (Kremasterreflex). Bestreichen der Fußsohle führt zu einer reflektorischen Senkung des Fußes (Plantarreflex). Auf eine Belichtung des Auges erfolgt eine Pupillenverengerung (Pupillarreflex), auf eine Berührung der Hornhaut ein Lidschlag, auf eine Reizung der Nasen- oder Gaumenschleimhaut ein Nies- bzw. Hustenreflex.

In all diesen Fällen gehen die Reize, das heißt die afferenten Erregungen, nicht von der Muskulatur aus, sondern von einer andernorts lokalisierten (»fremden«) Stelle, nämlich von der Haut oder den Schleimhäuten. Daher stammt die Bezeichnung *Fremdreflexe* oder *exterozeptive Reflexe*. So unterschiedlich diese Bewegungsphänomene auch sein mögen, meist handelt es sich um isolierte Einzelbewegungen oder gezielte, koordinative Bewegungsformen im Dienste einer zweckgerichteten Schutz- oder Abwehrbewegung. Das Alarmzeichen, der Reiz, geht hierbei von einem Hautsinnesorgan aus (exterozeptiver Reflex). Die Bewegungsorgane antworten mit einer gezielten Einzelbewegung, die in der Regel aus einer komplizierten Kette von Einzelaktionen zusammengesetzt ist und die Beseitigung der reizauslösenden Ursache bezweckt. Bleibt der Reiz dennoch bestehen, so kann die Abwehrreaktion in eine einfache oder auch kompliziertere Fluchtbewegung übergehen.

Die reizaufnehmenden Organe für diese Gruppe von Bewegungen liegen in der Haut oder Schleimhaut. Wir müssen daher diese morphologischen Zusammenhänge zuerst besprechen.

a) Haut und Hautrezeptoren

Die Haut kann als ein über den ganzen Organismus ausgebreitetes Sinnesorgan bezeichnet werden. Sie ist ein Derivat des Ektoderms wie das Nervensystem auch. Die Haut erfüllt allerdings noch zahlreiche andere Aufgaben, die im Rahmen der jeweiligen Kapitel besprochen werden. Da sie den Organismus umhüllt und gegen die Umwelt abschließt, stellt sie eine wichtige Schutzhülle dar, was aber nicht nur mechanisch, sondern auch funktionell zu verstehen ist. Sie schützt den Körper vor Überwärmung oder Unterkühlung, indem eine variierbare Durchblutung der ausgedehnten venösen Gefäßnetze des Hautmantels eine Wärmeregulation ermöglicht. Ein von den Hautdrüsen abgesonderter feiner Säurefilm schützt den Organismus gegen das Eindringen von schädigenden Keimen, obwohl die Haut nicht keimfrei ist und auch niemals vollständig sterilisiert werden kann. Durch die zahlreichen in der Haut enthaltenen Drüsen wird die Haut auch zu einem Exkretionsorgan. Die Exkretionsfunktion ist allerdings bei niederen Wirbeltieren, z. B. bei Amphibien, sehr viel mehr ausgeprägt. Hier kann die Haut Atmungsfunktion ausüben und durch Exkretionsvorgänge sogar vorübergehend die Nierenfunktion ersetzen. Beim Menschen können vielleicht noch die Abschilferung von verhornten Zellen an der Hautoberfläche (täglich etwa 6–14 g) sowie die Drüsensekretion als eine Art Ausscheidungsvorgang angesehen werden.

In unserem Zusammenhang betrachten wir nur die rezeptorische Funktion der Haut.

Allgemeine Gliederung der Haut: Das Hautorgan gliedert sich in verschiedene Schichten (Abb. 204). Es wird gegen die Außenwelt durch ein Epithel, die *Epidermis*, abgeschlossen. Die Epidermis stellt ein mehrschichtiges, verhorntes Plattenepithel dar. Es besitzt 2 wesentliche Schichten, die Keimschicht *(Stratum germinativum)* innen und die Hornschicht *(Stratum corneum)* außen. Die Hornschicht ist an der unbehaarten Haut, z. B. an der Handfläche (Palma manus) oder Fußsohle (Planta pedis), wesentlich dicker als an der dichtbehaarten Haut (Kopfhaut). An die Epidermis grenzt die Lederhaut *(Corium)* an. Die gefäßreiche Außenschicht der Lederhaut ragt mit zapfenartigen Papillen gegen die Epidermis vor und bildet so das Stratum papillare. Diese mit einem lockermaschigen Bindegewebe und zahlreichen Blutkapillaren versehene Zone ist für die Sinnesorgane besonders wichtig, da sie die eigentliche Grenzschicht zwischen Epithel und Hautbindegewebe darstellt. Weiter innen verdichtet sich das Bindegewebe zu regelmäßigen, gitterartig kreuzenden Bindegewebslamellen, in die Hautdrüsen (ekkrine Schweißdrüsen, apokrine Duftdrüsen und holokrine Talgdrüsen) eingelagert sind. Wir nennen diese dichtere Zone das Stratum reticulare. Alle genannten Schichten zusammen bilden die Haut im engeren Sinne *(Cutis)*, an die

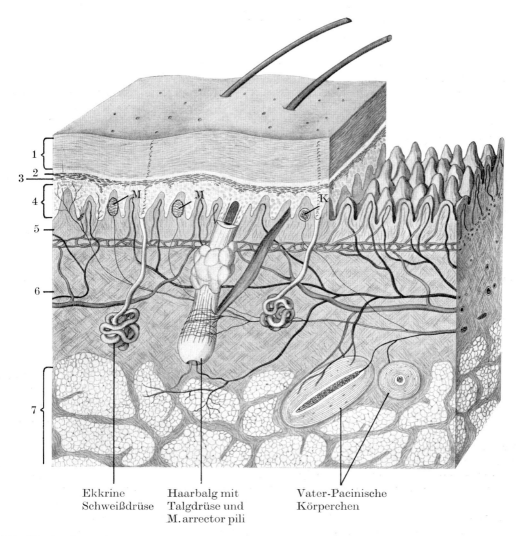

Abb. 204. Strukturschema der Haut. M = Meißnersche Tastkörperchen, K = Krausesches Endkörperchen.
1 = Stratum corneum
2 = Stratum lucidum
3 = Stratum granulosum } Epidermis
4 = Stratum germinativum } } Cutis
5 = Stratum papillare
6 = Stratum reticulare } Corium
7 = Subcutis

sich die fettreiche und wesentlich dickere *Subkutis* anschließt. Die Nomenklatur ist jedoch nicht einheitlich. In der Dermatologie wird z. B. die Epidermis meist als Kutis und die Gesamtheit der übrigen Schichten als Subkutis bezeichnet.

Formtypen der Hautsinnesorgane: Die Formenmannigfaltigkeit der nervösen Endapparate in der Haut bzw. Schleimhaut ist sehr groß. Zweckmäßigerweise unterscheidet man 2 Grundformen: eingekapselte, organartig differenzierte Endorgane und nichteingekapselte freie Nervenendigungen (Abb. 204). Für beide Gruppen lassen sich morphologische Differenzierungsreihen aufstellen, da Übergangsformen in großer Zahl vorhanden sind.

Die nervösen Endformationen liegen in der Hauptsache an der Grenze zwischen Epidermis und Bindegewebe. Bei den sog. *freien Nervenendigungen* können sie bis in die Epidermis vordringen. Dabei liegen die häufig etwas kolbig verdickten Endaufzweigungen nicht, wie die Elektronenmikroskopie bewiesen hat, *intra*epithelial, sondern zwischen den Zellen (*inter*zellulär), das heißt in den interzellulären Spalträumen der Epidermis. Die zugehörigen angrenzenden Epithelzellen sind neurogener Herkunft.

Als eine zweite Form von freien Endigungen können die netzförmigen Geflechte, die nicht selten als umschriebene Verdichtung nervöser Substanz im subepithelialen Bindegewebe der Haut anzutreffen sind, betrachtet werden. Eine besondere Form derartiger Nervengeflechte stellen die *Merkelschen Scheiben* dar. Dabei handelt es sich um scheibenförmige, parallel zur Hautoberfläche orientierte, meist in kleinen Gruppen zusammenliegende Nervennetze, die in der Regel aus einem oder wenigen Axonen durch Aufsplitterung gebildet werden.

Als eine dritte Form der freien Nervenendigungen können schließlich die »*Endknäuel*«, die an umschriebener Stelle durch starke Aufzweigungen aus einer Nervenfaser hervorgehen, betrachtet werden. Eine abgrenzbare Kapsel fehlt.

Die morphologische Vielfalt der *eingekapselten Rezeptororgane* der Haut ist unübersehbar. Meist werden die Organe nach ihren Entdeckern benannt (Vater-Pacinische Lamellenkörperchen, Meißnersche Tastkörperchen, Krausesche Endknäuel). Welche funktionelle Bedeutung den einzelnen, morphologisch unterschiedenen Rezeptorenarten zukommt, ist nicht geklärt. Die eingekapselten Endorgane werden von konzentrisch angeordneten Bindegewebszellen oder Faserschichten umhüllt, so daß ein abgeschlossener Raum entsteht, in dem die in der Regel verzweigten und aufaufgeknäuelten Nervenendigungen lokalisiert sind.

Funktionelle Zusammenhänge: Es ist nun aber nicht so, daß jeder Hautrezeptor durch eine einzelne Nervenfaser mit dem Rückenmark verknüpft ist. Die meisten der genannten Endorgane enthalten Äste mehrerer Neuronen und werden oft auch von verschiedenen dicken Nervenfasern versorgt *(multiple Innervation)*. Informationstheoretisch besteht also in der Haut eine »Netzwerkleitung« mit »Konvergenz-Divergenz-Schaltung«. Betrachtet man flächenhafte Hautpräparate, so erkennt man bei einer Nervendarstellung einen maschenartigen, kutanen Hautplexus mit polygonaler Felderung. 80% der Nervenfasern dieses Hautplexus sind dünne, markarme oder auch marklose Fasern, nur 20% stellen dickere, markhaltige Nervenfasern dar. Aus diesem Geflecht zweigen jeweils die innervierenden Nervenfasern zu den geschilderten Rezeptoren ab, oder sie treten als Nervenendigungen in Form einfacher Endaufsplitterungen oder knäuelartiger Verdichtungen an die Epidermis heran.

Diese morphologischen Verhältnisse erklären manche Besonderheiten der Hautsensibilität, z. B. das Überlappen der sensiblen Felder, die Ausstrahlung von Empfindungen bei lokalen Reizen, den »Funktionswandel« zwischen Reizen verschiedener Qualität und die dumpfe, unbestimmbare Allgemeinempfindung nach Läsionen peripherer Hautnerven (protopathische Sensibilität).

Die durch die Haut vermittelten Empfindungen können in gewissem Sinne als eine Einheit betrachtet werden. Sie stellen in ihrer Gesamtheit das »Gefühl« oder »Getast«, das heißt die kutane Sensibilität oder *Oberflächensensibilität (exterozeptive Sensibilität)* dar. Diese ist von den durch die Muskelrezeptoren vermittelten Empfindungen *(Tiefensensibilität* oder *propriozeptive Sensibilität)* streng zu trennen. Der übergeordnete, bis zu einem gewissen Grad aber einheitliche Modalbezirk der Hautsensibilität läßt sich in »Submodalitäten« (HENSEL) aufgliedern, wobei zweckmäßigerweise 3 Untergruppen unterschieden werden: die Gruppe der mechanischen, der Temperatur- und schließlich der Schmerzempfindungen. Aber damit ist die Vielfalt unserer Erlebnisse noch nicht voll umrissen. Die mechanischen Erlebnisse können Druck-, Berührungs- oder Vibrationsempfindungen sein. Beim Schmerz *(Nozizeption)* läßt sich ein heller, scharfer von einem dumpfen, allgemeinen Schmerz unterscheiden. Temperaturerlebnisse treten als Wärme- oder Kälteempfindungen auf. Es gibt Übergänge und wechselseitige Beeinflussungen zwischen Temperaturempfindungen einerseits und Druck- bzw. Schmerzsensationen andererseits.

Ganz allgemein sind in der kutanen Erlebniswelt zwei elementar verschiedene Strukturen enthalten. Die eine ist durch eine starke Affektbetonung unter Beimischung von Lust- und Unlustgefühlen charakterisiert. Dabei ist der Empfindungscharakter unbestimmt, wenig abgrenzbar und begrifflich nicht faßbar. Man nennt diese Art der Oberflächenempfindung nach HEAD *protopathische Sensibilität*. Sie tritt z. B. nach Nervendurchschneidungen zuerst als dumpfe, affektbetonte Allgemeinempfindung auf. Phylogenetisch ist diese Form der kutanen Sensibilität wahrscheinlich sehr alt. Bei den höheren Wirbeltieren entwickelt sich darüber hinaus eine weitere, wesentlich

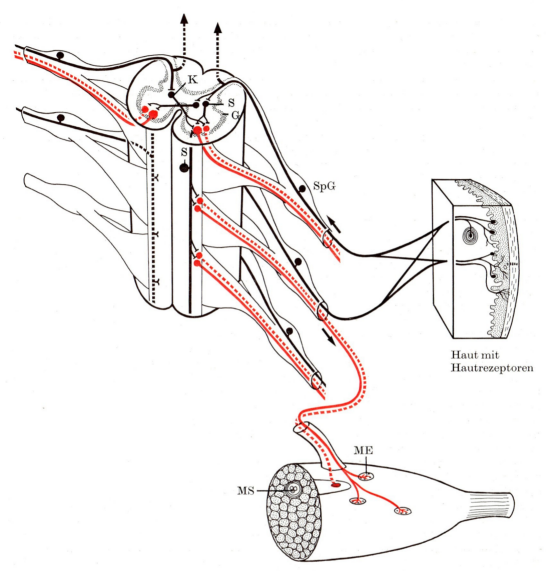

Abb.205. Neuronale Gliederung des Fremdreflexapparates (K-B). Durch die Schaltzellen des Rückenmarks (schwarz) werden mehrere Segmente zu einer funktionellen Einheit verknüpft. α-Motoneuronen (rot, ausgezogene Linie), γ-Motoneuronen (rot, gestrichelte Linie), G = Grundbündel, K = Kommissurenzellen, ME = motorische Endplatte, MS = Muskelspindel, S = Schaltzellen, SpG = Spinalganglion.

spezifischere Form der Oberflächensensibilität, die sog. *epikritische Hautsensibilität*. Dabei kommt die rationale, erkenntnismäßig deutbare und begriffliche Seite des Erlebens stärker zum Tragen. Die Empfindungen werden objektiviert und schärfer faßbar. Die affektbetonte, verschwommene Komponente tritt zurück. Epikritische Sensationen werden uns in schärferer Klarheit und Konturiertheit bewußt. In diesen Bereich gehören auch die sog. stereognostischen Berührungsempfindungen (ertastbare Gestalt).

Es ist verständlich, wenn bei dieser Vielfalt der Sinnesempfindungen und ihrer teilweisen Unbestimmtheit eine genauere Zuordnung der beschriebenen Sinnesorgane zu den verschiedenen Modalbezirken nicht möglich ist. Wahrscheinlich vermitteln jedoch die hochdifferenzierten Organe mehr die komplexeren, epikritischen Empfindungen, das heißt die stereognostischen Druck- und

Berührungsempfindungen, während die morphologisch weniger ausgestalteten Endformationen mit der protopathischen, unbestimmten Oberflächensensibilität, dem dumpfen Schmerz und den wenig lokalisierbaren Temperaturempfindungen zu tun haben. Die eingekapselten Endorgane müssen wahrscheinlich in eine mittlere Gruppe zwischen die genannten Extremvarianten eingeordnet werden. Ob sie als Kalt- bzw. Warmrezeptoren oder auch als Vermittler des »hellen« Schmerzes anzusehen sind, ist noch nicht klar. Nach neueren Untersuchungen scheinen auch freie Nervenendigungen als spezifische Temperaturrezeptoren zu funktionieren.

b) Neuronale Verknüpfungen bei den Fremdreflexen im Rückenmark

Die von den Hautrezeptoren einlaufenden Erregungen können über die beschriebenen Kollateralen der Hinterwurzelneuronen auf den Schaltapparat des Rückenmarks übertragen werden. Werden dabei nur die Zellen einer Seite erregt, so bleibt die Reaktion unilateral. Die Schaltzellen stimulieren die motorischen Vorderhornzellen der zugehörigen und benachbarten Segmente. Es kommt zu einer Kontraktion der segmentbezogenen Muskelgruppen. Ist der die Hautrezeptoren treffende Reiz stärker, so kann die Erregung auch auf die Muskelgruppen weiter voneinander entfernt liegender Segmente übergreifen, ja schließlich die Gegenseite mit in die Aktion einschließen. Wir sehen also, daß bei den Fremdreflexen immer Neuronenketten in Tätigkeit treten. Es handelt sich also um *polysynaptische Reflexe*. Die Reflexzeiten sind entsprechend länger.

Wir lernen hier ein zwar elementares, aber ein dem ersten funktionellen System zugeordnetes, sensomotorisches System kennen. Mag es sich nun um einen Bauchdecken-, Fußsohlen-, Lidschluß- oder Wischreflex handeln oder auch um die verschiedenen Formen der Schleimhautreflexe (Nies-, Würg-, Schluck- oder Hustenreflexe), immer erfolgt auf einen Haut- oder Schleimhautreiz eine biologisch zweckmäßige, koordinierte Einzelbewegung, an der verschiedene Muskelgruppen beteiligt sind. Es resultieren also sinnvolle Bewegungskombinationen, die dazu führen, störende Umwelteinflüsse zu beseitigen oder sich ihrer durch Flucht zu entziehen. Neben derartigen »Abwendebewegungen« können aber auch »Zuwendebewegungen oder Bereitschaftsreflexe« zustande kommen, wie etwa beim Fortpflanzungsgeschehen. Das Charakteristische aller dieser Reaktionen ist, daß sie auch nach Trennung des Rückenmarks von den höheren Zentren des Nervensystems noch auszulösen sind, das heißt weitgehend selbständig durchgeführt werden können. Der Elementarapparat des Rückenmarks, repräsentiert durch die Schaltkreise der verschiedenen Assoziations- und Kommissurenzellen und deren Zusammenhang mit den Vorderwurzelzellen, ist also in der Lage, in das zuerst geschilderte funktionelle System der Sensomotorik modifizierend einzugreifen. Die einlaufenden Erregungen können gespeichert, verstärkt oder gehemmt werden.

3. Vestibuläre Regulationen des Rautenhirns (Gleichgewichtsapparat)
Drittes funktionelles System der Sensomotorik

Bei den hochentwickelten Wirbeltieren, vor allem den Vögeln und Säugern, deren Bewegungsapparat eine Fülle von Bewegungskombinationen gestattet und die sich relativ freizügig im Raum bewegen können, sind kompliziertere Tonus- und Gleichgewichtsregulationen innerhalb der Motorik erforderlich. Das gilt besonders für die Vögel mit ihrem hochdifferenzierten Flugvermögen, aber auch für die Säuger mit ihren raschen und vielfältigen Bewegungsmöglichkeiten. Wie wir schon gesehen haben (S. 234), übernimmt vor allem das Rautenhirn (Rhombencephalon) zusammen mit dem Gleichgewichtsorgan diese Aufgabe. Die Afferenzen aus dem im Labyrinthorgan gelegenen Rezeptoren werden dem Rautenhirn zugeleitet und dort, vor allem im Wurmgebiet des Kleinhirns, so verarbeitet, daß das Gleichgewicht im dreidimensionalen Raum aufrechterhalten werden kann.

Die Rezeptoren für die motorischen Gleichgewichts- und Tonusregulationen liegen im Labyrinthorgan des Felsenbeins. Dieses minuziöse, geschützt liegende Organ stellt ein kompliziertes Schlauchsystem dar, das mit Flüssigkeit (Endolymphe) gefüllt ist. Man unterscheidet 3 Abschnitte (Abb. 206).

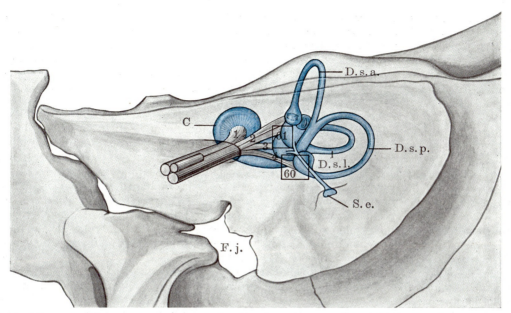

Abb. 206. Lage des Labyrinthorgans im Felsenbein von hinten gesehen (K-B). Die Vierecke (60, 61) bezeichnen die in den Abbildungen 207 und 208 dargestellten Ausschnitte. F. j. = Foramen jugulare.

N. vestibulocochlearis (N. VIII):

1 = Pars cochlearis
2 = N. utriculoampullaris
3 = Ramus saccularis
4 = Ramus ampullaris posterior +
N. sacculoampullaris

Bogengänge:

D. s. a. = Ductus semicircularis anterior
D. s. l. = Ductus semicircularis lateralis
D. s. p. = Ductus semicircularis posterior
S. e. = Saccus und Ductus endolymphaticus
C = Cochlea

> 1. **Bogengänge** (Ductus semicirculares) – halbkreisförmige, in den drei Ebenen des Raumes senkrecht aufeinanderstehende, rundliche Schläuche.
> 2. **Vestibulum** – besteht aus zwei sackförmigen Gebilden, dem Utriculus und Sacculus.
> 3. **Ductus cochlearis** – ist $2^1/_2$ mal um die Schneckenachse (Modiolus) herumgewunden.

Die Schnecke (Cochlea) gehört funktionell nicht zum Labyrinthorgan. Sie enthält die akustischen Rezeptoren und wird beim Gehörapparat besprochen (s. S. 321). Vestibulum und Bogengänge beherbergen die statischen Rezeptoren und werden zusammenfassend auch als *Vestibularorgan* (Labyrinth) bezeichnet. Mittelohrraum und äußeres Ohr haben ausschließlich schalleitende Aufgaben und spielen funktionell für den Gleichgewichts- und Vestibularisapparat keine Rolle.

Morphologie des Labyrinthorgans: Das *häutige*, mit Endolymphe gefüllte *Labyrinth* liegt dem Knochen nicht unmittelbar an, sondern wird gleichsam schwebend in einer Perilymphflüssigkeit gehalten. Der Perilymphspalt ist schmal und wird im Bogengangsabschnitt des Labyrinths von bindegewebigen Bälkchen durchsetzt, während er im Schneckenabschnitt frei von Bindegewebssträngen ist (vgl. Abb. 352).

Der Knochen verdichtet sich in der Umgebung des Labyrinths zum *knöchernen Labyrinth*, das aber vom übrigen Felsenbein nicht scharf abzugrenzen ist. Diese an das Labyrinth angrenzenden Teile zeichnen sich durch eine besondere Härte und Starrheit aus (»Felsenbein«). Sie können aufgrund ihrer Struktur als ein verknöchertes embryonales Bindegewebe aufgefaßt werden, das nach dem 3. Lebensjahr praktisch keine der sonst für den Knochen charakteristischen inneren Umbauvorgänge mehr zeigt.

Der *Ductus endolymphaticus* zieht zur hinteren Schädelgrube, wo er sich zwischen dem periostalen und meningealen Blatt der harten Hirnhaut (Dura) als *Saccus endolymphaticus* an der Apertura ext. canaliculi vestibuli ausbreitet. Dadurch wird ein Druckausgleichsventil für das Endolymphsystem des Labyrinthorgans geschaffen. Auch die Perilymphe steht mit der Umgebung in Verbindung, und zwar durch den *Ductus perilymphaticus*, der an der Unterfläche der Felsenbeinpyramide (Apertura ext. canaliculi cochleae) endet.

Bogengänge: Die Rezeptoren sind in den ampullenförmigen Erweiterungen der Bogengänge lokalisiert, während die Rezeptoren der Maculae staticae in der Wand von Utriculus bzw. Sacculus liegen. Bei diesen Rezeptorfeldern verdickt sich die Wandung des Endolymphschlauches zu leisten- oder plattenartigen Gebilden, die die Sinneszellen enthalten. Die etwa 0,5 mm dicken Bogengänge sind so angeordnet, daß sie wie bei einer Raumecke miteinander rechte Winkel bilden (Abb. 206). Man unterscheidet einen vorderen, hinteren und lateralen Bogengang *(Ductus semicircularis ant., post.* und *lat.).* Diese haben innerhalb des Felsenbeins eine bestimmte Lokalisation, und zwar steht der vordere Bogengang senkrecht zur Achse der Felsenbeinpyramide, der hintere parallel zu ihr und der laterale etwa horizontal. Der vordere Bogengang buchtet die Vorderfläche der Felsenbeinpyramide als *Eminentia arcuata* etwas aus, und der laterale ragt gegen den Mittelohrraum vor (Prominentia canalis semicircularis lat.). Vorderer und hinterer Bogengang entspringen von einem gemeinsamen *Crus commune.* Da die Längsachse des Felsenbeins nicht rein transversal orientiert, sondern um 45° nach vorne geneigt ist, sind die Ebenen der Bogengänge zu den Ebenen des Raumes ebenfalls um etwa 45°, und zwar sowohl in der horizontalen als auch in der sagittalen Ebene, gekippt. So kommt es, daß der vordere Bogengang der rechten Seite in derselben Ebene wie der hintere Bogengang der linken Seite liegt und umgekehrt.

Cristae ampullares: Die Ampulle des oberen und lateralen Bogenganges ist vorn, die des hinteren dagegen hinten lokalisiert. Am Crus commune fehlen ampulläre Erweiterungen. Jede Ampulle enthält eine leistenartige Epithelerhebung *(Crista ampullaris)* mit einem büschelförmigen, gallertigen, nichtzellulären Aufsatz, der *Cupula,* die etwa 1 mm hoch ist und bis zur gegenüberliegenden Ampullenwandung reicht (Abb. 207). Die Cupula kann innerhalb der Ampulle hin- und herschwingen, da sie durch einen schmalen, flüssigkeitsgefüllten Gleitspalt von der epithelialen Crista getrennt ist. Der Zusammenhalt zwischen Cupula und Crista wird durch langgestreckte, fädige Fortsätze der in der Crista eingelagerten Sinneszellen (Zilien, Mikrovilli) erreicht. Basal gehen die Sinneszellen breitflächige Kontakte mit den peripheren Nervenfortsätzen der Vestibularisganglienzellen ein, die sich zwischen die Stützzellen schieben.

Maculae staticae: Die Rezeptorfelder im Utriculus und Sacculus besitzen einen etwas anderen Bau (Abb. 208). Das Epithel ist durch unterschiedlich lange Stützzellen zu einer 1–2 mm breiten, ovalen oder herzförmigen Makula verdickt. Die wesentlich kürzeren Zilien oder Fortsätze der Sinneszellen ragen in eine gallertige Deckschicht, in die hexagonale, kristalline Partikel eingelagert sind (sog. *Statolithen* oder *Statokonien;* kalziumphosphat- und kalziumkarbonathaltige Kristalle vom Typ des Aragonits). Man bezeichnet diese Schicht daher als *Statolithenmembran.*

Basal bilden auch diese Sinneszellen mit den peripheren Fortsätzen der bipolaren Vestibularisganglienzellen breitflächige Kontakte.

Funktion der vestibulären Rezeptororgane: Durch Bewegungen des Kopfes in einer der 3 Ebenen des Raumes gerät die Endolymphe der in der entsprechenden Ebene gelegenen Bogengänge in Bewegung, wobei die Endolymphflüssigkeit wegen ihrer Trägheit etwas zurückbleibt und dadurch die Cupula in der Gegenrichtung auslenkt. Diese mechanische Bewegung führt zu einer Verbiegung der in die Cupula hineinragenden Fortsätze der Sinneszellen. Der adäquate Reiz für die Cristae ampullares ist also die *Winkelbeschleunigung* beim Drehen des Kopfes in den jeweiligen Ebenen der Bogengänge.

Die Maculae utriculi sive sacculi sind dagegen für Drehbewegungen unempfindlich. Die Statolithenmembranen üben einen konstanten Druck auf die Sinneshaare aus. Der adäquate Reiz ist hier mehr die *Linear-* bzw. *Progressivbeschleunigung* in den Dimensionen des Raumes: oben-unten (dann spricht die Macula sacculi an, die mehr eine horizontale Lage hat) oder vorn-hinten (dann spricht die Macula utriculi an, die mehr vertikal orientiert ist).

Neuronale Verbindungen für die Gleichgewichtsregulationen: Für das Verständnis dieser Bahnverbindungen ist die Gliederung des Kleinhirns in einen vestibulären (Pars nodulofloccularis), spinozerebellaren (Lobus ant. und post.) und zerebrozerebellaren Anteil (Lobus medius) grundlegend. Der vestibuläre Anteil umfaßt die ganz basal gelegenen Kleinhirnabschnitte (Flocculus und Nodulus), bis zu einem gewissen Grade auch noch Uvula und Tonsille. Diese Rindengebiete bilden zusammen mit den am Boden der Rautengrube gelegenen Vestibulariskernen eine funktionelle Einheit.

Vestibuläre Regulationen des Rautenhirns (Gleichgewichtsapparat) 259

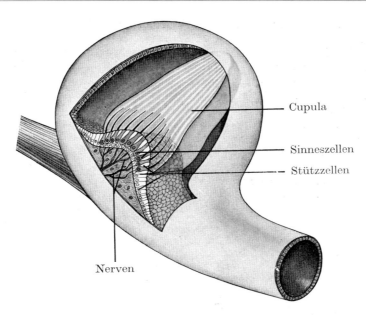

Abb. 207. Bogengangsampulle, seitlich gefenstert zur Darstellung der Crista ampullaris mit Cupula, Sinneszellen und Nerven (K-B) (Ausschnitt »60« aus Abb. 206).

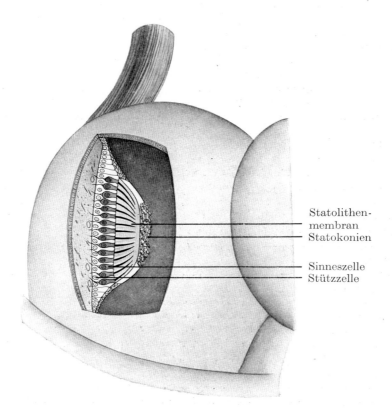

Abb. 208. Macula utriculi mit Sinneszellen und Statolithenmembran von dorsal gefenstert (K-B) (Ausschnitt »61« aus Abb. 206).

Die an den Sinnesepithelien der Ampullen und Maculae entstehenden afferenten Erregungen werden über die Pars vestibularis des N. VIII, die rund 20000 Fasern umfaßt, den Vestibulariskernen des Rautenhirns zugeleitet. Dort entspringt das zweite Neuron der Vestibularisbahnen (Abb. 209). Die Vestibulariskerne am Boden der Rautengrube stellen *Endkerne* dar, wo die vom Hirnnerven geleiteten Afferenzen synaptisch auf ein weiteres Neuron umgeschaltet werden *(Nuclei terminales)*. Die bipolaren Zellkörper sind im Ganglion vestibuli nahe dem Labyrinthorgan lokalisiert. Ihre peripheren Fortsätze bilden Synapsen an den Rezeptoren, die zentralen stellen den vestibulären Anteil des VIII. Hirnnerven dar. Diese Fasern verteilen sich lateral am Boden der Rautengrube in der Area vestibularis auf 4 verschiedene Terminalkerne:

1. den *Nucleus term. medialis n. vestibuli* (SCHWALBE)
2. den *Nucleus term. lateralis n. vestibuli* (DEITERS)
3. den *Nucleus term. dorsalis n. vestibuli* (BECHTEREW)
4. den *Nucleus term. spinalis n. vestibuli* (ROLLER)

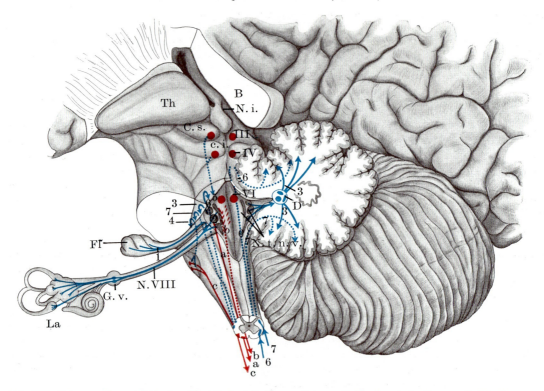

Abb. 209. Schema der wichtigsten Vestibularisbahnen. C.i. = Colliculus inf., C.s. = Colliculus sup., B = Balken, D = Dachkerne des Kleinhirns (Nucl. fastigii, globosus und emboliformis), Fl = Flocculi, G.v. = Ganglion vestibuli, La = Labyrinthorgan, N.t.n.v. = Nuclei terminales nervi vestibuli, N.VIII = N. vestibulocochlearis, Th = Thalamus, III, IV, VI = Nuclei origines der zugehörigen Hirnnerven (K-B).

Afferente Systeme (blau):	1. Tractus vestibulofloccularis (direkte, sensorische Kleinhirnbahn)
	2. Tractus vestibulonucleares
	3. Tractus nucleocerebellares
	4. Tractus olivocerebellaris
	5. Tractus tectocerebellaris
Kleinhirn-Seitenstrang-Bahnen:	6. Tractus spinocerebellaris ant. (GOWERS)
(afferent)	7. Tractus spinocerebellaris post. (FLECHSIG)
Efferente Systeme (rot):	a = Tractus vestibulospinalis
	b = Tractus reticulospinalis
	c = Tractus olivospinalis
Assoziationssystem:	Fasc. longitudinalis med.
	N.i. = Nucleus interstitialis (CAJAL)

Diese 4 Kerne unterscheiden sich in Struktur und Funktion wesentlich. Der größte und wichtigste ist der *Deiterssche Kern*, der weniger einen Endkern als vielmehr ein Koordinationszentrum für alle unmittelbaren Gleichgewichtsregulationen des Rautenhirns darstellt. Der dorsale Endkern ist besonders bei den Primaten entwickelt. Der Schwalbesche Kern hat vornehmlich Verbindungen mit der Retikularisformation der Medulla (Tractus solitarius) und dem Rückenmark.

Ein Teil der Fasern des Vestibularisnerven wird jedoch nicht in den genannten Kernen umgeschaltet. Er zieht als *direkte, sensorische Kleinhirnbahn* an den Endkernen vorbei und endet direkt in den vestibulären Anteilen des Kleinhirns, also in der Rinde von Nodulus oder Flocculus *(Tractus vestibuloflocculalis)*. Diese Bahn ist aber beim Menschen kaum noch differenziert.

Die übrigen Gleichgewichtsbahnen gehen von den 4 Vestibulariskernen aus. Die Neuriten der dort lokalisierten Ganglienzellen ziehen über die hinteren Kleinhirnstiele (Pedunculi cerebellares inferiores) zu den Dachkernen des Kleinhirns *(Tractus nucleocerebellares)*. Die Neuronen der Dachkerne (Nuclei fastigii, globosi, emboliformes) sind dann ihrerseits wiederum mit den Urkleinhirnabschnitten verbunden, insbesondere mit dem Wurm (Abb. 209).

Die zur Erhaltung des Gleichgewichtes notwendigen, nervösen Korrelationen, die sich auch auf den Tonus der Muskulatur auswirken, laufen bei den höheren Wirbeltieren vornehmlich in den Wurmabschnitten des Paläozerebellums, also im Lobus anterior und posterior, ab. Diese Rindenbezirke erhalten daher auch direkte afferente Informationen aus der Muskulatur, und zwar durch die sog. *Kleinhirn-Seitenstrang-Bahnen* des Rückenmarks, den *Tractus spinocerebellaris anterior* (GOWERS) und den *Tractus spinocerebellaris posterior* (FLECHSIG). Die Kleinhirn-Seitenstrang-Bahnen (Abb. 209) gehören zu den schnellstleitenden Systemen des NS überhaupt. Beide leiten die Impulse der Tiefensensibilität, das heißt die Afferenzen aus den Muskel- und Sehnenspindeln, dem Altkleinhirn zu. Das Flechsigsche Bündel (hintere Kleinhirn-Seitenstrang-Bahn) erreicht ohne Unterbrechung das Urkleinhirn, und zwar auf dem Wege über die *hinteren* Kleinhirnstiele (Pedunculi cerebellares inferiores), während das Gowerssche Bündel (vordere Kleinhirn-Seitenstrang-Bahn) zunächst noch ein Stück weit am Boden der Rautengrube nach vorn zieht und erst dann nach rückwärts in die vorderen Kleinhirnstiele (Pedunculi cerebellares superiores) umbiegt, um schließlich über das Velum medullare anterius von *vorn* her in den Kleinhirnwurm zu gelangen.

Die **efferenten Systeme** benützen wieder die spinalen Motoneuronen als gemeinsame Endstrecke. Direkte, von der Kleinhirnrinde zu den Vorderhornzellen verlaufende Bahnen gibt es nicht. Alle efferenten Bahnen sind vielneuronig und laufen meist über Zwischenschaltungen im Mittel- und Rautenhirn. Eine der wichtigsten efferenten Gleichgewichtsbahnen ist der *Tractus vestibulospinalis*. Dieser geht vom Deitersschen Kern aus und verläuft durch den Vorderseitenstrang der gleichen Seite bis zu den γ-Motoneuronen des Rückenmarks. Der Deitersche Kern erhält ebenso wie die drei anderen Vestibulariskerne Impulse aus dem Altkleinhirn, vor allem über die *Tractus cerebellonucleares*, wobei in der Regel die Dachkerne zwischengeschaltet sind. Alle diese Bahnen sind somit doppelläufig. Daneben besitzt das Vestibularissystem auch Verbindungen mit dem Retikularissystem des Rautenhirns über die sog. *Tractus cerebelloreticulares* und *reticulocerebellares*. Auf diesem Wege können auch die in der Formatio reticularis untergebrachten Kerngruppen des vegetativen Nervensystems vom Gleichgewichtsapparat miterregt werden.

Wichtige Verbindungen besitzen die Vestibulariskerne auch zum medialen Längsbündel *(Fasciculus longitudinalis medialis)*. Dieses Bündel ist keine einheitlich durchgehende Bahn, sondern setzt sich aus zahlreichen Teilstücken zusammen. Der Fasciculus liegt dicht neben der Mittellinie, unmittelbar am Boden der Rautengrube, und läßt sich bis ins Rückenmark hinein verfolgen. Er verbindet vor allem die motorischen Kerngruppen der Hirnnerven, insbesondere die 3 Augenmuskelkerne, die Nuclei origines der Nn. III, IV und VI, untereinander. Vom Deitersschen Kern geht auch eine Bahn direkt in das mediale Längsbündel hinein *(Tractus vestibulolongitudinalis)*. Sie kann damit den Gleichgewichtsapparat unmittelbar an die Augenmuskelmotorik anschließen. Reizt man z. B. durch Ausspülen des äußeren Gehörganges mit kaltem oder warmem Wasser den lateralen Bogengang, indem man durch Temperaturveränderungen eine Endolymphströmung erzeugt und damit eine Erregung der ampullären Rezeptoren hervorruft, so tritt eine rhythmische Bewegung der Augen in der Ebene des Bogenganges auf (sog. *kalorischer Nystagmus* nach R. BÁRÁNY). Man sieht also, daß neuronale Verbindungen zwischen der Augenmuskelmotorik und dem Vestibularisapparat vorhanden sind. Diese direkten, reflektorisch arbeitenden Neuronenketten sind funktionell von großer Wichtigkeit. Normalerweise erfolgt bei jeder Kopfbewegung eine reflektorische Gegenbewegung der Augen, wodurch der Blickpunkt festgehalten wird und die optische Perzeption ungestört bleibt *(vestibuläre, kompensatorische Blickbewegungen)*. Bei plötzlichen Lageveränderungen des Kopfes wird die Stellung der Augen reflektorisch korrigiert und dadurch die optische Kontrolle der Raumorientierung aufrechterhalten.

Zusammenfassend kann also das Vestibularissystem als ein großer, über das Urkleinhirn gezogener, mehrgliedriger Leitungsbogen angesehen werden, der den Muskeltonus und das Bewegungsspiel des Organismus in der Weise koordiniert, daß das Gleichgewicht bei jeder Art von Motorik aufrechterhalten werden kann. Die Steuerung der Motorik erfolgt im wesentlichen über die γ-Efferenzen der kleinen Motoneuronen des Rückenmarks, das heißt also auf dem Wege über die Spindelmotorik.

4. Funktionelle Systeme der Endhirnmotorik
Viertes und fünftes funktionelles System der Sensomotorik

Das Repertoire der Bewegungsformen unseres Organismus ist mit den genannten Arten keineswegs erschöpft. Vor allem kommen noch 2 weitere Bewegungsgruppen hinzu, einmal die Willkürmotorik, die im Zusammenhang mit der Tätigkeit der Großhirnrinde bewußt intendiert werden kann (sog. pyramidale oder besser *kortikale* Motorik) und zweitens die unwillkürliche Motorik, bei der mehr die Tätigkeit der subkortikalen Zentren im Vordergrund steht (sog. *extrapyramidale Motorik*). Das kortikale (pyramidale) System bildet lange Leitungsbahnen, die über die Großhirnrinde laufen. Das extrapyramidale System umfaßt zahlreiche kleinere Neuronenstrecken, die vornehmlich von den Stammganglien (Striatum, Pallidum usw.) und verschiedenen Kernen der Retikularisformation im Mittel- und Rautenhirn ausgehen und durch polyneuronale Leitungsbögen mit dem Rückenmark verknüpft sind. Auch dieses System steht bis zu einem gewissen Grade unter dem Einfluß der Großhirnrinde. Die kortikalen und subkortikalen Systeme sind funktionell eng aufeinander bezogen, aber in vieler Hinsicht doch gegensätzlich organisiert. Beide besitzen wiederum keine direkten Verbindungen mit dem peripheren Muskelapparat, sondern benützen den Grundregelkreis des Rückenmarks als gemeinsame Endstrecke. Dabei greift das extrapyramidale System mehr an den kleinen γ-Motoneuronen der Vorderhörner, das pyramidale System dagegen mehr an den großen α-Motoneuronen an (in der Regel über Schaltzellen). Das erste beeinflußt daher die Motorik hauptsächlich indirekt über Veränderungen der Spindelafferenzen, das letzte dagegen durch ein unmittelbares Eingreifen in die α-Efferenzen des Rückenmarks. Die über das extrapyramidal-motorische System kontrollierten Bewegungen sind dementsprechend fließend und weich, während die vorwiegend pyramidal kontrollierten Bewegungen meist ungeschickt, eckig und hart ausfallen, wie z. B. die bewußt intendierten, noch nicht geübten Bewegungen.

Beide Systeme sind phylogenetisch relativ jung und mit diesem hohen Differenzierungsgrad nur bei den Primaten zu finden. Das extrapyramidal-motorische System ist, streng genommen, nicht der Vorläufer des pyramidalen Systems. Vielmehr entwickeln sich beide aus einer gemeinsamen Vorstufe. Die phylogenetisch erst spät entstandene Zweiheit der motorischen Systeme im Endhirnbereich ist in vielfacher Hinsicht bedeutungsvoll. Die »Freiheit«, die das kortikale System im Rahmen der übrigen Bewegungsmechanismen hat, ermöglicht es dem Menschen in besonderem Maße, neue, bisher nicht ausgeübte Bewegungen zu erlernen. Sind neuartige Willkürbewegungen – meist mühevoll und ungeschickt – erst einmal erlernt worden, übernimmt das extrapyramidale System dann diese, schließlich »eingeschliffenen«, vielfach automatisierten Bewegungsformen, und die Hirnrinde ist wieder frei für das Erlernen weiterer Bewegungskombinationen. Diese Zweiheit des nervös-motorischen Apparates ermöglicht es also dem Organismus, sich ständig neue Bewegungsformen anzueignen und einzuprägen. Tiere vermögen in der Regel nur in einem sehr geringen Umfang neuartige Bewegungen zu erlernen. Die motorischen Verhaltensweisen sind frühzeitig festgelegt und »geprägt«. Die höheren Primaten und in besonderem Maße der Mensch besitzen dagegen einen erstaunlichen Spielraum für willkürlich erlernbare Bewegungsgestalten. Die morphologischen Grundlagen hierfür sind schrittweise während der phylogenetischen Entwicklung durch den Ausbau der Großhirnrinde und der zugehörigen sensomotorischen Endhirnsysteme geschaffen worden.

Zwar sind viele der *Kerngebiete* der extrapyramidalen Motorik bereits bei niederen Wirbeltieren gut entwickelt; erst bei den höheren Säugern erfolgt jedoch deren weitere Differenzierung, die meist zur Entwicklung neuer, häufig kleinzelliger Kerngruppen innerhalb der alten Zentren geführt hat. Auf diese Weise kann man in den Stammganglien des Menschen fast überall noch neenzephale und paläoenzephale Anteile unterscheiden, so z. B. ein Neostriatum von einem Paläostriatum, ein Neorubrum von einem Paläorubrum usw. Die größte Entwicklung hat jedoch die Großhirnrinde selbst erfahren. Hier ist der Anbau neuer motorischer Systeme auch äußerlich im Rindenrelief sichtbar geworden. Vor allem Stirn- und Scheitellappen haben sich in Zusammenhang mit dem Ausbau dieser funktionell höchsten sensomotorischen Leitungsbögen stark vergrößert. Das Paläopallium (Allokortex) ist durch das Neopallium (Neokortex, Isokortex) zurückgedrängt worden und hat sich diesem funktionell untergeordnet (vgl. S. 281).

Die *extrapyramidale Motorik* umfaßt eine Gruppe verschiedenartiger *Bewegungsformen*, denen vor allem gemeinsam ist, daß sie nicht unmittelbar vom Bewußtsein aus kontrolliert werden können. Es handelt sich einerseits um die große Gruppe der unwillkürlichen Begleitbewegungen bei der Mimik, beim Gehen, Schreiben oder Sprechen, die vielfach unserer bewußten Kontrolle ganz entfallen sind. Nicht zuletzt gehören hierher auch alle erlernten Bewegungen, die z. B. beim Sport, bei der Bedienung eines Instrumentes oder einer Maschine ausgeübt werden. Diese speziellen Bewegungskombinationen werden anfangs meist »pyramidal«, das heißt von den kortikalen Rindenzentren aus, intendiert, dann aber vom extrapyramidalen System übernommen und »automatisiert«.

Viele Autoren rechnen auch die *Gleichgewichtsregulationen* direkt zur extrapyramidalen Motorik. Dies gilt jedoch eigentlich nur für die bei den komplizierteren Willkürbewegungen ablaufenden vestibulären Ausgleichsreaktionen. Wir betrachten das Gleichgewichtssystem hier zunächst als

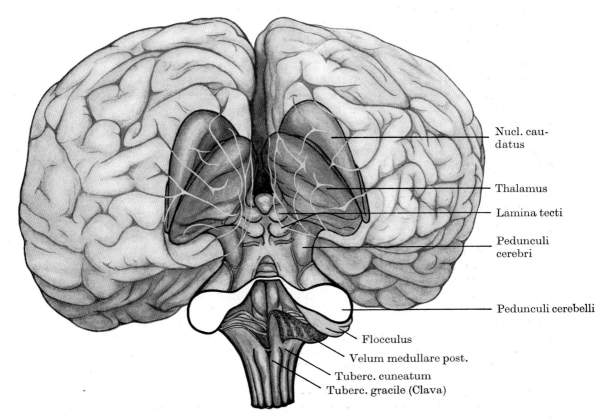

Abb. 210. Topographische Lage der subkortikalen Stammganglien am durchsichtig gedachten Gehirn in der Ansicht von dorsal. Kleinhirn entfernt [nach Präparaten gezeichnet (K)].

ein eigenes funktionelles System, dessen Integration in die Endhirnmotorik erst zum Schluß erörtert werden soll (vgl. S. 269).

a) Extrapyramidal-motorisches System – Viertes funktionelles System der Sensomotorik

Die entwicklungsgeschichtliche Massenvermehrung der Projektionsbahnen hat, wie wir oben gesehen haben (vgl. S. 239), zur Aufspaltung des Basalganglions in *Nucleus caudatus* und *Putamen* geführt. Beide werden unter dem Begriff des *Corpus striatum* zusammengefaßt. Am vorderen, temporalen Ende des Nucl. caudatus gliedert sich noch eine weitere Zellgruppe ab, die als *Corpus amygdaloideum* bezeichnet wird. Das Corpus striatum (oder kurz Striatum), das dem Endhirn angehört, stellt in gewisser Hinsicht das oberste Zentrum der extrapyramidalen Motorik dar. Das Putamen ist breitflächig mit dem *Globus pallidus* verbunden und bildet mit ihm zusammen den sog. Linsenkern *(Nucl. lentiformis)*. Der Globus pallidus (oder kurz Pallidum), der einen Teil des Zwischenhirns darstellt, ist der nächst untergeordnete, extrapyramidale Kern. Im Mittelhirn, der nachgeordneten Hirnregion, sind es vor allem der rote *(Nucl. ruber)* und der schwarze Kern *(Nucl. niger)* sowie die retikulären Zellformationen des Tegmentums *(Nucl. motorius tegmenti)*, die im Dienste der extrapyramidalen Motorik stehen. Der kaudal folgende Hirnabschnitt, das Rautenhirn, besitzt außer in seiner Retikularisformation *(Formatio reticularis medullae oblongatae)* ebenfalls wichtige Kerngruppen, die zu diesem System gehören, so z.B. die Olive *(Nucl. olivaris inferior)* und den *Nucl. dentatus* des Kleinhirns.

Kennzeichnend für das extrapyramidale System ist, daß seine Kerne nicht durch lange, direkte Bahnen, sondern durch kurze, vielgliedrige Neuronenketten untereinander verknüpft sind, wobei in der Regel die Zentren des Endhirns denen des Zwischenhirns, diese wiederum denen des Mittel- und Rautenhirns übergeordnet sind. So ergeben sich eine hierarchische Abstufung der Funktionen und eine besondere Vielfalt neuronaler Verbindungen (Abb. 211).

Das im engeren Sinne übergeordnete Steuerungszentrum ist das Striatum. Dieses kontrolliert das Pallidum vor allem mittels der *Tractus striatopallidales*. Das Pallidum wiederum stimuliert die Mittelhirnkerne, insbesondere den Nucl. ruber *(Tractus pallidorubralis)* und Nucl. niger *(Tractus pallidonigralis)* sowie das Zellnetz des Tegmentums *(Tractus pallidoreticularis)*. Von diesen Kernen verlaufen wiederum Bahnen zum Rückenmark; so z.B. der *Tractus rubrospinalis*, der in der Haube kreuzt (sog. ventrale oder Forelsche Haubenkreuzung), oder der *Tractus rubroreticularis* vom Nucl. ruber zu den Zellgruppen der Retikularisformation des Rautenhirns und schließlich die *Tractus rubroolivares* bzw. *reticuloolivares* zur unteren Olive. Das Rautenhirn entsendet seinerseits Erregungen durch Bahnen, die von der Olive *(Tractus olivospinalis)*, von der Retikularisformation *(Tractus reticulospinalis)* oder vom Deittersschen Kern *(Tractus vestibulospinalis)* ausgehen, zum Rückenmark. Diese efferenten Bahnen sind in der Hauptsache im Vorderseitenstrang gelegen und enden in der Regel auf der gleichen Seite an den kleinen, motorischen Vorderhornzellen der γ-Motorik meist durch Vermittlung von Schaltzellen. Das Kleinhirn greift vor allem über die Retikularisformation, den Deittersschen Kern oder über den Nucl. ruber in diese Motorik ein. Da der Nucl. ruber auch aus den übrigen Hirnabschnitten Informationen erhält, wird er zu einer zentralen Umschaltstelle für die gesamte extrapyramidale Motorik.

Die wichtigste efferente Verbindung, mit der der rote Kern in die Rückenmarksmotorik eingreift, ist aber nicht der stammesgeschichtlich alte *Tractus rubrospinalis*, der im Seitenstrang des Rückenmarks lokalisiert ist, sondern vielmehr die sog. *zentrale Haubenbahn*. Diese stellt ein beim Menschen besonders gut entwickeltes, vielgliedriges Neuronensystem dar, das die Retikularisformation der Haube durchsetzt und mit zahlreichen Kerngruppen synaptische Verbindungen eingeht. Sie ist gleichsam eine innerhalb der netzförmigen Architektur des Tegmentums verdichtete Bahn *(Tractus tegmentalis centralis)*. Ein Teil endigt in der unteren Olive, von hier aus zieht dann der *Tractus olivospinalis* weiter zum Rückenmark. Ein anderer Teil endet in der Formatio reticularis der Medulla, von wo dann ebenfalls eine Fortsetzung in Form des *Tractus reticulospinalis* ausgeht. Dieser verläuft mehr im Vorderseitenstrang des Rückenmarks.

Das oberste Zentrum des extrapyramidalen Systems, das *Striatum*, beeinflußt das vielgliedrige Neuronensystem des Rautenhirns vor allem im Sinne einer Koordination und Hemmung. Vom *Pallidum* gehen dagegen mehr bewegungsfördernde Impulse aus, wie sie bei affektiv betonten Bewegungen auftreten. Das Striatum soll im allgemeinen die affektiv-motorischen Stimulationen hemmen und mit der motorischen Gesamtsituation des Körpers in Einklang bringen. Die Mittel-

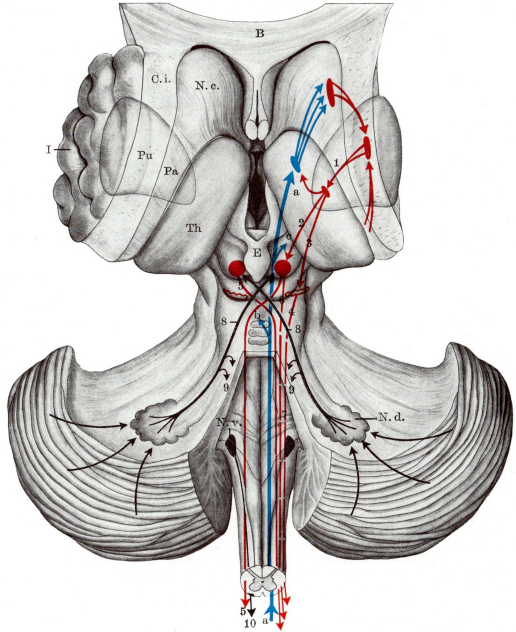

Abb. 211. Schema der wichtigsten extrapyramidalen Bahnen (K-B). B = Balken, C.i. = Capsula interna, E = Epiphyse, I = Inselrinde, N.c. = Nucl. caudatus, N.d. = Nucl. dentatus, N.v. = Nuclei term. vestibulares, Pa = Pallidum, Pu = Putamen, Th = Thalamus.

Afferente Systeme (blau):

a) Tractus spinothalamicus ant. und lat.
b) Tractus spinoreticularis
c) Tractus spinotectalis

Efferente Systeme (rot):

1. Tractus striatopallidalis
2. Tractus pallidorubralis
3. Tractus pallidonigralis

Vestibuläre Verbindungen (schwarz):

4. Tractus nigroreticularis
5. Tractus rubrospinalis
6. Tractus rubroreticulospinalis
7. Tractus reticulospinalis
8. Tractus cerebellorubralis
9. Tractus cerebelloreticularis
10. Tractus vestibulospinalis

hirnkerne übernehmen hauptsächlich koordinative Aufgaben im Zusammenhang mit den Gleichgewichtsregulationen durch das Kleinhirn. Erst in der Haube werden alle diese verschiedenartigen Erregungsmuster so geordnet und integriert, daß die Rückenmarksmotorik und damit der Bewegungsapparat selbst harmonisch und fließend arbeiten kann.

b) Afferente Bahnen für die Endhirnmotorik – Hinterstrang- und Vorderseitenstrangbahnen

Die geschilderten subkortikalen Kerngruppen erhalten ihre Afferenzen aus den Sinnesorganen der Muskulatur (Tiefensensibilität), der Haut (Oberflächensensibilität) und dem Gleichgewichtsorgan. Wie bei den motorischen Bahnsystemen des Endhirns einerseits vielgliedrige, kurze, andererseits lange, aus wenig Neuronen aufgebaute Bahnen unterschieden werden können, lassen sich auch die zugehörigen afferenten Systeme in lange und kurze Bahnen untergliedern. Die vielgliedrigen, afferenten Bahnen gehören zum extrapyramidalen System und verlaufen hauptsächlich im Vorderseitenstrang des Rückenmarks, während die Afferenzen für das pyramidale System vor allem in der Hinterstrangbahn, die nur aus 3 Neuronen besteht, geleitet werden.

Die **Vorderseitenstrangbahnen** (Tractus spinothalamicus ant. und lat.) laufen ohne Unterbrechung durch Medulla und Mittelhirn hindurch, um erst in den kleinzelligen ventrokaudalen Kerngruppen des Thalamus zu enden. Sie leiten in der Hauptsache die Oberflächensensibilität aus den Hautrezeptoren, d. h. Druck-, Berührungs-, Schmerz- und Temperaturempfindungen protopathischer Qualität. Ihre Axonen sind im Rückenmark so geordnet, daß die die Druck- und Berührungsempfindungen leitenden Fasern mehr ventral *(Tractus spinothalamicus anterior)* und diejenigen für Schmerz- und Temperaturempfindungen mehr lateral gruppiert sind *(Tractus spinothalamicus lateralis)*. Im Vorderseitenstrang verlaufen außerdem afferente Bahnen, die in der Retikularisformation des Rauten- und Mittelhirns *(Tractus spinoreticularis)*, im Tectum *(Tractus spinotectalis)* und in der Olive *(Tractus spinoolivaris)* enden. Von den spinoretikulären Bahnen werden Kollateralen zum Deitersschen Kern, zum Nucl. ruber und Nucl. niger sowie vor allem zur Retikularisformation abgegeben. Das sind die zugehörigen afferenten Bahnen für die oben erwähnten efferenten Bahnen des extrapyramidalen Systems, die in diesen Kernen entspringen, wie z. B. die zentrale Haubenbahn, der Tractus rubrospinalis, reticulospinalis, vestibulospinalis. Insgesamt bekommt also jeder Hirnabschnitt entsprechende Afferenzen aus der Peripherie, so daß auf jeder Stufe der hierarchischen Gliederung des Zentralnervensystems ein extrapyramidaler Leitungsbogen gebildet werden kann.

Hinterstrangbahnen (Tractus spinobulbares): Die spinobulbären Bahnen leiten vornehmlich die epikritische Oberflächensensibilität und die aus der Muskulatur stammenden Afferenzen (Tiefensensibilität). Sie repräsentieren die zentralen Axonen der Spinalganglienzellen. Diese schichten sich in den Hintersträngen ebenfalls in somatotopischer Anordnung von medial nach lateral so an, daß ähnlich wie in den Vorderseitensträngen eine segmentale Gliederung der Faserbündel zu erkennen ist (Abb. 213). Die von der unteren Körperhälfte (Bein) kommenden Fasern liegen am weitesten medial (*Tractus spinobulbaris med., Fasciculus gracilis* oder auch Gollscher Strang), die von der oberen Körperhälfte (Arm) am weitesten lateral (*Tractus spinobulbaris lat., Fasciculus cuneatus* oder Burdachscher Strang). Diese Bahnen werden im Gegensatz zu den Vorderseitenstrangbahnen nicht im Rückenmark auf ein zweites Neuron geschaltet. Die erste synaptische Umschaltung erfolgt erst in den Hinterstrangkernen der Medulla oblongata, und zwar im *Nucl. gracilis* (Clava) und *Nucl. cuneatus* (Abb. 212). Die Zellen dieser Kerne senden lange Neuriten aus, die noch in der Medulla auf die Gegenseite kreuzen (*Lemniscus medialis* oder Schleifenkreuzung) und dann bogenförmig zum Thalamus ziehen, wo sie in den Kernen der ventromedialen Gruppe enden. Von hier geht ein drittes Neuron zur Großhirnrinde, und zwar zu dem hinter der Zentralwindung gelegenen *Gyrus postcentralis*. Während dieses ganzen Verlaufes wird die somatotopische Gliederung beibehalten. Daher ist auch in der Anordnung der Zellgruppen des Gyrus postcentralis das periphere Körperschema noch wiederzuerkennen.

Dieses System wird kranial noch durch ein weiteres, das sich den Hinterstrangbahnen anschließt, vervollständigt, nämlich das der *Trigeminusfasern*. Der V. Hirnnerv repräsentiert quasi die Summe der Spinalnerven im Kopfbereich. Er leitet die Erregungen aus den Haut- und Schleimhautrezeptoren des Kopfes und verhält sich dabei ähnlich wie ein Spinalnerv im Rückenmarksbereich.

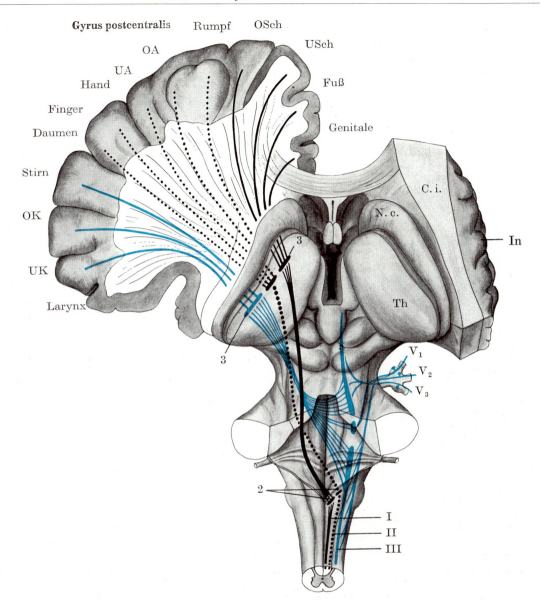

Abb. 212. Schema der Hinterstrangbahnen und der afferenten Trigeminusbahnen [nach Präparaten gezeichnet (K-B)]. 2 und 3 = zweites und drittes Neuron, I (schwarz) = Tractus spinobulbaris medialis (GOLL), II (schwarz) gestrichelt = Tractus spinobulbaris lat. (BURDACH), III (blau) = afferente Trigeminusfasern, V_1 = N. ophthalmicus (Stirnregion), V_2 = N. maxillaris (OK), V_3 = N. mandibularis (UK), a = Nucl. mesencephalicus n. V, b = Nucl. term. (principalis) n. V, c = Nucl. term. tractus spinalis n. V, C. i. = Capsula interna, In = Insel, N. c. = Nucl. caudatus, OA, UA = Ober- und Unterarmregion, OK, UK = Ober- und Unterkieferregion, OSch, USch = Ober- und Unterschenkelregion, Th = Thalamus.

Die Nervenzellen des *Ganglion trigeminale* (Ganglion semilunare Gasseri) schicken ihre zentralen Neuriten quer durch die Brücke hindurch in den Hirnstamm, um an den Zellen der sensorischen Endkerne des Trigeminus, die am Boden der Rautengrube und im Mittelhirn lokalisiert sind, synaptisch zu enden. Die aus diesen Kernen hervorgehenden Neuriten (zweites Neuron) kreuzen

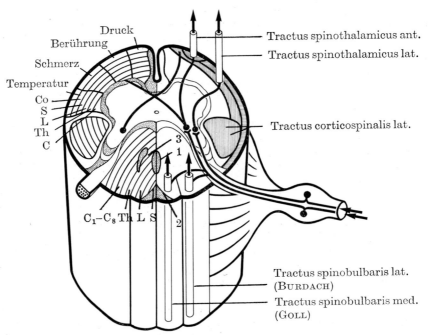

Abb. 213. Lage der Hinterstrang- und Vorderseitenstrangbahnen im Rückenmark (K). Punktiert = Grundbündel und Eigenapparat des Rückenmarks.

Kollateralen der Hirnstränge: 1 = Flechsigsches ovales Feld
2 = Philippe-Gombaultsche Triangel
3 = Schultzesches Komma

Übersicht über die wichtigsten afferenten Systeme zum Rückenmark

Lokalisation im Rückenmark	Bahnen	Hirnabschnitte (Bahnende)	Funktion	
Hinterstränge	Tractus spinobulbares [Fasciculus gracilis (GOLL)], [Fasciculus cuneatus (BURDACH)]	Telencephalon (Gyrus postcentralis)	Tiefensensibilität – epikritische Oberflächensensibilität	
Vorderstränge Seitenstränge	Tractus spinothalamicus ant. Tractus spinothalamicus lat.	Diencephalon (Thalamus)	Druck Berührung Schmerz Temperatur	exterozeptive Sensibilität – protopathische Oberflächensensibilität
Vorderseitenstränge	Tractus spinotectalis Tractus spinorubralis Tractus spinoreticularis	Mesencephalon	Tiefensensibilität (propriozeptive Sensibilität)	
	Tractus spinoreticularis Tractus spinoolivaris	Rhombencephalon		

zur Gegenseite und schließen sich dann der medialen Schleife an. Sie enden im Thalamus nicht weit von den Kerngruppen der Hinterstrangbahnen in den ventromedialen Thalamuskernen, von wo dann die Neuriten des dritten Neurons durch die innere Kapsel zum unteren Teil des Gyrus dostcentralis ziehen (Abb. 212).

Auch die *spinothalamischen Bahnen* schließen sich der medialen Schleife an, und zwar meist schon im Rautenhirnbereich. Sie enden aber größtenteils im Thalamusgebiet. Nur ein kleiner Teil der Fasern zieht auch zur Großhirnrinde weiter und erreicht an der Mantelkante des Gyrus postcentralis sein primäres Projektionsfeld.

c) Kortikal-motorisches System – Fünftes funktionelles System der Sensomotorik

Das kortikale (pyramidale) System steht im Dienste der Willkürmotorik und ist an die Funktion der Großhirnrinde geknüpft.

Kortikospinale Bahnen: Die efferente *Pyramidenbahn* (Tractus pyramidalis oder corticospinalis) geht vom Gyrus praecentralis der Großhirnrinde (Area 4) aus, wo eine ähnliche somatotopische Felderung existiert wie im Gyrus postcentralis (»motorischer Homunkulus«) (Abb. 214). Die hier lokalisierten großen Pyramidenzellen (Betzsche Zellen) schicken lange Neuriten durch die innere Kapsel, die Großhirnstiele und die Brücke bis zur Medulla oblongata, wo sie dann als pyramidenförmige Stränge ventral an der Vorderfläche des Hirnstammes sichtbar werden. Diese »Pyramiden« haben der ganzen Bahn den Namen gegeben. Beim Übergang zum Rückenmark kreuzen die Fasern zum größten Teil (70–85%) auf die andere Seite *(Decussatio pyramidum)* und laufen dann im Seitenstrang weiter abwärts *[Tractus pyramidalis (corticospinalis) lateralis]*. Der Rest der Fasern verbleibt auf der gleichen Seite und bildet im Vorderseitenstrang, dicht neben der Fissura mediana anterior, den *Tractus pyramidalis (corticospinalis) anterior*. Aber auch diese Fasern kreuzen schließlich noch im zugehörigen Segment des Rückenmarks durch die Commissura alba auf die Gegenseite herüber.

Kortikobulbäre Bahnen: Ähnlich wie bei den langen, afferenten Bahnen existieren auch bei den efferenten noch weitere, ergänzende Bahnsysteme. So laufen z. B. die pyramidalen Impulse zu den motorischen Hirnnervenkernen über den *Tractus corticobulbaris* (Abb. 214). Im Gyrus praecentralis schließen sich die efferenten Projektionsfelder für den Kopfbereich ventral unmittelbar an diejenigen für Hand, Finger und Daumen an. Das Körperschema der Rinde wird damit in gleicher Weise wie beim Gyrus postcentralis kaudalwärts durch den Gesichtsbereich vervollständigt.

Der Tractus corticobulbaris verläuft zusammen mit dem Tractus corticospinalis durch die innere Kapsel und liegt meist direkt im Bereich des Kapselknies (Abb. 215). Jeweils in Höhe der motorischen Hirnnervenkerne biegen dann die zugehörigen Faserbündel nach dorsal ab. Auf diese Weise erhalten die motorischen Ursprungskerne (Nuclei origines) des III., IV. und VI. Hirnnerven (Augenmuskelnerven), des V., VII., IX., X. und XI. Hirnnerven (Kiemenbogennerven) und des XII. Hirnnerven (Zungenmuskelnerv) ihre zentrale Innervation (Abb. 214).

Kortikopontine Bahnen: Ein wichtiges Ergänzungssystem der pyramidalen Motorik stellen die efferenten Verbindungen zum Kleinhirn *(Tractus cortico-ponto-cerebellares)* dar. Die pyramidalen Systeme arbeiten nicht isoliert. Vielmehr erhält die Kleinhirnrinde von jeder willkürmotorischen Intention quasi »im Durchschlag« über die kortikopontinen Bahnen eine Vorwegmeldung, um dann ihrerseits vermittels der efferenten, extrapyramidalen Bahnen die Rückenmarksmotorik so zu beeinflussen, daß die pyramidale Motorik die untergeordneten Systeme nicht in Unordnung bringt. Dadurch können die meist »hart« und rasch eingreifenden kortikalen Impulse »geglättet« und der jeweiligen Umweltsituation angepaßt werden. Auf diese Weise sind also die subkortikalen (extrapyramidalen) und die kortikalen (pyramidalen) Systeme funktionell zu einer höheren Einheit integriert. Diese Integration wird nun in der Hauptsache durch die kortikopontinen Systeme erreicht, die zu den stammesgeschichtlich erst spät auftretenden Hirnteilen gerechnet werden müssen (vgl. S. 277). Neokortex und Neozerebellum vergrößern sich entwicklungsgeschichtlich gleichzeitig und gleichsinnig, da sie funktionell zusammengehören. Beim Kleinhirn sind es vor allem der Mittellappen (Lobus medius) mit den zugehörigen Wurm- und Hemisphärenanteilen sowie die Brücke (Pons). Beim Erwachsenen nehmen diese Abschnitte den weitaus größten Teil des Kleinhirns ein (vgl. S. 235).

Die Aufgabe des *Neukleinhirns* besteht also vor allem darin, die Funktion einzelner Muskelgruppen bei Bewegungen, die von anderen Hirnabschnitten intendiert werden, so zu koordinieren, daß ein gezielter, sparsamer und zweckmäßiger Bewegungsablauf zustande kommt. Das Kleinhirn ist also als ein stabilisierendes Reglersystem aufzufassen, das im Nebenschluß aller motorischen Systeme liegt und durch komplizierte Rückkoppelungsmechanismen korrigierend und ordnend in die Gesamtmotorik eingreift.

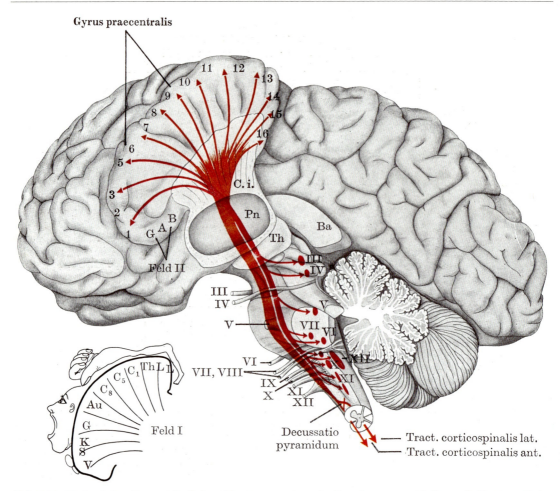

Abb. 214. Verlauf der Pyramidenbahn (Tractus corticospinalis oder pyramidalis = hellrot) und der kortikobulbären Bahn (Tractus corticobulbaris = dunkelrot) [nach einem Präparat gezeichnet (K-B)]. Römische Zahlen = motorische Hirnnervenkerne und zugehörige Ursprungskerne in der Medulla oblongata. C. i. = Capsula interna, Pu = Putamen, Th = Thalamus, Ba = Balken.

Gyrus praecentralis:

Feld I:
- 1 = Larynx
- 2 = Pharynx
- 3 = Mundhöhle
- 4 = Oberkiefer, Lippen
- 5 = Gesicht, Auge
- 6 = Daumen
- 7 = Finger
- 8 = Hand
- 9 = Unterarm
- 10 = Oberarm
- 11 = Rumpf
- 12 = Hüfte
- 13 = Knie
- 14 = Unterschenkel
- 15 = Fuß
- 16 = Zehen

C – S = Körpersegmente, Au = Augen, G = Gesicht, K = Kauapparat, S = Salivation, V = Vokalisation

Feld II:
- G = Gesicht
- A = Arm
- B = Bein

Die Afferenzen aus dem Rückenmark laufen in der Hauptsache über die *Tractus spinocerebellares*, die bereits besprochen wurden (s. S. 261). Die kortikopontinen Bahnen kommen von der Großhirnrinde und sammeln sich in der inneren Kapsel zu einem vorderen *Tractus frontopontinus* und einem hinteren *Tractus occipito-temporo-pontinus* (Abb. 215). In den Großhirnstielen gruppieren sie sich zu beiden Seiten des Tractus corticospinalis und corticobulbaris und enden dann an den

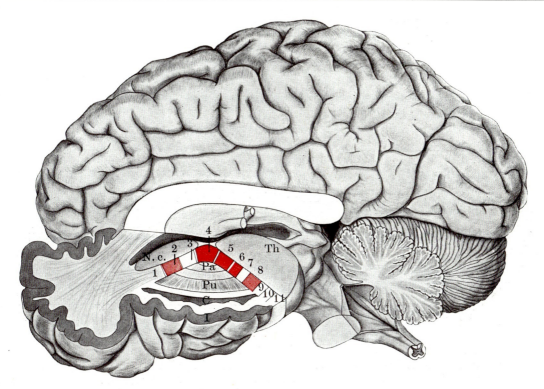

Abb. 215. Lage und Gliederung der Capsula interna [nach einem Präparat gez. (K-B)]. Die linke Großhirnhälfte wurde horizontal angeschnitten und teilweise abgetragen. Der Lobus temporalis wurde entfernt. 1 = Vorderer Thalamusstiel, 2 = Tractus frontopontinus, 3 = mittlerer Thalamusstiel, 4 = Tractus corticonuclearis, 5 = Tractus corticospinalis (obere Extremität), 6 = Tractus corticospinalis (untere Extremität), 7 = oberer Thalamusstiel, 8 = Tractus occipito-temporo-pontinus, 9 = hinterer Thalamusstiel, 10 = Hörstrahlung (Radiatio acustica), 11 = Sehstrahlung (Radiatio optica). C = Claustrum, I = Inselrinde, N.c. = Nucl. caudatus, Pa = Pallidum, Pu = Putamen, Th = Thalamus. Afferente Bahnen weiß, efferente rot.

Zellen der Brückenkerne (Nuclei pontis). Diese Zellen stellen das zweite Neuron dieser Bahn dar. Ihre Neuriten kreuzen innerhalb der Brücke und ziehen dann zur gegenüberliegenden Kleinhirnhemisphäre. Sie enden in der Kleinhirnrinde (Lobus medius).

Die Kleinhirnrinde greift vor allem durch den ebenfalls phylogenetisch sehr jungen *Tractus cerebellorubralis* in die extrapyramidale Motorik ein. Zunächst fließen die Erregungen zum Nucleus dentatus. Von ihm geht dann der efferente Faserstrang aus, der durch die vorderen Kleinhirnstiele bis zum Mittelhirn zieht, im dorsalen Bereich des Mittelhirns kreuzt (dorsale oder Meynertsche Haubenkreuzung) und schließlich im Nucl. ruber endet. Der Nucl. ruber leitet schließlich die Erregungen über den ebenfalls gekreuzten *Tractus rubrospinalis* (ventrale oder Forelsche Haubenkreuzung) oder auch auf dem Wege über die zentrale Haubenbahn den motorischen Vorderhornzellen (γ-Motoneuronen) des Rückenmarks zu.

Die zunehmende Bedeutung der kortikal-motorischen Systeme in der Stammesgeschichte drückt sich auch in den quantitativen Verhältnissen aus. Die Flächenanteile der langen, afferenten und efferenten Bahnen des kortikalen sensomotorischen Leitungsbogens am Gesamtquerschnitt des Rückenmarks nehmen in der Evolution kontinuierlich zu. Entsprechend wird auch die Gesamtfaserzahl dieser Bahnen größer. Gleichlaufend differenzieren und vergrößern sich die höheren sensomotorischen Rindenfelder des Großhirns.

Übersicht über die wichtigsten efferenten Systeme im Rückenmark

Lokalisation im Rückenmark	Bahnen	Hirnabschnitte (Bahnursprung)	Funktion
Seitenstränge	Tractus corticospinalis lat.	Telencephalon (Gyrus praecentralis)	Pyramidale Motorik
	Tractus rubrospinalis	Mesencephalon (Nucleus ruber)	Extrapyramidale Motorik
Vorderstränge (lat. Abschnitte)	Tractus reticulospinalis	Mes- und Rhombencephalon (Tegmentum)	Extrapyramidale Motorik
	Tractus vestibulospinalis Tractus olivospinalis	Rhombencephalon (Deitersscher Kern) Rhombencephalon (Oliva inf.)	Gleichgewichts- regulationen
Vorderstränge (med. Abschnitte)	Tractus tectospinalis	Mesencephalon (Lamina tecti)	Extrapyramidale Motorik
	Tractus corticospinalis ant.	Telencephalon (Gyrus praecentralis)	Pyramidale Motorik

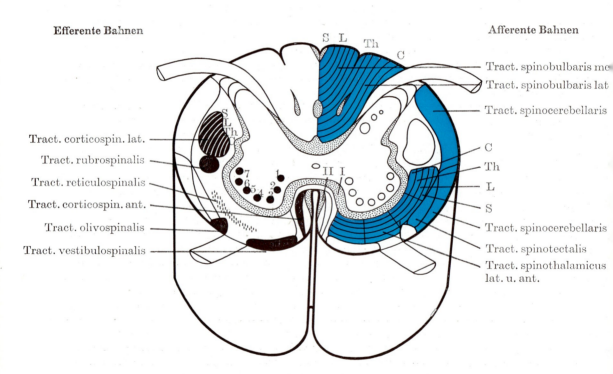

Abb. 216. Zusammenfassende Darstellung über die Anordnung der wichtigsten afferenten (blau) und efferenten (schwarz) Rückenmarksbahnen (K-B). Segmentgliederung: C = zervikale, L = lumbale, S = sakrale, Th = thorakale Segmente. 1–7 motorische Kerngruppen der Vordersäule (vgl. Abb. 199), I = Grundbügel des Rückenmarks, II = Fasciculus longitudinalis med.

5. Die zur Sensomotorik gehörenden Areale der Großhirnrinde

Mit den geschilderten fünf funktionellen Systemen ist die Besprechung der sensomotorischen Funktionskreise noch nicht abgeschlossen. In die über die Großhirnrinde laufenden Leitungsbögen können übergeordnete Zentren eingreifen, die in der Rinde selbst lokalisiert sind. Die Gyri prae- und postcentrales stellen nämlich eigentlich nur *primäre Rindenfelder* dar, denen in der Nachbarschaft gelegene sekundäre und tertiäre Felder übergeordnet sind. In der primären Rindenregion besteht noch eine somatotopische Ordnung, insofern als einzelne, dem Körperschema entsprechende Rindenfelder für bestimmte Hautareale (Dermatome) oder Muskelgruppen vorhanden sind. Diese Projektion zeigt keine Korrelation zur Muskelmasse, sondern zur Zahl der motorischen Einheiten. Muskelgruppen mit einem ausgeprägten Bewegungsspielraum (Finger, Hand) sind durch größere Rindenfelder repräsentiert als etwa die Oberschenkel- oder Gesäßmuskulatur, die trotz ihrer Masse kaum Einzelbewegungen ausführt. Zudem sind die Felder für die linke Körperhälfte rechts und die für die rechte links angeordnet, da die langen Projektionsbahnen alle gekreuzt sind. Außerdem werden Fuß, Genitale und Unterschenkel an der »Mantelkante« (d. h. oben), Rumpf, Arm und Kopf jeweils anschließend in Richtung nach vorn-unten auf die Rinde projiziert. Bei der spiegelbildlichen Repräsentation der primären Rindenfelder steht also das Körperschema (der kortikale »Homunkulus«) gleichsam auf dem Kopf (Abb. 212, 214).

Bei den *tertiären* und *sekundären Rindenfeldern* fehlt dieser unmittelbare Bezug zum Körperschema. In diesen Arealen stehen meist bestimmte übergeordnete und umfassendere motorische Kontrollfunktionen im Vordergrund. Die sekundär und tertiär motorischen Rindenfelder schließen sich vorne unmittelbar an den Gyrus praecentralis an, liegen daher im Frontallappen, die entsprechenden sensorischen Felder im Anschluß an den Gyrus postcentralis im Parietallappen (Abb. 217). Die sekundären Felder des Frontallappens übernehmen hauptsächlich übergeordnete motorische Funktionen, die mit bewußt intendierten und meist postnatal erlernten Bewegungsfolgen, also mit spezialisierten Bewegungskombinationen für eine bestimmte gezielte Handlungsform, zu tun haben, wie z. B. Sprech-, Schreib-, Blick- oder Kopfwendebewegungen. Die betreffenden Felder sind jeweils vor den zugehörigen Feldern des Gyrus praecentralis lokalisiert. So liegt z. B. das motorische Sprachzentrum (BROCA) direkt vor dem primären Rindenfeld für die Kehlkopf- und Zungenmuskulatur im unteren Teil des Frontallappens (Pars triangularis gyri frontalis inferioris), das motorische Schreibzentrum vor den primären Muskelfeldern für die Handmuskulatur usw. (Abb. 217).

Vergleichbare übergeordnete Rindenfelder sind auch bei der Sensorik differenziert und schließen sich in entsprechender Weise dorsal an den Gyrus postcentralis an. Ihre Funktion ist in ähnlicher Weise komplex wie bei den motorischen Feldern. Man muß hier an eine zusammenfassende, »begriffliche« Verarbeitung der aus der Oberflächen- und Tiefensensibilität stammenden Erregungen denken. So gibt es z. B. ein sensorisches Schreibzentrum, was für die integrative Verarbeitung derjenigen Afferenzen, die bei den Schreibbewegungen auftreten, notwendig ist, oder ein Areal für »kinästhetische Empfindungen«, worunter die durch die Tiefensensibilität vermittelten Empfindungen aus der Körpermuskulatur, die bei bestimmten Bewegungskombinationen entstehen, zu verstehen sind und die gewissermaßen ein »Erinnerungsbild« für Bewegungsabläufe vermitteln. Ähnliche übergeordnete Sekundärfelder betreffen Funktionen, die mit den Worten »Ortsgedächtnis«, »Körpertastbild«, »Rechts-Links-Empfindung« u. ä. umschrieben werden (Abb. 217).

Die *»tertiären« Rindenfelder* sind in ihrer Funktion noch umfassender. Hier geht es nicht mehr um Einzelbewegungen oder um Bewegungssynergien im Dienste einer speziellen Leistung (Schreiben oder Sprechen), sondern um den motorischen Antrieb im allgemeinen, sozusagen um die Intention schlechthin, die originäre Anstrengung, die von der Persönlichkeit erstrebte Handlungsweise ganz allgemein. Diese schwer abgrenzbaren, relativ unbestimmten Felder sind in den vordersten Teilen des Stirnhirns lokalisiert. Sie sind phylogenetisch die jüngsten, also neuesten Teile des Zentralnervensystems. Früher betrachtete man diese Regionen als »stumme Zonen«. Zahlreiche neuere Untersuchungen haben aber gezeigt, daß diese Gebiete von größter Wichtigkeit sind und wahrscheinlich mit den höchsten menschlichen Antrieben der »individuellen und persönlichkeitseigenen Handlungsgesinnung« (KLEIST) zu tun haben.

Entsprechendes gilt auch für die sensorischen Tertiärfelder des Parietallappens. Um in die verwirrende Fülle dieser Rindenfelder etwas Ordnung hineinzubringen, wurden *Rindenkarten* ent-

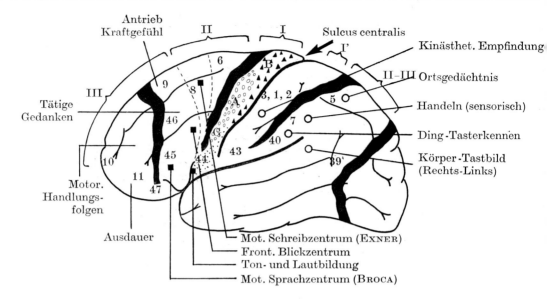

Abb. 217a. Sekundäre und tertiäre Rindenfelder der Sensomotorik (die Zahlen entsprechen den Brodmannschen Feldern). Suppressorbänder = schwarz (Hinweise nach KLEIST). I–III = Primäre, sekundäre und tertiäre motorische Rindenfelder des Frontallappens, I'–III' = primäre, sekundäre und tertiäre sensorische Rindenfelder des Parietallappens.

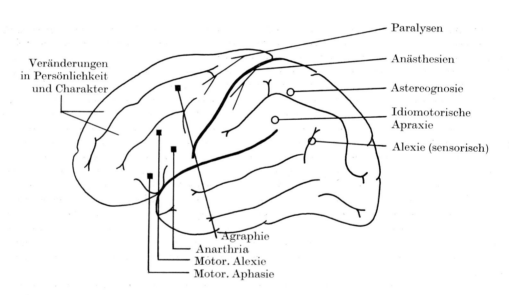

Abb. 217b. Klinische Ausfallserscheinungen bei Rindenläsionen [vgl. Abb. 217a (nach DE JONG)].

worfen. Im allgemeinen hat sich das Zahlenschema von BRODMANN am meisten durchgesetzt. Danach werden die motorischen Rindenfelder des Gyrus praecentralis mit der Ziffer 4, die sekundärmotorischen Zentren mit 6 und 8, das motorische Sprachzentrum, das nur auf der linken Hirnhälfte lokalisiert ist, mit 44 bezeichnet. Die im folgenden benutzten Zahlen entsprechen diesem Schema, dem leider keine logische Konzeption zugrunde liegt.

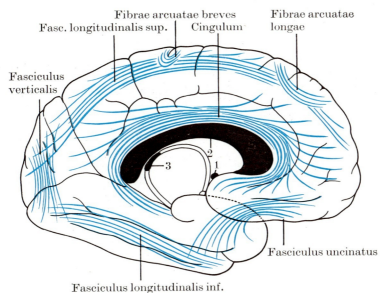

Abb. 218. Assoziations- und Kommissurenbahnen des Großhirns in der Ansicht von medial (K-B). Blau = Assoziationsbahnen, schwarz = Kommissurenbahnen: 1. Commissura anterior (alte Riechbahnkommissur), 2. Corpus callosum (neenzephale Kommissur), 3. Commissura fornicis (Fornixkommissur).

Wir haben damit ein vereinfachtes, aber in sich geschlossenes Bild der sensomotorischen Funktionskreise gewonnen. Im einzelnen sind die Verhältnisse allerdings wesentlich komplexer. Das ergibt sich schon dadurch, daß die genannten afferenten und efferenten Leitungsbahnen fast alle noch durch gegenläufige Neuronenketten miteinander verbunden sind. Dabei handelt es sich um sog. *Rückmeldkreise*, durch die die kortikalen und subkortikalen Zentren in vielfacher Weise miteinander verknüpft werden. So finden sich z. B. zwischen den erwähnten motorischen Rindenarealen des Stirnhirns, aber auch im Gebiet des Parietalhirns streifenförmige Zonen, von denen sich beim Affen eine Hemmung der extrapyramidal-motorischen Erregungen auslösen läßt. Daher hat man sie als *Suppressorbänder* bezeichnet (Abb. 217). Kortikofugale Faserzüge laufen von hier zum Pallidum *(Tractus corticopallidalis)*, zum Nucl. ruber *(Tractus corticorubralis)* oder den pontinen Kernen *(Tractus corticopontini)* und greifen hemmend in die extrapyramidal-motorischen Funktionskreise ein. Ob derartige Suppressorbänder auch beim Menschen vorhanden sind, ist noch nicht klar. Wahrscheinlich ist jedoch, daß zwischen die primär- und sekundär-motorischen Rindenfelder noch Zonen für extrapyramidale Steuerungen eingefügt sind. Offenbar kann durch derartige Verbindungen die affektive Seite der extrapyramidalen Motorik etwas gezügelt werden. Vielleicht liegen aber auch hier die morphologischen Grundlagen für den oben geschilderten motorischen Lernvorgang, in dem sich die kortikal erarbeiteten Bewegungsschemata den subkortikalen Kerngruppen einprägen.

Die Großhirnrinde kann diese vielfältigen assoziativen und integrativen Funktionen nur dadurch erfüllen, daß die beschriebenen »Zentren« nicht isoliert nebeneinanderliegen, sondern durch eine »*zwischenzellige Organisation*« in allen Dimensionen zusammengeschaltet werden können. Die Entwicklungshöhe eines Gehirns ist um so größer, je zahlreicher die Schaltzellen differenziert sind. Neben den Projektionsneuronen lassen sich *Assoziations- und Kommissurenneuronen* unterscheiden. Die Assoziationszellen verknüpfen *verschiedene* Zentren der *gleichen* Hirnhälfte, die Kommissurenfasern *gleiche* Zentren *verschiedener* Hirnhälften miteinander. Die Assoziationsfasern formieren sich im Marklager der Rinde zu kürzeren oder längeren Bahnsystemen, die sich teilweise schon makroskopisch darstellen lassen. Die wichtigsten Systeme sind nachfolgend zusammengestellt (Abb. 218).

Assoziationssysteme des Großhirns

Fibrae arcuatae breves	– Faserbügel assoziativer Neuronen zwischen zwei benachbarten Gyri.
Fibrae arcuatae longae	– Faserbündel assoziativer Neuronen zwischen zwei nicht mehr unmittelbar benachbarten Gyri.
Fasciculus longitudinalis superior	– ein langer, horizontaler Faserzug vom Stirnhirn zum Parietal- und Okzipitalhirn.
Fasciculus longitudinalis inferior	– langer, horizontaler Faserzug zum Okzipital- und Temporallappen.
Fasciculus occipitalis verticalis	– senkrechte Faserverbindung zwischen Parietal- und Okzipitallappen.
Fasciculus arcuatus oder frontotemporalis	– langer, bogenförmiger horizontaler Faserzug vom Frontal- zum Temporallappen in der Umgebung der Fissura lateralis.
Fasciculus uncinatus	– kürzerer, mehr vertikaler Faserzug zum Frontal- und Temporallappen.
Cingulum	– langer, bogenförmiger Assoziationsfaserzug an der medialen Seite der Hemisphäre, direkt über dem Balken.
Fornix	– bogenförmige Verbindung zwischen Hippokampusformation und Zwischenhirn (Corpus mamillare).

Kommissurensysteme am Großhirn

Corpus callosum	– ausgedehntes Kommissurensystem des Neokortex – bedeckt Stammganglien und Zwischenhirn.
Commissura anterior	– rundlicher, horizontal verlaufender Faserstrang zwischen beiden Temporallappen – Kommissur des Allokortex.
Commissura fornicis (auch Lyra Davidis oder Psalterium genannt)	– horizontale Faserverbindung zwischen den beiden Fornixschenkeln.
Commissura posterior	– keine echte Kommissur – Faserverbindungen zwischen den beiden Striae medullares thalami und Nuclei praetectales.

Die *Kommissurenneuronen*, deren Neuriten die rechte und linke Großhirnhälfte zu einer funktionellen Einheit zusammenschließen, sind am menschlichen Gehirn besonders zahlreich. Ihre Fasern sind oberhalb der Stammganglien dicht gebündelt und bilden hier den Balken *(Corpus callosum)*. Das vordere Ende des Balkens ist etwas zugespitzt (Rostrum) und das hintere verdickt (Splenium corporis callosi). Der Balken ist die Kommisur des Neuhirns, also ein neenzephaler Anteil des Endhirns. Die stammesgeschichtlich ältere Endhirnkommissur verläuft als *Commissura anterior* im Vorderabschnitt des Temporallappens dicht hinter der Lamina terminalis. Die Balkenkommissur ist kürzer als der Längsdurchmesser des Großhirns. Infolgedessen strahlen die Faserbündel vorne und hinten U-förmig auseinander *(Forceps minor* im Stirnhirnbereich und *Forceps major* im okzipitotemporalen Bereich). Beide Großhirnhemisphären sind beim Menschen funktionell nicht gleichwertig. In der Regel herrscht bei Rechtshändern die linke Hirnhälfte vor und ordnet sich die Tätigkeit der rechten unter. Läsionen des Balkens können Störungen der Bewegungskoordination zwischen beiden Körperhälften zur Folge haben (Dyspraxien).

Es gilt heute als gesichert, daß im Laufe der Stammesgeschichte der Wirbeltiere eine progressive, vielleicht auch orthogenetisch abgelaufene Vergrößerung des Gehirns stattgefunden hat *(Zerebralisation)*. Diese besteht nicht nur in einer absoluten Vermehrung der Zellzahl in der Großhirnrinde, sondern auch in der einseitigen Differenzierung bestimmter, neu hinzugekommener Hirngebiete (Neokortex) bei gleichzeitiger Verdrängung der älteren Teile (Paläokortex). Meist werden die alten Rindenabschnitte nach innen verlagert (Introversion), während die neu hinzugekommenen Hirnteile mehr die Oberfläche einnehmen (Promination). Zuletzt bilden sich die durch die Fissura lateralis (Sylvii) getrennten basalen Teile des Stirn- und Schläfenlappens aus (sog. *basaler Neokortex*). Bei fossilen Hominiden sind diese Rindenabschnitte noch nicht ausgeprägt, weshalb man annehmen darf, daß sie in besonderem Maße mit den Prozessen der Menschwerdung zu tun haben. Es gibt Erkrankungen, bei denen diese spätentstandenen Rindenbezirke isoliert befallen werden und systemartig atrophieren (Picksche Atrophie). Interessanterweise sind dabei zunächst nicht »die elementaren« Werkzeugleistungen »und die Intelligenz, sondern die Persönlichkeit, ihre Haltung, Antriebe und Wertungen« betroffen (JANZEN).

Für die **stammesgeschichtliche Entwicklung** sind somit 3 elementare Prozesse kennzeichnend (Abb. 219).

1. Die *progressive Zerebralisation*, das heißt die Massenzunahme der höheren Integrationsgebiete im Bereich des Großhirnmantels (Promination).
2. Die *Auseinander-* und *Zurückdrängung der phylogenetisch älteren Rindengebiete* (Retraktion und Suppression).
3. Die *Verlagerung der älteren Rindenteile* nach innen und medial (Prinzip des Innen und Außen nach SPATZ).

Die den Menschen charakterisierenden, jüngsten Abschnitte entwickeln sich basal im Stirn- und Schläfenlappen (sog. basaler Neokortex).

Eine Sonderstellung des menschlichen Gehirns ist aber aus den quantitativen Daten über Größe, Gewicht und Oberfläche zunächst nicht zu begründen. Im absoluten Hirngewicht wird der Mensch von den Großsäugern (Wale, Elefanten), im relativen, das heißt auf das Körpergewicht bezogenen Gehirngewicht von verschiedenen kleineren Affenarten (z. B. Cebus spec.) übertroffen.

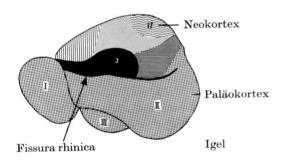

Igel

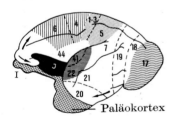

Halbaffe

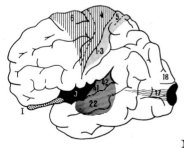

Mensch

Abb. 219. Gegenüberstellung des Gehirns vom Igel, Halbaffen und Menschen zur Darstellung der stammesgeschichtlichen Vergrößerung des basalen Neokortex (weiß). Seitenansicht, alle Gehirne auf die gleiche Größe gebracht. Arabische Ziffern = Rindenfelder (nach SPATZ, aus JANSEN). I = Bulbus olfactorius, II = Lobus piriformis, III = Tuberculum olfactorium, J = Insel.

Die Insel (J) liegt beim Igel noch an der äußeren Oberfläche der Großhirnhemisphäre, bei Halbaffen ist sie kleiner geworden und im hinteren Abschnitt supprimiert. Die zunehmende Reduktion des Paläokortex ist erkennbar. Beim Igel macht der prominente Paläokortex den größten Teil der Hemisphäre aus, beim Menschen ist er ganz klein geworden und introvertiert. Die Sehrinde (Feld 17) wird von der Außenfläche des Gehirns nach medial verlagert. Die weiß gelassenen Abschnitte des Neokortex, besonders im Bereich des Stirn- und Schläfenlappens (basaler Neokortex), nehmen beim Menschen stark an Masse zu.

Vergleichende Übersicht über die quantitativen Verhältnisse des Gehirns verschiedener Großsäuger
(nach Haug)

	Gehirngewicht (in g)	Großhirnanteil (in %)	Kortexanteil (in %)	Stammhirnanteil (in %)	Hirnoberfläche (in cm^2)	Faltungsindex	Durchschnittliche Dicke der Großhirnrinde (in mm)
Mensch	1350	87	*47,5*	*13*	2500	2,8	*2,9*
Pilotwal (Globicephala macr.)	3190	79	41,5	21	6640	4,8	1,9
Flaschennasendelphin (Tursiops tr.)	1150	81	42,0	19	3530	4,6	1,4
Braunfisch (Phocaena)	500	79,5	42,5	20,5	1300	4,1	1,6
Elefant	4365	71	33,5	29	6275	3,8	2,3

Durchschnittliches Gehirngewicht beim Menschen (in g)

	Männlich	Weiblich
Neugeborene	400	380
Ende des 1. Lebensjahres	800	760
Ende des 7. Lebensjahres	1200	1120
Ende des 21. Lebensjahres	1375	1245
Ende des 60.–80. Lebensjahres	1285	1130

Vergleicht man jedoch die durchschnittliche Dicke der menschlichen Großhirnrinde mit der der konkurrierenden Wassersäuger (Delphine, Wale), die bekanntlich ein auffallend großes sowie auch stark gefaltetes Gehirn besitzen, so fällt auf, daß der Mensch die größten Rindenvolumina erreicht (Haug). Der Stammhirnanteil ist gegenüber dem Kortexanteil relativ klein, das heißt, die Rinde ist gegenüber allen anderen Abschnitten des ZNS beim Menschen auffallend stark entwickelt. Der Kortexanteil beträgt fast die Hälfte des gesamten Großhirns (vgl. obige Tabelle). Man sieht also, daß die Sonderstellung des menschlichen Gehirns vor allem auf der extremen Differenzierung des Neokortex beruht. Das gilt nicht nur in quantitativer Hinsicht, sondern auch für die feinere zytologische Ausgestaltung und natürlich besonders für den basalen Neokortex.

IV. Morphologie der Sinnessysteme

Alle sensomotorischen Systeme sind, wie wir gesehen haben, dadurch charakterisiert, daß sie aus geschlossenen Reflex- oder Leitungsbögen mit annähernd gleichwertigen afferenten und efferenten Schenkeln bestehen. Im Gegensatz hierzu ist bei den Sinnessystemen besonders der afferente Schenkel differenziert. Der efferente ist, wenn überhaupt nachweisbar, von untergeordneter Bedeutung. Die Sinnessysteme haben sich sozusagen einseitig auf die afferente Impulsübermittlung spezialisiert. Das gilt vor allem für die höheren Sinnessysteme, die visuellen und auditiven Systeme.

Zahlreiche, weniger spezialisierte Sinnesorgane sind dagegen auch in die sensomotorischen Funktionskreise eingeschaltet und vermitteln die für die Motorik notwendigen Informationen. Dazu gehören in erster Linie die Muskelrezeptoren (Tiefensensibilität) und die Hautrezeptoren

(Oberflächensensibilität), die bereits beschrieben wurden (s. S. 249, 252). Die aus diesen Organen stammenden Erregungen können außerdem auch bewußt erlebt werden, d. h. der afferente Schenkel der betreffenden sensomotorischen Leitungsbögen wird funktionell zu einem selbständigen »Sinneskanal«, dessen Afferenzen vom Zentralnervensystem speziell ausgewertet und verarbeitet werden können. Man spricht dann von Kraftsinn, Stellungs- oder Lagesinn, wenn die Erregungen aus den Muskel- und Sehnenrezeptoren stammen, oder von Druck-, Berührungs-, Schmerz- und Temperatursinn, wenn die Afferenzen aus den Hautrezeptoren kommen. Die in den Eingeweiden liegenden Sinnesorgane, die als Chemo-, Osmo- oder Pressorezeptoren bezeichnet werden, vermitteln meist keine bewußten Empfindungen, sondern stehen im Dienste der autonomen, vegetativen Regulationen.

Wir kommen damit zu einer groben Dreiteilung der Sinnessysteme (vgl. Tab. S. 280), wobei die höheren und chemischen Sinne zu einer Gruppe zusammengefaßt werden.

Es ist nun aber nicht so, daß alle Sinnessysteme ausschließlich nur aus afferenten Neuronenketten bestünden. Wie die neuere Sinnesphysiologie gezeigt hat, ist »der Wahrnehmungsprozeß kein passiver, ausschließlich durch Umweltreize bedingter Vorgang, sondern ein intentionaler Akt des wahrnehmenden Subjekts, der sowohl eine spontane wie eine rezeptive Seite besitzt« (HENSEL). Die Informationsübertragung in den Sinneskanälen unterliegt einer *efferenten Kontrolle*. Die efferente Innervation der Muskelspindeln (γ-System) ist bereits erwähnt worden. Aber auch beim Seh- und Gehörorgan wurden efferente Bahnen beschrieben (S. 302, 327). Über eine efferente Innervation der Hautrezeptoren ist noch wenig bekannt; aber es spricht auch hier vieles dafür, daß sie vorhanden ist.

Diese efferenten Erregungen dienen aber nicht, wie bei den sensomotorischen Systemen, der Reizbeantwortung, sie sind nicht als gleichwertiger Funktionsbereich in den Reflex- oder Leitungsbogen eingegliedert, sondern ordnen sich dem Rezeptionsgeschehen unter und dienen der *Regelung* bzw. *Optimierung des Wahrnehmungsprozesses*, vielleicht auch der intentionalen Einstellungsvariation der Sinneserlebnisse.

Bei allen Wahrnehmungsprozessen müssen eine *perzipierende* und eine *emotionale* (affektive) Komponente unterschieden werden. Die emotionale »Tönung« der Sinnesempfindungen tritt um so stärker in den Vordergrund je älter das Sinnessystem ist und je ausgedehnter seine Verbindungen mit den archaischen Strukturen des Nervensystems (Formatio reticularis, Hippocampus und limbischer Kortex) entwickelt sind.

Jeder *Rezeptor* vermittelt dem Organismus jedoch nur einen Ausschnitt aus der Reizwirklichkeit der Außen- bzw. Innenwelt. Er ist auf eine adäquate Reizart spezialisiert. Es müssen daher immer mehrere Sinnesorgane zusammenwirken, um ein einigermaßen vollständiges Bild der Wirklichkeit zu vermitteln. Fällt ein Sinnesorgan aus, so erweitern die verbleibenden Sinnessysteme ihren Informationsbereich. Es bildet sich eine neue Gesamtgestalt der Sinneswelt heraus, obwohl das ausgefallene Sinnesorgan nie voll ersetzt werden kann. Jedes Sinnessystem hat also im »Konzert« des Ganzen eine einmalige und in gewisser Hinsicht unersetzliche Stellung. Die Frage, welcher Art die Wirklichkeit ist, die uns durch die Sinne vermittelt wird, kann in diesem Zusammenhang nicht diskutiert werden. Dies ist ein erkenntnistheoretisches Problem der allgemeinen Sinnesphysiologie. Grundsätzlich ist jedoch zu beachten, daß alle Rezeptoren niemals ein unmittelbares, direktes Bild der Wirklichkeit liefern, sondern lediglich Reize aus der Umwelt bzw. aus dem Organismus aufnehmen und in eine nervöse Erregung umwandeln (Perzeption und Transformation). Jeder Rezeptor stellt also ein *Kodierungsgerät* dar, das mittels einer Art Zeichensprache (frequenzmodulierte Impulsfolgen) über eigene afferente Neuronen den nervösen Zentren Informationen übermittelt. Ein solches Zentrum ist spezifisch und in der Regel nur für *eine* spezifische Reizqualität ansprechbar (*Gesetz von der Spezifität der Sinnesenergien* nach JOHANNES MÜLLER).

Grundsätzlich lassen sich 3 Gruppen von Sinnesorganen unterscheiden: 1. solche, die ausschließlich Afferenzen aus der Innenwelt des Organismus vermitteln (Chemo-, Osmo- oder Barorezeptoren), 2. solche, die ausschließlich Reize aus der Außenwelt aufnehmen (Geruchs-, Geschmacks-, Gehör- und Sehorgan), und 3. schließlich solche, die sowohl zur Innenwelt als auch zur Außenwelt hin orientiert sind (Gleichgewichtssinn, Hautsinne, Tiefensensibilität). Zur letzten Gruppe gehört auch der ambivalente Schmerzsinn, der von außen wie von innen angesprochen werden kann.

Die Differenzierungshöhe der einzelnen Sinnesorgane ist außerordentlich unterschiedlich. Die einfachsten Rezeptoren sind morphologisch oft nur durch periphere Aufsplitterungen einzelner

	Rezeptoren	Hilfs-apparate	Nerven	Zugehörige Hirnabschnitte	Funktion	Bewußtseinsgrad
Höhere Sinne	Akustische Rezeptoren (Innenohr)	Äußeres Ohr, Mittelohr	N. VIII (Pars cochlearis)	Isokortex (Schläfenlappen)	Hören	Voll bewußt
	Photorezeptoren (Retina – Auge)	Linse, Lid und Augenmuskelapparat	N. II	Isokortex (Okzipitallappen)	Sehen	
Chemische Sinne	Olfaktorische Rezeptoren (Regio olfactoria nasi)	Nasenhöhle	N. I	Allokortex (Riechhirn)	Riechen	Weniger bewußt
	Gustatorische Rezeptoren (Zunge, Gaumen)	Mundhöhle	N. IX, X, N. intermedius des N. VII	Rautenhirn, Riechhirn	Schmecken	
Niedere Sinne	Vestibularisrezeptoren	Cupula, Statolithen	N. VIII (Pars vestibularis)	Kleinhirn	Gleichgewichtsregulationen	Unbewußt
	Muskelspindeln, Sehnenspindeln	Bindegewebige Kapsel	Spinalnerven der zugehörigen Segmente	Scheitellappen	Tiefensensibilität (Kraftsinn, Lagesinn)	Bewußtseinsgrad verschieden
	Eingekapselte Endorgane, nichtgekapselte Endorgane, freie Nervenendigungen	Neurogene Hüllzellen (Epithel)		Scheitellappen / Thalamus (Scheitellappen)	Oberflächensensibilität (Druck, Berührung, Temperatur) / Schmerz-, Temperaturempfindung	
»Gewebssinne« (Osmo-, Chemo-, Barorezeptoren)	Enterorezeptoren, verstreut in Eingeweiden und Körpergeweben	Hilfszellen	Keine differenzierten peripheren Einzelnerven	Hypothalamus (?)	Vegetative Regulationen	Unbewußt

Nervenfasern oder durch knäuelartige terminale Nervenendigungen gekennzeichnet. Die komplizierteren Sinnesorgane besitzen Hilfsapparate, die bei der Perzeption und Transformation der Reize mitwirken. Dazu gehören die Kapseln aus neurogenen Hüllzellen bei den Mechanorezeptoren oder den Tastkörperchen der Haut. Bei den höheren Sinnesorganen (Auge, Ohr) entwickeln sich differenzierte Hilfssysteme, wie Linse, Gehörknöchelchen usw. Mit steigender Kompliziertheit der peripheren morphologischen Strukturen vervielfachen sich meist auch die Verbindungen zu den zentralnervösen Zentren. Die Erregungen aus den höheren Sinnesorganen werden uns deutlicher bewußt, die aus den einfacher gestalteten Rezeptoren weniger. Die Eingeweiderezeptoren (Enterorezeptoren) haben kaum noch eine Verbindung mit der Großhirnrinde. Ihre Sensationen erreichen vornehmlich das Zwischenhirn.

Die Dominanz der visuellen und auditiven Systeme des Menschen ist ein spätes Ergebnis der Stammesgeschichte und hängt eng mit der Entwicklung und Differenzierung der Großhirnrinde zusammen. Bei niederen Wirbeltieren herrschen in der Sinnessphäre Geruch und Geschmack vor. Der akustische Apparat bildet sich erst bei den Sauropsiden in stärkerem Maße aus und gewinnt dann bei den Säugetieren zunehmend an Bedeutung. Das auditive System verdrängt bei den höheren Wirbeltieren allmählich das olfaktorische, das für die Orientierung der Tiere in der Umwelt ursprünglich die Hauptrolle gespielt hat.

Diese Entwicklung spiegelt sich deutlich in der Gestaltung des Zentralnervensystems wider. Die Riechhirnanteile werden nach und nach zugunsten der auditiven und visuellen Hirnabschnitte, die relativ stark an Masse zunehmen, zurückgedrängt oder übernehmen andere Funktionen.

1. Olfaktorisches System (Riechapparat)

a) Entwicklungsgeschichtliche Vorbemerkungen

Das Riechsystem ist eines der ältesten Sinnessysteme der Wirbeltiere. Da es für die Nahrungsaufnahme und die Orientierung im Lebensraum von existentieller Bedeutung ist, nimmt es bei niederen Wirbeltieren einen relativ breiten Raum ein.

Beim Menschen ist das Riechsystem stark zurückgedrängt und fast rudimentär. Der Mensch ist ein *Mikrosmatiker*. Säuger, wie Wale oder Delphine, die sekundär zum Wasserleben zurückgekehrt sind, riechen fast gar nichts *(Anosmatiker)*. Primitive Säuger und nachtaktive Tiere besitzen dagegen ein fein ausgebildetes Geruchsvermögen *(Makrosmatiker)*. Hier ist auch das Riechhirn mächtig entwickelt.

Das Riechhirn ist ursprünglich ein Teil des Endhirns, das zur Nasenhöhle hin einen bulbusartig erweiterten Abschnitt *(Lobus olfactorius)* besitzt. Von ihm gehen Riechnerven *(Fila olfactoria)* zur Riechschleimhaut der Nase aus. Der Lobus enthält bei vielen Säugern noch einen mit den Seitenventrikeln verbundenen Hohlraum *(Ventriculus olfactorius)*, der aber beim Menschen verkümmert. Der Riechlappen steht bei niederen Säugern durch den Tractus olfactorius mit einem birnen-

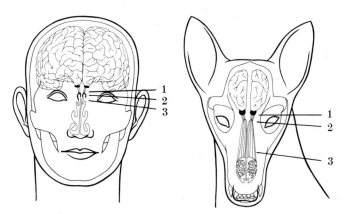

Abb. 220. Gegenüberstellung des olfaktorischen Apparates (schwarz) bei Mensch und Hund. 1 = Bulbus olfactorius des Endhirns, 2 = Fila olfactoria, 3 = Riechschleimhaut der Nase.

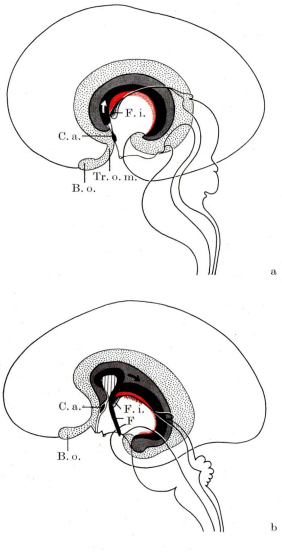

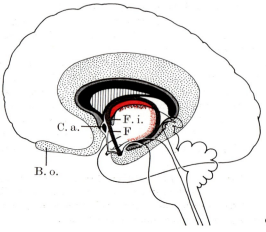

Abb. 221. Entwicklung des olfaktorischen Systems (Archipallium) beim embryonalen menschlichen Gehirn (verschiedene Altersstufen) in der Ansicht von medial (modif. nach CORNING). Die Pfeile deuten die Wachstumsrichtung der Balkenanlage an (vertikal gestrichelt = Septum pellucidum). Der Balken (Corpus callosum) schiebt sich zwischen den äußeren und inneren Randbogen und trennt dadurch das Indusium griseum vom Fornix. Am Fornix befestigt sich der Plexus chorioideus. Äußerer Randbogen = hellgrau (Anlage von Indusium griseum und Gyrus dentatus), innerer Randbogen = dunkelgrau (Anlage des Fornix), Fissura chorioidea mit Plexusanlage = rot, Gyrus cinguli und parahippocampus = punktiert, C. a. = Commissura anterior, F = Fornix, B. o. = Bulbus olfactorius, F. i. = Foramen interventriculare, Tr. o. m. = Tractus olfactorius med.

förmigen paläoenzephalen Abschnitt der Rinde in Verbindung, dem *Lobus piriformis*. Dieser bildet bei primitiven Säugern noch einen großen Teil der lateralen Großhirnfläche. Durch die Vergrößerung des Isokortex in der Phylogenie wird dieser Rindenabschnitt nach basal verschoben. Bei menschlichen Embryonen ist der paläoenzephale Teil zunächst noch relativ groß. Der Riechlappen *(Bulbus olfactorius)* wird aber dann vom Stirnlappen überlagert.

Seitlich geht der Bulbus in den *Tractus olfactorius lateralis* über. Dieser wird durch die Massenentwicklung des Isokortex am Boden der Insel stark abgeknickt, ehe er die Urhirnabschnitte an der Spitze des Temporallappens (Reste des Lobus piriformis der Säuger) erreicht. Man bezeichnet diese Restgebiete als *Gyrus semilunaris* und *Gyrus ambiens*. Sie sind am ausgereiften Gehirn kaum noch erkennbar. Die lateral über den Rand der Insel verlaufende Verbindung des Bulbus mit dem Temporallappen bleibt zeitlebens bestehen, wenn sie auch am Gehirn des Erwachsenen wegen der starken Vergrößerung des Temporallappens so weit nach innen und unten verlagert worden ist, daß man sie schwer auffinden kann.

Die an der medialen Seite des Endhirns lokalisierten Abschnitte des Archipalliums nehmen an embryonalen Gehirnen anfangs noch einen relativ breiten Raum ein, werden aber durch die Entfaltung des Neokortex ebenfalls verdrängt und basal, teilweise nach innen, eingerollt *(Gyrus involutus)*. Durch das stierhornartige Wachstum des Endhirnbläschens wird auch das an der medialen Kante gelegene Archipallium bogenförmig in die Länge gezogen. Seine Verbindung mit dem Bulbus olfactorius stellt der *Tractus olfactorius medialis* her.

Die Form der archenzephalen Rindenabschnitte wird nun in der menschlichen Embryonalentwicklung durch die neenzephalen Kommissurenfasern in ähnlicher Weise verändert wie die der Stammganglien durch die Projektionsbahnen. Solange das Endhirn ausschließlich Riechhirn war, gab es nur eine Kommissur, nämlich diejenige, die beide paläoenzephalen Hemisphären miteinander verknüpfte. Diese Kommissur *(Commissura anterior)* ist auch am erwachsenen menschlichen Gehirn noch erhalten und zieht hinter der Lamina terminalis horizontal von Schläfenlappen zu Schläfenlappen. Für die Größenentwicklung des Neokortex reicht die Commissura anterior bald nicht mehr aus. Die zahlreichen neu entstehenden Fasermassen bilden daher in unmittelbarem Anschluß an die alte, paläoenzephale Kommissur eine neue Kommissur, die sich zunehmend nach hinten vergrößert. Diese neenzephale Kommissur ist das Corpus callosum (Abb. 221). Sie entwickelt sich von der Balkenplatte aus und schiebt sich nach hinten in das medial gelegene Archipallium hinein. Dieses wird dadurch in 2 Teile auseinandergedrängt, die sich hinter dem Balkenende jedoch wieder vereinigen. Man bezeichnet diese beiden bogenförmig gekrümmten Zonen an der medialen Hirnwand, zwischen die sich der Balken einschiebt, auch als den *äußeren und den inneren Randbogen des Archipalliums* (Abb. 221). Der äußere verdünnt sich zu 2 schmalen grauen Streifen (grau, weil sie Zellgruppen enthalten). Diese ziehen über den Balken hinweg *(Indusium griseum)* und bestehen aus einer *Stria longitudinalis medialis* und *lateralis*. Beide biegen um den Hinterrand des Balkens herum und setzen sich, allmählich dicker werdend, über den Gyrus fasciolaris an der Innenseite des Temporallappens als *Gyrus dentatus* fort. Dieser gehört zur eingerollten Rinde (Gyrus involutus). Er wird beim Erwachsenen von den Strukturen des inneren Randbogens verdeckt. Der Gyrus dentatus läuft in ein feines Bändchen aus, das sog. Unkusbändchen (GIACOMINI), das vorne die paläoenzephalen Strukturen des Riechhirns erreicht (Abb. 223, 224). Das Indusium steht vorne über die mediobasalen Abschnitte des Stirnhirns *(Gyrus subcallosus)* mit dem Bulbus und medialen Tractus olfactorius in Kontakt. Der innere Randbogen wird zum sog. *Fornix*, der im Gegensatz zum Indusium griseum und Gyrus dentatus hauptsächlich einen Faserstrang efferenter und afferenter Riechbahnen darstellt. Der ebenfalls bogenförmig verlaufende Fornix (wörtlich das »Gewölbe«) liegt *unter* dem Balken, vereinigt sich aber hinter dem Balken mit den Gebilden des äußeren Randbogens (Gyrus dentatus), wobei er sich stark verdünnt und schließlich in die *Fimbria hippocampi* ausläuft (Abb. 224). Nach vorne verlängert sich der Fornix bis in den Zwischenhirnbereich in Form der sog. Fornixsäulen (Columnae fornicis), die in den rundlichen Kernmassen des Corpus mamillare am Boden des III. Ventrikels wurzeln (Abb. 222, 224).

Die an die beiden Randbögen angrenzenden Rindenabschnitte des Endhirns gehören nicht mehr voll zum Archipallium, sondern stellen bereits höhere Integrationszentren dar (Mesopallium). Sie werden schon frühzeitig durch Primärfurchen vom Neopallium abgetrennt. Wir bezeichnen diese Hirnabschnitte als *Gyrus cinguli* und *Gyrus parahippocampalis* (sog. limbischer Kortex).

284   Organe des Informationswechsels

Kompliziert wird nun die räumliche Anordnung dieser Strukturen weiterhin dadurch, daß an der medialen Wand der Endhirnbläschen eine schmale Gewebszone erhalten bleibt, die keine weiteren Differenzierungen eingeht, sondern dünn bleibt und sich mit den Blutgefäßgeflechten zum *Plexus chorioideus* umformt (vgl. S. 243). Diese dünn bleibende Zone liegt unterhalb des inneren Randbogens und setzt sich ebenfalls bogenförmig auf den Schläfenlappen fort (in Abb. 221 rot hervorgehoben). So kommt es, daß der Fornix, der ja aus dem inneren Randbogen hervorgeht, zum Fixationspunkt für den Plexus chorioideus der Seitenventrikel wird. Der Plexus hängt daher später mit seiner oberen Lamelle am Fornix *(Taenia fornicis)*, mit der unteren dagegen zunächst

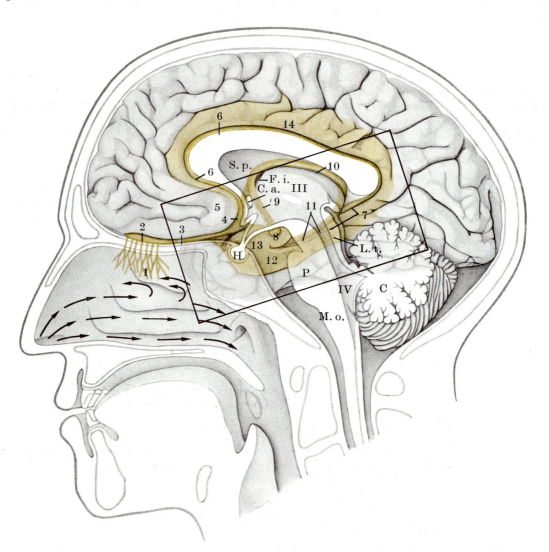

Abb. 222. Übersicht über die Lage der olfaktorischen Hirnabschnitte beim Erwachsenen [Pfeile entsprechen den Luftströmungen (K-B)]. Ausschnitt s. Abb. 223.
1 = Regio olfactoria mit Fila olfactoria, 2 = Bulbus olfactorius, 3 = Tractus olfactorius, 4 = Stria olfactoria med., 5 = Gyrus subcallosus (primäre Riechzentren), 6 = Indusium griseum (Striae longitudinales med. und lat.), 7 = Gyrus dentatus hippocampi, 8 = Corpus mamillare, 9 = Columna fornicis, 10 = Crus fornicis, 11 = Fimbria fornicis, 12 = Gyrus parahippocampalis, 13 = Uncus, 14 = Gyrus cinguli. C = Cerebellum, C. a. = Commissura anterior, Cp. c. = Corpus callosum (Balken), H = Hypophyse, F. i. = Foramen interventriculare, L. t. = Lamina tecti, M. o. = Medulla oblongata, P = Pons, S. p. = Septum pellucidum, III = III. Ventrikel, IV. = IV. Ventrikel.

frei in den Seitenventrikel hinein, lagert sich aber dann mit der Vergrößerung des Thalamus auf die obere, den Ventrikel begrenzende Fläche des Thalamus und verwächst mit ihr *(Taenia chorioidea)*. Es hat daher den Anschein, als begrenze der Thalamus des Zwischenhirns unmittelbar den Seitenventrikel, in Wirklichkeit wird die Thalamusoberfläche jedoch durch eine dünne Lamelle der Endhirnwandung vom Ventrikelraum getrennt, die erst sekundär mit dem Thalamus verwachsen ist *(Lamina affixa)*. Diese breitet sich vom Nucleus-caudatus-Gebiet (Sulcus terminalis) bis zur Rißlinie des Plexus chorioideus, der erwähnten Taenia chorioidea, aus (vgl. Abb. 195, 196). Während der Plexus im Bereich des Seitenventrikels von medial her in den Ventrikel hineinragt, liegt er im Temporallappen mehr im Dach des Unterhorns, wo er an der Fimbria fornicis sowie an der Stria terminalis festhängt (Abb. 223).

b) Anatomie des Riechhirns und des limbischen Systems

Am Gehirn des Erwachsenen (Abb. 222) lassen sich daher *über* und *unter* dem Balken verlaufende Riechhirnabschnitte unterscheiden. Der Riechlappen des Endhirns ist beim Menschen sehr klein und liegt als kölbchenartiger, länglicher Bulbus unmittelbar auf der Lamina cribrosa der Schädelbasis. Der Bulbus ist durch die Riechfäden *(Fila olfactoria)*, die in ihrer Gesamtheit den I. Hirnnerven darstellen, mit den oberen Abschnitten der Nasenschleimhaut verbunden (Regio olfactoria). Hier sind die Rezeptoren des olfaktorischen Systems lokalisiert. Nach rückwärts geht der Bulbus jederseits in einen *Tractus olfactorius* über, der sich unterhalb des Balkens, meist erst in der Nähe der Lamina terminalis, jederseits in 2 Stränge aufspaltet, die *Striae olfactoriae laterales* und *mediales*. Zwischen beiden entsteht ein weißliches dreiseitiges Feld, das *Trigonum olfactorium*, an das sich hinten die von Gefäßen durchbohrte *Area olfactoria* bzw. *Substantia perforata anterior* anschließt. Hier liegen die primären Riechzentren. Die mediale Stria olfactoria oder besser ein

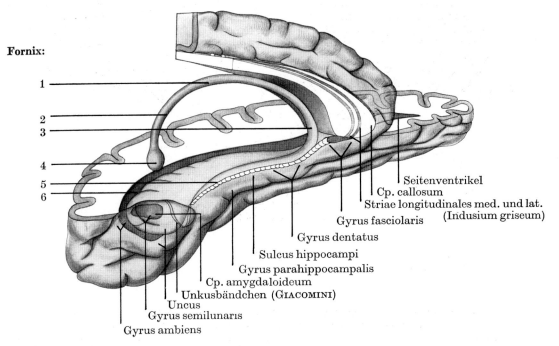

Abb. 223. Ausschnittvergrößerung aus Abb. 222. Das hintere Ende des Balkens wurde zusammen mit dem unteren Teil des Temporallappens herausgeschnitten, um die am Boden des Seitenventrikels gelegenen Gebilde des Paläopalliums sichtbar zu machen (K-B).

Fornix: 1 = Corpus fornicis, 2 = Columna fornicis, 3 = Crus fornicis, 4 = Corpus mamillare, 5 = Fimbria hippocampi, 6 = Digitationes hippocampi (Pes hippocampi) und Seitenventrikel.

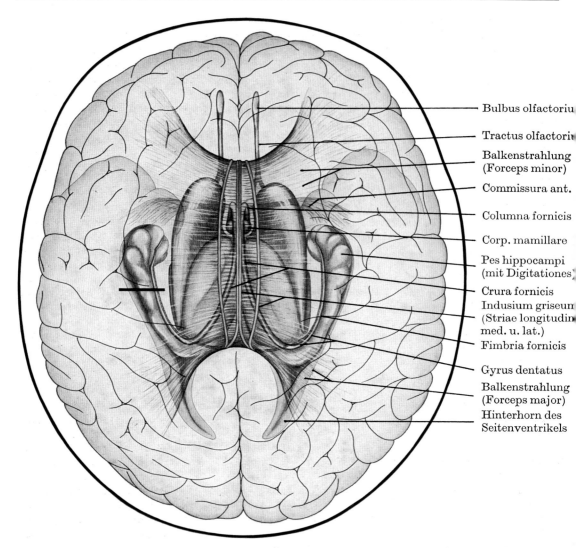

Abb. 224. Lage von Fornix und Indusium im Verhältnis zu Balken, Stammganglien und Seitenventrikeln. Das Großhirn ist durchsichtig gedacht (K). Oberhalb des Balkens verlaufen die Striae longitudinales, die im Bereich des Temporallappens zum Gyrus dentatus werden. Unterhalb des Balkens zieht der Fornix, der sich am Boden des Seitenventrikels zur Fimbria fornicis verdünnt.

dicht danebenliegender, schräger Faserzug, das sog. *Brocasche diagonale Band*, biegt dann um die Hirnmantelkante herum und mündet zunächst in ein kleines, vor der Lamina terminalis gelegenes Rindenfeld, die *Area adolfactoria* (BROCA) ein. Daran schließt sich medial unter dem Balkenknie ein weiteres primäres Riechzentrum an, der *Gyrus subcallosus*, der sich dann nach oben in das *Indusium griseum* fortsetzt. Dieses läuft über dem Balken nach hinten, biegt um das hintere Ende des Balkens herum und geht dann über den Gyrus fasciolaris in den Gyrus dentatus der Hippokampusformation über. Das Ende dieses Faserzuges ist das sog. Unkusbändchen (GIACOMINI), das den Uncus hippocampi schräg nach außen überquert (Abb. 223).

Die *Stria olfactoria lateralis* wendet sich entlang der lateralen Kante des Trigonum olfactorium zur Fissura lateralis cerebri und erreicht über den Limen insulae, der aber noch nicht der Insel angehört, den Unkusteil des Hippocampus, wo beim Neugeborenen noch kleine wulstförmige Teile des Urriechhirns *(Gyrus semilunaris* und *ambiens)* zu erkennen sind.

Zum Riechhirn wurden früher auch noch 1. der *Gyrus cinguli* gezählt, ein breiter Rindenzug an der medialen Mantelfläche, der an das Corpus callosum angrenzt und das Indusium griseum teilweise überlagert, und 2. der *Gyrus parahippocampalis*, die Fortsetzung des Gyrus cinguli im Bereich des Temporallappens. Der Gyrus parahippocampalis biegt vorne hakenförmig um *(Uncus hippocampi)* und wird gegen das Unterhorn des Seitenventrikels durch radiäre Furchen eingekerbt *(Digitationes hippocampi)*. Außerhalb des Ventrikelbereiches, dicht an den Unkus angrenzend, findet sich schließlich noch ein ausgedehnter Kernkomplex, der Mandelkern *(Corpus amygdaloideum)* (Abb. 223). Entwicklungsgeschichtlich stammt diese Kerngruppe vom Basalganglion, genauer genommen von einem Zellmaterial, das ursprünglich auf dem Striatum gelegen war und daher auch als Epistriatum bezeichnet wird. Zu diesem Komplex gehören auch das *Claustrum*, eine schmale Zone grauer Substanz unter der Inselrinde, sowie die *Stria terminalis*, ein Faserzug, der noch auf dem Nucl. caudatus liegen geblieben ist und das Corpus amygdaloideum mit dem Trigonum olfactorium verbindet. Es handelt sich um ein relativ kräftiges Fasersystem, das in der Grenzfurche zwischen Nucl. caudatus und Thalamus, also an der Grenze von End- und Zwischenhirn, bogenförmig verläuft und im Temporallappen mit dem Schweif des Nucl. caudatus zusammen nach vorne bis zum Mandelkern zieht (Abb. 224). Der vordere Abschnitt der Stria terminalis durchdringt den Hypothalamus und erreicht vor der Lamina terminalis die primären Riechzentren im Bereich des Trigonum olfactorium und der Area adolfactoria.

Die komplizierte Verlaufsform des *Fornix* läßt sich am besten von der Aufsicht darstellen (Abb. 223, 224). Vorne wurzeln die beiden Fornices in den Corpora mamillaria, am Boden des Zwischenhirns (vgl. Abb. 222), und steigen dann steil als rundliche Stränge auf *(Columnae fornicis)*, wobei der Anfangsteil dieser Säulen in der Masse des Zwischenhirns verborgen bleibt (Pars tecta) und erst im weiteren Verlauf konturbildend in der Wand des III. Ventrikels hervortritt (Pars libera). Beide Columnae fornicis lagern sich *vor* dem Foramen interventriculare dicht aneinander und begrenzen diese Öffnungen nach vorne zu. Dann verschmelzen sie zu einem gemeinsamen Corpus fornicis im Dach des III. Ventrikels. Die Fornixsäulen spannen das Septum pellucidum, dessen hintere Begrenzung sie darstellen. Nach rückwärts trennen sich die im Corpus vereinigten Säulen wieder voneinander, wobei sie sich zu abgeflachten Bändern verbreitern (Crura fornicis). Zwischen den Crura spannen sich quere Kommissurenfasern *(Commissura fornicis* oder *Commissura hippocampi)* aus, die dem Ganzen das Aussehen einer dreiseitigen, archaischen Leier geben (Lyra Davidis oder *Psalterium*). Am hinteren Ende des Balkens verdünnen sich die Fornixschenkel jeweils zu einer dünnen Lamelle, der *Fimbria fornicis*, die sich mit dem Gyrus dentatus, der eine Verlängerung des über dem Balken verlaufenden Indusium griseum darstellt, zusammenlagert.

Während der Gyrus dentatus hinter der Fissura hippocampi versteckt liegt, bleibt die Fimbrie oberflächlich. Daher muß die Fimbrie mit dem daran befestigten Plexus chorioideus hochgehoben werden, wenn der Gyrus dentatus sichtbar gemacht werden soll. Die genannten Strukturen, vor allem der Mandelkernkomplex, Fornix, Cingulum und Hippokampusformation, haben sich zwar stammesgeschichtlich aus Riechhirnabschnitten entwickelt, gehören aber bei den Säugern eindeutig nicht mehr zum olfaktorischen System. Man faßt sie vielmehr unter dem Begriff des limbischen Systems zusammen. Dieses steht einerseits mit vegetativen Funktionen, andererseits auch mit emotionalen Prozessen, die bei den verschiedensten Sinnesempfindungen mit anklingen können, in Zusammenhang.

c) Riechschleimhaut

Die Perzeption der Geruchsreize erfolgt in der Riechschleimhaut der Nase. Die Regio olfactoria nasi nimmt beim Menschen jederseits eine nur etwa 1–1,25 cm^2 große Fläche auf der obersten Muschel unterhalb der Lamina cribrosa und eine etwa ebenso große Fläche im angrenzenden Gebiet des Septum nasi ein (Gesamtfläche also etwa 5 cm^2). Die Riechschleimhaut liegt etwas vom normalen Atemstrom ab. Bei ruhiger Atmung wird der obere, olfaktorische Bereich der Nasenhöhle durch kleine sekundäre Luftwirbel nur schwach ventiliert (vgl. Pfeile in Abb. 222). Beim »Schnüffeln« wird die Atemluft in der Nase stärker bewegt, so daß die oberen Bereiche der Nasenhöhle intensiver mit den Geruchsstoffen in Berührung kommen können. Bei Tieren mit hochentwickeltem Geruchsvermögen dehnt sich die Riechschleimhaut über große Teile der inneren Nasenwandung aus. Auch das Muschelrelief ist wesentlich ausgeprägter (Abb. 220).

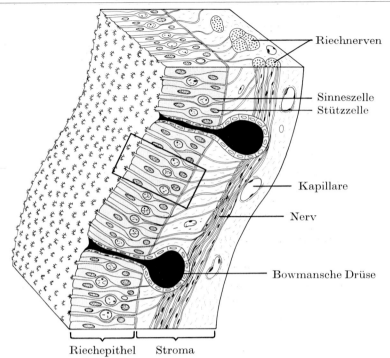

Abb. 225 a. Bau der Riechschleimhaut (schematisch mit Bowmanschen Drüsen und Riechnerven (K-B). Ausschnittvergrößerung s. Abb. 225 b.

Das *Riechepithel* sitzt einer glatten Basalmembran auf und ist mehrreihig (Abb. 225). Es lassen sich 2 Zelltypen unterscheiden: Sinnes- und Stützzellen. Flimmerzellen und Becherzellen, wie sie im Respirationsepithel des Nasenraumes vorkommen, fehlen. Die Riechzellen überragen die Oberfläche der Riechschleimhaut mit kleinen, kölbchenartigen Verdickungen, von denen die Riechhaare ausgehen. Basal gehen marklose Nervenfasern ab, aus denen sich die Riechfäden *(Fila olfactoria)* aufbauen. Die Stützzellen sind durch Membranverdichtungen, die als Schlußleistennetz imponieren, untereinander und mit den Sinneszellen verbunden. Man nimmt an, daß diese Zellen nicht nur mechanische, sondern auch sekretorische Aufgaben haben und den Riechschleim produzieren. Daneben existieren aber auch eigene, großlumige, gemischte Drüsen, die unter dem Epithel im Stroma der Riechschleimhaut lokalisiert sind und ein dünnflüssiges Sekret absondern *(Glandulae olfactoriae* oder *Bowmansche Drüsen)* (Abb. 225). Der Riechschleim unterscheidet sich in seiner Zusammensetzung von anderen Körperschleimen. Er enthält verschiedene Fermente, etwas Eiweiß, jedoch kein Muzin. Wahrscheinlich hat er eine Spülfunktion, um eine übermäßig lange Anreicherung von Duftstoffen an den Membranen der Riechrezeptoren zu verhindern.

Man schätzt die Zahl der in der Riechschleimhaut des Menschen vorhandenen Rezeptoren auf $1-2 \times 10^7$. Bei Säugern mit gutem Geruchsvermögen sind es 10^8 und mehr (Hund, Kaninchen). Es handelt sich um einfach gebaute, primäre Sinneszellen. Sie repräsentieren noch einen primitiven Rezeptortyp, was u. a. auch darin zum Ausdruck kommt, daß sie als einzige primäre Sinneszellen des Körpers noch innerhalb des Epithels liegen. Hier hat sich eine embryonale Nervenzelle selbst zu einem Rezeptor entwickelt, während die übrigen Sinneszellen, die aus dem Epithel hervorgehen, erst sekundär mit nervösen ableitenden Elementen Kontakt gewinnen (sekundäre Sinneszellen). Eine Besonderheit stellt auch die Verknüpfung mit dem ZNS dar. Wie wir gesehen haben, muß der Bulbus olfactorius als ein vorgeschobener Hirnteil, eigentlich ein Lappen des Endhirns, angesehen werden. Die peripheren Neuriten der Riechzellen laufen ohne Unterbrechung über die Fila olfactoria bis zum Bulbus olfactorius, wobei sie durch die Lamina cribrosa ziehen und von unten in den Bulbus eintreten.

Hier erst erfolgen die ersten Umschaltungen. Im Riechsystem liegt also der einzigartige Fall vor, daß eine periphere Rezeptorzelle direkt ohne Zwischenschaltung im Thalamus mit der Hirnrinde verbunden ist.

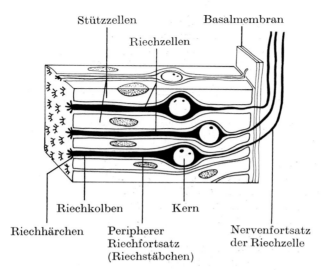

Abb. 225 b. Gestalt der Riechzellen (Ausschnittvergrößerung aus Abb. 225). Riechzellen = schwarz, Stützzellen = weiß.

d) Riechbahnen

Innerhalb des Bulbus olfactorius gehen die aus der Riechschleimhaut kommenden Neuriten der Riechzellen ausgedehnte und komplizierte Synapsen mit den Dendriten der großen, für den Bulbus charakteristischen pyramidenähnlichen *Mitralzellen* ein. Dadurch entstehen knäuelartige Riesensynapsen *(Glomeruli olfactorii)*. Die zentralen Axonen der Mitralzellen bilden in der Hauptsache den *Tractus olfactorius*. Dieser verläuft an der Unterfläche des Stirnhirns bis in die Nähe der Lamina terminalis, wo er sich in 2 Stränge aufteilt *(Stria olfactoria lat.* und *med.)*. Die Neuriten des lateralen Stranges erreichen über den Limen insulae die paläoenzephalen Kerngruppen vor dem Uncus hippocampi, die *Area praepiriformis* (Gyrus semilunaris und ambiens) und den vorderen Teil des *Lobus piriformis*, die als die kortikalen Projektionsfelder des olfaktorischen Systems anzusehen sind.

Die Neuriten des Tractus olfactorius medialis enden in verschiedenen unter dem Balkenknie gelegenen Zentren (Area adolfactoria, Gyrus subcallosus, Area perforata ant. und Trigonum olfactorium). Von hier aus ziehen weitere Faserzüge z. T. über und z. T. unter dem Balken zur Hippokampusformation, die aber nach neueren Untersuchungen keine direkten olfaktorischen Projektionsbahnen, sondern Verbindungen der Riechzentren mit dem limbischen Kortex darstellen. Eine experimentelle Ausschaltung des Bulbus olfactorius (Affen) führt daher nur zu Veränderungen in der Stria olfactoria lat. und Area praepiriformis, nicht dagegen in der Hippokampusrinde. Die afferenten Riechbahnen verlaufen hauptsächlich ungekreuzt und homolateral. Kommissurenfasern gehen vornehmlich über die Commissura anterior.

Von den Zentren der Area subcallosa und paraterminalis zieht eine Bahn *über* dem Balken in den Striae longitudinales med. und lat. (Indusium griseum) zum Gyrus dentatus der Hippokampusformation, eine andere *unter* dem Balken, zum Teil durch das Septum pellucidum hindurch (Fibrae perforantes), in den Fornix hinein und auf diesem Wege zur Hippokampusrinde, z. T. auch in die Stria terminalis und auf diesem Wege zur Hippokampusformation und zum Mandelkernkomplex (Abb. 226).

Die Hippokampusrinde hat ihrerseits wiederum reichlich Verbindungen mit anderen Hirnabschnitten. Die mächtigste efferente Bahn stellt der Fornix mit 2 Millionen Fasern dar. Dieser führt die Fasern zum Corpus mamillare der gleichen und gegenüberliegenden Seite *(Tractus hippocampomamillaris)* sowie nach rückwärts zum Epithalamus, d. h. über die Stria medullaris thalami und die Stria thalami habenulae zu den Nuclei habenulae und zur Epiphyse *(Tractus hippocampohabenularis)*.

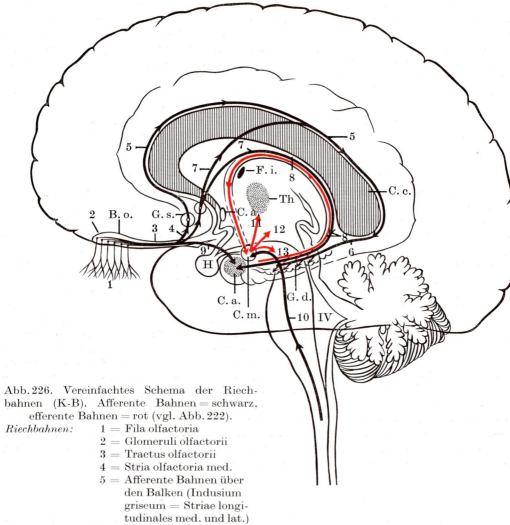

Abb. 226. Vereinfachtes Schema der Riechbahnen (K-B). Afferente Bahnen = schwarz, efferente Bahnen = rot (vgl. Abb. 222).

Riechbahnen:
   1 = Fila olfactoria
   2 = Glomeruli olfactorii
   3 = Tractus olfactorii
   4 = Stria olfactoria med.
   5 = Afferente Bahnen über den Balken (Indusium griseum = Striae longitudinales med. und lat.)
   6 = Afferente Bahnen zum Gyrus dentatus
   7 = Septale Riechfasern (Fornix longus und Fibrae perforantes = Tractus olfactohippocampicus)
   8 = Fornix (enthält afferente und efferente Bahnen)
   9 = Stria olfactoria lat.
  10 = Afferente Verbindungen mit dem Rückenmark
  11 = Tractus mamillothalamicus
  12 = Tractus mamillotegmentalis
  13 = Tractus mamilloreticularis

Hirnteile:
  IV. = IV. Ventrikel
  B.o. = Bulbus olfactorius
  C.a. = Commissura ant.
  C.c. = Corpus callosum
  C.m. = Corpus mamillare
  Cp.a. = Corpus amygdaloideum
  F.i. = Foramen interventriculare (MONROI)
  G.s. = Gyrus subcallosus
  G.d. = Gyrus dentatus
  H = Hypophyse
  Th = Thalamus (Nuclei anteriores)

Die Ganglienzellen des Corpus mamillare entsenden efferente Neuriten, die mit zahlreichen Kerngruppen in Verbindung stehen. Die wichtigsten sind der *Tractus mamillothalamicus* (Vicq d'Azyrsches Bündel) zu den Nuclei anteriores des Thalamus, der *Tractus mamillotegmentalis* zu den Haubenkernen des Mittelhirns (Guddensches Bündel) und der *Tractus mamilloreticularis* zur Retikularisformation des Rautenhirns (Abb. 226). Auch zu den vegetativen Kernen des Hypothalamus bestehen Faserverbindungen.

Das *Corpus amygdaloideum* sendet efferente Bahnen über die Stria terminalis zu den hypothalamischen Kernen, zum Tegmentum und den Kernen der Area subcallosa.

Die Hippokampusrinde erhält auch aus allen anderen Sinnessystemen Erregungen und ist schon durch schwächste Reize aktivierbar. Für den Mandelkernkomplex ist sichergestellt, daß dieser in besonderer Weise mit emotionalen Reaktionen zu tun hat.

e) Stellung des olfaktorischen und limbischen Systems im Gesamtnervensystem

Funktionell ist für das Riechsystem die enge Verknüpfung mit der Sphäre des Emotionalen und Vegetativen besonders charakteristisch. Für die meisten Tiere ist dieses System lebenswichtig und lebensbestimmend. Die außerordentlich hohe Empfindlichkeit der Riechrezeptoren ist daher biologisch sinnvoll. Geruchsstoffe können vom Menschen noch in Konzentrationen von 10^{-9} bis 10^{-14} g/ml Luft wahrgenommen werden. Bei makrosmatischen Tieren (Hund) liegen die Riechschwellen nochmals um 6–8 Zehnerpotenzen tiefer. Hieraus ergibt sich, daß bereits wenige Moleküle einer Substanz genügen, um eine Rezeptorzelle in der Riechschleimhaut zu erregen. Hinzu kommt die oben erwähnte starke Konvergenz der Neuronen zum Bulbus olfactorius. Die Erregungen werden durch die genannten Bahnverbindungen auch den zentralen Abschnitten des vegetativen Nervensystems (Hypothalamus, Retikularisformation) sowie den extrapyramidal-motorischen Kerngruppen des Stammhirns (diese hauptsächlich vom Mandelkern aus) übermittelt. Geruchsreize können also auf diese Weise das Tier motorisch aktivieren, in Spannung versetzen und über die vegetativen Systeme auch den vegetativen Tonus steigern (Blutdruckerhöhung, Schweißausbruch, Pupillenerweiterung usw.). Beim Menschen treten ähnliche Reaktionen bei emotional-affektiven Sensationen, wie Ärger, Unmut, Zorn oder Aggressivität, auf. Über das limbische System greift das Geruchsempfinden in die vegetative und emotionale Sphäre ein. Viele Ausdrucksweisen des menschlichen Sprachgebrauches weisen auf diese Beziehungen hin, wie z. B. »anrüchig«, »berüchtigt«, »ruchbar«. Im Tierversuch lassen sich Aggressivität oder Unterwürfigkeit, Erregbarkeit oder Stumpfheit durch elektrophysiologische Eingriffe an den Kernen des limbischen Systems, vor allem am Mandelkernkomplex, hervorrufen.

2. Gustatorisches System (Geschmacksapparat)

Wie das Geruchsvermögen ist auch der Geschmackssinn für viele Tiere lebenswichtig – ein Wächter an der Schwelle des Verdauungsweges! In vieler Hinsicht können Geruchs- und Geschmacksapparat als eine Einheit betrachtet werden. Wie eng Geruchs- und Geschmacksempfindung zusammenhängen, beweist schon ein einfacher Schnupfen. Dabei bleibt ebenso wie nach experimenteller Ausschaltung des Geruchssinnes meist nur eine kümmerliche Skala von Geschmacksempfindungen übrig. Geruch und Geschmack können als chemische Sinne den höheren Sinnen (Auge und Ohr) gegenübergestellt werden (vgl. Tab. S. 280).

Das bei Reptilien entwickelte *Jacobsonsche Organ* (Organon vomeronasale) an der Nasenscheidewand, in das die züngelnde Schlange von Zeit zu Zeit ihre beiden Zungenspitzen einführt und das durch den sog. N. terminalis mit dem Zentralnervensystem verbunden ist, scheint morphologisch und funktionell eine Zwischenstellung zwischen olfaktorischen und gustatorischen Organen einzunehmen. Es ist beim Menschen rudimentär. Embryonal tritt nur noch eine rasch verkümmernde Anlage auf.

Was oben über die Beziehungen zwischen Geruchsreizen und vegetativem Nervensystem gesagt worden ist, gilt vergleichsweise auch für den gustatorischen Apparat. Biologisch und stammesgeschichtlich gesprochen, sind dies die »alten«, mit unserem »Tiefenmenschen« verbundenen Sinnessysteme, die im Laufe der Stammesgeschichte durch neue, vollkommenere und stärker objektivierende Systeme (Seh- und Hörapparat) übertroffen werden. Dieser Prozeß ist beim Menschen u. a. auch an der zahlenmäßigen Verringerung der Geschmacksorgane in der Mundhöhle

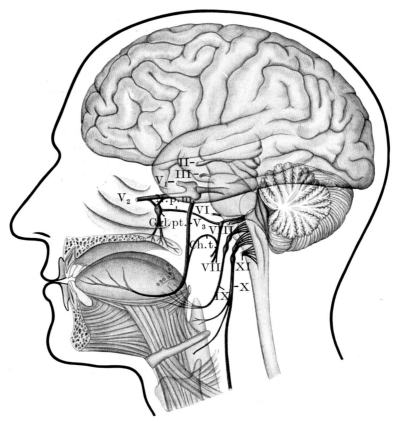

Abb. 227. Übersicht über den gustatorischen Apparat beim Menschen. Römische Zahlen = entsprechende Hirnnerven. Ch. t. = Chorda tympani, N. p. m. = N. petrosus major, Ggl. pt. = Ggl. pterygopalatinum.

im Laufe des Lebens ablesbar. Für den Säugling ist der Geschmacksapparat wichtiger als für den Erwachsenen. Später kann die Kontrolle der Nahrungsaufnahme auch unter Zuhilfenahme höherer Systeme sowie durch Einschaltung des kritischen Denk- und Urteilsvermögens erfolgen. Zahlreiche Geschmacksrezeptoren verkümmern dann.

Die Geschmacksempfindung des Menschen ist nicht einheitlicher Natur, sondern ein Komplex verschiedenartiger Empfindungen. Druck-, Temperatur- und Schmerzempfindungen werden mit in den »Geschmack« integriert. Die eigentlichen Grundqualitäten der Geschmacksmodalität sind jedoch nur sauer, süß, salzig und bitter, die allerdings nur bis zu einem gewissen Grade unabhängig voneinander variabel sind. Geschmacksempfindungen gehen ebenso wie die des Geruchs mit einer emotionalen Komponente einher. Bitter wird meist auch als unangenehm und widerlich, süß dagegen als angenehm und freundlich empfunden. Hierauf basiert auch die übertragene Bedeutung dieser Worte.

Die Geschmacksrezeptoren sind in der Mundhöhle am Eingang von Luft- und Speiseweg lokalisiert. Die primär-nervösen Zentren der Geschmacksleitung liegen im Rautenhirn, am Boden der Rautengrube. Die dortigen Kerne erhalten ihre Afferenzen über Nervenfasern, die im V., IX. und X. Hirnnerven, also den eigentlichen Kiemenbogennerven, verlaufen (Abb. 227). Eigene gustatorische Hirnnerven gibt es nicht.

a) Geschmacksrezeptoren

Geschmacksrezeptoren sind auf der Zungenoberfläche, am Gaumen, in der hinteren Rachenwand (Mesopharynx) und an der Epiglottis zu finden (Abb. 228). Sie liegen in sog. *Geschmacksknospen* oder Geschmacksbechern (Abb. 229). Am Zahnfleisch, an der Unterseite der Zunge, am

Gustatorisches System (Geschmacksapparat)

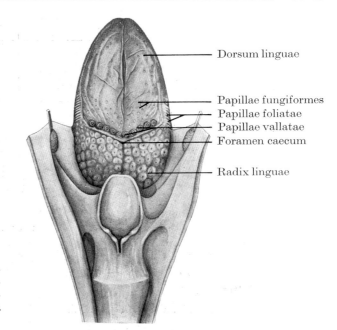

Abb. 228. Verteilung der Geschmacksorgane im Bereich von Zunge und Pharynx (median aufgeschnitten und auseinandergezogen) [nach WOLF-HEIDEGGER (K)].

harten Gaumen, im Bereich von Uvula, Epipharynx, Ösophagus und Trachea fehlen Geschmacksknospen. Bei Kindern und Säuglingen sind an vielen dieser Stellen noch Geschmacksknospen zu beobachten. Sie bilden sich aber hier später zurück. Die Empfindlichkeit für die genannten Geschmacksqualitäten ist lokal verschieden (Abb. 230). Für süß besteht maximale Empfindlichkeit an der Zungenspitze, für sauer an den Zungenrändern, für bitter am Zungengrund.

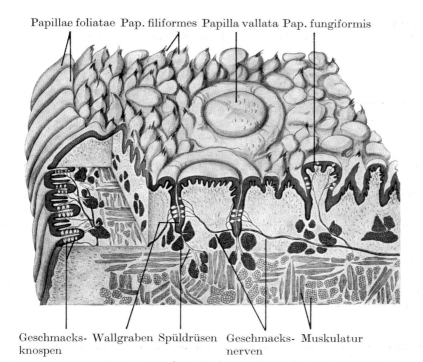

Abb. 229. Bau der Geschmackspapillen auf der Zunge.

Lokalisation der Rezeptoren	Geschmacksqualitäten
Zungenspitze	süß
Zungenspitze und seitliche Zungenränder	salzig
Hinterer Teil der Zungenränder	sauer
Zungengrund, Epiglottis	bitter

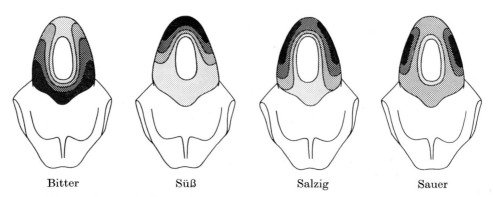

Abb. 230. Regionale Unterschiede der Geschmacksmodalitäten auf der Zunge.

In der Zunge sind die *Geschmacksknospen* vorzugsweise an den Papillae liberae lokalisiert (Abb. 228, 229). Von den vier freien Papillenarten der Zunge sind die Wallpapillen (Papillae vallatae) am reichsten mit Rezeptoren ausgestattet. In der Jugend enthalten auch die pilzförmigen *Papillae fungiformes* und die blattartigen *Papillae foliatae* noch reichlich Geschmacksrezeptoren. Die Fadenpapillen *(Papillae filiformes)* haben nur mechanische Bedeutung. Geschmacksrezeptoren fehlen hier. Die Geschmacksknospen liegen nur bei Kindern an der Oberfläche des Epithels. Bei Erwachsenen sind sie fast ausschließlich in den »Wallgräben« der Papillen lokalisiert (Abb. 229). Die größte Zahl befindet sich in den Gräben der Wallpapillen. An der Innenseite sind sie zahlreicher (80–120) als an der Außenseite (40–50). Beim Erwachsenen sind an den Papillae foliatae auf jeder Seite höchstens 100, an den insgesamt etwa 100 Papillae fungiformes jeweils nur 3–4 Geschmacksknospen nachweisbar. Im Greisenalter wird die Zahl der Knospen auf die Hälfte oder sogar ein Drittel reduziert.

	Anzahl der Papillen	Geschmacksknospen	Spüldrüsen	Anzahl der Geschmacksknospen beim Erwachsenen	
				pro Papille	insgesamt
Papillae vallatae	8 – 12	+++	+	120 – 200	1000 – 1500
Papillae foliatae	15 – 30	++	+	10	200
Papillae fungiformes	100	+	0	3 – 4	300 – 400
Papillae filiformes	sehr zahlreich	0	0	0	0

Jede Geschmacksknospe besteht aus Sinnes- und Stützzellen. Teilweise wird angenommen, daß diese Zellarten nur Modifikationen ein und derselben Zellform, die in einem ständigen Form- und Funktionswandel begriffen ist, darstellen. Die Geschmacksknospen erscheinen als helle, ovale Einschlüsse von zwiebelförmiger Gestalt innerhalb des mehrschichtigen, unverhornten Plattenepithels der Mundhöhle. Die Sinneszellen gewinnen basal ausgiebige Kontakte mit den terminalen Aufzweigungen markhaltiger Nervenfasern. Axon und Rezeptorzelle bilden also eine labile, funktionelle Einheit, die jederzeit gelöst und wieder neu aufgebaut werden kann.

Am Boden der Wallgräben enden die Ausführungsgänge von rein serösen Drüsen *(Spüldrüsen)*, die offenbar die Aufgabe haben, die apikalen Abschnitte der Geschmacksknospen durch ihr dünnflüssiges Sekret auszuwaschen und damit für neu einwirkende Geschmacksreize freizumachen.

Da die chemische Substanz, die einen adäquaten Reiz an der Rezeptorzelle erzeugt, vorher gelöst werden muß, sind die Lösungsbedingungen in der Mundhöhle (Art, Menge und Zusammensetzung des Speichels) oder in den Wallgräben (Spüldrüsensekret) für die gustatorische Reizperzeption wichtig. Das Bewegen der Zunge erhöht die Deutlichkeit der Empfindungen, einmal durch Verbesserung der Lösungsbedingungen (Durchmischung mit Speichel), zum anderen aber auch durch die Reinigung der Wallgräben, da die Zungenmuskulatur die Spüldrüsen »massiert« und ihre Sekretion fördert.

b) Geschmacksbahnen

Da die Zunge entwicklungsgeschichtlich aus dem Material der 4 kranialen Kiemenbögen hervorgeht, beteiligen sich auch alle *vier Kiemenbogennerven* an ihrer Innervation (Abb. 231). Der *N. lingualis* (N. V_3) versorgt die vorderen zwei Drittel der Zunge mit sensiblen Fasern (für Tast- und Temperaturempfindungen). Die in ihm verlaufenden Geschmacksfasern stammen aus der *Chorda tympani*. Diese zweigt vom N. facialis (N. VII) ab (genauer vom N. intermedius, der den N. facialis begleitet) und zieht bogenförmig durch das Mittelohr und den parapharyngealen Raum zum N. lingualis. Das hintere Drittel der Zunge wird vom N. glossopharyngeus (IX. Hirnnerv) innerviert. Da hier die Papillae vallatae und foliatae lokalisiert sind, ist der *N. glossopharyngeus* (N. IX) als der Hauptgeschmacksnerv anzusehen. Die Geschmacksknospen des Zungengrundes, des Kehlkopfeinganges und des unteren Pharynx leiten ihre Erregungen über den *N. vagus* (N. X) dem Rautenhirn zu.

Die an den Rezeptoren endigenden Fasern stellen die peripheren Fortsätze von pseudounipolaren Ganglienzellen dar, die in den jeweiligen Ganglien dieser Hirnnerven gelegen sind, also im Ganglion trigeminale (N. V.), im Ganglion geniculi nervi facialis sowie jeweils im Ganglion superius und inferius des N. IX und N. X (Abb. 231). Die zentralen Fortsätze treten mit den Hirnnerven von lateral in die Medulla ein und enden am Boden der Rautengrube in einem gemeinsamen Geschmackskern, dem *Nucleus solitarius*, nicht ohne sich durch auf- und absteigende Faserzüge ausgiebig untereinander zu verflechten. Der dadurch gebildete gut abgrenzbare Strang *(Tractus solitarius)* läßt sich bis ins Halsmark hinein verfolgen, und zwar bis zu den Ursprungskernen des Zwerchfellnerven (N. phrenicus), das heißt etwa bis C_4. Der Nucleus solitarius ist die gemeinsame Endstrecke für alle Afferenzen aus dem Bereich der Mundhöhle, des Schlundes und Kehlkopfes. Jedoch steht nur der obere Teil im Dienste der Geschmacksleitung. Die Nervenzellen des Nucl. solitarius bilden das zweite Neuron der Geschmacksbahn. Ihre Neuriten schließen sich am Boden der Rautengrube den Hinterstrangbahnen, vor allem den sensiblen Trigeminusfasern an und beteiligen sich damit am Aufbau der medialen Schleife *(Lemniscus medialis)*. Sie enden im *Thalamus*, in der Nachbarschaft der ventromedialen Kerngruppen der Hinter- und Vorderseitenstrangbahnen (Nucl. ventralis posteromedialis oder *Nucleus arcuatus*). Das hier entspringende dritte Neuron zieht durch die innere Kapsel und endet im »Zungen- und Kehlkopffeld« des *Gyrus postcentralis*, unten in der Nähe der Fissura lateralis Sylvii.

Die primären Projektionsfelder der Geschmacksleitung liegen nach neueren elektrophysiologischen Befunden im Gyrus postcentralis, sind aber hier nicht von den allgemeinen sensorischen Feldern der Mundregion zu trennen. Ein gesondertes Geschmacksfeld existiert offenbar nicht.

3. Visuelles Sinnessystem (Auge und Sehbahn)

Die höheren Sinnesorgane (Auge und Ohr) haben im Laufe der Stammesgeschichte die Bedeutung der chemischen Sinne eingeschränkt. Die Schnecke als Ort der akustischen Perzeption entwickelt sich erst bei den höheren Säugetieren aus einer blindsackartigen Ausstülpung des Labyrinthorgans der Sauropsiden. Auch die akustischen Zentren des Mittel-, Zwischen- und Endhirns erfahren erst bei den Säugern und Primaten eine stärkere Differenzierung. Ähnliches gilt für den optischen Apparat. Zwar zeigen schon die Fische und Amphibien ein gut entwickeltes Sehorgan. Vögel besitzen vielleicht sogar das am höchsten differenzierte Auge unter den Wirbeltieren. Dennoch sind die zentralnervösen Verknüpfungen bei all diesen Wirbeltiergruppen noch relativ gering. Der Ausbau der höheren visuellen Zentren erfolgt erst bei den Mammalia. Bei den Primaten erlangt dann das Endhirn für den visuellen Apparat eine dominierende Stellung. Vor allem die Rinde des Okzipitalhirns übernimmt die höheren visuellen Funktionen und wird phylogenetisch in stei-

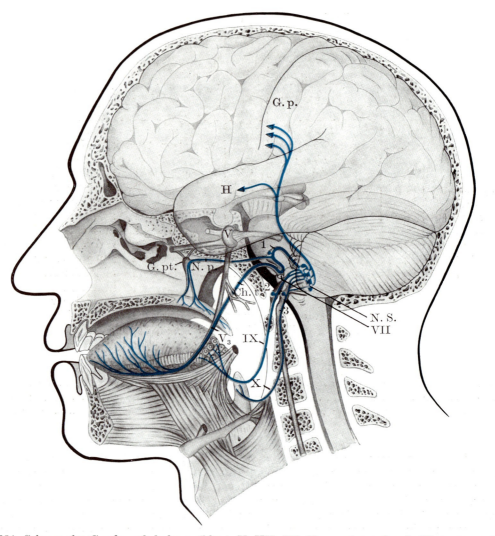

Abb. 231. Schema der Geschmacksbahnen (blau). V, VII, IX, X = entsprechende Hirnnerven, 1 = Ganglion geniculi, 2 = Ganglion sup. und inf. des N. IX, 3 = Ganglion sup. und inf. des N. X, Ch. t. = Chorda tympani, G. p. = Gyrus postcentralis, G. pt. = Ganglion pterygopalatinum, H = in Richtung Hippokampusformation, N. p. = N. petrosus major, N.S. = Nucleus und Tractus solitarius.

gendem Maße den älteren, visuellen Zentren des Mittel- und Zwischenhirns übergeordnet. Die Afferenzen erreichen über die Sehbahn die medialen Abschnitte des Hinterhauptlappens, wo sich embryonal schon frühzeitig eine Primärfurche, die Fissura calcarina, abzeichnet (s. S. 239, Abb. 194). Die begriffliche Verarbeitung visueller Eindrücke erfolgt jedoch erst im Zusammenhang mit der Tätigkeit der angrenzenden Rindenabschnitte auf der Außenseite des Okzipitallappens. Beim Menschen schließen sich daran ausgedehnte, früher als »stumme« Zonen bezeichnete Areale im Schläfen- und Scheitellappen an, in denen nach heutigen Kenntnissen wohl vornehmlich Prozesse im Zusammenhang mit der visuellen Erinnerung und Speicherung visueller Informationen stattfinden. Man sieht also, daß große Teile der phylogenetisch spät entstandenen, neenzephalen Rindengebiete im Dienste des Sehsystems stehen.

Das Auge ist ein vorgestülpter Teil des Zwischenhirns. Die primären *nervösen Zentren* liegen daher im Gegensatz zum olfaktorischen System im Zwischenhirn. Vor allem ist es der sog. laterale Kniehöcker (Corpus geniculatum lat.), ein Kern des Metathalamus (Abb. 232), der Fasern aus

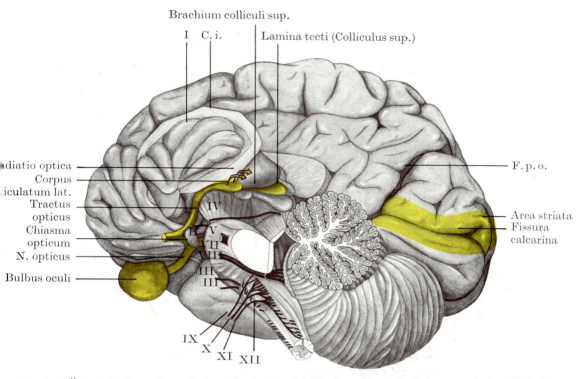

Abb. 232. Übersicht über die optischen Abschnitte des Nervensystems [gelb hervorgehoben (K)]. Die linke Großhirnhälfte wurde bis zur Inselrinde (I) abgetragen. Im hinteren Schenkel der Capsula interna ist die Sehbahn (Pfeile) eingetragen. C.i. = Capsula interna, F.p.o. = Fissura parietooccipitalis, römische Zahlen = entsprechende Hirnnerven.

dem Sehorgan aufnimmt und verarbeitet. Ferner bestehen Verbindungen zum hinteren Teil des Thalamus, dem sog. Pulvinar thalami, sowie auch über den Hypothalamus zum vegetativen NS. Die Zwischenhirnkerne stehen durch Faserstränge mit dem Mittelhirn in Verbindung, wo insbesondere die vorderen Vierhügel der Lamina tecti (Colliculi superiores) zum Sehapparat zählen. Diese Kerne schließen den visuellen Apparat an die beschriebenen sensomotorischen Systeme an und vermitteln die sog. optomotorischen Reflexe. Die reflektorischen Vorgänge laufen meist unbewußt ab, während uns die Sehempfindungen voll bewußt werden. Bei der zentralen Verarbeitung der visuellen Afferenzen dominiert in der Regel eine Hirnhälfte, die das auf beide Hemisphären projizierte Bild wieder zu einem Ganzen integriert.

Die Struktur des Sehsystems wird auch von der Art der Körperhaltung und der Fortbewegung wesentlich beeinflußt. Die meisten Vierfüßer haben stark nach lateral gerichtete Augen und ein relativ kleines, binokulares Gesichtsfeld. Die durch die Aufrichtung des Körpers ausgelöste Umformung des Kopfes in Richtung Kugelform führt bei den Primaten zu einer allmählichen Stellungsänderung der Augen von lateral nach medial, wodurch die Sehachsen zusammengeführt und das binokulare Gesichtsfeld vergrößert wird. Damit entwickelt sich in stärkerem Maße ein räumliches oder stereoskopisches Sehvermögen, das andererseits auch wieder eine erhöhte Integration der visuellen Wahrnehmungen innerhalb des ZNS erforderlich macht. Bei den niederen Wirbeltieren sind die Sehnerven noch vollständig gekreuzt. Die beiden Gesichtsfelder werden jeweils als Ganzes auf die gegenüberliegende Hirnhälfte projiziert. Bei den höheren Wirbeltieren entwickelt sich zunehmend eine partielle Sehnervenkreuzung, was mit der erwähnten Stellungsänderung der Augäpfel nach vorn zusammenhängt.

Das Gesichtsfeld wird jetzt doppelt abgebildet und auf beide Hirnhälften projiziert. Im Auge selbst differenziert sich eine Stelle schärfsten Sehens, auf den der optische Prozeß zentriert ist. Die peripheren Teile der Netzhaut verlieren funktionell an Bedeutung. Wir haben diesen in der Phylo-

	Vorderer Bulbusabschnitt		Übergangszone		Hinterer Bulbusabschnitt
Tunica oculi externa	Cornea		Limbus corneae		Sclera
Tunica oculi media (= Uvea)	Irisstroma		M. ciliaris		Chorioidea
Tunica oculi interna — a) äußeres Blatt des Augenbechers	a) Stratum pigmenti iridis (Muskelblatt)	Iris	a) Stratum pigmenti corporis ciliaris	Corpus ciliare	a) Stratum pigmenti retinae
Tunica oculi interna — b) inneres Blatt des Augenbechers	b) Pars iridica retinae (Pigmentblatt)		b) Pars ciliaris retinae		b) Pars optica retinae
	Pars caeca retinae		↑ Ora-serrata-Grenze		

genie stufenweise ablaufenden Prozeß als »*Zentralisation*« bezeichnet. Die Zentralisation ist engstens mit der Entwicklung des stereoskopischen Sehens verbunden und ein Ausdruck der stammesgeschichtlichen Umbauvorgänge innerhalb des Sehapparates, deren Endergebnis das individualisierte, eigenzentrische Wahrnehmen mit seiner charakteristischen Distanzierungsmöglichkeit vom Objekt ist.

Diese Veränderungen in der Art des visuellen Wahrnehmungsprozesses gehen stammesgeschichtlich Hand in Hand mit einem Ausbau der visuellen Assoziations- und Integrationszentren im Endhirnbereich. Beim gustatorischen und olfaktorischen Wahrnehmen ist die Reizverarbeitung in den untergeordneten Hirnabschnitten teilweise noch weitgehend reflektorisch und stark mit affektiven Komponenten behaftet. Im Sehen können wir uns von dem beobachteten Gegenstand distanzieren. Zwar vermag der »Geschmack«, die emotional tingierte Seite der Sehempfindung, bis zu einem gewissen Grade in den Sehvorgang hineinzuspielen. Die begriffliche Analyse, d. h. die erkenntnismäßige Objektivierung, ist aber jederzeit möglich und steht im Zusammenhang mit der Tätigkeit bestimmter integrierender Großhirnzentren. Daraus wird der weitreichende Ausbau der optischen Erinnerungsfelder, die große Teile des Scheitel- und Schläfenlappens einnehmen, in der Entwicklung verständlich. Unsere olfaktorischen Erinnerungen sind ja bekanntlich schwach und unscharf. Auf der optischen Erinnerung aber basiert ein Großteil unseres Gedanken- und Geisteslebens. Schon daran erkennt man die zentrale Stellung, die dieses Sinnesorgan in unserer Welt einnimmt.

a) Schichtengliederung des Auges

Das Auge ist ein nahezu kugelförmiges Sinnesorgan, das aus 3 Hauptschichten (der äußeren, mittleren und inneren Augenhaut) und einem Kern (Linse und Glaskörper) besteht. Der Augapfel *(Bulbus oculi)* weist darüber hinaus eine polare Gliederung mit einem vorderen und hinteren Augenpol auf. Der Bulbus ist aber nicht im streng geometrischen Sinne eine Kugel, da der in Richtung der optischen Achse definierte Längsdurchmesser etwas größer ist als der senkrecht dazu liegende, sog. äquatoriale Durchmesser. Außerdem ist die äußere Augenhaut am Übergang von der Hornhaut in die Sklera ringförmig eingezogen (Limbus corneae). Die Hornhaut ist gefäßlos, die Sklera gefäßarm. Die Arterien treten von vorn und hinten in den Bulbus ein, während die Venen das Auge im Äquatorialbereich als Vortexvenen (4–6 an der Zahl) verlassen. Arterien und Venen laufen also nicht gemeinsam wie an anderen Organen. Am hinteren Augenpol perforieren die Sklera in der Umgebung des Sehnerven etwa 16–20 kurze *Ziliararterien*, Äste der A. ophthalmica. Durch Seitenzweige bildet sich hier ein mehrfacher arterieller Gefäßkranz (Zinnscher Gefäßkranz oder *Circulus vasculosus nervi optici*) (Abb. 234). Die kurzen Ziliararterien *(Aa. ciliares post. breves)*

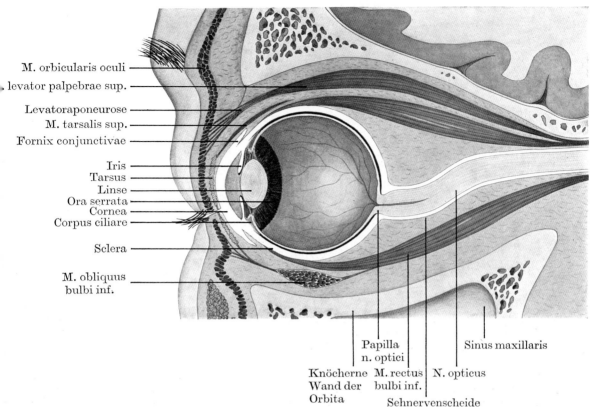

Abb. 233. Medianschnitt durch das Auge mit Augenmuskeln und Lidapparat in der knöchernen Augenhöhle.

verlaufen dann in der Aderhaut strahlenartig nach vorn, verzweigen sich hier und versorgen in der Hauptsache das Gefäßnetz der Aderhaut, das sich über die Vortexvenen nach außen entleert. Die ebenfalls am hinteren Augenpol eintretenden langen Ziliararterien *(Aa. ciliares post. longae)* sind nur in der Zweizahl ausgebildet, und zwar existiert jeweils temporal und nasal eine solche Arterie. Die langen Ziliararterien ziehen unverzweigt durch die Aderhaut hindurch und zweigen sich erst vorne, innerhalb des Ziliarkörpers, in zwei bogenförmige Äste auf. Diese anastomosieren hier mit den die Limbusregion perforierenden vorderen Ziliararterien *(Aa. ciliares ant.)* und bilden auf diese Weise den vorderen Gefäßkranz, den *Circulus arteriosus iridis major*, der aber beim Menschen meist im Ziliarmuskel und nicht in der Iris lokalisiert ist. Dieser Gefäßkranz versorgt Iris, Ziliarmuskel und Ziliarfortsätze, entsendet aber auch rückläufige Äste zu den chorioidalen Gefäßgeflechten.

Die Netzhaut erhält ihre Blutversorgung durch ein eigenes Gefäßnetz, das sich auch in der feineren Bauweise von dem der Aderhaut unterscheidet. Die sog. Zentralarterie *(A. centralis retinae)* zweigt bereits hinter dem Bulbus von der A. ophthalmica ab und dringt dort in den Sehnerven ein, mit dem sie dann in das Innere des Auges gelangt (Abb. 234, 235).

Halbiert man das Auge in der Äquatorialebene, so zeigt die *hintere Bulbushälfte* die Sehnervenaustrittsstelle *(Papilla nervi optici)* mit den nach oben und unten ausstrahlenden Retinagefäßen (Abb. 235b). Die Papille liegt meist etwas nasal von der Bulbusachse. Da hier keine Photorezeptoren vorhanden sind, entsteht an dieser Stelle eine Lücke im Rezeptorenfeld, das heißt funktionell ein blinder Fleck. Die Sehachse geht hinten durch die *Macula lutea* (gelber Fleck), die zentral eine kleine Vertiefung in der Retina *(Fovea centralis)* aufweist. Dies ist die Stelle schärfsten Sehens. Demgegenüber zeigt die *vordere Bulbushälfte* ein ganz anderes Aussehen (Abb. 235a). Ihre strahlenartige Struktur kommt einmal durch den gezackten Rand der Netzhaut (Ora serrata) am Übergang zum Ziliarkörper (Orbiculus ciliaris), zum anderen auch durch die Anordnung der Ziliar-

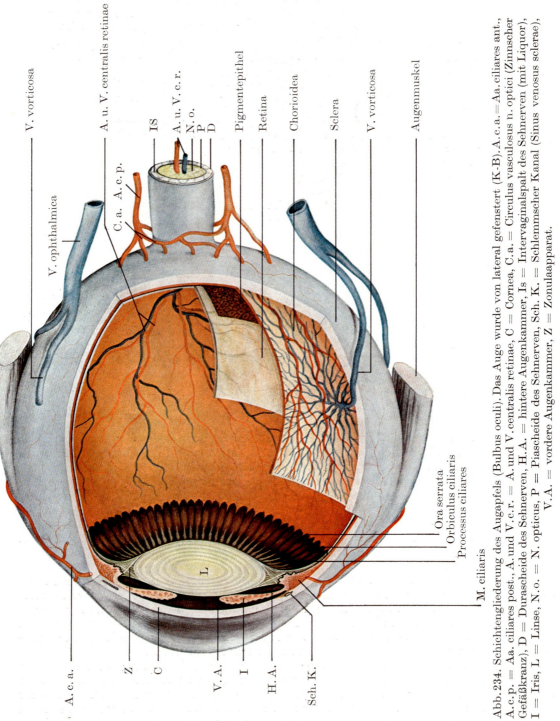

Abb. 234. Schichtengliederung des Augapfels (Bulbus oculi). Das Auge wurde von lateral gefenstert (K-B). A.c.a. = Aa. ciliares ant., A.c.p. = Aa. ciliares post., A. und V.c.r. = A. und V. centralis retinae, C = Cornea, C.a. = Circulus vasculosus n. optici (Zinnscher Gefäßkranz), D = Durascheide des Sehnerven, H.A. = hintere Augenkammer, Is = Intervaginalspalt des Sehnerven (mit Liquor), I = Iris, L = Linse, N.o. = N. opticus, P = Piascheide des Sehnerven, Sch. K. = Schlemmscher Kanal (Sinus venosus sclerae), V.A. = vordere Augenkammer, Z = Zonulaapparat.

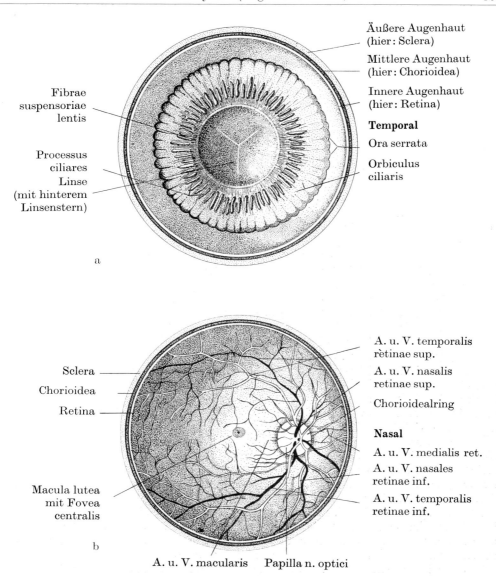

Abb. 235. Aufbau der vorderen (a) und hinteren (b) Bulbushälfte nach äquatorialer Halbierung des Augapfels.

fortsätze (*Processus ciliares*, etwa 70–80 an der Zahl) sowie durch die vielen feinen, radiär verlaufenden Aufhängefasern der Linse (Zonula) zustande. Durch den Zonulaapparat wird die Linse schwebend in der Kammerwasserflüssigkeit gehalten und auf die Mitte der optischen Achse orientiert. So kann das Licht auf die Fovea centralis am hinteren Pol des Auges zentriert werden. An einem gesunden Auge sind die brechenden Medien so eingestellt, daß sich die aus der Unendlichkeit des Umfeldes einfallenden Strahlen in der Netzhaut schneiden *(Emmetropie)*.

Da die reine Aufzählung der Schichten des Auges wenig zum Verständnis der funktionellen Zusammenhänge beitragen kann, möchten wir die feineren morphologischen Verhältnisse erst im Zusammenhang mit den funktionellen Systemen beschreiben. Analysiert man den Sehapparat unter funktionellen Gesichtspunkten, so stellt sich heraus, daß insgesamt fünf funktionelle Systeme differenziert sind. Das zentrale System ist der rezeptorische Apparat, um den vier Hilfssysteme herumgruppiert sind. Durch die Versorgungssysteme (Leitungsbahnen) wird das Ganze zu einer Einheit zusammengefaßt.

Maßverhältnisse des menschlichen Auges

Bulbus oculi:	Sagittaler Durchmesser	22–24 mm
	Umfang	75 mm
	Länge der optischen Achse (nach echographischen Messungen)	22,6–23,2 mm
	Gewicht	7,5 g
	Volumen	6,5 ml
Kornea:	Äußerer Durchmesser	18,2 mm
	Dicke	0,9 mm
Sklera:	Dicke (Äquatorbereich)	0,5 mm
Linse:	Sagittaler Durchmesser (altersabhängig)	3,5–5 mm
	Äquatorialer Durchmesser (altersabhängig)	4,3–7,2 mm
	Gewicht (altersabhängig)	0,17–0,26 g
	Volumen (altersabhängig)	0,16–0,24 ml

b) Rezeptorischer Apparat und Sehbahn

Die Lichtsinneszellen *(Photorezeptoren)* sind in der Netzhaut *(Retina)* lokalisiert. Sie sind aber nicht dem Licht zugewandt, sondern nach außen, zur Aderhaut hin, gerichtet *(Inversion des Auges)*. Die Schaltneuronen liegen daher im Strahlengang vor den Photorezeptoren. Bei den höheren Primaten entwickelt sich daher in der Fundusmitte eine Stelle, wo die »störenden« Innenschichten nach der Seite verlagert sind, die *Macula lutea* (gelber Fleck) mit der *Fovea centralis*. Man kann sich die Struktur der Fovea am besten so klarmachen, daß man sich vorstellt, die inneren Netzhautschichten seien von der Mitte aus radiär nach der Seite ausgewichen. Dadurch wäre dann zentral eine Vertiefung (Fovea), die bis zur Schicht der Photorezeptoren reicht, parazentral aber eine Verdickung der Retinaschichten zustande gekommen (parafoveale Region). Die Fovea ist also keine Stelle, wo die Retinaschichten reduziert sind, sondern im Gegenteil ein Bereich, wo die Zahl der Neuronen vermehrt ist. Da die Netzhaut eine Ausstülpung der Zwischenhirnwand darstellt, entwickelt sich in ihr eine ähnliche Schichtengliederung wie im Gehirn.

In der Retina können *drei Neuronen* und *zwei Synapsenzonen* unterschieden werden. Das erste Neuron stellt die Photorezeptoren dar. Das zweite Neuron umfaßt eine Gruppe sehr verschiedenartig geformter intraretinaler Zellelemente, beim dritten Neuron handelt es sich um Zellen, deren langer Neurit über den Sehnerven bis zum Corpus geniculatum laterale zu verfolgen ist und erst dort umgeschaltet wird (Abb. 236).

Neben diesen projektiven Verbindungen existieren aber auch horizontale Verknüpfungen innerhalb der Netzhaut selbst. In der äußeren plexiformen Schicht sind es vor allem die sog. *Horizontalzellen*, deren Neuriten bis zu 1000 μm lang werden und damit zahlreiche Rezeptoren zu Gruppen zusammenschließen können. In der inneren plexiformen Schicht sind es die sog. »*Amakrinen*« (wörtlich neuritenfreie Zellen), die ebenfalls ausgedehnte Areale von 500–1000 μm im Durchmesser überbrücken und sowohl mit den Dendriten der Optikusganglien als auch mit denen der Bipolaren synaptische Verbindungen eingehen. Gegen den Glaskörper schließt sich die Retina durch eine basalmembranartige Grenzschicht ab, die *Membrana limitans interna*.

Die Retina wird von zwei Seiten ernährt. Die Schicht der Photorezeptoren bis in den Bereich der ersten Synapsenzone, wird durch das Pigmentepithel hindurch von der *Aderhaut* aus versorgt. Das Pigmentepithel muß also den gesamten Stoffwechsel zwischen Chorioidea und Retina vermitteln. An der Grenze zum Pigmentepithel bildet sich daher ein besonders dichtes Kapillarnetz aus, die *Choriocapillaris*. Die übrigen Schichten der Retina werden von den Retinagefäßen und damit von innen her vaskularisiert. Im Gegensatz zu den Aderhautgefäßen stellen die *Retinagefäße* Endarterien dar. Zwischen beiden Systemen bestehen charakteristische morphologische und funktionelle Unterschiede. Im Kapillarnetz der Aderhaut herrscht ein relativ geringer Druck, die Austauschvorgänge dominieren. Im Retinagefäßnetz herrscht ein höherer Druck, der Verzweigungsmodus ist anders. In der Fovearegion hören die retinalen Gefäße auf, da die inneren Netzhautschichten hier parafoveal verlagert sind. Auf diese Weise entsteht ein sehr charakteristisches Fundusbild, das sich mit Hilfe des Augenspiegels auch am Lebenden beobachten läßt (vgl. Abb. 235 b).

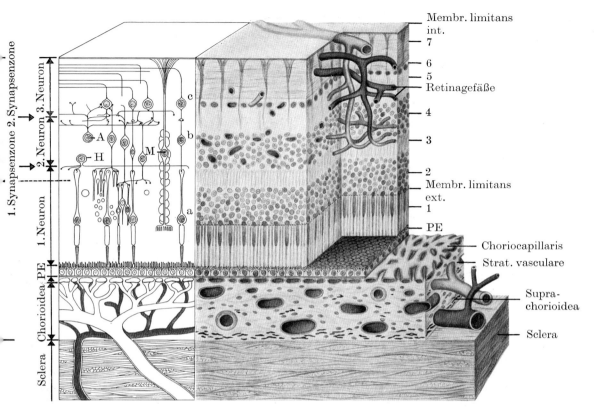

Abb. 236. Strukturschema von Netzhaut und Chorioidea im Fundusbereich des Auges (K-B). Schichtengliederung der Retina. A = Amakrine, H = Horizontalzelle, M = Müllersche Stützzelle, PE = Pigmentepithel, a, b, c = 1.–3. Netzhautneuron.

Die Neuriten der retinalen Optikusganglienzellen bilden den Sehnerven. Erst kurz hinter dem Bulbus erhalten sie Markscheiden. Innerhalb des Auges sind die Optikusfasern noch marklos. Gelegentlich kommen vereinzelte markscheidenhaltige Axonen vor, meist in Papillennähe (Markstrahlen). Im *Sehnerven* werden die rund 1,2 Mill. Neuriten in Bündeln von etwa 800–1200 Fasern, die durch Gliasepten getrennt sind, vereinigt. Der Sehnerv wird von einer Pia-, Arachnoidea- und Durascheide umgeben und von Liquor umspült. Innerhalb der Augenhöhle verläuft er leicht geschlängelt, so daß er bei den Augenbewegungen nicht gezerrt werden kann. Die Sehnerven beider Augen vereinigen sich nach dem Durchtritt durch die Canales optici der Schädelbasis vor der Hypophyse zum *Chiasma opticum*. Hier findet eine partielle, etwa 50%ige Faserkreuzung statt. Die von den lateralen Netzhauthälften kommenden Fasern bleiben ungekreuzt, die Fasern der medialen Netzhauthälften kreuzen jedoch auf die Gegenseite. Beide Fasergruppen bilden zusammen den Tractus opticus, der vom Chiasma aus bogenförmig um die Hirnschenkel herumzieht und im lateralen Kniehöcker *(Corpus geniculatum laterale)* endet. Im Bereich des Chiasma opticum zweigen dünne, markarme Optikusfasern vom Sehnerven ab, die über die Lamina terminalis in den Hypothalamus einstrahlen (sog. *hypothalamische Optikuswurzel, Tractus retinohypothalamicus*). Durch diese Bahn gewinnt der Sehapparat Einfluß auf die Tätigkeit der übergeordneten Zentren des vegetativen Nervensystems (Genaueres s. S. 348).

Im Kniehöcker beginnt das vierte Neuron der Sehbahn. Die Hauptzellen dieses wichtigen, kompliziert geschichteten Kerngebietes senden ihre Neuriten über den hinteren Abschnitt der Capsula interna, fächerförmig ausstrahlend zur Okzipitalrinde (Abb. 237). Dabei überqueren sie das Unterhorn des Seitenventrikels (temporales Knie), entfalten sich in dessen lateraler Wand zu einer sagittal gestellten Faserlamelle *(Gratioletsche Sehstrahlung, Radiatio optica)*, biegen dann

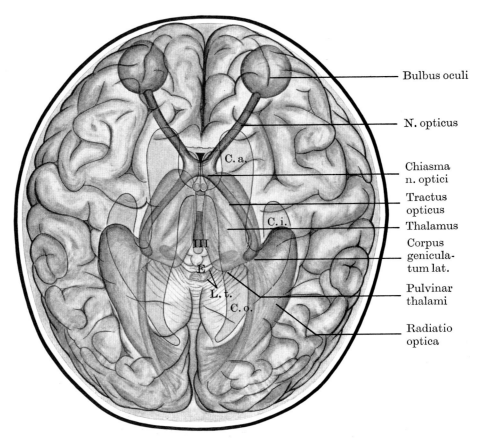

Abb. 237. Optische Bahnen und Hirnzentren, am durchsichtig gedachten Gehirn, in der Ansicht von oben (K). Rechter Seitenventrikel: C.a. = Cornu anterius, C.o. = Cornu occipitale, C.i. = Cornu inferius, E = Epiphyse, L.t. = Lamina tecti (Colliculi sup. und inf.), III = III. Ventrikel

nochmals scharf nach medial um (okzipitales Knie) und strahlen schließlich mit einem horizontalen Faserfächer in die okzipitalen Rindengebiete der Area striata oberhalb und unterhalb der *Fissura calcarina* (Feld 17 nach BRODMANN) ein.

Die Fasern des *Tractus opticus* gehen aber nur z. T. in diese kortikale Hauptbahn über (Radix lateralis). Ein anderer, meist kleinerer Teil läuft am Corpus geniculatum laterale vorbei und tritt am medialen Kniehöcker in die Substanz des Mittelhirns ein (Radix medialis). Von diesem Faserzug zweigt ein Bündel ab, das um die Hirnschenkel herumzieht und von unten in das Mittelhirn eintritt (sog. basale Optikuswurzel). Durch diese Faserverbindungen wird das Mittelhirn in die Sehbahn eingeschaltet. Auch der hintere Teil des Thalamus, das *Pulvinar thalami*, erhält Fasern aus dem Tractus opticus. Somit ergeben sich am Ende des Tractus opticus 3 Schaltstellen, die man als **primäre Sehzentren** bezeichnet (Abb. 237, 238):

1. das *Corpus geniculatum laterale*,
2. das *Pulvinar thalami* und
3. die *Colliculi superiores des Mittelhirns*.

Von ihnen leitet nur der laterale Kniehöcker die visuellen Erregungen zur Großhirnrinde weiter. Die vorderen Vierhügel, die bei den niederen Wirbeltieren bis zu den Vögeln die wichtigsten optischen Hirnzentren darstellen, haben bei den Säugetieren nur noch Aufgaben im Zusammenhang mit Reflexschaltungen. Dabei handelt es sich im wesentlichen um die Pupillen- und Akkommodationsreflexe. Die reflektorische Verengerung der Pupillenöffnung auf erhöhten Lichteinfall ist

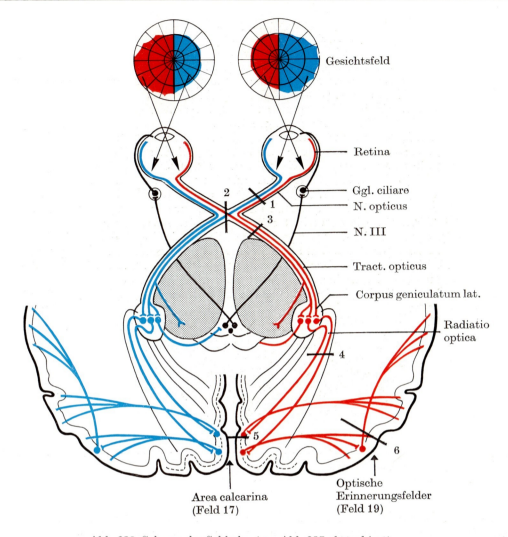

Abb. 238. Schema der Sehbahn (aus Abb. 237 abstrahiert).

Klinische Ausfallserscheinungen:

1. Amaurose (Totalerblindung des Auges)
2. Bilaterale Hemianopsie (beidseitige Halbblindheit)
3. Homonyme Hemianopsie (Ausfall der zugehörigen Gesichtsfeldhälften beider Augen)
4. Homonyme Hemianopsie wie 3 (nur Unterschiede im Verhalten des Pupillarreflexes)
5. Rindenblindheit
6. Seelenblindheit

ein Schutzmechanismus für die Netzhaut, der zugleich auch der Regelung zur Konstanterhaltung der Beleuchtungsintensität dient. Prätektal im Mittelhirndach, rostral von den oberen Vierhügeln, existiert ein »Pupillenzentrum«, das über den N. oculomotorius (N. III) die Pupillomotorik steuert. Die afferenten Impulse werden über Kollateralen der Tractus-opticus-Fasern diesen prätektalen Zellgruppen zugeleitet. Die efferenten Fasern verlaufen in den beiden Nn. oculomotorii, werden im Ggl. ciliare umgeschaltet und erreichen mit den hinteren Ziliarnerven das Augeninnere. Ein ähnliches Schaltungsschema gilt auch für die Akkommodationsreflexe.

Die primären visuellen *Projektionsfelder* liegen im Okzipitallappen in der Area striata (Feld 17), beiderseits der *Fissura calcarina*. Diese Rindenregion ist durch einen schon makroskopisch erkennbaren Markfaserstreifen (Gennarischer oder Vicq d'Azurscher Streifen) gekennzeichnet. Die Dicke der Sehrinde, die nur wenig auf die Außenfläche des Okzipitallappens übergreift, ist relativ gering (0,5–1,2 mm).

Die sich außen am Okzipitallappen anschließenden Regionen stellen die übergeordneten sekundären und tertiären Rindenzentren dar, die auch unter dem Begriff der »optischen Erinnerungsfelder« zusammengefaßt werden (*Area occipitalis* = Feld 18; *Area praeoccipitalis* = Feld 19). Hier werden dann Felder wie »optisches Sprachzentrum«, Lesezentrum, Blickzentrum, »optische Aufmerksamkeit, optisches Dingerkennen« unterschieden.

Die Projektion der Retina auf die Kalkarinarinde in der *Area striata* entspricht dem Schema der Somatotopik, was aber wiederum ähnlich wie in der motorischen und sensorischen Zentralregion nicht rein quantitativ aufzufassen ist. Die funktionell wichtigsten Bereiche der Netzhaut (Fundusmitte und Makula) nehmen in der Kalkarinarinde den größten Raum ein. Die Makula wird als großer, keilförmiger Bezirk jeweils an der oberen und unteren Kalkarinalippe repräsentiert, während die vorne anschließenden schmalen Zonen mit der gesamten peripheren Netzhaut verknüpft sind (Abb. 239). Die obere Kalkarinalippe gehört zum oberen Retinafeld (= unteres Gesichtsfeld), die untere Kalkarinalippe zum unteren Retinafeld (= oberes Gesichtsfeld). Die Fissura calcarina entspricht also dem horizontalen Meridian der Netzhaut. Von den rechten Netzhauthälften beider Augen gelangen die Erregungen zur rechten und von den beiden linken Netzhauthälften zur linken Kalkarinarinde. Damit werden die Bilder der Außenwelt biretinal aufgenommen und bikortikal registriert. Aus klinischen Erfahrungen ergibt sich, daß das Gebiet der

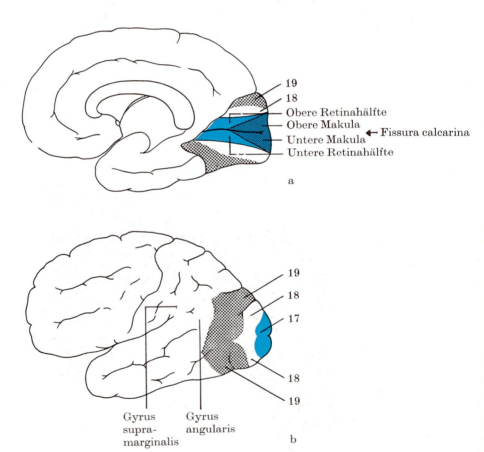

Abb. 239. Primäre, sekundäre und tertiäre optische Rindenfelder a) in der Ansicht von medial, b) in der Ansicht von lateral (K-B). Blau = Area calcarina (Feld 17, primäre optische Projektionsfelder), weiß = sekundäre optische Rindenfelder (18), gerastert = tertiäre Rindenfelder (19).

Makula doppelseitig in beide Areae striatae projiziert wird, denn nach Ausfall *einer* Okzipitalrinde bleibt das Makulasehen auf beiden Augen erhalten. Anatomisch ist der Verlauf der Makulafasern noch nicht genau bekannt.

c) Akkommodationsapparat

Unter *Akkommodation* versteht man die Fähigkeit des Auges, durch Brechkraftänderung den Strahlengang des einfallenden Lichtes so zu verändern, daß auch nahe gelegene Gegenstände auf der Netzhaut scharf abgebildet werden. Die Akkommodation ist dabei als die Naheinstellung (Sehen bei Entfernung kleiner als 6 m) und Desakkommodation als die Ferneinstellung (von 6 m bis unendlich) definiert.

An einer Fotokamera wird die Schärfeneinstellung durch mechanische Verschiebung des Objektives und damit des Objektabstandes erreicht. Im Tierreich gibt es ganz verschiedene Formen der Akkommodation; entweder wird die Linse durch Spezialmuskeln nach vorne (Amphibien) oder nach rückwärts gezogen (Fische), oder die Lage der Netzhaut wird verändert (Knochenfische). Bei Vögeln und

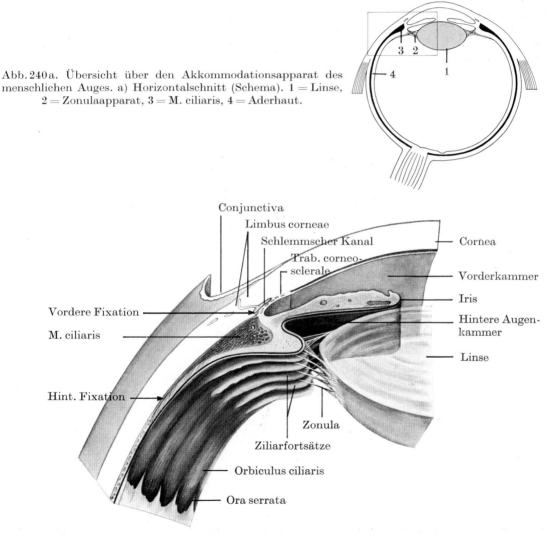

Abb. 240a. Übersicht über den Akkommodationsapparat des menschlichen Auges. a) Horizontalschnitt (Schema). 1 = Linse, 2 = Zonulaapparat, 3 = M. ciliaris, 4 = Aderhaut.

Abb. 240b. Struktur der Ziliarkörper- und Kammerwinkelregion des menschlichen Auges. (Der Ausschnitt entspricht dem in Abb. 240a markierten Feld) (K-B).

Reptilien wird die Linse vom Rand her zusammengedrückt und damit eine stärker lichtbrechende Krümmungsoberfläche erzielt. Die Veränderungen der Linsenkrümmung sind auch bei Säugern die Grundlage der Akkommodation, nur wird diese durch Spannungsänderungen innerhalb des Linsenaufhängeapparates (Zonula) erreicht.

Zum Akkommodationssystem des Menschen gehören einerseits Linse und Linsenaufhängeapparat (Apparatus suspensorius lentis) als passive Teile, andererseits der Ziliarmuskel (M. ciliaris) als aktive Komponente (Abb. 240).

In Höhe des Limbus corneae verdickt sich die mittlere Augenhaut (Uvea) zum Ziliarkörper, von dem nach innen 70–80 blattartige Fortsätze oder Processus ciliares vorspringen (Abb. 240 b). Diese Verdickung entsteht in der Hauptsache durch den Ziliarmuskel, der durch seine Kontraktion die Brechkraft der Linse verändern kann. Der Aufhängeapparat der Linse (Zonulaapparat) hat aber keine direkten Beziehungen zum Ziliarmuskelsystem. Zwischen beiden Gewebsgruppen ist das Ziliarepithel eingeschaltet. Der *Ziliarmuskel* zeigt auf dem Querschnitt eine dreiseitige Form (Abb. 240 b) und stellt ein kompliziertes Geflecht glatter Muskelfasern dar. Die vorne-innen gelegene »Kante« besteht vornehmlich aus zirkulären Faserbündeln. Bei der Kontraktion zieht dieser Anteil den Muskelring nach vorne-innen.

Die beim Erwachsenen in einer muldenförmigen Vertiefung des Glaskörpers gelegene bikonvexe *Linse* besteht in der Hauptsache aus stäbchenartig gebogenen Linsenfasern, die eine erstaunliche Elastizität und Verformbarkeit besitzen. Außen wird die Linse von einer homogenen Kapsel umgeben, in die auch die Zonulafasern einstrahlen (Abb. 240). Die Linsenoberflächen beschreiben keine Kugelflächen, sondern Abschnitte von Rotationsellipsoiden. Die hintere Fläche ist etwas stärker gewölbt als die vordere. Die Linse wird durch den Zonulaapparat schwebend in ihrer Lage festgehalten. Dieser Halteapparat hat eine komplizierte konstruktive Bauweise. Die längsten Faserzüge lassen sich nach rückwärts bis zur Ora serrata hin verfolgen. Vorne ziehen sie durch die Ziliartäler hindurch, splittern sich in der Umgebung des Linsenäquators in mehrere Fasergruppen auf und befestigen sich dann entweder an der vorderen oder hinteren Linsenkapsel.

Akkommodationsvorgang: Ist der Ziliarmuskel entspannt und das Auge auf die Ferne eingestellt, so überträgt sich die elastische Spannung der Aderhautmembranen über das Ziliarepithel auf die Zonula. Die Zonulafasern sind gespannt und die Linse wird abgeflacht. Kontrahiert sich nun der Ziliarmuskel, so verformt sich der Ziliarkörper zu einem nach innen vorspringenden Wulst (Abb. 241). Die Zonulafasern werden entspannt, so daß die Linsenkapselspannung nachläßt.

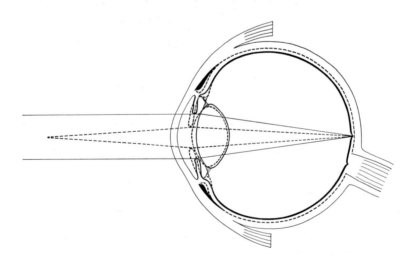

Abb. 241. Mechanismus der Akkommodation beim Menschen (modifiziert nach BENNINGHOFF). Ausgezogene Linien = Ferneinstellung des Auges (Desakkommodation), gestrichelte Linien = Akkommodation (Zunahme der Linsenkrümmung, Pupillenverengerung, Bewegung des Ziliarmuskels nach vorne-innen). Der Nahpunkt liegt aus abbildungstechnischen Gründen viel zu nahe am Auge.

Dadurch wird eine Zunahme der Linsenkrümmung, vor allem an der Linsenvorderfläche, ermöglicht. Je nach Stärke der Muskelkontraktion und Verformung des Ziliarkörpers ist die Spannungsentlastung verschieden. Die Akkommodationsänderung ist abstufbar. Der Brennpunkt der Linse kann kontinuierlich verschoben werden, so daß sich bei jeder Entfernung des Gegenstandes jenseits des Nahpunktes die Lichtstrahlen in der Netzhautmitte schneiden können. Gleichzeitig wird in der Regel auch die Tiefenschärfe durch eine Änderung der Pupillenweite verstellt. Pupillenverengerung und Nahakkommodation gehen Hand in Hand (Abb. 241).

d) Iris (Blendenapparat)

Die Iris übernimmt die Blendenfunktion des Sehapparates. Beim Menschen kann der Pupillendurchmesser von 1,5 auf 8 mm verändert werden. Aufgabe der Iris ist es, die Beleuchtungsintensität für die Photorezeptoren in gewissen Grenzen zu limitieren und die Tiefenschärfe einzustellen. Die dazu notwendigen Gestaltveränderungen werden durch eine Muskellamelle und ein geordnetes, verstellbares Gefäßbindegewebsgerüst erzeugt. Kreisförmig um die Pupillaröffnung herum zieht der glatte *M. sphincter pupillae*, ein netzförmiges, gitterartig gebautes, 0,6–0,9 mm breites Muskelband, das die Pupille verengert (Abb. 242). Radiär dazu liegt der ebenfalls glatte

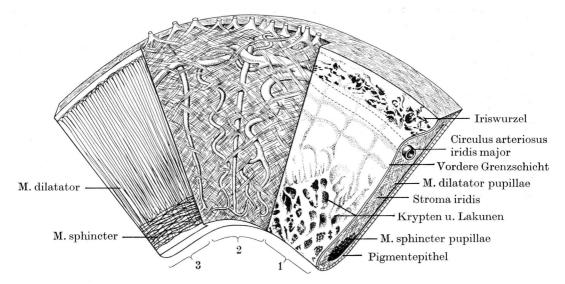

Abb. 242. Konstruktiver Bau der Iris bei Säugern mit runder Pupille. 1 = Vorderblatt, 2 = Gefäßbindegewebsblatt (Stroma), 3 = Pigmentmuskelblatt.

M. dilatator pupillae, der flächenhaft in der hinteren Gewebsschicht der Iris ausgebreitet ist. Er hängt mit bogenförmigen Verbindungsfasern, sog. Speichenbündeln, mit dem Sphinkter zusammen und kann die Pupille erweitern. Beide zusammen bilden das Muskelblatt, das hinten vom Pigmentepithel überzogen wird. Durch die Lücken des gitterartigen Muskelnetzes verlaufen die Bindegewebsbündel des Irisstromas. Auf diese Weise kann der Muskelzug auf das Gefäßbindegewebsblatt der Iris übertragen werden.

Bei den Irisbewegungen ergeben sich meist nur geringe Volumenänderungen, was vor allem durch eine Umordnung des *Bindegewebsgerüstes (Stroma iridis)* erreicht wird. Dieses besteht beim Menschen aus feinen retikulären Fasern, die eine sehr regelmäßige, »bogengitterartige« Anordnung besitzen. Die zahlreichen Blutgefäße sind in dieses kreuzende Maschenwerk systemgerecht eingelagert, das heißt, die Knickungswinkel der Gefäße entsprechen den Kreuzungswinkeln des bindegewebigen *Bogengitters*. Kontrahiert sich nun der parasympathisch versorgte M. sphincter, so zieht er das Gitter mehr in eine Längsrichtung, die Winkel werden spitzer. Kontrahiert sich der sympathisch versorgte M. dilatator, so vergrößern sich die Winkel, das Gitter wird weit gestellt. Auf diese Weise kann das Gefäßbindegewebsgerüst allen Pupillareinstellungen zwanglos folgen. Die Gefäße erhalten dadurch eine wichtige mechanische Funktion. Darüber hinaus haben sie vermutlich auch eine lokale thermoregulatorische Aufgabe.

Die *Irisvorderfläche* erscheint beim Menschen häufig aufgelockert. Man erkennt schon mit bloßem Auge Vertiefungen (Poren), Spalten (Krypten) oder Löcher (Lakunen). Dieses Oberflächenmuster, das dominant autosomal vererbt wird, entsteht durch partielle Rückbildung des Irisvorderblattes einschließlich des bedeckenden Endothels.

Die charakteristische *Irisfärbung* kann auf zweierlei Art entstehen. Der blaue Farbton ist ein physikalisches Phänomen und hängt von der Dichte des Stromas ab. Da die schwarze Pigmenttapete als Hintergrund durch die stromale Bindegewebsschicht aufgehellt wird, ergibt sich ein Blauton, der um so tiefer erscheint, je dünner die Bindegewebsschicht ist. Bei Säuglingen ist die Iris daher in der Regel tiefblau, während sie bei Greisen milchig und hellblau erscheint, da im Alter das Bindegewebe dichter und rigider wird. Der braune Farbton kommt im Gegensatz dazu nicht durch physikalische Bedingungen zustande, sondern durch Pigmentzellen (Chromatophoren, Melanozyten), die sich meist in Gruppen zusammenlagern und dadurch Pigmentflecke bilden. Im Laufe des Lebens scheint das Pigment zuzunehmen.

e) Bewegungsapparat des Auges

Die Leistungsfähigkeit der geschilderten drei funktionellen Systeme wird weiter durch den Bewegungsapparat gesteigert, da dieser das »Ins-Auge-Fassen« eines Bildes ermöglicht und dadurch das Blickfeld vergrößert. Mit zunehmender Zentralisation der Retina wird die Bulbusbewegung immer wichtiger, da ja im zentralisierten Auge die einzelnen Regionen der Netzhaut ungleichwertig geworden sind. Der Bewegungsapparat dient außerdem der Kontinuität unserer Bildwahrnehmung, indem das Auge immer in die intendierte Blickrichtung bewegt wird.

Am Bewegungsapparat lassen sich aktive und passive Einrichtungen unterscheiden. Zu den passiven zählen Sklera, orbitaler Fettkörper, Faszien- und Bandapparat, zu den aktiven die Augenmuskeln. Gegenüber dem sonstigen Bewegungsapparat des Organismus bestehen grundlegende Unterschiede. So fehlt uns das Muskelgefühl, obwohl Muskel- und Sehnenspindeln in den Augenmuskeln vorkommen. Auch ist kein eigentliches Gelenk vorhanden. Der orbitale Fettkörper (Corpus adiposum orbitae) dient als »Gelenkpfanne«, die knöcherne Orbita als Widerlager, der

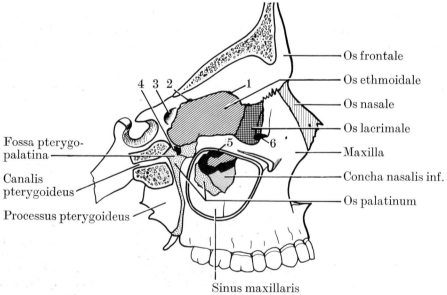

Abb. 243. Aufbau der knöchernen Augenhöhle in der Ansicht von lateral (nach RAUBER u. KOPSCH).
1 = For. ethmoidale ant., 2 = For. ethmoidale post., 3 = Canalis opticus, 4 = For. sphenopalatinum
5 = Hiatus maxillaris, 6 = Canalis nasolacrimalis.

Aufbau der Orbita

	Knochen	Zugehörige Löcher und Kanäle
Dach	1. Proc. orbitalis ossis frontalis 2. Ala minor ossis sphenoidalis	Foramen ethmoidale ant. und post. Canalis opticus
Boden	1. Proc. orbitalis maxillae 2. Proc. orbitalis ossis palatini 3. Os zygomaticum	Sulcus und Canalis infraorbitalis
Mediale Wand	1. Lamina orbitalis ossis sphenoidalis 2. Os lacrimale 3. Proc. frontalis maxillae	Canalis nasolacrimalis
Laterale Wand	1. Ala major ossis sphenoidalis 2. Os zygomaticum (Facies orbitalis)	Foramen zygomaticofaciale

Bulbus als Gelenkkopf. Der Augapfel gleitet in einem schmalen, flüssigkeitsgefüllten Spalt (Tenonscher Spalt) wie in einem Kugelgelenk. Ein weiterer Unterschied liegt darin, daß das Auge als Kugel den richtenden Einflüssen der Schwerkraft gegenüber weitgehend indifferent ist. Stellt man sich in Richtung der Blicklinie eine wirkliche Gliedmaße vor, mit ihrem ganzen Gewicht und Umfang, so müßte für deren Bewegung ein mächtiger Muskel- und Skelettapparat ausgebildet werden. Zahlreiche Beuger und Strecker, Ab- und Adduktoren sowie Innen- und Außenrotatoren müßten vorhanden sein. Am Auge sind zwar alle diese Muskeln im Prinzip differenziert, jedoch nur in ihrer einfachsten, man könnte auch sagen idealsten Gestalt. Durch die relative Schwerelosigkeit genügen 3 Muskelpaare zur Durchführung aller Bewegungen. Als Skelett funktioniert die äußere Augenhaut (Sklera und Kornea), an der die Augenmuskeln ansetzen, sowie die knöcherne Augenhöhle (Orbita).

Knöcherne Augenhöhle (Orbita): Die Grundlage für die Halterung und Bewegung des Auges bildet die knöcherne Augenhöhle *(Orbita)*, die ein Mosaik verschiedenartiger Knochen darstellt. Die Orbita hat die Form einer vierseitigen Pyramide, deren Spitze nach hinten und medial zeigt. Das Dach wird in der Hauptsache vom Stirnbein (Os frontale), die mediale Wand vom Siebbein (Os ethmoidale) und der Boden vom Oberkiefer (Maxilla), die laterale Wand vom Jochbein (Os zygomaticum) gebildet (Abb. 243). Verschiedene kleinere Schädelknochen ergänzen das Grundgerüst (s. obige Tab.). Die abgrenzenden Knochenplatten sind teilweise sehr dünn. Oben grenzt die

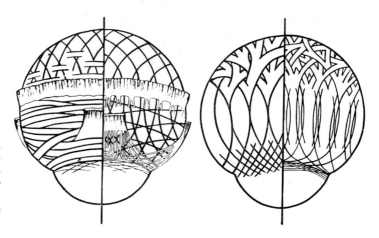

Abb. 244. Konstruktiver Bau der äußeren Augenhaut (Sklera) *in vier aufeinanderfolgenden Schichten. Links* die Struktur der äußeren (oberflächlichen), *rechts* der inneren (tieferen) Lamellen (nach BECHER).

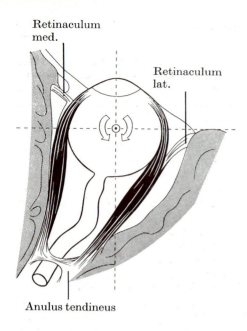

Abb. 245. Lage und Wirkungsweise der Augenmuskeln beim Menschen.

Abb. 245a. **Horizontalmotoren** (Mm. rectus bulbi med. et lat.)

U.: Anulus tendineus communis

A.: Limbus corneae

Fkt.: M. rectus med. – Adduktion
M. rectus lat. – Abduktion

Inn.: M. rectus med. – N. III
M. rectus lat. – N. VI

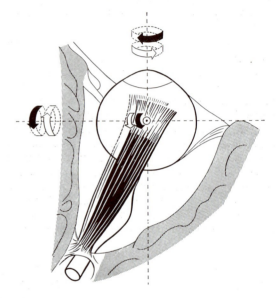

Abb. 245b. **Vertikalmotoren** (Mm. rectus bulbi sup. et inf.)

U.: Anulus tendineus communis

A.: Limbus corneae

Fkt.: M. rectus sup. (schwarze Pfeile) – Adduktion, Hebung, Innenrotation
M. rectus inf. (weiße Pfeile) – Adduktion, Senkung, Außenrotation

Inn.: N. III

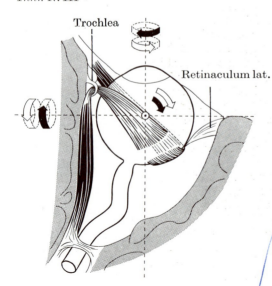

Abb. 245c. **Rotatoren** (Mm. obliquus sup. et inf.)

M. obliquus bulbi superior (schwarze Pfeile). Hinterer, äußerer Quadrant der Sklera

U.: Anulus tendineus communis

Fkt.: Abduktion, Senkung, Innenrotation

Inn.: N. IV

M. obliquus bulbi inferior (weiße Pfeile)

U.: Anulus tendineus communis

A.: Hinterer, äußerer Quadrant der Sklera (gegenüber vom M. obliquus sup.)

Fkt.: Abduktion, Hebung, Außenrotation

Inn.: N. III

falsch! F. 330.13
lateral neben dem Canalis nasolacrimalis

Orbita an die vordere Schädelgrube, unten an den Sinus maxillaris und medial an die Nebenhöhlen der Nase (Cellulae ethmoidales) an. Der Tränen-Nasen-Kanal (Canalis nasolacrimalis) mündet unter der unteren Muschel in die Nasenhöhle. Hinten-oben bleibt zwischen dem großen und kleinen Keilbeinflügel ein schräger Spalt, der eine Verbindung zur Schädelhöhle darstellt, hinten-unten existiert ein ähnlicher Spalt zwischen dem großen Keilbeinflügel und Oberkiefer, der eine Verbindung zur Fossa pterygopalatina herstellt.

Die Orbita enthält alle Weichteile des Sehapparates und dient der Muskulatur zur Grundlage für die Augenbewegungen. Sie wird vom Periost (Periorbita) ausgekleidet. Die Augenmuskeln entspringen von den orbitalen Skeletteilen und befestigen sich an der Sklera des Augapfels.

Äußere Augenhaut (Tunica oculi externa): Die *Sklera* besteht aus einem straffen, kollagenelastischen Bindegewebe, das in Lamellen von bestimmter Anordnung gebündelt ist. Die Lamellen haben eine durchschnittliche Breite von 10–15 μm und durchflechten sich wie bei einem Ballonnetz in meridionaler und äquatorialer Richtung, wobei in den einzelnen Schichten bestimmte Faserrichtungen vorherrschen (Abb. 244). Im *Limbusbereich* dominieren zirkuläre Fasertouren, in die die Sehnen der geraden Augenmuskeln einstrahlen. Am Sehnervenkopf ist die Sklera siebartig durchlöchert, um die Optikusfasern durchtreten zu lassen *(Lamina cribrosa)*.

Im Bereich der *Kornea* wird das Fasergerüst, obwohl es ebenfalls in Lamellen geordnet und sehr reich an kollagenen Fasern ist, transparent. Elastische Fasern fehlen. Die Transparenz beruht darauf, daß die kollagenen Faserbündel außerordentlich regelmäßig angeordnet und in eine mukoproteidreiche Kittsubstanz eingelagert sind, die den gleichen Brechungsindex hat wie die Fasern selbst. Im Gegensatz zur Sklera ist die Hornhaut gefäßlos und beiderseits von Epithel überzogen.

Augenmuskulatur: Die Augenmuskeln entspringen in der Tiefe der Orbita vom Zinnschen Sehnenring *(Anulus tendineus communis)*, der das Foramen opticum mit dem Sehnerven sowie den medialen Bereich der Fissura orbitalis superior umfaßt (Abb. 245). Sie formieren sich in der Orbita zu einem pyramidenförmigen Muskelkegel, der durch Faszien ergänzt wird und den orbitalen Fettkörper einschließt. Oben, unten, lateral und medial ordnen sich die 4 geraden Augenmuskeln *(Mm. recti)* an, deren Sehnen breitflächig am Limbus ansetzen. Hinzu kommen 2 schräge Augenmuskeln. Der sog. obere schräge Augenmuskel *(M. obliquus superior)* entspringt vom gemeinsamen Sehnenring und zieht mit einer langen, rundlichen Sehne schräg nach vorn bis zur Trochlea, einer am oberen, medialen Orbitarand befestigten bindegewebigen Schlaufe, die wie ein Hypomochlion wirkt. Von hier biegt die Sehne schräg nach hinten ab und befestigt sich am hinteren, äußeren Bulbusquadranten. Der untere schräge Augenmuskel *(M. obliquus inferior)* kommt von

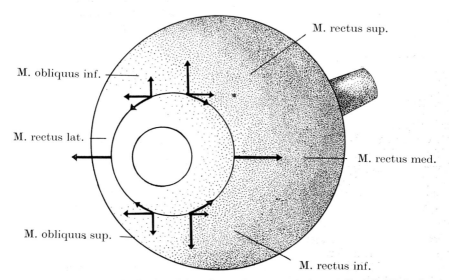

Abb. 246. Schema über Wirkungsrichtung der äußeren Augenmuskeln auf die Blicklinie des Augapfels. Die Pfeile geben die Richtung und durch ihre Länge auch die Kraft an, mit der die verschiedenen Muskeln auf den Bulbus einwirken.

der medialen Orbitawand, unterhalb der Fossa lacrimalis, umgreift den Bulbus von unten und setzt ebenfalls im hinteren, lateralen Bulbusbereich gegenüber dem M. obliquus superior an der Sklera an.

Funktionell lassen sich 3 Muskelgruppen unterscheiden: Horizontalmotoren (M. rectus bulbi medialis und lateralis), Vertikalmotoren (M. rectus superior und inferior) und Rotatoren (M. obliquus superior und inferior). Der Bulbus dreht sich wie in einem Kugelgelenk um 3 Achsen, deren Schnittpunkt 13,5 mm hinter der Korneamitte liegt. Die *Horizontalmotoren* ab- und adduzieren das Auge ohne weitere Nebenwirkungen (Abb. 245a). Die *Vertikalmotoren* treten von medial schräg an den Bulbus heran und erhalten dadurch noch zusätzliche Wirkungskomponenten (Abb. 245b). Eine reine Vertikalbewegung ist nur möglich, wenn das Auge vorher um 25° nach lateral abduziert worden ist, das heißt die optische Achse mit der Muskelrichtung zusammenfällt. Der M. rectus superior hat noch eine innenrotatorische und adduzierende, der M. rectus inferior eine außenrotatorische und ebenfalls eine adduzierende Komponente. Beide Muskeln sind also im Hinblick auf die Adduktion Synergisten, im übrigen Antagonisten (Abb. 246). Die beiden *Rotatoren (Mm. obliqui)* arbeiten im Hinblick auf die Abduktion zusammen, sind aber sonst Antagonisten. Dabei ist der M. obliquus sup. ein Senker und Innenrotator, der M. obliquus inf. ein Heber und Außenrotator. Reine Rotatoren ohne Nebenkomponenten sind diese Muskeln nur, wenn das Auge um 40–50° abduziert ist (Abb. 245c).

Da die 4 geraden, nach hinten gerichteten Augenmuskeln gegenüber den 2 schrägen, nach vorne ziehenden Muskeln im Übergewicht sind, entwickeln sich zu beiden Seiten des Bulbus Haltebänder *(Retinaculum laterale und mediale)*, die den Rückwärtszug der Horizontal- und Vertikalmotoren hemmen. Außerdem wirkt der Fettkörper als Widerlager. Auf diese Weise wird das Bewegungssystem des Auges in einem fein abstufbaren labilen Gleichgewicht gehalten. Kleinste Ausschläge genügen, um große Verschiebungen des Blickpunktes im Sehraum hervorzurufen. Die Augenmuskeln müssen daher höchst präzise arbeiten. So erklärt sich die auffallend reiche Innervation. Die motorischen Einheiten sind klein und bestehen durchschnittlich aus 4–6 Muskelfasern. Auch manche Besonderheiten im histologischen und ultramikroskopischen Aufbau der Augenmuskulatur werden in diesem Zusammenhang verständlich.

f) Lid- und Tränenapparat

Der Lidapparat hat die Aufgabe, das Sehorgan mechanisch zu schützen (Lider) und durch Befeuchtung mit Tränenflüssigkeit die Hornhaut durchsichtig zu erhalten. Er versieht den Dienst eines Pförtners, der den Sehapparat zur Umwelt in Beziehung setzen kann. Das Auge liegt zwar an der Oberfläche, kann sich aber im Gegensatz zum Ohr durch die Lider, die als spezialisierte Hautfalten aufzufassen sind, jederzeit von Lichtreizen abschließen. Die Innenseite dieser Hautfalten wird von einer speziellen Schleimhaut, der *Bindehaut oder Conjunctiva*, überzogen. Der Bindehautsack ist in den vier Quadranten unterschiedlich tief. Er wird durch die Tränendrüse, die sich aus dem Konjunktivalepithel lateral oben ausstülpt und als eine größere Drüse unter dem lateralen Orbitadach liegt, ständig befeuchtet. Die Befeuchtung des Auges mit Tränenflüssigkeit ist ein wichtiger biologischer Vorgang, der die Hydrationsverhältnisse in der Hornhaut wesentlich mitbestimmt. Ohne den Lid- und Tränenapparat würde die Kornea austrocknen und trüb werden. Die Struktur des Muskel-, Drüsen- und Bindegewebsapparates der Lider läßt sich zwanglos aus dieser übergeordneten Funktion verstehen.

Lidmuskulatur: Der Muskelapparat bewegt die Lider und hat die Aufgabe, die Tränenflüssigkeit gleichmäßig über das Auge zu verteilen sowie den Kontakt zwischen Lid und Auge aufrechtzuerhalten. Daraus ist seine Struktur zu verstehen. Der *M. orbicularis oculi*, eine Differenzierung der mimischen Muskulatur in der Umgebung des Auges, besteht aus 3 Portionen, einer *Pars orbitalis* (in der Umgebung der Lider), einer *Pars palpebralis* (innerhalb der Augenlider selbst) und einer *Pars lacrimalis* (im Bereich des Lidrandes, sog. Hornerscher Muskel). Die orbitale und die palpebrale Portion bilden halbkreisförmige Muskelbögen um die Lidspalte herum und wirken dadurch wie ein Sphinkter. Die lakrimale Portion spannt sich wie ein Bogen nahe den Lidrändern vom medialen Orbitarand (Crista lacrimalis posterior) bis zur lateralen Orbitawand, wo drei verschiedene Lidbänder differenziert sind. Medial sind die Orbikularisfasern am Lig. palpebrale mediale befestigt. Der Muskelbogen der lakrimalen Portion zieht die Lidränder nach innen und drückt sie an die Hornhaut an. Die dachziegelartige Anordnung der Orbikularisfasern sowie der Einbau in das besonders regelmäßig geordnete Gitternetz der Bindegewebsfasern sind wichtige Voraussetzungen für die gewebsmechanischen Verformungen der Augenlider bei der Funktion. Als Lidöffner funktioniert im Oberlid ein eigener Muskel, der mit dem M. rectus superior zusammen vom Zinnschen Sehnenkranz entspringt und fächerartig in die Lidhaut ausstrahlt, der quergestreifte *M. levator palpebrae superioris*. Er wird unterstützt durch den glatten *M. tarsalis superior*, der in der Wurzel des Oberlides liegt. Ein entsprechender, quergestreifter Lidsenker existiert im Unterlid nicht, da abzweigende Sehnenfasern des M. rectus inferior die geringe Senkbewegung des Unterlides mitbewältigen können. Jedoch ist aber ein glatter *M. tarsalis inferior* im Unterlid vorhanden. Als Versteifung und »Skelett« der Augenlider dienen die Tarsalplatten der Augenlider, an denen sich auch die Tarsalmuskeln befestigen. Sie bestehen aus einem dichten Bindegewebsfilz, der die zahlreichen großen Talgdrüsen der Augenlider (Meibomsche Drüsen) umgibt.

Tränenapparat: Die Tränenflüssigkeit wird von der *Tränendrüse*, einer tubuloalveolären Drüse, produziert, die von der Aponeurose des M. levator palpebrae in 2 Portionen, eine obere und untere Drüse, geteilt wird. Mehrere Ausführungsgänge (3–6) durchsetzen die Aponeurose und münden mit denen der unteren Drüsenportion zusammen in den Bindehautsack ein *(Fornix conjunctivae)*. Die Tränenflüssigkeit wird dann durch die Lidschlagbewegungen von lateral-oben über das Auge verteilt und schließlich nach medial zu den tränenableitenden Wegen transportiert. Medial wird vom Lidapparat ein kleiner Raum ausgespart, wo die rötliche Konjunktivalschleimhaut als Caruncula lacrimalis sichtbar wird. Hier sammelt sich immer etwas Tränenflüssigkeit an (Lacus lacrimalis). Hier liegen auch die Öffnungen (Puncta) der *ableitenden Tränenkanälchen (Canaliculi lacrimales)*, an denen jeweils ein kürzerer, vertikaler und ein längerer, horizontaler Schenkel unterschieden werden können. Beide sind von Muskelfasern umgeben, die aus der Hornerschen Portion des M. orbicularis stammen. Beim Lidschluß kippen die Tränenpünktchen etwas nach innen und tauchen in den Tränensee ein. Die Muskulatur der Tränenkanälchen wirkt als Saug- und Druckpumpe, so daß die Tränenflüssigkeit aktiv aus dem Tränensee abtransportiert werden kann. Von den Kanälchen gelangt die Flüssigkeit dann in den Tränensack am medialen Lidwinkel und anschließend in den Tränennasengang *(Ductus nasolacrimalis)*, der unter der unteren Nasenmuschel mündet.

g) Intraokuläres Flüssigkeitssystem

Da das Sehorgan keinen eigenen Lymphapparat besitzt, muß zur Konstanterhaltung des intraokulären Druckes (normal 14–18 mm Hg) ein besonderes Flüssigkeitssystem ausgebildet werden. Hierzu gehören der Glaskörper und die mit Kammerwasser gefüllten Hohlräume des Augapfels.

Der **Glaskörper** ist eine organisierte, von einer Membran umgebene Gallerte, die ein hydrophiles Gel, das zu 98–99% aus Wasser besteht, darstellt. Dieses Wasser ist nicht frei, sondern wahrscheinlich an Eiweiß (Vitrein) und Mukopolysaccharide gebunden. Das wichtigste Mukopolysaccharid ist die Hyaluronsäure (insgesamt etwa 20 mg). Diese Stoffe geben dem Glaskörper eine gewisse Festigkeit, ohne die Transparenz zu gefährden. Es kommen im Glaskörper auch feinste Fibrillen (sog. Gelkörperfibrillen) sowie vereinzelt gröbere kollagene Fasern vor. In der Rindenzone verdichtet sich das Fasergerüst etwas.

Das **Kammerwasser** *(Humor aquosus)* wird von den Ziliarfortsätzen mit seinen zahlreichen Gefäßen produziert, wahrscheinlich unter aktiver Beteiligung der beiden Epithelschichten. Es gelangt dann in die Augenhinterkammer und zwischen Zonula und Linsenvorderfläche hindurch zur Pupille (Abb. 247). Von hier strömt es in die Augenvorderkammer ein. In der Kammerbucht wird es schließlich durch das Maschenwerk des Trabekelwerkes [*Trabeculum corneosclerale* (Abb. 247)] in den ringförmigen *Schlemmschen Kanal (Sinus venosus sclerae)* abfiltriert, der durch zahlreiche Außenkanälchen (etwa 26–32) mit den intra- und episkleralen Gefäßen in Verbindung steht. Durch sie fließt das Kammerwasser letztlich wieder ins Blut zurück. Der Einstrom der wasserklaren Flüssigkeit in die episkleralen Blutgefäße läßt sich auch am lebenden Auge beobachten *(Kammerwasservenen)*. Das Kammerwasser beteiligt sich an der Ernährung der gefäßlosen Gewebe des Auges, insbesondere der Linse, und spielt eine wichtige Rolle bei der Konstanterhaltung des intraokulären Druckes.

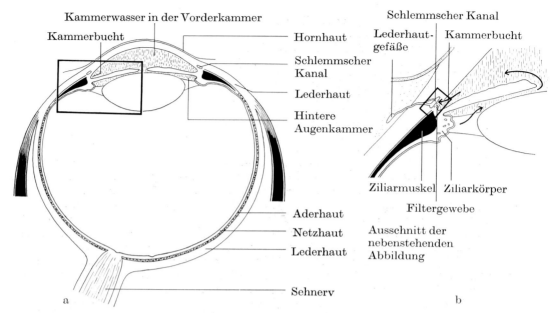

Abb. 247. Schematische Darstellung der Kammerwasserzirkulation. Der rechteckige Ausschnitt in a) entspricht der Vergrößerung in b). [Markierung in b) = Kammerwinkelregion]. Die mit Kammerwasser gefüllten Teile des vorderen Auges sind gestrichelt. Die Pfeile deuten die Stromrichtung des Kammerwassers an.

4. Auditives System

In der Welt der Sinne nimmt das auditive System einen hohen Rang ein. Während die optischen Wahrnehmungen nur die Oberfläche der Gegenstände betreffen, dringt das Gehör tiefer in die Natur der Wahrnehmungsobjekte ein. Vor allem ist das Hören die unumgängliche Voraussetzung für die sprachliche Kommunikation zwischen den Menschen. Früh Ertaubte verlieren wegen der mangelnden akustischen Kontrolle vielfach nicht nur die Sprache, sondern auch ihr Denk- und Assoziationsvermögen, da der größte Teil der sensorischen Anregungen für das Denken aus den Laut- und Sprachäußerungen stammt. Während Blinde häufig übersensibel und in ihrer Denk- und Intelligenzsphäre »überwach« sind, »verdummen« die Ertaubten, besonders die Taubstummen, da ihnen die wichtigste Quelle für den Informationsaustausch, die gedanklichen Inhalte der Sprache, fehlen.

Die auditiven Rezeptoren befinden sich in der Schnecke des Innenohres, das oben im Zusammenhang mit dem Vestibularisapparat bereits kurz geschildert wurde (vgl. S. 256). Von dem im Felsenbein des Os temporale eingeschlossenen Sinnesorgan gehen die Erregungen über den Höranteil des VIII. Hirnnerven (Pars cochlearis nervi vestibulocochlearis), der das Felsenbein durch den Meatus acusticus internus verläßt, zum Rautenhirn (Abb. 248). In der Nähe der Vestibulariskerne, am Boden der Rautengrube, liegen die ersten akustischen Schaltkerne, deren Neuriten zu den Kernen des Mittelhirns (Colliculus inferior), des Tegmentums und Metathalamus (Corpus geniculatum mediale) Verbindungen aufnehmen. Von diesen primären akustischen Zentren gehen Reflexschaltungen zu den extrapyramidalen und vegetativen Bahnsystemen des Mittel- und Rautenhirns. Während die vorderen Vierhügel und das Corpus geniculatum laterale zum optischen System zählen, gehören die unteren Vierhügel und das Corpus geniculatum mediale zum akustischen. Die akustischen Rindenzentren liegen in der Umgebung der Fissura lateralis cerebri (Sylvii), in der Nähe der Insel und im Temporallappen. Die akustischen Projektionsfasern benützen den hinteren Teil der inneren Kapsel und haben damit einen relativ kurzen, bogenförmigen Verlauf von den di- und mesenzephalen Zentren bis zur Rinde. Alle Bahnverbindungen zeichnen sich dadurch aus, daß sie vielneuronig und durch in die Faserzüge eingestreute Gangliengruppen kompliziert sind. Dadurch wird der auditive Apparat in seiner neuronalen Struktur komplexer als der visuelle.

Auditives System

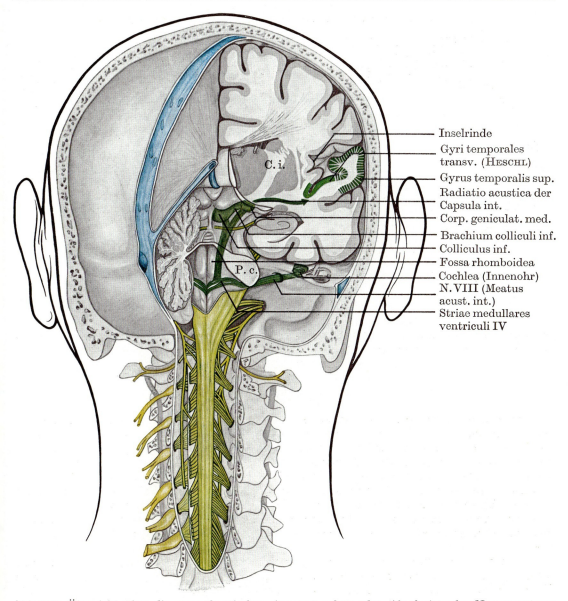

Abb. 248. Übersicht über die zum akustischen Apparat gehörenden Abschnitte des Nervensystems [grün hervorgehoben (K)]. Die rechte Kleinhirnhälfte wurde entfernt, um einen Einblick in die Rautengrube zu erhalten. Rechtes Großhirn frontal halbiert (in Anlehnung an eine Abbildung von A. BENNINGHOFF). C.i. = Capsula interna, P.c. = Pedunculi cerebellares.

Wie beim Auge wird der nervöse Apparat durch Hilfssysteme unterstützt. Diese sind aber nicht kugelschalenartig *ineinander*, sondern *hintereinander* gruppiert. Die der akustischen Perzeption zugrunde liegenden Luftschwingungen werden erst umgeformt, ehe sie von den Rezeptorzellen aufgenommen werden. Diese Aufgabe übernehmen die Organe des äußeren und mittleren Ohres. Äußeres, mittleres und inneres Ohr sind in der Transversalen hintereinander angeordnet (Abb. 249). Das äußere Ohr dient als Schallempfänger, das Mittelohr übersetzt die Luftschwingungen der Außenwelt in feine Flüssigkeitsbewegungen der Perilymphe des Innenohres, wo die Peri- und Endolymphschwingungen dann vom Sinnesepithel der Schnecke in nervöse Erregungen, das heißt Rezeptorpotentiale, transformiert werden.

a) Äußeres Ohr und Gehörgang

Das äußere Ohr, das aus 2 Teilen besteht, der Ohrmuschel (Auricula) und dem Ohrläppchen (Lobulus), ist beim Menschen kaum noch beweglich, so daß die bei Tieren so hervorstechende Funktion des einstellbaren Schallfängers in den Hintergrund getreten ist (Abb. 248, 249). Die an der Ohrmuschel ansetzenden mimischen Muskeln sind rudimentär. Ein Sphinktersystem fehlt an dieser Körperöffnung, dagegen sind radiär verlaufende »Dilatatoren« in abgewandelter Form noch vorhanden *(M. auricularis ant., med.* und *post.)* und ermöglichen eine geringgradige Bewegung der Ohrmuschel. Indirekt kann die Ohrmuschel auch bei Bewegungen der Kopfhaut durch den *M. epicranius* (s. S. 73) mitbewegt werden.

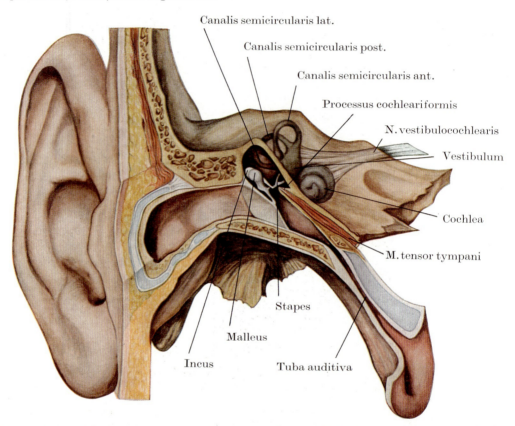

Abb. 249. Lageverhältnisse des äußeren und mittleren Ohres im Verhältnis zum Innenohr (nach BRAUS, aus J. W. ROHEN: Topographische Anatomie. 4. Aufl. Schattauer, Stuttgart 1973).

Die Ohrmuschel schützt den Eingang zum äußeren Gehörgang. Der kompliziert gestaltete elastische Knorpel wird von einer schweißdrüsenfreien Haut überzogen, die dem Knorpel innen fest anhaftet, außen aber verschieblich ist. Das sehr gefäßreiche Ohrläppchen ist knorpelfrei (Möglichkeiten für Blutentnahmen und Hautbiopsien). Der durchschnittlich 24 mm lange *äußere Gehörgang* (Meatus acusticus externus) setzt sich aus einem knorpeligen und einem knöchernen Teil zusammen (Abb. 249). Der knöcherne ist etwas länger als der knorpelige und wird von der Pars tympanica des Os temporale gebildet. Im ganzen zeigt der Gehörgang einen schraubenförmigen Verlauf. Er ist zuerst etwas nach vorne-oben, dann aber mehr nach hinten-unten gerichtet. Durch Zug an der Ohrmuschel nach hinten-oben läßt sich diese Schraubenwindung ausgleichen und das Trommelfell, das die Grenze zwischen Mittel- und Außenohr darstellt, zu Gesicht bringen. Beim neugeborenen Säugling ist der Gehörgang kürzer, das Trommelfell stärker geneigt und der Gehörgang in der Frontalebene noch nicht torquiert. Daher muß beim Säugling die Ohrmuschel zur Inspektion des Trommelfells nach hinten-unten gezogen werden. Im knorpeligen Abschnitt ist die Gehörgangshaut reich an apokrinen Duft-, Schweiß- und Talgdrüsen. Zusammen mit Epidermisschuppen bilden diese Drüsen das *Ohrschmalz (Cerumen)*. Am Eingang finden sich lange Borstenhaare (Vibrissae), die im Alter zahlreicher werden.

b) Mittelohr (Cavum tympani)

Die vom äußeren Ohr aufgenommenen Schallwellen versetzen das am Ende des Gehörganges gelegene *Trommelfell (Membrana tympani)* in Schwingungen (Abb. 250). Diese Schwingungen werden mittels der Gehörknöchelchenbrücke durch den schmalen Raum des Mittelohres hindurch zum Innenohr weitergeleitet. Das Trommelfell stellt eine äußerst dünne, gespannte Membran dar, die etwas schräg gestellt und in der Mitte trichterförmig eingezogen ist. Diese Einziehung (*Umbo* oder Trommelfellnabel) kommt durch den Ansatz des Hammergriffes zustande. Die Spannung des Trommelfells wird durch die Einfalzung in den knöchernen Anulus tympanicus aufrechterhalten *(Pars tensa)*. Da dieser Ring aber an einer Stelle oben offen bleibt, entsteht ein schmaler, spannungsfreier Bezirk, die *Pars flaccida*.

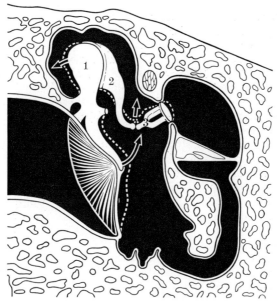

Abb. 250. Mittelohrraum mit Gehörknöchelchenbrücke und Trommelfell in verschiedenen Funktionsstellungen [in Anlehnung an eine Abbildung von A. BENNINGHOFF (K)]. Die Pfeile deuten die Richtung und Stärke der Bewegungen der Gehörknöchelchen bei der Schallwellenübertragung an. 1 = Hammer (Malleus), 2 = Amboß (Incus), 3 = Steigbügel (Stapes).

Die Trommelfellschwingungen übertragen sich mittels des Hammergriffes auf die Gehörknöchelchenbrücke. Beim Menschen existieren 3 *Gehörknöchelchen:* Hammer *(Malleus)*, Amboß *(Incus)* und Steigbügel *(Stapes)*. Der Hammer hat die Form einer Keule und steht mit dem Amboßkörper in gelenkiger Verbindung. Der Amboß wiederum bildet mit seinem langen Schenkel (Crus longum) ein kleines Gelenk mit dem Steigbügelköpfchen, das mittels zweier Schenkel mit der Steigbügelplatte verbunden ist. Die Platte ist in eine kleine Öffnung der medialen Mittelohrwand eingelassen *(Foramen ovale)* und dort durch ein Ringband (Lig. anulare) fixiert.

Die Gehörknöchelchenkette, die stammesgeschichtlich aus dem primären Kiefergelenk hervorgeht, wird durch zahlreiche kleine Bänder an den Wänden des oberen Mittelohrraumes (Epitympanon) befestigt und gewissermaßen dadurch in der Schwebe gehalten. Die eigenartige Form der Gehörknöchelchen läßt sich nur funktionell erklären. Die Massenverteilung der Knochensubstanz um die jeweiligen Schwerpunkte herum mit Gewicht und Gegengewicht ist so, daß die Gelenkkette der Gehörknöchelchen nahezu schwerelos schwingen kann und äußerst fein beweglich ist. Diese Beweglichkeit kann außerdem durch 2 Muskeln, die die Schallwellenübertragung dämpfen oder verstärken, noch aktiv beeinflußt werden. Dämpfend wirkt der *M. stapedius*, der kleinste Muskel des Körpers, der vom N. facialis innerviert wird. Er liegt in der hinteren Paukenhöhlenwandung unterhalb des Fazialiskanals im Knochen und setzt mit seiner kurzen Sehne am Stapeskopf an. Dadurch kann die Stapesplatte im ovalen Fenster kippen, so daß das vordere Ende der Platte etwas aus dem Knochenfenster herausgehebelt wird. Die Schwingungsübertragung der Steigbügelplatte auf das Innenohr wird auf diese Weise gebremst.

Sein Antagonist ist der *M. tensor tympani*, der vom N. trigeminus innerviert wird. Dieser Muskel verläuft parallel mit der Ohrtrompete im vorderen Teil des Canalis musculotubarius und zieht mit seiner an der medialen Paukenhöhlenwand senkrecht umbiegenden Sehne um den Proc. cochleariformis herum, quer durch das Mittelohr zum Hammergriff. Er kann den Hammergriff und damit den Trommelfellnabel einwärts ziehen, wodurch sich Trichterform und Spannung des Trommelfells verstärken. Dadurch wird auch der Steigbügel ein wenig mehr in das ovale Fenster hineingepreßt. Die Schallwellenübertragung wird verstärkt. Normalerweise dürften die beiden Muskeln für optimale Spannungsverhältnisse in der Schalleitungskette sorgen und durch gegenregulatorische Tonussteigerungen plötzliche Änderungen der Schallintensität dämpfen. Sie übernehmen dadurch eine gewisse Schutzfunktion für das Innenohr.

Damit das Schalleitungssystem in idealer Weise schwingen kann, muß der Mittelohrraum nicht nur luftgefüllt sein, sondern auch der Außenwelt angepaßte Druckverhältnisse aufweisen. Luft in den Binnenräumen des Körpers wird in der Regel durch die Schleimhäute rasch resorbiert. Das Mittelohr muß daher regelmäßig belüftet werden. Dies geschieht durch die Ohrtrompete (Tuba auditiva oder Eustachische Röhre). Durch diese Verbindung kann jederzeit ein druckausgleichender Luftaustausch zwischen Pharynx und Mittelohrraum stattfinden.

Die *Tuba auditiva* besteht aus einem knöchernen ($^1/_3$) und einem knorpeligen, membranösen Teil ($^2/_3$). Sie beginnt vorn am Boden der Paukenhöhle, dem sog. *Hypotympanon* oder Paukenkeller, mit dem Ostium tympanale und verläuft dann schräg nach vorne-unten bis zum Epipharynx *(Ostium pharyngeale)*. Die seitliche untere Wand der knorpeligen Tube ist membranös verschlossen. Da die Fasern des M. tensor veli palatini an der Abschlußmembran befestigt sind, kann dieser Muskel die Membran vom Tubenknorpel abheben und so das Tubenlumen erweitern. In geringem Maße ist auch der M. levator veli palatini dazu befähigt. Die Tubenöffnung erfolgt meist unwillkürlich beim Schluckakt, so daß ein regelmäßiger Druckausgleich im Paukenraum erreicht wird. Die Tube ist mit Respirationsschleimhaut ausgekleidet. Die Bewegung der Flimmerhaare ist gegen den Rachen zu gerichtet. Vom Cavum tympani fließt daher ein ständiger Sekretstrom in den Nasenrachenraum.

Im luftgefüllten Raum des Mittelohres ist die Gehörknöchelchenkette etwa im oberen Drittel *(Mesotympanum)*, das heißt da, wo der Raum am schmalsten ist, eingefügt. Auch die Gehörknöchelchen sind von Schleimhaut überzogen, was aber die feinen, federnden Bewegungen nicht behindert. Die Fläche des Trommelfells ist größer als die des ovalen Fensters, wo die Steigbügelplatte eingefügt ist. Die Trommelfellschwingungen werden durch die Gliederkette der Gehörknöchelchen, die wie ein Winkelhebel funktioniert, in ihrer Kraft verstärkt. Wird der Hammergriff nach einwärts gedrückt, bewegt sich der Hammerkopf nach auswärts, der lange Amboßschenkel wiederum nach einwärts und die Steigbügelplatte in das ovale Fenster hinein (Abb. 250). Da bei der Gehörknöchelchenbrücke der längere Hebelarm jeweils auf der Schalleingangsseite liegt, muß die Amplitude der Schallwellen verkleinert werden. Durch die Verkleinerung der Amplitude und die Verstärkung der Kraft wird die Umformung der Luftschwingungen in Körperschwingungen vorbereitet und die Anpassung an die Unterschiede des Wellenwiderstandes von Luft und Wasser (Perilymphe) erreicht. Der Schallwellenwiderstand der Innenohrflüssigkeiten ist erheblich höher als der der Luft. Durch die geschilderten morphologischen Eigentümlichkeiten des Mittelohres kann also ein Teil dieses höheren Schallwellenwiderstandes (nicht alles) kompensiert werden.

Maßverhältnisse im Bereich des Gehörorganes

Äußerer Gehörgang

Gesamtlänge	32 – 40 mm
Länge des knöchernen Teils	14 – 17 mm

Länge des knorpeligen Teils	18 – 23 mm
Durchmesser vertikal	5 – 7 mm
Durchmesser horizontal	6 – 10 mm
Trommelfell	
Durchmesser	7 × 9 mm
Dicke	0,1 mm
Fläche	0,55 mm²
Fläche des ovalen Fensters	3,5 mm²
Tuba auditiva	
Gesamtlänge	31 – 38 mm
Länge des knöchernen Teils	10 – 12 mm
Länge des knorpeligen Teils	19 – 25 mm
Durchmesser im Isthmusabschnitt	2 mm
Cavum tympani	
Tiefe des Hypotympanons	2–5 mm
Länge des M. stapedius	4 mm
Distanz Umbo – Promontorium	2 mm
Innerer Gehörgang	
Durchschnittliche Länge	4 – 6 mm

c) Innenohr

Klein und versteckt innerhalb des Felsenbeins liegt das Innenohr (Abb. 206, 251). Man unterscheidet ein knöchernes und ein häutiges Labyrinth. Das knöcherne Labyrinth bildet um das häutige herum eine geschlossene Kapsel, die aus einer knorpeligen Anlage hervorgeht. Der Verknöcherungsprozeß beginnt im 4. Embryonalmonat und endet mit der Geburt.

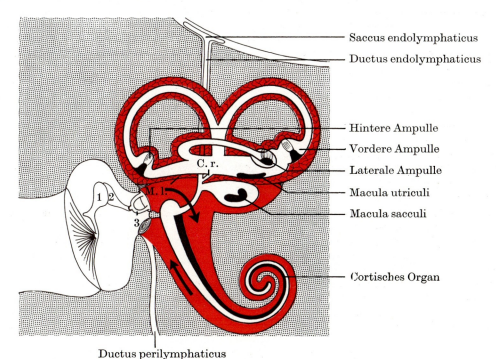

Abb. 251. Schema über die feinere Gliederung des Labyrinthorgans. Perilymphräume = rot, Endolymphräume = weiß, Sinnesendstellen = schwarz hervorgehoben. Gehörknöchelchen: 1 = Hammer, 2 = Amboß, 3 = Steigbügel. C. r. = Canalis reuniens, M. l. = Membrana limitans.

Im postnatalen Leben finden Umbauvorgänge am Felsenbein nicht mehr statt. Der Labyrinthknochen, der zu den härtesten Geweben des Körpers zählt, behält also seine spätembryonale Strukturform bei. Er muß als ein ossifiziertes embryonales Gewebe aufgefaßt werden. Während das Knochengewebe sonst überall im Körper lebhafte Umbauvorgänge und einen intensiven Stoffwechsel zeigt, ist das Knochengewebe des Felsenbeins neben seiner Härte (»Felsenbein«!) und seinem Kalkreichtum ausgesprochen arm an Stoffumsätzen.

Das *knöcherne Labyrinth* bildet ein vergröbertes Negativ des häutigen Labyrinths, dessen minuziöses und mit Endolymphe gefülltes Schlauchsystem der Knochenkapsel jedoch nicht direkt anliegt, sondern durch einen Perilymphraum von dieser getrennt wird. Die Endolymphschläuche gehen vom Vorhof (Vestibulum) aus und gliedern sich innen-oben in die drei Bogengänge und vorne-unten in die Schnecke oder Cochlea. Somit lassen sich am *häutigen Labyrinth*, wie wir bereits oben gesehen haben (s. S. 257), 3 Abschnitte unterscheiden: die Bogengänge (Ductus semicirculares), das Vestibulum (Utriculus und Sacculus) und der Schneckengang (Ductus cochlearis).

Während die häutigen Bogengänge durch netzförmige, den Perilymphraum durchziehende Stränge allseitig an den Wänden des knöchernen Labyrinthes aufgehängt sind, ist im Bereich der Schnecke der Perilymphraum frei von Bindegewebssträngen (Abb. 252). Außerdem ist der Schneckengang mit seiner lateralen Wand der Knochenwand direkt angelagert und wird dadurch keilförmig verformt. Durch eine vorspringende Knochenleiste *(Lamina spiralis ossea)* wird der Perilymphraum in eine obere Scala vestibuli und in eine untere Scala tympani geteilt (Abb. 252).

Der *häutige Schneckengang* stellt damit einen keilförmigen dreiseitigen, spiralig aufgewundenen Kanal dar, der nicht mehr wie die Bogengänge an allen Seiten von Perilymphe umspült wird. Die Perilymphe, die in ihrer Zusammensetzung einem Gemisch von Liquor cerebrospinalis und Blutfiltrat ähnelt, wird vom Mittelohr aus in Schwingungen versetzt, indem die Steigbügelplatte im ovalen Fenster hin- und herschwingt und ihre Bewegungen auf die Perilymphe des Vestibulums und von da auf die *Scala vestibuli* überträgt (Abb. 251). Die beim Menschen unvollständige Membrana limitans verhindert bis zu einem gewissen Grade die Ausbreitung der Schallwellen zu den Bogengängen hin, so daß sich die Flüssigkeitsbewegungen hauptsächlich im Bereich der Schnecke abspielen. Da der Perilymphraum durch den *Canaliculus cochleae* mit dem Subarachnoidalraum an der hinteren unteren Kante des Felsenbeins (Apertura ext. canaliculi cochleae) in offener Verbindung steht, wird eine lokale Drucksteigerung an den Weichteilen der Schnecke vermieden und ein Druckausgleich zum Schädelinnenraum hin erzielt. Im Alter soll dieser Gang allerdings teilweise obliterieren.

Die *Schnecke (Cochlea)* ist außerordentlich klein. Der häutige Schneckengang windet sich um eine knöcherne Schneckenspindel *(Modiolus)* herum, deren Achse nach lateral-außen zeigt und etwa parallel zum oberen Bogengang verläuft (Abb. 253). Er besitzt beim Menschen $2^1/_2$ Windungen (beim Meerschweinchen $4^1/_2$, beim Hund 3). Man unterscheidet eine Basal-, Mittel- und

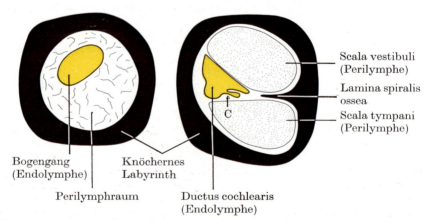

Abb. 252. Schematisierter Querschnitt durch einen Bogengang (links) und den Ductus cochlearis (rechts), um deren unterschiedliche Fixation am knöchernen Labyrinth (schwarz) zu zeigen. Gelb = häutiges Labyrinth (mit Endolymphe gefüllt), weiß = Perilymphräume (K-B)

Spitzenwindung. Die Spitzenwindung erhebt sich jedoch kaum über die Mittelwindung, so daß es hier keine eigentliche Spindel mehr gibt. Der Schneckengang *(Ductus cochlearis)* endet an der Spitze des Modiolus blind. An dieser Stelle kommunizieren die beiden Perilymphgänge miteinander *(Helicotrema)* (vgl. Pfeil in Abb. 253). Im Gegensatz zu den Perilymphräumen bilden die *Endolymphgänge* ein geschlossenes System. Schneidet man die Schnecke achsenparallel in der Mitte durch, so wird der spiralig gewundene Schneckengang mit den beiden angrenzenden Perilymphgängen (oben die *Scala vestibuli* und unten die *Scala tympani*) mehrmals getroffen. Die Schneckenspindel (Modiolus) besteht aus einem lockermaschigen, spongiösen Knochen, der den spiralig gedrehten Hörnerven enthält. An der Spindel springt seitlich eine dünne Knochenleiste vor, die Lamina spiralis ossea, an der die *Basilarmembran* des häutigen Schneckenganges befestigt ist. Diese trägt das eigentliche Sinnesorgan mit den Rezeptorzellen *(Organon spirale cochleae* oder *Cortisches Organ)* und befestigt sich an der gegenüberliegenden Knochenwand mit einem fächerartig ausstrahlenden Lig. spirale. Basilarmembran mit Cortischem Organ und *Crista spiralis* stellen die untere Wand des dreiseitigen Schneckenganges dar. Die äußere Wandung wird von der *Stria vascularis*, die obere von der *Membrana vestibularis* oder Reissnerschen Membran gebildet.

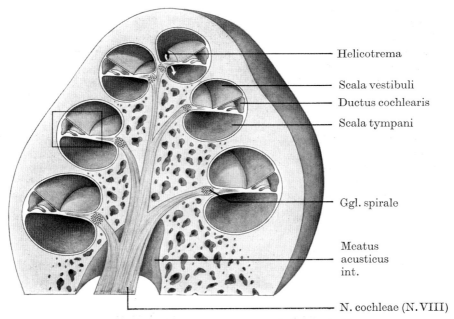

Abb. 253. Schema zur Darstellung der räumlichen Strukturverhältnisse des Innenohres. Schnitt durch die Schnecke in Richtung ihrer Längsachse. Rechteck = Ductus cochlearis mit Cortischem Organ (vgl. Abb. 254), Pfeil = Helicotrema (K-B).

Die funktionelle Bedeutung der Innenohrstrukturen ist erst durch Untersuchungen der letzten Jahre geklärt worden. Vor allem wurde die Resonanztheorie von HELMHOLTZ durch die wesentlich adäquatere hydrodynamische Theorie (Wanderwellendispersion nach VON BÉKÉSY) ersetzt. Die Schwingungen des Steigbügels erzeugen in der Perilymphflüssigkeit des Vorhofraumes Wellen mit verschiedener Wandergeschwindigkeit. Diese Geschwindigkeit ist frequenzabhängig. Die Wanderwellen werden also beim Durchlaufen der Scala vestibuli zerlegt (Frequenzdispersion). Die Ursache der Dispersion ist in den unterschiedlichen Schwingungseigenschaften des Systems, vor allem der Innenohrflüssigkeiten und der Basilarmembran, zu suchen. Durch die Schwingungen des Steigbügels im ovalen Fenster wird die Perilymphe des Vestibulums hin- und herbewegt. Eine Einwärtsbewegung der Steigbügelplatte führt zu einer auswärts gerichteten Vorwölbung der Membran des runden Fensters (Membrana tympani secundaria). Die verschobene Perilymphe sucht sich den Weg des geringsten Widerstandes und bewegt sich über die Scala tympani, die Schneckentrennwände (Basilarmembran usw.) und die Perilymphe der Scala vestibuli bis zum runden Fenster.

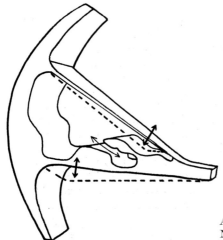

Abb. 254. Schwingungsform der Schneckentrennwände (nach NEUBERT). Die Pfeile geben die Richtung der Bewegungen an.

Die Auslenkung der Schneckentrennwände (Abb. 254) ruft schließlich eine entsprechende Mitschwingung des Cortischen Organs hervor, das ja der Basilarmembran aufsitzt, und erzeugt damit eine adäquate Erregung der Sinneszellen.

Da die Basilarmembran in der Basalwindung kurz und gespannt ist, spitzenwärts dagegen immer länger und lockerer wird, muß die elastische Rückstellkraft für die Flüssigkeitsbewegung unten größer sein als an der Schneckenspitze. Somit werden die hohen Frequenzen (hohe Töne) in der Basalwindung, die tieferen zunehmend spitzenwärts perzipiert. Fallen einzelne Sinneszellareale aus, entstehen Tonlücken, apikal für die tiefen, basal für die hohen Töne.

Eine adäquate Erregung des Cortischen Organs kann auch direkt über den Knochen erfolgen (sog. *Knochenleitung*). Dann wird die Auslenkung der Basilarmembran nicht vom Mittelohr aus, sondern durch Kompressionswellen, die auf den Schädel als Ganzes wirken und die Perilymphflüssigkeit der Skalen direkt in Schwingung versetzen, ausgelöst. Aber auch hierbei erfolgt letzten Endes die Erregung der Rezeptorfelder durch Wanderwellendispersion.

d) Hörbahn

Die im Innenohr entstehenden nervösen Erregungen werden über den Hörnerven (Pars cochlearis n. VIII) dem Rautenhirn zugeleitet. Die Ganglienzellen des ersten Neurons der Hörbahn (Abb. 255) liegen im Ganglion spirale noch innerhalb der Schnecke. Diese Zellen sind bipolar. Der periphere Fortsatz endet an den Rezeptoren des Cortischen Organs, der zentrale läuft mit dem VIII. Hirnnerven zum Kleinhirnbrückenwinkel. Beim Eintritt in das Rautenhirn teilen sich die Hörnervenfasern T-förmig auf und enden entweder am *Nucleus cochlearis dorsalis* oder *ventralis*. Diese beiden Kerne liegen im lateralen Bereich der Rautengrube in unmittelbarer Nähe des hinteren Kleinhirnstieles und liefern das zweite Neuron der Hörbahn. Die aus dem ventralen Endkern stammenden Neuriten kreuzen auf die andere Seite und enden vornehmlich im sog. oberen *Olivenkomplex*, wo weitere Schaltungen stattfinden. Dieser Olivenkomplex umfaßt die Oliva superior mit den akzessorischen Olivenkernen, auch die präolivaren Kerngruppen und den Trapezkörper (Corpus trapezoideum). Aus dem dorsalen Kern gehen Fasern hervor, die zunächst ganz oberflächlich am Boden der Rautengrube verlaufen und dort auch als *Striae medullares* makroskopisch erkennbar sind. Sie kreuzen sich in der Mittellinie mit den Fasern der Gegenseite und treten dann in die Tiefe (Monakowsche Kreuzung), um ebenfalls im oberen Olivenkomplex zu enden. Es bestehen außerdem Faserverbindungen zum Tuber des Kleinhirnwurmes und zu den Colliculi inferiores.

Mit den im Olivenkomplex gelegenen Ganglienzellen beginnt das dritte Neuron der Hörbahn. Ihre Neuriten wenden sich nach kranial, biegen in einer langgezogenen Schleife (*Lemniscus lateralis* oder Vierhügelschleife) um die oberen Kleinhirnstiele herum und enden größtenteils im medialen Kniehöcker *(Corpus geniculatum mediale)*, von wo das vierte Neuron ausgeht. In die laterale

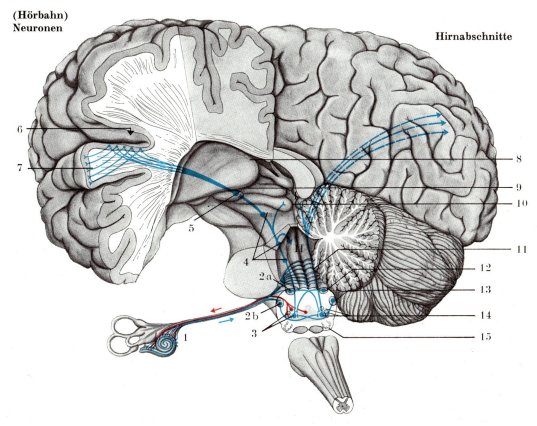

Abb. 255. Schema über den Verlauf der Hörbahn [Rot = Rasmussen-Bündel (Tract. olivocochlearis)].
1 = Ganglion spirale cochleae, 2a = Nucleus cochlearis dors., 2b = Nucleus cochlearis ventr., 3 = Corpus trapezoideum und Nucleus olivaris sup., 4 = Nuclei lemnisci lat., 5 = Corpus geniculatum lat., 6 = Gyri temporalis transversi (HESCHL) – primäre Hörfelder, 7 = Gyri temporales sup. – sekundäre Hörfelder. I = Colliculus inf., II = Pedunculus cerebellaris sup. (Tractus nucleocerebellaris). *Hirnabschnitte:* 8 = Thalamus, 9 = Corpus geniculatum lat., 10 = Colliculus inf., 11 = Striae medullares, 12 = Nucleus cochlearis dors., 13 = Nucleus cochlearis ventr., 14 = Corpus trapezoidum, Nucleus olivaris sup., 15 = Oliva inf.

Schleife sind jedoch so zahlreiche Schaltkerne eingelagert, daß sich bei der Hörbahn eine genaue Neuronenzahl nicht angeben läßt. Mediale Kniehöcker und unteres Vierhügelpaar werden als *primäre Hörzentren* bezeichnet. Die Colliculi inf. liegen nur im Nebenschluß der Hörbahn. Sie dienen hauptsächlich reflektorischen Schaltungen (Anschluß an die sensomotorischen Funktionskreise und an das vegetative NS).

Vom medialen Kniehöcker gehen dann die Neuriten der Endneuronen der Hörbahn aus. Sie biegen scharf nach hinten um und ziehen durch die hinteren Schenkel der Capsula interna als *Radiatio acustica* zu den *primären akustischen Projektionsfeldern* in den *Gyri temporales transversi* am inselnahen oberen Rand des Temporallappens (sog. Heschlsche Querwindungen). Die primären auditiven Projektionsfelder entsprechen ähnlich wie die visuellen dem Wahrnehmungsmuster in der Peripherie. Denkt man sich die Schnecke auseinandergerollt und auf die Hörrinde projiziert, so gewinnt man ein Bild von der Gliederung des akustischen Projektionsmusters auf der Rinde. Die tiefen Frequenzen (tiefe Töne) werden mehr in den hinteren, inselnahen Rindenbezirken, die hohen Frequenzen (hohe Töne) in den nach lateral und vorne anschließenden Arealen der Gyri transversi »abgebildet« *(tonotope Repräsentation)*.

Den primären Rindenfeldern sind *sekundäre akustische Felder* benachbart, die im Zusammenhang mit der begrifflichen Verarbeitung des Gehörten stehen (Wort-, Sprach- und Tonverständ-

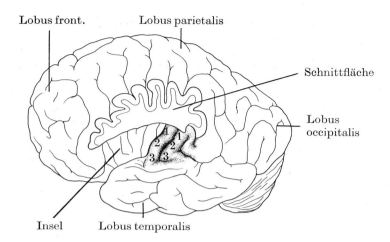

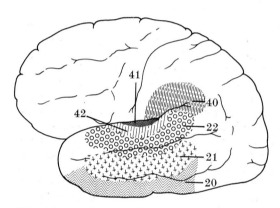

Abb. 256. Hörfelder des Großhirns (nach CLARA). a) Primäre akustische Projektionsfelder (punktiert hervorgehoben) = Gyri temporales transversi oder Heschlsche Querwindungen (Feld 41 nach BRODMANN). Projektionsfelder für hohe Frequenzbereiche (1), für mittlere (2) und tiefe Frequenzen (3).
b) Akustische Rindenfelder auf der Außenfläche des Großhirns.
40 = Sog. optisches Sprachzentrum (optische Schreib- und Lesefelder).
41 = Übergreifen der Heschlschen Querwindungen auf die Außenfläche des Großhirns (primäre akustische Projektionsfelder).
42 = Sekundäre akustische Rindenfelder (Laut- und Geräuschempfindung) auch Wernickesches Sprachzentrum genannt.
22 = Sekundäre akustische Rindenfelder; vorne = mehr Tonverständnis; hinten = mehr Wort- und Satzverständnis.
21 = Tertiäre akustische Rindenfelder (akustische Aufmerksamkeit, akustische Intentionen).
20 = Tertiäre akustische Rindenfelder (akustische Erinnerungen; Wort-, Musik- und Sprachverständnis).

nis). Sie finden sich auf der Außenseite des *Gyrus temporalis superior* (Abb. 256). Zu ihnen kann auch das sog. Wernickesche Sprachzentrum gerechnet werden, das am hinteren Ende der Sylvischen Furche im Gyrus temporalis superior lokalisiert ist. Im anschließenden Gyrus temporalis medius und inferior sind dann die höheren akustischen Zentren zu suchen (*akustische Erinnerungsfelder*, akustische Intentionen, Musik- und Sprachverständnis im weiteren Sinne). Wahrscheinlich hat auch das musik- und sprachschöpferische Vermögen des Menschen eine besondere Differenzierung dieser Rindenfelder zur Voraussetzung. Läsionen der Gyri temporales transversi erzeugen Hörlücken oder echte Taubheit (Rindentaubheit), solche im Bereich der Gyri temporales superiores und mediales dagegen eine »Seelentaubheit«, bei der ähnlich wie bei der Seelenblindheit keine

Wahrnehmungsausfälle vorhanden sind, sondern nur der Bedeutungswert für Gehörtes fehlt. Jede Schnecke ist mit den Hörfeldern *beider* Großhirnhemisphären verbunden. Bei einseitiger Zerstörung eines primären Rindenfeldes bleibt daher das Gehör auf beiden Seiten erhalten.

Die Hörbahn zeichnet sich durch einen besonderen Reichtum an rückläufigen Bahnverbindungen aus. Alle genannten Stationen sind durch gegenläufige Bahnen untereinander verknüpft und bilden damit auf den verschiedensten Ebenen Rückkoppelungskreise. Außerdem sind auch efferente, vom Zentralorgan zum Innenohr verlaufende Bahnen vorhanden. Am bekanntesten ist das sog. Rasmussen-Bündel *(Tractus olivocochlearis)*. Es entspringt in dem oberen Olivenkomplex (Oliva sup., Corpus trapezoidum usw.) und endet an den Haarzellen des Cortischen Organs der gleichen (etwa 20%) und gegenüberliegenden Seite (etwa 80%). Die Aufgabe dieser zentrifugalen, efferenten Bahnen besteht vor allem in einer Regulation der Reizschwelle bei der auditiven Perzeption und einer Verstellung des Schärfenbereiches durch isolierte Hemmung einzelner Rezeptoren oder Rezeptorgruppen. Im Experiment kann die Hörnervenerregung durch Reizung des Rasmussen-Bündels deutlich unterdrückt werden.

V. Vegetatives Nervensystem

Organisation und Funktion des vegetativen Nervensystems stehen in vieler Hinsicht zu den Sinnessystemen des somatischen NS in Gegensatz. Vermitteln uns die höheren Sinne ein bewußtes Bild der Umwelt, so vollzieht sich die Tätigkeit des vegetativen NS im Unbewußten. Diese ist auch nicht direkt durch den Willen zu beeinflussen, sondern »autonom«. Daher stammt die Bezeichnung autonomes NS. Die nach außen gerichteten Sinne erschließen uns die Welt und ermöglichen sinnvolle Antwortreaktionen, meist auf dem Wege über die sensomotorischen Systeme, zur Sicherung der äußeren Existenz des Organismus (oikotropes oder umweltbezogenes NS). Der autonome Teil des NS dagegen regelt die Organtätigkeiten des Organismus selbst, er ist »innenweltbezogen« (idiotrop) und damit für die Erhaltung des organischen Lebens entscheidend. Das zweckmäßige und ökonomische Zusammenwirken der verschiedenen Organtätigkeiten innerhalb des Organismus beruht im wesentlichen auf der gesunden Arbeitsweise eines durch das vegetative NS vermittelten »inneren Informationswechsels«. L. R. MÜLLER hat das vegetative NS daher auch das System der »Lebensnerven« genannt. Verdauung, Stoffwechsel, Sekretion, Wasserhaushalt, Wärmeregulation, Kreislauf, Fortpflanzung und andere wichtige Funktionen des lebenden Organismus werden von diesen »Lebensnerven« gesteuert.

Diese Steuerung vollzieht sich unwillkürlich, autonom und unbewußt. Nur indirekt können wir durch die Bildung bestimmter Vorstellungen auf die vegetativen Funktionen einwirken, wie jeder vom Phänomen des Errötens oder Erblassens, der Gänsehaut oder des Herzklopfens weiß. Dies zeigt zugleich auch, daß das »Vegetativum« keinen in sich abgeschlossenen Bereich innerhalb des Gesamtnervensystems bildet, sondern ebenso wie die anderen Systeme in das Ganze integriert ist. Weiterhin bestehen Verbindungen mit dem System der endokrinen Drüsen. In gewisser Hinsicht könnte man sogar das »Endokrinium« zum Vegetativum hinzurechnen, regeln doch beide mittels spezifischer Wirkstoffe *(Hormone* bzw. *Transmitter)* die Tätigkeit der Gewebe und Organe in der Peripherie des Organismus. Dies zeigt sich in besonderer Weise am Nebennierenmark, in dem Transmitterstoffe als Hormone gespeichert sind. Die Fähigkeit vegetativer Nerven, in der Peripherie an den Berührungsflächen mit den Geweben solche Übertragerstoffe (Transmitter) freizusetzen, kann als ein besonderes Charakteristikum dieses Teiles des NS angesehen werden. Diese Übertragerstoffe (Noradrenalin, Azetylcholin) greifen in das Stoffwechselgeschehen der Gewebe ein und verändern dadurch die spezifischen Zelleistungen (Sekretion, Kontraktion usw.). Die Nervenzellen produzieren diese Substanzen selbst und sind dadurch Drüsenelementen vergleichbar. [Im Bereich des Zwischenhirns spricht man von *Neurosekretion* (S. 347).] Während die endokrinen Drüsen aber ihre Wirkstoffe ins Blut absondern, geben die peripheren vegetativen Nerven die Transmitterstoffe in der Nähe ihrer Erfolgsorgane in die interstitiellen Räume zwischen den Parenchymzellen ab. In der Regel werden keine direkten, synaptischen Kontaktflächen mit den zu innervierenden Zellen (glatte Muskelfasern, Drüsenzellen, Gefäßwandelemente) gebildet. Während bei den Sinnesorganen die stofflichen Prozesse (beim Auge z. B. die Sehpigmente) am Anfang des Erregungsgeschehens stehen, treten sie beim vegetativen NS erst am Ende, am Ort der Reizübertragung auf. Dominiert in dem einen System das afferente Geschehen, so im vegetativen Bereich umgekehrt das efferente. Früher wurde das vegetative NS überhaupt nur als ein efferentes System definiert. Wir wissen aber heute, daß auch in den vegetativen Funktionsbereichen das Prinzip des Leitungsbogens verwirklicht ist. Es existieren hier ebenfalls afferente (viszerosensible) Bahnen. Obwohl über Verlauf und Arbeitsweise dieser viszeroafferenten Neuronen noch wenig bekannt ist, kann ihre Existenz doch nicht bezweifelt werden. Funktionell steht allerdings das efferente Geschehen weitgehend im Vordergrund. Die Viszeroafferenzen haben jedoch nur die Aufgabe, die zentrifugal gerichteten Erregungsabläufe, die teilweise sogar autonom in den Zellen der vegetativen Zentren entstehen, zu modifizieren und abzustufen, in ähnlicher Weise wie bei den Sinnessystemen die efferenten Leitungen die Reizschwelle der Rezeptoren zu modifizieren vermögen. Wir müssen uns also vorstellen, daß im vegetativen NS ein dauernder zentrifugaler Strom von Überträgerstoffen zur Peripherie hin fließt, der die Leistungsbreite der Organe regelt.

Jede Körperzelle ist aufgrund ihrer Ausstattung mit spezifischen Organellen und Enzymen zu elementaren Leistungen fähig, auch ohne eine eigene Innervation (Prinzip der Autonomie und Automatie der peripheren Funktionen). Die Aufgabe des vegetativen NS kann daher nicht die Erzeugung solcher Leistungen, sondern lediglich die Festlegung der jeweiligen Einstellbereiche durch Erhöhung oder Senkung der spezifischen Zelleistungen sein. Das vegetative System vermag auf diese Weise die Konstanz des inneren Milieus, das für alle Organleistungen entscheidend ist, steuernd zu beeinflussen (Homöostase). Störungen der ionalen Zusammensetzung der Körperflüssigkeiten reduzieren die Leistungsbreite des Organismus, was nicht selten Krankheit bedeutet. Das vegetative NS hat daher für die Medizin allergrößte Bedeutung. Die für die Gesundheit so notwendige Harmonisierung der Organprozesse und deren gegenseitige Anpassung werden vom vegetativen NS vorgenommen.

Die Innenwelt der Organe ist aber nichts Selbständiges. Sie dient letztlich wiederum der nach außen gerichteten Leistungsentfaltung des Gesamtorganismus. Vegetative und somatische Funktionen verschmelzen zu einer Einheit. Dadurch ergibt sich ein zweites, nicht minder wichtiges Aufgabengebiet für das vegetative NS: nämlich die Leistungsbreite der inneren Organe an die anderen, auf die Außenwelt gerichteten Organsysteme anzupassen. Ein Sportler wird »alle Kraft zusammennehmen müssen«, um eine Höchstleistung zu erzielen. In einer Gefahrensituation vollbringen wir manchmal überraschende körperliche Leistungen. Die »Energie« hierfür wird aus der Welt der Organe vom vegetativen NS mobilisiert. Dieses sorgt dafür, daß die jeweilige Tätigkeit unserer Organe den äußeren Notwendigkeiten bzw. den besonderen Umweltsituationen angepaßt ist. Es kann damit das Leben des Einzelorganismus auch unter den wechselnden Verhältnissen der Umwelt aufrechterhalten werden. Diese Anpassungsfähigkeit ist beim Menschen besonders vielseitig. Er kann in der Gluthitze der Wüste ebenso wie in der Eiseskälte der Arktis sein Leben aufrechterhalten und körperliche wie geistige Leistungen vollbringen. Natürlich helfen dazu auch sinnvoll erdachte Hilfseinrichtungen (Kleidung, Behausung usw.), aber in der Hauptsache ist es doch das vegetative NS, das die Anpassungsbreite des Organismus bestimmt. Beim Menschen ist nicht nur das somatische Nervensystem hoch entwickelt, sondern auch das vegetative. Die evolutive Höherentwicklung beider Funktionsbereiche geht Hand in Hand.

Da das vegetative NS die Organfunktionen dadurch regelt, daß es durch seine Überträgerstoffe entweder hemmend oder fördernd in deren Stoffwechsel eingreift, ergibt sich zwanglos, daß es in sich antagonistisch, also zweigliedrig, konstruiert sein muß. Die beiden auch morphologisch unterscheidbaren Komponenten werden als *Parasympathikus* und *Sympathikus* (oder Orthosympathikus) bezeichnet. Eine makroskopisch-anatomische Unterscheidung in zwei derartige Anteile ist aber nur im Rumpfteil (spinotegmentaler Bereich) des vegetativen Nervensystems möglich. In den peripheren vegetativen Nervennetzen (Organbereich) lassen sich morphologisch Sympathikus und Parasympathikus nicht mehr voneinander differenzieren, obwohl sie pharmakologisch und fluoreszenzmikroskopisch bis zu einem gewissen Grad doch zu trennen sind. In den höheren vegetativen Zentren, die im Zwischenhirn liegen (dienzephaler Bereich), verwischt sich die Zweiteilung in Sympathikus und Parasympathikus, da hier die Beeinflussung der Peripherie nicht nach Organen oder Teilfunktionen, sondern mehr nach übergeordneten Funktionszielen erfolgt.

Das vegetative NS ist anatomisch und funktionell eine Einheit. Unabhängig davon lassen sich organische Gliederungen treffen. Die Hauptmasse der nervösen Substanz des vegetativen Systems liegt in der Peripherie in Form von Netzen und Geflechten vor, in die zahlreiche Ganglien als knötchenförmige Verdickungen eingelagert sind. Die peripheren Plexus stehen durch den Grenzstrang (Truncus sympathicus) mit den Spinalnerven und auf diese Weise mit dem Rückenmark in Verbindung. Die vegetativen Kerngruppen liegen im Rückenmark vor allem in der Seitensäule in der Nähe der Formatio reticularis. Die Retikularisformation nimmt kranialwärts an Masse zu und verbreitet sich vor allem in der Haubenregion des Rauten- und Mittelhirns. Diese netzartige Zellformation zieht sich als eine zusammenhängende Zellmasse durch den gesamten Hirnstamm hindurch und enthält neben somatomotorischen u. a. auch zahlreiche vegetative Steuerungszentren. Sie endet schließlich im Hypothalamus, wo die übergeordneten Funktionszentren für das gesamte Vegetativum lokalisiert sind.

Auf diese Weise lassen sich im vegetativen NS **3 Organisationsstufen** unterscheiden:

1. Das **periphere** oder **intramurale Endnetz,** das in die Wand der Organe und Gewebe eingelagert ist und zahlreiche Ganglienkomplexe umfaßt.
2. Das spino-rhombo-mesenzephale oder kurz **spinotegmentale System,** das vom Hirnstamm bzw. Rückenmark ausgeht und durch afferente und efferente Leitungsbahnen das intramurale System mit den zentralnervösen Zentren verbindet.
3. Das **Zwischenhirn** (Hypothalamus), das die obersten vegetativen Zentren enthält und die funktionelle Verbindung zwischen somatischen, vegetativen und endokrinen Systemen herstellt.

1. Periphere Organisationsstufe (intramurales NS)

Wird ein isoliertes Darmstück lokal gedehnt, so antwortet der gedehnte Darmabschnitt auf den Dehnungsreiz mit einer Kontraktion. Diese pflanzt sich in der Längsrichtung des Darmes ein Stück weiter fort, bis sie schließlich erlischt. Dasselbe reaktive Verhalten kann auch an einem isolierten Gefäßstück nachgewiesen werden.

Für die Regelung derartiger motorischer Reaktionen bei den glattmuskulären Organen kommen nun nach heutigen Vorstellungen vor allem zwei Instanzen in Betracht. Die glatte Muskulatur,

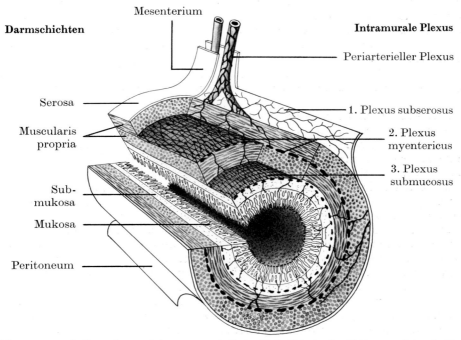

Abb. 257. Schema vom Aufbau der peripheren vegetativen Geflechte in der Darmwand (nach KAHN). Die Nervengeflechte (schwarz), die in die Ganglien eingelagert sind, durchsetzen alle Organschichten bis zum Epithel (K-B).

z. B. im Magendarmkanal, besitzt zunächst als unterste Instanz eine *myogene Automatie*, die auch ohne Mitwirkung des intramuralen vegetativen Nervensystems spontan-rhythmische Kontraktionen und Spannungsänderungen hervorrufen kann. Diese myogene Aktivität wird durch Dehnung intensiviert. Auch die zugehörige Erregungsausbreitung mit Geschwindigkeiten bis zu 10 cm/sec ist rein myogener Natur.

Diesen myogenen Elementarprozessen ist das intramurale NS übergeordnet. Es kann diese Prozesse durch die Freisetzung von Überträgerstoffen hemmen oder fördern sowie auch durch lokale Reflexe verändern. Zum Beispiel kann auf diese Weise die Darmmotorik von der Schleimhaut her reflektorisch beeinflußt werden. An den Dehnungsreaktionen des Darmes in situ sind neben den myogenen Effekten meist auch Reflexe beteiligt, an denen das intramurale NS einen entscheidenden Anteil hat.

Die anatomische Grundlage für das geschilderte funktionelle Verhalten ist das intramurale Wandnetz des vegetativen NS. In der Wand aller Organe mit Ausnahme des Gehirns lassen sich bereits lichtmikroskopisch feinste Nervenfasergeflechte mit eingelagerten Ganglienzellen darstellen (Abb. 257).

Die Zahl der vegetativen Nerven ist in den jeweiligen Organen sehr unterschiedlich. Dasselbe gilt für die Einlagerung von Ganglienzellen.

Reizt man einen peripheren vegetativen Nerven, so findet man im zugehörigen Erfolgsorgan sowie im abführenden Venenblut bestimmte Mengen von freigesetzten Überträgerstoffen. An sympathischen Fasern wird vor allem Noradrenalin freigesetzt. Sie werden daher als *adrenerge Fasern* bezeichnet. Die parasympathischen setzen Azetylcholin frei und heißen daher *cholinerge Fasern*. Reizung adrenerger Fasern bewirkt eine Kontraktion der Bauchgefäße, der Milz, eine Tonusherabsetzung der Darmmuskulatur, eine Erweiterung der Pupille und Hemmung der Drüsensekretion im Magendarmtrakt. Reizung cholinerger Fasern ergibt im wesentlichen ein gegenteiliges Bild. Eine Ausnahme stellen die sympathischen Fasern für die Hautgefäße und die Schweißdrüsen dar, die cholinergisch sein sollen. Auf die weiteren Faserdifferenzierungen (peptiderge, serotoninerge Fasern usw.), die durch neuere Methoden unterscheidbar geworden sind, soll hier nicht näher eingegangen werden.

Die *intramuralen Plexus* sind durchwegs aus dünnen, marklosen Nervenfasern mit geringer Leitungsgeschwindigkeit (C-Gruppe) aufgebaut. Unterschiede in der Leitungsgeschwindigkeit zwischen sympathischen und parasympathischen Fasern konnten nicht nachgewiesen werden. Die zentripetal leitenden, afferenten Neurone der peripheren vegetativen Plexus zeigen vornehmlich etwas dickere Fasern.

2. Mittlerer Organisationsbereich – Spinotegmentale Organisationsstufe

Als mittleren Organisationsbereich fassen wir alles zusammen, was die übergeordneten zentralnervösen, vegetativen Zentren im Zwischen- und Endhirn mit dem intramuralen Wandnervensystem verbindet. Morphologisch ist dieser Bereich durch eine teilweise segmentale Gliederung sowie durch lange Leitungsbahnen, in die an verschiedenen Stellen Ganglien eingeschaltet sind, charakterisiert. Funktionell beherrschen Reflexschaltungen mit Leitungsbögen, die aus mindestens einem afferenten und zwei efferenten Neuronen bestehen, das Bild (über die neuronalen Gliederungen s. S. 335).

Grobanatomisch zerfällt der definierte Bereich in 2 Teile, nämlich den Parasympathikus und Sympathikus. Dabei nimmt der Sympathikus hauptsächlich die thorakolumbalen Segmente des Rückenmarks ein, während der Parasympathikus einerseits vom Kopf, andererseits vom Sakralteil des Rückenmarks ausgeht und die dazwischenliegende Lücke durch lange Nerven, z. B. durch den N. vagus, überbrückt (Abb. 258). Der Sympathikus bildet zu beiden Seiten der Wirbelsäule, das heißt paravertebral, eine segmental gegliederte Ganglienkette, den *Truncus sympathicus* oder Grenzstrang des Sympathikus, der durch die Rr. communicantes mit den Spinalnerven Verbindung hat. Medial gehen von den beiden Grenzsträngen längere Nerven aus, die Nn. splanchnici, die die beiden Stränge mit den vor der Wirbelsäule gelegenen Gangliengruppen, den sog. prävertebralen Ganglien, verknüpfen. Die prävertebralen Ganglien sind in der Regel an den Ursprungsorten der großen Gefäßstämme der Aorta, der Lungenwurzel oder an der Herzbasis lokalisiert. Von diesen Ganglien gehen die peripheren vegetativen Plexus aus, die in der Regel in die Wand der

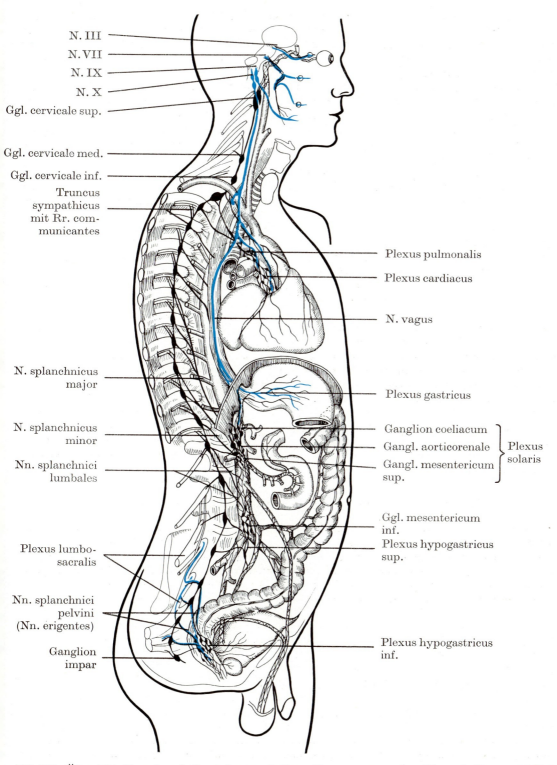

Abb. 258. Übersicht über den Aufbau des vegetativen Nervensystems [modif. nach KRIEG (K-B)]. Parasympathikus = blau, Sympathikus = schwarz.

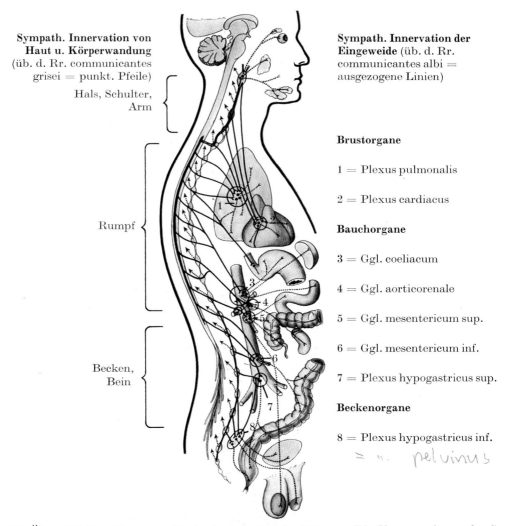

Abb. 259. Übersicht über die sympathische Innervation des Körpers. Die Ursprungskerne des Sympathikus im Rückenmark reichen von C_8–L_3. Rr. communicantes grisei sind in allen Segmenten ausgebildet, Rr. communicantes albi nur im Bereich der Ursprungskerne. Die präganglionären Neuronen sind als ausgezogene Linien, die postganglionären punktiert gezeichnet. Die prävertebralen Schaltganglien und Plexus wurden mit Kreisen umrahmt. Die punktierten, vom Grenzstrang abgehenden Pfeile sollen die Verbindungen des Sympathikus mit der Haut und Körperwandung, die über die Rr. communicantes grisei und die jeweiligen Spinalnerven laufen, andeuten.

Arterien eingelagert sind. Diese periarteriellen Plexus bilden die Verbindung zwischen den prävertebralen und intramuralen Gangliengruppen (Abb. 259). Prä- und intramurale Ganglien sind funktionell sympathischer und parasympathischer Natur, während die paravertebrale Ganglienkette ausschließlich zum Sympathikus gehört.

a) Orthosympathikus

Die Ursprungskerne des Sympathikus liegen im Nucl. intermediolateralis der Seitensäule des Rückenmarks und nehmen nur die thorakolumbalen Segmente (C_3–L_3) ein. Sie liegen etwa zwischen den Extremitätenwurzeln. Von diesem begrenzten Ursprungsgebiet breitet sich der Sympathikus peripherwärts stark aus. Seine Fasern gelangen über den Grenzstrang des Halses

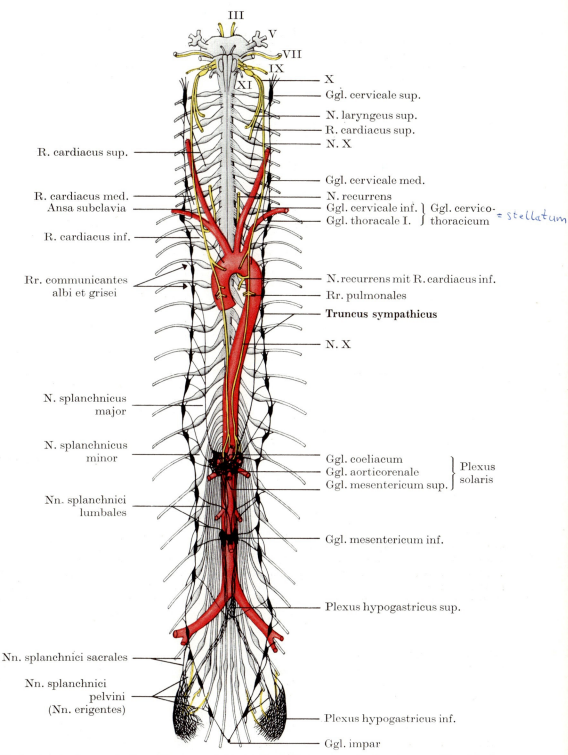

Abb. 260. Anatomie des vegetativen Nervensystems im Verhältnis zum spinal-metameren Bereich des Rückenmarks [etwas vereinfacht nach MATTUSCHKA (K-B)]. Sympathikus = schwarz, Parasympathikus = gelb, Aorta = rot.

Sympathikus	Grenzstrang-ganglien (paravertebral)	Verbindungsäste	Prävertebrale Gangliengruppen	Erfolgsorgan (sympath. Innervation)
Halsteil	Ggl. cervicale superius	R. cardiacus cervicalis sup.	Ggl. und Plexus cardiacus	Herz
	Ggl. cervicale medium	R. cardiacus cerv. med.		
	Ggl. cervicale inferius	R. cardiacus cerv. inf.		
Brustteil	Ggll. thoracalia (Th_1–Th_4)	Nn. cardiaci thoracici	Ggl. und Plexus cardiacus	Herz
		Rr. pulmonales	Plexus und Ggll. pulmonalia	Lungen, Trachea
	Ggll. thoracalia (Th_5–Th_6)	N. splanchnicus major	Plexus solaris (Ggl. coeliacum und mesentericum sup.)	Oberbauchorgane
	Ggll. thoracalia (Th_6–Th_{12})	N. splanchnicus minor	Plexus solaris (Ggl. coeliacum und mesentericum sup.)	
	Ggll. thoracalia (Th_{12})	N. splanchnicus imus	Plexus renalis	Keimdrüsen und Nieren
Bauch- und Beckenteil	Ggll. lumbalia (L_1–L_4)	Nn. splanchnici lumbales	Plexus hypogastricus sup. (Ggl. mesentericum inf.)	Colon transversum bis Rektum
	Ggll. sacralia (S_1–S_4)	Nn. splanchnici sacrales	Plexus hypogastricus inf. (Ggl. pelvicum)	Beckenorgane

aufsteigend zum Kopf und über den lumbosakralen Teil des Grenzstranges absteigend zu den Beckenorganen und zu den unteren Extremitäten (Abb. 258, 259). Die meist mehrere Segmente zusammenfassenden Nn. splanchnici führen die efferenten Sympathikusfasern zu den prävertebralen Gangliengruppen.

Der paarig angelegte Grenzstrang zeigt im thorakolumbalen Bereich eine strenge Metamerie. Jedes Segment besitzt ein Grenzstrangganglion, das durch Rami interganglionares mit den Nachbarganglien verknüpft ist. Kranialwärts wird die Zahl der Grenzstrangganglien auf drei reduziert (*Ggl. cervicale sup., med.* und *inf.*). Kaudal finden sich meist nur vier lumbale und vier sakrale Ganglien. Vor dem Steißbein verschmelzen die Grenzstränge beider Seiten zu einem unpaaren rudimentären Ganglienkomplex (*Ggl. coccygeum impar;* Abb. 260).

Von den Grenzstrangganglien gehen Nerven aus, die schräg abwärts beiderseits der Wirbelsäule zu den prävertebralen Ganglien ziehen. Im Halsbereich sind dies die *Nn. cardiaci*, im Brustbereich die *Nn. pulmonales* und *Nn. splanchnici major* et *minor*, im Lenden- und Sakralbereich die *Nn. splanchnici lumbales* und *sacrales*.

Die para- und prävertebralen Ganglien sind Orte synaptischer Umschaltungen. Man bezeichnet die *vor* diesen Ganglien, das heißt zwischen Rückenmark und Schaltganglien, gelegenen Neuronen als *präganglionäre* und die nachfolgenden als *postganglionäre* Neuronen. In diesem Zusammenhang haben die Verbindungsäste des Grenzstranges mit den Spinalnerven eine unterschiedliche Funktion. Makroskopisch lassen sich in der Regel 2 verschiedene Rr. communicantes unterscheiden, nämlich *Rr. communicantes grisei* und *albi* (Abb. 261). Die weißlichen Verbindungsäste enthalten vornehmlich präganglionäre Fasern, die markhaltig sind und daher die Rr. communicantes albi weiß bis gelblich erscheinen lassen. Die Rr. communicantes grisei enthalten dagegen in der Hauptsache postganglionäre Fasern, die markarm bis marklos sind und dadurch die blaßgraue Farbe dieser Verbindungsäste bewirken. Die Rr. communicantes grisei führen vor allem den Spinalnerven postganglionäre Fasern zu.

Die Zellkörper der Ursprungsneuronen des Sympathikus liegen in der Seitensäule des Rückenmarks im *Nucleus intermediolateralis*. Ihre Neuriten liefern die präganglionären Fasern, deren Umschaltung auf die postganglionären Neuronen bei den Brustorganen bereits in den Grenzstrangganglien, bei den Bauch- und Beckenorganen jedoch erst in den prävertebralen Ganglien erfolgt. Die präganglionären Fasern der Segmente Th_5–S_4 (Ursprungsbereiche für die sympathische Versorgung der Bauch- und Beckenorgane) ziehen also ohne synaptische Unterbrechungen durch die zugehörigen Grenzstrangganglien hindurch, während die präganglionären Fasern der Segmente von C_8–Th_5 (sympathische Versorgung der Brustorgane) im Truncus sympathicus umgeschaltet werden (Abb. 262).

Die *prävertebralen Ganglien* sind unpaare Ganglien mit Ausnahme der Ganglia hypogastrica inferiora, die ausgedehnte Nerven- und Zellkomplexe oberhalb des muskulären Beckenbodens zu beiden Seiten des Rektums darstellen (Abb. 258). Die prävertebralen Ganglien gruppieren sich im Bauchraum um die großen Arterienstämme an der Aorta (Truncus coeliacus, A. mesenterica superior und inferior), im Brustraum an der Lungenwurzel und Herzbasis. Von ihnen gehen keine isolierbaren Einzelnerven mehr aus. Statt dessen bilden sich an den Gefäßwänden adventitielle Geflechte. Mit den versorgenden Arterien gelangen die vegetativen Plexus zu den Erfolgsorganen. Die Geflechte tragen daher in der Regel den Namen der jeweiligen Arterien (Plexus hepaticus, lienalis, gastricus, testicularis, renalis usw.). Innerhalb der Eingeweideorgane lösen sie sich in die intramuralen Plexus auf.

b) Parasympathikus

Der parasympathische Teil des vegetativen NS läßt sich in ein kranial-autonomes und ein sakral-autonomes System gliedern. Auch hier müssen prä- und postganglionäre Neuronen unterschieden werden. Ganglien, in denen die prä- auf die postganglionären Neuronen umgeschaltet werden, liegen jedoch meist näher am Erfolgsorgan als beim Sympathikus, wodurch die präganglionäre Strecke teilweise sehr lang wird. Im Gegensatz zum Sympathikus formieren sich die Ursprungszellen des Parasympathikus im Hirnstamm zu lokalisierbaren, umschriebenen Kernen. Während der Sympathikus peripher Gefäßgeflechte bildet, schließen sich die efferenten parasympathischen Fasern entweder den Hirnnerven an oder bilden eigene Nerven.

Da im Gegensatz zum Sympathikus die Wurzelgebiete des Parasympathikus klein sind und den Bereich der thorakolumbalen Segmente, die der Sympathikus einnimmt, freilassen, ist es verständlich, daß nicht alle Erfolgsorgane eine parasympathische Innervation erhalten. Zum Beispiel werden die Haarmuskeln (Mm. arrectores pilorum), die Gefäßmuskulatur der Haut im Bereich der Gliedmaßen und des Rumpfes (Vasomotoren) sowie wahrscheinlich auch des Uterus nicht parasympathisch innerviert. Ob die Haut der genannten Gebiete eine parasympathische Innervation erhält, ist noch nicht sichergestellt.

c) Neuronale Gliederungen im spinotegmentalen Bereich

Die neuronalen Gliederungen des vegetativen Nervensystems sind komplexer und teilweise weniger übersichtlich als im Bereich des animalen Nervensystems. Es herrscht eine Tendenz zur Netzbildung und Vermaschung auch in den zentralen Steuerungsbereichen vor. Früher glaubte man, daß die Retikularisformation des Stammhirns weitgehend ungegliedert sei. Die Elektrophysiologie hat jedoch durch gezielte Reizversuche gezeigt, daß die funktionelle Ordnung der Kerngebiete im Rückenmark und Stammhirn um so größer wird, je weiter zentralwärts man aufsteigt. Die elementaren Reflexschaltungen sind wie bei den somatischen, sensomotorischen Funktionskreisen meist im Rückenmark selbst lokalisiert. Die Kerngruppen der Retikularisformation im Rauten-, Mittel- und Zwischenhirn bedienen sich dieses peripheren Schaltapparates nach Art einer »gemeinsamen Endstrecke« zur stufenweisen Realisierung umfassenderer Funktionsziele. Stehen die vegetativen Reflexschaltungen des Rückenmarks noch im Zusammenhang mit einzelnen Organfunktionen, wie z. B. mit der Magenmotorik, Blasenentleerung oder Herztätigkeit, so übernehmen die Stammhirnzentren bereits übergeordnete Funktionen, an denen mehrere Organe

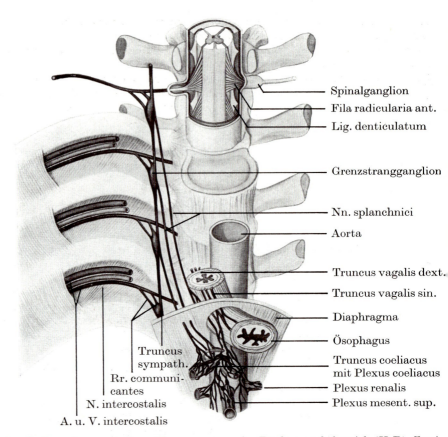

Abb. 261. Anatomischer Aufbau des vegetativen Nervensystems im Rückenmarksbereich (K-B). Zwei Wirbelkörper wurden entfernt, Rückenmarkskanal von ventral eröffnet.

beteiligt sind, wie etwa die Regulation der Atmung, des Blutdrucks usw. Den umfassendsten Wirkungsbereich haben die hypothalamischen Kerne, die für die Korrelation der Tätigkeit verschiedener Organsysteme im Dienste des Gesamtorganismus verantwortlich sind und auf diese Weise z. B. den Wasserhaushalt, die Wärmekonstanz oder den Stoffwechsel als Ganzes regulieren können. Welche neuronalen Verbindungen vorhanden sind, um derartig komplexe Vorgänge z. T. mit außerordentlich kleinen steuernden Zellgruppen beeinflussen zu können, ist heute noch weit-

	Sympathikus	Parasympathikus
Präganglionäre Strecke	Kurz	Lang
Umschaltung vom prä- auf das postganglionäre Neuron	Organfern	Organnah oder erst im Organ selbst
Weg zum Erfolgsorgan	Mit den Arterien (adventitielle Plexus)	Mit den Nerven (selbständige oder andere Nerven, insbesondere Hirnnerven)
Postganglionäres Neuron	Adrenerg (Ausnahmen: Vasodilatatoren und Piloarrektoren der Haut und Extremitäten)	Cholinerg
Funktionelle Tendenz	Zur Erregungsausbreitung (Irradiation)	Zur Begrenzung und Lokalisation (Dämpfung)

Hypothalamus reguliert Wärme- und Wasserhaushalt und Stoffwechsel

gehend unklar. Lediglich die elementaren peripheren Reflexschaltungen, deren sich die höheren Systeme bedienen, sind geklärt. Betrachten wir diese zuerst.

Als wichtigstes Kennzeichen aller vegetativen efferenten Bahnen kann die Existenz mehrerer, mindestens aber zweier efferenter Neuronen, nämlich eines prä- und eines postganglionären Neurons, angesehen werden. Im Gegensatz zur quergestreiften Muskulatur gibt es also bei der Innervation der glatten Muskulatur keine vom Rückenmark bis zum Erfolgsorgan durchlaufenden Neuronen. Die prä- und postganglionären Neuronen unterscheiden sich beim sympathischen und parasympathischen System morphologisch und funktionell in vieler Hinsicht.

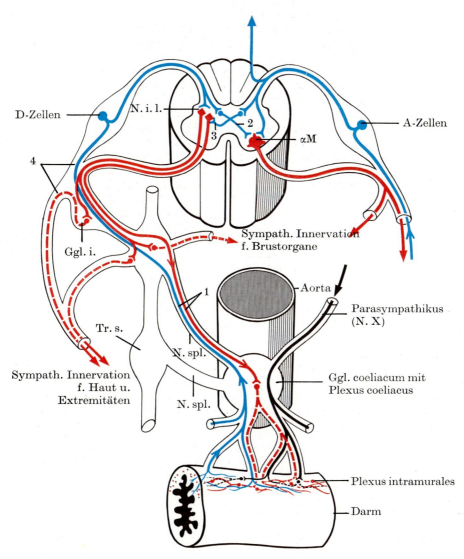

Abb. 262. Leitungsbögen im mittleren Bereich des vegetativen Nervensystems (vgl. mit Abb. 261) (K-B). Ggl. i. = Ganglion intermedium, N. i. l. = Nucl. intermediolateralis, N. spl. = N. splanchnicus, Tr. s. = Truncus sympathicus, präganglionäre Neuronen = ausgezogene Linien, postganglionäre Neuronen = gestrichelte Linien, Parasympathikus = schwarz. αM = α-Motoneuronen. Somatischer Leitungsbogen (linke Bildhälfte). Vegetative Leitungsbögen (rechte Bildhälfte): 1 = viszeroviszeraler Leitungsbogen, 2 = viszero-somatomotorischer Leitungsbogen (Koppelung durch Schaltzellen), 3 = kutiviszeraler Leitungsbogen (Koppelung durch Schaltzellen, gekreuzt und ungekreuzt), 4 = viszerokutaner Leitungsbogen. Blau = afferente Neuronen, rot = efferente Neuronen.

In der Regel ist das präganglionäre Neuron markhaltig, das postganglionäre marklos. Alle präganglionären Neuronen sind cholinerg, die postganglionären sympathischen adrenerg und die postganglionären parasympathischen cholinerg (vgl. Tabelle). Wahrscheinlich existieren aber noch weitere Fasertypen, die hier vorerst noch unberücksichtigt bleiben sollen. Die präganglionären Neuriten geben meist zahlreiche auf- und absteigende Kollateralen ab, so daß sie in mehreren (6–8) Grenzstrangganglien Synapsen bilden können. Bei Reizung eines Ramus communicans albus stellt sich daher eine starke Erregungsausbreitung über mehrere Segmente ein. Im Gegensatz dazu führt die Reizung eines R. communicans griseus nur zur Erregung des zugehörigen Segments, da die postganglionären efferenten Fasern nur aus einem Grenzstrangganglion stammen und den zugehörigen Spinalnerven begleiten. Die viszero- und somatosensiblen Dermatomfelder der Haut stimmen annähernd überein, wogegen die efferenten sympathischen Hautfelder in Form und Anordnung stark variieren und sich auch gegenseitig überlappen. Ihre Verteilung weicht von den somatischen Dermatomen wesentlich ab.

Die über das Rückenmark gezogenen Leitungsbögen des vegetativen NS (Abb. 262) bestehen im einfachsten Fall aus drei Neuronen, einem afferenten viszerosensiblen Neuron, das dem Rückenmark Erregungen aus den Eingeweiden zuführt, und zwei viszeromotorischen Neuronen, einem prä- und einem postganglionären Neuron. Schaltkreise dieser Art können auch mit dem somatischen NS in Verbindung treten, wodurch sich wechselseitige Beziehungen zwischen dem vegetativen und animalen System ergeben, die für die Klinik besonders wichtig sind.

Viszeroviszerale Leitungsbögen: Die Ursprungszellen der sympathischen efferenten, präganglionären Neuronen liegen in der Seitensäule des Rückenmarks *(Nucl. intermediolateralis)*. Ihre Axonen verlassen in der vorderen (gelegentlich auch in der hinteren) Wurzel das Rückenmark und treten über die Rr. communicantes albi in den Grenzstrang ein (Abb. 262). Für die Innervation der Brustorgane erfolgt die Umschaltung auf das postganglionäre Neuron bereits in den Grenzstrangganglien, für diejenigen der Bauch- und Beckenorgane erst weiter distal in den prävertebralen Gangliengruppen (z. B. Plexus solaris, Plexus hypogastricus usw.). Die Nn. splanchnici (major et minor) enthalten daher noch zahlreiche markhaltige Fasern, das heißt Axonen präganglionärer Neuronen, die ohne Unterbrechung durch die Grenzstrangganglien hindurchlaufen. Die postganglionären Neuronen erreichen dann über die jeweiligen Gefäßplexus ihre Erfolgsorgane. Die viszeralen Afferenzen aus den Eingeweiden werden dem Rückenmark über viszerosensible Neuronen, die die Tätigkeit der viszeromotorischen Neuronen modifizieren und der jeweiligen Reizsituation in der vegetativen Peripherie anpassen können, zugeleitet. Die Zellkörper dieser afferenten Neuronen liegen im Spinalganglion.

Typische viszeroviszerale Schaltkreise dieser Form spielen bei den **Blasen- und Mastdarmreflexen** eine Rolle.

Blasenreflexe: Das *sympathische* Zentrum liegt im oberen Lendenmark (Th_{11}–L_3). – Efferente viszeromotorische Neuronen verlaufen durch die Nn. splanchnici lumbales zum Plexus hypogastricus sup. (Umschaltung auf die postganglionären Neuronen) – von dort über den Plexus hypogastricus inf. (Plexus pelvinus) zur Blase – Reizung bewirkt Harnverhaltung durch Kontraktion des Sphincter vesicae und Hemmung des Detrusor vesicae (thorakolumbaler Reflexbogen).

Das *parasympathische* Zentrum liegt im Sakralmark (S_2–S_5) – efferente viszeromotorische Neuronen verlaufen über die Nn. splanchnici pelvini zum Plexus hypogastricus inferior (pelvinus) und weiter zur Blasenmuskulatur (Umschaltung auf die postganglionären Neuronen meist erst in der Blasenwandung oder im Plexus hypogastricus inf.) – Reizung bewirkt Harnentleerung durch Kontraktion des Detrusors und Hemmung des Sphincter vesicae.

Diese Reflexmechanismen müssen mit den somatischen Leitungsbögen für die Innervation der willkürlichen Beckenbodenmuskulatur koordiniert werden, um die willkürliche Harnentleerung (Miktion) zu ermöglichen.

Mastdarmreflexe: Die Zentren und Neuronengliederungen sind die gleichen wie bei den Blasenreflexen; Reizung der sympathischen Fasern bewirkt eine Kontraktion des M. sphincter ani int. und eine Hemmung der Rektummuskulatur (Kotverhaltung). Reizung der parasympathischen Fasern bewirkt Darmentleerung (Defäkation) durch Kontraktion der Rektummuskulatur und Erschlaffung des glattmuskulären Sphinkterorgans.

Die somatischen Systeme der quergestreiften Muskulatur des Beckenbodens, der Bauchmuskulatur, des Zwerchfells und der Atemmuskulatur (Pressen) unterstützen den Defäkationsvorgang und ermöglichen eine willkürliche Beeinflussung.

Viszero-somatomotorische Leitungsbögen (sog. gemischte vegetative Reflexe): Die afferenten Neuronen aus den vegetativ versorgten Organen stehen auch über Kollateralen oder spezielle Schaltzellen mit somatomotorischen Funktionskreisen in Verbindung (Abb. 262, Nr. 2). So können z. B. gesteigerte Afferenzen aus den Eingeweiden die quergestreifte Muskulatur der zugehörigen Segmente verstärkt in Erregung versetzen und dadurch lokalisierte Tonuserhöhungen (Spasmen o. ä.) erzeugen. In der Klinik sind derartige Phänomene z. B. als Abwehrspannung der Bauchmuskulatur bei einer Blinddarm- oder Gallenblasenentzündung bekannt. Da hier der somatische und der vegetative Reflexbogen miteinander gekoppelt sind, spricht man von gemischten Reflexen.

Kutiviszerale Leitungsbögen: Umgekehrt können auch Erregungen aus der Haut auf die vegetativ versorgten Organe zurückwirken, da zwischen den somatosensiblen afferenten Neuronen der Haut (A-Zellen der Spinalganglienzellen) und den viszeroviszeralen Reflexbögen durch Kollateralen und Schaltzellen Verbindungen bestehen (Abb. 262, Nr. 3). Auf diese Weise wirken z. B. Hautreize (Schmerz, Temperatur, Berührung) auf die vegetative Innervation der Eingeweide ein (Haut-Eingeweide-Reflexe und Haut-Gefäß-Reflexe). Diese Leitungsbögen bilden die Grundlagen für zahlreiche klinisch-therapeutische Maßnahmen bei inneren Erkrankungen (Massagen, Bäder- oder Hydrotherapie, warme oder kalte Umschläge, Akupunktur). Da die Schaltungen segmentbezogen sind, ergeben sich vielfach projektive Beziehungen zwischen bestimmten Hautarealen und den inneren Organen, sog. Headsche Zonen (Abb. 263).

Typische Beispiele für gemischte Leitungsbögen dieser Art stellen die **Sexualreflexe** dar.

Erektionsreflex: Hautreize von den erogenen Zonen, die durch den N. dorsalis penis (bzw. clitoridis) und N. pudendus dem Sakralmark zugeleitet werden, bewirken eine erhöhte Aktivität des parasympathischen, sakral-autonomen Sexualzentrums (S_2–S_5), dessen efferente präganglionäre Fasern über die sog. Nn. erigentes (Nn. splanchnici pelvini) den Plexus hypogastricus inferior erreichen. Hier erfolgt die Umschaltung auf das postganglionäre Neuron. Reizung dieser Bahn bewirkt Vasodilatation in den genitalen Schwellkörpern und damit Erektion. Die Erektion kann willkürlich nicht ausgelöst werden, doch ist durch Vorstellungen, Sinneseindrücke oder Erinnerungen indirekt eine Aktivierung der sakralen, parasympathischen Zentren möglich.

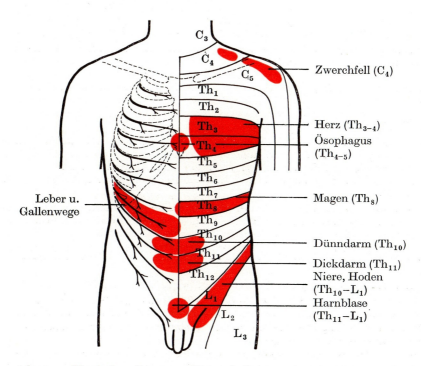

Abb. 263. Verteilung der sog. Headschen Zonen am Rumpf. Segmentale Hautfelder durch entsprechende Zahlen gekennzeichnet (aus HANSEN u. SCHLIACK).

Ejakulationsreflex: Dieser verläuft über die sympathischen Zentren des unteren Lumbalmarkes. Auch hier ist zunächst eine gewisse Summation von Hautreizen, deren Afferenzen ebenfalls über den N. dorsalis penis (bzw. clitoridis) und den N. pudendus gehen, nötig, um das sympathische Sexualzentrum in Th_{12}–L_2 in Erregung zu versetzen. Die Neuriten der präganglionären Neuronen verlaufen über die Rr. communicantes albi zu den lumbalen Grenzstrangganglien und über die Nn. splanchnici lumbales und sacrales zum Plexus hypogastricus inferior, wo die Umschaltung auf das postganglionäre Neuron erfolgt. Reizung dieser Bahn bewirkt eine Kontraktion der glatten Muskulatur des Ductus deferens, der Vesiculae seminales und Prostata sowie eine Lösung des reflektorischen Verschlusses der Ductus ejaculatorii im Bereich des Colliculus seminalis. Die Wollustempfindung (Orgasmus) setzt mit der Kontraktion dieser Muskeln ein. Zur Ausschleuderung der Samenflüssigkeit ist allerdings außerdem noch die Kontraktion der quergestreiften Muskulatur des Beckenbodens und Genitales, insbesondere des M. sphincter urethrae und M. bulbocavernosus, erforderlich.

Viszerokutane Leitungsbögen: Ebenso wie Hautreize die Funktion der Eingeweide zu beeinflussen vermögen, kann sich umgekehrt auch eine übersteigerte Erregbarkeit der inneren Organe auf die Reizsituation in der Haut auswirken *(viszerokutane Reflexe)*. Hierbei ist offensichtlich der vegetative Leitungsbogen im zugehörigen Rückenmarkssegment an das somatosensible afferente Neuron angeschlossen, vermutlich durch Relaiszellen im Spinalganglion. Man »projiziert« dann die Sensibilitätsveränderungen in den Eingeweiden in den Bereich des entsprechenden Dermatoms der Haut. Solche Reaktionen sind auch objektiv an lokalisierbaren Überempfindlichkeitszonen (Hyperästhesie) oder an Temperatur- bzw. Durchblutungsänderungen erkennbar. Vielfach manifestieren sich ausstrahlende Schmerzen bei inneren Erkrankungen in den zugehörigen Hautfeldern. Die *Headschen Projektionsfelder* der inneren Organe an der äußeren Haut sind in der Hauptsache durch klinische Erfahrungen ermittelt worden (Abb. 263).

d) Vegetative Zentren in der Retikularisformation von Rauten- und Mittelhirn

Die Retikularisformation zieht sich durch den ganzen Hirnstamm bis zum Hypothalamus und stellt eine netzförmige, histologisch wenig gegliederte Nervenmasse dar. Stellenweise treten Zellverdichtungen auf, wie z. B. der Nucleus ruber oder der Deiterssche Kern. Die große funktionelle Bedeutung der Retikularisformation ist erst in den letzten Jahren erkannt worden (MAGOUN und RHINES). Danach lassen sich vor allem 3 Aufgabengebiete unterscheiden:

1. Durch ihre extrapyramidalen Kerngruppen (Nucl. ruber, Nucl. niger, Vestibulariskerne, Oliva inf. usw.) gewinnt die Retikularisformation *Einfluß auf die sensomotorischen Systeme des Rückenmarks*. Dabei können reflexhemmende und -fördernde Areale unterschieden werden, die vornehmlich auf die γ-Motoneuronen in den Vorderhörnern einwirken. Die in diesem Zusammenhang zu nennenden efferenten Bahnen (Tract. reticulospinalis, Tract. vestibulospinalis, Tract. rubrospinalis, Tract. olivospinalis sowie die zentrale Haubenbahn) wurden bereits beim extrapyramidalen System beschrieben (vgl. S. 267).

2. Die Retikularisformation erhält außerdem *Impulse* meist im Nebenschluß *von den Sinneskanälen*, die verstärkt oder gehemmt werden können. Die zentripetal zur Großhirnrinde oder zum limbischen Kortex weitergeleiteten Erregungen bewirken eine Aktivierung. Diese *allgemein stimulierenden Reaktionen* sind für die Aktivität der Rindenfelder von großer Bedeutung (sog. Weckreaktionen, vgl. S. 351).

3. In die Retikularisformation des Mittel- und Rautenhirns sind ferner auch zahlreiche *vegetative Kerngruppen* eingelagert. Dadurch wird die Haube (Tegmentum) sozusagen zum »Kopf« der sympathischen und parasympathischen Leitungssysteme des peripheren vegetativen NS (spinotegmentaler Bereich).

Wir betrachten im folgenden ausschließlich diesen Aufgabenbereich der Retikularisformation des Hirnstammes.

Anatomisch läßt die Retikularisformation bei niederen Wirbeltieren noch eine Gliederung in 3 Kerngebiete (Nucl. reticularis sup., med. und inf.) erkennen. Im Laufe der Stammgeschichte vergrößert sich die Retikularisformation. Dabei nehmen die kurzen Bahnverbindungen zu, und die ursprüngliche Gliederung in die genannten 3 Kerngebiete verwischt sich zugunsten einer neuen, komplizierteren Gruppierung. Dennoch lassen sich bei den Primaten innerhalb der Formatio reticularis tegmenti des Rautenhirns in gewisser Weise noch ein rostrales und ein kaudales Gebiet abgrenzen. Zusammen mit dem Mittelhirngebiet ergeben sich somit wiederum 3 Hauptareale, die ihrerseits vom Hypothalamus beherrscht werden (Abb. 264):

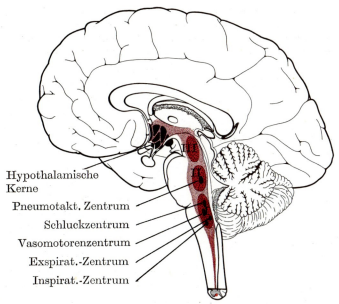

Abb. 264. Gliederung der Retikularisformation im Hirnstamm und Rückenmark (rot). Wichtige Kerngruppen durch Punktierung und durch schwarze Felder hervorgehoben (K).

Kerngruppen in der Formatio reticularis:

I = *Kaudale Gruppe* (um N. IX, X und XII herum gelegen). Vegetative Einzelfunktionen für Gefäßweite, Herztätigkeit, Inspiration, Exspiration, Blutdruck, Blut-pH u. a. Koordination mit somatischen Reflexen bei Nahrungstransport (Schlucken, Erbrechen usw.).

II = *Rostrale Gruppe* (um N. V, VII und VIII herum gelegen). Übergeordnete vegetative Koordination von Atmung und Kreislauf mit der vestibulären und akustischen Raumorientierung sowie mit der Nahrungsaufnahme (Saugen, Lecken, Kauen).

III = *Mesenzephale Gruppe* (um die Kerne von N. III und IV herum gelegen). Übergeordnete vegetative Koordination im Zusammenhang mit der optischen Raumorientierung.

1. Ein *kaudales Hauptareal* gruppiert sich vornehmlich um die Vaguskerne und steht funktionell mit dem Eingeweide-, Atmungs- und Kreislaufapparat in Beziehung.
2. Ein *rostral davon gelegenes Kerngebiet* dient mehr der Korrelation von aus dem Gleichgewichtsorgan, Kleinhirn und Mittelhirn einlaufenden Erregungen. Außerdem finden sich hier auch übergeordnete Zentren für die Atmungs- und Kreislaufregulation.
3. Das *dritte Kerngebiet liegt im Bereich des Mittelhirns.* Hier wird die Retikularisformation an die großen Sinnessysteme (optischer und akustischer Apparat) angeschlossen. Übergeordnete Kontrollfunktionen im Zusammenhang mit der sensorischen Raumorientierung, der Nahrungsaufnahme (Saugakt, Kaugeschäft, Lecken) und Regulation von Atmung und Kreislauf spielen hier eine Rolle.

Die Funktion der peripheren vegetativen Leitungsbögen wird von den bulbären Zentren nicht in allgemeiner Weise, sondern stets im Hinblick auf bestimmte einzelne Organfunktionen modifiziert (z. B. Aktivierung oder Dämpfung der Herztätigkeit, Steigerung oder Senkung des Blutdruckes usw.). Meist entstehen Reflexketten und Automatismen. Der dem mittleren Bereich des vegetativen NS eigene funktionelle Antagonismus zwischen Sympathikus und Parasympathikus bleibt erhalten. Umfassendere Synergien zwischen den speziellen vegetativen Funktionseinheiten des Kreislauf-, Atmungs-, Stoffwechsel- oder Fortpflanzungsapparates ergeben sich erst im Zwischenhirn, wo dann nicht mehr isolierte Einzelfunktionen, sondern Gesamtleistungen von Organsystemen kontrolliert werden.

In der Retikularisformation des Rautenhirns werden verschiedene vegetative »Zentren« unterschieden. Man darf sich jedoch nicht vorstellen, daß in dieser netzartigen Nervenmasse isolierte, streng lokalisierbare *Zentren* im engen Sinne des Wortes vorhanden wären. Stufenweise aufeinanderfolgende Durchschneidungen sowie elektrophysiologische Reizversuche haben gezeigt, daß sich bestimmte vegetative Reaktionsabläufe von den verschiedensten Stellen auslösen lassen, allerdings mit unterschiedlicher Intensität. Wir haben also mehr Felder vor uns, deren Grenzen sich überlappen. Der nachfolgend gebrauchte Begriff »Zentrum« darf also nicht zu wörtlich genommen werden. Spricht man z. B. von einem Kreislauf- oder Atemzentrum, so muß man sich eine relativ weit verstreute Gruppe von mehrfach synaptisch verbundenen Zellen vorstellen, die mit den benachbarten Kerngruppen der Hirnnerven sowie afferenten Neuronen zusammen Kontrollschaltungen im Dienste einer bestimmten vegetativen Funktion aufbauen. Die engen räumlichen Beziehungen zu den Hirnnervenkernen werden hierdurch auch funktionell verständlich.

Innerhalb der Retikularisformation liegt ventral in der Nähe der unteren Olive und des Tractus solitarius ein *Inspirationszentrum*, kaudal und dorsal davon, mehr am Boden der Rautengrube, ein *Exspirationszentrum* (Abb. 265). Diese beiden bulbären Atemzentren beeinflussen sich gegenseitig (reziproke Innervation). Das Exspirationszentrum hemmt also die Aktivität des Inspirationszentrums und umgekehrt. Beide werden von höher gelegenen Gebieten beeinflußt, z. B. von dem weiter rostral gelegenen sog. *pneumotaktischen Zentrum*. Auch vom Zwischenhirn und vom limbischen Kortex kommen Impulse.

Zellgruppen mit vasokonstriktorischen, vasodilatatorischen und kardialen Funktionen finden sich am Boden der Rautengrube von der Mitte der Brücke bis zum Beginn des Zentralkanals *(Kreislaufzentren)*. Reizung der lateralen Retikularisgebiete im Bereich der rostralen zwei Drittel der Medulla führt zu einer Blutdrucksteigerung *(pressorisches Zentrum)*, Reizungen der zentral und kaudal davon gelegenen Regionen umgekehrt zu depressorischen Effekten *(depressorisches Kreislaufzentrum)*.

Im hinteren Teil der Rautengrube wird ein *Schluckzentrum* beschrieben, das eigentlich zur Sensomotorik zu zählen ist. Es handelt sich ebenfalls um Komplexe von Schaltneuronen, die auf die Aktivität der zugehörigen motorischen Hirnnervenkerne Einfluß nehmen und dadurch die

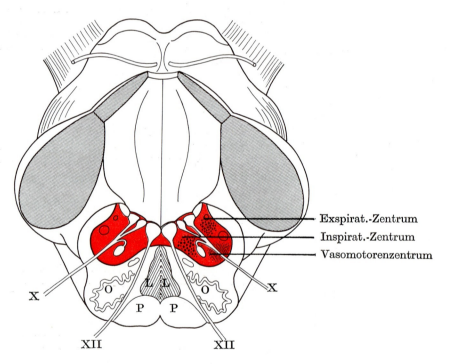

Abb. 265. Retikularisformation der Medulla oblongata (rot) in Höhe der medialen Schleifenkreuzung (L) im Querschnitt (K). Dorsolateraler Tegmentumbereich = medulläres Exspirationszentrum, ventromedialer Tegmentumbereich = medulläres Inspirationszentrum, ventrolateraler Tegmentumbereich = Vasomotorenzentrum. L = Lemniscus medialis, O = Olive, P = Pyramiden, X = N. vagus, XII = N. hypoglossus.

verschiedenen Phasen des Schluckaktes zeit- und funktionsgerecht organisieren. Ähnliche Schaltungen spielen beim Erbrechen und bei anderen Eingeweidereflexen eine Rolle.

Ein besonderes Charakteristikum der vegetativen Retikulariszellen des Rautenhirns ist ihre Fähigkeit zur autonomen, rhythmischen Erregungsbildung *(Spontanaktivität)*. So senden z. B. die Zellen der Atemzentren ständig Erregungen aus, ohne durch entsprechende Afferenzen dazu veranlaßt zu werden. Auch für die verschiedenen Kreislaufzentren wurde eine Spontanaktivität nachgewiesen. Bei niederen Wirbeltieren zeigen die bulbären Atemzentren eine rhythmische Eigenaktivität, die dem Rhythmus der normalen Atmung ähnelt. Auch bei fehlenden oder experimentell ausgeschalteten afferenten Erregungen bleibt dieser Spontanrhythmus erhalten. Bei den Primaten ist allerdings kein Spontanrhythmus, sondern nur noch eine tonische Daueraktivität nachweisbar, die allein dann nicht mehr genügt, eine normale rhythmische Atmung aufrechtzuerhalten. Hier wird dann die Atemrhythmik entweder durch direkte Antriebe über das Blut (CO_2 bzw. pH) oder indirekt durch nervöse Einflüsse (afferente Erregungen von den peripheren Chemorezeptoren und aus dem Atemtrakt) induziert. Auch die Zellen der bulbären Kreislaufzentren sprechen auf Änderungen im Blutchemismus direkt an. Erhöhte Konzentrationen von CO_2 im Blut (Hyperkapnie) bewirken zum Beispiel unmittelbar eine Aktivierung der Vasomotorenzentren in der Medulla und damit eine Aktivierung des Kreislaufes (Blutdrucksteigerung, Herzfrequenzsteigerung usw.).

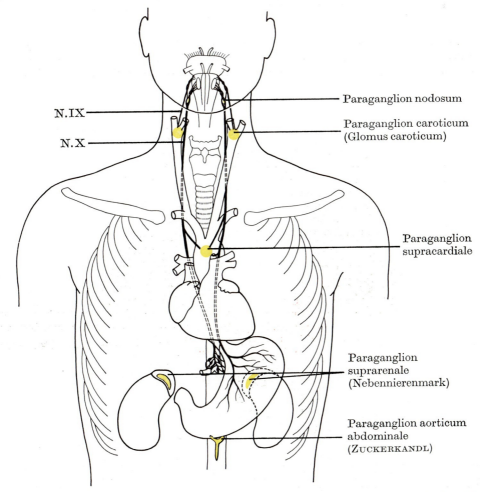

Abb. 266. Schematische Darstellung über die Lage der Paraganglien (gelb) im Bereich des IX. und X. Hirnnerven.

Alle bulbär vermittelten »Reflexe« arbeiten im Grunde nach Art von Regelkreisen, deren Aufgabe die Konstanterhaltung bestimmter peripherer Regelgrößen im Vegetativum ist (z. B. Blutdruck, Sauerstoff- und CO_2-Spannung, Blutvolumen).

Einige der wichtigsten **Regelungen bulbärer Reflexmechanismen** seien nachfolgend besprochen.

Karotissinusreflex zur Konstanterhaltung des Blutdruckes (Abb. 266). An der Teilungsstelle der A. carotis comm. bildet die A. carotis int. eine sinusartige Erweiterung (Sinus caroticus), an der ein Paraganglion (Glomus caroticum oder Karotisdrüse) liegt. Diese Stelle wird durch sensible Endäste des N. glossopharyngeus auffallend reich innerviert. Elektrophysiologisch konnten in der Karotissinuswand spezifische Pressorezeptoren, die auf Änderungen der Gefäßwandspannung höchst empfindlich reagieren, nachgewiesen werden. Die afferenten Erregungen verlaufen in den Endästen des Glossopharyngeus (N. caroticus oder Karotissinusnerv) zu den Kreislaufzentren der Medulla. Eine Spannungsabnahme im Bereich der reflexogenen Zonen in der Sinuswand, etwa beim Blutdruckabfall, hat eine Abnahme der Entladungsfrequenz der Sinusrezeptoren und damit eine Abnahme der Afferenzen im Karotissinusnerven zur Folge. Dies führt zu einer Enthemmung der pressorezeptorischen Zellgruppen in der Retikularisformation der Medulla. Die efferenten Erregungen werden gesteigert und erreichen über die Vasokonstriktorenbahn des Rückenmarks den Grenzstrang und über die Nn. splanchnici das Ggl. coeliacum. Es kommt zu einer Zunahme des Vasokonstriktorentonus im Splanchnikusgebiet, einer Gefäßverengerung und somit zur »kompensatorischen Blutdrucksteigerung«.

Perikardreflexe (Bainbridge-Reflex) zur Konstanterhaltung von Blutdruck und Blutvolumen. Die Wände der intraperikardialen Anteile der beiden großen Hohlvenen sowie der Lungenvenen enthalten Dehnungsrezeptoren ähnlich wie im Bereich des Karotissinus. Die von hier ausgehenden Afferenzen verlaufen in anatomisch nicht isolierbaren Fasergruppen des N. vagus zum bulbären Kreislaufzentrum in der Medulla. Auch die efferenten Erregungen benützen die Bahn des N. vagus. Jede Zunahme im *Blutvolumen* der herznahen Venen verursacht eine kompensatorische Beschleunigung der Herzaktion (Bainbridge-Reflex), meist gleichlaufend auch eine Vasokonstriktion im Splanchnikusgebiet.

Depressorreflex: Pressorezeptoren liegen ebenfalls in der Wand der Aorta ascendens und des Arcus aortae. Auch hier findet man zwischen Aorta und Truncus pulmonalis Anhäufungen von paraganglionären Zellen (Paraganglion aorticum oder supracardiale), ähnlich wie an der Teilungsstelle der Karotis. Eine Erhöhung der Wandspannung im Anfangsteil der Aorta wird von pressorezeptorischen Fasern innerhalb des Vagus der bulbären Retikularisformation zugeleitet und ein kompensatorisch-depressorischer, d. h. blutdrucksenkender Reflex ausgelöst. Deshalb bezeichnet man diese Nerven auch als *Blutdruckzügler*. Bei Kaninchen bilden sie einen eigenen, isoliert verlaufenden Nerven (N. depressor), beim Menschen jedoch nicht. Über viszeroefferente Bahnen des parasympathischen Systems (N. vagus usw.) kommen eine Vasodilatation im Splanchnikusgebiet, eine Erschlaffung der kontraktilen Elemente der Blutspeicherorgane (Milz, Leber, Lunge) sowie eine Verlangsamung des Herzrhythmus mit dem Effekt einer allmählichen, sanften Blutdrucksenkung zustande.

Chemorezeptive Reflexe: Neben den Dehnungsrezeptoren existieren im Karotissinusgebiet sowie am Aortenbogen auch Chemorezeptoren, für die die Abnahme der Sauerstoffspannung des Blutes (Hypoxie) den adäquaten Reiz darstellt. Die Erregungen laufen ebenfalls über die genannten afferenten Fasern des N. glossopharyngeus und N. vagus, das heißt mit dem Karotissinusnerv und dem N. depressor zusammen, zum bulbären Kreislaufzentrum. Diese Nerven feuern ständig afferente Erregungen zur Retikularisformation. Erst bei 100%iger Sauerstoffsättigung des Blutes hören die Impulsentladungen auf. Jede Senkung der Blutsauerstoffspannung erhöht die Frequenz der afferenten Impulse, wodurch die bulbären Kreislaufzentren aktiviert werden. Die dadurch ausgelösten Viszeroefferenzen bewirken eine Vasokonstriktion im Splanchnikusgebiet [Blutdrucksteigerung, Aktivierung der Herztätigkeit (Frequenzzunahme) und Intensivierung der Atmung]. Bemerkenswert ist, daß die kreislaufregulatorisch wirkenden Zellgruppen der Medulla auch *direkt* auf CO_2 ansprechen. Eine hohe Konzentration von Kohlensäure (Hyperkapnie) regt somit auch das bulbäre Kreislaufzentrum direkt an.

e) Paraganglien (Abb. 266)

Die Bedeutung der *paraganglionären Zellgruppen* für die genannten reflektorischen Regelungen ist nicht geklärt. Vielfach glaubte man, es handelte sich bei den Paraganglien um chemorezeptive Zellelemente. Wahrscheinlich bilden aber die Hirnnerven selbst (N. IX, N. X) die für die Chemo- und Pressoperzeption spezifischen Endformationen aus. Von verschiedenen Morphologen wurde die Ansicht vertreten, daß die paraganglionären Glomusorgane kreislaufwirksame Wirkstoffe absondern (Azetylcholin, Noradrenalin u. a.). In diesem Zusammenhang wurden chromaffine, sympathische und nichtchromaffine, das heißt nicht mit Chromsalzen anfärbbare, parasympathische Paraganglien unterschieden. Das Glomus caroticum und Glomus aorticum gehören zur Gruppe der nichtchromaffinen Paraganglien, ebenso wie das kürzlich entdeckte Paraganglion im Bereich des Ganglion inferius des N. vagus (Paraganglion nodosum; WATZKA). Es können jedoch auch chromaffine Zellgruppen in wechselndem Ausmaß in den parasympathischen Glomusorganen vorkommen.

Das Nebennierenmark muß als ein chromaffines, sympathisches Paraganglion angesehen werden. Die Markzellen produzieren sympathikusstimulierende, gefäßaktive Stoffe (Noradrenalin und Adrenalin). Hier ist also der funktionelle Zusammenhang zwischen einem Paraganglion und dem vegetativen NS eindeutig.

3. Dienzephale Organisationsstufe (Hypothalamus)

a) Allgemeine funktionelle Betrachtungen

Stellt man die peripheren Wirkungen von Sympathikus und Parasympathikus unbefangen einander gegenüber, so ergibt sich scheinbar zunächst eine Reihe von Widersprüchen. Die allgemeine *Erregung des Sympathikus*, etwa bei körperlichen Leistungen, bewirkt eine Konstriktion der Darmgefäße mit Blutdrucksteigerung und gleichzeitig eine Dilatation der Herz- und Lungengefäße sowie eine Gefäßerweiterung innerhalb der tätigen Muskeln. Der *Parasympathikus* aktiviert die Drüsensekretion, hemmt aber die Ausschüttung von aus Glykogen mobilisierten Zuckern in der Leber. Er steigert die Kontraktilität der glatten Muskulatur des Darmes, setzt aber den Tonus der Gefäßmuskulatur herab (weitere Einzelheiten s. Tab. S. 346).

Diese scheinbar unübersichtliche Situation klärt sich erst, wenn man nicht mehr nach den Einzelleistungen, sondern im Sinne von W. R. HESS nach den übergeordneten Funktionszielen fragt. Die verschiedenen Organe werden nämlich von den vegetativen Systemen entsprechend den jeweiligen Erfordernissen für den Gesamtzusammenhang der Leistung unterschiedlich aktiviert. Die Leistung kennzeichnet sich ja immer durch eine gerichtete Synergie verschiedener Aktivitäten. Sie wird erst effektiv durch die Koordination verschiedener Teilfunktionen. Diese leistungsbezogene Integration ist die wesentlichste Aufgabe der hypothalamischen Kerne. Der Hypothalamus hat, überspitzt ausgedrückt, gleichsam immer die *Gesamtfunktion* im Auge. Hier werden die Einzelleistungen der segmentbezogenen, noch weitgehend reflektorisch arbeitenden, peripheren und spinalen Systeme im Hinblick auf die übergeordneten Funktionsziele integriert. Derartige Funktionsziele stellen z. B. die allgemeine Regulation des Wasserhaushaltes oder des Stoffwechsels, die Wärmeregulation und die Fortpflanzungsmechanismen dar. Für diese Funktionen sind im Hypothalamus entsprechende »Zentren« vorhanden.

Ergotrope und trophotrope Reaktionslage: Die allgemeine Funktionslage des Organismus kann nun zwei verschiedene Grundtendenzen haben, entweder umweltpositiv und leistungsbezogen oder umweltnegativ, sich selbst zugewandt und »leistungsfeindlich«. Entsprechend muß auch die Gesamtsituation der Erregungslage im vegetativen Nervensystem verschieden sein. Betätigt sich z. B. der Organismus bei körperlichen Leistungen aktiv, so werden Energiereserven benötigt und die Muskulatur stärker durchblutet. Blutdruck und Herzaktivität steigen. Umgekehrt müssen andere Stoffwechselprozesse zurücktreten, die intestinale Aktivität und die Exkretion ruhiggestellt werden. Man bezeichnet dies als *ergotrope Reaktionslage*. Die katabolen, dissimilatorischen Prozesse überwiegen, Energieumsatz, Körpertemperatur und Blutdruck steigen, die Herzfrequenz nimmt zu. Der Organismus ist auf Leistung eingestellt. Er greift handelnd und tätig in seine Umwelt ein. Das Zwischenhirn bedient sich vor allem der sympathischen Systeme, um diese übergeordnete, ergotrope Reaktionslage hervorzurufen. Eine Übersteigerung dieser Reaktionen etwa in Gefahrensituationen oder bei extremen äußeren Reizen, auch bei plötzlichen psychischen Belastungen, wird als »*Streß*« bezeichnet (SELYE). Persistierende Streßreaktionen können schwerwiegende organische Schädigungen zur Folge haben.

Umgekehrt baut der Organismus in der sog. *trophotropen Reaktionslage* wieder seine Leistungsreserven auf. Die assimilatorischen, anabolen Prozesse überwiegen. Die Exkretionsprodukte werden ausgeschieden, neue Glykogenvorräte in der Leber gestapelt, die Darm- und Drüsentätigkeit angeregt, der Blutdruck gesenkt, die Herztätigkeit verlangsamt und der Energieumsatz erniedrigt. Diese Reaktionslage steht im Zeichen des Parasympathikus, der deshalb auch als »Erholungsnerv« bezeichnet wurde. Der Sympathikus arbeitet gleichsam für den Organismus verschwenderisch und

Organ	Wirkung des (Ortho-) Sympathikus (adrenerge Wirkungen)	Wirkung des Parasympathikus (cholinerge Wirkungen)
Auge		
Iris	Mydriasis	Miosis
Ziliarmuskel	Desakkommodation	Akkommodation
Herz		
Frequenz	Beschleunigend	Verlangsamend
Kontraktionskraft	Verstärkt	–
Rhythmus	Ventrikuläre Extrasystolen, Tachykardie, Flimmern	Bradykardie, AV-Block, Vagaler Herzstillstand
Überleitungszeit	Verkürzt	Verlängert
Gefäße		
Aa. coronariae	Erweiterung	?
Muskelgefäße	Verengerung	–
Darmgefäße	Verengerung	–
Lungen		
Bronchialmuskulatur	Erschlaffung	Kontraktion
Bronchialdrüsen	?	Sekretion
Magendarmkanal		
Peristaltik		Gesteigert
Sphinkteren	Kontraktion gehemmt	Erschlaffung
Drüsensekretion	?	Gefördert
Extrahepatische Gallenwege und Gallenblase	Erschlaffung	Kontraktion
Milz (Muskulatur)	Kontraktion	Erschlaffung
Speicheldrüsen	Sekretion (dickflüssiges Sekret)	Sekretion (dünnflüssiges Sekret)
Pankreas		
Inselorgan		Insulinsekretion
Leber	Glykogenolyse	Gallenabsonderung
Nebennierenmark	Absonderung von Adrenalin und Noradrenalin	
Harnblase		
Muskulatur	Erschlaffung	Kontraktion
Sphinkter	Kontraktion	Erschlaffung
Gehirnrinde	Allgemeine Aktivierung, Bewußtseinssteigerung	Hemmung, Bewußtseinsdämpfung
Allgemeine Reaktionslage	*Ergotroper »Leistungsnerv«*	*Trophotroper »Erholungsnerv«*

veräußerlichend, der Parasympathikus ökonomisierend und haushälterisch. Die parasympathische Reaktionslage überwiegt verständlicherweise daher auch in der Nacht, die sympathische am Tage. Diese periodisch wechselnde Umstellung des gesamten vegetativen NS wird vom Hypothalamus gesteuert. Sie wirkt sich auch auf die Großhirnrinde und damit auf die Bewußtseinshelligkeit aus (vgl. S. 351). Bei der sympathisch betonten Reaktionslage wird die Wachheit gesteigert. Die Leistungsfähigkeit der Sinnesapparate ist erhöht. Bei der parasympathischen Reaktionslage ist das Bewußtsein gedämpft. Die Sinnestätigkeit tritt zurück. Im Schlaf herrscht eine trophotrope Reaktionslage.

Man sehe, von diesen Erkenntnissen ausgehend, nun noch einmal die obige, tabellarische Zusammenstellung auf die oben erwähnten Widersprüche hin an. Wenn der Sympathikus bei

Arbeit im Splanchnikusgebiet eine Ruhigstellung, im Kreislauf aber eine Aktivierung hervorruft, so wird dies unter dem Gesichtspunkt der ergotropen Leistung verständlich. Eine Belastung mit sekretorischen und stoffwechselassimilatorischen Prozessen kann bei der körperlichen, nach außen gerichteten Leistung nur hinderlich sein. Die unterschiedliche Einzelleistung der sympathischen und parasympathischen Systeme in der Peripherie wird also erst aus den übergeordneten Funktionszielen des Gesamtorganismus verständlich.

Die individuelle Leistungsbreite des Organismus ist weitgehend davon abhängig, wie weit das Pendel nach der ergotropen bzw. trophotropen Reaktionslage ausschlagen kann, ohne die Homöostase des Organismus zu gefährden. Hierin liegt die biologische Grenze für die körperliche Leistungs- und Anpassungsfähigkeit des Menschen. Der Hochleistungssportler lernt seine Leistung dadurch steigern, daß er schon während der ergotropen Leistungsphase auf die trophotrope Erholungsphase übergeht. Diese Veränderungen im vegetativen Reaktionsgeschehen können nur langsam durch ein systematisches Training (Intervalltraining u. ä.) erlernt werden. Sie stellen sich unbewußt ein, wenn entsprechend trainiert worden ist. Dadurch erschließt sich dem Organismus ein höheres Leistungsniveau. Derartige Umstellungsreaktionen im Vegetativum werden weitgehend vom Zwischenhirn aus kontrolliert.

Neurosekretion: Eine weitere wichtige Funktion des Hypothalamus ist die Korrelation zwischen den neuralen und humoralen Steuerungsmechanismen. Dies geschieht in der Hauptsache durch die *Hypophyse*, deren Vorderlappen aus dem Rachendach entsteht und das oberste endokrine Organ darstellt. Der Hypophysenhinterlappen ist dagegen eine Ausstülpung des Zwischenhirns. Durch diesen engen Kontakt zwischen einem ektodermalen, endokrinen und einem neuroektodermalen Organ (sog. Neurotropismus) kann der Hypothalamus direkt auf das System der Hormondrüsen und damit auf das gesamte Endokrinium einwirken. Diese funktionelle Beziehung wird schon daran erkennbar, daß Nervenzellen einiger hypothalamischer Kerne selbst Wirkstoffe nach Art von endokrinen Drüsenzellen produzieren. Dieses Phänomen wird als *Neurosekretion* bezeichnet. Vor allem die vorne, in der Nähe des Chiasma opticum und der Lamina terminalis gelegenen Kerngruppen des Hypothalamus (Nucl. supraopticus und paraventricularis) bilden Neurosekrete. Das in den Zellkörpern entstehende Sekret wird in den Axonen zum Hypophysenhinterlappen transportiert und dort an das Kapillarnetz des Hypophysenhinterlappens abgegeben. Wird der Hypophysenstiel experimentell durchschnitten, staut sich das Neurosekret an der Schnittfläche an.

Zusammenfassende Übersicht über den elementaren Aufbau des vegetativen Nervensystems

Organisationsstufe	Lokalisation	Strukturelle Charakteristika	Arbeitsweise	Funktionsbereich
1. Peripheres vegetatives System	Intramurales Wandnetz	Plexus und Ganglien	Relative Autonomie, Freisetzung von Transmittern	Zellen, Gewebe
2. Spinotegmentaler Bereich	Periph. veget. Nerven, Rückenmark, Retikularisformation von Rauten- und Mittelhirn	Leitungsbögen, Segmentgliederung, morphologische Aufteilung in Para- und Orthosympathikus	Ortho- und parasympathische Reflexe	Organe, z. T. schon Korrelationen von Teilfunktionen mehrerer Organe (z. B. Inspiration)
3. Dienzephaler Bereich	Hypothalamus (Zwischenhirn)	Tendenz zur Zentrenbildung	Steuerung	1. Korrelation mehrerer Organsysteme zu übergeordneten Funktionszielen (z. B. Wasserhaushalt). 2. Zusammenschluß neuraler und humoraler Mechanismen im Dienste der Homöostase. 3. Anschluß an das ZNS.

Auch normalerweise können im Bereich dieser Bahnen mit Neurosekret gefüllte Axonanschwellungen beobachtet werden (sog. Herring-Körper). Hier ist also eine Nervenbahn zu einem Sekretionsweg geworden. Die Neurosekrete (Adiuretin, Oxytozin) gelangen in der Hauptsache ins Blut, in geringen Mengen auch in den Liquor.

Optisch-vegetatives System: Vom Sehnerven sowie vom oberen, ventralen Rand des Chiasma opticum gehen markarme, hauptsächlich ungekreuzte Faserbündel über die Lamina terminalis in den Hypothalamus über. Sie fächern sich in der Regio supraopticochiasmatis in mehrere Einzelbündel auf, die den Nucl. paraventricularis, die Nuclei tuberis und sogar die Neurohypophyse erreichen können. Die hypothalamische Optikuswurzel *(Tractus retinohypothalamicus)* verknüpft den Sehapparat mit dem vegetativen Nervensystem. Zahlreiche klinische und experimentelle Erfahrungen beweisen, daß das Licht auf die vegetativen Funktionen des Organismus einen Einfluß hat. Wachstumsvorgänge, wie die Geweihbildung, der Eintritt der Geschlechtsreife, die Knochenentwicklung, die Differenzierung der Keimdrüsen, die Blutregeneration oder die Tätigkeit der innersekretorischen Drüsen, insbesondere der Schilddrüse und der Hypophyse, werden signifikant durch Licht verändert. Lichtmangel erhöht die Schilddrüsentätigkeit, bewirkt eine Anämie, verzögert den Einfluß der Geschlechtsreife und hemmt das Wachstum. Umgekehrt können durch experimentelle Belichtung eine vorzeitige, oft eindrucksvolle Vergrößerung der Keimdrüsen, eine Inaktivierung der Schilddrüse, eine Steigerung der Bluthämoglobinwerte und eine Beschleunigung des Wachstums hervorgerufen werden. Blinde, insbesondere Blindgeborene, zeigen bei verschiedenen Stoffwechselbelastungsproben (Zuckerstoffwechsel, Wasserhaushalt) abweichende Reaktionen. Auch als Zeitgeber für den 24-Stunden-Rhythmus zahlreicher vegetativer Funktionen ist der Sehapparat von Bedeutung.

b) Kerngruppen des Hypothalamus und deren Bahnverbindungen

Im Gegensatz zur Organisation der Retikularisformation des Tegmentums sind die Funktionszentren im Hypothalamus stärker konzentriert und daher in gewissem Sinne auch als Kerne abgrenzbar. Vom Rückenmark aufsteigend nimmt also die Differenzierung der Retikularisformation bis zum Zwischenhirn ständig zu, wobei eine zunehmende Tendenz zur Zentrenbildung sichtbar wird (Abb. 267). Dennoch kommt es aber auch im Hypothalamus nicht zur Bildung von »Zentren« im engeren Wortsinn, obwohl die Lokalisation der funktionellen Zellgruppen wesentlich besser möglich ist als im Mittel- und Rautenhirn. Die Kerngebiete des Hypothalamus reichen von der Lamina terminalis, dem Chiasma opticum, der Hypophyse und den Corpora mamillaria bis zum Sulcus hypothalamicus (Abb. 267). Mit der Retikularisformation des Mittelhirns (Tegmentum) besteht eine kontinuierliche Verbindung (Abb. 264). Dorsal schließen sich die Kerne des Thalamus an.

Rostrale Kerngruppen: Zu dieser Gruppe werden vor allem der Nucleus paraventricularis, supraopticus und praeopticus, die die Wirkstoffe Oxytozin und Adiuretin produzieren, gerechnet. Diese Stoffe wandern entlang des Tractus supraopticohypophyseos zum Hypophysenhinterlappen *(Neurosekretion)*. Das Adiuretin (ADH oder antidiuretisches Hormon) ist mit dem Vasopressin identisch. ADH fördert die Wasserrückresorption in der Niere im distalen Tubulus (Mittelstück) und in den Sammelrohren. Es regelt dadurch den Wasserhaushalt des Körpers. Die Afferenzen für die ADH-Ausschüttung stammen entweder von Osmorezeptoren im Hypothalamus selbst oder von Rezeptoren aus verschiedenen peripheren Gebieten. Daneben werden die ADH-Bildung und -Abgabe auch durch Volumenrezeptoren im rechten Vorhof des Herzens, die dem Hirnstamm über den N. vagus Afferenzen schicken, beeinflußt. Erhöht sich der osmotische Druck und nimmt z. B. durch Flüssigkeitsverluste das Blutvolumen ab, so wird vermehrt ADH im Hypothalamus gebildet und ausgeschüttet. Das System, das erst in den ersten Lebensmonaten nach der Geburt funktionstüchtig wird, reagiert auf Schwankungen des osmotischen Druckes mit großer Empfindlichkeit. Schon Änderungen von 1% stellen einen adäquaten Reiz für die rostralen Zwischenhirnkerne dar. Schädigungen des Systems oder ADH-Mangel bewirken eine Harnflut, wobei große Mengen eines hypotonen Harns ausgeschieden werden (Diabetes insipidus).

Mediale Kerngruppe: Umfaßt den Nucl. hypothalamicus dorsomedialis und ventromedialis, die Nuclei tuberis und die Area periventricularis posterior. Reizung dieser Kerne löst beim Versuchstier eine vermehrte Wasseraufnahme einschließlich der zugehörigen Verhaltensweisen (Schnüffeln, Lecken usw.) aus *(Durstzentrum)*. Die medialen Tuberkerne im Bereich des Tuber cinereum stehen mit den Sexualfunktionen in Zusammenhang *(Sexualzentrum)*. Ihre efferenten Impulse gelangen über den Tractus tuberohypophyseos zur Hypophyse. Eine Abgabe von Neurosekreten entlang dieser Bahn ist bis jetzt

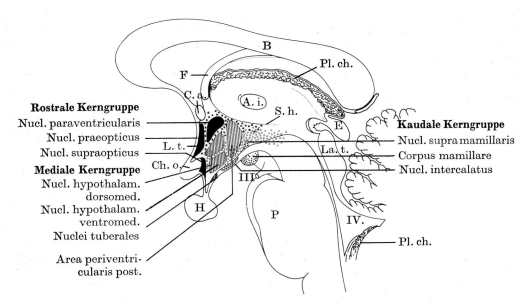

Abb. 267. Medianschnitt durch den Hirnstamm zur Darstellung der wichtigsten Kerngruppen im Hypothalamus [nach MONNIER (K)]. Dynamogenes, ergotropes Areal = kleine, weiße Kreise, trophotropes Areal = Kreuze, A. i. = Adhaesio interthalamica, B = Balken (Corpus callosum), C. a. = Commissura ant., Ch. o. = Chiasma n. optici, E = Epiphyse, F = Fornix, H = Hypophyse, La. t. = Lamina tecti, L. t. = Lamina terminalis, P = Pons, Pl. ch. = Plexus chorioideus, S. h. = Sulcus hypothalamicus, III = N. oculomotorius, IV = IV. Ventrikel.

noch nicht sicher erwiesen. Es wird aber angenommen, daß die in den Sexualzentren gebildeten Wirkstoffe über Spezialgefäße [sog. Hypophysen-Pfortader-System (SPATZ)] dem Hypophysenvorderlappen zugeleitet werden. Eine Reizung der Tuberkerne ruft jedenfalls eine vermehrte Ausschüttung von gonadotropen Hormonen hervor. Atrophie oder Zerstörung dieser Kerne führt zum Hypogenitalismus.

Laterale und kaudale Kerngruppen: Hierzu zählen *kaudal:* die Nuclei supramamillares, der Nucl. mamillaris und intercalatus sowie *lateral:* die Nuclei hypothalamici lat. und tuberis laterales. Funktionell gehören diese Kerne in verschiedener Hinsicht zusammen. W. R. HESS hat das ganze Gebiet als *dynamogenes Areal* bezeichnet, da sich aus Reizversuchen ergab, daß von hier aus eine auffallende Steigerung der Aktivitätsbereitschaft der Tiere hervorgerufen werden konnte. Diese »dynamogene« Umstimmung kann je nach Versuchssituation bis zum Affektausbruch, Wutanfall oder Angriff mit entsprechenden Verhaltensweisen (Fauchen, Knurren, Bellen usw.) gehen (»sham-rage«). Lähmung oder Dämpfung dieser Kerngebiete erzeugt Bewegungsunlust bis Stupor, Schlafsucht, Hypothermie und Indifferenz im Verhalten.

Neben diesen mehr unspezifischen ergotropen Reaktionen finden sich hier aber auch Zellareale mit spezifischen Leistungen. Im Bereich der kaudalen Kerngruppen erzeugt eine physiologische Reizung eine gesteigerte Wärmeproduktion durch Zuckermobilisation in der Leber, Adrenalinausschüttung und Piloarrektion *(Erwärmungszentrum)*. Koagulation dieses Feldes kann ein Säugetier praktisch zu einem poikilothermen Wesen machen. Das Absinken der Außentemperatur wird nicht mehr kompensiert. Afferenzen für das Erwärmungszentrum kommen entweder auf nervösem Wege über die Kälterezeptoren der Haut mittels des Tractus spinothalamicus bzw. dessen Kollateralen zum Hypothalamus oder auch direkt durch die Bluttemperatur der Kapillaren.

Posteriore Kerngruppen: In den *postero-ventro-lateralen Kernen* wurde ein »*Freßzentrum*« nachgewiesen. Reizung bewirkt eine gesteigerte Nahrungssuche mit Kopfbewegungen, Schnüffeln und Nahrungsaufnahme. Stetig wiederholte Dauerreize führen zur »Hyperphagie«, Zerstörungen dieser Kerne zum Sistieren jeglicher Nahrungsaufnahme und damit zum Tode (Anorexie). Die afferenten Erregungen kommen vermutlich auch von chemischen oder thermischen Reizen aus dem Eingeweidetrakt. Hypothermie führt zur Aktivierung des Freßzentrums. Dasselbe bewirkt eine Hypoglykämie.

Zusammenfassend läßt sich sagen, daß die vorderen oberen Kerngruppen mehr trophotrop-parasympathische Umstimmungen, die hinteren und unteren Kerngruppen eine mehr ergotropsympathische oder dynamogene Umstimmung des vegetativen Systems bewirken (Abb. 267). Man sieht jedoch, daß Sympathikus und Parasympathikus im Hypothalamusbereich nicht mehr wie im mittleren Abschnitt des vegetativen NS antagonistisch wirken, sondern Leistungssynergien für übergeordnete »Funktionsziele« (HESS) erzeugen. Bemerkenswert ist dabei, daß die hypothalamischen Regulationen nicht nur das »Milieu intérieur« betreffen (Wasserhaushalt, Wärmeregulation, Osmoregulation usw.), sondern gleichzeitig auch die zugehörigen *Verhaltensweisen* mit auslösen. Die zur Erhaltung des osmotischen Druckes notwendige Wasseraufnahme wird also zugleich mit einem ganz bestimmten, für jede Spezies charakteristischen Verhaltensmuster versehen. Dies gilt auch für die Nahrungsaufnahme, die Fortpflanzungsreflexe, die Atmungsmechanismen und vieles andere.

c) Beziehungen zwischen Hypothalamus und Endhirn

Die Koppelung typischer Verhaltensweisen mit charakteristischen vegetativen Regulationsmechanismen wird durch ausgedehnte Verbindungen des Hypothalamus mit den übrigen Systemen des ZNS, insbesondere mit dem Archi- und Paläopallium, erreicht; vor allem die Hippokampusformation, der Mandelkern und das Cingulum stehen funktionell in enger Beziehung zum vegetativen Nervensystem (sog. viszerales Gehirn oder *limbisches System*). Diesen Rindenabschnitten kommt eine wichtige Bedeutung für die emotionalen und affektiven Reaktionen einschließlich der damit einhergehenden Verhaltensänderungen zu.

Viszerosensible Projektionsfelder: Auch die neokortikalen Rindengebiete erhalten Afferenzen von den vegetativen Zentren im Hypothalamus und im Tegmentum. Man unterscheidet dabei spezifische und unspezifische Projektionen. Die *spezifischen Afferenzen* aus den Eingeweiden laufen mit den Vorderseitenstrangbahnen zum Thalamus (Nucl. ventralis posterolateralis) und erreichen den Gyrus postcentralis etwa im Bereich zwischen den Projektionsfeldern für die obere und untere Extremität. Durch Reizung dieser Eingeweidefelder lassen sich evozierte Potentiale stets bilateral auf der Hirnrinde ableiten. Die vegetativen Projektionsfelder haben damit die gleiche Lokalisation wie die der entsprechenden exterozeptiven Bahnen.

Der größte Teil der Afferenzen aus dem Vegetativum bildet jedoch sog. *»unspezifische, viszerale Systeme«*, deren aufsteigende Erregungen sich diffus auf alle Rindenbezirke, vielleicht etwas bevorzugt auf das Frontalhirn, verteilen. Diese vegetativen Areale sind nicht scharfrandig begrenzt wie die somatischen Felder. Man darf also annehmen, daß die vielgliedrigen Neuronenketten der Retikularisformation über Tegmentum und Hypothalamus hinaus auch noch bis zur Rinde hinaufreichen und hier schließlich diffus ausstrahlen (Abb. 268).

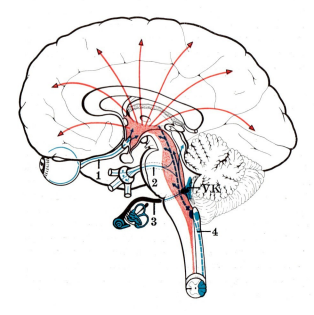

Abb. 268. Beziehungen zwischen der Retikularisformation des Hirnstammes (rot) und den Sinnessystemen (blau) sowie der Großhirnrinde (rote Pfeile) (K). VK = Vestibulariskerne. 1 = optische Afferenzen, 2 = Trigeminusafferenzen, 3 = vestibuläre und akustische Afferenzen, 4 = Hinterstrangbahn (proprio- und exterozeptive Sensibilität).

Weckreaktionen: Die aufsteigenden Retikularisbahnen bilden das morphologische Substrat für die vom Retikularissystem ausgehenden sog. *Weckreize*. Die Retikularisformation des gesamten Stammhirns erhält von allen Sinnessystemen Kollateralen. Jeder einlaufende Sinnesreiz wird dadurch gleichsam doppelt ausgewertet. Die spezifische Projektion auf die sensorischen Hirnrindenareale ermöglicht die bewußte Auswertung der jeweiligen Sinnesmodalitäten. Die unspezifischen Verknüpfungen mit der Retikularisformation jedoch aktivieren die übergeordneten vegetativen Zentren sowie die Rinde im allgemeinen. Diese Stimulation löst eine gesteigerte Rindenaktivität, gegebenenfalls sogar eine »Alarmreaktion« aus, die das Tier zu höchster Wachsamkeit anspornt und das gesamte Vegetativum in eine ergotrope Reaktionslage mit Blutdrucksteigerung, Adrenalinausschüttung, Herzfrequenzerhöhung usw. versetzt (Streß). Erweist sich der Sinneseindruck für das Tier als ungefährlich oder uninteressant, schaltet die Retikularisformation frühzeitig ab, während die spezifischen, sensorischen Erregungen zur Rinde noch weiterlaufen. Die Retikularisformation des Hirnstammes erlangt daher einen entscheidenden Einfluß auf das Aktivitätsniveau der Großhirnrinde und damit auf die allgemeine Bewußtseinslage. Die Großhirnrinde wird also von den in der Tiefe gelegenen retikulären Zentren, vor allem vom Hypothalamus, kontinuierlich stimuliert und notfalls in Alarmbereitschaft gesetzt (»alerting reaction«). Diese *Weckeffekte* lassen sich experimentell im Elektroenzephalogramm (EEG) nachweisen. Narkotika und Sedativa wirken nicht, wie man früher dachte, direkt auf die Hirnrinde, sondern dämpfen diese von der Retikularisformation ausgehenden, diffus aktivierenden Erregungen, wodurch der Bewußtseinsgrad absinkt. Der Schlaf beruht wahrscheinlich weniger auf einer Ermüdung der kortikalen Zellsysteme, als vielmehr auf dem Nachlassen dieser rindenstimulierenden Aktivität der Retikularisformation. Der *Schlaf-Wach-Rhythmus* wäre damit ein endogen verankerter Arbeitsrhythmus der Formatio reticularis. Tatsächlich fand W. R. HESS, der als erster den Schlaf als eine trophotrope Reaktion erkannt hat, im dorsalen Sektor des Zwischenhirns ein »somnogenes Feld«, von dem aus mit schwachen Gleichstromimpulsen niedriger Frequenz ein »physiologischer« Schlaf ausgelöst werden kann. Weiterhin konnte auch im medianen Teil des Thalamus, etwas neben der Adhaesio interthalamica, ein hochempfindliches hypnogenes Substrat nachgewiesen werden (intralaminäres System). Vielleicht existieren ähnlich wie bei den Atem- und Kreislaufzentren zwei »Schlafzentren«, deren Aktivitäten im Hypothalamus integriert werden.

Die sozusagen im Nebenschluß in die Retikularisformation einlaufenden afferenten Erregungen aus den Sinnessystemen wirken sich aber nicht nur aufsteigend (indirekt) als Weckreize für die Rinde aus, sondern auch absteigend (direkt) als Stimulationen für die viszeralen und sensomotorischen Systeme. Sinnesreize können daher das Vegetativum mobilisieren und viszerale Reflexe auslösen (z. B. Wirkung von Geruchs- und Sehreizen auf den Sexualapparat, Schwindel oder Erbrechen nach Reizung des Bogengangsapparates usw.). Vielfach wird hierbei auch das extrapyramidale System, dessen wichtigste Kerne ja mitten in der Formatio reticularis des Mittel- und Rautenhirns eingebettet liegen, mit eingeschaltet. So kommt es zu verschiedenen unwillkürlichen Begleitbewegungen. Im Retikularisgebiet des Hirnstammes ist also morphologisch und funktionell eine besonders enge Verknüpfung der sensorischen, sensomotorischen und viszeralen Systeme möglich.

Viszeromotorische Rindenfelder: Zum Schluß muß schließlich noch die Frage besprochen werden, ob auch vom Neokortex efferente, vegetativ wirksame Erregungen ausgehen können. Bei Versuchstieren, einschließlich Primaten, konnten vor allem vom Stirnhirn aus (Area 6, in geringerem Maße auch Area 4 und 8) vegetative Reaktionen an den Kreislauf-, Magen-, Darm- und Exkretionsorganen erzielt werden. Es ist fraglich, ob sich derartige Befunde auf den Menschen übertragen lassen. Die Rolle des Neokortex beschränkt sich beim Menschen wahrscheinlich vorwiegend auf die Anpassung der viszeralen Begleitvorgänge an die Sensorik und Sensomotorik. So nimmt z. B. die Durchblutung an der Hand bei willkürlich intendierten Ziel- oder Zweckbewegungen zu, oder es verändert sich die Atmung beim Singen bzw. Sprechen in zweckentsprechender Weise. Wahrscheinlich werden die vegetativen Systeme bei Reizungen der somatischen Rindenfelder mitaktiviert, z. B. die Pupillomotorik bei einer Stimulierung des frontalen Blickzentrums, die Speichelsekretion bei einer solchen des kortikalen Zungenfeldes. Man darf sich jedoch nicht vorstellen, daß auf der Großhirnrinde funktionell dominierende, solierte Effektorareale für vegetative Organe vorhanden wären. Die Großhirnrinde ist für die vegetativen Regulationsmechanismen sozusagen nicht mehr kompetent. Ihre Einflüsse gehen vornehmlich über den Hypothalamus.

Im engeren Sinne stellt der Hypothalamus für das vegetative NS die oberste effektorische Funktionseinheit dar, sozusagen der »Kopf« als übergeordnetes Integrationszentrum. Das Zwischenhirn bildet aber auch das Verbindungsglied zwischen dem spinotegmentalen und dem kortikalen Anteil des vegetativen NS und bekommt dadurch eine entscheidende Schlüsselstellung im Gesamtsystem. Da es, wie erwähnt, durch die Vorgänge der Neurosekretion auch Anschluß an die endokrinen Organe gewinnt, bildet es schließlich auch das Bindeglied zum System der humoralen Steuerungsmechanismen. Humorale und nervale Systeme werden dadurch zu einer Einheit zusammengeschlossen.

VI. Hirnhäute, Liquorzirkulation und zirkumventrikuläre Organe

Wirbelkanal und Schädelinnenraum, die zusammen ein Gesamtvolumen von etwa 1650 ml haben, werden nicht vollständig vom Hirngewebe ausgefüllt. Zwischen Hirnoberfläche und Schädelknochen befindet sich vielmehr ein Flüssigkeitsmantel. Die Flüssigkeit (Liquor cerebrospinalis), deren Gesamtvolumen rund 135 ml ausmacht, umspült Gehirn und Rückenmark allseitig. Sie wird in den Ventrikeln gebildet und strömt von dort zwischen die Blätter der Hirnhäute ein.

1. Hirnhäute

Man unterscheidet eine harte und eine weiche Hirnhaut (Pachy- und Leptomeninx). Die harte Hirnhaut *(Dura mater)*, die vornehmlich aus straffem, kollagenem Bindegewebe besteht, kleidet die Schädelinnenfläche vollständig aus. Sie übernimmt auch die Aufgaben des Periosts. Zwischen die Großhirnhemisphären schiebt sich ein sagittales Duraseptum ein, die *Falx cerebri*, zwischen Großhirn und Kleinhirn dagegen ein horizontales, zeltartiges Septum, das *Tentorium cerebelli*, das in der Medianebene mit der Falx in Verbindung steht. Im Rückenmarkskanal ist die Dura selbständig und vom Periost getrennt. Zwischen beiden bildet sich hier der relativ weite, mit Fettgewebe und Gefäßen angefüllte, extradurale Raum. Im Bereich des Foramen occipitale magnum vereinigen sich Periost und Dura dann wieder zu einer einheitlichen Schicht.

Die weiche Hirnhaut *(Leptomeninx)* besteht aus zwei lockermaschigen Bindegewebsblättern, der *Arachnoidea* (außen) und der *Pia mater* (innen) (Abb. 269). Die Arachnoidea oder Spinnwebenhaut folgt der Dura, die Pia dagegen der Hirnoberfläche mit all ihren Furchen und Windungen. Auf diese Weise ist der Abstand der beiden Blätter regional sehr verschieden. Die Pia muß als die

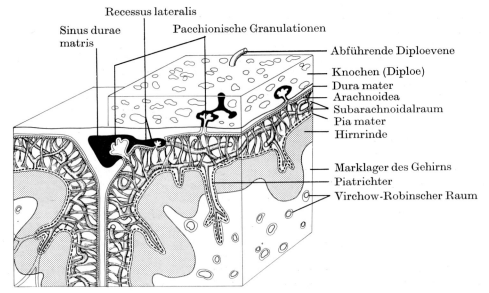

Abb. 269. Konstruktionsschema vom Aufbau der Hirnhäute (K-B). Hirnrinde grau, Sinus durae matris und Diploevenen schwarz.

eigentliche Gefäßhaut des Gehirns angesehen werden. Sie dringt mit ihren Gefäßen in die Sulci ein, während die Arachnoidea die Furchen überspringt und an der Dura haftet. Somit entstehen überall dort, wo sich größere Vertiefungen an der Hirnoberfläche bilden oder wo das Hirngewebe von der Schädel- bzw. Durainnenfläche zurückweicht, größere mit Liquor gefüllte Räume, die sog. Zisternen. Pia und Arachnoidea sind durch trabekuläre Bindegewebsstränge miteinander verbunden (Abb. 269).

Dieser flächenhaft ausgebreitete Maschenraum mit seinen zisternenartigen Erweiterungen wird *Subarachnoidalraum* genannt. Der Subarachnoidalraum in seiner Gesamtheit enthält den Liquor cerebrospinalis externus. Der Liquor internus, der von den Plexus chorioidei produziert wird, zirkuliert in den Ventrikeln. Die Ventrikel des Gehirns sind von einem einschichtigen kubischen Epithel ausgekleidet, dem Ependym. Auch dieses beteiligt sich wahrscheinlich, wenn auch in geringerem Maße, an der Liquorbildung bzw. Liquorresorption, da von den subependymalen Kapillaren Flüssigkeit durch Diffusion in den Ventrikelhohlraum eintreten kann.

2. Liquorzirkulation

Der Liquor wird in den Plexus chorioidei der Seitenventrikel nicht durch reine Filtration, sondern unter aktiver Beteiligung des Plexusepithels gebildet. Die Sekretionsleistung beträgt etwa 500 ml/d (0,5 ml/min). Er strömt durch die beiden Foramina interventricularia Monroi in den III. Ventrikel ein (Abb. 270). Zusätzliche Flüssigkeitsanteile kommen aus den subependymalen Kapillarnetzen. Außerdem wird Liquor auch von den Plexus chorioidei im Dach des III. Ventrikels sezerniert. Der Liquor strömt dann aus dem Zwischenhirnbereich durch den Aquaeductus cerebri Sylvii in den IV. Ventrikel. Durch die Adergeflechte im Velum medullare post. entsteht weiterer Liquor. Der Inhalt des IV. Ventrikels entleert sich durch drei Öffnungen im dorsalen Bereich des Velums, die beiden Aperturae laterales ventriculi quarti (Luschkae) und die unpaare Apertura mediana (Magendii), in die Cisterna cerebellomedullaris bzw. Cisterna pontis. Er wird damit zum Liquor cerebrospinalis externus. Eine Verlegung dieser Öffnungen oder auch ein Verschluß des Aquaeductus cerebri verursacht eine Stauung der Liquorzirkulation und dadurch eine Erweiterung der Ventrikel, evtl. mit kompensatorischer Verdünnung des Gehirnmantels. Dabei kann es zu einer Verformung des Kopfes kommen (Hydrocephalus internus, Wasserkopf). Der äußere Hirnliquor fließt dann um Kleinhirn und Medulla herum und umspült das Mittelhirn. Von hier strömt die Flüssigkeit unter dem Tentoriumzelt hindurch bis in den das Großhirn umgebenden Subarachnoidalraum.

Der **Liquorabfluß aus dem Subarachnoidalraum** erfolgt vor allem auf 3 Wegen:
1. Arachnoidalzotten durchbrechen *(Granulationes arachnoideales Pacchioni)* die Wand der Sinus durae matris bzw. die Innenlamelle des Schädelknochens und stülpen sich in das Lumen der Sinus bzw. Diploevenen vor. Auf diesem Wege wird der Rückstrom der Liquorflüssigkeit ins Blut ermöglicht.
2. Liquor diffundiert durch die Wand der im Subarachnoidalraum gelegenen Venen.
3. Der Subarachnoidalraum geht peripher in die Lymphscheiden der großen Hirnnerven über. Besonders der Sehnerv, der Trigeminus und die Fila olfactoria werden von geräumigen Liquorscheiden umgeben, aus denen geringe Mengen des Liquors direkt in die Lymphgefäße übertreten können.

An den Rückenmarkshäuten existieren den Pacchionischen Granulationen entsprechende arachnoidale Zellinseln in der Nähe der Spinalganglien, die vermutlich den spinalen Liquor in die Wirbelvenengeflechte ableiten.

Die Aufgaben des Liquorsystems sind vielfältig und auch heute noch nicht vollständig geklärt. Die Zusammensetzung des Liquors entspricht nicht der einer extrazellulären Flüssigkeit der Körperorgane. Charakteristisch sind der hohe Natriumgehalt des Liquors sowie die geringe Kalium- und Glukosekonzentration. Während der Embryonalzeit ist der Zuckergehalt allerdings ausnehmend hoch, da der Liquor während dieser Zeit auch nutritive Aufgaben für das Gehirn erfüllt. Man nimmt heute allgemein an, daß dem Liquor im ZNS ähnliche Aufgaben zufallen wie der Lymphe des Organismus. Da das Gehirn keinen nennenswerten Extrazellularraum besitzt (4–6% im Gegensatz zu 17–20% sonst), ist die durch die Liquorzirkulation erreichte »Lymphdrainage« wahrscheinlich funktionell von großer Wichtigkeit. Eiweißkörper, Abfallstoffe und selbst Zellelemente können durch das Liquorsystem wieder aus dem Gehirn entfernt werden. In diesem Zusammenhang ist auch die Tatsache von Bedeutung, daß Liquor nicht nur im Subarachnoidal-

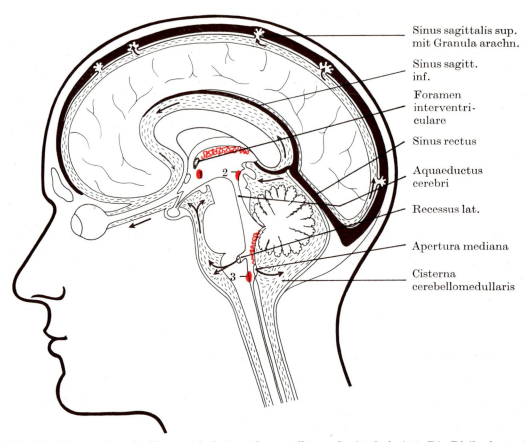

Abb. 270. Schema über die Liquorzirkulation (dargestellt am Sagittalschnitt). Die Pfeile deuten die Strömungsrichtungen des Liquors an (K-B). Liquor cerebrospinalis ext. in den Zisternen = punktiert, innere Liquorräume (Liquor cerebrospinalis int.) = weiß, Seitenventrikel nicht dargestellt, Plexus chorioideus = rot. *Zirkumventrikuläre Organe* = rot: 1 = subfornikales Organ, 2 = subkommissurales Organ, 3 = Area postrema.

raum und den Ventrikeln, sondern auch in der Gehirnsubstanz selbst vorhanden ist. Der Subarachnoidalraum setzt sich nämlich entlang den mit der Pia eindringenden Gefäßen bis in die Gehirnmasse fort und bildet um die Gefäße herum kleine, scheidenartige Räume (perivaskuläre Liquorscheiden, *Virchow-Robinsche Räume*). Diese Spalträume werden von einer gliösen Grenzmembran abgedichtet *(Membrana limitans gliae perivascularis)*. Je kleiner die Arterien werden, um so schmäler werden die perivaskulären Spalträume, bis sie schließlich im Kapillarbereich ganz verschwinden. Hier lagert sich die gliöse Grenzmembran dann der Kapillarwand direkt an.

Man nimmt an, daß die Gliagrenzmembranen, vielleicht auch die Kapillarwand selbst, Schrankenfunktionen erfüllen (sog. *Blut-Hirn-Schranke*). Wird ein Vitalfarbstoff intravenös injiziert, so färben sich alle Organe des Körpers mit Ausnahme des Nervengewebes an. Das Nervensystem bleibt ungefärbt, weil der Farbstoff an der Blut-Hirn-Schranke zurückgehalten wird. Wasser, Kohlendioxyd und Sauerstoff passieren die Schranke frei, Elektrolyte (Kalium, Natrium, Chloride) nur in geringem Maße, Schwermetalle (Silbergranula, Gold, Arsen) und großmolekulare Stoffe gar nicht.

Eine funktionelle Schranke existiert auch an den Orten der Liquorbildung (sog. *Blut-Liquor-Schranke*). Das Epithel der Plexus chorioidei und die in den Adergeflechten vorhandenen Grenzmembranen zwischen Blut und Liquor stellen wahrscheinlich das morphologische Korrelat für diese Schranke dar.

3. Zirkumventrikuläre, ependymale Organe

Merkwürdigerweise gibt es nun im ZNS auch Stellen, wo diese Schranken fehlen oder normalerweise permeabel sind. Nach intravenöser Injektion von Vitalfarbstoffen werden in der Umgebung des III. und IV. Ventrikels an verschiedenen Stellen intensive Farbflecke beobachtet. Hier ist das unter dem Ependym gelegene Gliagewebe organartig verdichtet und auffallend reich vaskularisiert. Man faßt diese Organe unter dem Begriff der ependymalen oder zirkumventrikulären Organe zusammen (Abb. 270) und vermutet, daß ihre Aufgabe die Regulation des osmotischen Gleichgewichtes zwischen Blut und Liquor ist. Dafür spricht auch, daß sie bevorzugt an den Übergangsstellen von einem Ventrikelhohlraum in den anderen lokalisiert sind, so z. B. in der Nähe des Foramen interventriculare sowie an der Apertura mediana. Man nimmt an, daß die zirkumventrikulären Gliaorgane Chemorezeptoren enthalten, die auf pH-Änderungen in Blut und Liquor äußerst empfindlich reagieren. So können durch Einbringen von bestimmten Stoffen in den III. Ventrikel starke vegetative Reaktionen zur Regulation des Säure-Basen-Gleichgewichtes im Blut ausgelöst werden. Es gilt in diesem Zusammenhang auch zu bedenken, daß für das Gehirn die Konstanz der osmotischen Verhältnisse lebenswichtig ist, da ein raumforderndes Ödem wegen der fehlenden Ausdehnungsmöglichkeiten im Schädel sofort eine Kompression der lebenswichtigen Zentren nach sich ziehen und den Tod herbeiführen könnte. Die Liquorzirkulation hat somit auch die wichtige biologische Aufgabe, das osmotische Gleichgewicht aufrechtzuerhalten und einen überschießenden Wassereinstrom (Ödem) zu verhindern.

Das **subfornikale Organ** ist ein stecknadelkopfgroßes Organ am hinteren Rand der Fornixsäulen in der Nähe des Foramen interventriculare im Zwischenhirnbereich. Es zeigt ein graurötliches, gallertiges Aussehen durch die Ansammlung von hellen Gliazellen verschiedener Struktur. Es besteht eine reiche Vaskularisation.

Das **subkommissurale Organ** kommt bei allen Wirbeltieren außer beim Delphin und beim erwachsenen Menschen vor. Es wird embryonal beim Menschen noch angelegt, dann aber rückgebildet. Bei Wirbeltieren ist es an der Commissura posterior, am Eingang zum Aquaeductus cerebri, lokalisiert.

Die **periventrikulären Organe des Zwischenhirns** liegen bei den meisten Wirbeltieren in der Seitenwand des III. Ventrikels in Höhe des Thalamus oder des Infundibulum hypophyseos. Sie stellen umschriebene Vorwölbungen des Ependyms dar, die besonders reich vaskularisiert sind.

Die **Area postrema** liegt am Eingang des Rückenmarkskanals, am Boden der Rautengrube, in der Nähe der Apertura mediana und schließt den IV. Ventrikel kaudal ab. Diese Region ist durch eine starke Vaskularisation sowie durch einen besonderen Flüssigkeitsreichtum charakterisiert. Die Area postrema stellt ähnlich wie das subfornikale Organ eine hypependymale Gliawucherung dar.

Eine weitere Gruppe von Aufgaben, die die Liquorzirkulation erfüllt, läßt sich hydrodynamisch verstehen. Würde das Gehirn einen solchen Flüssigkeitsmantel nicht besitzen, müßte jeder Stoß an den Kopf eine Hirnblutung zur Folge haben. So aber schwimmt das Gehirn in einer schützenden Wasserhülle. Liquor und Gehirn haben annähernd das gleiche spezifische Gewicht. Ein Schlag gegen den Kopf pflanzt sich daher in beiden Materialien gleichmäßig fort, ohne lokalisierte Schädigungen zu verursachen. Wahrscheinlich spielt auch das archimedische Prinzip eine Rolle. Da die Hirngefäße allseitig von Flüssigkeit umgeben sind, können keine einseitigen Druckbelastungen, sondern nur hydrostatische, allseitig wirkende Drücke auftreten. So werden die Gefäße nicht abgeklemmt und die Zirkulation nicht gefährdet.

Übersicht über die wichtigsten Funktionen des Liquorsystems

1. *Nutritive Aufgaben* für das Gehirngewebe – beim Menschen nur in der Embryonalentwicklung.
2. *Biologische Schutzfunktionen* für den Flüssigkeitswechsel im Gehirn (Verhinderung ödematöser Schwellungen) – Austauschvorgänge wie bei der Lymphzirkulation des übrigen Organismus. Schrankenfunktion: a) *Blut-Liquor-Schranke* (in den Plexus chorioidei),
b) *Blut-Hirn-Schranke* (in der Wand der Hirnkapillaren).
3. *Mechanische Schutzfunktionen* – Flüssigkeitshülle um das Gehirn – Einführung hydrostatischer Druckverhältnisse.

B. Übersicht über die Hirnnerven

Die Hirnnerven entsprechen in verschiedener Hinsicht den Spinalnerven des Rückenmarks. Die Spinalnerven innervieren den Rumpf und die Extremitäten, die Hirnnerven den Kopf. Da jedoch im Kopfbereich eine Segmentgliederung fehlt, treten bei den Hirnnerven andere strukturbestimmende Faktoren in Erscheinung, vor allem sind es zwei wesentliche Charakteristika, die wir als Individualisation und Spezialisation bezeichnen möchten. *Individualisation* bedeutet, daß die zusammenhängenden Kernsäulen des Rückenmarks im Bereich der Medulla oblongata in Einzel-

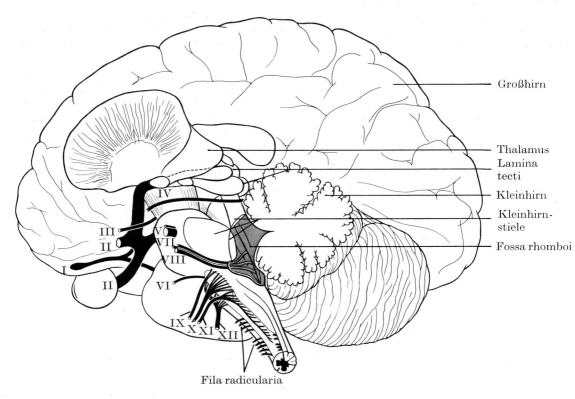

Abb. 271. Halbschematische Darstellung der Topographie der Hirnnervenaustrittsstellen am erwachsenen Gehirn. Schräg von links-unten gesehen [nach einem Präparat gezeichnet (K)].

Hirnnerven:
    I = Fila olfactoria und Bulbus olfactorius
    II = Auge und Sehnerv (N. opticus)
    III = N. oculomotorius
    IV = N. trochlearis
    V = N. trigeminus mit einer Radix motoria (klein) und einer Radix sensoria (groß)
    VI = N. abducens
    VII = N. facialis mit N. intermedius
    VIII = N. vestibulocochlearis
    IX = N. glossopharyngeus
    X = N. vagus
    XI = N. accessorius
    XII = N. hypoglossus

kerngruppen zerfallen. Die Hirnnerven erhalten nicht wie die Rückenmarksnerven alle Faserqualitäten in annähernd gleicher Zusammensetzung, sondern jeweils nur Material aus den einzelnen, isoliert liegenden Kernen. Es kommt nicht mehr zur Bildung eines gemischten Spinalnerven. Vordere und hintere Wurzel bleiben getrennt. Sie haben sich »individualisiert«.

Spezialisation bedeutet, daß jeder Hirnnerv eine oder mehrere Spezialfunktionen übernimmt, zum Beispiel hat der XII. Hirnnerv (N. hypoglossus) nur noch somatomotorische Aufgaben im Zusammenhang mit der Innervation der Zungenmuskulatur. Seine ursprünglich vorhandene sensible Wurzel einschließlich des zugehörigen Ganglions bildet sich noch embryonal zurück. Der V. Hirnnerv (N. trigeminus) spezialisiert sich auf die Sensibilität, das heißt er übernimmt die sensiblen Funktionen für nahezu den gesamten Kopfbereich. Die Spezialisation erfolgt immer im Rahmen des Gesamtbauplanes, das heißt, wenn ein Hirnnerv bevorzugt oder ganz die Sensibilität des Kopfes leitet, so rudimentieren die entsprechenden Funktionen bei den anderen Hirnnerven. Auf diese Weise lassen sich schließlich eine mediale Reihe von Hirnnerven, die den motorischen Vorderwurzeln des Rückenmarks entspricht, und eine laterale Reihe, die den sensiblen Hinterwurzeln vergleichbar ist, unterscheiden.

Hinzu kommt schließlich noch eine dritte Gruppe von Hirnnerven für die Innervation des dem Kopfbereich angeschlossenen *Kiemenapparates*. Da der Kiemenapparat im Laufe der Stammesgeschichte einen vollständigen Struktur- und Funktionswechsel durchgemacht hat, ändert sich auch der Charakter der zugehörigen *Kiemenbogennerven*. Das ursprünglich vegetativ versorgte Gebiet des Schlunddarmes wird in den Willkürbereich des Kopfes eingegliedert. So werden z.B. aus der glatten Schlund- und Kehlkopfmuskulatur quergestreifte, willkürliche Muskelgruppen, u.a. eine wichtige Voraussetzung für das Lautbildungsvermögen der höheren Wirbeltiere. Ein anderer Teil des Kiemenapparates wird in das Schallleitungssystem eingebaut. Die Kiemenbogennerven (V., VII., IX. und X. Hirnnerv) gehören herkunftsgemäß zur intermediären Gruppe der am Boden der Rautengrube gelegenen Kernareale, die der Seitensäule des Rückenmarks ent-

Hirnabschnitte	Zugehörige Nerven		Funktion
Rückenmark (Medulla spinalis)	*30 Spinalnervenpaare* und einige *rudimentäre Schwanznerven*	(C_1–C_8, Th_1–Th_{12}, L_1–L_5, S_1–S_5) (Co_{1-4})	Innervation von Rumpf und Extremitäten
Rautenhirn (Rhombencephalon)	*Rein sensorische Hirnnerven*	N. V (N. trigeminus, Radix sensoria) N. VIII (N. vestibulocochlearis)	Sensibilität des Kopfes Gehör- und Gleichgewichtsapparat
	Gemischte Kiemenbogennerven	1. N. V (N. trigeminus, Radix motoria) 2. N. VII (N. facialis) 3. N. IX (N. glossopharyngeus) 4. N. X (N. vagus)	Kaumuskulatur Mimische Muskulatur Geschmacksapparat Schlund, Brust- und Baucheingeweide
	Rein motorische Hirnnerven	N. XI (N. accessorius) N. XII (N. hypoglossus) N. VI (N. abducens)	Nackenmuskulatur Zungenmuskulatur Augenmuskeln
Mittelhirn (Mesencephalon)		N. III (N. oculomotorius) N. IV (N. trochlearis)	
Zwischenhirn (Diencephalon)	*Sensorische Hirnteile*	N. II (N. opticus)	Sehapparat
Endhirn (Telencephalon)		N. I (Fila olfactoria)	Riechapparat

sprechen. Die Kiemenbogennerven treten daher weiter lateral aus dem Hirnstamm aus. Durch den charakterisierten Funktionswechsel nehmen sie bei den höheren Wirbeltieren den Charakter von somatomotorischen bzw. somatosensiblen Nerven an.

Hinzu kommt schließlich noch eine weitere Besonderheit. Sind die Kiemenbogennerven und diejenigen des Mittel- und Rautenhirns noch mit Spinalnerven vergleichbar, so kann der aus dem Zwischenhirn entspringende Sehnerv (N. II) schon nicht mehr als ein »Hirnnerv« im engeren Sinne angesehen werden. Da das Auge ein vorgestülpter Teil des Zwischenhirns ist, bildet der Sehnerv eigentlich eine Hirnbahn. Die zum Endhirn gehörenden Riechnerven *(Fila olfactoria)* stellen ebenfalls keinen »peripheren« Nerven mehr dar, sondern müssen als Teile eines Großhirnlappens betrachtet werden. Vielfach wird bei den Hirnnerven noch zwischen sensibel und sensorisch unterschieden. Die allgemeine Sensibilität des Kopfes, das heißt die afferenten Erregungen aus Haut und Schleimhaut, werden vom N. trigeminus den Rautenhirnkernen zugeleitet. Demgegenüber werden die Afferenzen aus den großen Sinnesorganen des Kopfes meist als »sensorisch« bezeichnet. Sensorische Hirnnerven in diesem Sinne wären damit die Fila olfactoria (N. I) für den Riechapparat, der N. opticus (N. II) für das Sehorgan, der N. vestibulocochlearis (N. VIII) für Gehör- und Gleichgewichtsapparat und Teile des N. glossopharyngeus und vagus (N. IX und X) für den Geschmacksapparat. Man sieht schon hier, daß viele der Hirnnerven funktionell zu mehreren Systemen gezählt werden müssen.

I. Fila olfactoria (Riechfäden)

Die Riechnerven gehören anatomisch und funktionell zum Riechapparat des Endhirns (vgl. S. 281). Sie gehen vom Bulbus olfactorius aus und ziehen durch die Lamina cribrosa des Siebbeins zur Regio olfactoria der Nasenschleimhaut. (Näheres s. S. 167.)

II. N. opticus (Sehnerv)

Der Sehnerv leitet die Erregungen der Netzhaut zum Metathalamus (Corpus geniculatum laterale) und zum Mittelhirn weiter. Beide Sehnerven vereinigen sich in der Sehnervenkreuzung *(Chiasma nervi optici)*, das vor dem Türkensattel in einer kleinen Mulde des Keilbeinkörpers gelegen ist. Nach rückwärts gehen aus dem Chiasma die beiden Tractus nervi optici hervor. (Einzelheiten der Sehbahn s. S. 302.)

III. N. oculomotorius

Der III. Hirnnerv enthält parasympathische Fasern für die inneren Augenmuskeln und somatomotorische Fasern für alle äußeren Augenmuskeln; ausgenommen sind der M. obliquus superior, der vom N. trochlearis (IV), und der M. rectus bulbi lateralis, der vom N. abducens (VI) versorgt wird. Die Ursprungskerne für diese beiden Anteile liegen im Mittelhirn, und zwar im zentralen Höhlengrau, ventral vom Aquaeductus cerebri. Diese somatomotorischen Fasern für die äußeren Augenmuskeln kommen aus den großen lateralen paarigen Kernkomplexen, die viszeromotorischen parasympathischen Fasern aus den kleinen, teilweise unpaaren Mediankernen (Westphal-Edingerscher Kern und Perliascher Kern).

Der N. oculomotorius tritt *vor* der Brücke ventral in der Fossa interpeduncularis aus dem Hirnstamm aus und erreicht durch die Fissura orbitalis superior die Augenhöhle. Hier spaltet er sich in einen oberen und unteren Ast auf (Ramus superior und inferior). Die parasympathischen Fasern bilden die Radix oculomotoria zum Ggl. ciliare, das dem Sehnerven lateral anliegt.

Ramus superior – oberer Ast des N. oculomotorius zum M. rectus superior und M. levator palpebrae superior.

Ramus inferior – unterer Ast für die unteren 3 Augenmuskeln (M. rectus medialis und inferior, M. obliquus inf.).

Radix oculomotoria – 2–3 Fasern des N. III zum Ggl. ciliare, die die präganglionären, parasympathischen Fasern für die inneren Augenmuskeln (M. sphincter pupillae und M. ciliaris) enthalten. Im Ganglion erfolgt die Umschaltung auf die postganglionären Neuronen. Diese Verbindungen stellen den efferenten Schenkel der Reflexbahn für die Akkommodation und den Pupillenreflex dar.

Nn. ciliares breves – 12–20 kurze, hintere Ziliarnerven. Sie gehen vom Ggl. ciliare aus und durchbohren die äußere Augenhaut in der Nähe des Sehnervenkopfes. Sie führen auch die parasympathischen und sympathischen Fasern in das Augeninnere.

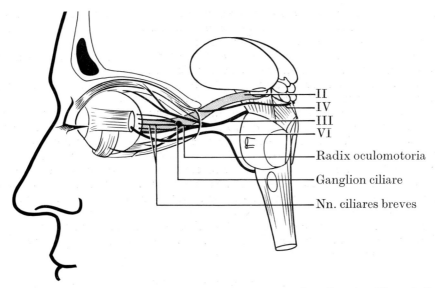

Abb. 272. Augenmuskelnerven mit Hirnstamm. Orbita von lateral eröffnet (modif. nach CLARA).

IV. N. trochlearis

Der IV. Hirnnerv enthält ausschließlich somatomotorische Fasern für die Innervation des M. obliquus bulbi superior. Sein Ursprungskern schließt sich dorsal an die großen Okulomotoriuskerne an, liegt also auch im Mittelhirn ventral vom Aquädukt. Die Fasern treten aber nicht ventral aus dem Hirnstamm aus, sondern dorsal. Nach einer vollständigen Kreuzung im Mittelhirndach erscheint der N. trochlearis beiderseits an der Dorsalseite des Hirnstammes hinter dem Colliculus inferior der Vierhügelplatte und wendet sich um die Hirnschenkel herum, um über die obere Orbitafissur in die Augenhöhle zu gelangen, wo er den oberen schrägen Augenmuskel (M. obliquus bulbi superior) versorgt (Abb. 272).

V. N. trigeminus

Der V. Hirnnerv ist der wichtigste sensible Nerv des Kopfes *(Portio major, Radix sensoria)*. Er führt jedoch auch somatomotorische Fasern zu den Kaumuskeln *(Portio minor, Radix motoria)*. Der motorische Ursprungskern liegt am Boden der Rautengrube, die sensiblen Terminalkerne erstrecken sich einerseits bis ins Mittelhirn und andererseits bis ins Rückenmark hinein (vgl. S. 266). Der Nerv tritt seitlich aus der Brücke aus und lagert mit seinem halbmondförmigen Ganglion *(Ggl. semilunare, Ggl. trigeminale* oder Gassersches Ganglion) auf der Vorderfläche der Felsenbeinpyramide. Das Ganglion gehört zur sensiblen Portion und enthält die pseudounipolaren Ganglienzellen der afferenten Nervenfasern. Es ist also den Spinalganglien im Rückenmarksbereich vergleichbar. Die motorischen Fasern laufen an der Unterseite des Ganglions vorbei.

Vom Ganglion gehen 3 große Nervenstämme aus (Trigeminus = dreigeteilt): der obere *(N. ophthalmicus)* zur Augenhöhle, der mittlere *(N. maxillaris)* zum Oberkiefer und zur Nasenhöhle, der untere *(N. mandibularis)* zum Unterkiefer und zur Mundhöhle. Jeder dieser Hauptäste hat seinerseits wieder 3 Unteräste, die entweder nach außen zur Haut *(Rami externi)*, nach innen zur Schleimhaut *(Rami interni)* oder zu den Erfolgsorganen selbst *(Rami intermedii)* entsandt werden. Man könnte also schematisch die Nervenäste in 3×3 Gruppen gliedern. Jeder Hauptast sendet außerdem einen sensiblen Ast rückläufig zur Dura mater, ähnlich wie der Spinalnerv einen Ramus spinalis zu den Rückenmarkshäuten abgibt. Zu jedem der 3 Hauptäste gehört weiterhin ein vegetatives Ganglion, in dem meist parasympathische Fasern umgeschaltet werden. So ergibt sich das folgende Schema:

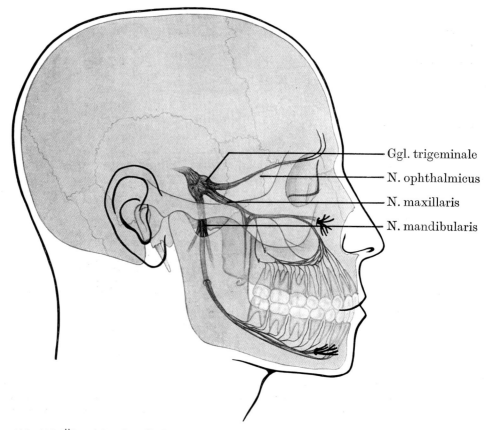

Abb. 273. Übersicht über die Lage des N. trigeminus (modif. nach SICHER).

		R. externus	R. intermedius	R. internus	R. spinalis	Ganglion	Austritt aus der Schädelbasis
V_1	N. ophthalmicus	N. frontalis (Stirnhaut, Nase)	N. nasociliaris (Auge, Nasenschleimhaut)	N. lacrimalis (Tränendrüse, Conjunctiva)	R. tentorius (Dura, Tentorium)	Ggl. ciliare	Fissura orbitalis sup.
V_2	N. maxillaris	N. zygomaticus (Gesichtshaut)	N. infraorbitalis (Oberkieferzähne)	Nn. palatini (Gaumen)	R. meningeus med. (Dura)	Ggl. pterygopalatinum	For. rotundum
V_3	N. mandibularis	N. auriculotemporalis (Schläfenhaut)	N. alveolaris inf. (Unterkieferzähne)	N. lingualis (Zunge)	R. meningeus recurrens (Dura)	Ggl. oticum, Ggl. submandibulare	For. ovale

1. N. ophthalmicus (N. V$_1$)

Der N. ophthalmicus versorgt vor allem das Auge und die Stirnregion mit sensiblen Fasern. Er erreicht die Augenhöhle durch die Fissura orbitalis superior und spaltet sich rasch in drei Äste auf (Abb. 274):

1. *R. tentorius* – rückläufiger sensibler Ast zur Dura der hinteren Schädelgrube und zum Tentorium.
2. *N. frontalis* – verläuft am Dach der Orbita entlang und erreicht die Haut der Stirnregion, des oberen Augenlides und der Nasenwurzel.

N. V$_1$ – N. ophthalmicus

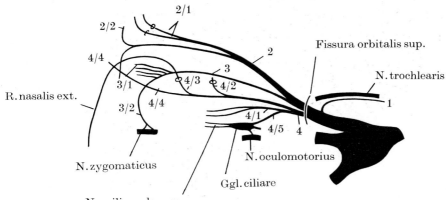

Abb. 274. Astfolge des N. opthalmicus (N. V$_1$).

2/1 – *N. supraorbitalis* – spaltet sich in einen Ramus medialis und lateralis auf. Der R. medialis zieht durch die Incisura frontalis, der R. lateralis durch das Foramen bzw. die Incisura supraorbitalis zur Haut der Stirnregion und des Oberlides. Kleine Ästchen gehen zur Schleimhaut der Conjunctiva und zur Stirnhöhle.
2/2 – *N. supratrochlearis* – endet in der Haut des medialen Augenwinkels.
3. *N. lacrimalis* – verläuft lateral zur Tränendrüse, zur Haut und Schleimhaut des Oberlides im lateralen Bereich mit seinen
3/1 – *Rr. palpebrales et secretorii,*
3/2 – *R. communicans cum nervo zygomatico,* sog. Tränenanastomose des N. zygomaticus (V$_2$), dessen parasympathische Fasern auf diesem Wege die Tränendrüse erreichen.
4. *N. nasociliaris* – überkreuzt den Sehnerven und erreicht ganz medial die Orbitawand. Durch kleine Kanälchen (Foramina ethmoidalia) gelangen Äste zur Nasen- und Schädelhöhle.
4/1 – *Nn. ciliares longi* – zwei feine Nervenzweige, durchbrechen die Sklera am hinteren Augenpol und versorgen die mittlere Augenhaut (Uvea).
4/2 – *N. ethmoidalis posterior* – zieht durch das For. ethmoidale post. zur Schleimhaut der hinteren Siebbeinzellen und zur Keilbeinhöhle.
4/3 – *N. ethmoidalis anterior* – zieht durch das For. ethmoidale ant. in die Schädelhöhle und von dort durch die Lamina cribrosa in die vorderen Abschnitte der Nasenhöhle (Rr. nasales, mediales und laterales). Sein Endast *(R. nasalis externus)* zieht durch den Sulcus ethmoidalis des Nasenbeins zur Haut der Nasenspitze und des Nasenflügels.
4/4 – *N. infratrochlearis* – Endast des N. nasociliaris zur Haut und Schleimhaut des medialen Augenwinkels (Caruncula lacrimalis, Tränensack). Er zieht *unter* der Trochlea des M. obliquus sup. hindurch.
4/5 – *R. communicans cum ganglio ciliari* – sensible Wurzel des Ggl. ciliare. Über diese Faserbrücke erreichen die sensiblen Nervenfasern aus dem Auge den Trigeminus. Es erfolgt keine synaptische Umschaltung im Ggl. ciliare.

2. N. maxillaris (N. V$_2$)

Der N. maxillaris tritt durch das For. rotundum in die Fossa pterygopalatina ein, in der das Ggl. pterygopalatinum liegt, und verläuft mit seinem Hauptstamm geradlinig durch die Orbitafissur am Boden der Augenhöhle als N. infraorbitalis bis zum For. infraorbitale, wo sich der Nerv

N. V₂ – N. maxillaris
V₂ - N. maxillaris

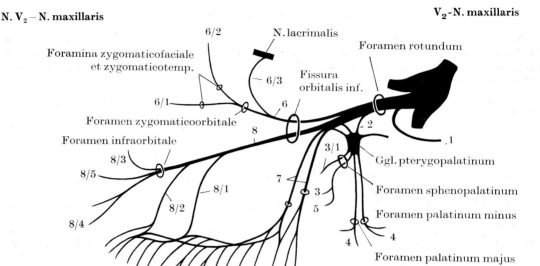

Abb. 275. Astfolge des N. maxillaris (N. V₂).

fächerförmig zur Haut hin aufsplittert. Andere Äste erreichen über den Canalis pterygopalatinus das Mundhöhlendach (Gaumen) sowie durch das Foramen sphenopalatinum die Nasenhöhle.

1. *R. meningeus (medius)* – rückläufiger sensibler Ast zur Dura der vorderen Schädelhöhle.
2. *Nn. pterygopalatini* – mehrere sensible Äste, die senkrecht abwärts zum Ggl. pterygopalatinum verlaufen.
3. *Nn. nasales posteriores, superiores et laterales* – mehrere (5–10) sensible Ästchen, die durch das Foramen sphenopalatinum zur Schleimhaut der oberen und mittleren Nasenmuschel sowie zu den hinteren Siebbeinzellen ziehen.
   3/1 – *N. nasopalatinus (Scarpae)* – spaltet sich von den vorigen ab, zieht am Nasenseptum schräg abwärts bis zum Canalis incisivus und erreicht auf diesem Wege den vorderen Bereich der Gaumenschleimhaut (Gingiva) und die Wurzeln der oberen Schneidezähne.
4. *Nn. palatini major* und *minores* – verlaufen vom Ggl. pterygopalatinum abwärts durch das For. palatinum majus zum harten Gaumen bzw. durch die Foramina palatina minora zum weichen Gaumen.
5. *Rr. nasales posteriores inferiores* – kleine Schleimhautästchen zur unteren Muschel und zu den benachbarten Nasengängen.
6. *N. zygomaticus* – zieht durch die Fissura orbitalis inferior zur Augenhöhle. An der lateralen Wand der Orbita tritt der Nerv in das Jochbein ein (For. zygomaticoorbitale) und teilt sich innerhalb des Knochens in seine beiden Endäste auf: den
   6/1 – *N. zygomaticofacialis* zur Haut der vorderen Schläfenregion über dem Jochbogen und den
   6/2 – *N. zygomaticoorbitalis* zur Haut der Schläfenregion.
   6/3 – *R. communicans cum nervo lacrimale* – Verbindungsast zum N. lacrimalis (s. o.).
7. *Rr. alveolares superiores posteriores* – sensible Äste für die Mahlzähne des Oberkiefers. Sie liegen am Tuber maxillare direkt dem Knochen an und treten dann durch kleine Öffnungen (Foramina alveolaria posteriora) in den Knochen ein. Durch eine intensive Verflechtung mit den vorderen und mittleren Alveolarästen entsteht der *Plexus dentalis superior*.
8. *N. infraorbitalis* – erreicht durch die Fissura orbitalis inferior den Canalis infraorbitalis am Boden der Augenhöhle.
   8/1 – *Rr. alveolares sup. med.* und
   8/2 – *Rr. alveolares sup. ant.* – zweigen vor dem Austritt des Nerven aus dem For. infraorbitale ab und erreichen in kleinen Knochenkanälchen den Plexus dentalis der Front-, Eck- und Backenzähne. Kleinere Zweige werden zu den Pulpen dieser Zähne sowie zur Gingiva und zur angrenzenden Mundschleimhaut abgegeben.
   8/3 – *Rr. palpebrales inferiores* – sensible Endäste des N. infraorbitalis zur Haut des Unterlides.
   8/4 – *Rr. labiales sup.* – sensible Endäste des N. infraorbitalis zur Haut und Schleimhaut der Oberlippe.
   8/5 – *Rr. nasales externi* – sensible Endäste des N. infraorbitalis zur Haut des Nasenflügels.

3. N. mandibularis (N. V$_3$)

Der 3. Ast des Trigeminus geht als Ganzes durch das For. ovale der Schädelbasis und spaltet sich anschließend in der Fossa infratemporalis in 3 Hauptäste für die Versorgung von Unterkieferregion und Mundboden auf. Als einziger Trigeminusast führt er auch motorische Fasern (Portio motoria) für die Innervation der Kau- und Mundbodenmuskulatur.

1. *R. meningeus* – zieht rückläufig durch das For. spinosum zusammen mit der A. meningea media in die Schädelhöhle hinein. Er versorgt sensibel die Dura der mittleren Schädelgrube.
2. *N. massetericus* – erreicht durch die Incisura mandibulae von innen den M. masseter, den er motorisch innerviert.
3. *Nn. temporales profundi* – zwei motorische Astgruppen (eine vordere und eine hintere), die von unten in den M. temporalis eindringen und ihn versorgen.
4. *N. pterygoideus medialis* – motorische Innervation für den M. pterygoideus medialis, M. tensor veli palatini und M. tensor tympani.
5. *N. pterygoideus lateralis* – häufig zusammen mit dem N. buccalis abgehender motorischer Ast zum gleichnamigen Kaumuskel.
6. *N. buccalis* – einziger sensibler Ast aus der motorischen Portion des Trigeminus. Er zieht bogenförmig auf dem M. buccinatorius abwärts zur Schleimhaut der Wange und zur Gingiva in der Umgebung des 1. Molaren.
7. *N. auriculotemporalis* – bildet meist eine Schlinge um die A. meningea media herum und zieht dann senkrecht vor dem Kiefergelenk und dem äußeren Gehörgang nach oben zur Haut der Schläfenregion.
  7/1 – *Nn. meatus acustici externi* und *R. membranae tympani* – kleine sensible Äste zur Haut des äußeren Gehörganges und zum Trommelfell.
  7/2 – *Nn. articulares* – kleine sensible Äste für das Kiefergelenk.
  7/3 – *Nn. auriculares anteriores* – kleine Zweige zur Vorderfläche der Ohrmuschel.
  7/4 – *Rr. parotidei* – mehrere Äste zur Gl. parotis. Sie führen parasympathische Fasern für die sekretorische Innervation der Drüse.
  7/5 – *Rr. temporales superficiales* – sensible Endäste für die Haut der Schläfe vor und über dem Ohr.

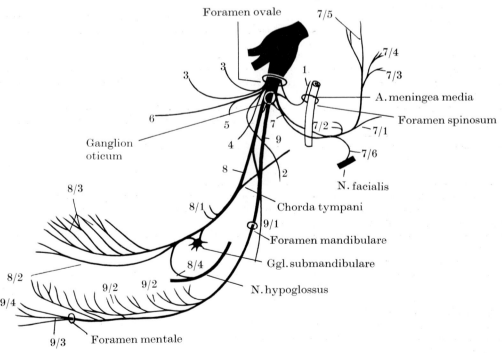

Abb. 276. Astfolge des N. mandibularis (N. V$_3$).

7/6 – *Rr. communicantes cum nervo faciale* – Anastomose mit dem N. facialis. Auf diesem Wege gelangen die parasympathischen Fasern des Gesichtsnerven aus dem Ggl. oticum in die Gl. parotis.

8. *N. lingualis* – großer sensibler Ast für die Versorgung der Schleimhaut des Mundbodens und der vorderen zwei Drittel der Zunge. Die *Chorda tympani* geht von hinten bogenförmig in den N. lingualis über. Sie stellt eine Verbindung der parasympathischen Fazialisanteile (N. intermedius) mit dem Trigeminus dar.

8/1 – *Rr. isthmi faucium* – kleine Ästchen für die Schleimhaut der Schlundbögen und der Tonsillenregion.

8/2 – *N. sublingualis* – sensibler Ast zur Mundbodenschleimhaut und zur Gingiva im Bereich der Frontzähne des Unterkiefers.

8/3 – *Rr. linguales* – versorgen die vorderen zwei Drittel der Zunge mit sensiblen und sensorischen (Geschmacks-)Fasern.

8/4 – *R. communicans cum nervo hypoglosso* – Nervenverbindung zwischen dem XII. Hirnnerven und dem Trigeminus.

9. *N. alveolaris inferior* – stärkster Ast des N. mandibularis für die Versorgung der Zähne und der Mundbodenmuskulatur.

9/1 – *N. mylohyoideus* – verläuft bogenförmig unterhalb des Mundbodens im Sulcus mylohyoideus nach vorne, um den M. mylohyoideus und den vorderen Bauch des M. digastricus zu innervieren.

9/2 – *Rr. dentales et gingivales inferiores* – der N. alveolaris inf. tritt durch das For. mandibulae in den Knochenkanal des Unterkiefers ein und bildet hier mit seinen Rr. dentales den Plexus dentalis inferioris zur sensiblen Versorgung aller Unterkieferzähne. Die Rr. gingivales zweigen zum Zahnfleisch ab.

9/3 – *N. mentalis* – rückläufiger, durch das For. mentale austretender Ast zur Haut der Kinnregion (Rr. mentales) sowie zur Unterlippe (Rr. labiales inferiores – 9/4).

VI. N. abducens

Der VI. Hirnnerv ist ein rein motorischer Nerv. Sein Ursprungskern liegt am Boden der Rautengrube im Rhombenzephalon unter dem Colliculus facialis. Er tritt hinter der Brücke ventral aus dem Hirnstamm aus, zieht durch den Sinus cavernosus hindurch zur oberen Orbitafissur und erreicht den M. rectus lateralis von medial. Er versorgt nur diesen Augenmuskel. Die anderen äußeren Augenmuskeln werden vom N. oculomotorius und trochlearis innerviert (Abb. 272).

VII. N. facialis

Der VII. Hirnnerv gehört entwicklungsgeschichtlich zum 2. Kiemenbogensegment (Hyoidbogen). Er versorgt in der Hauptsache die mimische Muskulatur des Gesichtes und des Halses, enthält aber auch Geschmacksfasern und parasympathische Faserbündel, die sich jedoch in der Regel neben dem Fazialis als gesonderter Nerv vorfinden *(N. intermedius)*.

Der motorische Ursprungskern liegt am Boden der Rautengrube, in der sich der Nerv zunächst bogenförmig um den Abduzenskern herumschlingt (sog. *inneres Fazialisknie*) und dadurch in der Fossa rhomboidea den Colliculus facialis aufwirft. Der Nerv tritt seitlich zusammen mit dem N. VIII aus dem Hirnstamm aus und erreicht durch den Meatus acusticus int. den Fazialiskanal des Felsenbeins, den er durch das *Foramen stylomastoideum* wieder verläßt. Innerhalb der Parotis bildet er den *Plexus parotideus* und strahlt dann fächerförmig in die mimische Muskulatur aus (Abb. 277). Die parasympathischen Anteile des N. intermedius versorgen die Gaumen-, Nasen- und Mundbodendrüsen. Die Geschmacksfasern kommen aus den vorderen zwei Dritteln der Zunge und verlaufen über die *Chorda tympani* zu den Geschmackskernen der Medulla oblongata *(Tractus solitarius)*. Die zugehörigen Ganglienzellen liegen im Ggl. geniculi (vgl. a. S. 295).

1. *N. auricularis posterior* – kurz nach dem Austritt des Fazialis aus dem For. stylomastoideum abgehender Ast zu den mimischen Muskeln des äußeren Ohres (M. auricularis ant., post. und sup.) und zu denen des Hinterhaupts (Venter occipitalis des M. occipitofrontalis).

2. *R. stylohyoideus* und *R. digastricus* – motorische Äste zu den gleichnamigen Muskeln des 2. Kiemenbogens (M. stylohyoideus und Venter posterior m. digastrici).

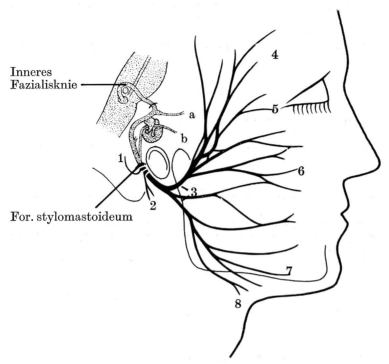

Abb. 277. Astfolge des N. facialis. a = N. petrosus major, b = Chorda tympani.

3. *Plexus parotideus* – Fazialisgeflecht innerhalb der Ohrspeicheldrüse, das sich meist zwischen dem oberflächlichen und tiefen Lappen dieser Drüse einlagert. Aus dem Plexus gehen 2 Astgruppen hervor: die obere *(Pars temporofacialis)* versorgt Stirn-, Augen- und Wangenmuskulatur, die untere *(Pars cervicofacialis)* den Unterkieferbereich sowie die Lippen- und Halsabschnitte der mimischen Muskulatur.
4. *Rr. temporofrontales* – motorische Äste für den Venter frontalis des M. occipitofrontalis und den M. orbicularis oculi.
5. *Rr. zygomatici* – motorische Äste für die mimische Muskulatur in der Umgebung der Lid- und Mundspalte sowie an der Nase.
6. *Rr. buccales* – motorische Äste für den M. buccinatorius und M. orbicularis oris.
7. *R. marginalis mandibulae* – verläuft parallel zum Unterkiefer und versorgt die mimische Muskulatur unterhalb der Mundspalte.
8. *R. colli* – zieht abwärts zum Hals (Innervation des Platysmas). Dieser Ast anastomosiert mit dem N. transversus colli aus dem Plexus cervicalis (sog. *Ansa cervicalis superficialis*).

N. intermedius: Es handelt sich um den nichtmotorischen Anteil des Fazialis, der die parasympathischen und gustatorischen Funktionen übernimmt.
a) *N. petrosus major* – tritt an der Vorderfläche der Felsenbeinpyramide aus dem Fazialiskanal aus und zieht zusammen mit den sympathischen Fasern des Plexus caroticus *(N. petrosus profundus)* im Canalis pterygoideus zum Ggl. pterygopalatinum. Dies ist der Weg der parasympathischen Innervation für die Tränen-, Nasen- und Gaumendrüsen.
b) *Chorda tympani* – Verbindung zwischen dem N. lingualis und N. facialis. Die Chorda verläßt kurz vor dem Durchtritt des N. facialis aus dem For. stylomastoideum den Fazialis, zieht rückläufig durch das Mittelohr zwischen Hammer und Amboß hindurch zur Glaserschen Spalte *(Fissura petrotympanica)* und endet schließlich im N. lingualis. Ihre Geschmacksfasern stammen aus den vorderen zwei Dritteln der Zunge, die parasympathischen Fasern verlassen den N. lingualis wieder und treten in das Ggl. submandibulare ein, in dem sie umgeschaltet werden (sekretorische Innervation der Gl. submandibularis und Gl. sublingualis).

VIII. N. vestibulocochlearis (N. statoacusticus)

Der VIII. Hirnnerv ist ein reiner Sinnesnerv. Er leitet die Afferenzen für Gleichgewicht und Gehör. Zusammen mit dem N. facialis tritt er in den Meatus acusticus internus ein, um innerhalb des Felsenbeins Verbindung mit den Sinnesendstellen des häutigen Labyrinths zu bekommen (weitere Einzelheiten s. S. 324).

Vagusgruppe

Unter der Vagusgruppe versteht man den IX., X. und XI. Hirnnerven (N. glossopharyngeus, vagus und accessorius). Alle 3 Nerven sind gemischt und gehören zum Kiemenapparat. Ihre Ursprungs- und Terminalkerne liegen am Boden der Rautengrube dicht nebeneinander. Im Nucleus alae cinereae enden die sensorischen Fasern. Die zugehörigen Zellkörper liegen in kleinen Ganglien, die den Spinalganglien der Rückenmarksnerven vergleichbar sind und im hirnstammnahen Abschnitt des Vagus bzw. Glossopharyngeus jeweils in die entsprechenden Nerven eingelagert sind *(Ggl. superius* und *inferius* n. IX et X). Der für den IX. und X. Hirnnerven gemeinsame motorische Ursprungskern ist der *Nucleus ambiguus*. Beide Hirnnerven besitzen auch Geschmacksfasern und parasympathische Anteile. Besonders beim N. vagus ist der parasympathische Anteil sehr groß geworden. Der größte Teil der Eingeweide wird vom Vagus mit parasympathischen Fasern versorgt. Der N. accessorius ist rein somatomotorisch und kann als ein verselbständigter Vagusteil betrachtet werden. Sein motorischer Ursprungskern reicht weit ins Zervikalmark hinein.

IX. N. glossopharyngeus

Der N. glossopharyngeus ist der 3. Kiemenbogennerv. Es handelt sich um einen gemischten Nerven mit motorischen, sensiblen, parasympathischen und gustatorischen Fasern. Der N. glossopharyngeus verläßt den Hirnstamm in einer Rinne hinter der Olive und die Schädelbasis durch das Foramen jugulare, um zu seinen Innervationsgebieten (hinterer Teil der Mundhöhle, hinteres Drittel der Zunge, Pharynx, Isthmus faucium, M. stylopharyngeus) zu gelangen.

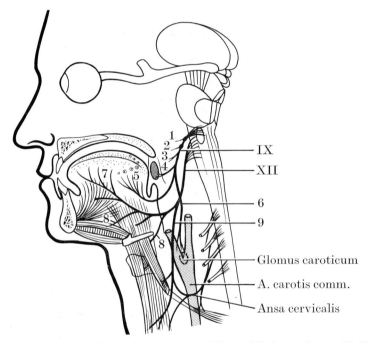

Abb. 278. Astfolge des N. glossopharyngeus (N. IX) und N. hypoglossus (N. XII) (K-B).

1. *N. tympanicus* – gemischter Nerv mit sensorischen Fasern für die Schleimhaut der Paukenhöhle und Tuba auditiva. Er enthält parasympathische (sekretorische) Fasern für die Gl. parotis und entspringt vom *Ggl. inferius* n. IX, dringt durch den *Canaliculus tympanicus* in die Paukenhöhle ein und bildet

hier zusammen mit sympathischen Fasern aus dem Geflecht der A. carotis interna den *Plexus tympanicus*, aus dem der *N. petrosus minor* hervorgeht. Dieser verläuft durch die Fissura sphenopetrosa zum *Ggl. oticum* (sog. Jacobsonsche Anastomose). Im Ganglion werden die sekretorischen Fasern für die Parotis umgeschaltet.
2. *R. stylopharyngeus* – motorischer Ast für den M. stylopharyngeus.
3. *Rr. pharyngei* – motorische und sensible Fasern zum Plexus pharyngeus für den oberen Pharynxabschnitt.
4. *Rr. tonsillares* – sensible Äste zur Schleimhaut des Isthmus faucium und der Tonsilla palatina.
5. *Rr. linguales* – zum hinteren Drittel der Zunge. Die Äste versorgen hauptsächlich die Geschmacksregion der Zunge (Papillae vallatae und foliatae) (vgl. S. 293).
6. *R. sinus carotici (Karotissinusnerv)* – Ast zum Glomus caroticum an der Astgabel der A. carotis communis. Er enthält afferente Fasern zur Blutdruckregulation (Blutdruckzügler) (vgl. S. 344).

X. N. vagus

Der N. vagus ist der größte unter den Hirnnerven und ebenfalls gemischt. Er ist der 4. Kiemenbogennerv, der auch die nachfolgenden Kiemenbogensegmente versorgt. Er tritt im Anschluß an den Glossopharyngeus mit mehreren Wurzelfäden hinter der Olive aus dem Hirnstamm aus und verläßt den Schädel ebenfalls durch das Foramen jugulare. Seine beiden Ganglien *(Ggl. superius et inferius)* liegen direkt unter der Schädelbasis. Am Hals verläuft der Nerv in der Gefäß-Nerven-

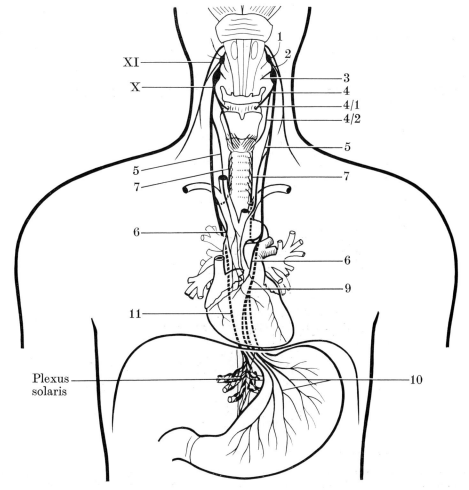

Abb. 279. Astfolge des N. vagus (N. X) und N. accessorius (N. XI) (modif. nach BENNINGHOFF) (K.-B.)

Scheide zusammen mit der V. jugularis interna und der A. carotis. Er kreuzt die A. subclavia und den Aortenbogen vorne und biegt dann steil nach hinten, hinter der Lungenwurzel entlang, zum Ösophagus ab. Der rechte Vagusstamm *(Truncus vagalis dexter)* begibt sich dann mehr an die Hinterseite des Ösophagus, der linke *(Truncus vagalis sinister)* an die Vorderfläche. Beide zusammen bilden den *Plexus oesophageus* und gehen anschließend auf den Magen über. Der größte Teil endet im Plexus solaris, in der Umgebung des Truncus coeliacus (Ggl. coeliacum).

Der Vagus führt somatomotorische Fasern für die Pharynx- und Kehlkopfmuskulatur, sensible und gustatorische Fasern aus der Schleimhaut der hinteren Mundhöhle, des Pharynx, des Ösophagus und Larynx sowie parasympathische Fasern für die Brust- und Bauchorgane (Herz, Lunge, Leber, Milz, Pankreas und Magendarmkanal bis zum Colon transversum). Er repräsentiert damit den Hauptteil des sog. kranial-autonomen Abschnittes des vegetativen Nervensystems (vgl. S. 330).

1. *R. meningeus* – sensibler Ast, der rückläufig durch das For. jugulare zur Dura der hinteren Schädelgrube zieht.
2. *R. auricularis* – kleiner, sensibler Ast zum äußeren Gehörgang und zur Innenfläche der Ohrmuschel (einziger Hautast des N. vagus).
3. *Rr. pharyngei* – mehrere gemischte Nerven, die sich am Aufbau des Plexus pharyngeus beteiligen.
4. *N. laryngeus superior* – zweigt vom Ggl. inferius ab.
    - 4/1 – *R. internus* – rein sensibler Ast, der durch ein Loch in der Membrana thyreohyoidea das Innere des Kehlkopfes betritt. Er versorgt die Kehlkopfschleimhaut vornehmlich im oberen Bereich.
    - 4/2 – *R. externus* – rein motorischer Ast für den M. cricothyreoideus.
5. *Rr. cardiaci cervicales superiores* – mehrere Zweige vom oberen Halsabschnitt des Vagus zu den vegetativen Herzgeflechten.
6. *Rr. cardiaci cervicales inferiores* – im unteren Halsbereich, teilweise auch erst vom N. recurrens abgehende Äste zum Herzplexus.
7. *N. laryngeus recurrens* – biegt rechts um die A. subclavia, links um den Aortenbogen herum und zieht in der Rinne zwischen Ösophagus und Trachea aufwärts zum Kehlkopf. *Rr. tracheales* versorgen die Luftröhre, *Rr. oesophagei* die Speiseröhre. – Der *N. laryngeus inf.* stellt den Endast für die motorische und sensible Innervation des Kehlkopfes dar und innerviert alle *inneren* Kehlkopfmuskeln.
8. *Rr. bronchiales* – vegetative Geflechte, die mit dem Bronchialbaum zusammen in die Lunge gelangen (Plexus pulmonalis).
9. *Truncus vagalis anterior* – vorderer Vagusstamm des ösophagealen Geflechtes. Er setzt sich in die
10. *Rr. gastrici anteriores* auf die Vorderfläche des Magens fort.
11. *Truncus vagalis posterior* – hinterer, meist etwas stärkerer Vagusstamm, der ebenfalls aus dem Plexus oesophageus hervorgeht. Er geht in die vegetativen Geflechte an der Rückwand des Magens (Rr. gastrici posteriores) sowie in den Plexus solaris vor der Aorta abdominalis über. Weitere Verbindungen gehen von hier zur Leber *(Plexus hepaticus)*, zur Niere *(Plexus aorticorenalis)*, zum Dünndarm *(Plexus mesentericus)* und zur Milz *(Plexus lienalis)*.

XI. N. accessorius

Der XI. Hirnnerv hat sich erst spät in der Stammesgeschichte vom Vagus abgespalten. Er zeigt noch weitgehend den Charakter eines Rückenmarksnerven, der allerdings seinen sensiblen Anteil ganz verloren hat. Der Akzessorius ist also ein rein somatomotorischer Nerv und innerviert die aus den Kopfsegmenten stammenden beiden Halsmuskeln (M. trapezius, M. sternocleidomastoideus). Seine Wurzelfäden reichen bis zum 7. Zervikalsegment am Rückenmark nach unten. Sie vereinigen sich zu einem Stamm, der neben dem Halsmark aufsteigt und durch das Foramen occipitale magnum in die Schädelhöhle, die er dann zusammen mit dem Vagus wieder durch das Foramen jugulare verläßt, gelangt.

Man unterscheidet einen Ramus medialis und lateralis. Der *Ramus medialis* oder *Ramus internus* (Accessorius vagi) vereinigt sich distal vom Ggl. superius n. vagi mit dem N. vagus und führt diesem die somatomotorischen Fasern für die Kehlkopfmuskulatur zu. Der Ramus lateralis oder Ramus externus (Accessorius spinalis) zieht vor dem Querfortsatz des Atlas nach abwärts zum M. sternocleidomastoideus, den er etwa in der Mitte durchbohrt, um weiter durch das laterale Halsdreieck zum M. trapezius zu gelangen. An der Innervation der beiden genannten Muskeln beteiligen sich aber auch noch Äste des Plexus cervicalis.

XII. N. hypoglossus

Der XII. Hirnnerv ist ein rein motorischer Nerv für die Innervation der Binnenmuskulatur der Zunge und der drei von den benachbarten Skeletteilen in die Zunge einstrahlenden Muskeln (M. genio-, hyo- und styloglossus). Er ist entwicklungsgeschichtlich aus 3 Spinalnerven entstanden, die ihre hintere Wurzel und ihre Spinalganglien verloren haben. Der Hypoglossus tritt mit mehreren Wurzelfäden zwischen Olive und Pyramide ventral aus der Medulla aus und verläßt die Schädelbasis durch den Canalis hypoglossi. Er überkreuzt bogenförmig die Astfolge der A. carotis externa bis zum Zungenbein *(Arcus hypoglossi)* und dringt dann – auf dem M. hyoglossus gelegen – schräg von hinten-unten in die Zungenmuskulatur ein. Dem Hypoglossus schließen sich auch zervikale Fasern aus C_1 und C_3 an, die den Hirnnerven nur als Leitbahn benutzen, ihn aber an verschiedenen Stellen wieder verlassen. Der kräftigste dieser Zweige ist der *Ramus superior*, der sich mit einem *Ramus inferior* aus den unteren Zervikalsegmenten zur *Ansa cervicalis* vereinigt. Von der Ansa aus werden alle infrahyalen Muskeln innerviert.

Astfolge (vgl. Zahlenhinweise in Abb. 278):

7. *Rr. linguales* – motorische Äste für die Binnenmuskulatur der Zunge.
8. *R. geniohyoideus* und *thyreohyoideus* – Äste zu den gleichnamigen Muskeln. Ihre motorischen Fasern stammen aus den oberen Zervikalsegmenten.
9. *R. superior ansae cervicalis* – Verbindungsast zur Ansa cervicalis, der vom Hypoglossusbogen abzweigt und Fasern aus den oberen zervikalen Segmenten (C_2, C_3) für die infrahyale Muskulatur führt.

XIII. Sympathische Versorgung von Kopf und Extremitäten

Da die Zuflüsse zum Grenzstrang auf die Rückenmarkssegmente C_8–L_3 beschränkt sind, muß die sympathische Versorgung für die Kopf- und Beckenorgane über den Hals- bzw. Beckenteil des Grenzstranges divergierend nach kranial bzw. kaudal verlaufen. Die Ursprungsneuronen für die *sympathische Versorgung des Kopfes* liegen in der Seitensäule der Rückenmarkssegmente von C_8, Th_1 und Th_2 (z.B. im Centrum ciliospinale für die sympathische Innervation des Auges). Die präganglionären Neuronen erreichen über den Halsgrenzstrang aufsteigend das Ggl. cervicale superius, wo die Umschaltung auf die postganglionären Neuronen erfolgt (Abb. 281). Von hier gehen die sympathischen Fasern auf die großen Kopfgefäße über, vor allem auf die A. carotis int. (Plexus caroticus int.), die A. carotis ext. (Plexus caroticus ext.) und die V. jugularis int. (Nervus und Plexus jugularis). Mit diesen Gefäßen bzw. mit deren Ästen erreichen die vegetativen Nerven ihre Erfolgsorgane im Kopfbereich (Drüsen, glatte Muskeln, Schleimhäute usw.). Die Fasergeflechte zu den Halsorganen stammen mehr aus dem Ggl. cervicale medium und inferius. Nervus und Plexus jugularis stellen die Verbindungen zum Ggl. inf. des IX. sowie zum Ggl. sup. des X. Hirnnerven her.

Die *sympathische Versorgung für die Körperwandung und die Extremitäten* läuft auch über die Spinalnerven, und zwar mittels der Rr. communicantes grisei. Diese Verbindungsäste zwischen Grenzstrang und Spinalnerven sind im Gegensatz zu den Rr. communicantes albi in allen Segmenten vorhanden. Die präganglionären Neuronen liegen in der Seitensäule des Rückenmarks. Ihre Neuriten werden aber bereits in den Grenzstrangganglien umgeschaltet. Das postganglionäre Neuron erreicht dann über die Rr. communicantes grisei die Spinalnerven und damit die Extremitätenplexus. Die beiden oberen Ganglien des Halsgrenzstranges beliefern die Spinalnerven C_1–C_4 und damit auch den Plexus cervicalis mit sympathischen Fasern. Das untere zervikale Ganglion, das mit den oberen thorakalen Grenzstrangganglien in der Regel zu einem größeren Ganglienkomplex verschmolzen ist *(Ggl. cervicothoracicum* oder *stellatum)*, schickt Fasern in den Plexus brachialis und wird damit zur wichtigsten Quelle für die sympathische Versorgung des Armes. Die präganglionären Ursprungszellen für die obere Extremität finden sich in den oberen Thorakalsegmenten des Rückenmarks (Th_2–Th_7). Im Brustbereich erhält jeder Spinal- bzw. Interkostalnerv einen Zuschuß sympathischer Fasern über den R. communicans griseus vom benachbarten Grenzstrangganglion.

Die Wurzelzellen für die *untere Extremität* liegen in den Rückenmarkssegmenten Th_{10}–L_2. Ihre Neuriten (präganglionäre Neuronen) verlaufen im Grenzstrang abwärts bis zu den prävertebralen, lumbalen und sakralen Gangliengruppen. Von hier ziehen die postganglionären Neuronen zum Plexus lumbosacralis. Dabei haben die Grenzstrangganglien von L_4–L_5 Verbindungen zum

Plexus lumbalis (N. femoralis usw.) und die sakralen Ganglien (S_1, S_2, S_3) zum Plexus sacralis und pudendalis zur Versorgung von Beckenboden, Genitale und Bein (N. ischiadicus, N. pudendus usw.).

In den sympathischen Nerven kommen in variabler Form und Zahl auch *Zwischenganglien* (Ganglia intermedia) vor, in denen dann meist eine Umschaltung von den prä- auf die postganglionären Neuronen stattfindet, ehe die präganglionären Fasern das Grenzstrangganglion oder die prävertebralen Gangliengruppen erreicht haben (Abb. 262). Zwischenganglien wurden in den Rr. communicantes der Hals- und Lendensegmente, in den Herznerven sowie regelmäßig innerhalb des N. splanchnicus major in Höhe des IX. Brustwirbels (Ganglion splanchnicum) gefunden.

XIV. Parasympathische Versorgung von Kopf und Extremitäten
1. Kopfteil des Parasympathikus – Kranial-autonomes System

Die Ursprungszellen für das kranial-autonome System sind in besonderen Kernen lokalisiert, die sich als dorsale, viszeromotorische Kernreihe dicht neben den somatomotorischen Kerngruppen

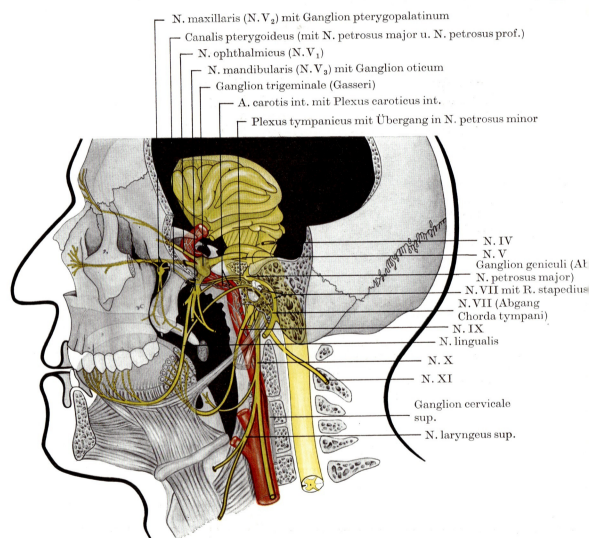

Abb. 280. Lage und Verlauf der Hirnnerven, die parasympathische Anteile enthalten (K).

der Hirnnervenkerne am Boden der Rautengrube bis ins Mittelhirn hinziehen. Ihre Neuriten schließen sich dem III., VII., IX. und X. Hirnnerven an (Abb. 280). Allen genannten Hirnnerven sind in der Peripherie parasympathische Ganglien angelagert, in denen die Umschaltung von den prä- auf die postganglionären Neuronen erfolgt (Abb. 281). Die efferenten Axonen der postganglionären Neuronen verzweigen sich peripherwärts stark, so daß es zu einer bedeutenden Reizausbreitung (Irradiation) kommt (Beispiel einer Divergenzschaltung).

Parasympathische Fasern des N. oculomotorius (N. III): Die parasympathischen Fasern des III. Hirnnerven entspringen im Nucleus caudalis centralis (Perliascher Kern) und Nucleus accessorius autonomicus (Westphal-Edingerscher Kern), die median zwischen den motorischen Ursprungskernen des N. oculomotorius, ventral vom Aquaeductus cerebri, im Mittelhirn gelegen sind. Die präganglionären Neuronen verlaufen mit dem N. oculomotorius bis zum Ggl. ciliare der Orbita. Hier erfolgt die Umschaltung auf die postganglionären Neuronen, deren Axonen mit den

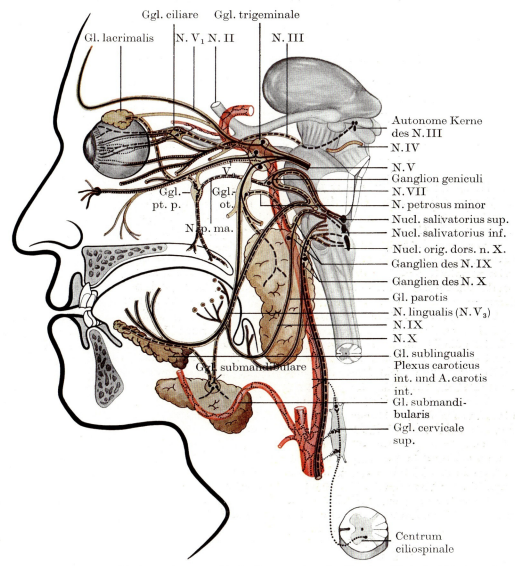

Abb. 281. Parasympathische und sympathische Innervation des Kopfes (K) (vgl. Abb. 280). Parasympathische Neuronen = gestrichelt, sympathische = punktiert, sensible = ausgezogene Linien. Ggl. ot. = Ganglion oticum, Ggl. pt. p. = Ganglion pterygopalatinum, N. p. ma. = N. petrosus major.

Nn. ciliares breves ins Auge gelangen (parasympathische Innervation des M. ciliaris und M. sphincter pupillae). Reizung der Ziliarnerven bewirkt eine Ziliarmuskelkontraktion (Akkommodation) und Pupillenverengerung (Miosis), Lähmung führt zur Akkommodationsunfähigkeit und paralytischen Mydriasis (Ophthalmoplegia interna).

Parasympathischer Anteil des N. facialis (N. VII): Dieser wird vielfach auch als ein eigener Nerv beschrieben (N. intermedius). Die Ursprungszellen liegen im dorsalen, viszeromotorischen Fazialiskern am Boden der Rautengrube (Nucleus visceromotorius dorsalis und salivatorius sup.). Die Neuriten dieser Zellen begleiten den N. facialis entweder bis zum Ggl. geniculi oder bis kurz vor den Austritt des N. facialis aus dem Foramen stylomastoideum. Die erste Fasergruppe verläßt den Fazialis als N. petrosus major (*keine* Umschaltung im Ggl. geniculi), zieht durch den Canalis pterygoideus zum Ggl. pterygopalatinum (hier Umschaltung auf das postganglionäre Neuron). Vom Ggl. pterygopalatinum aus können 4 Regionen erreicht werden:

1. Über die periarteriellen Geflechte der A. meningea media erhalten die Hirnhautgefäße parasympathische, vasodilatatorische Fasern.
2. Durch das Foramen sphenopalatinum hindurch erreichen parasympathische Fasern die Drüsen und Schleimhäute der hinteren Nasenregion.
3. Durch den Canalis pterygopalatinus und die Foramina palatina majora et minora gelangen parasympathische Fasern zum harten und weichen Gaumen.
4. Mit dem N. zygomaticus (N. V$_2$) verlaufen parasympathische Fasern zum N. lacrimalis (sog. Tränenanastomose) und erreichen auf diese Weise die Tränendrüse (sekretorische Innervation). Diese Fasern sind vor allem für die profuse Sekretion beim Weinen verantwortlich.

Die zweite Fasergruppe des N. intermedius verläßt den N. facialis kurz vor dessen Austritt aus dem Foramen stylomastoideum als *Chorda tympani*. Diese anastomosiert mit dem N. lingualis (N. V$_3$), der dann die parasympathischen, sekretorischen und vasodilatatorischen Fasern bis zum Ggl. submandibulare mitnimmt. Hier erfolgt die Umschaltung auf das postganglionäre Neuron (sekretorische Innervation der Glandula sublingualis und submandibularis). Einige Neuronen treten vom Ganglion auch wieder rückläufig in den N. lingualis ein und ziehen mit diesem zur Zunge (sekretorische Innervation der Zungenspitzendrüsen, parasympathische Innervation der vorderen zwei Drittel der Zunge).

Parasympathische Fasern des N. glossopharyngeus (N. IX): Die Ursprungszellen liegen im dorsalen, viszeromotorischen Kern des N. IX, im *Nucleus salivatorius inferius*. Die Neuriten dieser Zellen verlassen den Hirnnerven als N. tympanicus. Dieser bildet unter der Mittelohrschleimhaut den Plexus tympanicus, aus dem der N. petrosus minor hervorgeht und die parasympathischen präganglionären Neuronen bis zum Ggl. oticum bringt (Jacobsonsche Anastomose). Hier erfolgt die Umschaltung auf die postganglionären Neuronen, die über den N. auriculotemporalis und den Plexus facialis die Glandula parotis erreichen (sekretorische Innervation der Ohrspeicheldrüse). Eine weitere Gruppe von parasympathischen Fasern zieht mit dem N. glossopharyngeus zum hinteren Drittel der Zunge (sekretorische Innervation der hinteren Zungendrüsen).

Parasympathische Fasern des N. vagus (N. X). Die Ursprungszellen (präganglionäre Neuronen) liegen im dorsalen, viszeromotorischen Vaguskern (Nucleus originis dorsalis N. X). Ihre Neuriten ziehen im N. vagus abwärts bis zum Ösophagus und Magen. Die meisten enden im Plexus solaris oder im ventralen Magengeflecht (Plexus gastricus ventralis). Die synaptische Umschaltung auf die postganglionären Neuronen erfolgt aber wahrscheinlich noch nicht in diesen prävertebralen Ganglien, sondern erst in der Wand der Erfolgsorgane selbst. Im Hals- und Brustteil des Vagus zweigen Äste zu den Halsorganen, zum Herzen und zur Lunge ab. Das Versorgungsgebiet des parasympathischen Vagusanteils (Abb. 258) reicht kaudal etwa bis zum sog. Cannon-Böhmschen Punkt am Colon transversum. Das distal anschließende Kolon wird vom sakral-autonomen Anteil des Parasympathikus, dessen Ursprungszellen in den sakralen Rückenmarkssegmenten gelegen sind, versorgt.

Reizung des Vagus führt zu einer Kontraktion der Bronchiolen sowie einer Dämpfung der Herzaktivität. Die Durchblutung der Koronararterien nimmt ab. Im Bereich des Magendarmkanals bewirkt Vagusreizung eine Förderung der Peristaltik, Sekretion der Verdauungsdrüsen und Durchblutungssteigerung (Vasodilatation). Eine Durchschneidung des Vagus (Vagotomie) setzt den Muskeltonus im gesamten Magendarmtrakt sowie in den extrahepatischen Gallenwegen herab.

Die durch Histamininjektion auslösbare Magensaftsekretion, ebenso wie die hormonal gesteuerten Sekretionsmechanismen, bleiben unbeeinflußt.

2. Brustteil des Parasympathikus, »spinaler Parasympathikus«

Die Existenz parasympathischer Ursprungskerne im mittleren Rückenmarksbereich ist nicht erwiesen. Daß die Spinalnerven (besonders die hinteren Wurzeln) efferente parasympathische Fasern leiten, wird heute allgemein bezweifelt. Vermutlich führen sie nur viszeroafferente Fasern. Somit erhalten die Extremitäten vermutlich keine parasympathische Innervation. Ihre Vasodilatatoren kommen vom Sympathikus und stellen in der Regel cholinerge Fasern dar.

3. Beckenteil des Parasympathikus – Sakral-autonomes System

Die Ursprungszellen des sakralen Parasympathikus sind im Nucl. intermediomedialis der Seitensäule des Rückenmarks bzw. im dorsolateralen Teil der Vordersäule im Bereich von S_1–S_3 lokalisiert. Die präganglionären Neuriten verlassen das Rückenmark mit den ventralen Wurzeln der zugehörigen Spinalnerven (Plexus pudendalis) und bilden anschließend eigene Nerven (Nn. splanchnici pelvini, Nn. erigentes), die an der dorsalen Beckenwand entlang zu beiden Seiten des Rektums bogenförmig nach vorn ziehen, um schließlich in den *Plexus hypogastricus inferior* (früher Ggl. pelvinum) einzumünden (Abb. 258). Hier findet die Umschaltung auf die postganglionären Neuronen statt. Häufig erfolgt diese Umschaltung auch erst in den intramuralen Ganglien der Erfolgsorgane (Harnblase, Geschlechtsorgane). Aufsteigend erreichen parasympathische Fasern auch den Plexus hypogastricus superior (Ggl. mesentericum inferius) und von dort das Sigmoid sowie das distale Kolon bis zum Cannon-Böhmschen Punkt.

Reizung der sakralen parasympathischen Fasern *(Nn. splanchnici pelvini)* bewirkt eine Sekretion der Geschlechts- und Darmdrüsen, Peristaltik und Darmentleerung (Defäkation) bei gleichzeitiger Erschlaffung des M. sphincter ani internus. Durch Kontraktion der Harnblasenmuskulatur wird bei gleichzeitiger Erschlaffung des M. sphincter vesicae (Sphincter internus) die Blasenentleerung (Miktion) eingeleitet. Am Genitale erzeugt die Reizung dieser Nerven eine Vasodilatation innerhalb der Schwellkörper und damit eine Erektion des Penis bzw. der Klitoris. Gleichzeitig ergibt sich eine Hyperämie an Samenblasen, Ductus deferens und Nebenhoden. Die Ejakulation erfolgt erst auf sympathische Erregungen.

Anhang: Innervation der Kopfdrüsen

Innervation der Tränendrüse

1. *Parasympathische (sekretorische) Innervation*

   Nucleus salivatorius sup. (oberer Speichelkern der Medulla) – N. intermedius (parasympathischer Anteil des N. facialis, N. VII) – N. petrosus major (Abgang am äußeren Fazialisknie – durch Hiatus canalis und im Sulcus n. petrosi majoris auf der Felsenbeinpyramidenvorderfläche durch das For. lacerum und den Canalis pterygoideus) zum Ggl. pterygopalatinum (in der Fossa pterygopalatina – Umschaltung der prä- auf die postganglionären Neuronen) – N. zygomaticus – Anastomose mit dem N. lacrimalis – Tränendrüse.

2. *Sympathische Innervation*

   Centrum ciliospinale in der Seitensäule des Rückenmarks (C_8–Th_1) – Truncus sympathicus des Halses – Ggl. cervicale sup. (Umschaltung der prä- auf die postganglionären Neuronen) – Plexus carotis int. – N. petrosus profundus (durch das For. lacerum und den Canalis pterygoideus) – Ggl. pterygopalatinum (hier keine Umschaltung) – N. zygomaticus – Anastomose mit N. lacrimalis – Tränendrüse.

Innervation der Nasen- und Gaumendrüsen

1. *Parasympathische (sekretorische) Innervation*

   Nucleus salivatorius sup. (oberer Speichelkern der Medulla) – N. intermedius (parasympathischer Anteil des N. facialis, N. VII) – N. petrosus major (Abgang am äußeren Fazialisknie – durch bzw. im Hiatus und Sulcus n. petrosi majoris – durch das For. lacerum und den Canalis pterygoideus) – Ggl. pterygopalatinum in der Fossa pterygopalatina (Umschaltung der prä- auf die postganglionären Neuronen) – a) mit den Nn. nasales posteriores sup. lat. (N. V_2) durch das For. sphenopalatinum zu den Nasendrüsen – b) mit den Nn. palatini (N. V_2) durch die gleichnamigen Kanälchen zu den Gaumendrüsen.

2. *Sympathische Innervation*

Nucleus intermediolateralis des Rückenmarks (Centr. ciliospinale, C_8–Th_2) – Halsgrenzstrang – Ggl. cervicale sup. (Umschaltung der prä- auf die postganglionären Neuronen) – Plexus caroticus int. – N. petrosus profundus (im Canalis pterygoideus) – Ggl. pterygopalatinum (hier keine Umschaltung) – mit den Nn. nasales und Nn. palatini zu den Nasen- und Gaumendrüsen.

Innervation der Glandula parotis

1. *Parasympathische (sekretorische) Innervation (Jacobsonsche Anastomose)*

Nucleus salivatorius inf. (unterer Speichelkern der Medulla oblongata) – N. glossopharyngeus (N. IX) – N. tympanicus (Abgang am Ggl. inf. des N. IX, das in der Fossula petrosa gelegen ist – durch den Canaliculus tympanicus zur Paukenhöhle) – Plexus tympanicus – als N. petrosus minor auf der Vorderwand der Felsenbeinpyramide (Sulcus n. petrosi minoris) durch das For. lacerum – zum Ggl. oticum (Umschaltung der prä- auf die postganglionären Neuronen) – N. auriculotemporalis (N. V_3) und N. facialis (N. VII) – Gl. parotis.

2. *Sympathische Innervation*

Nucleus intermediolateralis des Rückenmarks (C_8–Th_2) – Truncus sympathicus des Halses – Ggl. cervicale sup. (Umschaltung der prä- auf die postganglionären Neuronen) – Plexus caroticus ext. – über die periadventitiellen Geflechte der A. temporalis superf. und A. meningea media mit N. auriculotemporalis – zur Parotis.

Innervation der Unterzungendrüsen (Gl. sublingualis und Gl. submandibularis)

1. *Parasympathische (sekretorische) Innervation*

Nucleus salivatorius sup. (oberer Speichelkern der Medulla) – N. intermedius (parasympathischer Anteil des N. facialis, N. VII) – Chorda tympani der Paukenhöhle [durch die Fissura petrotympanica (sog. Glasersche Spalte)] – N. lingualis – Ggl. submandibulare (Umschaltung der prä- auf die postganglionären Neuronen) – Unterzungendrüsen.

2. *Sympathische Innervation*

Nucleus intermediolateralis des Rückenmarks (C_8–Th_2) – Truncus sympathicus des Halses – Ggl. cervicale sup. (Umschaltung der prä- auf die postganglionären Neuronen) – Plexus caroticus ext. – mit den periadventitiellen sympathischen Geflechten der A. facialis und lingualis zu den Unterzungendrüsen.

C. Endokrine Organe

I. Allgemeines

Die Leistungsbreite der Organe kann vom vegetativen Nervensystem durch die Abgabe von Überträgerstoffen (Transmittern) verändert werden. Die nervösen Regulationen werden durch die Tätigkeit des endokrinen Systems erweitert und spezifiziert. Die von den endokrinen Organen erzeugten Wirkstoffe *(Hormone)* steuern die Stoffwechselvorgänge, ohne dabei selbst mit umgesetzt zu werden (Biokatalysatoren, entweder durch Änderung der Membranpermeabilität oder durch direkten Angriff am DNS-Material der Zellkerne (Enzymindukion). Die Hormone werden von den endokrinen Drüsen produziert und ins Blut abgegeben (glanduläre Hormone) oder entstehen im Gewebe selbst (aglanduläre Gewebshormone).

Vegetativum und Endokrinium sind eng miteinander verwandt. Beide gehören zu den steuernden Organsystemen. Das vegetative Nervensystem gliedert sich morphologisch in Funktionskreise, die aus Neuronenketten bestehen (vgl. S. 327). Eine ähnliche Gliederung ist auch bei den endokrinen Organen vorhanden. Nur bestehen die Glieder der einzelnen Funktionskreise nicht aus räumlich miteinander verbundenen Nervenelementen, sondern aus Stoffgruppen, die wechselseitig aufeinander einwirken. Den »synaptischen« Zusammenschluß dieser Stoffgruppen besorgt der Blutkreislauf.

Wie die nervösen Erregungen mittels der Leitungsbögen in Funktionskreisen wirksam werden, arbeiten auch die Hormondrüsen nicht unabhängig voneinander. Sie beeinflussen sich gegenseitig und bilden »Regelkreise« mit spezifischen Rückkoppelungsmechanismen. Es besteht eine »Hierarchie der Hormondrüsen« (KARLSON), die in der Regel drei Stufen umfaßt. Wirkt z.B. die Drüse A durch das Hormon α auf die Drüse B ein (Abb. 282), so gibt diese das in ihr produzierte oder gestapelte Hormon β ins Blut ab. Dieses erreicht das Organ C (Erfolgsorgan), das nunmehr in seiner Leistung stimuliert oder gehemmt wird. Voraussetzung für alle hormonalen Wirkungen sind jedoch die Ansprechbarkeit des Erfolgsorgans sowie eine genügende Konzentration des Wirkstoffes

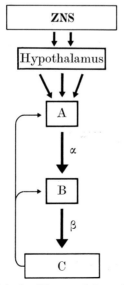

Abb. 282. Hierarchie der Hormondrüsen (Näheres s. Text).

im Blut. Die periphere Situation wirkt nun aber auch wieder auf die übergeordnete Drüse A zurück, indem z. B. eine überschießende Sekretion der Drüse B die sekretorische Aktivität der Drüse A hemmt (humorale Rückkoppelung).

Die Hormondrüsen bilden also untereinander in ähnlicher Weise wie das Nervensystem funktionelle Systeme, bei denen vergleichsweise ebenfalls von »afferenten« bzw. »efferenten« Wirkungen gesprochen werden kann.

Das gesamte System der Hormondrüsen steht schließlich unter dem steuernden und ordnenden Einfluß des ZNS, vor allem des Zwischenhirns (Hypothalamus). Die Verbindungsbrücke zwischen beiden Systemen bilden der Hypophysenhinterlappen und das Infundibulum des Zwischenhirns. Der Boden des Zwischenhirns stülpt sich entwicklungsgeschichtlich kaudalwärts aus und lagert sich der aus dem Rachendach abgefalteten *Adenohypophyse* eng an. Auf diese Weise entsteht die *Hypophyse* (Hirnanhang), die als das oberste Steuerungszentrum der endokrinen Organe angesehen werden muß. Die charakterisierte entwicklungsgeschichtliche Tendenz zur Aneinanderlagerung eines endokrinen und eines nervösen Organs wird als *Neurotropismus* bezeichnet. Von der Hypophyse direkt beeinflußt werden die Schilddrüse, die Nebennieren und die Keimdrüsen. Außerdem sezerniert die Hypophyse auch direkt wirkende Hormone.

Allen inkretorischen Drüsen gemeinsam sind die reiche Vaskularisation sowie das Fehlen von Ausführungsgängen. Das Sekret wird von den Drüsenzellen direkt in die erweiterten Kapillarsysteme der endokrinen Organe (Sinusoide) und damit ins Blut abgegeben (»Blutdrüsen«).

II. Endokrine Drüsen

1. Schilddrüse (Gl. thyreoidea)

Die Schilddrüse ist ein relativ großes und stammesgeschichtlich sehr altes endokrines Organ (Gewicht 25–60 g). Sie liegt unterhalb des Kehlkopfes auf der Trachea und entwickelt sich zunächst wie eine exokrine Drüse vom Epithel des Mundbodens aus. Das Foramen caecum der Zunge zeigt noch diejenige Stelle an, wo die Schilddrüse mit ihrem Ausführungsgang *(Ductus thyreoglossus)* ausgesproßt ist. Während der Embryonalzeit verlagert sich die Schilddrüsenanlage innerhalb des Halsbindegewebes zunehmend nach kaudal. Der Ductus thyreoglossus geht allmählich zugrunde,

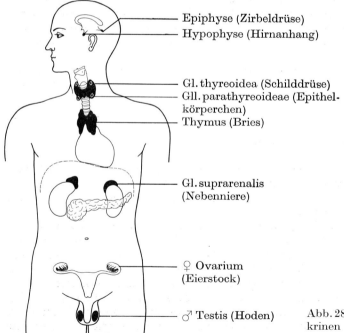

Abb. 283. Schema über die Lage der endokrinen Organe (modif. nach BENNINGHOFF) (K-B).

kann aber gelegentlich auch erhalten bleiben. Aus Gang- und Drüsenresten entwickeln sich akzessorische Schilddrüsen (Nebenschilddrüsen), die meist funktionslos sind. Kaudal geht der Ductus thyreoglossus in den *Lobus pyramidalis* über. Das Drüsengewebe entfaltet sich zu beiden Seiten der Trachea in Form zweier Drüsenlappen *(Lobus dexter* und *sinister)*, die durch einen *Isthmus* verbunden sind. Dadurch entsteht die H-förmige Gestalt der Schilddrüse. In 1–2% der Fälle fehlt der Isthmus. Der Lobus pyramidalis sitzt dem Isthmus kegelförmig auf, fehlt aber auch häufig.

Die Schilddrüse besitzt eine unregelmäßige Lappengliederung. Die einzelnen Drüsenläppchen bestehen ihrerseits wiederum aus Bläschen *(Follikel)*, die dem jeweiligen Funktionszustand entsprechend verschieden groß und mit einer homogenen klebrigen Masse, dem *Kolloid*, gefüllt sind. Das Kolloid enthält den jodhaltigen Wirkstoff der Schilddrüse, das *Thyroxin*, das an Eiweiß gebunden innerhalb der Follikel gespeichert wird (Jodthyreoglobulin). Die Schilddrüse ist daher als eine Vorratsdrüse anzusehen, die ihr Hormon jederzeit aus dem Kolloid der Follikel mobilisieren und in das Gefäßsystem abgeben kann. Wird sehr viel Kolloid eingeschmolzen, verkleinern sich die Follikel. Im Ruhezustand vergrößern sich die Follikel und werden zu dünnwandigen Blasen (Stapelschilddrüse).

Die *Hauptaufgabe der Schilddrüse* ist die Regulation des Stoffwechsels. Durch den Thyroxinspiegel des Blutes wird das Stoffwechselniveau des Körpers an die jeweilige Leistung angepaßt. Die Schilddrüsenhormone regen die Sauerstoffaufnahme der meisten Körperzellen an, sie regeln den Lipid- und vor allem den Kohlenhydratstoffwechsel und beeinflussen dadurch den Grundumsatz. Während der Wachstumsperiode beeinflußt das Stoffwechselniveau natürlich auch die Wachstumsintensität. Die Schilddrüse bestimmt daher auch die Intensität der Wachstums- und Reifungsprozesse, was sich bis ins Psychische hinein auswirkt. Eine Schilddrüsenunterfunktion während der Wachstumsperiode führt zu Zwergwuchs und Idiotie. Da bei allen Stoffwechselvorgängen Wärme frei wird, beeinflußt die Schilddrüse auch den Wärmehaushalt des Körpers. Bei Kälte wird von der Schilddrüse vermehrt Thyroxin freigesetzt, um die inneren Verbrennungsprozesse anzufachen und Wärme zu bilden. Die Drüsenfollikel verkleinern sich. Bei Neugeborenen, die aus der schützenden Wärmehülle der Gebärmutter entlassen sind, bricht die Follikelstruktur der Schilddrüse in wenigen Stunden zusammen. Das Kolloid wird ins Blut ausgeschleust. Die Follikel bilden sich später aus den verbleibenden Zellsträngen wieder neu.

Das Schilddrüsengewebe enthält noch eine weitere Gewebskomponente, die sog. *parafollikulären Zellen* (C-Zellen oder helle Zellen). Diese stammen entwicklungsgeschichtlich aus einer anderen Quelle, nämlich den Schlundtaschen des entodermalen Kiemendarmes, des sog. *ultimobranchialen Körpers*. Bei vielen Wirbeltieren differenziert sich daraus noch ein selbständiges endokrines Organ. Bei Säugern verschmelzen diese Schlundtaschenabkömmlinge mit der Schilddrüsenanlage und gehen ganz in ihr auf.

Die parafollikulären Zellen produzieren einen Wirkstoff, der spezifisch auf den Kalziumspiegel des Blutes einwirkt *(Thyreokalzitonin)*. Dieser hemmt die Kalziummobilisation im Knochen, fördert die Kalziumausscheidung in der Niere und senkt den Blutkalziumspiegel.

2. Epithelkörperchen (Gll. parathyreoideae)

Jeweils am oberen und unteren Pol der beiden Schilddrüsenlappen findet sich ein gut vaskularisiertes, weizenkorngroßes Organ (Größe $3 \times 6 \times 2$ mm, Gewicht 0,02–0,05 g), so daß insgesamt 4 Drüsen vorhanden sind. Individuelle Variationen von Zahl und Größe sind jedoch häufig. Auch die Epithelkörperchen sind Schlundtaschenabkömmlinge.

Diese kleinsten inkretorischen Organe des Körpers sezernieren das *Parathormon*, das einen Antagonisten zum Thyreokalzitonin darstellt und auf den Kalziumstoffwechsel des Körpers einwirkt. Das Parathormon mobilisiert direkt das Kalzium aus dem Knochen, vielleicht durch einen stimulierenden Effekt auf die Osteoklasten, und steigert dadurch den Blutkalziumspiegel. Zugleich werden der Plasmaphosphatspiegel gesenkt und die Phosphatausscheidung in der Niere gesteigert.

Da ein normaler Blutkalziumspiegel für die Funktion der neuromuskulären Übertragermechanismen von entscheidender Bedeutung ist, kann es bei Änderungen im Kalziumstoffwechsel zu nervösen Störungen kommen. Hypokalziämie, z. B. durch mangelnde Parathormonbildung oder Hormonfreisetzung, führt zu Übererregbarkeitserscheinungen (Krampfanfälle, Tetanie). Normalerweise scheint die sekretorische Tätigkeit der Epithelkörper durch den Blutkalziumspiegel selbst geregelt zu werden (direkter Rückkoppelungsmechanismus), d. h. ein hoher Kalziumspiegel hemmt die Parathormonsekretion und umgekehrt.

3. Nebenniere (Gl. suprarenalis)

Die Nebennieren liegen beiderseits den oberen Nierenpolen auf. Sie bestehen aus 2 verschiedenen endokrinen Organen, Mark und Rinde, die sich hinsichtlich Funktion und Herkunft wesentlich voneinander unterscheiden. Das Nebennierenmark ist ein Paraganglion und produziert Katecholamine (Adrenalin, Noradrenalin), wichtige Überträgerstoffe des sympathischen Nervensystems (vgl. S. 327). Die Nebennierenrinde gehört zum System der endokrinen Drüsen und bildet zahlreiche Steroidhormone, die für die Existenz des Organismus lebensnotwendig sind. Eine Gruppe dieser Hormone, die Glukokortikoide (z. B. Kortisol), besitzt verschiedene Angriffspunkte am Kohlenhydrat- und Proteinstoffwechsel; eine andere Gruppe, die Mineralokortikoide (Aldosteron usw.), ist für die Aufrechterhaltung des Natriumgleichgewichtes und damit für den Flüssigkeitswechsel im Extrazellularraum des Körpers wichtig; eine weitere Hormongruppe beeinflußt die Funktion der Keimdrüsen.

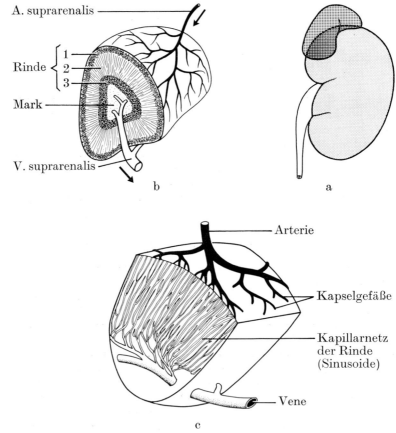

Abb. 284. Bau und Gefäßversorgung der Nebenniere (K-B).

Das Gewicht einer Nebenniere beträgt 10–12 g, kann jedoch je nach der Reizsituation, in der sich der Organismus befindet, sehr verschieden sein. Beim Neugeborenen ist das Nebennierengewicht auffallend hoch, wahrscheinlich wegen der vom mütterlichen Organismus ausgehenden, stimulierenden hormonellen Einflüsse. Nach der Geburt erfolgt eine teilweise Rückbildung der Nebennieren, das Gewicht sinkt bis auf 3 g. Erst zur Zeit der Pubertät erlangt die Nebenniere ihre definitive Größe und Struktur. Sie zeigt eine charakteristische Schichtengliederung. Die Rinde umfaßt etwa $^4/_5$ des Gesamtorgans, das Mark $^1/_5$. Die Rinde erscheint wegen ihres hohen Gehaltes an Lipoiden (Steroidhormonen) gelblich, das Mark grau. Das Organ wird von einer bindegewebigen Kapsel, in der vereinzelt auch glatte Muskelfasern vorkommen, überzogen. Unter der Oberfläche gruppieren sich die Zellen zu Ballen und Haufen *(Zona glomerulosa)*, gegen das Mark zu mehr in Strängen *(Zona fasciculata)*. Markwärts gehen die radiären Zellstränge der Zona fasciculata in eine Schicht mit unregelmäßiger, netzförmiger Anordnung über *(Zona reticularis)*. Diese Schicht zeichnet sich durch einen hohen Gehalt an körnigem Pigment aus (Lipofuszin), das im Alter zunimmt.

Obwohl Rinde und Mark entwicklungsgeschichtlich verschiedener Herkunft sind, besitzen sie doch eine einheitliche *Gefäßversorgung*. Die Nebennieren gehören zu den am besten mit Blut versorgten Organen des Körpers. Die Arterien stammen sowohl direkt aus der Aorta als auch von Zweigen der Nieren- und Zwerchfellarterie. Die Arterien spalten sich in der Nebennierenkapsel in zahlreiche Äste auf, deren Verzweigungen das gemeinsame Kapillarnetz von Rinde und Mark speisen. Die Rindenkapillaren ziehen zunächst radiär durch die Zona fasciculata, wobei sie auffallend weit werden (kapilläre Sinus). Im Mark gruppieren sich die aus der Rinde kommenden Kapillaren zu einem unregelmäßigen Maschenwerk um und gehen schließlich in die großen Markvenen über. Diese besitzen charakteristische Längsmuskelpolster und stellen somit Sperrvenen dar.

4. Inselorgan des Pankreas

Die Bauchspeicheldrüse besteht aus 2 funktionell verschiedenen Anteilen, einem exokrinen und einem endokrinen Gewebe (vgl. S. 116). Im exokrinen Drüsenkörper finden sich verstreut Zellinseln, die *Langerhansschen Inseln*, die reich vaskularisiert sind und endokrine Funktionen übernehmen. Beim Neugeborenen existieren etwa 200000, beim Erwachsenen $^1/_2$–$1^1/_2$ Millionen solcher Inseln. Sie sind im Schwanzteil des Pankreas zahlreicher als im Kopfteil. Das Gesamtgewicht aller Inseln beträgt etwa 1–2 g. Das Inselorgan produziert vor allem 2 Hormone, die für den Zuckerstoffwechsel von Bedeutung sind, *Insulin* und *Glukagon*. Das Glukagon erhöht den Blutzuckerspiegel, indem es das Glykogen der Leber spaltet und freisetzt, während das Insulin die Glykogenbildung in der Leber fördert und den Blutzucker senkt. Im ganzen gesehen handelt es sich um eine integrierte Einheitsleistung, »da das Glukagon den Zucker bereitstellt, der dann in der Peripherie, vor allem in den Muskeln, durch das Insulin wieder verbraucht wird« (FERNER). Bei der sog. Zuckerkrankheit (Diabetes mellitus) wird von den Langerhansschen Inseln zuwenig Insulin produziert. Der Blutzuckerspiegel ist krankhaft erhöht.

5. Inkretorische Anteile der Keimdrüsen

Die Keimdrüsen sind nicht nur Brut- und Entwicklungsstätten der Geschlechtszellen, sondern auch wichtige inkretorische Drüsen.

Bei der *Frau* produzieren die Ovarien Östrogene und Gestagene (Progesteron). Vor allem sind es die Zellen der Follikel, die zur Hormonproduktion befähigt sind. Vor der Ovulation dominiert die Östrogenbildung, nach der Ovulation entsteht aus den Resten des geplatzten Bläschenfollikels der Gelbkörper *(Corpus luteum)*, der in großen Mengen Gelbkörperhormone (Progesteron) erzeugt. Die Thekahülle des Follikels (Theca interna) produziert Östrogene, die in der Pubertät die Vergrößerung von Uterus und Vagina, die Entwicklung der Brustdrüse und die weibliche Prägung des Körpers (»feminisierendes Hormon«) hervorrufen. Der Gelbkörper (Corpus luteum) muß als eine periodisch auftretende inkretorische Drüse angesehen werden, die alle wesentlichen, mit der Schwangerschaft zusammenhängenden, körperlichen Vorgänge steuert. Das wichtigste Hormon ist das Progesteron, das die Uterusschleimhaut sowie den gesamten weiblichen Körper auf die Einnistung des Eies und damit auf die Schwangerschaft vorbereitet. Vom Ovar wird außerdem noch eine Substanzgruppe erzeugt, die Symphyse und Cervix uteri erweicht bzw. relaxiert (»*Relaxin*«). Im Blut schwangerer Frauen konnte eine Relaxinaktivität nachgewiesen werden. Alle Keimdrüsenhormone wirken so zusammen, daß der normale, harmonische Wechsel der zyklischen Genitalfunktionen resultiert.

Beim *Manne* werden die Geschlechtshormone ebenfalls in den Keimdrüsen synthetisiert. Hier sind es jedoch nicht die Samenkanälchen, sondern die verstreut im Zwischengewebe des Hodens liegenden Zellgruppen *(Leydigsche Zwischenzellen)*, die die männlichen Keimdrüsenhormone *(Androgene)*, beim Menschen in der Hauptsache *Testosteron*, produzieren. Dieses Hormon bewirkt die Vermännlichung des Genitalapparates, steigert die Funktion der Geschlechtsdrüsen und ruft die sekundären Geschlechtsmerkmale (Stimme, Haarwuchs, Bewegungsapparat) hervor. Auch für die Bildung und Reifung der Samenzellen in den Tubuli seminiferi ist das Testosteron notwendig.

6. Hypophyse

Die Hypophyse (Hirnanhang) nimmt unter den inkretorischen Drüsen eine Sonderstellung ein, da sie neben direkt auf die Erfolgsorgane einwirkenden Hormonen auch solche produziert, die lediglich die anderen Hormondrüsen stimulieren *(glandotrope Hormone)*. Die Hypophyse besteht aus 2 Anteilen, dem Vorder- und Hinterlappen. Der Hinterlappen *(Neurohypophyse)* ist eine Aussackung des Zwischenhirns und wurde bereits beim Hypothalamus beschrieben (s. S. 347). Der Hypophysenvorderlappen entwickelt sich aus einer blindsackartigen Ausstülpung der ektodermalen Mundbucht *(Rathkesche Tasche)* und lagert sich embryonal eng an den Zwischenhirnboden an. Ein Teil des Vorderlappens greift manschettenförmig auf den Hypophysenstiel über (Trichterlappen, *Pars tuberalis*). An der Grenzfläche zwischen Hinter- und Vorderlappen bildet sich eine Zwischenzone *(Zona intermedia)*, die bei vielen Tieren zu einem besonderen Zwischenlappen ausdifferenziert ist.

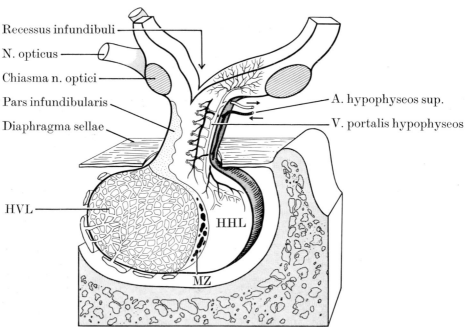

Abb. 285. Schema vom Aufbau und von der Gefäßarchitektur der Hypophyse (K-B).
HVL = Vorderlappen, HHL = Hinterlappen, MZ = Zwischenzone

Der *Hypophysenvorderlappen* besteht aus verschiedenartig differenzierten Zellhaufen und Zellsträngen, zwischen denen weite, sinusoide Kapillarräume liegen. Die Zuordnung der spezifischen Zellgruppen zu den einzelnen Hormonen ist heute noch nicht vollständig aufgeklärt. Die Schilddrüse wird durch das thyreoideastimulierende Hormon (TSH) zu erhöhter sekretorischer Aktivität veranlaßt, die Nebennierenrinde (NNR) durch das ACTH (adrenokortikotropes Hormon) und der inkretorische Anteil der Keimdrüsen durch die gonadotropen Hormone stimuliert. Zu den gonadotropen Hormonen zählen das follikelstimulierende Hormon (FSH), das bei der Frau die Follikelreifung im Ovar in Gang bringt, das LH (Luteinisierungshormon), das die Ausbildung des Corpus luteum fördert, sowie das ICSH (interstitielle Zellen stimulierendes Hormon), das beim Mann die Zwischenzellen des Hodens zur Testosteronbildung anregt, und schließlich das LTH (luteotropes

Hormon), das die Progesteronsekretion fördert, aber auch die Milchsekretion in Gang bringt. Daher stammt das Synonym »*Prolaktin*«. Die glandotropen Hormone der Hypophyse sind nicht geschlechtsspezifisch. Ihre spezifische Wirkung erhalten sie erst durch die unterschiedliche Ansprechbarkeit des Genitalapparates.

Die glandotropen Hormone regen damit die inkretorische Tätigkeit von Schilddrüse, Nebennieren und Keimdrüsen an. Diese Drüsen wirken ihrerseits aber auch wieder auf die Hypophyse zurück, indem eine überschießende Hormonproduktion in der Peripherie die Sekretion der glandotropen Hormone in der Hypophyse hemmt. Auf diese Weise werden Regelkreise gebildet, die für einen konstanten Hormonspiegel im Blut sorgen. Weitgehend unabhängig von solchen Rückkoppelungsmechanismen arbeiten Epithelkörperchen, Nebennierenmark und Inselorgan. Diese Drüsen unterstehen dem Hypophysenvorderlappen nicht. Außer den glandotropen Hormonen produziert die Hypophyse auch direkt wirkende Hormone, und zwar das Wachstumshormon *Somatotropin* (STH) und das Pigmenthormon (MSH). Das Somatotropin fördert den Stoffwechsel des Erwachsenen und schafft damit die Voraussetzungen für das Wachstum. Es beeinflußt auch den Kohlenhydratstoffwechsel. Das Pigmenthormon (Melanotropin, MSH) bewirkt die Ausbreitung der Melanozyten in der Haut der Amphibien. Möglicherweise fördert es beim Menschen die Dunkeladaptation der Retina. Nach Abschluß des Wachstums haben diese Hormone nur noch eine Bedeutung für die Regulation der Stoffwechselvorgänge.

Übersicht über die endokrinen Organe

Organe	Hormone	Wirkung
Hypothalamus	»Releasing factors«	Auslösende Wirkung auf die Hormonfreisetzung im HVL
Hypophysenhinterlappen (HHL)	Oxytozin	Uteruskontraktion, Wehen
	Vasopressin (= Adiuretin)	Diuresehemmung, Harnkonzentration
Hypophysenmittellappen (HML)	Melanotropin (MSH)	Ausbreitung der Melanozyten
Hypophysenvorderlappen (HVL)	Thyreotropin (TSH)	Stimulation der Schilddrüse
	Kortikotropin (ACTH)	Stimulation der Nebennierenrinde
	Follikelstimulierendes Hormon (FSH)	Stimulation der Östradiolbildung in den Ovarien, Reifung der Keimzellen
	Zwischenzellenstimulierendes Hormon (ICSH = LH)	Stimulation der Leydigschen Zwischenzellen im Hoden, Steigerung der Keimdrüsenhormonproduktion
	Luteo-mammotropes Hormon (LTH, Prolaktin)	Entwicklung von Corpus luteum und Mamma
	Somatotropin (STH)	Steigerung des Eiweiß- und KH-Stoffwechsels, Förderung des Wachstums
Schilddrüse	Thyroxin (Thx)	Grundumsatzsteigerung, Anregung der Stoffwechselvorgänge
	Thyreokalzitonin	Senkung des Blutkalziumspiegels
Epithelkörperchen	Parathormon	Steigerung des Blutkalziumspiegels

Organe	Hormone	Wirkung
Nebennierenrinde	Glukokortikoide (z. B. Kortisol)	Glukoneogenese, Transformation von Eiweiß in Glukose
	Mineralokortikoide (z. B. Aldosteron)	Regulation des Elektrolythaushaltes
	Androgene	Anabole Stoffwechselreaktionen, Virilisierung
Nebennierenmark	Adrenalin, Noradrenalin (Arterenol)	Sympathikomimetische Wirkungen, Steigerung von Blutdruck und Blutzucker
Pankreas (Inselorgan)	Insulin, Glukagon (HGF)	Senkung des Blutzuckerspiegels Steigerung des Blutzuckerspiegels
Keimdrüsen, Ovarien (Theca int., Granulosaepithel)	Follikelhormon (= Östradiol)	Weibliches Prägungshormon, Östrus, Proliferationsphase der Uterusschleimhaut
	Corpus-luteum-Hormon (= Progesteron)	Protektor der Gravidität, Sekretionsphase der Uterusschleimhaut
	Relaxin, Androgen	Lockerung der Symphyse und des Beckens, stoffwechselanregend
Hoden (Leydigsche Zwischenzellen)	Testosteron, Östrogen	Männliches Prägungshormon, sekundäre Geschlechtsmerkmale

7. Hypophysen-Zwischenhirn-System

Über den Hypophysenhinterlappen gewinnt das System der endokrinen Organe Anschluß an das Zwischenhirn (vgl. Abb. 267). Die hypothalamischen Kerne können auf dem Wege über den Hypophysenhinterlappen die Hypophysenfunktion steuernd beeinflussen (Neurosekretion). Man nimmt heute allgemein an, daß im Zwischenhirn bestimmte Stoffe (»releasing factors«) entstehen, die über die Neurohypophyse sowie ein im Infundibulumbereich ausgebildetes Pfortadergefäßsystem zum Hypophysenvorderlappen gelangen (Abb. 285). Diese »releasing factors« lösen die Absonderung der glandotropen Hormone im Hypophysenvorderlappen aus. Der Hypophysenvorderlappen und das Zwischenhirn stellen also eine funktionelle Einheit dar (Hypophysen-Zwischenhirn-System).

Da schließlich das zentrale Nervensystem auf dem Wege über den Hypothalamus auf das Endokrinium Einfluß nehmen kann, vermögen psychische Vorgänge indirekt auch die sekretorische Tätigkeit der Hormondrüsen, ja das Bewußtsein und das individuelle Verhalten zu verändern.

Zwischen Infundibulum und Adenohypophyse existiert nicht nur eine Gefäßbrücke im Sinne des erwähnten Pfortadersystems, sondern auch eine spezielle Nervenverbindung. Diese zieht vom Tuber cinereum über den Hypophysenstiel zum Vorderlappen *(Tractus tuberohypophyseos)*. Auch von der Sehbahn zweigt eine »vegetative« Bahn zum Zwischenhirn und Hypophysenhinterlappen ab. Durch diese optikovegetative Bahn kann die Hypophyse und damit das gesamte Endokrinium stimuliert werden. Lichtreize wirken somit auch auf das System der endokrinen Organe ein und beeinflussen Stoffwechsel und Vitalität des Organismus (vgl. S. 348).

Gliedmaßen (Extremitäten)

Die beiden Gliedmaßenpaare des Menschen sind nach einem einheitlichen Bauplan, jedoch in gestaltlicher und funktioneller Hinsicht äußerst gegensätzlich differenziert. Die obere Extremität verfügt über einen relativ großen, die untere nur über einen eingeschränkten Bewegungsraum. Beim Arm zielen alle Funktionsmechanismen darauf ab, die Beweglichkeit zu erhöhen, beim Bein werden die Freiheitsgrade im Dienste der Sicherheit der aufrechten Körperhaltung stark beschränkt.

A. Obere Extremität (Arm und Schultergürtel)

I. Bewegungsapparat

Der Arm bildet zusammen mit dem Schultergürtel eine frei auf dem Brustkorb verschiebliche Gliedmaße, die nur vermittels des inneren Schlüsselbeingelenks am Brustkorb, und zwar am Sternum, fixiert ist (Abb. 286). Schlüsselbein und Schulterblatt bilden für den Arm eine verschieb-

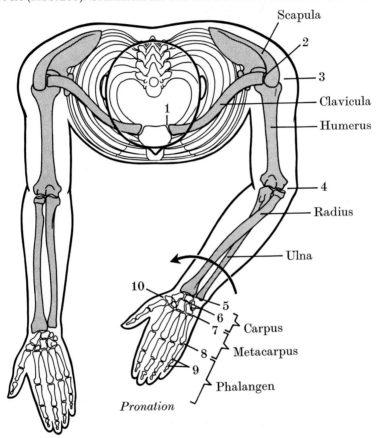

Abb. 286. Übersicht über die Skelettelemente und die Gelenke der oberen Extremität (K-B).

 1 = Inneres Schlüsselbeingelenk (Articulatio sternoclavicularis)
 2 = Äußeres Schlüsselbeingelenk (Articulatio acromioclavicularis)
 3 = Schultergelenk (Articulatio humeri)
 4 = Ellenbogengelenk (Articulatio cubiti)
 5 = Proximales Handgelenk (Articulatio radiocarpea)
 6 = Distales Handgelenk (Articulatio mediocarpea)
 7 = Handwurzel-Mittelhand-Gelenke (Articulationes carpometacarpeae)
 8 = Fingergrundgelenke (Articulationes metacarpophalangeae)
 9 = Mittel- und Endgelenke der Finger (Articulationes interphalangeae manus)
10 = Sattelgelenk des Daumens (Articulatio carpometacarpea pollicis)

liche Basis. Der Arm gliedert sich allgemein in drei Teile: Oberarm, Unterarm und Hand. Die Bewegungsmöglichkeiten nehmen von proximal nach distal zu. Die größte Beweglichkeit hat die Hand, die als ein zangenartiges Greiforgan konstruiert ist. Entsprechend nimmt die Zahl der Gelenke und Knochen distalwärts stark zu.

Der Arm beginnt im Schultergelenk, das ein Kugelgelenk mit drei Freiheitsgraden darstellt. Der Oberarm kann also in den drei Ebenen des Raumes frei bewegt werden. Das Ellenbogengelenk ist komplizierter gebaut. Es gestattet neben den Beuge- und Streckbewegungen auch eine Drehbewegung des Unterarms, wobei die beiden Unterarmknochen (Radius und Ulna) entweder parallel liegen (Supination) oder sich überkreuzen (Pronation) (Abb. 286). Die Handgelenke besitzen nur zwei Freiheitsgrade, die Mittel- und Endgelenke der Finger schließlich nur noch einen (Scharniergelenke). Die Bewegungsfähigkeit der Gelenke wird zwar distalwärts zunehmend eingeschränkt, die Beweglichkeit im Ganzen nimmt aber zu, da die Gelenke zahlreicher und die Skelettelemente distal kleiner werden. Die Dynamik der oberen Gliedmaße gipfelt schließlich in der Hand, deren vielfaches Bewegungsspiel zur Grundlage für die große seelische Ausdrucksfähigkeit (Gestik) und die handwerkliche Leistungsfähigkeit des Menschen wird. Auch die Sinnesempfindungen sind im Bereich der Hand am stärksten entwickelt.

Die Konstruktion der oberen Gliedmaße ist funktionell ganz auf die Hand als Greif-, Tast- und Ausdrucksorgan hinorientiert. Wir beginnen daher die Besprechung mit der Hand.

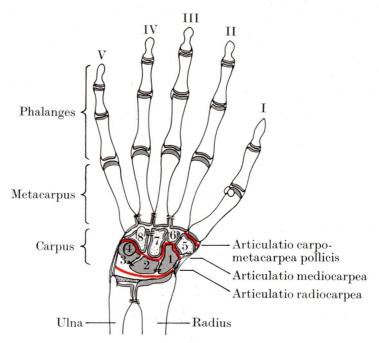

Abb. 287. Handskelett in der Ansicht von unten. Die roten Linien markieren das proximale und distale Handgelenk sowie das Sattelgelenk des Daumens (K-B).

Handwurzelknochen:

Proximale Reihe: 1 = Os scaphoideum, 2 = Os lunatum, 3 = Os triquetrum, 4 = Os pisiforme.
Distale Reihe: 5 = Os trapezium, 6 = Os trapezoideum, 7 = Os capitatum, 8 = Os hamatum mit Hamulus ossis hamati.

1. Hand (Manus)

Alle Strukturbesonderheiten der Hand hängen mit ihrer Greiffunktion zusammen. In der Hauptsache wird die Greiffähigkeit dadurch erreicht, daß sich der 1. Fingerstrahl (Daumen, Pollex) aus dem 5strahligen Gefüge der Hand herausgelöst hat und den übrigen Fingern gegenüberstellen kann (Oppositionsfähigkeit des Daumens). Finger und Daumen können wie bei einer

Greifzange in vielfacher Weise zusammen- und gegeneinanderarbeiten. Sie brauchen als Gegenpol eine gewölbte Fläche, die Hohlhand *(Palma manus)*, in der der ergriffene Gegenstand ruhen kann. So wird die Dreigliederung der Hand in Handwurzel *(Carpus)*, Mittelhand *(Metacarpus)* und Finger *(Phalanges, Digiti)* funktionell sinnvoll. Auch die übrigen anatomischen Besonderheiten im Bewegungsapparat der Hand erklären sich aus der Greiffunktion. Die entsprechenden Funktionsmechanismen sollen der Reihe nach im Zusammenhang mit der Strukturbeschreibung besprochen werden.

a) Handwurzel und Mittelhand

Die Handwurzelknochen sind in zwei Reihen angeordnet. Die proximale Reihe besteht aus drei, die distale Reihe aus vier Knochen. Das *Os pisiforme* ist kein echter Handwurzelknochen, sondern ein Sesambein. Das *Os hamatum* bildet volar einen Höcker aus *(Hamulus ossis hamati)*, so daß zusammen mit dem Os pisiforme an der ulnaren Seite der Handwurzel eine Erhebung zustande kommt *(Eminentia carpi ulnaris)*. Auch an der radialen Seite entsteht durch volare Knochenvorsprünge (Tubercula) am Os scaphoideum und trapezium eine Erhebung *(Eminentia carpi radialis)*. Die übrigen Karpal- und Mittelhandknochen sind so ineinandergefügt, daß sie zusammen ein Gewölbe bilden *(Hohlhand, Palma manus)*. Von der Eminentia carpi ulnaris zur Eminentia carpi radialis spannt sich ein queres Band aus, das *Retinaculum flexorum (Lig. carpi transversum)*, und schafft dadurch einen fibrösen Kanal, den *Canalis carpi*, durch den Sehnen und Leitungsbahnen zur Hand ziehen. Die Handwurzelknochen bilden an den Berührungsstellen knorpelige Gelenkflächen aus. Es entsteht ein gegliedertes Mosaik kleiner Gelenke. Proximale und distale Reihe fügen sich wegen der Größenunterschiede der Einzelknochen in Form eines liegenden S ineinander. Beide Reihen können gegeneinander artikulieren und bilden zusammen das distale Handgelenk *(Articulatio mediocarpea)*. Als Ganzes sind sie auch im proximalen Handgelenk *(Articulatio radiocarpea)* gegen den Unterarm beweglich. Mit den Metakarpalknochen bestehen sehr straffe, meist querverlaufende Bandverbindungen *(Ligg. metacarpea dorsalia* und *palmaria)*, so daß die entsprechenden Gelenke zu Amphiarthrosen werden *(Articulationes carpometacarpeae)*. Nur das Sattelgelenk des Daumens macht hier eine Ausnahme.

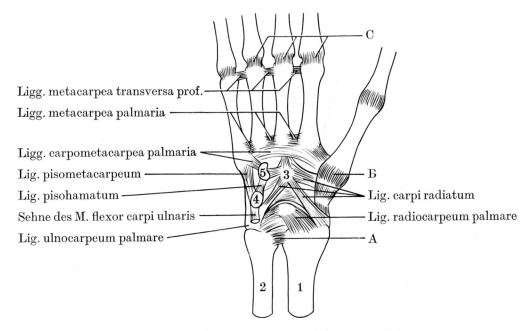

Abb. 288. Bandapparat der Hand, palmare Seite (K-B).

1 = Radius, 2 = Ulna, 3 = Os capitatum, 4 = Os pisiforme, 5 = Hamulus ossis hamati. A = Gelenkdaksel am oberen Handgelenk, B = Gelenkkapsel für das Sattelgelenk des Daumens, C = Gelenkkapseln der Fingergrundgelenke.

Die knöcherne Gewölbekonstruktion wird durch den *Bandapparat der Hand* stabilisiert (Abb. 288). In der Hohlhandfläche gehen die Faserzüge bevorzugt in radiärer Richtung vom zentral gelegenen Os capitatum aus *(Lig. carpi radiatum)*. Zahlreiche weitere, kleine Bandzüge verbinden die Knochenelemente miteinander. Ulna und Radius sind durch straffe Kollateralbänder mit der Handwurzel verbunden. Die Verlaufsrichtung aller Bandzüge ist Ausdruck der funktionellen Belastungen (Abb. 288). Die geschilderten Besonderheiten im Skelettaufbau und Bandapparat machen Handwurzel und Mittelhand zu einem gewölbten und stabilen Widerlager beim Ergreifen und Festhalten von Gegenständen.

b) Oppositionsfähigkeit des Daumens

Die Oppositions- und Abduktionsfähigkeit des Daumens werden vor allem dadurch erreicht, daß das erste Karpometakarpalgelenk zu einem zweiachsigen Sattelgelenk umgestaltet worden ist und das erste Fingerglied (Pollex) nur zwei Knochenelemente besitzt, nämlich eine Grund- und eine Endphalanx. Der Daumen ist auch wesentlich kürzer als die anderen Finger.

Daumengelenke: Die artikulierenden Gelenkkörper im Sattelgelenk des Daumens sind das Os trapezium und die Basis des Os metacarpale I. Ihre Gelenkflächen sind gegensinnig gewölbt wie bei einem Sattel. Die Gelenkkapsel ist schlaff und vollkommen von den Nachbargelenken abgeschlossen. Das Gelenk besitzt zwei Freiheitsgrade um zwei Achsen, eine für die Opposition und Reposition sowie eine für die Ab- und Adduktion des Daumens. Durch Kombination beider entsteht die Zirkumduktionsbewegung (Kreiselung des Daumens), die durch die Nachgiebigkeit der Kapsel und Verformbarkeit des Gelenkknorpels so ausgiebig werden kann, daß das Gelenk funktionell den Charakter eines Kugelgelenkes erhält. Im Gegensatz zu den Fingergrundgelenken ist das Daumengrundgelenk ein Scharniergelenk, ebenso wie das Daumenendgelenk ein Scharniergelenk darstellt. Ein Mittelgelenk fehlt am Daumen.

Muskelapparat: Für die Greiffunktion der Hand steht ein komplizierter Muskelapparat sowohl im Bereich des Daumenballens (Thenar) als auch an der gegenüberliegenden Seite der Hand (Hypothenar) zur Verfügung. Kleinfinger und Daumen können einander entgegengeführt werden und dadurch die Handfläche zu einer Schale wölben. Hierbei wirken vor allem die beiden opponie-

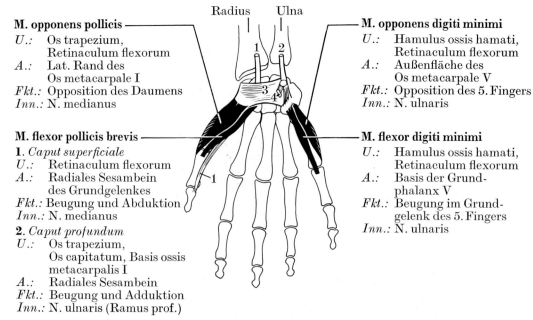

M. opponens pollicis
- *U.:* Os trapezium, Retinaculum flexorum
- *A.:* Lat. Rand des Os metacarpale I
- *Fkt.:* Opposition des Daumens
- *Inn.:* N. medianus

M. flexor pollicis brevis
1. *Caput superficiale*
- *U.:* Retinaculum flexorum
- *A.:* Radiales Sesambein des Grundgelenkes
- *Fkt.:* Beugung und Abduktion
- *Inn.:* N. medianus
2. *Caput profundum*
- *U.:* Os trapezium, Os capitatum, Basis ossis metacarpalis I
- *A.:* Radiales Sesambein
- *Fkt.:* Beugung und Adduktion
- *Inn.:* N. ulnaris (Ramus prof.)

M. opponens digiti minimi
- *U.:* Hamulus ossis hamati, Retinaculum flexorum
- *A.:* Außenfläche des Os metacarpale V
- *Fkt.:* Opposition des 5. Fingers
- *Inn.:* N. ulnaris

M. flexor digiti minimi
- *U.:* Hamulus ossis hamati, Retinaculum flexorum
- *A.:* Basis der Grundphalanx V
- *Fkt.:* Beugung im Grundgelenk des 5. Fingers
- *Inn.:* N. ulnaris

Abb. 289. Opponierende und flektierende Muskelgruppen am Thenar und Hypothenar der Hand (K-B). 1 = Sehne des M. flexor pollicis longus, 2 = Sehne des M. flexor carpi ulnaris, 3 = Retinaculum flexorum, 4 = Hamulus ossis hamati.

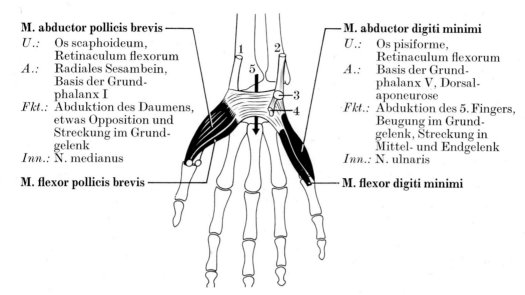

M. abductor pollicis brevis
- *U.:* Os scaphoideum, Retinaculum flexorum
- *A.:* Radiales Sesambein, Basis der Grundphalanx I
- *Fkt.:* Abduktion des Daumens, etwas Opposition und Streckung im Grundgelenk
- *Inn.:* N. medianus

M. flexor pollicis brevis

M. abductor digiti minimi
- *U.:* Os pisiforme, Retinaculum flexorum
- *A.:* Basis der Grundphalanx V, Dorsalaponeurose
- *Fkt.:* Abduktion des 5. Fingers, Beugung im Grundgelenk, Streckung in Mittel- und Endgelenk
- *Inn.:* N. ulnaris

M. flexor digiti minimi

Abb. 290. Abduktoren am Thenar und Hypothenar der Hand (K-B). 1 = Sehne des M. abductor pollicis longus, 2 = Sehne des M. flexor carpi ulnaris, 3 = Os pisiforme, 4 = Hamulus ossis hamati, 5 = Pfeil in Canalis carpi.

renden Muskeln *(M. opponens pollicis* und *M. opponens digiti minimi)* mit. Diese umgreifen den Metakarpalknochen des 1. und 5. Fingers so bogenförmig, daß sie die Finger aufeinander zu bewegen können. Die Opposition geht meist mit einer leichten Beugung einher, weshalb Beuge- und Oppositionsmuskeln dicht benachbart sind. Die Gegenbewegung führen die *Abduktoren* aus, die sowohl am kleinen Finger als auch am Daumen ausgebildet sind.

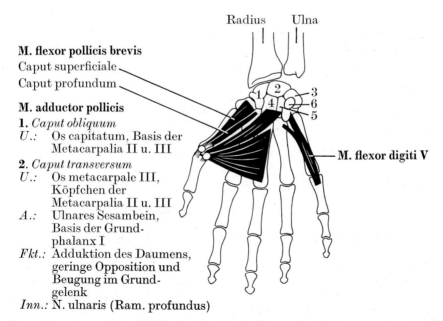

M. flexor pollicis brevis
Caput superficiale
Caput profundum

M. adductor pollicis
1. *Caput obliquum*
   - *U.:* Os capitatum, Basis der Metacarpalia II u. III
2. *Caput transversum*
   - *U.:* Os metacarpale III, Köpfchen der Metacarpalia II u. III
- *A.:* Ulnares Sesambein, Basis der Grundphalanx I
- *Fkt.:* Adduktion des Daumens, geringe Opposition und Beugung im Grundgelenk
- *Inn.:* N. ulnaris (Ram. profundus)

M. flexor digiti V

Abb. 291. Kurze Daumenmuskeln (K-B). 1 = Os scaphoideum, 2 = Os lunatum, 3 = Os triquetrum, 4 = Os capitatum, 5 = Os hamatum, 6 = Os pisiforme.

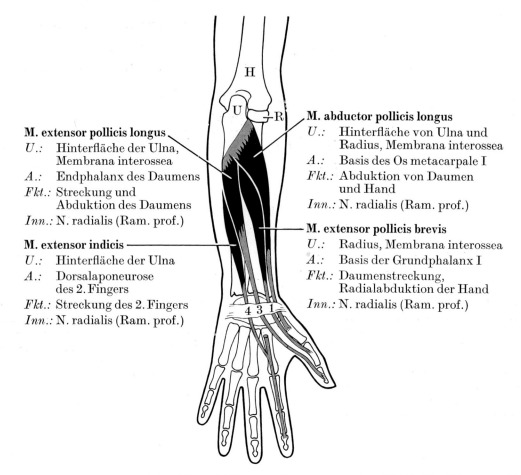

Abb. 292. Lange Daumenmuskeln. Tiefe Schicht der Unterarmstrecker (K-B). H = Humerus, R = Radius, U = Ulna, 1–4 = Sehnenfächer im Retinaculum extensorum.

Der Daumen arbeitet aber nicht nur gegen den kleinen Finger, sondern gegen die ganze Hand. Die Oppositions- und Flexionsbewegungen können so abgestuft werden, daß die Daumenkuppe praktisch jede Stelle an der Innenseite der Finger berühren kann. Mit jedem einzelnen Finger kann der Daumen eine Zange bilden. Die Daumenmuskulatur ist beim Menschen besonders gut entwickelt. Die Kraft des Zupackens kommt im wesentlichen vom *M. adductor pollicis*, der schräg durch die Hand verläuft (Abb. 291) und zwei Köpfe besitzt. Der Adductor bildet zusammen mit den kurzen Daumenmuskeln die Vorwölbung des Thenar. Der Muskelwulst am kleinen Finger (Hypothenar) ist wesentlich flacher, da der 5. Finger nur drei eigene Muskeln *(M. flexor, M. abductor* und *opponens digiti V)* hat.

Lange Daumenmuskeln: Zu den genannten, in der Hand selbst liegenden kurzen Muskeln kommen aber noch *lange Muskeln* hinzu, die am Unterarm untergebracht sind. Der Daumen besitzt einen *M. extensor longus* und *brevis.* Beide Muskeln liegen an der Dorsalseite des Unterarms. Außerdem besteht noch ein ebenfalls am Unterarm lokalisierter *M. abductor longus.* Die Sehnen dieser Muskeln werden durch ein querverlaufendes Band (Retinaculum extensorum), das logenartige Fächer für die Sehnenführung besitzt, in ihrer abgewinkelten Lage am Gelenk festgehalten, wobei die Reibung durch *Sehnenscheiden* vermindert wird. Sie befestigen sich stufenweise nacheinander an den einzelnen Knochenelementen des beweglichen 1. Fingerstrahls (Abb. 292), so daß jeder Knochen einen eigenen Strecker bzw. Abduktor hat. Diese Differenziertheit fehlt bei den übrigen Fingern. Dort münden alle Strecker in eine gemeinsame Dorsalaponeurose aus, wie man

Hand (Manus)

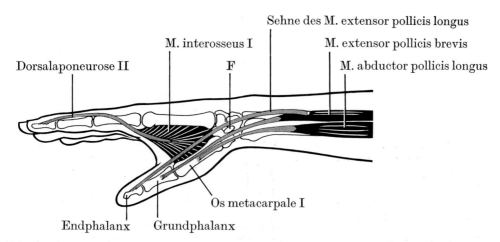

Abb. 293. Ansatzpunkte der Daumenstrecker von der Seite gesehen (K-B). F = Fovea radialis (Tabatière).

aus Abb. 292 bereits an der Endigungsweise des M. extensor indicis erkennen kann. Zwischen der Sehne des M. extensor pollicis longus auf der einen Seite (3. Sehnenfach) und den beiden Sehnen des *M. abductor pollicis longus* und *M. extensor pollicis brevis* bleibt eine Grube *(Fovea radialis)*, die am Lebenden leicht zu beobachten ist und im vorigen Jahrhundert als Schnupftabaksdöschen benützt wurde (Tabatière).

An der Volarseite des Unterarms liegt der *M. flexor pollicis longus*, der sich nur beim Menschen als selbständiger Muskel von den tiefen Fingerbeugern abgegliedert hat (Abb. 297). Seine Sehne zieht durch den Canalis carpi zwischen den beiden Köpfen des kurzen Daumenbeugers hindurch und fixiert sich am Daumenendglied.

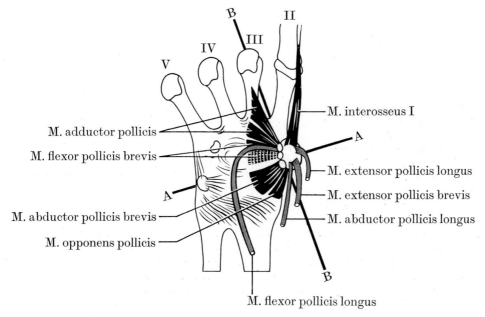

Abb. 294. Schema über die Anordnung der Daumenmuskeln nach Entfernung des Daumens im Sattelgelenk. Man sieht von palmar auf die Gelenkfläche des Os trapezium (nach v. LANZ u. WACHSMUTH). A–A = Ad- bzw. Abduktionsachse, B–B = Re- bzw. Oppositionsachse.

Überblickt man den Bewegungsapparat des Daumens im ganzen (Abb. 294), so findet man, daß die langen Daumenmuskeln hauptsächlich von radial, die kurzen Muskeln von der Hohlhand an den Daumen ziehen. Das Sattelgelenk ist daher *allseitig* von Muskulatur umgeben, so daß das erste Glied in jeder gewünschten Richtung hin- und herbewegt werden kann. Dieser differenzierte Muskelapparat am 1. Fingerstrahl fehlt bei den übrigen Säugern. Es handelt sich hier um ein speziell menschliches Merkmal, ebenso wie die feingliedrige Konstruktion der Hand im ganzen etwas spezifisch Menschliches ist.

c) Beweglichkeit der Finger

Eine weitere wichtige Voraussetzung für die Greiffunktion der Hand wird durch bestimmte Eigenarten in der Konstruktion des Bewegungsapparates der Finger geschaffen.

Bau der Grundgelenke: Hier muß zuerst die Tatsache erwähnt werden, daß die Grundgelenke der Finger — gewissermaßen die bewegungsdynamische Basis für die Finger — bei der Beugung fester und bei der Streckung lockerer werden. Die Grundgelenke *(Articulationes metacarpophalangeae)* sind anatomisch eigentlich Kugelgelenke, funktionell wird ihre Beweglichkeit jedoch auf zwei Freiheitsgrade eingeschränkt. Die Rotationsbewegung fällt weg. Sie ist nur passiv möglich. Diese Einschränkungen ergeben sich durch den Bandapparat. Zwischen den Mittelhandknochen und den Grundgliedern verlaufen straffe Kollateralbänder an beiden Seiten der Grundgelenke *(Ligg. collateralia)*. Diese Bänder werden gespannt, wenn der Finger im Grundgelenk gebeugt wird, und entspannt, wenn er gestreckt wird (Abb. 295). In allen anderen Gelenken des Körpers spannen sich die Kollateralbänder bei der Streckung an und nicht bei der Beugung. Dieser umgekehrte Effekt wird dadurch erreicht, daß die Oberflächen der Gelenkköpfchen (Capita) der Metakarpalknochen keine Kugelflächen, sondern spiralig gekrümmte Flächen beschreiben. Der Abstand vom Mittelpunkt des Köpfchens wird volar kontinuierlich größer. Die Basis des Fingergrundgelenkes muß sich also bei Beugung vom Mittelpunkt entfernen, so daß sich die Seitenbänder anspannen.

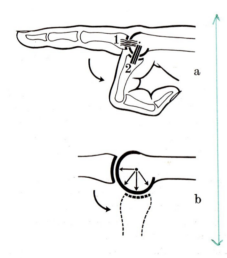

Abb. 295. Schema über den Bau der Fingergrundgelenke und die Funktion der Kollateralbänder (K-B). Bei der Beugung spannen sich die Kollateralbänder an (Stellung 2), weil der Abstand des distalen Gelenkkörpers von der Achse zunimmt (vgl. Abb. b).

Der biologische Sinn dieser Einrichtung besteht darin, daß der Zusammenhalt der Gelenke bei der Beugung fester sein muß, um beim Zugriff eine möglichst sichere Grundlage für die Hand zu schaffen. Öffnet sich die Hand (Streckung der Finger), ist ein freieres Bewegungsspiel erlaubt. Man kann dies leicht an sich selbst erproben, indem man nach der Beugung der gestreckten Finger versucht, die Finger seitwärts abzuspreizen. Die Seitwärtsbewegung ist im gebeugten Zustand in wesentlich geringerem Maße möglich als im gestreckten.

Fingermuskeln (Abb. 296, 297): Die Finger werden ebenso wie der Daumen von einzelnen Muskeln bewegt. Grund-, Mittel- und Endgelenke haben jeweils ihren eigenen Beuger. Die Strecker laufen gemeinsam in eine Dorsalaponeurose an der Fingerrückfläche aus. Die Streck-

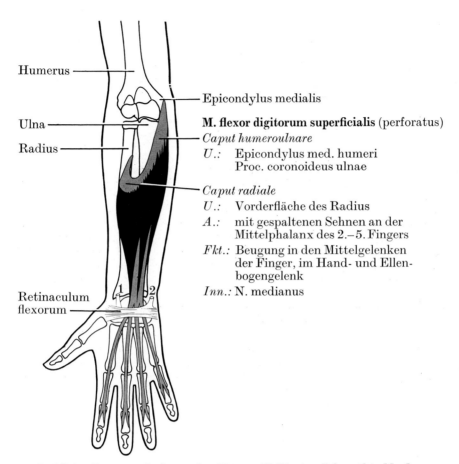

Abb. 296. Oberflächliche Beugemuskulatur der Finger (K-B). 1 = Sehne des M. flexor carpi rad., 2 = Sehne des M. flexor carpi uln.

bewegung ist also im Gegensatz zum Daumen nicht so vielseitig differenziert. Würden alle diese Muskeln in der Hand selbst lokalisiert sein, so würde die Hand zu einem unförmigen Muskelklumpen werden. Die Fingermuskeln liegen daher am Unterarm und bewegen mit langen Sehnen die Fingergelenke von der Ferne wie Marionetten. Dadurch wird die grazile und bewegliche Gestalt der Hand anatomisch möglich.

Fingerbeuger: Die Fingerendgelenke bewegt der *M. flexor digitorum profundus*, die Mittelgelenke der *M. flexor digitorum superficialis*. Am Ansatz spalten sich die Sehnen des oberflächlichen Beugers (M. flexor perforatus), um die Sehnen des tiefen Beugers (M. flexor perforans) durchtreten zu lassen. Beide Sehnengruppen ziehen innerhalb des Canalis carpi in einem gemeinsamen Sehnenscheidenbeutel unter dem Retinaculum flexorum hindurch. Der oberflächliche Fingerbeuger überspannt an seinem Ursprung mit einem großen Sehnenbogen den ganzen Unterarm und befestigt sich am Epicondylus medialis des Humerus (Caput humeroulnare). Er gewinnt damit auch einen (allerdings geringen) Einfluß auf die Bewegung im Ellenbogengelenk.

Die *Fingerstrecker* sind weniger differenziert als die Beuger. Die Ausbildung dieser Muskelgruppe zeigt große individuelle Verschiedenheiten. Ein Pianist z. B. entwickelt eine feingliedrige, höchst bewegliche Hand, in der auch die einzelnen Streckmuskeln stärker individualisiert sind. Der Kleinfingerstrecker fehlt häufig oder ist nur unvollkommen von dem gemeinsamen Fingerstrecker *(M. extensor digitorum communis)* abgegliedert.

Der *M. extensor indicis* ist häufiger selbständig, da die Individualisierung des Zeigefingers am weitesten vorangeschritten ist. Alle Streckersehnen werden durch das *Retinaculum extensorum* am

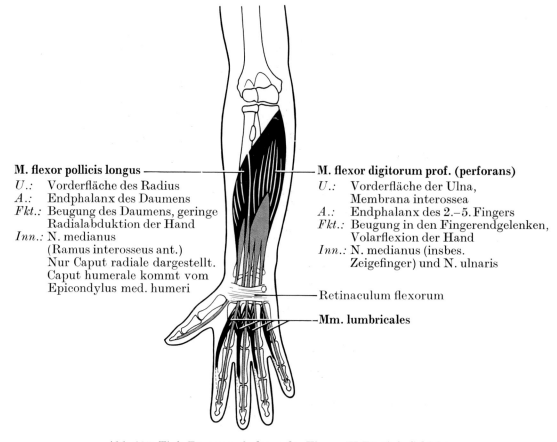

Abb. 297. Tiefe Beugemuskulatur der Finger (K-B), tiefe Schicht.

Skelett festgehalten. Das Retinaculum besitzt mehrere Fächer, in denen die Sehnen mit eigenen Sehnenscheiden gleiten. Der M. extensor indicis läuft durch das 4., der M. extensor communis durch das 4. und der M. extensor digiti V durch das 5. Sehnenfach. Im Bereich des Handrückens sind die Streckersehnen meist durch quere Verbindungsbrücken untereinander verbunden *(Connexus intertendineus)*. Auch diese Einrichtung steht einer individuellen Bewegungsmöglichkeit der Einzelfinger entgegen. Die Streckung ist also mehr eine Angelegenheit der Hand als Ganzes, während die Beugung individualisiert abgestuft werden kann.

Zwischenknochenmuskeln: Die Präzision der Fingerbewegungen wird in besonderem Maße durch die Zwischenknochenmuskeln gesteigert. Zu dieser Gruppe gehören die vier *Mm. interossei dorsales* und die drei *Mm. interossei palmares*. Die vier *Mm. lumbricales* können funktionell hier mit hinzugerechnet werden. Die Endsehnen aller dieser Muskeln gehen von der Beuge- auf die Streckseite über und strahlen in die Dorsalaponeurose der Finger ein. Sie liegen damit volar von der Flexionsachse der Grundgelenke, aber dorsal von derjenigen der Mittel- und Endgelenke. Somit können sie gleichzeitig die Grundgelenke beugen und die Mittel- und Endgelenke strecken. Würden nur die langen Fingerbeuger existieren, müßte jede Beugung zu einer Art Einrollbewegung der Finger führen. Durch die Mm. interossei und lumbricales können aber die Endgelenke auch während der Beugung noch gestreckt werden. Dadurch erschließt sich der Hand ein neuer Bewegungsraum. Jeder Punkt im Umkreis der Finger kann von diesen in individueller Weise erreicht werden. An jeden beliebigen Punkt kann die Fingerkuppe hingeführt und mit dem Daumen in Berührung gebracht werden – eine entscheidende Voraussetzung für die Greif- und Tastfähigkeit der Hand. Aber auch das Ausdrucksvermögen der Finger wird durch diese Mechanismen enorm gesteigert.

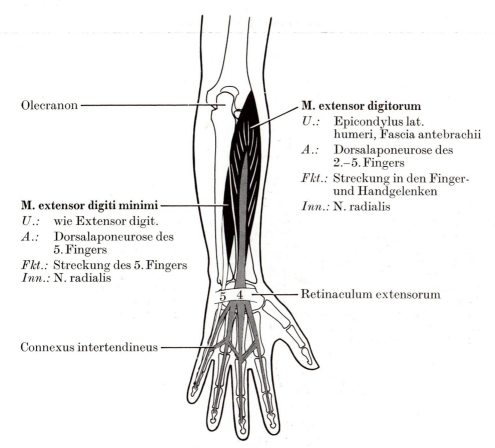

Abb. 298. Streckmuskulatur der Finger (K-B). 4 und 5 = entsprechende Sehnenfächer im Retinaculum extensorum.

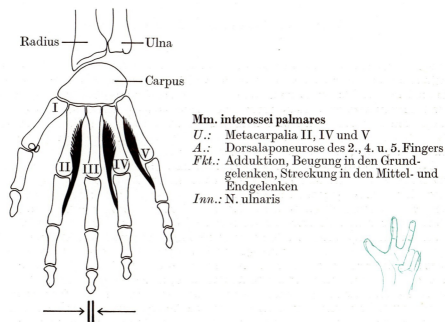

Abb. 299. Zwischenknochenmuskulatur der Hand I (Mm. interossei palmares) von der Hohlhandseite gesehen (K-B).

divergieren in Bezug auf Mittelfinger

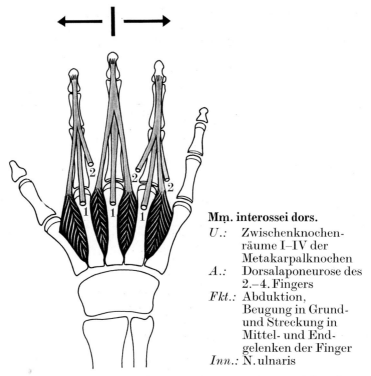

Mm. interossei dors.
U.: Zwischenknochenräume I–IV der Metakarpalknochen
A.: Dorsalaponeurose des 2.–4. Fingers
Fkt.: Abduktion, Beugung in Grund- und Streckung in Mittel- und Endgelenken der Finger
Inn.: N. ulnaris

Abb. 300. Zwischenknochenmuskulatur der Hand II (K-B). Mm. interossei dorsales von dorsal gesehen. 1 = Sehnen des M. extensor digitorum, 2 = Sehnen der Mm. interossei palmares.

Die meist zweiköpfigen *Mm. lumbricales* (Abb. 297, 301) entspringen von den einander zugekehrten Sehnenrändern des *M. flexor digitorum profundus*. Durch den verschieblichen Ursprungspunkt dieser Muskeln wird also der oben erwähnten Einrollbewegung der Endglieder bereits durch das verursachende Muskelsystem selbst entgegengewirkt. Ihr transportabler Ursprung verhindert außerdem, daß die Mm. lumbricales bei der Fingerbeugung vorzeitig insuffizient werden.

Die Mm. interossei haben aber noch eine andere Wirkung. Dadurch, daß die Grundgelenke anatomisch den Bau von Kugelgelenken besitzen, können sie nicht nur Beuge- und Streckbewegungen, sondern auch Seitwärtsbewegungen (Ab- und Adduktion) ausführen. Von der Längsachse des

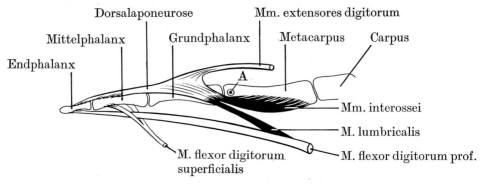

Abb. 301. Lage der Beuger- und Streckersehnen zu den Fingergelenken (K-B). Die Mm. interossei und lumbricales ziehen zunächst volar an der Flexionsachse der Grundgelenke (A) vorbei und strahlen dann in die Dorsalaponeurose ein.

Mittelfingers aus gesehen, wird das Auseinanderspreizen der Finger als Abduktion, das Zusammenführen als Adduktion bezeichnet (Abb. 302). Die palmaren Interossei sind Adduktoren, die dorsalen Abduktoren. Am Mittelfinger setzen daher nur dorsale Interossei an.

Fingergelenke (Grund-, Mittel- und Endgelenke)

1. Grundgelenke (Articulationes metacarpophalangeae – Kugelgelenke)

Achsen	Bewegungsart	Umfang	Muskeln	Innervation
Radioulnar (quer)	Beugung	90°	Mm. interossei dors. et palm. Mm. lumbricales alle Fingerbeuger	M. ulnaris N. ulnaris und medianus N. medianus
Dorsopalmar (Orientierungslinie längs durch Mittelfinger)	Streckung	180°	M. extensor digitorum M. extensor indicis M. extensor pollicis (longus) et brevis	N. radialis
	Abduktion	20° (Kleinfinger –50°)	Mm. interossei dorsales M. abductor digiti minimi M. abductor pollicis brevis et longus	N. ulnaris N. medianus N. radialis
	Adduktion	0°	Mm. interossei palmares M. adductor pollicis	N. ulnaris

2. Mittelgelenke (Articulationes interphalangeae proximales – Scharniergelenke)

Achsen	Bewegungsart	Umfang	Muskeln	Innervation
Radioulnar (quer)	Beugung	90°	M. flexor digitorum superf.	N. medianus
	Streckung	180°	alle Mm. interossei Mm. lumbricales M. extensor digitorum M. extensor indicis	N. ulnaris N. ulnaris und medianus N. radialis

3. Endgelenke (Articulationes interphalangeae distales – Scharniergelenke)

Achsen	Bewegungsart	Umfang	Muskeln	Innervation
Radioulnar (quer)	Beugung	70–90°	M. flexor digitorum prof. M. flexor pollicis longus	N. medianus
	Streckung	180°	M. extensor digitorum M. extensor indicis alle Mm. interossei Mm. lumbricales M. extensor pollicis longus	N. radialis N. ulnaris N. ulnaris und medianus N. radialis

4. Daumen – Sattelgelenk (Articulatio carpometacarpea pollicis)

Achsen	Bewegungsart	Umfang	Muskeln	Innervation
Dorsopalmar	Abduktion	50°	M. abductor pollicis longus et brevis M. flexor pollicis brevis	N. radialis N. medianus
	Adduktion	10°	M. adductor pollicis	N. ulnaris
	Opposition	bis Grundgelenk 5. Finger (10–15°)	M. opponens pollicis M. flexor pollicis longus et brevis M. adductor pollicis	N. medianus N. ulnaris
	Reposition	40–60°	M. extensor pollicis longus et brevis M. abductor pollicis longus	N. radialis N. radialis

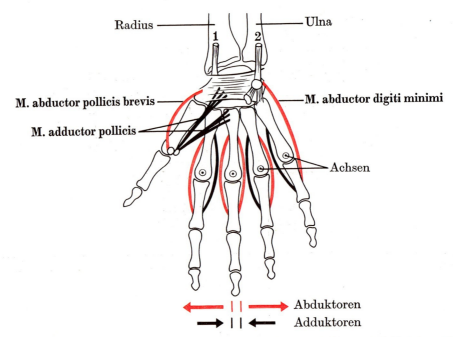

Abb. 302. Funktionsschema der Handmuskulatur im Hinblick auf Ab- und Adduktion (K-B). Die funktionelle Mittelachse der Hand ist der 3. Fingerstrahl. Schwarz = Adduktoren (Mm. interossei palmares, M. adductor poll.). Rot = Abduktoren (Mm. interossei dorsales, M. abductor digiti minimi, M. abductor poll. brevis). 1 = Sehne des M. flexor carpi rad., 2 = Sehne des M. flexor carpi uln.

Das System der Zwischenknochenmuskeln wird ergänzt durch die Ab- und Adduktoren des 1. und 5. Fingerstrahles, wobei die Seitenflächen der Hand den Zwischenknochenräumen entsprechen. M. abductor digiti minimi und pollicis brevis ergänzen das Abduktorensystem der dorsalen Interossei, der M. adductor pollicis dasjenige der palmaren. Daß die spreizende Wirkung dieser Muskeln mit zunehmender Beugung abnimmt, hängt mit dem Bau der Grundgelenke zusammen (vgl. S. 392). So wird also der Faustschluß (»der Griff«) immer fester, je mehr die Finger gebeugt werden. Die Vielfalt des Bewegungsspieles der Hand, die ja in starkem Maße von den Interossei und Lumbricales abhängt, ergibt sich erst, wenn die Beugung gelöst und die Finger in einem halbgestreckten Zustand bewegt werden.

Die dritte, nicht minder wichtige Aufgabe der Mm. interossei liegt schließlich in der Fixation und Stabilisierung des Handgewölbes. Die Interossei entspringen meist mit zwei Bäuchen von den Seitenrändern der einander gegenüberliegenden Metakarpalknochen (Abb. 300) und können daher für den Zusammenhalt der Mittelhandknochen untereinander sorgen.

d) Bewegungsfähigkeit der Hand als Ganzes

Für die Greiffunktion ist natürlich die jeweilige Ausgangslage der Hand von großer Bedeutung. Die Stellung der Hand wird von einem speziellen Bewegungsapparat, der unabhängig von der Fingerbewegung arbeiten kann, geregelt. Handbewegungen können daher mit jeder beliebigen Fingerstellung kombiniert werden, was wiederum den Bewegungsraum im ganzen vergrößert.

Handgelenke (Abb. 303): Das Mosaik der Handwurzelknochen bildet mit dem Unterarm zwei komplizierte Gelenke, die funktionell als Einheit betrachtet werden müssen. Beim proximalen Handgelenk *(Articulatio radiocarpea)* stellen der Radius und ein faserknorpeliger Discus articularis, der die Ulna vom Handgelenk ausschließt, die Gelenkpfanne dar, während die proximale Reihe der Handwurzelknochen (Os scaphoideum, lunatum und triquetrum) den Gelenkkopf bildet. Der Gelenkkopf überragt die Pfanne in jeder Stellung, was einen komplizierten Bandapparat erforderlich macht. Das proximale Handgelenk ist ein Eigelenk *(Articulatio ellipsoidea)* mit zwei Freiheits-

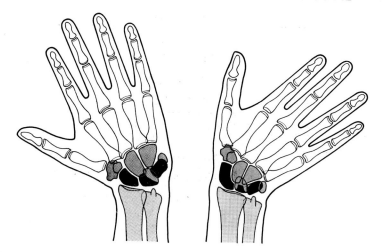

Abb. 303. Verschiebungen der Handwurzelknochen bei den Bewegungen in den Handgelenken (von dorsal gesehen) (modif. nach BENNINGHOFF) (F). Schwarz = proximale Reihe der Handwurzelknochen, grau = distale Reihe.

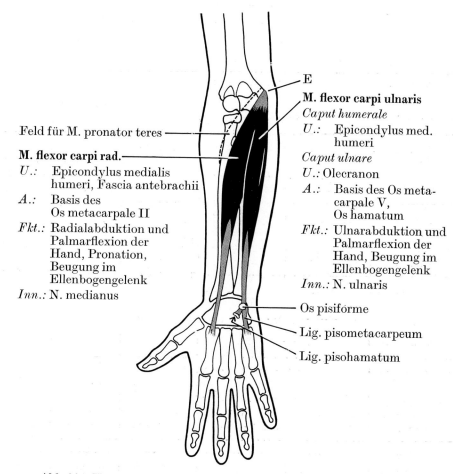

Abb. 304. Karpalmuskulatur I (K.-B). E = Epicondylus medialis humeri.

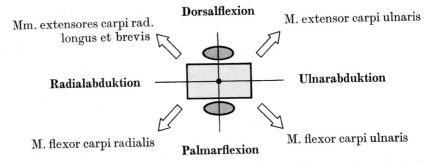

Abb. 305. Schema über die Wirkungsweise der Karpalmuskulatur auf die Handgelenke.

graden. Um eine dorsopalmare Achse (durch das Os capitatum) können Seitwärtsbewegungen (Radial- und Ulnarabduktion), um eine quere Achse (durch das Os lunatum) Flexionsbewegungen ausgeführt werden. Dorsal- und Palmarflexion machen zusammen 170°, die Seitwärtsbewegungen (Randbewegungen) zusammen etwa 45–55° aus. Dabei entfällt jeweils der größere Anteil auf die Ulnarabduktion bzw. Palmarflexion.

An allen Handbewegungen ist aber auch das distale Handgelenk *(Articulatio mediocarpea)*, wenn auch in unterschiedlichem Maße, beteiligt. Hier artikulieren die proximale und die distale Handwurzelknochenreihe so miteinander, daß Kopf und Pfanne abwechseln und eine S-förmig gekrümmte Gelenkfläche zustande kommt (Abb. 303). Man spricht von einem »verzahnten Scharniergelenk« (TÖNDURY). Beide Gelenke zusammen bekommen funktionell den Charakter eines

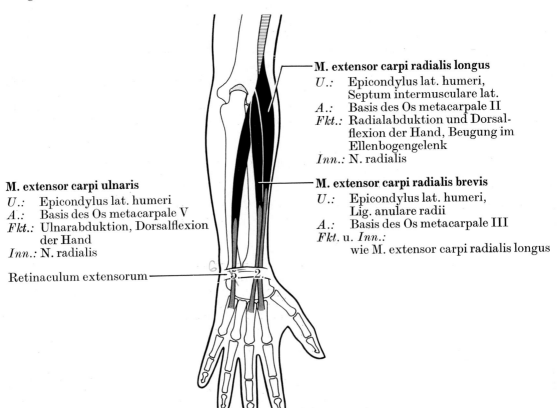

M. extensor carpi radialis longus
U.: Epicondylus lat. humeri, Septum intermusculare lat.
A.: Basis des Os metacarpale II
Fkt.: Radialabduktion und Dorsalflexion der Hand, Beugung im Ellenbogengelenk
Inn.: N. radialis

M. extensor carpi radialis brevis
U.: Epicondylus lat. humeri, Lig. anulare radii
A.: Basis des Os metacarpale III
Fkt. u. *Inn.:* wie M. extensor carpi radialis longus

M. extensor carpi ulnaris
U.: Epicondylus lat. humeri
A.: Basis des Os metacarpale V
Fkt.: Ulnarabduktion, Dorsalflexion der Hand
Inn.: N. radialis

Retinaculum extensorum

Abb. 306. Karpalmuskulatur II (K-B). 2 = 2. Sehnenfach im Retinaculum extensorum.

Kugelgelenkes. Die Drehbewegungen werden jedoch nicht in den Handgelenken, sondern im Unterarm ausgeführt.

Jedes Handgelenk besitzt in der Regel eine eigene Gelenkkapsel. Die Kapselräume können jedoch miteinander in Verbindung stehen. Funktionell arbeiten beide Gelenke immer zusammen. Die Palmarflexion erfolgt vornehmlich im proximalen, die Dorsalflexion ausgiebiger im distalen Handgelenk. Bei den Seitwärtsbewegungen können sich die Handwurzelknochen durch komplizierte Kipp- und Schiebebewegungen so gegeneinander verlagern, daß Exkursionen von der dynamischen Mittelstellung der Hand aus nach ulnar bis zu 40°, nach radial bis zu 15° möglich sind.

Bewegungsapparat für die Handgelenke: Das labile Gefüge der Handwurzelknochen erlaubt nicht den Ansatz von Muskeln. Die auf die Handgelenke einwirkenden Muskeln heißen zwar Extensores und Flexores carpi (Abb. 304, 305), setzen aber nicht am Karpus, sondern am Metakarpus an. Sie liegen am Unterarm »randständig«, das heißt an den Ecken der Beuge- und Streckersysteme, die sie gewissermaßen an den Seiten flankieren. Ihre Sehnen heften sich an den Basen der Metakarpalknochen II–V an, wobei in die Sehne des *M. flexor carpi ulnaris* ein Sesambein *(Os pisiforme)* eingelagert ist, das in gelenkiger Verbindung mit dem benachbarten Os triquetrum steht. Die anschließenden Bänder *(Lig. pisohamatum* und *Lig. pisometacarpeum)* sind also eigentlich nur die Fortsetzungen der Flexorsehne. Der M. flexor carpi ulnaris ist daher der einzige dieser Handgelenkmuskeln, der im Nebenschluß auch an einem Handwurzelknochen (Os hamatum) angreift.

An der Streckseite ist der radiale Strecker doppelt vertreten *(M. extensor carpi radialis longus* und *brevis).* Beide Extensoren können aber entwicklungsgeschichtlich als eine Einheit betrachtet werden. Sie sind auch beim Menschen häufig miteinander verschmolzen. Ihre Sehnen laufen gemeinsam durch das 2. Sehnenfach des Retinaculum extensorum, setzen jedoch getrennt am 2. bzw. 3. Metakarpalknochen an.

Die Vielseitigkeit in den funktionellen Möglichkeiten der Karpalmuskulatur erklärt sich aus der randständigen Lage an den 4 Seiten des Unterarmes, wie das Abb. 305 schematisch verdeutlicht. Die 5 Karpalmuskeln sind an allen Bewegungen der Handgelenke beteiligt. Gemeinsam rufen die karpalen Extensoren eine Dorsalflexion, die Flexoren eine Palmarflexion hervor. Die Extensoren und Flexoren der ulnaren Seite bewirken eine Ulnarabduktion, diejenigen der radialen Seite eine Radialabduktion.

Die Sehnen der Fingerbeuger und -strecker liegen mehr im Bereich der dorsopalmaren Achse der Handgelenke. Sie wirken nur im Nebeneffekt auf die Handgelenke ein. Ihr Bewegungsspiel entfaltet sich vornehmlich an den Fingergelenken. Natürlich können auch die über die Handgelenke hinwegziehenden langen Daumenmuskeln die Stellung der Hand beeinflussen. Aber auch das sind letztlich nur Nebenwirkungen.

Handgelenke [Articulatio radiocarpea (Eigelenk), Articulatio mediocarpea]

Achsen	Bewegungsart	Ausmaß	Muskeln	Innervation
Transversal (quer)	Dorsalflexion	60–90°	M. extensor carpi radialis longus et brevis M. extensor carpi ulnaris M. extensor digitorum M. extensor indicis	N. radialis
	Palmarflexion	60–90°	M. flexor carpi ulnaris M. flexor carpi radialis M. palmaris longus Mm. flexores digitorum superf. et prof. M. flexor pollicis longus M. abductor pollicis longus	N. ulnaris N. medianus N. radialis
Vertikal (a.-p.)	Radialabduktion	20–30°	M. flexor carpi radialis M. extensor pollicis longus M. extensor carpi radialis longus et brevis M. extensor indicis	N. medianus N. radialis
	Ulnarabduktion	30–40°	M. flexor carpi ulnaris M. extensor carpi ulnaris	N. ulnaris N. radialis

e) Palmaraponeurose

Die *Abpolsterung der Hohlhand* ist schließlich eine weitere Konstruktion, die die Hand zu einem Greiforgan macht. Die Haut der Handfläche (Palma manus) wird von einer derben Bindegewebsplatte *(Aponeurosis palmaris)* unterpolstert, die ein festes Widerlager beim Greifen bildet und seitlich in die Faszie des Thenars bzw. Hypothenars übergeht.

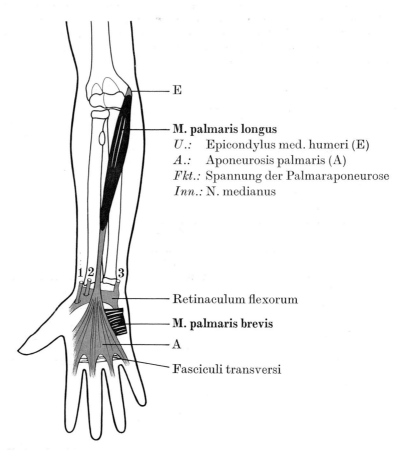

Abb. 307. Verspannung der Palmaraponeurose der Hand durch die Mm. palmares (K.-B.). 1 = Sehne des M. abductor pollicis longus, 2 = Sehne des M. flexor carpi uln., 3 = Sehne des M. flexor carpi uln.

Die Palmaraponeurose hat die Form eines Fächers mit hauptsächlich längsverlaufenden, straff gebündelten Bindegewebszügen, die bis in die Fingerhaut ausstrahlen und schwimmhautartig durch quere Faserzüge *(Fasciculi transversi)* verspannt sind. Die Palmaraponeurose kann als die verbreiterte Sehne des *M. palmaris longus* betrachtet werden, der in der oberflächlichen Schicht der Beugerloge des Unterarms gelegen ist und am Epicondylus medialis des Humerus entspringt. Die Hauptaufgabe dieses schwachen Muskels ist die Spannung der Palmaraponeurose beim Greifen. Die Beugewirkung auf Hand- und Ellenbogengelenk ist von untergeordneter Bedeutung. Die Verspannung der Sehnenplatte wird unterstützt durch den *M. palmaris brevis*, der ein Hautmuskel ist, also keine Ursprünge am Skelett besitzt. Er kommt von der Haut des Hypothenars und strahlt von der Seite in die Palmaraponeurose ein (Abb. 307). Da der Handrücken für die Greif- und Haltefunktion der Hand ohne Bedeutung ist, fehlt hier ein entsprechendes Verspannungssystem. Die *Fascia dorsalis manus* stellt als Fortsetzung der allgemeinen Körperfaszie nur ein dünnes Bindegewebsblatt dar.

2. Rotationsmöglichkeit des Unterarms

Eine Besonderheit der oberen Gliedmaße stellt die Umwendemöglichkeit des Unterarms, die Rotation dar. Sie kommt in dieser Form sonst im Tierreich nicht vor. Durch den aufrechten Gang ist die obere Gliedmaße für ein vielfältiges Bewegungsspiel frei geworden, wozu die Drehbewegung des Unterarms einen wichtigen Beitrag liefert. Der Spielraum für die Rotation beträgt 120–140°, kann aber durch Mitbewegungen im Schultergelenk und Schultergürtel fast auf 360° erweitert werden. Die Hand kann daher um jeden Finger als Achse gedreht werden, was für den Werkzeuggebrauch wesentlich ist. Wenn die Hand an einem Gegenstand fixiert ist, kann sich auch der Unterarm gegen die Hand drehen. Durch die Rotationsfähigkeit des Unterarms erreicht die Hand einen Bewegungsspielraum wie bei einem Kugelgelenk.

a) Ellenbogengelenk (Articulatio cubiti)

Es handelt sich um ein zusammengesetztes Gelenk *(Articulatio composita)*, in dem drei verschiedenartige Teilgelenke mit einheitlicher Gelenkkapsel zusammengefaßt sind: Humerus,

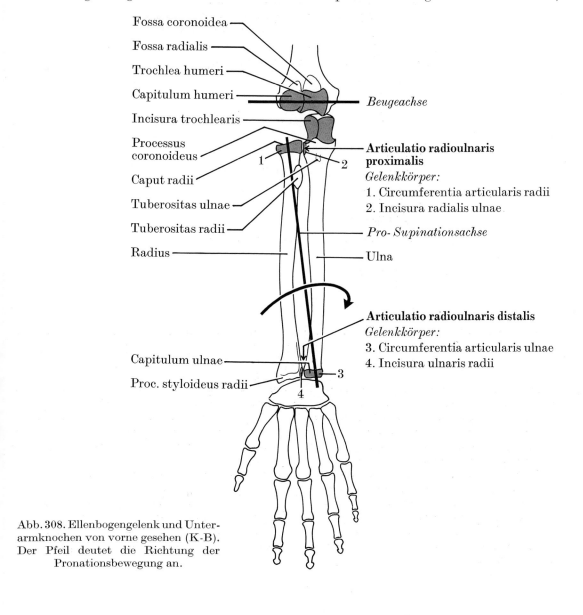

Abb. 308. Ellenbogengelenk und Unterarmknochen von vorne gesehen (K-B). Der Pfeil deutet die Richtung der Pronationsbewegung an.

Radius und Ulna artikulieren insgesamt so wie bei einem zweiachsigen Drehscharniergelenk (Trochoginglymus).

1. *Articulatio humeroulnaris:* Die Trochlea humeri artikuliert mit der Incisura trochlearis ulnae. Beide Gelenkkörper sind schlüssig ineinandergefügt (Gelenk mit Knochenführung). Die »Knochenzange« der Ulna entsteht vorne durch den *Processus coronoideus* und hinten durch das *Olecranon*, die in entsprechenden Höhlungen des Humerus *(Fossa coronoidea, Fossa olecrani)* eingepaßt sind.

2. Die *Articulatio humeroradialis* stellt anatomisch ein Kugelgelenk dar. Die Bewegungsmöglichkeiten werden aber durch das straffe *Lig. collaterale radiale*, das distal in das *Lig. anulare* übergeht, stark eingeschränkt (Abb. 309). Von den drei Bewegungsmöglichkeiten bleiben nur zwei übrig: 1. Die Scharnierbewegung, bei der das Radiusköpfchen *(Caput radii)*, das kranial eine kleine Eindellung *(Fovea capitis radii)* besitzt, auf dem *Capitulum humeri* gleitet, und 2. die Drehbewegung, bei der der Radius sich innerhalb der Schlinge des Lig. anulare auf dem Capitulum humeri dreht.

3. In der *Articulatio radioulnaris proximalis* dreht sich das Radiusköpfchen mit seiner Zirkumferenz in einer entsprechenden Ausnehmung der Ulna *(Incisura radialis ulnae)* sowie innerhalb des Lig. anulare. Hier liegt ein einachsiges Drehgelenk vor.

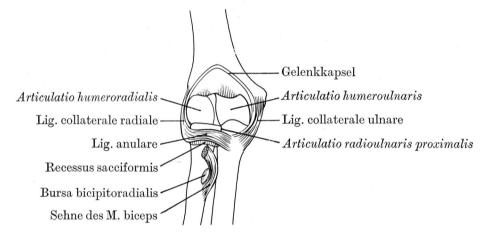

Abb. 309. Bandapparat des Ellenbogengelenkes (nach BENNINGHOFF). Gelenkkapsel von ventral geöffnet (K-B).

b) Drehgelenke des Unterarmes (Articulationes radioulnares prox. und dist.)

Die Drehbewegung des Unterarmes erfolgt in den beiden *Radioulnargelenken*, deren gemeinsame Achse schräg durch den Unterarm verläuft (Abb. 308). Das proximale Drehgelenk gehört zum Ellenbogengelenk und wird in den gemeinsamen Kapselraum miteingeschlossen. Das distale Drehgelenk ist selbständig und durch den *Discus articularis* von der Articulatio radiocarpea getrennt. Kräftige kollaterale Bänder sowie die zwischen beiden Unterarmknochen ausgespannte *Membrana interossea* sorgen für den Zusammenhalt der beiden Unterarmknochen. Das Radiusköpfchen wird durch das Lig. anulare, das an seiner Innenfläche überknorpelt ist, an der Ulna fixiert. Die Innenrotation wird als *Pronation*, die Außenrotation als *Supination* bezeichnet (Abb. 308). Meist sind diese mit leichten Beugebewegungen im Ellenbogengelenk kombiniert. Der Radius, der mit der Hand fest verbunden ist, umkreist dabei die Ulna.

Die Pronations-Supinations-Achse verläuft vom Radiusköpfchen schräg durch den Unterarm bis zum Caput ulnae (Abb. 308, 310). Die Supination ist kräftiger (70–85°) als die Pronation (60–75°). Bei gebeugtem Ellenbogengelenk betragen die Umwendebewegungen durchschnittlich 135°, bei gestrecktem dagegen 230°, weil in der Streckstellung zusätzlich die Rotationsmöglichkeiten des Schultergelenkes ausgenützt werden können. Der Arm dreht sich insgesamt um eine Mittelachse durch den 3. Finger. Auf diese dynamische Achse ist der gesamte Bewegungsapparat der Hand hinorientiert (vgl. Abb. 302).

c) Muskeln für die Drehbewegungen im Unterarm

Muskeln, die speziell auf die Drehachse des Unterarms einwirken, sind die beiden Pronatoren und der M. supinator. Natürlich gibt es auch hier wieder zahlreiche andere Muskelgruppen des Armes, die unter anderem auch die Rotation mitbeeinflussen, wie umgekehrt auch die Drehmuskeln auf die anderen Bewegungskomponenten des Ellenbogengelenkes wirken. Der *M. pronator teres* zum Beispiel, der mit seinem Caput humerale das Ellenbogengelenk vorn überkreuzt, ist auch ein kräftiger Ellenbogenbeuger. Der *M. supinator* (Abb. 310) wickelt sich von hinten nach vorne um den Radius distal von der Tuberositas radii. Er überspringt mit einigen Faserbündeln ebenfalls das Ellenbogengelenk und erhält dadurch eine streckende Komponente. M. supinator und pronator teres wickeln sich gegenseitig auf bzw. ab, das heißt, durch die Kontraktion des einen werden die Fasern des anderen wieder gespannt.

Der *M. pronator quadratus* (Abb. 311) kann die beiden Unterarmknochen einander nähern. Er hebt sich bei der Pronation etwas von der Ulna ab. Auch er wird durch die Supinationsbewegung wieder gespannt. Bei gestrecktem Arm ist die Kraft der Pronatoren größer als die der Supinatoren, bei gebeugtem Arm ist es umgekehrt. Ein starker Supinator ist auch der *M. biceps brachii*, dessen Sehne an der Tuberositas radii ansetzt. Bei der Pronation wickelt sich die Bizepssehne um den Radius herum, wobei sie durch einen Schleimbeutel *(Bursa bicipitoradialis)* geschützt wird. Der Bizeps erhält dadurch eine supinatorische Komponente. Kontrahiert er sich, so spult sich die Sehne von der Tuberositas ab, der Radius wird nach außen rotiert (Abb. 312). Der Bizeps ist der kräftigste Supinator, kommt aber nur bei gebeugtem Arm voll zur Wirkung. Der M. supinator arbeitet dagegen in allen Gelenkstellungen mit dem gleichen Effekt.

Da die Unterarmbeuger vom Epicondylus med. humeri entspringen und die Pronationsachse überqueren, kommt ihnen auch eine Wirkung auf die Umwendebewegungen des Unterarms zu. Die radialen Flexoren wirken pronierend, die radialen Strecker supinierend.

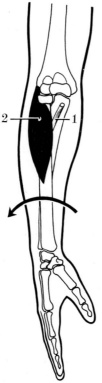

M. supinator

U.: Epicondylus lat. humeri, Lig. collaterale radiale und anulare radii, Ulna
A.: Radius
Fkt.: Supination
Inn.: N. radialis

Abb. 310. Supinator des Unterarmes in Seitenansicht (K-B). Der Pfeil deutet die Richtung der Supinationsbewegung an. 1 = Sehne des M. biceps brachii, 2 = Loch zum Durchtritt des Ramus profundus nervi radialis.

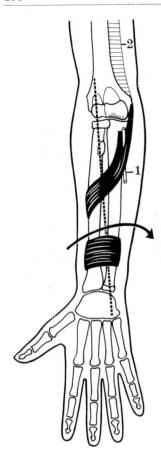

M. pronator teres
U.: Epicondylus med. humeri (Caput humerale) und Proc. coronoideus ulnae (Caput ulnare)
A.: Radius (mittleres Drittel)
Fkt.: Pronation, Beugung im Ellenbogengelenk
Inn.: N. medianus (1)

M. pronator quadratus
U.: Ulna (distales Viertel)
A.: Radius-Vorderfläche
Fkt.: Pronation
Inn.: N. medianus (R. interosseus ant.)

Abb. 311. Pronatoren des Unterarmes von ventral gesehen (K-B). Der Pfeil deutet die Richtung der Pronationsbewegung an. Gestrichelte Linie = Pronations-Supinations-Achse, 1 = N. medianus, 2 = Septum intermusculare mediale.

3. Ellenbogengelenk und Oberarm

Betrachtet man die Hand als den eigentlichen Funktionsträger und die übrigen Abschnitte des Armes als Hilfseinrichtungen, so bilden Schultergürtel und Oberarm die verschiebliche Basis für den funktionell wichtigsten Endteil, nämlich die »Hand«. Das Ellenbogengelenk vermittelt zwischen beiden Aufgabenbereichen. Die konstruktive Gliederung des Ellenbogengelenks in drei Teilgelenke ermöglicht es, daß Dreh- und Scharnierbewegungen in jeder Stellung unabhängig voneinander und gleichzeitig ablaufen können. Auch durch diesen Kunstgriff vergrößert sich der Freiheitsraum der oberen Extremität. Die Hand kann in allen Winkelstellungen des Armes als Greiforgan tätig werden.

Die Gelenkkapsel des Ellenbogengelenkes ist schlaff. Nur radial und ulnar wird die Kapsel durch straffe Kollateralbänder *(Lig. collaterale radiale* und *ulnare)* verstärkt. Während das ulnare Band vom Epicondylus medialis ausgeht und fächerartig zur Ulna ausstrahlt, vermeidet das radiale Band die Befestigung am Radius und geht in das Lig. anulare über. Dadurch wird die Rotationsfähigkeit des Radius nicht gehemmt (Abb. 309). Um eine quere Achse sind Beuge- und Streckbewegungen möglich. Die Streckung kann bis 180°, manchmal auch 200° (bei Frauen), die Beugung bis zur Weichteilhemmung (etwa 140°) ausgeführt werden.

Oberarmmuskulatur: Charakteristischerweise sind wiederum die Beugemuskeln stärker gegliedert und kräftiger als die Strecker. An der Vorderseite des Oberarms liegen drei verschiedene Beuger, denen dorsal nur ein Strecker gegenübersteht. An der Ulna befestigt sich der eingelenkige *M. brachialis,* am Radius der mehrgelenkige *M. biceps brachii* (Abb. 312). Die Beugergruppe wird weiterhin durch den *M. brachioradialis* (Abb. 313), der jedoch am Unterarm lokalisiert ist, ergänzt. Die beiden Radiusbeuger üben dadurch, daß sie am rotierenden Radius angreifen, zusätzlich eine Drehwirkung aus. Sie sind vielseitiger als der M. brachialis. Der M. brachioradialis hat von allen

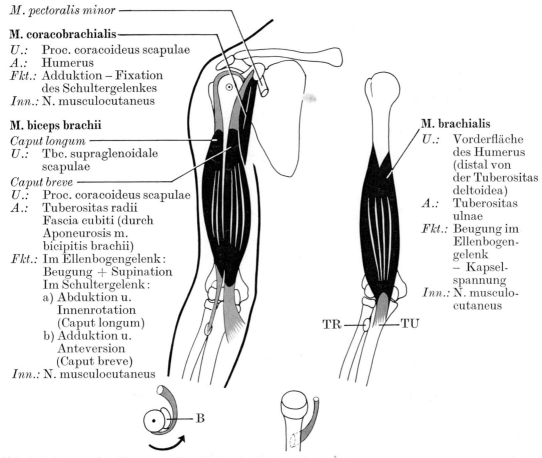

M. pectoralis minor

M. coracobrachialis
U.: Proc. coracoideus scapulae
A.: Humerus
Fkt.: Adduktion – Fixation des Schultergelenkes
Inn.: N. musculocutaneus

M. biceps brachii
Caput longum
U.: Tbc. supraglenoidale scapulae
Caput breve
U.: Proc. coracoideus scapulae
A.: Tuberositas radii
Fascia cubiti (durch Aponeurosis m. bicipitis brachii)
Fkt.: Im Ellenbogengelenk: Beugung + Supination
Im Schultergelenk:
 a) Abduktion u. Innenrotation (Caput longum)
 b) Adduktion u. Anteversion (Caput breve)
Inn.: N. musculocutaneus

M. brachialis
U.: Vorderfläche des Humerus (distal von der Tuberositas deltoidea)
A.: Tuberositas ulnae
Fkt.: Beugung im Ellenbogengelenk – Kapselspannung
Inn.: N. musculocutaneus

Abb. 312. Beuger des Oberarms. Der M. brachialis liegt unter dem M. biceps (K-B). Die Detailbilder zeigen die Lageveränderungen der Bizepssehne bei den Umwendebewegungen des Unterarmes. B = Bursa bicipitoradialis, TR = Tuberositas radii, TU = Tuberositas ulnae.

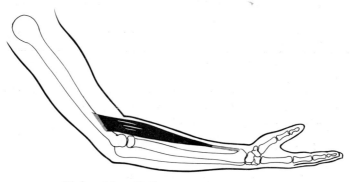

M. brachioradialis
U.: Humerus, Septum intermusculare lat.
A.: Processus styloideus radii
Fkt.: Beugung im Ellenbogengelenk, Beteiligung bei der Pro- und Supination
Inn.: N. radialis

Abb. 313. Beugemuskel im Unterarmbereich, der funktionell zum Ellenbogengelenk gehört (K-B).

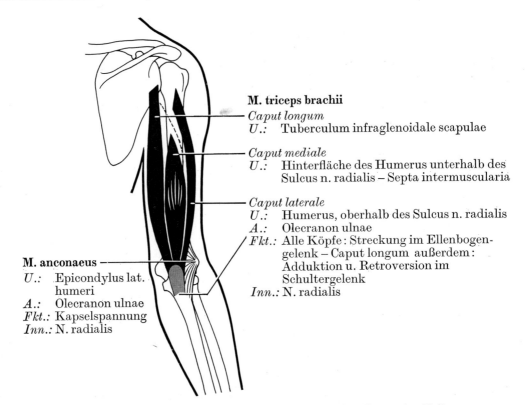

Abb. 314. Oberarmstrecker (K-B). Gestrichelt = Canalis nervi radialis.

Beugern den längsten und damit günstigsten Hebelarm. Er wird auch als »Lastenbeuger« bezeichnet (vgl. S. 21). Der physiologische Querschnitt der drei Beuger ist etwa 60% größer als der der Strecker, was sich aus den stärkeren funktionellen Belastungen der Beuger beim Heben, Tragen oder Zugreifen erklärt.

Der dreiköpfige *M. triceps* ist der einzige Streckmuskel am Oberarm (Abb. 314). Er befestigt sich mit einer breiten, flächenhaften Sehne am Olecranon der Ulna. Der Radius hat keinen eigenen

Ellenbogengelenke (Articulatio cubiti, Trochoginglymus)

Achsen	Bewegungsart	Ausmaß	Muskeln	Innervation
Transversal (quer)	Flexion (Beugung)	130–140°	M. biceps brachii M. brachialis	} N. musculocutaneus
			M. brachioradialis	N. radialis
	Extension (Streckung)	180°	M. triceps brachii	N. radialis
Longitudinal (schräg durch den Unterarm)	Pronation	60–80°	M. pronator teres M. pronator quadratus int. M. flexor carpi radialis	} N. medianus
			M. brachioradialis	N. radialis
	Supination	70–85°	M. supinator M. brachioradialis (20°)	} N. radialis
			M. biceps brachii	N. musculocutaneus

Strecker. Er muß also passiv mitgeführt werden. Ähnlich wie der Bizeps wirkt der Trizeps gleichzeitig auf das Schultergelenk. In seltenen Fällen kann in der Trizepssehne ein Sesambein, das mit der Kniescheibe zu vergleichen ist, auftreten *(Patella cubiti)*. An der lateralen Seite schließt sich in Gelenknähe noch der *M. anconaeus* an, der vielfach auch als 4. Trizepskopf bezeichnet wird. Dieser kurzfaserige, fächerförmige Muskel sorgt für den Zusammenhalt von Ulna und Radius und spannt die Gelenkkapsel. Vorne spalten sich vom M. brachialis Muskelfasern zur Kapsel des Ellenbogengelenkes ab und verhindern, daß sich die Kapsel bei den Beugebewegungen einklemmt.

4. Schulter und Schultergürtel

Der Schultergürtel verbindet den Arm mit dem Rumpf. Im Gegensatz zum Beckengürtel, der zwischen Bein und Wirbelsäule eine fast starre Verbindung herstellt, bildet der Schultergürtel eine verschiebliche, in starkem Maße gleitfähige Funktionseinheit. Diese setzt sich aus drei Elementen zusammen: Brustbein (Sternum), Schulterblatt (Scapula) und Schlüsselbein (Clavicula). Die einzige gelenkige Verbindung mit dem Thorax besteht zwischen Schlüsselbein und Brustbein *(Articulatio sternoclavicularis)*.

In diesem Gelenk, dem sog. inneren Schlüsselbeingelenk, finden die Gleit- und Schiebebewegungen des Schultergürtels statt. Das Schulterblatt ist ringsherum von Muskeln eingepackt und gleitet frei auf dem Brustkorb. Auf diese Weise wird für den Arm eine bewegliche Unterlage geschaffen, die der Hand als dem eigentlichen Greiforgan ein wesentlich größeres Bewegungsfeld erschließt als etwa ein starrer Knochenring. Die Ausgangsbasis für die Armbewegungen liegt im Schultergelenk *(Articulatio humeri)*. Vergleicht man den Bewegungsumfang im Schultergelenk mit dem, der durch zusätzliche Bewegungen im Schultergürtel erreicht wird (Abb. 315), so findet man, daß sich der Spielraum der oberen Gliedmaße durch die Verschieblichkeit des Schultergürtels fast verdoppelt. Die Schulterblätter liegen außerdem dem Brustkorb nicht flach, d. h. in der Transversalebene des Körpers an, sondern sie sind etwas nach vorne geneigt. Dadurch wird das Bewegungsfeld der Arme nach vorne in den Seh- und Lebensraum des Organismus verschoben.

Blick- und Bewegungsfeld fallen annähernd zusammen (Abb. 315). Der Sehraum ist zugleich der Greif-, Wirk- und Tastraum des Menschen. Man sieht, wie der Bewegungsapparat der oberen Gliedmaßen ganz auf diese Funktionen eingestellt ist.

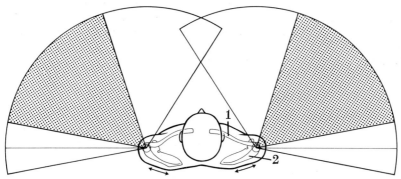

Abb. 315. Bewegungsfeld der Arme im Schultergelenk (gerasterte Fläche) und im Schultergürtel (weiße Fläche) (modif. nach BENNINGHOFF). Man sieht, daß der Bewegungsraum des Armes weitgehend mit dem Blickfeld zusammenfällt (K-B). Hintere Pfeile markieren die Verschiebemöglichkeiten des Schulterblattes auf dem Thorax. 1 = Clavicula, 2 = Scapula.

a) Gelenke des Schultergürtels

Im Schultergürtel sind drei Kugelgelenke zu einer labilen funktionellen Einheit zusammengefügt. Die *Clavicula* bildet einen gebogenen Knochenstab, durch den sich der Schultergürtel vom Thorax abstützt. An beiden Enden *(Extremitas acromialis* und *sternalis)* entstehen Kugelgelenke (inneres und äußeres Schlüsselbeingelenk).

Das innere Schlüsselbeingelenk *(Art. sternoclavicularis)* wird durch einen Discus articularis in zwei Abschnitte untergliedert und durch straffe Bandzüge stark in seiner Beweglichkeit einge-

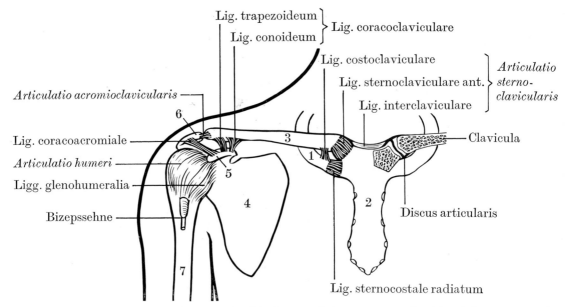

Abb. 316. Bauelemente und Bandapparat des Schultergürtels (von vorne gesehen) (nach BENNINGHOFF). Links ist das Sternoklavikulargelenk frontal angeschnitten, um den intraartikulären Diskus zu zeigen. 1 = 1. Rippe, 2 = Sternum, 3 = Clavicula, 4 = Scapula, 5 = Proc. coracoideus, 6 = Acromion, 7 = Humerus.

schränkt. Vor allem die *Ligamenta sternoclavicularia* und *costoclavicularia* fixieren das Schlüsselbein am Sternum und an der 1. Rippe (Abb. 316). In diesem Gelenk bewegt sich die Clavicula auf einem Kegelmantel, dessen Spitze zum Brustbein zeigt und dessen nahezu kreisförmige Basis einen Durchmesser von 10–12 cm besitzt.

Als äußeres Schlüsselbeingelenk *(Articulatio acromioclavicularis)* bezeichnet man die Verbindung zwischen Acromion und lateralem Ende der Clavicula (Extremitas acromialis). Auch hier liegt anatomisch ein Kugelgelenk vor, das aber ebenfalls durch straffe Bänder gehemmt wird. Besonders das *Ligamentum acromioclaviculare* und *coracoacromiale* sowie das *Lig. coracoclaviculare*, das aus zwei Portionen besteht *(Ligamentum trapezoideum* und *conoideum)*, schränken den Bewegungsumfang ein.

b) Schultergelenk (Articulatio humeri)

Das Schultergelenk besitzt nur zwei Gelenkkörper: *Caput humeri* und *Cavitas glenoidalis* der Scapula (Abb. 317). Im Gegensatz zu den Schlüsselbeingelenken ist die Kapsel hier schlaff und kaum durch Bänder verstärkt. Nur ventral lassen sich – meist jedoch nicht ohne Willkür – Verstärkungszüge herauspräparieren *(Ligamenta glenohumeralia* und *coracohumeralia)*.

Das Schultergelenk ist ein dreiachsiges Gelenk mit Muskelführung. Allseitig von Muskulatur umgeben, erhält es sich seine labile Dynamik durch aktive Sicherungen.

Die *Scapula* überragt das Gelenk mit dem Acromion, der Fortsetzung der Spina scapulae. Zusammen mit dem Proc. coracoideus und dem verbindenden Lig. coracoacromiale entsteht so ein knöchernes Dach über dem Gelenk (Fornix humeri), das den Bewegungsraum einschränkt. Die Gelenkfläche des Schulterblattes *(Cavitas glenoidalis)* ist viermal kleiner als die des Caput humeri. Durch eine am Pfannenrand ansetzende faserknorplige Gelenklippe, die der Gelenkkapsel als Ansatz dient, wird die Gelenkpfanne zwar etwas vergrößert, die gegenseitigen Berührungsflächen sind jedoch immer noch relativ klein. Dieses Mißverhältnis läßt sich besonders am Schnitt gut erkennen (Abb. 318). Auch hierin kann eine Konstruktion gesehen werden, möglichst viel Bewegungsspielraum zu gewinnen.

Die schlaffe Gelenkkapsel setzt am Collum anatomicum des Humerus an, so daß die beiden Tubercula außerhalb des Kapselraumes bleiben. Bei herabhängendem Arm legt sich die Kapsel

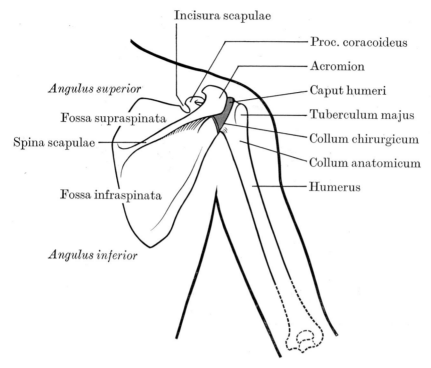

Abb. 317. Lage und Bau des Schultergelenkes (Ansicht von dorsal) (K-B).

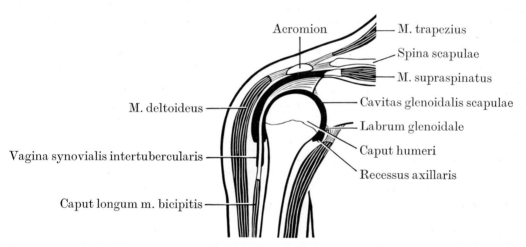

Abb. 318. Frontalschnitt durch das Schultergelenk. Gelenkhöhle schwarz. Die Bizepssehne ist in ihrem ganzen Verlauf durch das Gelenk angeschnitten (modif. nach TÖNDURY) (K-B).

unten in eine Reservefalte *(Recessus axillaris)*, die beim Heben des Armes verschwindet. Die lange Bizepssehne zieht durch den Kapselraum hindurch zur Tuberositas supraglenoidalis. Die Trizepssehne an der Tuberositas infraglenoidalis bleibt außerhalb des Gelenkes.

Das Schultergelenk hat in der Regel Seitenkammern. Immer ist eine röhrenförmige Fortsetzung der Gelenkhöhle entlang der Sehne des langen Bizepskopfes vorhanden *(Vagina synovialis intertubercularis)* (Abb. 318). Inkonstant ist dagegen die Kommunikation eines größeren Schleimbeutels unter dem M. subscapularis mit der Gelenkhöhle *(Bursa m. subscapularis)*.

Schultergelenk (Articulatio humeri, Kugelgelenk)

(in Klammern = maximale Bewegungsausschläge mit Hilfe des Schultergürtels)

Achsen	Bewegungsart	Ausmaß	Muskeln	Innervation
Sagittal	Abduktion (Elevation)	90° (160–170°)	M. deltoideus (pars acromialis) M. supraspinatus	N. axillaris N. suprascapularis
	Adduktion	5–10°	M. deltoideus (pars clavicularis) (pars spinalis) M. pectoralis major M. latissimus dorsi M. teres major M. coracobrachialis	N. axillaris Rr. thoracici ventr. N. thoracodorsalis Nn. subscapulares N. musculocutaneus
Transversal	Anteversion (Elevation)	90° (150–180°)	M. deltoideus (pars clavicularis) M. pectoralis major (pars clavicularis) M. coracobrachialis	N. axillaris Rr. thoracici ventr. N. musculocutaneus
	Retroversion	40° (50°)	M. deltoideus (pars spinalis) M. latissimus dorsi M. teres major	N. axillaris N. thoracodorsalis Nn. subscapulares
Longitudinal	Innenrotation	80° (80–90°)	M. deltoideus (pars clavicularis) M. subscapularis M. teres major M. pectoralis major M. latissimus dorsi	N. axillaris Nn. subscapulares Rr. thoracici ventr. N. thoracodorsalis
	Außenrotation	50–70° (90°)	M. deltoideus (pars spinalis) M. infraspinatus M. supraspinatus M. teres minor	N. axillaris N. suprascapularis N. axillaris

c) Muskelapparat

Das Schultergelenk besitzt drei Freiheitsgrade. Bewegungen können in allen Ebenen des Raumes erfolgen. Man unterscheidet Flexionsbewegungen um eine transversale Achse (Ante- und Retroversion), Ab- und Adduktionsbewegungen um eine sagittale Achse und Rotationsbewegungen um eine Längsachse.

An allen Bewegungen beteiligen sich mehrere Muskelgruppen.

Speziell auf das Schultergelenk wirken vor allem diejenigen Muskeln ein, die von den Knochen des Schultergürtels kommen und am Humerus ansetzen. Von der Innenseite der Scapula entspringt der *M. subscapularis*, der vom Gelenk durch die *Bursa m. subscapularis* getrennt ist; von der Außenseite kommen *M. supraspinatus* und *teres minor* (Abb. 319–321). Sie befestigen sich an charakteristischen Knochenvorsprüngen des Humerus, die erst durch diese funktionellen Zusammenhänge entstehen (Tuberculum majus und minus). Am Tuberculum majus setzen der M. supra- und infraspinatus sowie der M. teres minor in drei aufeinanderfolgenden Etagen an. Da der

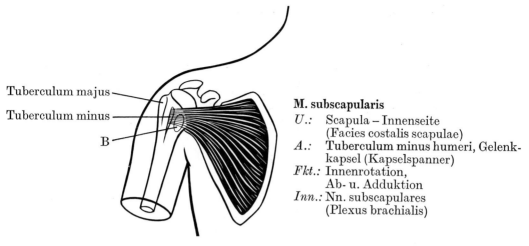

M. subscapularis
- *U.:* Scapula – Innenseite (Facies costalis scapulae)
- *A.:* Tuberculum minus humeri, Gelenkkapsel (Kapselspanner)
- *Fkt.:* Innenrotation, Ab- u. Adduktion
- *Inn.:* Nn. subscapulares (Plexus brachialis)

Abb. 319. Muskulatur des Schultergürtels I (K-B). B = Bursa m. subscapularis.

M. teres minor hinten (Tuberculum majus), der M. teres major aber vorne (Tuberculum minus) ansetzt, entsteht eine Muskellücke, durch die der lange Kopf des M. triceps hindurchzieht. Dadurch bilden sich zwei *Achselmuskellücken* für den Durchtritt von Leitungsbahnen (Abb. 321).

Die unterschiedliche Lage der Sehnen zur Rotationsachse des Schultergelenkes führt dazu, daß die hinteren Muskeln Außenrotatoren, die vorne angreifenden Muskeln dagegen Innenrotatoren sind. Je nach ihrer Lage zur Abduktionsachse sind sie teilweise Ab- bzw. Adduktoren. Daraus wird deutlich, wie im Schulterbereich die Muskelwirkungen wesentlich vielseitiger sind als am Bein. Bei verschiedenen Gelenkstellungen gehen sie ineinander über, ja kehren sich manchmal sogar vollständig um.

Am vielseitigsten ist zweifellos der *M. deltoideus*. Er entspringt vorn von der Clavicula, hinten von der Spina scapulae und in der Mitte vom Acromion und der Articulatio acromioclavicularis. Die Faserbündel konvergieren zum Humerus, wo sie an der Tuberositas deltoidea in eine relativ schmale Ansatzzone übergehen. Der Muskel, der das Schultergelenk kappenartig überdeckt, kann

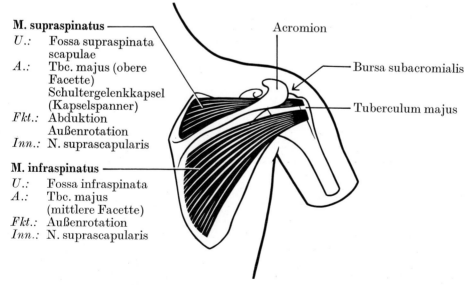

M. supraspinatus
- *U.:* Fossa supraspinata scapulae
- *A.:* Tbc. majus (obere Facette) Schultergelenkkapsel (Kapselspanner)
- *Fkt.:* Abduktion Außenrotation
- *Inn.:* N. suprascapularis

M. infraspinatus
- *U.:* Fossa infraspinata
- *A.:* Tbc. majus (mittlere Facette)
- *Fkt.:* Außenrotation
- *Inn.:* N. suprascapularis

Abb. 320. Muskulatur des Schultergürtels II (K-B).

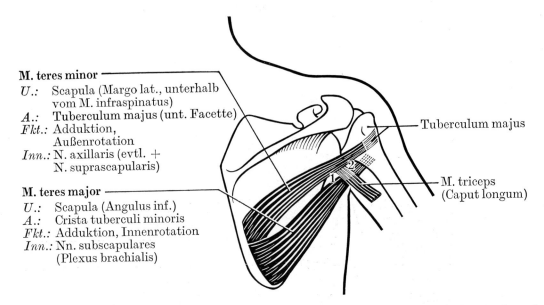

Abb. 321. Muskulatur des Schultergürtels III (K-B). 1 = mediale Achselmuskellücke, 2 = laterale Achselmuskellücke.

mit seinen mittleren Partien abduzieren, mit den vorderen und hinteren Bündeln adduzieren. Die vordere Portion hebt und rotiert einwärts, die hintere senkt und rotiert auswärts. So ist der Muskel an fast allen Bewegungen des Schultergelenks beteiligt. Er vereinigt in sich sowohl antagonistisch als auch synergistisch wirkende Fasergruppen.

Spinohumerale Muskelgruppe: Indirekt wirken auf das Schultergelenk auch die *spinohumeralen* Muskeln (M. pectoralis major und M. latissimus). Diese sind im Laufe der Stammesgeschichte auf den Rumpf gewandert und haben damit ein breiteres Ursprungsfeld gewonnen. Sie überspringen gewissermaßen das Schulterblatt und benützen das Rumpfskelett als Ursprungsfläche.

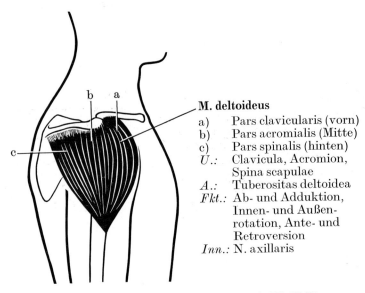

Abb. 322. Muskulatur des Schultergürtels IV (K-B).

Schulter und Schultergürtel

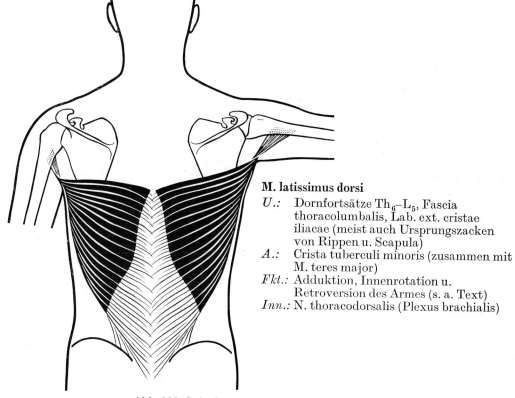

M. latissimus dorsi
- *U.:* Dornfortsätze Th_6–L_5, Fascia thoracolumbalis, Lab. ext. cristae iliacae (meist auch Ursprungszacken von Rippen u. Scapula)
- *A.:* Crista tuberculi minoris (zusammen mit M. teres major)
- *Fkt.:* Adduktion, Innenrotation u. Retroversion des Armes (s. a. Text)
- *Inn.:* N. thoracodorsalis (Plexus brachialis)

Abb. 323. Spinohumerale Muskulatur I (K-B).

Der *M. latissimus dorsi* gehört zu den größten flächenhaften Muskeln des Körpers und benützt den Rücken als Ursprungsfeld (Fascia thoracolumbalis). Er zieht mit dem M. teres major zusammen an das vorne gelegene Tuberculum minus und bekommt dadurch eine kräftige innenrotatorische Komponente. Durch die beiden Mm. latissimi hängt der Rumpf quasi in einer hängemattenartigen Schlinge (Abb. 323).

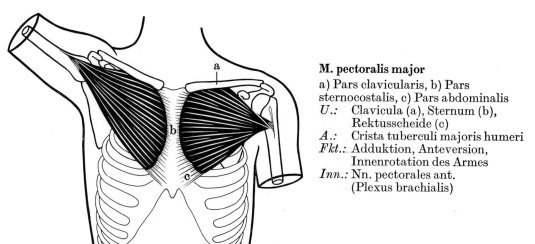

M. pectoralis major
a) Pars clavicularis, b) Pars sternocostalis, c) Pars abdominalis
- *U.:* Clavicula (a), Sternum (b), Rektusscheide (c)
- *A.:* Crista tuberculi majoris humeri
- *Fkt.:* Adduktion, Anteversion, Innenrotation des Armes
- *Inn.:* Nn. pectorales ant. (Plexus brachialis)

Abb. 324. Spinohumerale Muskulatur II (K-B).

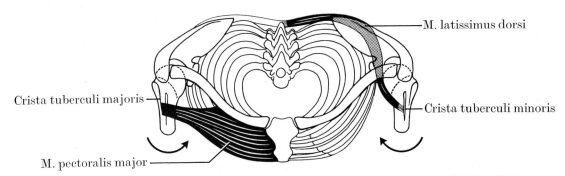

Abb. 325. Beide spinohumeralen Muskeln wirken auf den Arm innenrotierend (Pfeile) (K-B).

Der *M. pectoralis major* entspringt vom inneren Drittel der Clavicula (Pars clavicularis), vom Sternum (Pars sternocostalis) und von der Aponeurose des M. rectus abdominis (Pars abdominalis). Seine Fasern konvergieren zum Insertionsfeld am Tuberculum majus, so daß eine Überkreuzung der Sehnen zustande kommt und eine Tasche entsteht (Abb. 324). Beim Heben des Armes können sich die Fasern daher voneinander abwickeln, wodurch eine Überdehnung vermieden wird.

Der große physiologische Querschnitt der beiden spinohumeralen Muskeln hängt vor allem damit zusammen, daß durch diese Muskeln nicht nur der Arm, sondern vor allem der Rumpf gegen den Arm bewegt werden muß. M. pectoralis major und latissimus spielen daher auch für die Halterung des Armes am Rumpf eine wichtige Rolle. Beide adduzieren den Arm und halten damit den Schultergürtel am Rumpf fest, wenn dieser – etwa durch schwere Lasten – abzugleiten droht (Abb. 325, 326).

An diesem Beispiel wird noch ein anderes allgemeines Prinzip deutlich. Die Adduktoren und Innenrotatoren sind kräftiger als die entsprechenden Antagonisten. Dieses Prinzip dient einmal der Fixation des Schultergürtels; zum anderen hängen aber die rumpfwärts gerichteten Bewegungen meist mit den eigentlichen Arbeitsleistungen des Armes zusammen. Die Flexoren, Adduk-

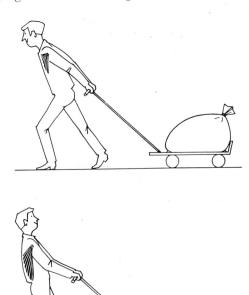

Abb. 326. Beide spinohumeralen Muskeln wirken als Adduktoren. Sie fixieren Arm und Schultergürtel am Rumpf (K-B).

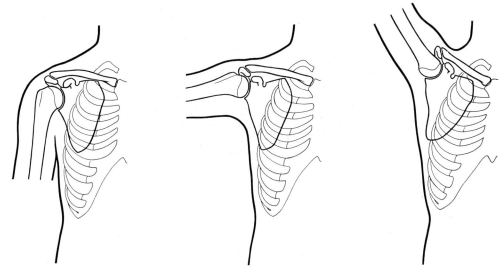

Abb. 327. Mitbewegungen des Schultergürtels bei den Armbewegungen, insbesondere bei der Elevation (ganz rechts) (nach RAUBER u. KOPSCH, herausgeg. von TÖNDURY).

toren und Innenrotatoren arbeiten meist gegen eine Last oder gegen den Körper an, während ihre Antagonisten nur das Gewicht des Armes zu bewegen brauchen. Ein ähnliches Prinzip wird uns auch noch bei der unteren Extremität begegnen.

Bewegungsapparat des Schultergürtels: Diejenigen Muskeln, die vom Rumpf zum Schulterblatt verlaufen, sorgen für die richtige Einstellung der Scapula bei den Armbewegungen. Durch die Verlagerung des Schulterblattes kann die Gelenkpfanne des Schultergelenkes jeweils in eine andere Richtung gebracht werden, wodurch der Bewegungsumfang des Schultergelenkes und damit des ganzen Armes stark erweitert wird (vgl. S. 409).

Der *M. levator scapulae* (Abb. 328) hängt den Schultergürtel federnd an der Halswirbelsäule auf. Er läuft um den lateralen Rand des M. splenius herum, dreht die Scapula und zieht den Schultergürtel nach oben und vorne.

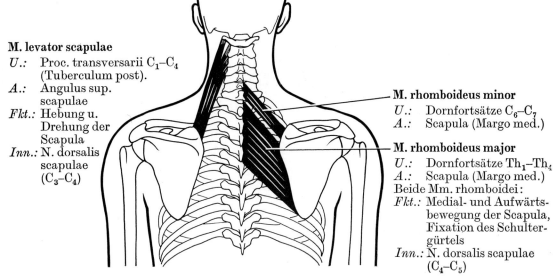

M. levator scapulae
- *U.:* Proc. transversarii C_1–C_4 (Tuberculum post).
- *A.:* Angulus sup. scapulae
- *Fkt.:* Hebung u. Drehung der Scapula
- *Inn.:* N. dorsalis scapulae (C_3–C_4)

M. rhomboideus minor
- *U.:* Dornfortsätze C_6–C_7
- *A.:* Scapula (Margo med.)

M. rhomboideus major
- *U.:* Dornfortsätze Th_1–Th_4
- *A.:* Scapula (Margo med.)

Beide Mm. rhomboidei:
- *Fkt.:* Medial- und Aufwärtsbewegung der Scapula, Fixation des Schultergürtels
- *Inn.:* N. dorsalis scapulae (C_4–C_5)

Abb. 328. Rumpf-Schulterblatt-Muskeln I (tiefe Schicht) (K-B).

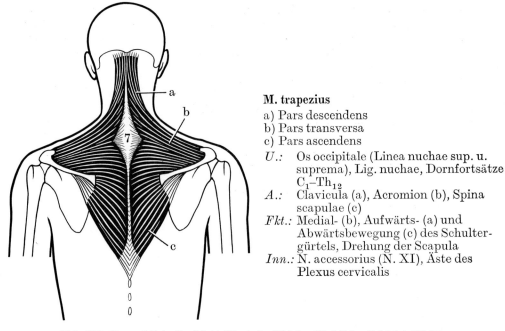

M. trapezius
a) Pars descendens
b) Pars transversa
c) Pars ascendens
U.: Os occipitale (Linea nuchae sup. u. suprema), Lig. nuchae, Dornfortsätze C_1–Th_{12}
A.: Clavicula (a), Acromion (b), Spina scapulae (c)
Fkt.: Medial- (b), Aufwärts- (a) und Abwärtsbewegung (c) des Schultergürtels, Drehung der Scapula
Inn.: N. accessorius (N. XI), Äste des Plexus cervicalis

Abb. 329. Rumpf-Schulterblatt-Muskeln II (oberflächliche Schicht (K-B).

Die *Mm. rhomboidei* (Abb. 328) entspringen an den Dornfortsätzen der unteren Hals- und der oberen Brustwirbelsäule und ziehen schräg abwärts zum medialen Rand der Scapula. Diese Muskelgruppe bewegt den Schultergürtel nach hinten-oben und hängt ihn ebenfalls an der Wirbelsäule auf.

Der *M. trapezius* (Abb. 329) überdeckt die vorgenannten Muskeln und spannt sich hauptsächlich zwischen Schultergräte, Acromion und Clavicula einerseits sowie den Dornfortsätzen aller Brust- und Halswirbel andererseits aus. Man kann daher 3 funktionell verschiedene Partien unter-

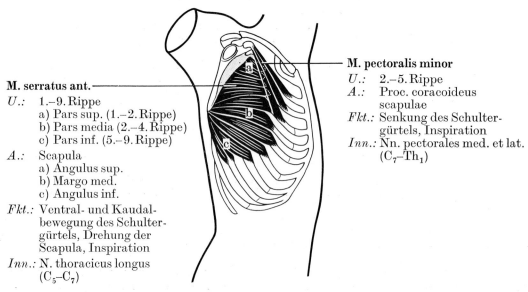

M. serratus ant.
U.: 1.–9. Rippe
  a) Pars sup. (1.–2. Rippe)
  b) Pars media (2.–4. Rippe)
  c) Pars inf. (5.–9. Rippe)
A.: Scapula
  a) Angulus sup.
  b) Margo med.
  c) Angulus inf.
Fkt.: Ventral- und Kaudalbewegung des Schultergürtels, Drehung der Scapula, Inspiration
Inn.: N. thoracicus longus (C_5–C_7)

M. pectoralis minor
U.: 2.–5. Rippe
A.: Proc. coracoideus scapulae
Fkt.: Senkung des Schultergürtels, Inspiration
Inn.: Nn. pectorales med. et lat. (C_7–Th_1)

Abb. 330. Rumpf-Schulterblatt-Muskeln III (K-B).

scheiden, eine aufsteigende (Pars ascendens), eine absteigende (Pars descendens) und eine horizontale Fasergruppe (Pars transversa). In Höhe der Vertebra prominens entsteht ein rhombischer Sehnenspiegel. Auch dieser Muskel ist sehr vielseitig. Zusammen mit dem M. serratus lat. kann er den Schultergürtel am Rumpf fixieren. Diese Feststellung kann für die Armbewegungen, die eine feste Basis brauchen, wichtig sein.

Vorne wird das System der Schultermuskulatur durch den *M. pectoralis minor* und den *M. serratus anterior* ergänzt (Abb. 330). Der M. serratus anterior besetzt den ganzen medialen Rand der Scapula von innen und greift mit zackenartigen Muskelportionen an der 1–9. Rippe an. Er kann die Scapula nach vorne ziehen und drehen, wobei die drei Abschnitte verschiedene Wirkungskomponenten besitzen.

Der *M. pectoralis minor* ist ein kleinerer Muskel, der sich unter dem M. pectoralis major versteckt und nur 3–4 Rippen besetzt. Er setzt am Proc. coracoideus an und fixiert die Scapula vorne.

I. Muskeln zwischen Schultergürtel und Humerus
1. M. supraspinatus
2. M. infraspinatus
3. M. teres minor
4. M. teres major
5. M. deltoideus
6. M. subscapularis

II. Muskeln vom Rumpf zum Humerus
1. M. pectoralis major
2. M. latissimus dorsi

III. Muskeln zwischen Rumpf und Schultergürtel
1. M. rhomboideus major
2. M. rhomboideus minor
3. M. levator scapulae
4. M. trapezius
5. M. pectoralis minor
6. M. serratus lat.

Muskelschlingen: Die Bewegungsvielfalt im Schulterbereich wird erst verständlich, wenn man die Wirkung der Schultermuskeln im Zusammenhang betrachtet. Die zahlreichen Wirkungskomponenten lassen sich über die Grenzen der Muskelindividuen hinweg nach funktionellen Gesichtspunkten ordnen. So kommt man zu dem Begriff der *Muskelschlingen,* in denen das Schulterblatt gleitend auf dem Brustkorb geführt wird (Abb. 331).

I. Levator- und Trapezius-Schlinge: Der M. levator scapulae (I a) setzt die Verlaufsrichtung des unteren Trapezius (I b) (Pars ascendens) fort. In dieser Muskelschlinge kann die Scapula schräg von kranial-vorn nach kaudal-unten (bzw. umgekehrt) bewegt werden.

II. Die Pektoralis-Trapezius-Schlinge hat eine gegenläufige Anordnung, indem die oberen Trapeziusfasern (Pars descendens, II b) etwa in der Verlaufsrichtung des M. pectoralis minor (II a) gelegen sind. Die Schlingen I und II bilden 2 gegenläufige Muskelspiralen, die sich in ihrer Wirkung ergänzen.

III. Die Serratusschlinge besteht aus der horizontalen Fasergruppe des M. trapezius (Pars transversa, III b), und den mittleren Abschnitten des M. serratus anterior (III a). Diese Schlinge führt die Scapula in horizontaler Richtung und hält sie außerdem am Thorax fest.

IV. Die Serratus-Rhomboideus-Schlinge stellt eine zweite Muskelschlinge in der Transversalebene dar, die aber gegenüber der vorhergehenden in etwas schräger Richtung verläuft. Die Verlaufsrichtung der beiden Mm. rhomboidei (IV b), die unter dem Trapezius versteckt liegen, setzt sich vom hinteren Skapularand aus nach innen-unten in die untere Portion des M. serratus anterior (IV a) fort. Diese Schlinge führt die Scapula in Richtung hinten-oben/vorne-unten.

Insgesamt existieren also zwei vertikale und zwei horizontale Muskelschlingen, die sich in ihrer Wirkung gegenseitig ergänzen und fast jede beliebige Bewegungsform ermöglichen. Es resultiert ein vielfältiges Bewegungsspiel mit gleitenden Übergängen. Ähnlich wie bei der mimi-

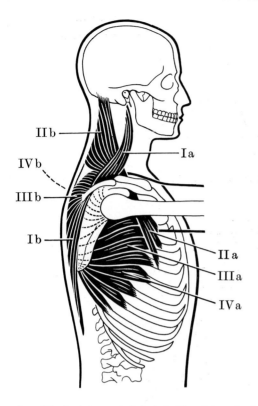

Abb. 331. Muskelschlingen des Schultergürtels (K-B). I = Levator-Trapezius-Schlinge, II = Pektoralis-Trapezius-Schlinge, III = Serratus-Trapezius-Schlinge, IV = Serratus-Rhomboideus-Schlinge.

schen Muskulatur wird durch die gleitende Schlingenführung ein Maximum an Freiheit erreicht, ohne daß starre Gelenkflächen bestimmte Bewegungsrichtungen vorschreiben.

Elevation des Armes: Besonders bei der Erhebung des Armes über die Horizontale (Abb. 327) wird dieser durch die Beweglichkeit des Schulterblattes erreichte Bewegungszuwachs deutlich. Im Schultergelenk kann der Arm nur bis zur Horizontalen gehoben werden, da der Humerus dann an das Schulterdach (Fornix humeri) anstößt. Ein Schleimbeutel unter dem Acromion *(Bursa subacrominalis)* verhindert Reibungen an dieser Stelle. Durch Drehung der Scapula in ihren Muskelschlingen kann die Cavitas glenoidalis nach oben gerichtet und damit der Bewegungsumfang des Armes über die Horizontale erweitert werden *(Elevation).* Diese vollzieht sich in 3 Phasen:

1. Hebung des Armes im Schultergelenk,
2. Vorwärtsschwingen des Schulterblattes,
3. Drehung und Anhebung der Scapula durch die unteren Serratusanteile und den oberen Abschnitt des M. trapezius.

Hinzu kommt noch die Aufrichtung des Körpers durch Streckung der Wirbelsäule. Auf diese Weise kann der Arm sogar bis in die Vertikale gehoben werden.

II. Leitungsbahnen der oberen Extremität

1. Arterien des Armes

Die Gefäßversorgung für die obere Extremität stammt aus der A. subclavia. Diese geht links aus dem Aortenbogen, rechts aus dem Truncus brachiocephalicus hervor. Beide Arterien ziehen im Bogen durch die obere Thoraxapertur hinter dem M. scalenus anterior entlang zur Achselhöhle *(A. axillaris)* und weiter zum Arm *(A. brachialis).* Im Bereich des Unterarms spaltet sich die Arterie in zwei Stämme auf *(A. radialis* und *ulnaris).* In der Hohlhand entstehen bogenförmige

Arterien des Armes

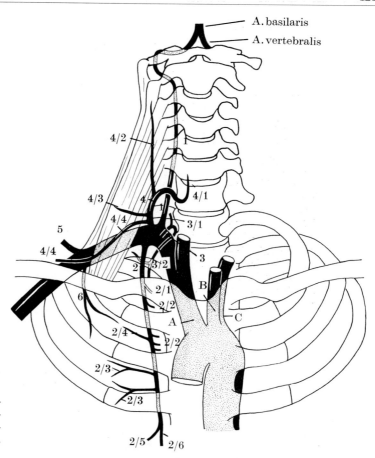

Abb. 332. Astfolge der A. subclavia. A = Truncus brachiocephalicus, B = A. carotis communis sin., C = A. subclavia sin.

Anastomosenkränze *(Arcus palmares)*, von denen die Fingerarterien abgehen. Im ganzen schließen sich die Arterien eng an die Muskulatur an. Häufig besitzen die Gefäßnervenstränge »Leitmuskeln«, die ihre Verlaufsrichtung bestimmen. In der Regel benützen die Leitungsbahnen die bindegewebigen Logen zwischen den Muskelgruppen. Der »konstruktive Einbau« der großen Gefäße in die Muskulatur der Gliedmaßen, der unter funktionellen Gesichtspunkten noch kaum untersucht ist, verhindert die Abklemmung der Arterien bei den Bewegungen und damit eine Unterbrechung der Zirkulation. Die großen Leitungsbahnen liegen in der Regel an den Beugeseiten der Gelenke. Die Streckseiten werden vermieden.

A. subclavia

1. *A. vertebralis* – kräftiges Gefäß zur Versorgung des Gehirns. Sie verläuft meist vom 6. Halswirbel an im Querfortsatzkanal (Foramina transversaria), biegt dann auf dem hinteren Atlasbogen nach ventral um und vereinigt sich nach Durchbrechung der Membrana atlantooccipitalis posterior und Eintritt in den Schädelinnenraum durch das Foramen occipitale magnum mit der gleichnamigen Arterie der anderen Seite zur *A. basilaris*. Ein R. meningeus versorgt die Dura der hinteren Schädelgrube, eine unpaare *A. spinalis anterior* und eine paarige *A. spinalis posterior* ziehen abwärts zum Rückenmark. An der Schädelbasis anastomosiert sie mit der A. carotis interna im Circulus arteriosus cerebri.

2. *A. thoracica interna* – vordere Brust- und Bauchwandarterie. – Sie zieht etwa 1 cm neben dem Sternum abwärts, erreicht durch eine Lücke im Zwerchfell als *A. epigastrica superior* die hintere Rektusscheide und gibt Begleitgefäße zum N. phrenicus ab, die mit diesem zusammen Zwerchfell und Perikard versorgen *(A. pericardiacophrenica)*.

2/1 – Rr. *mediastinales* und *bronchiales* – kleine Zweige zum vorderen Mediastinum und zum Hilus der Lunge. (Die Bronchialarterien *[Aa. bronchiales]* sind selbständige Äste aus der Aorta oder aus den Interkostalarterien.) Mehrere kleine Rr. thymici zweigen zum Thymus ab.

2/2 – *Rr. sternales* – brechen nach vorne durch *(Rr. perforantes)* und versorgen die ventralen Abschnitte der Brustwand (Mamma, Mm. pectorales, Sternum, Haut).
2/3 – *Rr. mammarii (interni)* – zur Brustdrüse abzweigende Äste.
2/4 – *Rr. intercostales anteriores* – gehen nach lateral ab (meist in einem Interkostalraum) und anastomosieren in Höhe der Knochen-Knorpel-Grenze der Rippen mit den Interkostalarterien. Auf diese Weise kommt ein Kollateralkreislauf im Bereich der Brustwand zustande.
2/5 – *A. musculophrenica* – lateraler Endast der A. thoracica interna. Sie verläuft an den Rippenursprüngen des Zwerchfells entlang und versorgt den 7. bis 10. Interkostalraum.
2/6 – *A. epigastrica superior* – medialer Endast der A. thoracica interna. Sie durchbricht das Zwerchfell zwischen der Pars sternalis und costalis des Zwerchfells und zieht an der Hinterfläche des M. rectus abdominis abwärts, um hier mit der A. epigastrica inferior (aus der A. iliaca externa) zu anastomosieren.
3. *Truncus costocervicalis* – dorsaler Gefäßstamm zur Versorgung der tiefen Nackenmuskulatur und der beiden oberen Interkostalräume.
3/1 – *A. cervicalis profunda* – läuft über den Hals der 1. Rippe hinweg zur tiefen Nackenmuskulatur.
3/2 – *A. intercostalis suprema* – erreicht von dorsal den 1. und 2. Interkostalraum. Sie anastomosiert mit den Interkostalarterien, die aus der Aorta hervorgehen.
4. *Truncus thyreocervicalis* – großer, nach oben abzweigender Gefäßstamm zur Versorgung der unteren Halsorgane sowie der Schulter.
4/1 – *A. thyreoidea inferior* – mehrfach geschlängelte, kräftige Arterie zur Glandula thyreoidea. Sie tritt hinter der A. carotis communis hindurch und dann von hinten-unten in das Schilddrüsengewebe ein.
4/2 – *A. cervicalis ascendens* – verläuft zusammen mit dem N. phrenicus auf dem M. scalenus anterior, den sie versorgt.

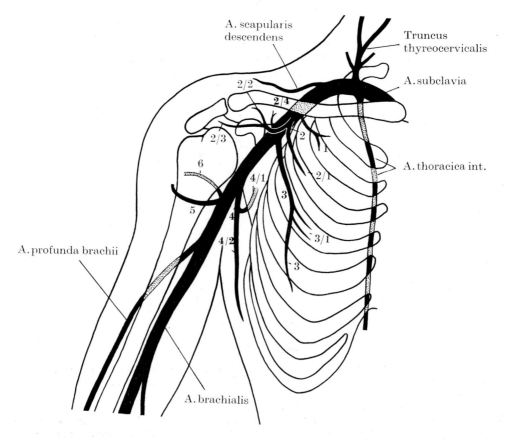

Abb. 333. Astfolge der A. axillaris.

4/3 – *A. transversa colli* – überkreuzt die Mm. scaleni und den Plexus brachialis. Sie zieht nach hinten zur Schulter und teilt sich in einen aufsteigenden oberflächlichen Ast (R. superficialis) zur Rückenmuskulatur und einen tiefen absteigenden Ast (R. profundus), der am medialen Rand des Schulterblattes unter den Mm. rhomboidei nach abwärts verläuft. Entspringen beide Äste selbständig aus dem Truncus, so bezeichnet man sie als *A. cervicalis superficialis* (R. superficialis) und *A. scapularis descendens* (= Ramus profundus).

4/4 – *A. suprascapularis* – läuft entlang der Clavicula nach hinten zur Schulterregion und zieht über dem Lig. transversum scapulae hinweg und um das Collum scapulae herum zur Fossa infraspinata. Sie versorgt die Schulterblattmuskeln und anastomosiert mit der A. circumflexa scapulae, einem Ast der A. subscapularis. Dadurch kommt ein Kollateralkreislauf über den Schultergürtel zustande.

5. *A. scapularis descendens* – früher als A. transversa colli bezeichnet, durchbricht den Plexus brachialis und zieht zur Schulterregion (vgl. 4/3).

A. axillaris

Nach Passieren der 1. Rippe wird die A. subclavia bis zum Unterrand des M. pectoralis major *A. axillaris* genannt. Die Achselarterie schiebt sich in den Plexus brachialis hinein, der sie mit der sog. Medianusgabel umgibt. Innerhalb der Achselhöhle gehen zahlreiche Äste zur Schulter und Brustwand ab:

1. *A. thoracica suprema* – versorgt die obersten Interkostalräume, die Mm. pectorales, die oberen Serratuszacken, den M. subclavius und die benachbarten Hautareale. Sie entsendet auch Zweige zur Brustdrüse (Rr. mammarii).
2. *A. thoracoacromialis* – benützt das Trigonum deltoideopectorale, um nach vorne zur Brustwand und zur Schulter zu gelangen.
   2/1 – *Rr. pectorales* – Äste zu den Brustmuskeln.
   2/2 – *R. acromialis* – kleiner lateraler Ast zum äußeren Schlüsselbeingelenk (Rete acromiale).
   2/3 – *R. deltoideus* – folgt der V. cephalica in der Rinne zwischen M. deltoideus und pectoralis major und versorgt die beiden genannten Muskeln.
   2/4 – *R. clavicularis* – kleiner aufsteigender Ast zur Clavicula und zum M. subclavius.
3. *A. thoracica lateralis* – zieht an der seitlichen Brustwand bis zum 6. Interkostalraum abwärts auf dem M. serratus lateralis und gibt Äste zu den benachbarten Muskeln sowie zur Brustdrüse ab (Rr. mammarii laterales – 3/1).
4. *A. subscapularis* – größere Arterie in der hinteren Achselfalte zur Schulter und zur seitlichen Brustwand.
   4/1 – *A. circumflexa scapulae* – rückläufig durch die mediale Achselmuskellücke zur Schulterblattmuskulatur. Das Gefäß anastomosiert mit der A. suprascapularis.
   4/2 – *A. thoracodorsalis* – zieht zwischen M. latissimus und serratus anterior kaudalwärts. Beide Muskeln erhalten Äste von der Arterie.
5. *A. circumflexa humeri anterior* – vorderer Abschnitt eines Anastomosenkranzes um das Collum chirurgicum des Humerus. Die Arterie gibt kleinere Zweige zum M. deltoideus und zum Schultergelenk ab.
6. *A. circumflexa humeri posterior* – hinterer Ast für den Anastomosenkranz des Humerus. Sie tritt zusammen mit dem N. axillaris durch die hintere Achselmuskellücke und anastomosiert mit der vorigen Arterie.

A. brachialis

Wenn die A. axillaris den Unterrand des M. pectoralis major passiert hat, nennt man sie A. brachialis. Diese verläuft in der Rinne zwischen den Beuge- und Streckmuskeln des Oberarms (Sulcus bicipitalis medialis) bis zur Ellenbeuge, wo sie sich in die A. radialis und A. ulnaris aufzweigt.

1. *A. profunda brachii* – stellt die Hauptarterie für die Streckseite des Oberarms dar. Sie tritt zwischen dem medialen und lateralen Kopf des M. triceps nach rückwärts in den Radialiskanal ein und verläuft in einer langgestreckten Schraubenwindung unmittelbar am Oberarmknochen zusammen mit dem N. radialis abwärts in die Streckerloge.
   1/1 – *R. deltoideus* – Muskelast für den M. deltoideus.
   1/2 – *A. nutricia humeri* – ernährende Arterie für den Humerus.
   1/3 – *A. collateralis media* – mediale Kollateralarterie zum Kapselnetz des Ellenbogengelenkes (Rete articulare cubiti).

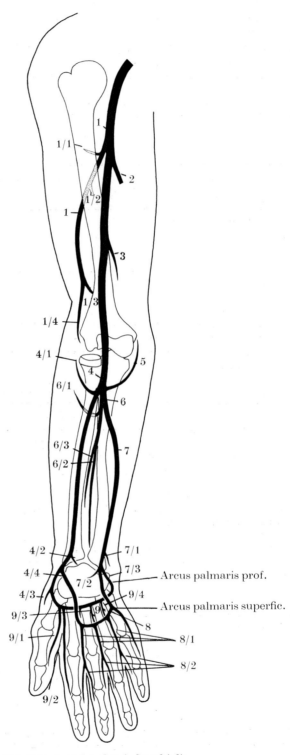

Abb. 334. Astfolge der A. brachialis.

1/4 – *A. collateralis radialis* – laterale Kollateralarterie zum gleichen Gelenkkapselnetz. Beide Arterien anastomosieren mit den Aa. recurrentes der A. ulnaris und radialis (vgl. 4/1, 5 und 6/1).
2. *A. collateralis ulnaris superior* – verläuft hinter dem Septum intermusculare mediale abwärts zum Kapselnetz des Ellenbogengelenkes.
3. *A. collateralis ulnaris inferior* – entspringt weiter distal und durchbohrt das Septum intermusculare brachii media. Sie anastomosiert ebenfalls mit dem Gelenkkapselnetz.
4. *A. radialis* – setzt die Verlaufsrichtung der A. brachialis zur radialen Seite des Unterarmes fort. Sie folgt dem M. brachioradialis bis zur Handwurzel, wo sie sich unter den Endsehnen des M. abductor pollicis longus, M. extensor pollicis longus und brevis hindurch dorsalwärts zur sog. Tabatière und anschließend wieder nach palmar zwischen die beiden Köpfe des M. interosseus dorsalis I hindurch zum tiefen Hohlhandbogen wendet *(Arcus palmaris profundus)*.
4/1 – *A. recurrens radialis* – rückläufiger Ast zum Rete articulare cubiti.
4/2 – *R. carpeus palmaris* – kleiner Ast zum palmaren Teil der Kapselnetze der Handgelenke.
4/3 – *R. carpeus dorsalis* – Ast zum dorsalen Abschnitt der Kapselnetze beider Handgelenke.
4/4 – *R. palmaris superficialis* – dünner Ast, der die Daumenballenmuskulatur durchsetzt, um mit der A. ulnaris zusammen den *Arcus palmaris superficialis* zu bilden. Dieses Gefäß fehlt häufig.
5. *A. recurrens ulnaris* – rückläufige Arterie zum Kapselnetz des Ellenbogengelenkes. Sie durchsetzt den Ursprung des M. flexor carpi ulnaris, an den sie auch Äste abgibt.
6. *A. interossea communis* – geht in der Ellenbeuge von der A. brachialis ab und spaltet sich rasch in 3 Äste auf:
6/1 – *A. interossea recurrens* – rückläufiger Ast zum Rete des Ellenbogengelenkes.
6/2 – *A. interossea anterior* – zieht auf der Vorderfläche der Membrana interossea abwärts bis zum M. pronator quadratus, durchbohrt dann die Membrana interossea und endet im Rete carpi dorsale.
6/3 – *A. interossea posterior* – perforiert schon proximal die Membrana interossea antebrachii und erreicht auf diese Weise die Streckseite des Unterarms. Sie zieht auf der Dorsalseite der Zwischenknochenmembran abwärts bis zu den Handgelenken.
7. *A. ulnaris* – wendet sich von der Ellenbeuge kommend zwischen den oberflächlichen und tiefen Fingerbeugern hindurch nach ulnar, wo sie mit dem M. flexor carpi ulnaris bis zum Handgelenk verläuft. Hier wird sie wieder oberflächlicher. Der Hauptast zieht radial am Os pisiforme vorbei über das Retinaculum flexorum hinweg zum Arcus palmaris superficialis, während ein weiterer Ast in der Tiefe der Hohlhand abzweigt, um sich am Aufbau des Arcus palmaris profundus zu beteiligen.
7/1 – *R. carpeus dorsalis* – dorsaler Ast zum Kapselnetz der Handgelenke (Rete carpi dorsale).
7/2 – *R. carpeus palmaris* – volarer Ast zum Kapselnetz der Handgelenke (Rete carpi palmare).
7/3 – *R. palmaris profundus* – Ast zum tiefen Hohlhandbogen (Arcus palmaris profundus).
8. *Arcus palmaris superficialis* – oberflächlicher Hohlhandbogen, der zwischen der Palmaraponeurose und den Sehnen der Fingerbeuger lokalisiert ist. Er wird in der Hauptsache von der A. ulnaris gespeist. Äste:
8/1 – *Aa. digitales palmares communes* – spalten sich an den Basen der Grundphalangen in je 4 Äste, die jeweils an den einander zugekehrten Flächen der Finger als
8/2 – *Aa. digitales palmares propriae* – bis zu den Fingerspitzen verlaufen.
9. *Arcus palmaris profundus* – tiefer Hohlhandbogen, der ganz in der Tiefe der Hohlhand auf den Basen des 2.–4. Metakarpalknochens und den Mm. interossei liegt. Er wird in der Hauptsache von der A. radialis (R. palmaris profundus) gespeist. Von ulnar kommt der Ramus palmaris profundus der A. ulnaris, der aber auch fehlen kann. Äste:
9/1 – *A. princeps pollicis* – Daumenarterie
9/2 – *A. radialis indicis* – Zeigefingerarterie
9/3 – *Aa. metacarpeae palmares* – 3–4 kleine Äste zur Mittelhand, deren Endäste in die Aa. digitales palmares einmünden.
9/4 – *Rr. perforantes* – mehrere perforierende Arterien, die im Bereich des Handrückens mit den Aa. metacarpeae dorsales anastomosieren.

2. Venen des Armes

Die Venen begleiten im allgemeinen die Arterien, und zwar meist in der Zweizahl. Die drei Gefäße werden von einer Bindegewebsscheide umhüllt, wodurch ein zusammenhängender Gefäßstrang entsteht, der konstruktiv in das Bindegewebsgerüst des Bewegungsapparates eingebaut ist. Die oberflächlichen Venen (Hautvenen) bilden ein eigenes Drainagesystem. Die Venen des Handrückens anastomosieren zu einem ausgedehnten subkutanen Netzwerk *(Rete venosum dorsale manus)*, das proximalwärts vor allem über die *V. cephalica* abfließt. Diese Vene verläuft an der Radialseite des Unterarms und geht über die Ellenbeuge in den Sulcus bicipitalis lateralis des Oberarms und anschließend in das Trigonum deltoideopectorale über, wo sie durch die Faszien hindurch in die V. subclavia einmündet. In denjenigen Abschnitten der Hohlhand, die dem Druck ausgesetzt sind (Palma manus), fehlen ausgedehntere subkutane Venennetze. Das venöse Blut sowie auch die Lymphe strömen bevorzugt zum Handrücken ab.

Aus den Venen der Handfläche und der ulnaren Seite des Unterarms formiert sich die *V. basilica*, die zweite größere Vene des Armes. Sie erreicht die Ellenbeuge im medialen Bereich und verläuft oberhalb davon zunächst noch ein Stück weit im Sulcus bicipitalis medialis weiter. Etwa in der Mitte des Oberarmes perforiert sie die Fascia brachii superficialis *(Hiatus basilicus)* und mündet als stärkste Hautvene des Armes in eine der beiden Vv. brachiales ein. In der Ellenbeuge existieren mehrfache, aber variable Querverbindungen, die häufig für intravenöse Injektionen benützt werden (z. B. *V. mediana cubiti, V. mediana antebrachii*). Die meisten Hautvenen besitzen klappenlose Verbindungen mit den tiefen Armvenen.

3. Nerven des Armes

Schultergürtel und Arm werden vom *Plexus brachialis* innerviert (Abb. 335). Dieser bildet sich hauptsächlich aus den Rami ventrales der unteren zervikalen Spinalnerven (Segmente C_5–Th_1). Anastomosen mit den angrenzenden Segmenten (C_4, Th_2) sind vorhanden. Das Armgeflecht tritt zusammen mit der A. subclavia zwischen dem M. scalenus anterior und medius hindurch hinter der Clavicula von oben in die Achselhöhle ein. Man unterscheidet eine Pars supra- und infraclavicularis. Anfangs formieren sich drei Primärstränge (Trunci), die sich jeweils in einen ventralen und dorsalen Ast aufspalten. Diese Äste gruppieren sich unterhalb der Clavicula wiederum in drei sekundäre Stränge (Fasciculi). Und zwar schließen sich alle dorsalen Äste zum Fasciculus dorsalis zusammen, während die ventralen Äste oben den Fasciculus lateralis und unten den Fasciculus medialis bilden. Aus den Faszikeln gehen die Armnerven hervor:

Fasciculus dorsalis	N. axillaris N. radialis
Fasciculus lateralis	N. musculocutaneus N. medianus (laterale Wurzel)
Fasciculus medialis	N. medianus (mediale Wurzel) N. ulnaris N. cutaneus brachii medialis N. cutaneus antebrachii medialis

Hinzu kommen die unmittelbar aus dem Plexus entspringenden Nerven für Schulterregion und Brustwand (supraklavikulärer Abschnitt). Die Innervation des Armes erfolgt nach einem funktionsbezogenen Schema. Die gesamte Streckmuskulatur wird vom N. radialis versorgt. Der N. musculocutaneus ist der motorische Nerv für die Oberarmbeuger, der N. medianus in der Hauptsache für die Unterarmbeuger und der N. ulnaris im wesentlichen für die Handmuskulatur.

Plexus brachialis

A. *Pars supraclavicularis* (kurze Äste des Plexus brachialis zur Schulter und Brustwand).
   1. *N. dorsalis scapulae* (C_5) – durchbohrt den M. scalenus medius und verläuft unter dem M. levator scapulae und den beiden Rhomboidei entlang des hinteren Skapularandes. Er ist der motorische Nerv für den M. levator scapulae, M. rhomboideus major und minor.
   2. *N. thoracicus longus* (C_5–C_7) – zieht an der seitlichen Brustwand abwärts und versorgt den M. serratus anterior.
   3. *N. suprascapularis* (C_5–C_6) – folgt dem M. omohyoideus bis zur Schulter und tritt dann unter dem Lig. transversum scapulae durch die Incisura scapulae zum M. supra- und infraspinatus, die er auch innerviert.
   4. *Nn. subscapulares* (C_5–C_7) – mehrere direkte Muskeläste des Plexus brachialis zum M. subscapularis und M. teres major (4/1) – Ein längerer Ast, der *N. thoracodorsalis* (4/2), zieht an der lateralen Wand der Achselhöhle entlang zum M. latissimus dorsi.

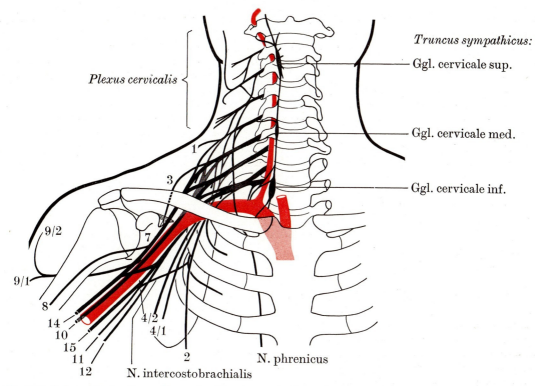

Abb. 335. Schematische Darstellung des Plexus cervicalis und Plexus brachialis (nach CLARA) (K-B). A. subclavia und A. vertebralis = rot.

5. *N. subclavius* (C_5–C_6) – verläuft vor dem M. scalenus anterior abwärts zum M. subclavius. Gelegentlich existieren Anastomosen mit dem N. phrenicus.

B. *Pars infraclavicularis* (lange Äste des Plexus brachialis zur Brustwand und zum Arm).

  6. *N. pectoralis medialis und lateralis* – Zwei Äste jeweils vom medialen bzw. lateralen Faszikel zu den Mm. pectorales major und minor. Sie ziehen hinter der Clavicula entlang direkt zu den Brustmuskeln.

I. *Fasciculus lateralis*

  7. Laterale Wurzel der Medianusschlinge (N. medianus s. unter 14).

  8. *N. musculocutaneus* – Hauptnerv für die Beugemuskulatur. Er durchbohrt den M. coracobrachialis und tritt dann zwischen M. biceps und A. brachialis an der lateralen Seite der Bizepssehne mit einem Hautast an die Oberfläche.

    8/1 – *Rr. musculares* zum M. biceps brachii, M. coracobrachialis und M. brachialis.

    8/2 – *N. cutaneus antebrachii lateralis* – Hautast an der radialen Seite des Unterarms bis zum Daumenballen.

II. *Fasciculus posterior*

  9. *N. axillaris* (C_5–C_7) – zieht bogenförmig um das Collum chirurgicum des Oberarms zusammen mit der A. circumflexa humeri posterior durch die laterale Achselmuskellücke zum M. deltoideus und M. teres minor (9/1). Rr. articulares gehen zum Gelenk.

    9/2 – *N. cutaneus brachii lateralis* – sensibler Endast. Biegt um den hinteren Rand des M. deltoideus herum zur Haut oberhalb des Deltamuskels.

  10. **N. radialis** – ist der motorische Nerv für alle Streckmuskeln des Armes sowie den M. supinator und M. brachioradialis, der ursprünglich zu den Streckern zählte, aber entwicklungsgeschichtlich über die Beugeachse hinweg nach vorne gewandert und dadurch zu einem Beugemuskel geworden ist. Außerdem versorgt der N. radialis sensibel die Streckseite des ganzen Armes sowie die radiale Hälfte der Hand ($2\frac{1}{2}$ Finger). Der Radialis gibt auch sensible Äste zu den Kapselgeflechten des Schulter-, Ellenbogen- und Handgelenkes ab.

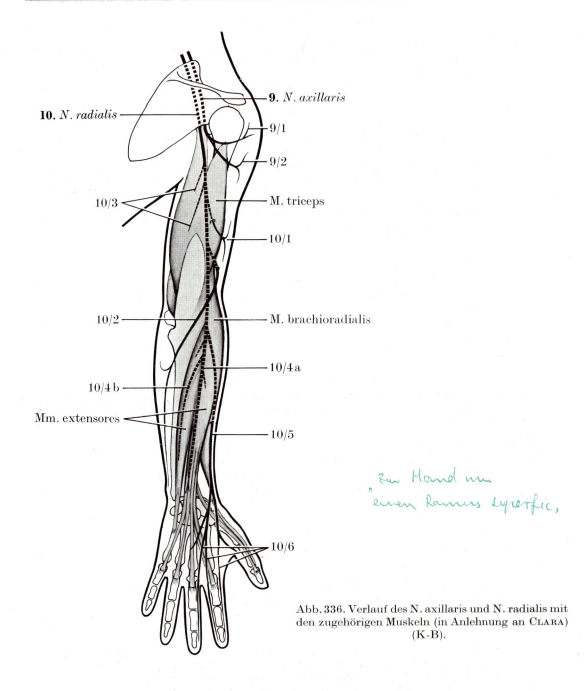

Abb. 336. Verlauf des N. axillaris und N. radialis mit den zugehörigen Muskeln (in Anlehnung an CLARA) (K-B).

Der N. radialis umkreist als Fortsetzung des Fasciculus posterior des Plexus brachialis in einer langgestreckten spiraligen Tour zwischen lateralem und medialem Kopf des Trizeps den Humerus, wobei er dicht am Knochen in einem eigenen Kanal zusammen mit der A. profunda brachii bis zum Septum intermusculare laterale verläuft, das er durchbohrt und damit von radial in die Ellenbeuge gelangt, wo er zwischen dem M. brachialis und brachioradialis zu finden ist. In Höhe des Radiusköpfchens spaltet er sich in seine zwei Endäste auf. Der sensible R. superficialis bleibt oberflächlich und begleitet den M. brachioradialis bis zur Hand. Der motorische Ramus profundus durchbohrt den M. supinator und versorgt die Unterarmstrecker.

10/1 – *N. cutaneus brachii posterior* – Hautast für die Streckseite des Oberarms, der vor allem die Haut oberhalb des M. triceps versorgt.

10/2 – *N. cutaneus antebrachii posterior* – Hautast für die Streckseite des Unterarmes, der die Faszie in der Regel über dem Ursprung des M. brachioradialis durchbricht und dann abwärts bis zum Handgelenk zieht.

10/3 – *Rr. musculares* – mehrere kleine Muskeläste zu den drei Köpfen des M. triceps und zum M. anconaeus.

10/4 – *R. profundus* – zweigt in der Ellenbeuge ab, durchbohrt den M. supinator und dringt in die Streckerloge des Unterarms ein.
  a) *Rr. musculares* für M. supinator und die Extensoren des Unterarms.
  b) *N. interosseus (antebrachii) posterior* – sensibler Endast des Ramus profundus, der in der Tiefe auf der Membrana interossea bis zu den Handgelenken abwärts verläuft.

10/5 – *R. superficialis* – zusammen mit der A. radialis zieht der oberflächliche Hautast des Radialis an der Unterseite des M. brachioradialis bis zur Hand. Er unterkreuzt die Sehne des M. brachioradialis und gelangt auf den Handrücken, wo er sich in mehrere Hautäste für die Finger (10/6 – *Nn. digitales dorsales*), die sensible Versorgung von Daumen, Zeige- und Mittelfinger aufsplittert (insgesamt $2^{1}/_{2}$ Finger).

III. *Fasciculus medialis*

11. *N. cutaneus brachii medialis* – Hautast des Plexus brachialis zur medialen Seite des Oberarms und zur Achselhöhle. Anastomosen mit dem 2. und 3. Interkostalnerven sind häufig *(Nn. intercostobrachiales)*.

12. *N. cutaneus antebrachii medialis* – Hautast des Plexus brachialis zur medialen Seite des Unterarms.

13a + b. *Mediale und laterale Wurzel der Medianusgabel*, die sich ventral auf der A. axillaris zum N. medianus vereinigen.

14. **N. medianus** – folgt der A. brachialis am medialen Rand der Oberarmbeuger (Sulcus bicipitalis medialis) bis zur Ellenbeuge, von wo er unter der Aponeurosis musculi bicipitis durch die beiden Köpfe des Pronator teres hindurch in die Beugerloge des Unterarmes übertritt. Hier verläuft er zwischen den oberflächlichen und tiefen Fingerbeugern abwärts und weiter durch den Canalis carpi bis zur Hand. Oberhalb des Handgelenkes liegt der N. medianus zwischen den Sehnen des M. flexor carpi radialis und dem M. palmaris longus relativ oberflächlich. In der Hohlhand splittert er sich in 3–4 Äste auf *(Nn. digitales palmares communes)*, die in Höhe der Fingergrundgelenke wiederum in je 2 Fingernerven *(Nn. digitales palmares proprii)* für die Haut der einander zugekehrten Flächen der Finger zerfallen, so daß der N. medianus schließlich die radiale Seite der Hand ($3^{1}/_{2}$ Finger) sensibel versorgt. Außerdem innerviert er sensibel auch die Palma manus sowie die Gelenkkapseln des Ellenbogengelenkes und der Fingergelenke, motorisch die Unterarmbeuger mit Ausnahme des M. flexor carpi ulnaris und des ulnaren Kopfes vom M. flexor digitorum profundus, die Muskulatur des Daumenballens mit Ausnahme des M. adductor pollicis und des tiefen Kopfes des M. flexor pollicis brevis. Zum Oberarm entsendet der N. medianus keine Äste.

14/1 – *Rr. musculares* – motorische Äste für die Unterarmflexoren (M. pronator teres, M. palmaris longus, M. flexor carpi radialis, M. flexor digitorum superficialis).

14/2 – *N. interosseus antebrachii anterior* – zweigt vom N. medianus unmittelbar nach dessen Durchtritt durch den M. pronator teres ab und verläuft zusammen mit der A. interossea anterior auf der Membrana interossea abwärts bis zum M. pronator quadratus und Handgelenk. Motorische Äste zweigen zum M. pronator quadratus und zum radialen Kopf des M. flexor digitorum profundus (Muskelanteile für Zeige- und Mittelfinger), sensible Äste zum Periost der Unterarmknochen und zu den Gelenkkapseln ab.

14/3 – *R. palmaris* – Hautast zur Hohlhand, der meist schon im distalen Drittel des Unterarms vom N. medianus abgeht.

14/4 – *Rr. musculares* – zweigen in der Hauptsache innerhalb des Canalis carpi vom N. medianus zu den Muskeln des Daumenballens (M. abductor pollicis brevis, Caput superficiale des M. flexor pollicis brevis, M. opponens pollicis) ab.

14/5 – *Nn. digitales palmares communes und proprii* – ziehen an der Volarseite des 1. und 3. Fingers
14/6   bis zu den Fingerspitzen (Hautäste für $3^{1}/_{2}$ Finger) und geben außerdem motorische Zweige für die Mm. lumbricales I und II ab. Sie anastomosieren mit den entsprechenden Ästen aus dem N. ulnaris.

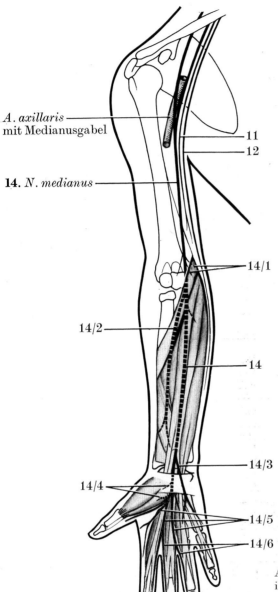

Abb. 337. Verlauf des N. medianus mit den von ihm innervierten Muskeln (in Anlehnung an CLARA) (K-B).

15. **N. ulnaris** – stellt den Hauptnerv für die Innervation der Handmuskulatur dar. Am Oberarm hat er keine Äste. Am Unterarm versorgt er nur den M. flexor carpi ulnaris. An der Innervation des M. flexor digitorum profundus beteiligt er sich in wechselndem Ausmaß. Sensible Äste gehen zur Haut des Handrückens ($2^{1}/_{2}$ Finger) und zur Volarseite der Hand ($1^{1}/_{2}$ Finger). Diese anastomosieren mit den entsprechenden Hautästen des N. medianus und N. radialis.

15/1 – *Rr. musculares* – Muskeläste für den M. flexor carpi ulnaris und den ulnaren Kopf des M. flexor digitorum profundus.

15/2 – *R. palmaris* – Hautast für die ulnare Seite des Unterarms und der Hand. Dieser Ast zweigt schon im distalen Drittel des Unterarms vom Hauptstamm ab.

15/3 – *R. dorsalis* – Hautast für den Handrücken. Dieser unterkreuzt im unteren Drittel des Unterarms die Sehne des M. flexor carpi ulnaris und spaltet sich dann in 4–5 Äste für die Haut der ulnaren $2^{1}/_{2}$ Finger auf (Nn. digitales dorsales).

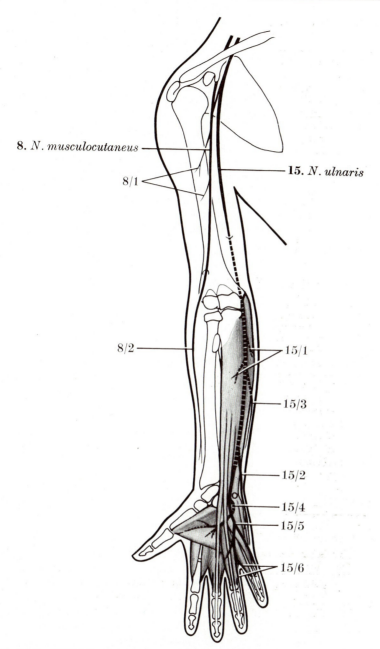

Abb. 338. Verlauf von N. ulnaris und N. musculocutaneus. Die vom N. ulnaris versorgten Muskeln sind dargestellt (in Anlehnung an CLARA) (K-B).

15/4 – *R. profundus* – dringt zwischen dem M. flexor digiti V brevis und dem M. abductor digiti V zusammen mit einem Ast der A. ulnaris in die Tiefe und verläuft parallel zum Arcus palmaris profundus. Motorische Äste laufen zu den Muskeln des Kleinfingerballens, allen Mm. interossei, den Mm. lumbricales III und IV, dem M. adductor pollicis und dem tiefen Kopf des M. flexor pollicis brevis. Mit dem N. medianus bestehen anastomotische Verbindungen.

15/5 – *R. superficialis* – entsendet Hautäste für die palmare Seite der ulnaren 1½ Finger (Nn. digitales palmares communes et properii, 15/6) und einen kleinen Muskelast zum M. palmaris brevis.

In seinem Verlauf hält sich der N. ulnaris ganz an die Medialseite des Armes. Er entspringt aus dem medialen Faszikel des Plexus brachialis, verläuft im Sulcus bicipitalis medialis zusammen mit der Armarterie und dem N. medianus abwärts, durchbricht aber dann bereits in der Mitte des Oberarms das Septum intermusculare mediale und gelangt so zur Streckseite des Armes. Hier zieht er dicht am Knochen vorbei hinter dem Epicondylus medialis humeri entlang, um dann zwischen den beiden Köpfen des M. flexor carpi ulnaris hindurch wieder auf die Beugeseite überzuwechseln. Er umgeht damit die Beugeseite des Ellenbogengelenkes. An der Innenseite des M. flexor carpi ulnaris, der sein Leitmuskel wird, erreicht er die A. ulnaris, mit der er zusammen bis zur Handwurzel zieht. Hier teilt er sich in einen oberflächlichen und einen tiefen Ast auf. Der Ramus superficialis versorgt die Haut des Kleinfingerballens und der ulnaren 1½ Finger. Der Ramus profundus dringt in die Tiefe und zieht dann bogenförmig unter den Sehnen des Fingerbeugers hindurch, zusammen mit dem tiefen Arterienbogen (Arcus palmaris profundus) zu den von ihm versorgten Handmuskeln. Der N. ulnaris liegt an der Handwurzel sehr oberflächlich und verläuft oberhalb des Retinaculum mm. flexorum an der radialen Seite des Os pisiforme vorbei, wo die Aufspaltung in den Ramus profundus und superficialis erfolgt. Vorher zweigt der Hautast für den Handrücken und die ulnaren 2½ Finger ab (Ramus dorsalis manus), der die Sehne des M. flexor carpi ulnaris unterkreuzt und auf dem Handrücken mit den Ästen des N. radialis anastomosiert.

Übersicht über die motorische Innervation des Armes

Nerv	Oberarm	Unterarm	Hand
N. musculocutaneus	Beuger	–	–
N. radialis	Strecker	Strecker	
N. medianus	–	Beuger, Ausnahmen	Thenarmuskulatur, Ausnahmen
N. ulnaris	–	M. flexor carpi uln. M. flexor digitorum prof. (ulnarer Teil)	M. adductor pollicis M. flexor pollicis brevis (tiefer Kopf)
			Hypothenarmuskulatur Mm. interossei Mm. lumbricales III, IV

Übersicht über die sensible Innervation des Armes

Hautgebiete	Oberarm	Unterarm	Hand
Dorsal	N. radialis	N. radialis	2½ Finger – N. radialis 2½ Finger – N. ulnaris
Lateral	N. axillaris	N. musculocutaneus	–
Medial	N. cutaneus brachii med.	N. cutaneus antebrachii med.	
Palmar	–	–	3½ Finger – N. medianus 1½ Finger – N. ulnaris

B. Untere Extremität (Bein und Beckengürtel)

I. Bewegungsapparat

Der Bauplan der unteren Extremität entspricht im Prinzip dem der oberen. Durch die zunehmende Spezialisierung beider Gliedmaßen in der Evolution haben sich jedoch nach und nach zahlreiche wichtige Unterschiede herausgebildet. Der sichere, aufrechte Gang des Menschen basiert auf einer zweckentsprechenden statischen Konstruktion der unteren Gliedmaßen, die sich u. a. schon in der trajektoriellen Struktur der Beinknochen widerspiegelt. Die große Bewegungsfreiheit der oberen Extremität wird erkauft durch zahlreiche bewegungsdynamische Einschränkungen und Sicherungen in der unteren. Der Schultergürtel umfaßt drei Gelenkgruppen und ist relativ frei beweglich. Er hängt nur durch das innere Schlüsselbeingelenk am Rumpf fest. Demgegenüber ist der Beckengürtel *(Cingulum)* starr mit dem Kreuzbein verbunden und nahezu unbeweglich. Nur das Hüftgelenk, das dem Schultergelenk entspricht, besitzt eine größere Beweglichkeit und dient damit als Basis für die Bewegungen des Beines. Das Hüftgelenk hat eine Knochenführung, das Kniegelenk eine Bandführung. Die Beweglichkeit der Fußgelenke ist stark eingeschränkt. Gelenke mit Muskelführung kommen an der unteren Extremität nicht vor.

Eine Besonderheit des Armes ist die Pro- und Supinationsfähigkeit. Diese existiert am Bein nur in stark modifizierter Form und wird ganz in den Fuß hineinverlegt. Die beiden Unterschenkelknochen sind nicht umeinander drehbar. Das würde auch die statische Sicherheit gefährden. Das Wadenbein, das der Ulna entspricht, ist aus dem Gelenkzusammenhang des Knies herausgenommen, beteiligt sich aber distal am Sprunggelenk. Dennoch ist der Unterschenkel gegenüber dem Oberschenkel drehbar. Diese Drehungen sind jedoch nicht mit der Pro- und Supinationsbewegung zu vergleichen. Es handelt sich um reine Rotationsbewegungen im Kniegelenk selbst.

Im ganzen kann das Bein als ein doppelter *Winkelhebel* angesehen werden. Der erste Hebel besteht aus Unterschenkel und Fuß, der zweite findet sich am Oberschenkel. Beide Hebel sind durch das Kniegelenk miteinander verbunden. Trotz der Notwendigkeit statischer Sicherungen verfügt die untere Extremität doch über einen Bewegungsspielraum, der Anpassungsmöglichkeiten und eine charakteristische Dynamik aufweist. Diese werden jedoch erst bei den Beugebewegungen sichtbar. Die Streckbewegungen führen immer zu Bewegungseinschränkungen, häufig sogar zur Feststellung der Gelenkkörper, einer Art Einrasten. Die Streckmuskulatur ist daher in der Regel weniger gegliedert als die Beugemuskulatur, die meist auch stärker individualisiert ist. Nur während der Beugung kann sich der Organismus ein freieres Bewegungsspiel leisten, ohne den aufrechten Gang zu gefährden. In der Streckstellung funktioniert das Bein lediglich als Tragsäule oder Fortbewegungshebel.

Ein besonders charakteristisches Phänomen für die untere Extremität ist auch die Tatsache, daß die kräftigsten Muskeln im »Totraum« der Gelenke liegen. Zum Beispiel kann das Bein nur um wenige Grade nach rückwärts gestreckt werden, dennoch finden sich am Gesäß die kräftigsten Muskeln des Körpers überhaupt. Das gleiche gilt für den Oberschenkel. An der Streckseite liegen wesentlich stärkere Muskeln als an der Beugeseite, obwohl der Unterschenkel über die Streckstellung hinaus (180°) nicht weiter nach vorne bewegt werden kann. Diese Besonderheiten erklären sich daraus, daß die Streckmuskeln weniger für die Bewegung des Beines als für die Haltung des Körpers da sind. Die Strecker arbeiten gegen das Körpergewicht, die Beuger nur gegen das Gewicht des Beines. Funktionell sind daher am Bein die Strecker am wichtigsten, während am Arm die Beuger dominieren.

Besonders charakteristisch für die untere Extremität sind die *Bewegungsautomatismen.* Überspringt eine Muskelgruppe z. B. zwei Gelenke, so können niemals in beiden Gelenken gleichzeitig maximale Bewegungsausschläge erzielt werden. Die Muskeln erzwingen bei Extrembewegungen in dem einen Gelenk automatisch eine Gegenbewegung in dem anderen. Das bekannteste Beispiel stellt die Beugermuskulatur an der Rückseite des Oberschenkels dar. Wird der Rumpf bei gestrecktem Kniegelenk weit nach vorne gebeugt, so spannen sich die Beuger, die gewissermaßen zu kurz sind, bald so stark an, daß eine Beugung im Kniegelenk erzwungen wird. Dadurch verhindert der Organismus, daß sich der Rumpf mit seinem Schwerpunkt zu weit von der Unterstützungsfläche (Fuß) entfernt.

Mit der Hebelmechanik hängt es auch zusammen, daß am Bein nur zwei Muskelformen vorkommen: kurze, kräftige und lange, schlanke Muskeln. Die langen Muskeln überspringen häufig mehrere Gelenke.

Ein weiteres Charakteristikum der unteren Extremität besteht in der Tendenz, *Gewölbekonstruktionen* der verschiedensten Form auszubilden. Von funktionellen Gesichtspunkten aus kann man sagen: Beide Beine zusammen mit dem Becken bilden einen romanischen Gewölbebogen, in den der Rumpf vermittels des Kreuzbeines wie ein Schlußstein eingefügt ist. Ähnliche Gewölbestrukturen wiederholen sich an den verschiedensten Stellen, so z. B. am Fuß, am Kniegelenk und Becken. Dennoch sind die Biegungsbelastungen an einer derart langgestreckten Gliedmaße nicht unerheblich. Der Organismus wendet daher ein weiteres bewegungsmechanisches Prinzip an, nämlich das der *Zuggurtung* (vgl. S. 18). Zahlreiche lange Muskeln und Bandzüge sind so angeordnet, daß sie als Zuggurte wirken können. Auf diese Weise werden die Hauptbiegungsbeanspruchungen an den langen Röhrenknochen wesentlich vermindert. Das bekannteste Beispiel ist die Oberschenkelbiese (Tractus iliotibialis), eine Verstärkung an der lateralen Seite der Oberschenkelfaszie.

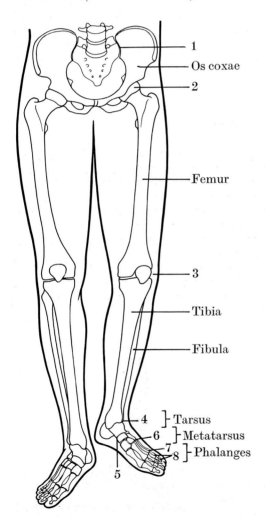

Abb. 339. Knöcherner Aufbau der beiden unteren Extremitäten (K-B). Rechts = Standbein, links = Spielbein. 1 = Art. sacroiliaca, 2 = Art. coxae, 3 = Art. genus, 4 = Art. talocruralis, 5 = Art. subtalaris, 6 = Artt. tarsometatarseae, 7 = Artt. metatarsophalangeae, 8 = Artt. interphalangeae pedis.

Das Hüftgelenk zwischen Becken und Oberschenkelknochen (Femur) stellt ein dreiachsiges Kugelgelenk mit eingeschränkter Beweglichkeit dar (Nußgelenk). Das Kniegelenk, in dem im Gegensatz zum Arm nur zwei Knochen miteinander artikulieren, nämlich Femur und Tibia, besitzt nur zwei Freiheitsgrade. Es wird daher als Drehscharniergelenk (Trochoginglymus) bezeichnet.

Nach distal wird die Bewegungsfreiheit der Gelenke immer mehr eingeschränkt. Das obere Sprunggelenk zwischen Talus und Unterschenkel, an der sich Tibia und Fibula gemeinsam beteiligen, ist ein reines Scharniergelenk. Drehmöglichkeiten besitzt der Fuß nur im unteren Sprunggelenk. Am Fuß dominiert die Stützfunktion. Die Zehen erscheinen gegenüber den Fingern der Hand verkürzt und »rudimentär«. Statt dessen ist die Fußwurzel mächtig entwickelt. Das Bewegungsspiel der Zehen, für das ein vielgliedriger Muskelapparat zur Verfügung steht, ist nicht sehr vielseitig. Dennoch ist die Zehenmuskulatur gut entwickelt. Sie dient vornehmlich der Stützung des Fußgewölbes, das von einem komplizierten Mosaik verschieden geformter Knochen aufgebaut wird. Bei der oberen Extremität liegen beide Fingerbeuger am Unterarm, beim Bein liegt nur der lange Zehenbeuger am Unterschenkel, der kurze ist in der Fußsohle lokalisiert. Die Aufgaben der Verspannung des Fußgewölbes sind wichtiger als die Zehenbewegung. Die Greiffunktion des Fußes, die bei Affen noch vorhanden ist (Greiffuß), fehlt beim Menschen ganz. Das Sattelgelenk an der Wurzel der Großzehe wird beim Menschen zwar embryonal noch angelegt, verschwindet aber postnatal fast ganz. Die große Zehe ist nicht mehr opponierbar. Der 1. Zehenstrahl bildet den Hauptpfeiler für das Stützgewölbe des Fußes. Die ganze Last des Körpers ruht auf der Fußsohle. Der Mensch ist ein »Sohlengänger«. Der Fuß erscheint gegenüber dem Unterschenkel rechtwinklig abgeknickt, wodurch ein wirksamer Winkelhebel zur Fortbewegung gebildet worden ist. Wie an der oberen Extremität die Hand dem Gesamtsystem das funktionelle Gepräge gibt, so an der unteren der Fuß. Auf ihn sind alle Bewegungsmechanismen hinorientiert. Wir beginnen daher die Besprechung mit der Funktionseinheit: »Unterschenkel – Fuß«.

1. Unterschenkel und Fuß

Dadurch, daß Unterschenkel und Fuß rechtwinklig gegeneinander abgeknickt sind, entsteht ein Winkelhebel, der in erster Linie der Fortbewegung dient. Je stärker die Ferse verlängert ist, um so günstiger wird die Hebelwirkung. Die am Unterschenkel lokalisierten Muskeln bedienen den Fußhebel mit langen Sehnen, die entweder an der Ferse oder am Vorder- bzw. Mittelfuß befestigt sind (Abb. 340). Außerdem stellen Unterschenkel und Fuß die unterstützende Tragsäule für den Körper dar. Der rechtwinklig zur Tragsäule abgeknickte Fuß bildet ein Gewölbe, das die Körperlast federnd elastisch abfangen kann. Das Fußgewölbe ist für die menschliche Gestalt ebenso charakteristisch wie die Greifhand oder der kugelförmige Kopf. »Der anthropomorphe Affe mit zeitweilig aufrechtem Gang hat immer noch einen Greiffuß und eine Stützhand, d. h. jede Extremität hat beide Funktionen, wenn auch in verschiedenem Grade. Der aufrechte Gang hat die Förderung der einen mit der Unterdrückung der anderen bezahlt. So ist der Fuß zum reinen Stützorgan, die Hand zum reinen Greiforgan im Stehen und Gehen geworden« (BRAUS).

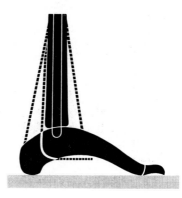

Abb. 340. Unterschenkel und Fuß als Winkelhebel (K-B). Die Verspannungssysteme der Muskulatur sind gestrichelt. Der Fuß als Stützorgan besitzt eine komplexe Gewölbestruktur.

a) Konstruktion von Fußgewölbe und Fußskelett

Der Bauplan des Fußes entspricht dem der Hand. Man unterscheidet Fußwurzel *(Tarsus)*, Mittelfuß *(Metatarsus)* und Zehen *(Phalanges)*. Gegenüber der Hand erscheinen die Zehen verkürzt, die Fußwurzelknochen vergrößert (Abb. 341). Jeder Zehenstrahl setzt sich aus 3 Elementen zusammen, die durch Scharniergelenke miteinander verbunden sind (Grund-, Mittel- und Endphalanx). Nur der 1. Zehenstrahl (Hallux) besteht aus 2 Teilstücken. Eine Mittelphalanx fehlt. Auch an der Kleinzehe sind häufig nur zwei Glieder vorhanden. Im Gegensatz zum Daumen ist die große Zehe verlängert, wodurch der 1. Zehenstrahl zum tragenden Element eines Längsgewölbes wird.

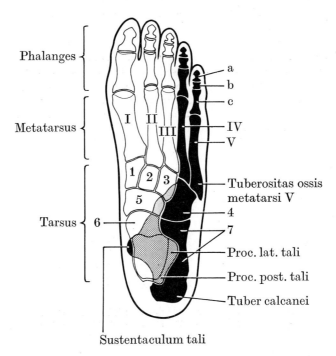

Abb. 341. Aufbau des Fußskeletts (K-B). Medialer Fußstrahl = weiß, lateraler Fußstrahl = schwarz. *Tarsus:* 1 = Os cuneiforme mediale, 2 = Os cuneiforme intermedium, 3 = Os cuneiforme laterale, 4 = Os cuboideum, 5 = Os naviculare, 6 = Talus, 7 = Calcaneus. *Metatarsus:* I–V = Ossa metatarsalia. *Phanlanges:* a = Endphalanx, b = Mittelphalanx, c = Grundphalanx.

Die Mittelfußknochen *(Ossa metatarsalia)* gleichen denen der Hand am meisten. Jeder Knochen besitzt eine Basis, ein Corpus und ein Caput. Die Capita bilden zusammen mit den Basen der Grundphalangen anatomisch Kugelgelenke, die jedoch nur eine geringe Beweglichkeit besitzen. Die Basis des 2. Metatarsale springt proximal gegen die Wurzelknochen etwas vor, so daß die durch die *Articulationes tarsometatarsalia* entstehende Gelenklinie (Lisfrancsche Amputationslinie) gezackt verläuft. Die Gelenke stellen Amphiarthrosen dar, die nur federnde Bewegungen erlauben.

Die *Fußwurzel* besteht aus 7 Knochenelementen. Der größte Knochen ist das Fersenbein *(Calcaneus)*, dessen Hacke oder Ferse *(Tuber calcanei)* weit nach hinten vorragt. Nach medial bildet es einen balkonartigen Knochenvorsprung *(Sustentaculum tali)*, auf dem das Sprungbein *(Talus)* ruht. Der Talus artikuliert einerseits nach oben durch die *Trochlea tali* mit den beiden Unterschenkelknochen Fibula und Tibia, andererseits nach vorne durch ein ausgeprägtes *Caput tali* mit dem Kahnbein *(Os naviculare)*. Vorne an das Naviculare schließen sich die 3 Keilbeine *(Os cuneiforme mediale, intermedium* und *laterale)* an, die sich in die drei ersten Metatarsalia und die entsprechenden Zehenstrahlen fortsetzen. An der gegenüberliegenden Seite liegt das Würfelbein *(Os cuboideum)*, das den Calcaneus mit den beiden lateralen Zehenstrahlen verbindet.

Die Fußwurzelknochen lassen sich in 2 Gruppen anordnen, die sog. *Fußstrahlen* (Abb. 341). Der mediale Fußstrahl umfaßt die ersten 3 Zehenstrahlen, die 3 Keilbeine, das Os naviculare und den Talus, der laterale Fußstrahl den 4. und 5. Zehenstrahl, das Kuboid und das Fersenbein. Das Längsgewölbe des Fußes kommt dadurch zustande, daß der mediale Fußstrahl, der im Talus endet, schräg auf den lateralen Fußstrahl, der im Calcaneus endet, aufgelagert ist. Der im Sustentaculum tali endende Knochenvorsprung des Calcaneus bildet eine breitflächige Basis, auf dem der Talus ruhen kann. Der mediale Fußstrahl wird dadurch um mehrere Zentimeter vom Boden gehoben. Erst das Grundgelenk der Großzehe findet wieder Bodenkontakt. Demgegenüber liegt der laterale Fußrand überall dem Boden auf.

Diese Konstruktion des Fußgewölbes ist ein spätes Ergebnis der Stammesgeschichte. Selbst die höheren Affen, die noch einen »Greiffuß« haben, stützen sich mehr auf den lateralen Fußrand als auf das Gewölbe. Im Zuge der vollständigen Aufrichtung des Körpers dreht sich das Fersenbein nach medial (Torsion des Calcaneus). Das Sustentaculum dreht sich in die Horizontale und wird so zu einer tragfähigen Konsole für den Talus (Abb. 342). Diese Stelle wird zum empfindlichsten Punkt des Fußes. Setzt sich der Prozeß der Torsion weiter fort, verliert der Talus und damit der ganze mediale Fußstrahl seine Unterstützungsfläche. Er rutscht gewissermaßen von seiner Konsole herunter. Das Längsgewölbe sinkt ein, der mediale Fußrand nähert sich dem Boden. In krankhaften Fällen kann das Fußgewölbe unter der Last des Körpergewichtes einsinken (Plattfuß, Pes planus). Zahlreiche Mechanismen sind notwendig, die labile Gewölbestruktur zu sichern.

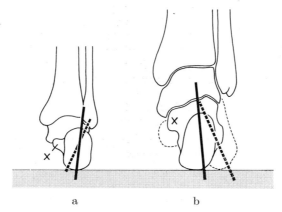

Abb. 342. Fußskelett von dorsal. Das Schema zeigt die phylogenetisch auftretende Torsion des Calcaneus nach innen (nach BRAUS). x = Sustentaculum tali. a = Neandertaler, b = rezenter Mensch (Erwachsener). Die gestrichelte Linie in a entspricht der Längsachse des Calcaneus beim Schimpansen, die gestrichelte Linie in b derjenigen beim Plattknickfuß (gestrichelte Kontur).

Durch die seitliche, etwas verschobene Übereinanderlagerung von medialem und lateralem Fußstrahl ergibt sich außerdem ein Quergewölbe. Das transversale Fußgewölbe entsteht im vorderen Bereich der Fußwurzel besonders durch die Form der Keilbeine. Im Querschnitt sind diese drei Knochen keilförmig. Beim ersten liegt die Basis unten, bei den anderen dagegen oben. Dadurch ergibt sich eine Konstruktion, wie sie etwa einem romanischen Gewölbebogen entspricht. Das Würfelbein schließt sich lateral an und stützt den Bogen zum lateralen Fußstrahl hin ab. Sinkt das Quergewölbe ein, so entsteht ein »Spreizfuß«.

b) Torsionsfähigkeit des Fußes und Fußgelenke

Wird das Bein als Tragsäule benützt (Standbein), geben die Fußgewölbe eine sichere Unterlage für den Körper ab. Alle Bewegungen werden auf ein Minimum reduziert. Das Knochenmosaik ist festgestellt und ermöglicht nur geringgradige Verschiebungen. Ist jedoch das Bein frei (Spielbein), treten größere Bewegungsmöglichkeiten auf.

Zwei Hauptbewegungstypen lassen sich am Fuß beschreiben: 1. Auf- und Abwärtsbewegungen des Fußes (Beugung, Streckung, d. h. Plantarflexion und Dorsalextension), die um eine quere Achse im Bereich des oberen Sprunggelenks vonstatten gehen; 2. Drehbewegungen (Einwärts- und Aus-

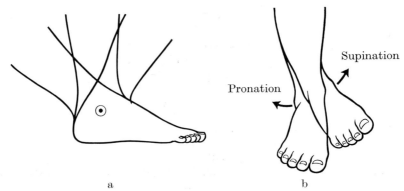

Abb. 343. Bewegungsmöglichkeiten in den beiden Sprunggelenken (K-B). a = Oberes Sprunggelenk (Dorsalextension und Plantarflexion um die angegebene Achse), b = unteres Sprunggelenk (Pro- und Supination).

wärtsdrehung des Fußes, Supination und Pronation), die im Bereich des unteren Sprunggelenkes stattfinden, und zwar um eine schräg durch die Fußwurzel verlaufende Achse (Abb. 343).

Beim Arm ist an der Pronations-Supinations-Bewegung der ganze Unterarm beteiligt. Die Hand erlangt dadurch einen Bewegungsspielraum ähnlich wie bei einem Kugelgelenk. Am Bein ist der Unterschenkel starr. Jede Drehmöglichkeit würde den aufrechten Gang gefährden. Die Pronations-Supinations-Bewegungen sind in den Fuß selbst verlegt. Der Fuß bekommt dadurch eine erstaunliche Anpassungsfähigkeit, beispielsweise an uneinheitliche Bodenverhältnisse beim Laufen oder Gehen. Der Winkelhebel verliert seine Starrheit. Außerdem gewinnt, ähnlich wie bei der Hand, der Endabschnitt der Gliedmaße auch hier wieder eine gewisse psychologische Ausdrucksfähigkeit.

Fußgelenke (Abb. 344, 345): Das Knochengerüst des Fußes bildet zahlreiche Gelenke, deren geringgradige Ausschläge sich zu den beiden genannten Hauptbewegungen summieren. In der Fußwurzel sind alle Gelenke zu Amphiarthrosen geworden, die z. T. durch Zwischenknochenbänder *(Ligg. interossea)* fest verspannt sind. Die 3 Ossa cuneiformia, die Basen der Metatarsalia und des

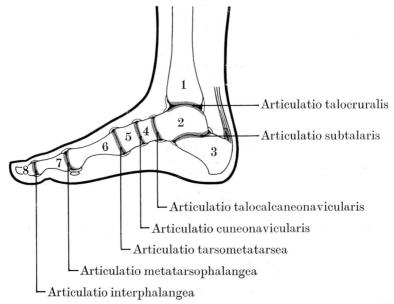

Abb. 344. Längsschnitt durch den Fuß zur Darstellung der Fußgelenke (K-B). 1 = Tibia, 2 = Talus, 3 = Calcaneus, 4 = Os naviculare, 5 = Os cuneiforme med., 6 = Os metatarsale I, 7 = Phalanx proximalis I, 8 = Phalanx distalis I.

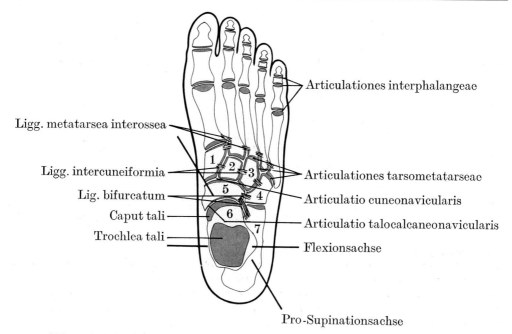

Abb. 345. Fußgelenke und zugehörige Bänder von oben gesehen (K.-B).

Kuboids artikulieren auch mit ihren Seitenflächen. Die Gelenkflächen sind aber durch Bänder teilweise unterbrochen. Die Grundgelenke der Zehen stellen Kugelgelenke dar, die übrigen Zehengelenke sind Scharniergelenke. Das untere Sprunggelenk, das sich aus zwei Kompartimenten zusammensetzt, kann als ein Zapfengelenk mit einer einfachen Drehachse angesehen werden. Das obere Sprunggelenk stellt ein Scharniergelenk mit transversaler Achse dar.

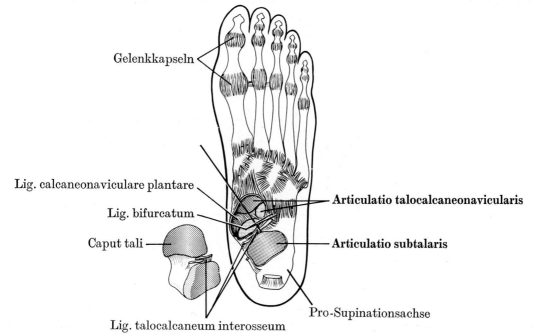

Abb. 346. Bau des unteren Sprunggelenkes. Der Talus ist seitlich herausgeklappt und umgedreht (K.-B).
Ausgezogene Linie = Gelenkachse.

Unteres Sprunggelenk: Der Talus ruht unten auf dem Calcaneus und stützt sich vorne mit einem kugelartig gewölbten Kopf *(Caput tali)* gegen das Naviculare ab. Dadurch entstehen zwei selbständige Gelenkportionen: vorne die *Articulatio talocalcaneonavicularis* und hinten die *Articulatio subtalaris*. Beide sind durch den mit Bändern gefüllten Sinus tarsi getrennt. Im vorderen Gelenk artikuliert der Taluskopf mit dem Naviculare und den vorderen zwei Gelenkflächen des Calcaneus *(Facies articularis anterior* und *media)*, hinten nur mit der hinteren Gelenkfläche des Calcaneus *(Facies articularis posterior calcanei)*. Zwischen beiden Gelenkportionen schiebt sich das straffe *Lig. talocalcaneum interosseum* ein und hält beide Fußwurzelknochen zusammen. Die Gelenkpfanne des vorderen Gelenkes klafft unten, da der Taluskopf medialwärts etwas überhängt und auch größer ist als die gegenüberliegenden Gelenkflächen des Navikulare und Calcaneus (Abb. 346). Diese Lücke wird durch das kräftige Pfannenband *(Lig. calcaneonaviculare plantare)* überbrückt. Es spannt sich in der Längsrichtung des Fußes vom Sustentaculum tali des Fersenbeins bis zum Naviculare aus und ist an der Innenseite überknorpelt.

Hier liegt die kritische Stelle des Fußgewölbes. Dehnt sich dieses Band, so rutscht der Taluskopf ab und das Fußgewölbe sinkt ein (Platt- oder Senkfuß). Außer dieser plantaren Verankerung zwischen Os naviculare und Calcaneus existieren aber noch weitere Bandsicherungen. Wichtig ist vor allem das an der Dorsalseite des Fußes gelegene *Lig. bifurcatum*. Dieses zweiteilige Band entspringt am Calcaneus und zieht mit einem Strang zum Os naviculare und mit dem anderen zum Kuboid (Abb. 346). Die zahlreichen anderen Bandverbindungen sind funktionell von geringerer Bedeutung (vgl. Abb. 347).

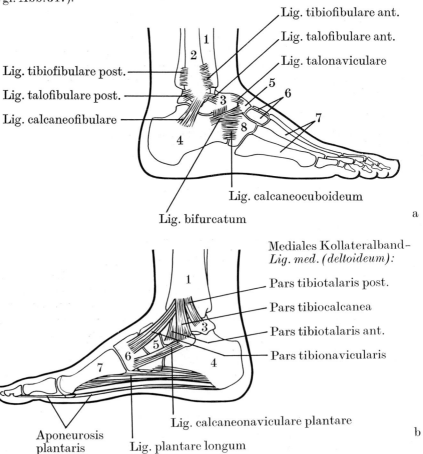

Abb. 347. Bandapparat des Fußes (K-B). a) Ansicht von lateral, b) Ansicht von medial. 1 = Tibia, 2 = Fibula, 3 = Talus, 4 = Calcaneus, 5 = Os naviculare, 6 = Ossa cuneiformia, 7 = Ossa metatarsalia, 8 = Os cuboideum.

Die *Achse* des unteren Sprunggelenks verläuft schräg durch die Fußwurzel von medial-oben nach lateral-hinten durch den Sinus tarsi zur Außenfläche des Fersenhöckers (Abb. 346). Um diese Achse erfolgen die Pronations-Supinations-Bewegungen des Fußes. Supination bedeutet Hebung des medialen Fußrandes. Gleichzeitig mit der Supination findet eine Adduktion und Plantarflexion, gleichzeitig mit der Pronation eine Abduktion und Dorsalextension des Fußes statt (vgl. Abb. 343 b).

Oberes Sprunggelenk (Articulatio talocruralis): Tibia und Fibula bilden eine Malleolengabel mit drei Gelenkflächen *(Facies articularis malleoli fibularis et tibialis, Facies articularis inferior tibiae)*. In diese Zange fügt sich die Trochlea tali als Gelenkkopf ebenfalls mit drei Gelenkflächen ein *(Facies malleolaris medialis, lateralis* und *Trochlea tali)*. Um eine quere Achse erfolgen reine Scharnierbewegungen, d. h. Hebung (Dorsalextension) oder Senkung (Plantarflexion) des Fußes. Da die Malleolenzange das gesamte Körpergewicht auf den Fuß überträgt, muß der Zusammenhalt zwischen Tibia und Fibula sehr fest sein. Die Zwichenknochenmembran *(Membrana interossea)* wird daher im Bereich der Malleolengabel durch straffe, zwischen Fibula und Tibia verlaufende Bandzüge verstärkt *(Ligg. tibiofibulare anterius et posterius)*. Außerdem wird der fibulare Knöchel auch durch horizontale Bandzüge am Talus befestigt *(Ligg. talofibulare anterius et posterius)*.

Am Arm sind beide Unterarmknochen umeinander drehbar. Die Ulna beteiligt sich nicht am Handgelenk, sondern wird von diesem durch einen Discus articularis getrennt. So viel Freiheit kann sich der Fuß nicht erlauben. Fibula und Tibia sind voll in das obere Sprunggelenk eingeschaltet. Die untere gelenkige Verbindung zwischen beiden Knochen ist zu einer Bandhaft *(Syndesmosis tibiofibularis)* geworden, die nur in Ausnahmefällen noch eine Gelenkhöhle mit Synovia besitzt. Die Malleolengabel wird durch straffe, radiär verlaufende Kollateralbänder an den Fußwurzelknochen fixiert. Medial sind vier kräftige Bandzüge, die die Funktion eines Kollateralbandes übernehmen und zusammenfassend als Lig. mediale oder *Lig. deltoideum* bezeichnet werden, vorhanden. Lateral fehlt ein entsprechender Oberbegriff. Die Bezeichnungen der Einzelbänder lassen sich aus ihrem Verlauf ableiten (Abb. 347).

Kollateralbänder des oberen Sprunggelenkes (Abb. 347).

Laterales Kollateralband (vom fibularen Malleolus zum Fuß)
1. Lig. talofibulare anterius
2. Lig. talofibulare posterius
3. Lig. calcaneofibulare

Mediales Kollateralband (vom tibialen Malleolus zum Fuß – Lig. mediale oder deltoideum)
1. Pars tibiotalaris anterior
2. Pars tibiotalaris posterior
3. Pars tibionavicularis
4. Pars tibiocalcanea (Verbindung zum Sustentaculum tali)

Diese Bandverbindungen machen aber den Fuß trotz ihrer Straffheit doch nicht zu einem starren Winkelhebel. Die Talusrolle ist vorne etwas breiter als hinten. Wird nun der Fuß stark angehoben (Dorsalextension), klemmt sich die Talusrolle in die Malleolengabel ein. Die Malleolengabel wird etwas auseinandergespreizt, was wegen der Syndesmose zwischen Tibia und Fibula möglich ist. Der Winkelhebel Unterschenkel – Fuß wird festgestellt. Diese Stellung sichert den Zusammenhalt der Gelenke beim Auftreten mit der Ferse. Umgekehrt lockert sich die Gelenkverbindung, wenn sich die Fußspitze senkt (Plantarflexion) und die Talusrolle nach vorne dreht. Dadurch gelangt der hintere, schmälere Teil der Trochlea zwischen die Malleolengabel. Der Spielraum wird größer. Wiederum gilt das Prinzip, daß die Fixation der Gelenke um so größer wird, je mehr sich die Gelenkkörper der Streckstellung nähern.

c) Aktive und passive Mechanismen zur Sicherung des Fußgewölbes

Der höchste Punkt im Längsgewölbe des Fußes liegt im Bereich des Taluskopfes. Durch die Torsion des Calcaneus entsteht die Gefahr einer Senkung des medialen Fußrandes (Abb. 342). Dieser Tendenz wirken aktive (muskuläre) und passive Mechanismen (Bänder) entgegen.

Der Gewölbebogen wird vor allem durch drei starke *Bänder*, die wie die Sehnen eines Bogens verlaufen, der Länge nach verspannt. Auf der Höhe des Gewölbes liegt das *Lig. calcaneonaviculare*

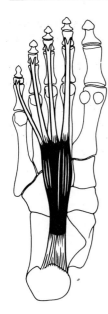

M. flexor digitorum brevis
U.: Tuber calcanei
A.: Mittelphalangen II–V
Fkt.: Zehenbeuger, Stützung des Längsgewölbes
Inn.: N. plantaris med.

Abb. 348. Fußsohlenmuskulatur I. Der kurze Zehenbeuger (K-B).

plantare (Pfannenband), das sich am Aufbau des unteren Sprunggelenkes beteiligt (Abb. 346). In der Fußsohle verläuft das *Lig. plantare longum*. Schließlich wird das Gewölbe noch durch die *Aponeurosis plantaris* verspannt (Abb. 347b). Die dazwischen freibleibenden Kammern werden von den Fußsohlenmuskeln ausgefüllt.

Die Gliederung der *Fußmuskulatur* entspricht der der Hand. Während aber bei der Hand ganz die Bewegungsdynamik im Vordergrund steht, dominiert am Fuß die Statik. Die Oppositionsfähigkeit der Großzehe ist verlorengegangen. Ein *M. opponens digiti minimi* (Abb. 349) ist zwar noch vorhanden, übernimmt aber statische Funktionen (Verspannung des Längsgewölbes). Auch die Zwischenknochenmuskeln *(Mm. interossei)* sind in gleicher Form wie an der Hand differenziert. Da die Greif- und Spreizbewegungen der Phalangen am Fuß verkümmert sind, überwiegen die

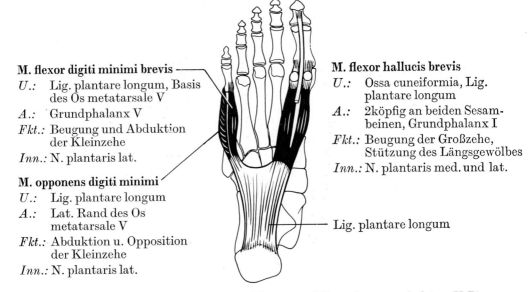

M. flexor digiti minimi brevis
U.: Lig. plantare longum, Basis des Os metatarsale V
A.: Grundphalanx V
Fkt.: Beugung und Abduktion der Kleinzehe
Inn.: N. plantaris lat.

M. opponens digiti minimi
U.: Lig. plantare longum
A.: Lat. Rand des Os metatarsale V
Fkt.: Abduktion u. Opposition der Kleinzehe
Inn.: N. plantaris lat.

M. flexor hallucis brevis
U.: Ossa cuneiformia, Lig. plantare longum
A.: 2köpfig an beiden Sesambeinen, Grundphalanx I
Fkt.: Beugung der Großzehe, Stützung des Längsgewölbes
Inn.: N. plantaris med. und lat.

Lig. plantare longum

Abb. 349. Fußsohlenmuskulatur II. Thenar- und Hypothenarmuskulatur (K-B).

Haltefunktionen. Die *Mm. interossei* sorgen für den Zusammenhalt der Mittelfußknochen (Abb. 353). Der *M. adductor hallucis* verspannt das Quergewölbe *(Caput transversum)* und das Längsgewölbe *(Caput obliquum)* (Abb. 351).

Eine weitere funktionelle Besonderheit des Fußes liegt darin, daß der *M. flexor digitorum brevis*, der an der Mittelphalanx mit gespaltenen Sehnen für den Durchtritt der langen Beugersehnen ansetzt, innerhalb der Fußsohle lokalisiert ist und dadurch zur Spannungsregulation der Gewölbekonstruktion mit herangezogen werden kann (Abb. 348). Der entsprechende Muskel liegt bei der oberen Extremität am Unterarm, so daß die Hohlhand von der Muskelmasse befreit ist. Am Fuß spielt die Greiffunktion keine Rolle. Das Gewölbe kann unbeschadet mit Muskelmassen gefüllt sein. Auch die Muskelgruppen am Kleinzehen- und Großzehenballen übernehmen vorwiegend statische Funktionen (Abb. 349).

Muskeln des Kleinzehenballens:
1. M. abductor digiti minimi
2. M. flexor digiti minimi brevis
3. M. opponens digiti minimi

Muskeln des Großzehenballens:
1. M. abductor hallucis
2. M. flexor hallucis brevis
3. M. adductor hallucis (Caput obliquum und Caput transversum)

Muskeln der Fußsohle:
1. Mm. interossei dorsales (4)
2. Mm. interossei plantares (3)
3. M. flexor digitorum brevis
4. M. quadratus plantae
5. Mm. lumbricales (4)

Muskeln des Fußrückens:
1. M. extensor digitorum brevis
2. M. extensor hallucis brevis

M. abductor digiti minimi
U.: 2köpfig vom Tuber calcanei
A.: Grundphalanx V, Tuberositas ossis metatarsalis V
Fkt.: Abduktion u. Flexion der Kleinzehe
Inn.: N. plantaris lat.

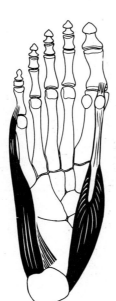

M. abductor hallucis
U.: Tuber calcanei, Aponeurosis plantaris
A.: Grundphalanx, med. Sesambein
Fkt.: Abduktion u. Flexion der Großzehe, Stützung des Längsgewölbes
Inn.: N. plantaris med.

Abb. 350. Fußsohlenmuskulatur III. Abduktionsmuskeln zur Ergänzung der Mm. interossei (K-B).

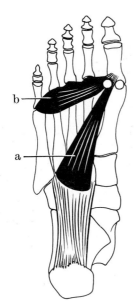

M. adductor hallucis

- *U.:* *Caput obliquum:* (a) Lig. plantare longum, Ossa cuneiformia
  Caput transversum: (b) Gelenkkapseln der Grundgelenke III–V
- *A.:* Grundphalanx I, lat. Sesambein
- *Fkt.:* Adduktion der Großzehe, Stützung des Quer- und Längsgewölbes
- *Inn.:* N. plantaris lat.

Abb. 351. Fußsohlenmuskulatur IV. Adduktionsmuskulatur (K-B).

d) Funktionsachsen des Fußes und Bedeutung der Mm. interossei

Im Gegensatz zur Hand ist der 1. Fußstrahl nicht verkürzt, sondern im Gegenteil verlängert. Die Großzehe hat die Oppositionsfähigkeit verloren, ist aber dafür zum Hauptträger des Längsgewölbes geworden. Die Spreizfähigkeit der Zehen ist gering. Die kräftigen Zwischenknochenmuskeln, von denen es wie an der Hand zwei Gruppen gibt *(Mm. interossei dorsales* und *plantares)*, sorgen vor allem für die Verbindung zwischen dem Längsgewölbe des Großzehenstrahles und dem Quergewölbe des Mittelfußes. Die dynamische Achse der Greifhand, bei der die Ab- und Adduktionsbewegungen funktionell im Vordergrund stehen, geht durch den 3. Strahl, diejenige des

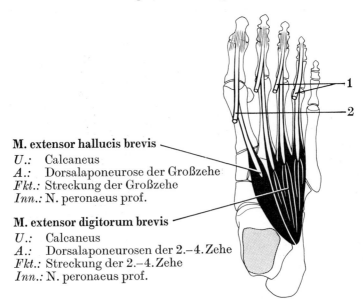

M. extensor hallucis brevis

- *U.:* Calcaneus
- *A.:* Dorsalaponeurose der Großzehe
- *Fkt.:* Streckung der Großzehe
- *Inn.:* N. peronaeus prof.

M. extensor digitorum brevis

- *U.:* Calcaneus
- *A.:* Dorsalaponeurosen der 2.–4. Zehe
- *Fkt.:* Streckung der 2.–4. Zehe
- *Inn.:* N. peronaeus prof.

Abb. 352. Fußrückenmuskulatur (K-B). 1 = Sehnen des M. extensor digitorum longus, 2 = Sehne des M. extensor hallucis longus.

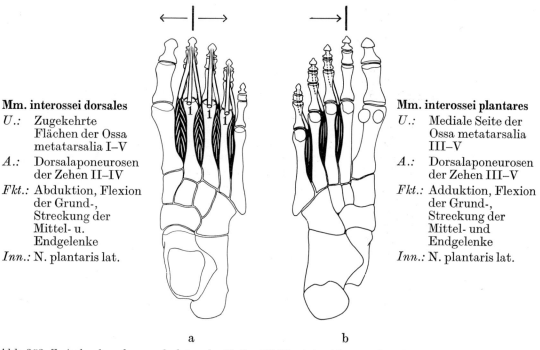

Mm. interossei dorsales
U.: Zugekehrte Flächen der Ossa metatarsalia I–V
A.: Dorsalaponeurosen der Zehen II–IV
Fkt.: Abduktion, Flexion der Grund-, Streckung der Mittel- u. Endgelenke
Inn.: N. plantaris lat.

Mm. interossei plantares
U.: Mediale Seite der Ossa metatarsalia III–V
A.: Dorsalaponeurosen der Zehen III–V
Fkt.: Adduktion, Flexion der Grund-, Streckung der Mittel- und Endgelenke
Inn.: N. plantaris lat.

Abb. 353. Zwischenknochenmuskulatur des Fußes (K-B), a) Ansicht von dorsal, b) Ansicht von plantar. Die dynamische Achse für die Spreizbewegungen geht durch den 2. Zehenstrahl. 1 = Sehnen des M. extensor digitorum longus.

Stützfußes durch den 2. Strahl. Entsprechend gruppieren sich die Mm. interossei anders als an der Hand. Die Sehne des *M. interosseus dorsalis II* geht in die Dorsalaponeurose der 2. und nicht in die der 3. Zehe über (Abb. 353).

Auf die Ab- und Adduktionsbewegungen der Zehengrundgelenke wirken auch die Muskeln des Klein- und Großzehenballens. Die Abduktoren stellen daher im gewissen Sinne auch Interossei

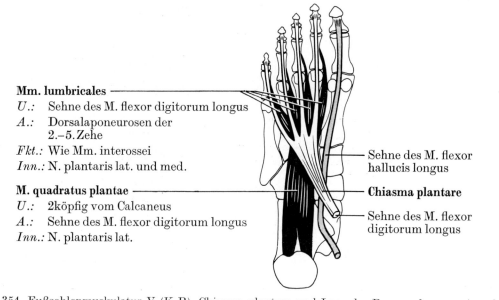

Mm. lumbricales
U.: Sehne des M. flexor digitorum longus
A.: Dorsalaponeurosen der 2.–5. Zehe
Fkt.: Wie Mm. interossei
Inn.: N. plantaris lat. und med.

M. quadratus plantae
U.: 2köpfig vom Calcaneus
A.: Sehne des M. flexor digitorum longus
Inn.: N. plantaris lat.

Sehne des M. flexor hallucis longus
Chiasma plantare
Sehne des M. flexor digitorum longus

Abb. 354. Fußsohlenmuskulatur V (K-B). Chiasma plantare und Lage der Beugersehnen zueinander.

dar, denen im Randbereich des Fußes nur der Zwischenknochenrand fehlt und deren Ursprungsfeld sich bis zur Ferse verlängert hat (Abb. 350). Die Abduktoren sind am Fuß besonders kräftig geworden, da sie das Längsgewölbe aktiv verspannen können. Der *M. adductor hallucis* verspannt mit seinem Caput obliquum vornehmlich das Längsgewölbe und mit seinem Caput transversum das Quergewölbe in Höhe der Zehengrundgelenke.

e) Funktionelle Bedeutung der Sehnenüberkreuzungen (Chiasmata)

Die Hand liegt in gerader Verlängerung des Unterarms – eine funktionelle Notwendigkeit für den Greifarm. Der Fuß ist gegen den Unterschenkel rechtwinkelig abgeknickt, eine notwendige Voraussetzung für den aufrechten Gang. Während der Evolution bilden sich gleichzeitig mit der Abknickung des Fußes Lageveränderungen in der Gruppe der Flexoren aus, die für die Stützung der Fußgewölbe wichtig sind. Am Unterschenkel liegt der *M. flexor hallucis* lateral, der *M. flexor digitorum longus* dagegen medial, gerade umgekehrt, wie man erwarten sollte. Die Muskelsehnen müssen sich daher überkreuzen. Bezeichnenderweise liegt diese Kreuzung gerade an der kritischen Stelle des Fußgewölbes, nämlich in Höhe des unteren Sprunggelenkes *(Chiasma plantare)* (Abb. 354). Bei Säugern und Halbaffen existieren im Bereich des Unterschenkels zwei lange Flexoren, ein medialer und lateraler. Beide entsenden fünf Sehnen zu den Phalangen. Mit der Entwicklung des aufrechten Ganges verliert der laterale Flexor seine Sehnen zu den Zehen und wird zum Großzehenflexor, während der mediale seine Sehnen zur Großzehe verliert und zum Zehenbeuger wird. So entsteht das Chiasma plantare. Der funktionelle Sinn dieser reziproken Differenzierung ist wiederum in den statischen Notwendigkeiten der Gewölbekonstruktion zu suchen. Das günstigste

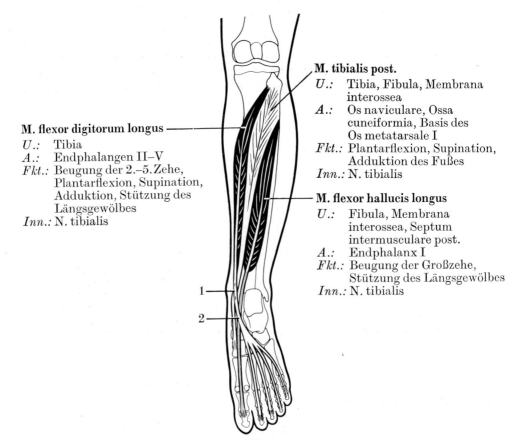

M. flexor digitorum longus
U.: Tibia
A.: Endphalangen II–V
Fkt.: Beugung der 2.–5. Zehe, Plantarflexion, Supination, Adduktion, Stützung des Längsgewölbes
Inn.: N. tibialis

M. tibialis post.
U.: Tibia, Fibula, Membrana interossea
A.: Os naviculare, Ossa cuneiformia, Basis des Os metatarsale I
Fkt.: Plantarflexion, Supination, Adduktion des Fußes
Inn.: N. tibialis

M. flexor hallucis longus
U.: Fibula, Membrana interossea, Septum intermusculare post.
A.: Endphalanx I
Fkt.: Beugung der Großzehe, Stützung des Längsgewölbes
Inn.: N. tibialis

Abb. 355. Tiefe Flexoren des Unterschenkels (K-B). M. tibialis post. = hell, 1 = Chiasma crurale, 2 = Chiasma plantare.

Stützmoment bekommt wegen seiner schrägen Lage der *M. flexor hallucis longus*. Er wird daher beim Menschen zu einem besonders kräftigen Muskel, dessen Muskelbündel bis zur Knöchelregion reichen. Da seine Sehne direkt unter dem Sustentaculum tali entlangläuft, wird er zu einem besonders wichtigen Muskel für die Stützung des Längsgewölbes.

Die phylogenetisch entstandene Abknickung der Sehne des M. flexor digitorum longus und der schräg verlaufende Sehnenfächer machen Zusatzeinrichtungen notwendig. Außer den Sehnenscheiden und Führungsbändern am medialen Knöchel *(Retinacula mm. flexorum)* ist hier besonders der *M. quadratus plantae* zu erwähnen, der nur beim Menschen vorkommt (Abb. 354). Er greift am fibularen Rand des Sehnenfächers an und wirkt daher wie ein Hypomochlion.

Eine weitere Folge dieser Lageveränderungen bei den tiefen Beugern ist das *Chiasma crurale* (Abb. 355). Dadurch, daß die beiden Beuger jeweils an die Außenseiten des Unterschenkel plaziert worden sind, bleibt für den *M. tibialis posterior* nur die Mitte übrig. Seine Sehne muß daher am Unterschenkel diejenige des Flexor digitorum longus unterkreuzen *(Chiasma crurale)*, ehe sie sich im Bereich der medialen Fußwurzelknochen auffächert und fixiert.

Im Vergleich dazu liegen die *Strecker* am Unterschenkel in der gleichen Ordnung, wie sie sich durch die Ansatzpunkte am Fuß bzw. an den Zehen ergibt. Chiasmata fehlen dorsal.

f) M. tibialis posterior und der sogenannte Steigbügel

Der *M. tibialis posterior* ist für die Architektur des Gewölbes besonders wichtig, da seine Sehne unmittelbar unter dem Taluskopf hindurchzieht und fächerartig zur Unterseite des Os naviculare und des 1. Keilbeins geht. Dadurch befestigt sich dieser Muskel am Gipfel des Fußgewölbes und kann dem Absinken bzw. dem Abrutschen des Taluskopfes aktiv entgegenwirken. Diese Wirkung wird weiter unterstützt durch die Sehnen zweier langer Muskeln, die innerhalb des Fußgewölbes eine Art Steigbügel ausbilden, der *M. tibialis anterior* und der *M. peronaeus longus* (Abb. 358, 359). Die Sehne des M. tibialis anterior strahlt fächerförmig in den Bereich des medialen Fußrandes aus und befestigt sich dorsal am Os cuneiforme I und der Basis des Os metatarsale I. Die Sehne des M. peronaeus longus zieht hinter dem lateralen Malleolus entlang (Abb. 358) und erreicht durch einen osteofibrösen Kanal in der Fußsohle ebenfalls den medialen Fußrand, wo sie sich gegenüber

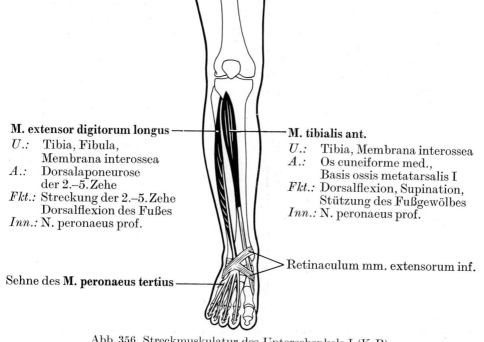

Abb. 356. Streckmuskulatur des Unterschenkels I (K-B).

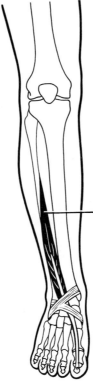

M. extensor hallucis longus
U.: Fibula, Membrana interossea
A.: Dorsalaponeurose der Großzehe
Fkt.: Streckung der Großzehe, Dorsalflexion des Fußes
Inn.: N. peronaeus prof.

Abb. 357. Streckmuskulatur des Unterschenkels II (K-B).

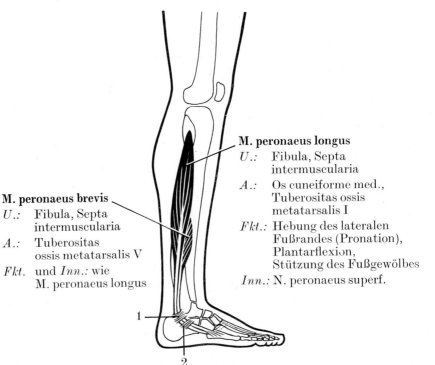

M. peronaeus brevis
U.: Fibula, Septa intermuscularia
A.: Tuberositas ossis metatarsalis V
Fkt. und *Inn.:* wie M. peronaeus longus

M. peronaeus longus
U.: Fibula, Septa intermuscularia
A.: Os cuneiforme med., Tuberositas ossis metatarsalis I
Fkt.: Hebung des lateralen Fußrandes (Pronation), Plantarflexion, Stützung des Fußgewölbes
Inn.: N. peronaeus superf.

Abb. 358. Peronäusmuskulatur (K-B). 1 = Retinaculum mm. peronaeorum sup., 2 = Retinaculum mm. peronaeorum inf.

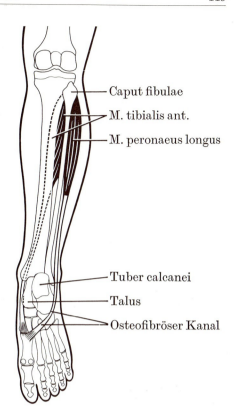

Abb. 359. Muskulöser Steigbügel der Fußsohle von dorsal gesehen (K.-B.).

vom Ansatz der Sehne des M. tibialis anterior anheftet. Dieser sehnig-muskulöse Steigbügel ist eine wirksame Unterstützung des Quergewölbes.

Da der Fuß gegen den Unterschenkel rechtwinkelig abgeknickt ist, brauchen die Sehnen dieser Muskeln Führungsschienen. Sie würden sich sonst von der Unterlage abheben. Die Extensoren werden deshalb am unteren Ende durch ein queres Band *(Retinaculum mm. extensorum superius)* gebündelt und zusammengehalten. Außerdem werden sie in Höhe der Sprunggelenke durch ein Y-förmiges Band *(Retinaculum mm. extensorum inferius)* am Fuß fixiert (Abb. 356).

Die Peronäussehnen werden in einer Knochenrinne geführt und ebenfalls durch zwei kräftige Retinakula am Knochen festgehalten (Abb. 358). Oberhalb dieser Retinakula gleitet die Sehne des Peronaeus longus in einer Rinne der Sehne des Peronaeus brevis. Dann kreuzen sich die Sehnen. Die Brevissehne heftet sich an die Basis des Os metatarsale V, während die Longussehne in die Fußsohle eintritt und in einer Rinne des Os cuboideum, von einer eigenen Sehnenscheide umhüllt, zum medialen Fußrand bis zur Basis des Metatarsale I und Cuneiforme I läuft. Die Sehnen der tiefen Unterschenkelbeuger werden hinter dem medialen Knöchel durch das *Retinaculum mm. flexorum* fixiert.

Überall dort, wo die Sehnen unter ihren Retinacula gleiten, sind Sehnenscheiden vorhanden, die die Reibung herabsetzen.

g) Übergewicht der Beuger

Die Strecker (M. tibialis anterior, Mm. extensores longi) liegen an der Vorderseite des Unterschenkels in einer einfachen Muskelloge, die Beuger an der Hinterseite, jedoch in zwei übereinander angeordneten Logen, die durch eine Fascia cruris profunda getrennt sind. Man kann daher eine tiefe und eine oberflächliche Beugergruppe unterscheiden.

In der Loge der oberflächlichen Beuger liegt der *M. triceps surae*, ein äußerst kräftiger Muskel, der aus drei Teilen besteht (M. soleus, M. gastrocnemius) und mit der mächtigen Achillessehne am Tuber calcanei ansetzt (Abb. 360). Die beiden Gastroknemiusköpfe überspringen das Kniegelenk

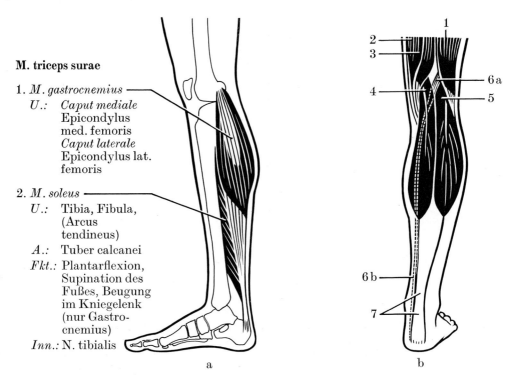

M. triceps surae

1. *M. gastrocnemius*
   U.: *Caput mediale*
   Epicondylus
   med. femoris
   Caput laterale
   Epicondylus lat.
   femoris

2. *M. soleus*
   U.: Tibia, Fibula,
   (Arcus
   tendineus)
   A.: Tuber calcanei
   Fkt.: Plantarflexion,
   Supination des
   Fußes, Beugung
   im Kniegelenk
   (nur Gastro-
   cnemius)
   Inn.: N. tibialis

Abb. 360. Oberflächliche Flexoren des Unterschenkels, a) in der Seitenansicht, b) von dorsal gesehen (K-B). Der M. plantaris (6a) läuft in eine lange, rudimentäre Sehne (6b) aus, die unmittelbar neben der Achillessehne (7) lokalisiert ist.

und befestigen sich an den Epikondylen des Femurs, während das Ursprungsfeld des M. soleus auf den Unterschenkel beschränkt bleibt.

Die starke Entwicklung der Wadenmuskulatur (oberflächliche und tiefe Beuger) hängt mit dem aufrechten Gang zusammen und ist wiederum ein besonderes Charakteristikum des Menschen. Bei festgestelltem Fuß kann der Trizeps den Unterschenkel nach rückwärts ziehen und das Kniegelenk strecken. Er arbeitet gegen das Körpergewicht an und macht aus dem Bein wieder eine senkrecht stehende Tragesäule (Abb. 368). Die Extensoren des Unterschenkels arbeiten nur gegen das Gewicht des Fußes und können daher einen entsprechend kleineren physiologischen Querschnitt haben.

Die Ausbildung des mächtigen Fersenhöckers hat andererseits einen für die Greifhand wichtigen Muskel, den M. palmaris, an der unteren Extremität verkümmern lassen. Der *M. plantaris*, der dem M. palmaris entspricht, ist beim Menschen rudimentär. Seine Sehne endet medial von der Achillessehne am Tuber calcanei und hat die Verbindung mit der Plantaraponeurose verloren (Abb. 360b).

Umgrenzung der Kniekehle (Fossa poplitea):

Lateral-oben: M. biceps femoris (1)
Lateral-unten: Caput lat. m. gastrocnemii (5)
Medial-oben: M. semitendinosus (2) und M. semimembranosus (3)
Medial-unten: Caput med. m. gastrocnemii (4)

h) Der Fuß als Bewegungsorgan

Wir haben bisher vornehmlich die statischen Funktionen ins Auge gefaßt. Für die Fortbewegung funktioniert der Fuß überwiegend als Winkelhebel, der im oberen Sprunggelenk um eine quere Achse drehbar ist (Abb. 361). Durch die mächtige Entwicklung des Fersenhöckers ent-

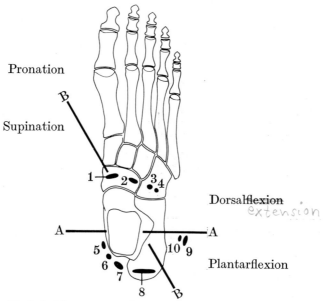

Abb. 361. Verteilung der Muskelwirkungen am oberen und unteren Sprunggelenk. A = Flexionsachse, B = Pronations-Supinations-Achse, 1 = M. tibialis ant., 2 = M. extensor hallucis longus, 3 = M. extensor digitorum longus, 4 = M. fibularis tertius, 5 = M. tibialis post., 6 = M. flexor digitorum longus, 7 = M. flexor hallucis longus, 8 = M. triceps surae, 9 + 10 = M. peronaeus longus et brevis.

steht für den Trizeps ein besonders günstiges Wirkungsmoment. Je länger die Ferse wird, um so größer ist die Hebelwirkung. Bei der schwarzen Rasse ist z. B. das Tuber calcanei wesentlich länger als bei Europäern. Neger sind daher bessere Läufer.

Der Fuß besitzt außerdem die Möglichkeit der Pro- und Supination, die um eine schräge Achse erfolgt (Abb. 361). Da die Sehnen der Unterschenkelmuskeln durch die oben erwähnten Retinakula am Fuß festgehalten und geführt werden, wirken diese Stellen als Hypomochlion in bezug auf die Dynamik der Sprunggelenke. Aus ihrer Lage zu den Achsen läßt sich daher die jeweilige Muskelwirkung unmittelbar ablesen (vgl. Abb. 361).

Fußgelenke

1. Oberes Sprunggelenk (Art. talocruralis) – Scharniergelenk

Achse	Bewegungsart	Ausmaß	Muskeln	Innervation
Transversal	Dorsal-extension	aktiv 10–20° passiv 30–40°	M. tibialis ant. M. extensor hallucis longus M. extensor digitorum longus M. peronaeus tertius	N. peronaeus profundus
	Plantarflexion	aktiv 30–40° passiv 60°	M. triceps surae M. flexor digitorum longus M. flexor hallucis longus M. tibialis post. M. peronaeus longus et brevis	N. tibialis N. peronaeus superficialis

2. Unteres Sprunggelenk (Art. talocalcaneonavicularis – Drehgelenk

Achse	Bewegungsart	Ausmaß	Muskeln	Innervation
Schräg verlaufende Längsachse	Pronation	aktiv 30–40° passiv 60°	M. peronaeus longus et brevis	N. peronaeus superf.
			M. extensor digit. longus	
			M. extensor hallucis longus	N. peronaeus prof.
			M. peronaeus tertius	
	Supination	aktiv 50° passiv 60–85°	M. triceps surae	
			M. flexor digit. longus	N. tibialis
			M. flexor hallucis longus	
			M. tibialis post.	
			M. tibialis ant.	N. peronaeus prof.

Am oberen Sprunggelenk sind die Flexoren kräftiger, da nicht nur der M. triceps und die tiefen Flexoren, sondern auch die Mm. peronaei zu dieser Funktionsgruppe zu rechnen sind. Die Plantarflexion dient der eigentlichen Fortbewegung des Körpers beim Laufen, Gehen oder Springen und erfordert wiederum mehr Kraft als die Dorsalextension, die nur das Gewicht des Fußes zu bewegen hat.

Am unteren Sprunggelenk sind die Supinatoren im Übergewicht, da zu ihnen der M. triceps, die tiefen Flexoren und bis zu einem gewissen Grade auch der M. tibialis anterior gehören. Supination bedeutet Hebung des medialen Fußrandes und damit Verstärkung des Längsgewölbes. Ein Übergewicht der Supinatoren wäre bewegungsdynamisch für den Fuß nicht erforderlich, sichert aber die Gewölbekonstruktion. Aus der Verteilung der Muskelkräfte am Fuß (Abb. 361) läßt sich außerdem verstehen, warum die Supination immer mit einer Plantarflexion und Adduktion kombiniert ist, während die Pronation mit einer Dorsalextension und Abduktion einhergeht.

2. Kniegelenk (Articulatio genus)

Der Winkelhebel Unterschenkel-Fuß bildet eine Funktionseinheit, die der unteren Extremität ihren bewegungsdynamischen Sinn verleiht. Oberschenkel und Hüfte stellen gewissermaßen nur Hilfseinrichtungen dar. Der Oberschenkel, der sich im Hüftgelenk in allen drei Raumdimensionen

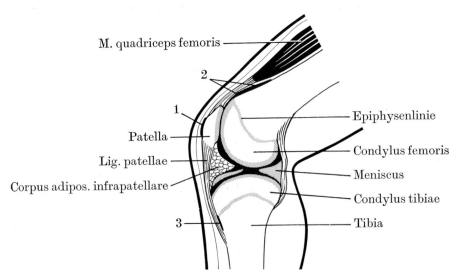

Abb. 362. Längsschnitt durch das Kniegelenk. Gelenkhöhle = schwarz (K-B). 1 = Bursa subcutanea praepatellaris, 2 = Bursa suprapatellaris, 3 = Bursa infrapatellaris profunda.

bewegen kann, bestimmt das Bewegungsfeld des Fußes, das insgesamt wesentlich kleiner ist als das der Hand. Zwischen der oberen, rumpfnahen (Oberschenkel und Becken) und der unteren, rumpffernen Funktionseinheit (Unterschenkel und Fuß) vermittelt das Kniegelenk. Es bildet in dieser Gliederkette eine ausgleichende und verbindende Mitte. Einerseits macht das Kniegelenk in der Streckstellung das Bein zu einer festen, gesicherten Tragesäule, andererseits erschließt es dem Fuß in der Beugestellung, in der auch Drehbewegungen möglich sind, ein erweitertes Bewegungsfeld. Das Kniegelenk ist das größte und komplizierteste Gelenk des Organismus. Es verbindet in seiner Konstruktion Starre und Festigkeit mit Labilität und Bewegungsfähigkeit. Aus diesen funktionellen Gegensätzen lassen sich alle anatomischen Besonderheiten verstehen.

a) Gelenkkörper und Bandapparat

Das Femur verbreitert sich distal zu zwei mit Gelenkknorpel überzogenen Rollen *(Condyli femoris)*, zwischen denen die nichtüberknorpelte *Fossa intercondylaris* liegt. Die beiden Kondylen sind hinten getrennt, vorne dagegen durch die *Facies patellaris*, auf der die Kniescheibe gleitet, miteinander verbunden. Die beiden Femurrollen artikulieren nur mit der Tibia, die sich proximal verbreitert und ebenfalls zwei Gelenkflächen ausbildet *(Condylus medialis* und *lateralis)*, zwischen denen eine nichtüberknorpelte Fläche mit Knochenvorsprüngen *(Eminentia intercondylaris)* freibleibt. Die Fibula beteiligt sich nicht am Kniegelenk (Abb. 363).

Die artikulierenden Gelenkkörper sind nicht kongruent. In der Streckstellung lagern sich die Femurrollen breit auf die Tibiaplatte, in der Beugestellung ist die Berührungsfläche relativ klein, da die Femurkondylen eine spiralige, dorsal zunehmende Krümmung besitzen. Das ermöglicht zwar einerseits die Labilität, verlangt aber andererseits zusätzliche Bandsicherungen. Das Kniegelenk ist ein Gelenk mit Bandführung.

Der Angleichung der Gelenkkörper dienen zwei keilförmige, faserknorplige Scheiben *(Menisci)*, die an den Vorsprüngen der Eminentia intercondylaris befestigt sind und sich bei den Bewegungen im Kniegelenk so verschieben, daß die Femurkondylen eine möglichst breite Unterstützungsfläche erhalten (Abb. 363). Außerdem schützen sie die Gelenkflächen bei Druckstößen vor mechanischer Schädigung. Der mediale Meniskus ist halbmondförmig, größer und etwas breiter als der laterale. Er ist mit der Gelenkkapsel und dem Bandapparat verwachsen. Der laterale Meniskus erscheint zierlicher und mehr rund (Abb. 363). Da er keine Verbindung mit der Gelenkkapsel hat, ist er beweglicher (Abb. 365).

Um die Verbindung der Gelenkkörper in der Beugestellung dennoch zu gewährleisten, sind zwei Kreuzbänder *(Ligg. cruciata)* entwickelt, die stammesgeschichtlich von hinten in das Gelenk eingewandert sind und das Gelenk in zwei Abteilungen untergliedern (Abb. 365). Die Kreuzbänder

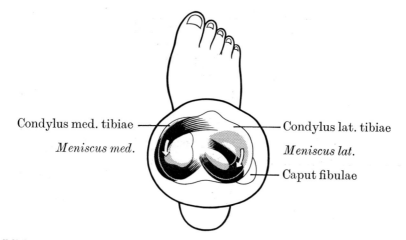

Abb. 363. Aufblick auf die Tibiakondylen mit den beiden Menisci. Lage der Menisci bei gebeugtem Knie = schwarz, bei gestrecktem = grau. Die Pfeile deuten ihre Verschiebung bei der Beugung an. Der laterale Meniskus ist beweglicher (modif. nach BENNINGHOFF).

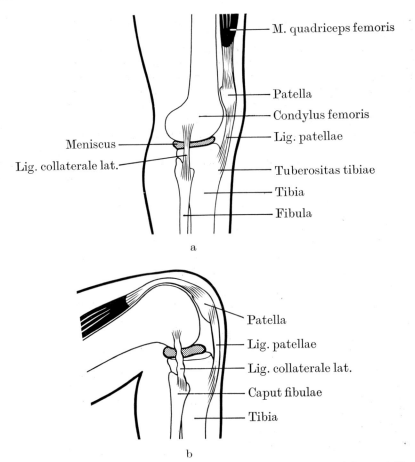

Abb. 364. Verhalten der Kollateralbänder des Kniegelenkes in Streck- (a) und Beugestellung (b) (K-B).

sichern das gebeugte Knie. Sind sie zerrissen, so kann man den gebeugten Unterschenkel gegen den Oberschenkel hin- und herschieben (Schubladenphänomen). Die Kreuzbänder sind durch aberrierende Faserzüge auch mit den Menisci verbunden. Das *Lig. cruciatum anterius* befestigt sich an der Innenseite des lateralen Femurkondylus und zieht schräg nach vorne-unten zur Tibia (Area intercondylaris anterior). Das *Lig. cruciatum posterius* befestigt sich an der Innenseite des medialen Femurkondylus und zieht schräg nach hinten zur Area condylaris posterior. In jeder Stellung des Kniegelenkes sind einzelne Abschnitte der Kreuzbänder gespannt. Bei der Innenrotation wickeln sich die beiden Bänder umeinander und hemmen die Drehbewegung. Die Außenrotation wird weitgehend freigegeben, da sich die Bänder dabei voneinander abwickeln.

Die Wirkung des inneren Bandapparates wird durch die außen gelegenen Kapselverstärkungen ergänzt. Vorne ist die Kniescheibe, ein Sesambein der Streckmuskulatur, zusammen mit der zugehörigen Streckersehne (Lig. patellae) in die Gelenkkapsel eingegliedert. Seitlich ziehen neben dem Lig. patellae straffe Bandzüge *(Retinacula patellae)* zum Unterschenkel und verstärken die Gelenkkapsel im vorderen Abschnitt. Hinten finden sich kreuzförmige Kapselverstärkungen *(Lig. popliteum obliquum)*, die durch vom M. popliteus abgespaltene Muskelbündel gespannt werden können. Auch vorne gibt es einen »Kapselspanner«, der sich von der Streckmuskulatur (M. quadriceps) abspaltet *(M. articularis genus)*.

Schleimbeutel *(Bursae synoviales)*, die am Kniegelenk besonders zahlreich sind, setzen die Reibung an den gefährdeten Stellen herab. Meist stehen sie nicht mit der Gelenkhöhle in Verbindung. Nur die *Bursa suprapatellaris* (Abb. 362) öffnet sich fast immer zum Gelenk hin, so daß im oberen Bereich des Gelenkes eine taschenartige Aussackung entsteht *(Recessus superior)*.

Die Besonderheiten der Konstruktion des Bandapparats ergeben sich aus der Funktion. Die Kapselverstärkungen sind vorne längs, hinten scherengitterartig gekreuzt orientiert. In der Streckstellung sorgen die vorderen Längsfaserzüge für eine Sicherung der Tragesäule. In der Beugestellung können die gekreuzten hinteren Bandzüge verstellt werden, ohne daß die Rotationsbewegungen gehemmt werden. Ein organisierter Fettkörper *(Corpus adiposum suprapatellaris* und *Plicae alares)* kann sich den Verformungen des Gelenkes entsprechend anpassen.

Schlußrotation im Kniegelenk: Eine besondere, durch den Bandapparat hervorgerufene Sicherung des Standbeines wird durch die Schlußrotation erreicht. Diese besteht darin, daß nach vollständiger Streckung noch eine weitere Streckung um 10° erfolgt, nachdem der Unterschenkel um 5° außenrotiert worden ist. Aus dieser äußersten Streckstellung kann eine Beugung nur dann erfolgen, wenn die Schlußrotation zunächst wieder rückgängig gemacht worden ist. Das Gelenk ist also gewissermaßen durch die Schlußrotation »eingerastet« bzw. »zugeschraubt« und damit in der

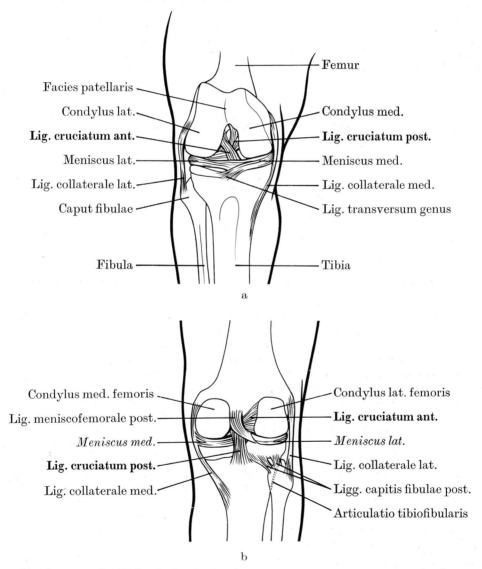

Abb. 365. Bandapparat des Kniegelenkes in der Ansicht von vorne (a) und hinten (b). Man beachte besonders die Lage der Kreuzbänder sowie die Verbindung des medialen Kollateralbandes mit dem medialen Meniskus (K-B).

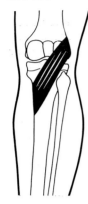

M. popliteus
U.: Epicondylus lat. femoris
A.: Tibia (oberhalb des Arcus tendineus)
Fkt.: Beugung im Kniegelenk, Innenrotation
Inn.: N. tibialis

Abb. 366. Kapselmuskulatur des Kniegelenkes (K-B).

Streckstellung gesichert. Die terminale Rotation kann als ein automatischer Vorgang angesehen werden, der dadurch zustande kommt, daß das vordere Kreuzband bei äußerster Streckung überspannt wird und so die Tibia etwas nach außen bzw. das Femur nach innen dreht. Dieser wichtige Mechanismus wird durch den übrigen Bandapparat unterstützt.

b) Bewegungsmechanismen

Das Kniegelenk ist ein zweiachsiges Gelenk, das Flexions- und Rotationsbewegungen gestattet (Trochoginglymus). In äußerster Streckstellung ist, abgesehen von der Schlußrotation, keine Drehbewegung möglich. Die Rotationsmöglichkeit nimmt mit steigender Beugung zu. Sie ist am größten,

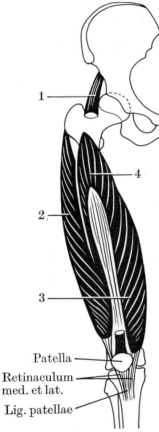

M. quadriceps femoris
1. *M. rectus femoris*
   U.: Spina iliaca ant. inf.
2. *M. vastus lat.*
   U.: Femur (Labium lat. lineae asperae)
3. *M. vastus med.*
   U.: Femur (Labium med. lineae asperae)
4. *M. vastus intermedius*
   U.: Femur (Ventralfläche)
   A.: Mit Lig. patellae an der Tuberositas tibiae
   Fkt.: Streckung im Kniegelenk (alle Köpfe), Beugung im Hüftgelenk (nur M. rectus fem.)
   Inn.: N. femoralis

Abb. 367. Streckmuskulatur des Kniegelenkes (K-B).

wenn das Knie etwa 130° gebeugt ist. Die Innenrotation ist wesentlich kleiner als die Außenrotation. Die Muskeln mit innenrotatorischer Komponente befestigen sich am medialen Tibiakondylus, diejenigen mit außenrotatorischer Komponente am Caput fibulae *(M. biceps femoris)*. An der medialen Seite entsteht durch die Vereinigung der Sehnen des M. semitendinosus, M. sartorius und

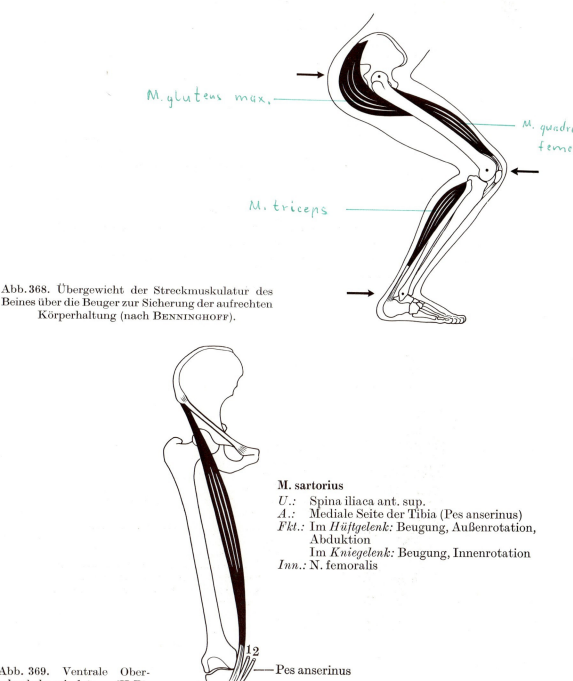

Abb. 368. Übergewicht der Streckmuskulatur des Beines über die Beuger zur Sicherung der aufrechten Körperhaltung (nach BENNINGHOFF).

M. sartorius
U.: Spina iliaca ant. sup.
A.: Mediale Seite der Tibia (Pes anserinus)
Fkt.: Im *Hüftgelenk:* Beugung, Außenrotation, Abduktion
Im *Kniegelenk:* Beugung, Innenrotation
Inn.: N. femoralis

Abb. 369. Ventrale Oberschenkelmuskulatur (K-B). 1 = Sehne des M. gracilis, 2 = Sehne des M. semitendinosus.

M. gracilis ein Sehnenfächer *(Pes anserinus superficialis)*. Die Sehne des M. semimembranosus geht an der Rückfläche des Kniegelenks in einen dreistrahligen Pinsel über, den man auch als *Pes anserinus profundus* dem oberflächlichen »Gänsefuß« gegenüberstellt. Die Hauptsehne heftet sich

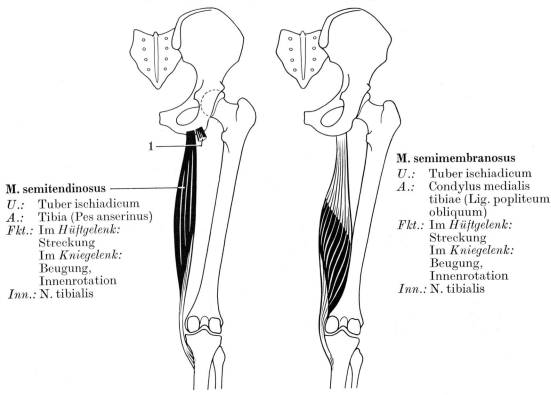

M. semitendinosus
U.: Tuber ischiadicum
A.: Tibia (Pes anserinus)
Fkt.: Im *Hüftgelenk:*
Streckung
Im *Kniegelenk:*
Beugung,
Innenrotation
Inn.: N. tibialis

M. semimembranosus
U.: Tuber ischiadicum
A.: Condylus medialis tibiae (Lig. popliteum obliquum)
Fkt.: Im *Hüftgelenk:*
Streckung
Im *Kniegelenk:*
Beugung,
Innenrotation
Inn.: N. tibialis

Abb. 370. Ischiokrurale Muskulatur I (K-B). 1 = Sehne des M. semimembranosus.

Kniegelenk (Art. genus) – Drehscharniergelenk (Trochoginglymus)

Achsen	Bewegungsart	Ausmaß	Muskeln	Innervation
Transversal (quer)	Beugung	aktiv 130°	M. biceps fem.	N. tibialis, N. peronaeus comm.
		passiv 158°	M. sartorius	N. femoralis
			M. gracilis	N. obturatorius
			M. semitendinosus M. semimembranosus M. gastrocnemius M. popliteus	N. tibialis
	Streckung	180°–190°	M. quadriceps fem. M. tensor fasciae latae	N. femoralis N. glutaeus sup.
Longitudinal	Innenrotation	bei rechtwinklig gebeugtem Knie 10°	M. semitendinosus M. semimembranosus M. popliteus	N. tibialis
			M. sartorius M. gracilis	N. femoralis N. obturatorius
	Außenrotation	bei rechtwinklig gebeugtem Knie 40°	M. biceps femoris	N. tibialis, N. peronaeus comm.

an den Condylus medialis der Tibia. Ein schräg nach oben ziehender, rückläufiger Faserstrang bildet das *Lig. popliteum obliquum*, eine Verstärkung der dorsalen Kapselwand. Bei der Beugung wirken Außen- und Innenrotatoren als Synergisten zusammen. Die Streckstellung wird allein durch den *M. quadriceps femoris*, der in das *Lig. patellae* übergeht, bewirkt.

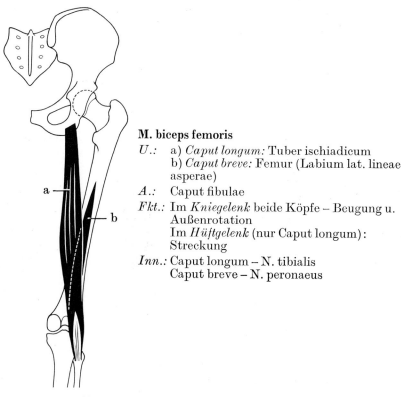

M. biceps femoris
U.: a) *Caput longum:* Tuber ischiadicum
b) *Caput breve:* Femur (Labium lat. lineae asperae)
A.: Caput fibulae
Fkt.: Im *Kniegelenk* beide Köpfe – Beugung u. Außenrotation
Im *Hüftgelenk* (nur Caput longum): Streckung
Inn.: Caput longum – N. tibialis
Caput breve – N. peronaeus

Abb. 371. Ischiokrurale Muskulatur II (K-B).

Man erkennt wiederum das gleiche Bauprinzip wie am Unterschenkel: Diejenigen Muskelgruppen, die das Bein bis zur Geraden strecken, sind besonders kräftig. Am Unterschenkel ist es der M. triceps, am Oberschenkel der M. quadriceps (Abb. 368). Beide Muskeln arbeiten gegen das Körpergewicht. Die Oberschenkelbeuger, die nur den Winkelhebel von Fuß und Unterschenkel bewegen müssen, sind wesentlich schwächer. Sie sind aber zugleich auch differenzierter und vielgliedriger. Für die Strecker gibt es nur eine Bewegung, die Wiederherstellung der Tragsäule und damit die Aufrichtung. Für die Beuger ergeben sich Bewegungskombinationen verschiedenster Art. Obwohl die Innenrotation nur 5–10° ausmacht, sind die Innenrotatoren zahlreicher und kräftiger. Der einzige Außenrotator ist der *M. biceps femoris* (Abb. 371). Die Hauptaufgabe der Innenrotatoren liegt weniger in der Drehung des Unterschenkels als vielmehr in der Rückführung des Beines zur Tragelinie. Die Innenrotatoren arbeiten damit wiederum mehr gegen das Körpergewicht an, die Außenrotatoren nur gegen das Gewicht des Beines. Das gleiche Prinzip findet sich auch bei den Hüftmuskeln wieder.

3. Oberschenkel und Becken

Bei der unteren Extremität verschmelzen die platten Knochen des Gliedmaßengürtels zu einem starren Ring, der keine Eigenbeweglichkeit besitzt. Der Beckenring *(Cingulum)* dient als Widerlager für die beiden Oberschenkelknochen. Von dieser festen Unterlage aus erfolgen die Bewegungen des Beines in den beiden Hüftgelenken *(Articulationes coxae)* (Abb. 372). Der Oberschenkel-

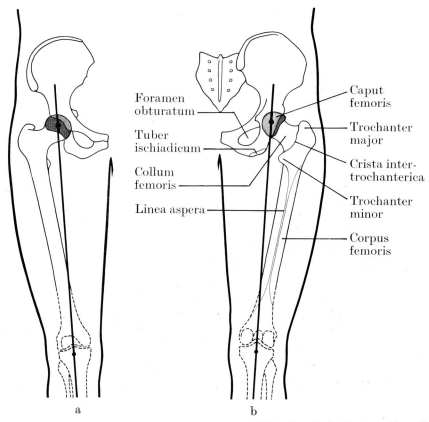

Abb. 372. Skelettelemente im Bereich des Hüftgelenkes (K-B). Vertikale Linie = Tragelinie, Gelenkflächen = grau.

knochen *(Femur)* ist im Gegensatz zum Humerus wesentlich massiger und stärker differenziert. Er ist gegen die Tragelinie etwas nach außen abgewinkelt. Oberschenkelhals und -schaft bilden beim Erwachsenen einen Winkel (Kollodiaphysenwinkel). Dadurch wird ein Winkelhebel gebildet, der den Erfordernissen der Statik besonders angepaßt ist.

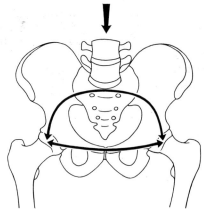

Abb. 373. Schema zur Druckverteilung am Becken beim aufrechten Gang (K-B). Pfeil = Richtung der Körperlast. Das Becken bildet einen Gewölbebogen, der durch den Schambeinbogen quer verspannt ist (nach Töndury aus Rauber u. Kopsch).

Kollodiaphysenwinkel

Säugling	−150°
3jähriges Kind	−145°
Erwachsener	−126°
Alter	−120°

Becken und Oberschenkel bilden auf diese Weise wiederum ein Gewölbe (Abb. 373). Den Schlußstein liefert das Kreuzbein. Die quere Verspannung geht durch die Symphyse. Reißt die Symphyse auf, so sind die statischen Verhältnisse dieser Konstruktion erheblich gestört. Das Gehen macht große Mühe.

a) Hüftgelenk (Articulatio coxae)

Das Schultergelenk ist dadurch gekennzeichnet, daß beide Gelenkkörper inkongruent sind, eine relativ kleine Berührungsfläche, aber große Bewegungsmöglichkeiten besitzen. Zahlreiche Muskeln müssen den Zusammenhalt des Gelenkes sichern (Gelenk mit Muskelführung). Demgegenüber ist das Hüftgelenk in seiner Bewegungsfreiheit stark eingeschränkt. Der Gelenkkopf *(Caput femoris)* steckt tief in einer von den drei Knochen des Hüftbeins gebildeten Pfanne *(Acetabulum)*. Er reibt auf der halbmondförmigen Gelenkfläche *(Facies lunata)* des Azetabulums. Es handelt sich um ein modifiziertes Kugelgelenk mit drei Freiheitsgraden, das als Nußgelenk *(Enarthrosis sphaeroidea)* bezeichnet wird (Gelenk mit Knochenführung). Ein extrem starker Bandapparat sorgt für den Zusammenhalt der Gelenkkörper. Die funktionell notwendige Einlagerung des Hüftkopfes in die Gelenkpfanne hat zur Folge, daß die proximale Epiphysenfuge des Femurs in den Kapselraum eingeschlossen wird (Abb. 375). Da die Gelenkkapsel die Fortsetzung des Knochenperiostes ist und Gefäße mitführt, kann der Femurkopf nicht ausreichend mit Blut versorgt werden. Es entwickelt sich daher noch eine zusätzliche Gefäßversorgung in Form des *Lig. capitis femoris*, das von unten in das Gelenk einwandert (Abb. 374). Eine mechanische Bedeutung hat dieses Band nicht. Ein Zweig der A. obturatoria tritt durch die Incisura acetabuli, die von einem queren Band überspannt wird *(Lig. transversum acetabuli)*, von unten in das Gelenk ein und versorgt den Oberschenkelkopf.

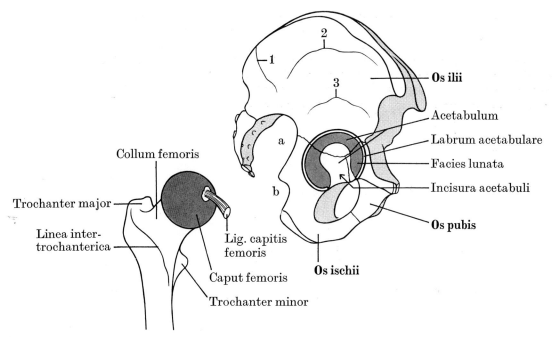

Abb. 374. Aufbau des Hüftgelenkes. Die beiden Gelenkkörper sind getrennt, um die artikulierenden Gelenkflächen zur Darstellung zu bringen (K-B). a = Incisura ischiadica major, b = Incisura ischiadica minor, 1 = Linea glutaea post., 2 = Linea glutaea ant., 3 = Linea glutaea inf.

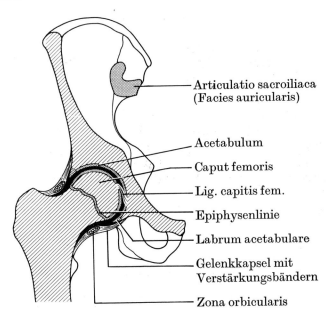

Abb. 375. Längsschnitt durch das Hüftgelenk (K-B). Man beachte die tiefe Lage des Gelenkkopfes in der Pfanne und das Lig. capitis femoris. Die Gelenkkapsel setzt *hinter* dem Labrum acetabulare an (vgl. Schultergelenk Abb. 318).

Eine weitere Besonderheit des Hüftgelenks stellt die Gelenklippe dar. Dieses faserknorplige *Labrum acetabulare* setzt sich an den Rändern des Azetabulums fest und vergrößert die Kontaktfläche der Gelenkkörper. Im Gegensatz zum Schultergelenk entspringt die Gelenkkapsel jedoch nicht am Labrum selbst, sondern etwas dahinter am knöchernen Rand des Azetabulums, so daß die Gelenklippe frei in den Kapselraum hinein vorspringt und damit auch eine Einklemmung der Kapsel bei den Bewegungen verhindern kann. Am Oberschenkel befestigt sich die Gelenkkapsel vorne an der Linea intertrochanterica, hinten etwa in der Mitte des Oberschenkelhalses. Vorne liegt somit das ganze Collum im Gelenk, hinten dagegen nur eine Hälfte. Auch diese Besonderheit läßt sich funktionell aus der Schraubenkonstruktion des Bandapparates verstehen.

b) Bänderschraube des Hüftgelenkes

Wie kein zweites Gelenk des Körpers ist das Hüftgelenk durch Bänder gesichert. Diese Bänder können als Verstärkungszüge der Gelenkkapsel angesehen werden, die in ihrer Gesamtheit eine Schraubenstruktur darstellen (Abb. 376). Diese »Bänderschraube« wird bei der Streckung zu- und bei der Beugung aufgedreht. Im Standbein ist das Gelenk fest verschraubt, im Spielbein aber gelockert, so daß differenziertere Einzelbewegungen möglich werden.

Bänder des Hüftgelenkes

1. *Lig. iliofemorale* – Ursprung vom Becken (Spina iliaca anterior inferior) und fächerförmige Ausstrahlung bis zur Linea intertrochanterica. Es besteht aus einem horizontalen und einem vertikalen Faserzug.
2. *Lig. pubofemorale* – entspringt am oberen Schambeinast und strahlt schräg nach lateral in die vordere Kapselwand ein.
3. *Lig. ischiofemorale* – entspringt hinten am Os ischii und zieht bogenförmig in einer langgestreckten Schraubentour innerhalb der inneren Kapselwand bis zur Fossa intertrochanterica. Es bestehen ausgiebige Verbindungen mit der Zona orbicularis.
4. *Zona orbicularis* – ringförmiges Band, das um den Schenkelhals herumzieht und Faserzüge aus den übrigen Verstärkungsbändern aufnimmt.

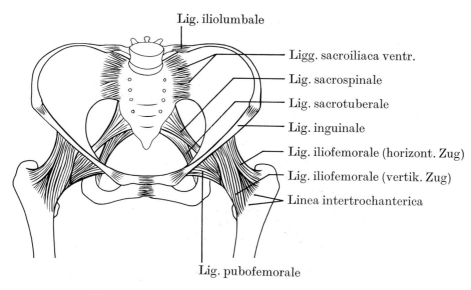

Abb. 376. Bandapparat von Becken und Hüftgelenk (K.-B).

Das *Lig. iliofemorale* liegt vorne und besitzt zwei Anteile, die die Form eines umgekehrten V aufweisen. Der vertikale Zug dieses V hemmt die Retroversion, der horizontale die Adduktion. Die Bänderschraube zieht sich in der Streckstellung so weit zu, daß eine Retroversion nicht weiter als 5–10° möglich ist. Der Fuß als Unterstützung des Körpers darf durch die relativ lange Gliederkette des Beines nicht weiter als 10° aus dem Blickfeld nach hinten bewegt werden.

Die Verstärkungsbänder der Hüftgelenkskapsel sind aber weniger für die Hemmung der Beinbewegungen als für die Haltung des Beckens und damit des Rumpfes von Bedeutung. Der horizontale Zug des Lig. iliofemorale kann z. B. das Becken auf dem Hüftgelenkskopf balancieren und damit ein Abknicken des Rumpfes nach der Gegenseite verhindern. Das ist besonders wichtig, wenn die Unterstützung des Beckens durch das Bein (Übergang vom Standbein zum Spielbein) wegfällt. In ähnlicher Weise verhindert der vertikale Zug des Lig. iliofemorale das Abkippen des Beckens nach hinten.

Der Rumpf wird gewissermaßen in der Bänderschraube des Hüftgelenks passiv aufgehängt, was die Muskulatur stark entlastet. In ähnlicher Weise wie am Kniegelenk gilt auch hier das Prinzip, daß der Bewegungsspielraum um so mehr eingeschränkt wird, je mehr sich die Gelenkkörper der Streckstellung nähern.

c) Muskulatur als Sicherung des aufrechten Ganges

Der Bandapparat wird durch den aktiven Bewegungsapparat wirksam unterstützt. Hüft- und Oberschenkelmuskeln sorgen dafür, daß das Becken und damit der Rumpf auf den Kugeln des Hüftgelenkes balanciert werden. Die muskuläre Fixation des Beckens am Standbein ist funktionell notwendig, um dem Spielbein einen größeren Bewegungsraum zu ermöglichen. Die fixierte Tragsäule des Standbeins ist die Grundlage für jede freiere Bewegung des Spielbeins. Meist wird das Becken auf der Spielbeinseite etwas angehoben. Dadurch hat beispielsweise der Fuß beim Gehen genügend Platz zum Durchschwingen.

Vergleicht man hinsichtlich ihrer Zahl, Anordnung und Größe die um das Hüftgelenk herumgruppierten Muskeln miteinander, so fällt auf, daß die stärksten Muskeln wieder im »Totraum« des Gelenkes liegen. Beispielsweise kann das Bein nur etwa 10° retrovertiert jedoch bis zu 120° antevertiert werden. Ähnliches gilt auch für die Adduktion des Oberschenkels, die nur bis 10° über die Mittellinie hin möglich ist, während die Abduktion maximal bis zu 70° betragen kann. Charakteristischerweise sind aber sowohl die Adduktoren als auch die Strecker wiederum kräftiger als ihre Antagonisten, ja sie zählen zu den stärksten Muskeln des Körpers überhaupt. Diese Tatsache

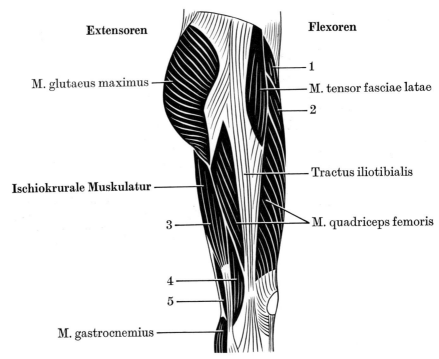

Abb. 377. Anordnung der Oberschenkelmuskulatur (nach SOBOTTA) (K-B). Man erkennt den kräftigen Sehnenstreifen (Tractus iliotibialis) als Zuggurtung an der Seite des Oberschenkels, der vom M. tensor fasciae latae verspannt wird. 1 = M. sartorius, 2 = M. rectus femoris, 3 = M. biceps femoris (Caput longum), 4 = M. biceps femoris (Caput breve), 5 = M. semimembranosus.

erklärt sich wiederum daraus, daß diese Muskeln nicht so sehr für die Bewegung der unteren Gliedmaße als für die Sicherung der Tragsäule »Bein«, das heißt die Haltung des Beckens am Bein, verantwortlich sind. Aus der jeweiligen Beugestellung heraus können diese Muskeln das Becken mit dem Körper in die Streckstellung zurückbringen (vgl. Abb. 368). Sie arbeiten damit gegen das Körpergewicht an. Man hat z. B. den *M. glutaeus maximus* auch den Treppensteigemuskel genannt, weil er bei jeder Stufe das Bein aus der Beugestellung heraus strecken und damit den Körper heben muß. Während am Arm die Beuger dominieren, sind es am Bein die Strecker.

d) Mechanismus der Zuggurtung am Oberschenkel

Ein weiteres Charakteristikum der unteren Gliedmaße, das sich aus den Erfordernissen der Statik ergibt, sind die Zuggurtungsmechanismen, die insbesondere am Oberschenkel einen hohen Grad der Differenzierung erreichen. Das Femur ist durch die geschilderte, winkelförmige Abknickung erhöhten Biegungsbeanspruchungen ausgesetzt. Dieser Spannung wird dadurch entgegengewirkt, daß an der lateralen Seite des Oberschenkels eine bandförmige Verstärkung der Faszie *(Fascia lata)* auftritt, die vom Beckenkamm bis zum Kniegelenk reicht. Dieser breite, straffe Faserzug *(Tractus iliotibialis)* erzeugt bei einer Auswärtsbiegung des Oberschenkels eine entgegengesetzt gerichtete Zugspannung, die die Biegungsbelastung im Femurschaft herabsetzt (Prinzip der Zuggurtung). Die bei allen statischen Belastungen auftretenden Spannungen im Tractus iliotibialis können außerdem durch den *M. tensor fasciae latae* und *M. glutaeus maximus*, deren Sehnen in diesen Bandzug übergehen, aktiv verändert werden (Abb. 377). Der M. tensor fasciae latae hat sich entwicklungsgeschichtlich aus dem M. glutaeus medius abgespalten, worauf noch die gemeinsame Innervation hinweist.

Die Zuggurtungsmechanismen führen dazu, daß die unteren Gliedmaßen trotz der starken mechanischen Belastungen doch relativ grazil gebaut sind. Der Tractus iliotibialis spielt auch bei

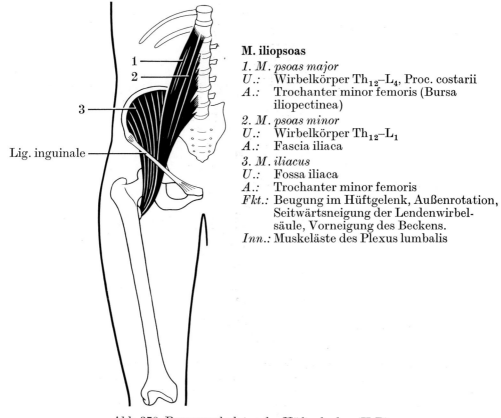

Abb. 378. Beugemuskulatur des Hüftgelenkes (K-B).

M. iliopsoas
1. *M. psoas major*
 U.: Wirbelkörper Th_{12}–L_4, Proc. costarii
 A.: Trochanter minor femoris (Bursa iliopectinea)
2. *M. psoas minor*
 U.: Wirbelkörper Th_{12}–L_1
 A.: Fascia iliaca
3. *M. iliacus*
 U.: Fossa iliaca
 A.: Trochanter minor femoris
Fkt.: Beugung im Hüftgelenk, Außenrotation, Seitwärtsneigung der Lendenwirbelsäule, Vorneigung des Beckens.
Inn.: Muskeläste des Plexus lumbalis

der Schlußrotation im Kniegelenk eine Rolle. Bei der äußersten Streckstellung erzwingt er zusammen mit dem vorderen Kreuzband automatisch die Schlußrotation und sichert damit auch in dieser Beziehung die Stellung der Tragsäule »Bein« (vgl. S. 455).

e) Bewegungsmechanismen am Hüftgelenk

Das Bewegungsfeld des Beines liegt weitgehend vorne, das heißt im Kontrollfeld der Sehorgane. Alle Bewegungen vom Körper weg werden im Hüftgelenk eingeschränkt, damit sich die Unterstützungsfläche »Fuß« nicht zu weit vom Schwerpunkt entfernt. Die Muskeln lassen sich entsprechend ihrer Funktion in Beuger und Strecker, Ab- und Adduktoren, Innen- und Außenrotatoren gliedern. Ihre Wirkung ergibt sich aus der jeweiligen Lage zu den Hüftgelenksachsen. Diese Gliederung läßt sich jedoch nicht schematisch durchführen. Es sind Übergänge vorhanden. Alle Achsen gehen durch die Mitte des Gelenkkopfes. Bewegungen in der Sagittalebene um eine transversale Achse heißen Ante- und Retroversion (Beugung und Streckung). Der wichtigste Beuger ist der *M. iliopsoas*, der sich über das Becken hinaus auf die Lendenwirbelsäule vorschiebt. Er kann als der eigentliche Laufmuskel bezeichnet werden, da er das Bein nach vorne zieht und beim Laufen die Schrittgröße bestimmt. Am Standbein kann er die Lendenwirbelsäule und damit den Rumpf nach vorne ziehen bzw. das Abkippen des Beckens nach hinten wirksam bremsen.

Sein Hauptantagonist ist der *M. glutaeus maximus*. Dieser mächtige, relativ grobfaserige Muskel hat nicht nur Streckwirkungen, sondern auch rotatorische Komponenten. Beim Stehen bedeckt er das Tuber ischiadicum, beim Sitzen rollt er sich vom Sitzbeinknorren ab.

Bewegungen in der Frontalebene werden als Ab- bzw. Adduktion bezeichnet. Die Adduktorenmuskulatur, die aus fünf Einzelmuskeln besteht, liegt an der Innenseite des Oberschenkels (Abb. 380, 381). Die Adduktoren entspringen vom Pecten ossis pubis sowie vom Scham- und Sitz-

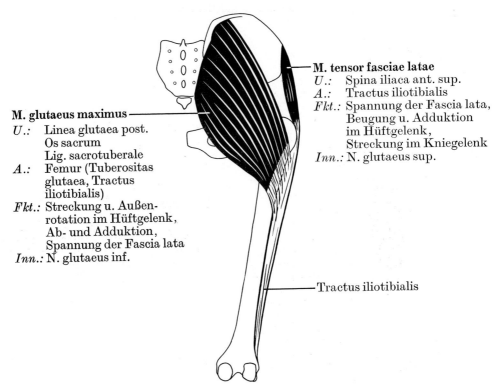

Abb. 379. Dorsale Hüftgelenksmuskulatur I (K-B).

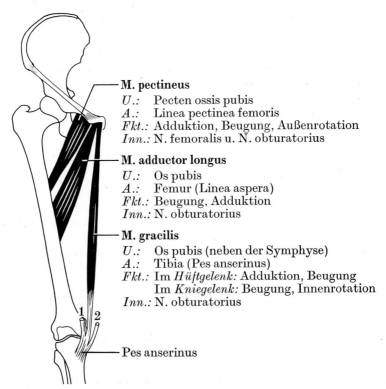

Abb. 380. Adduktorenmuskulatur des Hüftgelenkes, oberflächliche Schicht (K-B). 1 = Sehne des M. sartorius, 2 = Sehne des M. semitendinosus.

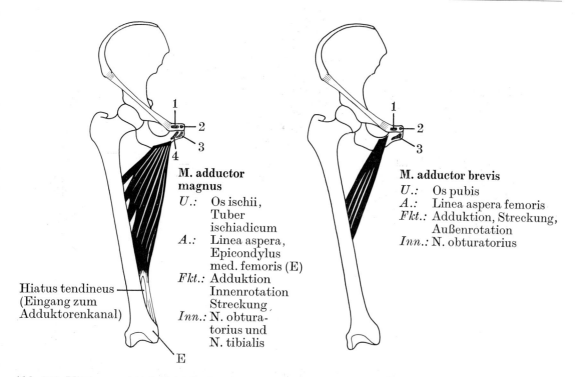

Abb. 381. Mittlere und tiefe Schicht der Adduktorenmuskulatur (K-B). 1 = Ursprungsfeld des M. pectineus, 2 = Ursprungsfeld des M. adductor longus, 3 = Ursprungsfeld des M. gracilis, 4 = Ursprungsfeld des M. adductor brevis.

bein in der Umgebung des Foramen obturatum und schieben sich keilförmig zwischen die Beuger- und Streckergruppe des Oberschenkels ein. Alle setzen an der Linea aspera des Femurs an (Abb. 372). Sie sind mit Ausnahme des *M. gracilis* eingelenkig und lagern sich in drei Schichten übereinander. Die oberflächliche Schicht bilden der *M. pectineus, M. adductor longus* und *M. gracilis*, die mittlere Schicht repräsentiert der *M. adductor brevis* und die tiefe Schicht der *M. adductor magnus*. Der M. adductor magnus besitzt als einziger Muskel dieser Gruppe auch eine innenrotatorische Komponente, da sich sein Ursprungsfeld am Becken nach hinten bis zum Tuber ischiadicum und damit hinter die Rotationsachse ausdehnt. Er besteht aus zwei Anteilen, deren Faserbündel in verschiedener Weise am Oberschenkel ansetzen. Die Bündel der oberflächlichen Anteile laufen senkrecht abwärts in eine rundliche Sehne aus, die am Epicondylus medialis femoris inseriert. Die tiefen Faseranteile strahlen mehr fächerförmig zum Femur (Linea aspera). Im Ansatzbereich entstehen größere Lücken als Durchtrittskanäle für die Gefäße. Zwischen beiden Muskelanteilen bleibt ein Spalt, der durch die benachbarten Adduktoren sowie durch die *Membrana vastoadductoria* zu einem geschlossenen, zur Kniekehle führenden Kanal wird *(Canalis adductorius)*. Er enthält die großen Leitungsbahnen des Beines.

Die statische Aufgabe der Adduktoren kommt dadurch zum Ausdruck, daß diese Muskeln meist außen- und innenrotatorische Komponenten in sich vereinigen. Dadurch wird der Gefahr einer Abscherung des Beckens wirksam begegnet.

Die Antagonisten der Adduktoren sind die *Abduktoren*, die an der Außenseite des Beckens untergebracht sind [*M. glutaeus medius* und *minimus* (Abb. 382)]. Die kleinen Glutäalmuskeln sind vor allem für die normale Fortbewegung wichtig. Beim Gehen wechseln Stand- und Spielbein in regelmäßigem Rhythmus miteinander ab. Die kleinen Glutaei ziehen bei jedem Schritt das Becken zu der Seite des Standbeins, so daß das Becken auf der Spielbeinseite etwas angehoben wird. Einerseits wird dadurch der Zusammenhalt von Becken und Rumpf auf der Standbeinseite vergrößert, andererseits ermöglicht aber die Hebung der gegenüberliegenden Seite auch das

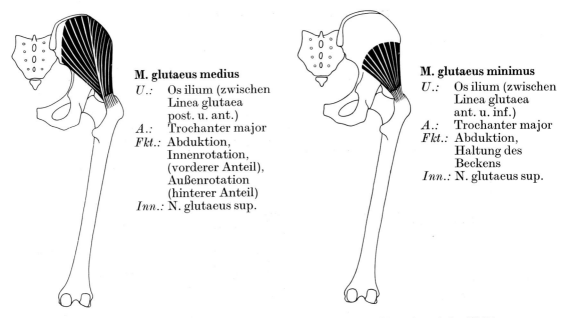

Abb. 382. Dorsale Hüftgelenksmuskulatur II. Die kleinen Glutäalmuskeln (K-B).

Durchschwingen des Spielbeins. Eine Lähmung der kleinen Glutäen beeinträchtigt das Gehen aufs schwerste, da das Becken jeweils auf der Spielbeinseite absinkt und der Fuß am Boden schleift (Trendelenburgsches Zeichen).

Im Hinblick auf die Rotation gilt das gleiche Prinzip wie bei der Adduktion. Die Muskelgruppe wirkt in sich selbst antagonistisch. Die Faserbündel des M. glutaeus medius sind so angeordnet, daß die vorderen Anteile innenrotatorisch, die hinteren außenrotatorisch wirken können. Der *M. glutaeus minimus* ist der kräftigste Innenroller im Hüftgelenk überhaupt. Der *M. piriformis*

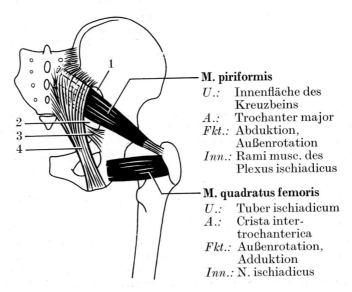

Abb. 383. Dorsale Hüftgelenksmuskulatur III. Kleine Außenroller (K-B). 1 = For. suprapiriforme, 2 = For. infrapiriforme, 3 = Lig. sacrotuberale, 4 = Lig. sacrospinale.

Hüftgelenk (Art. coxae) – Kugelgelenk

Achsen	Bewegungsart	Ausmaß	Muskeln	Innervation
Transversal	Anteversion (Beugung)	120–130°	M. iliopsoas M. tensor fasciae latae M. sartorius M. rectus femoris	Plexus lumbalis, N. femoralis N. glutaeus superior } N. femoralis
	Retroversion (Streckung)	bis 10° nach rückwärts	M. glutaeus maximus M. glutaeus medius und minimus (dorsale Anteile) M. adductor magnus M. semimembranosus	N. glutaeus inferior N. glutaeus superior N. obturatorius und N. tibialis N. tibialis
Sagittal	Abduktion	50–60°	M. glutaeus medius et minimus M. rectus femoris M. tensor fasciae latae M. rectus femoris	} N. glutaeus superior N. femoralis
	Adduktion	bis 10° über Mittellinie	M. adductor longus, brevis und magnus M gracilis M. pectineus	} N. obturatorius N. femoralis und N. obturatorius
Longitudinal	Innenrotation	20–35°	M. glutaeus medius et minimus (ventrale Anteile) M. adductor magnus M. gracilis	} N. glutaeus superior N. obturatorius
	Außenrotation	30–50°	alle Mm. glutaei M. obturatorius internus M. piriformis Mm. gemelli M. quadratus femoris M. obturatorius externus M. iliopsoas	s. o. } Plexus sacralis N. ischiadicus N. obturatorius Plexus lumbalis, N. femoralis

befestigt sich an der Spitze des Trochanter major und bekommt dadurch eine außenrotatorische Komponente. Günstiger ist das außenrotatorische Moment beim *M. quadratus femoris*, dessen Fasern fast ausschließlich horizontal verlaufen.

Die Gesäßmuskulatur kann in zwei Gruppen untergliedert werden. Die erste umfaßt die eigentliche Glutäalmuskulatur, die zweite gewinnt auch Ansätze an der Innenseite von Becken und Kreuzbein. Man bezeichnet sie zusammenfassend auch als die kleinen Rollmuskeln. Diese entstehen primär außerhalb des Beckens, wandern aber dann in das Becken ein, wodurch sie sich neue und ausgedehnte Ursprungsflächen erschließen. Das gilt besonders für den *M. piriformis* und den *M. obturator internus*. Die beiden *Mm. gemelli* haben diese Wanderung nicht mitgemacht und können daher als die extrapelvinen Abschnitte des M. obturator internus angesehen werden. Alle Muskeln dieser Gruppe sind Außenroller. Zu ihnen gesellt sich auch noch der *M. obturator externus*, der aus der Adduktorengruppe hervorgegangen ist. Seine Sehne zieht in einem spiraligen Bogen hinten um den Schenkelhals herum zur Fossa trochanterica (Abb. 384). Dieser versteckte und schwer erreichbare Muskel wirkt aber weniger als Rotator. Er ist vielmehr ein Stabilisator des Hüftgelenks, das er aktiv zusammenpressen und auf diese Weise feststellen kann.

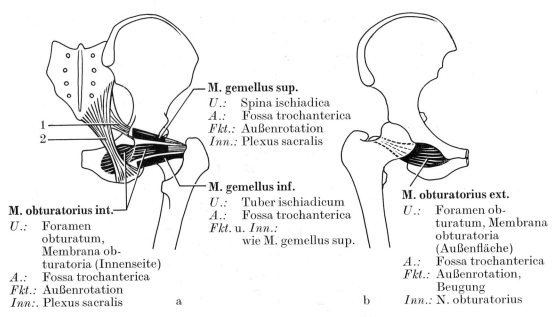

Abb. 384. Dorsale Hüftgelenksmuskulatur IV. Die kleinen Außenroller (K-B). a = Dorsalansicht, b = Ventralansicht.

II. Leitungsbahnen der unteren Extremität

Gefäßversorgung von Becken und Bein: Die Arterien für die untere Extremität stammen aus der A. iliaca. Sie bevorzugen die Beugeseiten der Gelenke. In der Entwicklungsgeschichte existiert ursprünglich auch eine dorsale Arterie, die den N. ischiadicus begleitet. Aber diese an der Streckseite gelegene Arterie ist allmählich verkümmert. Die *Aorta abdominalis* teilt sich in Höhe des 4. Lendenwirbelkörpers in die beiden Aa. iliacae communes auf. Jedes dieser beiden Stammgefäße spaltet sich wiederum in eine *A. iliaca externa* und *interna*. Die A. iliaca interna versorgt die Becken- und Genitalorgane, die A. iliaca externa das Bein. Die Arterien der unteren Extremität werden in der Regel von zwei Venen begleitet, die strickleiterartig miteinander anastomosieren und zusammen mit der Arterie in einer derben Bindegewebsscheide verlaufen. Funktionell soll diese Anordnung den venösen Rückstrom erleichtern, indem sich der Arterienpuls auf die Venenwand überträgt (arteriovenöse Koppelung). Im Bereich der Gelenke sind die Arterien durch besondere Bindegewebsstrukturen so in ihre Umgebung eingebaut, daß sie bei allen Bewegungen mitgeführt werden können und eine Knickung oder Abklemmung der Gefäße vermieden wird.

1. Arterien von Becken und Bein

A. iliaca interna

Die A. iliaca interna läuft über den Beckeneingang hinweg zur seitlichen Wand des kleinen Beckens. Oberhalb des Foramen ischiadicum majus teilt sich die Arterie meist in zwei größere Gefäßstämme, die sich dann jeweils wieder in 5 parietale und 5 viszerale Äste aufzweigen. Die viszeralen versorgen die im kleinen Becken untergebrachten Organe, die parietalen die Beckenwandung. Die Astfolge kann individuell stark variieren.

I. Parietale Äste

1. *A. iliolumbalis* – verläuft hinter dem M. psoas längs des Beckenkammes lateralwärts und anastomosiert mit der A. circumflexa ilium profunda. Sie stellt die Hauptarterie für den M. iliacus und M. psoas (R. iliacus) dar. Ein Nebenast erreicht den Wirbelkanal (R. spinalis).

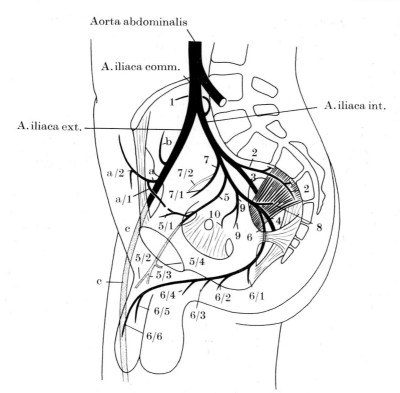

Abb. 385. Astfolge der A. iliaca int. und ext.

2. **A. sacralis lateralis** – zieht an der Innenfläche des Kreuzbeins medial von den Foramina sacralia pelvina, durch die sie Zweige zum Sakralkanal abgibt (Rr. spinales), abwärts.
3. **A. glutaea superior** – kräftiger Ast nach dorsal zur Glutäalregion, der das Foramen suprapiriforme oberhalb des M. piriformis durchquert und mit einem R. superficialis sowie einem R. profundus hauptsächlich den M. glutaeus medius und minimus versorgt.
4. **A. glutaea inferior** – durchquert das For. ischiadicum majus unterhalb des M. piriformis (For. infrapiriforme) und versorgt hauptsächlich den M. glutaeus maximus. Ein kleiner Zweig, der ursprünglich die Hauptarterie des Beines war, begleitet den N. ischiadicus (A. comitans n. ischiadici).
5. **A. obturatoria** – entspringt aus dem vorderen Stamm der A. iliaca interna und zieht durch den Canalis obturatorius zur Muskelgruppe der Adduktoren.
   5/1 – *R. pubicus* – zweigt noch vor Eintritt der A. obturatoria in den Canalis obturatorius ab und zieht steil abwärts an der Innenfläche des Schambeins zum Beckenrand, wo er mit Ästen der A. epigastrica inferior anastomosiert.
   5/2 – *R. anterior* – zweigt nach dem Durchtritt der A. obturatoria durch den Canalis obturatorius nach medial zu den Ursprüngen der Adduktorenmuskulatur ab.
   5/3 – *R. posterior* – zieht zwischen der Membrana obturatoria und dem M. obturatorius externus abwärts zu den tiefen Hüftmuskeln.
   5/4 – *R. acetabularis* – verläuft durch die Incisura acetabuli im Lig. capitis femoris zum Hüftgelenkskopf. Dieses Gefäß obliteriert meist im Alter.

II. Viszerale Äste

6. **A. pudenda interna** – entspringt aus dem vorderen Hauptast der A. iliaca interna und verläuft durch das For. infrapiriforme, biegt sofort um das Lig. sacrospinale herum und damit um den Hinterrand des muskulären Beckenbodens (M. levator ani) zum For. ischiadicum minus. In der Fossa ischiorectalis liegt die Arterie mit den gleichnamigen Venen und Nerven zusammen im Alcockschen Kanal innerhalb der Faszie des M. obturatorius internus. Abschnittsweise zweigen Äste zu den Organen des Beckenbodens und zum äußeren Genitale ab.

6/1 – *A. rectalis inferior* – zieht quer durch das Fettgewebe der Fossa ischiorectalis zum Analkanal und zur Analschleimhaut. Sie anastomosiert mit der A. rectalis superior und media.

6/2 – *A. perinealis* – kleiner Ast zur Dammregion und zur Hinterfläche des Hodensackes (Rr. scrotales post.) bzw. der großen Schamlippen (Rr. labiales post.).

6/3 – *A. bulbi penis* – zieht durch den M. transversus perinei hindurch zur Harnröhre und zu den Schwellkörpern des Penis bzw. zum Bulbus vestibuli der Frau *(A. bulbi vestibuli)*.

6/4 – *A. urethralis* – versorgt die Harnröhre und den Harnröhrenschwellkörper.

6/5 – *A. profunda penis* bzw. *clitoridis* – tritt unter der Symphyse von medial her in den Penis- bzw. Klitorisschwellkörper ein, dessen Gefäßnetze sie mit Blut versorgt.

6/6 – *A. dorsalis penis* bzw. *clitoridis* – Endast der Penis- bzw. Klitorisarterie, der an der Dorsalseite des Penis bzw. der Klitoris außerhalb der Tunica albuginea bis zur Glans verläuft.

7. *A. umbilicalis* – gehört vor der Geburt zum Plazentarkreislauf. Nach der Geburt bleibt nur der Anfangsteil offen und gibt die *Aa. vesicales superiores* (7/1 – meist 2 kleinere Arterien) zu den oberen und seitlichen Abschnitten der Harnblase ab, während der zur Bauchwand bis zum Nabel verlaufende Abschnitt obliteriert (Chorda a. umbilicalis im Lig. umbilicale laterale – 7/2).

8. *A. rectalis media* – entspringt meist aus dem vorderen Hauptstamm der A. iliaca interna und zieht zur Ampulla recti, zur Prostata, zu den Samenblasen und zum M. levator ani.

9. *A. vesicalis inferior* – Gefäßast zum kaudalen Ast der Harnblase, zur Prostata und den Samenbläschen, bei der Frau zum mittleren Abschnitt der Vagina.

10. *A. ductus deferentis* – zweigt meist aus der unteren Blasenarterie ab und versorgt Samenblasen und Ductus deferens, mit dem sie zusammen durch den Leistenkanal bis zum Nebenhoden zieht. Bei der Frau entspricht ihr die *A. uterina*. Diese erreicht durch das Lig. latum uteri den Genitalschlauch in Höhe der Cervix uteri, überkreuzt den Ureter und spaltet sich seitlich im Parametrium in ihre Endäste auf:

a) *A. vaginalis* – absteigender Ast zum proximalen Abschnitt der Vagina.

b) *R. ovaricus* – aufsteigender Ast zum Ovarium, anastomosiert mit der A. ovarica (sog. Ovarialarkade).

c) *R. tubarius* – versorgt die Tube von der Mesosalpinx aus.

A. iliaca externa

Die A. iliaca externa zieht medial vom M. iliopsoas unter dem Leistenband hindurch (Lacuna vasorum) zum Bein. Jenseits der Lakune heißt sie *A. femoralis*. Diese kreuzt im distalen Drittel des Oberschenkels auf die Beugeseite des Kniegelenkes hinüber, indem sie durch den Adduktorenkanal in die Kniekehle gelangt und dann als *A. poplitea* bezeichnet wird. Im Unterschenkelbereich spaltet sie sich, ähnlich wie die A. brachialis am Unterarm, in zwei Gefäße

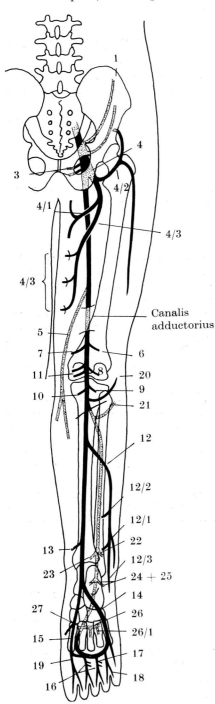

Abb. 386. Astfolge der A. femoralis von dorsal gesehen.

auf *(A. tibialis anterior* und *posterior)*, die an der Fußsohle über einen arteriellen Gefäßbogen *(Arcus plantaris)* miteinander anastomosieren. Im Gegensatz zur Hand existiert am Fuß jedoch nur *ein* Gefäßbogen.

Bevor die A. iliaca externa auf das Bein übergeht, gibt sie noch 2 größere Äste ab:

a) *A. epigastrica inferior* – steigt an der Innenfläche der Bauchwand in der Plica umbilicalis lateralis bis zum Nabel aufwärts. Sie liegt im wesentlichen in der hinteren Rektusscheide, versorgt den M. rectus abdominis und anastomosiert mit der A. epigastrica superior. Ein absteigender *R. pubicus*, der hinter der Symphyse ins kleine Becken zieht, anastomosiert mit der A. obturatoria.
Die *A. cremasterica* tritt durch den Leistenkanal mit dem Funiculus spermaticus zu den Hodenhüllen. Bei der Frau entspricht ihr die *A. ligamentis teretis uteri*, die mit dem Lig. teres durch den Leistenkanal hindurch zu den großen Schamlippen zieht.
b) *A. circumflexa ilium profunda* – folgt bogenförmig dem Beckenkamm nach hinten und anastomosiert dorsal mit der A. iliolumbalis.
c) *A. femoralis* (Abb. 386).

Astfolge der A. femoralis

1. *A. epigastrica superficialis* – geht kurz nach dem Durchtritt der A. femoralis durch die Lacuna vasorum nach oben zur Bauchwand ab und versorgt die Bauchmuskulatur sowie das Vorderblatt der Rektusscheide etwa bis zum Nabel.
2. *A. circumflexa ilium superficialis* – zweigt nach lateral ab und verläuft parallel zum Leistenband bis zum vorderen Darmbeinstachel.
3. *Aa. pudendae externae* – mehrere kleine Zweige zum äußeren Genitale (Rr. scrotales anteriores bzw. labiales anteriores) sowie zur Inguinalregion und zu den inguinalen Lymphknoten (Rr. inguinales).
4. *A. profunda femoris* – wenige Zentimeter unterhalb des Leistenbandes spaltet sich von der A. femoralis die etwa gleich starke A. profunda femoris zur Dorsalseite des Oberschenkels ab.
   4/1 – *A. circumflexa femoris medialis* – wendet sich bogenförmig zwischen M. iliopsoas und pectineus nach medial. Ihr *R. profundus* erreicht unterhalb des Trochanter minor dorsal die ischiokrurale Muskulatur und anastomosiert mit der A. glutaea superior und inferior. Der *R. ascendens* versorgt oberflächlich die Abduktoren und den M. obturator externus. Der *R. acetabularis* zieht zum Hüftgelenk und vereinigt sich im Lig. capitis femoris mit dem gleichnamigen Ast aus der A. obturatoria.
   4/2 – *A. circumflexa femoris lateralis* – wendet sich nach lateral unter dem M. rectus femoris hindurch zum M. quadriceps femoris. Der *R. ascendens* steigt unter dem M. sartorius nach oben bis zum M. tensor fasciae latae und anastomosiert mit der A. circumflexa femoris medialis und den Aa. glutaeae. Der *R. descendens* läuft unter dem M. rectus femoris distalwärts bis zum Kniegelenk.
   4/3 – *Aa. perforantes I, II* und *III* – drei Endäste der A. profunda femoris, die in verschiedener Höhe dicht am Knochen den Ansatz der Adduktorengruppe durchbrechen, um zur Dorsalseite des Oberschenkels zu gelangen.
5. *A. genus descendens* – Ast der A. femoralis, der innerhalb des Adduktorenkanals nach vorne abzweigt, die Membrana vastoadductoria durchbricht und mit dem N. saphenus zusammen zum Unterschenkel (R. saphenus) oder mit mehreren kleinen Ästen zum Kniegelenk (Rr. articulares zum Rete articulare genus) zieht.

A. poplitea

Nach Verlassen des Adduktorenkanals tritt die A. femoralis in die Kniekehle über und heißt hier A. poplitea. Sie versorgt mit mehreren starken Ästen das Kniegelenk und die angrenzende Muskulatur.

6. *A. genus superior lateralis* – zweigt oberhalb der Femurkondylen nach lateral ab und erreicht unter der Bizepssehne hindurchlaufend vorne das Rete articulare genus.
7. *A. genus superior medialis* – zweigt etwa in gleicher Höhe nach medial ab und erreicht unter der Sehne des M. adductor magnus hindurch ebenfalls den vorderen Abschnitt des Rete articulare genus.
8. *A. genus media* – dringt von dorsal in das Kniegelenk ein und versorgt hauptsächlich die Kreuzbänder.
9. *A. genus inferior lateralis* – geht in Höhe der Tibiakondylen nach lateral ab und zieht unter dem lateralen Gastroknemiuskopf und dem Lig. collaterale laterale hindurch zum Rete articulare genus.

10. *A. genus inferior medialis* – zweigt in gleicher Höhe nach medial ab und erreicht, unter dem medialen Gastroknemiuskopf und dem Lig. collaterale mediale hindurchziehend, von medial das Rete articulare genus.
11. *Aa. surales* – Muskeläste für die Ursprungsköpfe des M. triceps surae und die Bizepssehne.

A. tibialis posterior

Am Unterrand des M. popliteus spaltet sich die A. tibialis anterior nach vorne ab, durchbricht die Membrana interossea und erreicht die Streckseite des Unterschenkels. Der gerade nach unten verlaufende und dorsal verbleibende Ast der A. poplitea heißt *A. tibialis posterior*. Diese tritt durch den Arcus tendineus des M. soleus hindurch unter die oberflächlichen Beugemuskeln und erreicht distal die Knöchelregion. Hinter dem medialen Knöchel gelangt sie in die Fußsohle und teilt sich unter dem Ursprung des M. abductor hallucis in zwei Endäste auf, die *A. plantaris lateralis* und *medialis*, die am lateralen bzw. medialen Fußrand entlanglaufen.

12. *A. peronaea* – wendet sich nach lateral zur Fibula und verläuft, vom M. flexor hallucis longus bedeckt, bis zum Fersenbein nach abwärts.
   12/1 – *Rr. malleolares laterales* – Äste zum Rete des lateralen Knöchelbereiches.
   12/2 – *R. perforans* – durchbohrt die Membrana interossea und zieht zum Fußrücken.
   12/3 – *Rr. calcanei* – Äste zum Fersenbein.
13. *Rr. malleolares mediales* – kleine, in Höhe des medialen Knöchels abzweigende Äste zum Rete malleolare.

Äste des Arcus plantaris

16. *Aa. metatarseae plantares* – vier vom Arcus in Höhe der Metatarsalia entspringende Arterien zum Mittelfuß und zu den Zehen.
17. *Rr. perforantes* – zwischen den Metatarsalknochen hindurchlaufende, kleine Arterien für den Fußrücken.
18. *Aa. digitales plantares communes und propriae* – entspringen aus den Aa. metatarseae plantares und versorgen jeweils die einander zugekehrten Seiten der Zehen.
19. *A. plantaris hallucis medialis* – zur 1. und 2. Zehe.

A. tibialis anterior

Sie verläuft nach ihrem Durchtritt durch die Membrana interossea zwischen dem M. tibialis anterior und dem M. extensor digitorum longus bzw. distal dem M. extensor hallucis longus bis zum Retinaculum mm. extensorum und geht anschließend als *A. dorsalis pedis* auf den Fußrücken über.

20. *A. recurrens tibialis posterior* – unter dem M. popliteus hindurch zum Rete articulare des Kniegelenks.
21. *A. recurrens tibialis anterior* – geht vorne nach Durchtritt der A. tibialis anterior durch die Membrana interossea nach oben zum Rete articulare des Kniegelenks.
22. *A. malleolaris anterior lateralis* – in Höhe der Knöchel nach lateral zum Rete malleolare abzweigendes kleines Gefäß.
23. *A. malleolaris anterior medialis* – in Höhe der Knöchel nach medial zum Rete malleolare abgehender kleiner Ast.

A. dorsalis pedis

Sie verläuft als Fortsetzung der A. tibialis anterior lateral von der Sehne des M. extensor hallucis longus zum Fußrücken.

24. *A. tarsea lateralis* – zieht unter dem M. extensor digitorum brevis über die Fußwurzelknochen hinweg nach lateral zum Gefäßnetz des Fußrückens (Rete dorsale pedis) und anastomosiert mit der A. arcuata.
25. *Aa. tarseae mediales* – mehrere kleine, zum medialen Fußrand abzweigende Ästchen.
26. *A. arcuata* – bogenförmig auf den Basen der Metatarsalia nach lateral verlaufendes Gefäß, vom dem für jeden Zwischenknochenraum eine *A. metatarsea dorsalis* (26/1) abgeht, die sich wiederum in zwei kleine Äste für die Zehen *(Aa. digitales dorsales)* aufspaltet.
27. *R. plantaris profundus* – ein relativ kräftiger Ast, der von der ersten A. metatarsea dorsalis abzweigt, das erste Spatium interosseum durchbohrt und in den *Arcus plantaris* der Fußsohle übergeht.

2. Venen von Becken und Bein

Die *V. iliaca interna* liegt an der Wand des kleinen Beckens und sammelt das venöse Blut aus den Organen des Beckens und Beckenbodens. Die im kleinen Becken untergebrachten Organe sind meist von schwellungsfähigen, venösen Geflechten umgeben. Der *Plexus venosus rectalis* umgibt das Rektum im Bereich des Analkanals und fließt einerseits über die V. rectalis superior zur Pfortader, andererseits über die Vv. rectales mediae und inferiores zur V. iliaca interna ab. Der *Plexus venosus vesicalis* liegt am Blasengrund. Er steht mit den Harnröhrenschwellkörpern und bei der Frau mit den neben dem Uterus und der Vagina gelegenen Venengeflechten in Verbindung. Diese *Plexus venosi uterini* et *vaginales* füllen weitgehend das Parametrium aus und werden über die V. uterina zur V. iliaca interna hin drainiert. Der *Plexus venosus prostaticus* ist beim Mann zwischen dem Arcus pubis und der Prostata eingebettet. Bei der Frau findet sich ein vergleichbarer Venenplexus zwischen Blase und Urethra. Diese mächtigen Venenpolster nehmen das aus dem äußeren Genitale zurückfließende Blut auf *(V. dorsalis penis* bzw. *clitoridis)* und leiten es zur seitlichen Beckenwand, das heißt zur V. iliaca interna ab.

Die *V. pudenda interna* läuft im Alcockschen Kanal innerhalb der Fossa ischiorectalis und sammelt das Blut aus dem Analbereich (Vv. rectales inferiores), dem Genitale (Vv. scrotales bzw. labiales posteriores und Vv. profundae penis bzw. clitoridis). Sie geht über die *V. glutaea inferior* in die V. iliaca interna und damit in das Kavasystem über.

Die *V. iliaca externa* führt das venöse Blut von Bauchwand und Bein zur unteren Hohlvene und weiter zum Herzen. In der Lacuna vasorum liegt die Vene medial von der Arterie. Distal vom Leistenband heißt sie *V. femoralis*. Von der hinteren Bauchwand strömt das Blut über die *V. epigastrica inferior*, vom seitlichen Beckenrand über die *V. circumflexa ilium profunda* in die V. iliaca externa.

Die *V. femoralis* liegt unterhalb des Leistenbandes relativ oberflächlich unter der Fascia lata. Wenige Zentimeter unter dem Lig. inguinale besitzt die Fascia lata ein Loch, durch das die große Hautvene des Beines, die *V. saphena magna*, hindurchtritt und in die V. femoralis einmündet (Hiatus saphenus). Die V. saphena magna sammelt das Blut aus dem Hautvenenplexus am medialen Fußrand, zieht vor dem medialen Knöchel an der Innenseite des Unterschenkels nach oben und wendet sich dann zur Beugeseite des Kniegelenkes sowie am Oberschenkel wieder nach vorne. Sie ist der V. cephalica des Armes vergleichbar. Daneben existiert noch eine *V. saphena parva*, die der V. basilica der oberen Extremität entspricht. Diese entsteht am lateralen Fußrand, wendet sich hinter dem lateralen Malleolus zur Rückfläche des Unterschenkels, tritt zwischen den beiden Gastroknemiusköpfen durch die Faszie hindurch und mündet in der Kniekehle in die V. poplitea ein. Die beiden Vv. saphenae drainieren das Hautvenenblut der unteren Extremität. In der Tiefe verlaufen mit den Arterien in der Regel zwei Begleitvenen, die strickleiterartig untereinander verbunden sind und mit den Arterien zusammen in einer gemeinsamen Faszienscheide liegen. Diese Venen tragen die gleichen Namen wie die Arterien.

3. Nerven des Beines

Die ventralen Äste der lumbalen, sakralen und kokzygealen Spinalnerven bilden gemeinsam den *Plexus lumbosacralis*. Ähnlich wie der Plexus brachialis des Armes entwickelt sich auch der Beinplexus aus einer dorsalen und ventralen Plexusplatte. Die Nervenstämme des ventralen Teiles gelangen unter dem Leistenband oder durch den Canalis obturatorius zum Oberschenkel, z. T. auch oberhalb vom Leistenband zur Bauchwand und zum Genitale, die Stämme des dorsalen Teils verlaufen ausnahmslos durch das Foramen ischiadicum majus zur Glutäalregion und zum Bein.

Gliederung des Plexus lumbosacralis

$Th_{12} - L_3/_4$ — Plexus lumbalis
$L_4 \quad - S_3$ — Plexus ischiadicus ⎱
$S_2 \quad - S_4$ — Plexus pudendus ⎰ Plexus sacralis ⎱ Plexus lumbosacralis
$S_5 \quad - C_{coc}$ — Plexus coccygeus ⎰

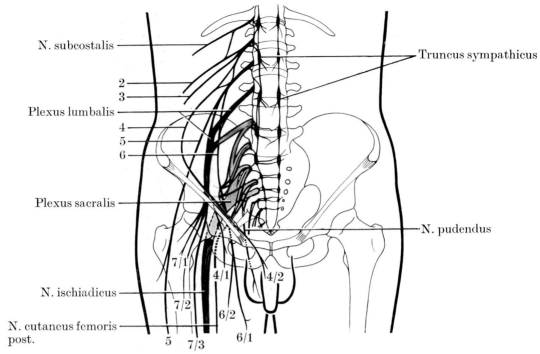

Abb. 387. Astfolge des Plexus lumbosacralis (nach CLARA, modif.).

I. Plexus lumbalis

Das Lendengeflecht umfaßt den oberen Teil des Plexus lumbosacralis und liegt innerhalb des M. psoas major. Die Äste des Plexus treten segmentweise am lateralen Rand des Muskels an die Oberfläche und ziehen von dort zu ihren Erfolgsorganen.

Kurze Äste:
1. *Rr. musculares* – kurze Muskeläste, die direkt aus dem Plexus zu den benachbarten Muskeln abzweigen (M. quadratus lumborum, M. psoas major und minor, Mm. intertransversarii).

Lange Äste:
Die langen Äste versorgen die seitliche und vordere Bauchwand und geben Zweige zur Haut der Inguinalregion und Hüfte ab. Das Innervations- und Verzweigungsmuster entspricht noch weitgehend dem der Thorakalsegmente (Interkostalnerven).

2. *N. iliohypogastricus* (Th_{12}, L_1) – verläßt als erster Nerv den Plexus lumbalis wenig unterhalb vom letzten Interkostalnerven *(N. subcostalis*, Th_{12}), mit dem er durch Querverbindungen zusammenhängen kann. Er tritt am lateralen Psoasrand hervor und verläuft hinter der Niere über dem M. quadratus lumborum seitwärts zum oberen Beckenrand, wo er den M. transversus abdominis durchbohrt und zwischen diesem und dem M. obliquus internus weiter nach vorne zieht. Er hat Muskeläste für beide genannten Bauchmuskeln sowie Hautäste für die Hüft- und Symphysenregion.

3. *N. ilioinguinalis* (L_1) – verläuft wenig unterhalb des N. iliohypogastricus im wesentlichen parallel mit diesem in der dorsalen und ventralen Bauchwand, kommt dann oberhalb des Samenstranges zu liegen und tritt durch den Anulus inguinalis superficialis mit seinen Endästen zur Haut der Peniswurzel und des Hodensacks *(Rr. scrotales* bzw. *labiales anteriores)*. Die Muskeläste beteiligen sich an der Versorgung des M. obliquus abdominis internus und transversus.

4. *N. genitofemoralis* (L_1, L_2) – Im Gegensatz zu den beiden vorigen tritt dieser Nerv nicht lateral, sondern ventral aus dem Psoas aus. Er gabelt sich nicht selten schon innerhalb des Muskels in 2 Hauptäste:
4/1 – Der *R. femoralis* zieht unter dem Leistenband hindurch und durch die Lacuna vasorum sowie den Hiatus saphenus zur Haut der Leistenregion.

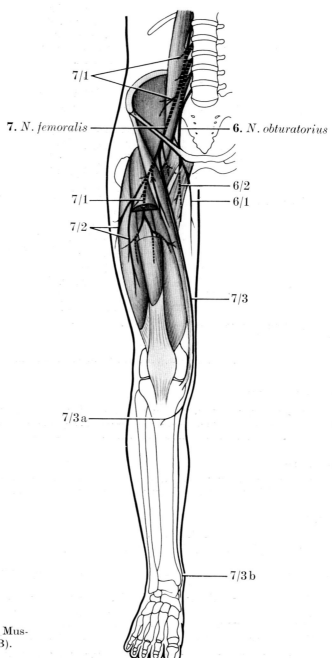

Abb. 388. N. femoralis und zugehörige Muskelgruppen (aus CLARA, modif.) (K-B).

4/2 – Der *R. genitalis* verläuft steil abwärts zum Anulus inguinalis profundus, begleitet den Samenstrang bzw. das Lig. teres und gelangt mit diesen zusammen zum Hoden. Er versorgt den M. cremaster und die Tunica dartos mit motorischen Fasern sowie die Haut des Hodens bzw. der Labia majora und teilweise auch die mediale Seite des Oberschenkels mit sensiblen Fasern.

5. *N. cutaneus femoris lateralis* (L_2, L_3) – tritt wieder am lateralen Psoasrand hervor und erreicht bogenförmig unterhalb des Leistenbandes durch die Lacuna musculorum die Haut der lateralen Seite des Oberschenkels.

6. **N. obturatorius** (L_2–L_4) – ist ein hauptsächlich motorischer Nerv für die Adduktion. Ein Hautast versorgt die Innenseite des Oberschenkels. Der N. obturatorius verläßt den Plexus im Gegensatz zu den vorhergehenden Nerven an der Medialseite des M. psoas, verläuft hinter den Vasa iliaca interna schräg nach vorne zum Canalis obturatorius, wo er sich in seine zwei Endäste aufspaltet. Diese Nervengabel »reitet« gewissermaßen auf dem M. adductor brevis.

   6/1 – *R. anterior* – zieht auf dem M. adductor brevis hinter dem M. adductor longus entlang bis zur Haut an der Innenseite des Oberschenkels (R. cutaneus). Er versorgt den M. adductor longus und brevis sowie den M. gracilis. Den *M. pectineus* innerviert er nur zur Hälfte, die andere Hälfte wird vom N. femoralis versorgt.

   6/2 – *R. posterior* – zieht hinter dem M. adductor brevis entlang nach dorsal und verzweigt sich in der Adduktorenmuskulatur. Er versorgt den M. adductor brevis, adductor magnus und obturatorius externus. An der Innervation des M. adductor magnus beteiligt sich noch der tibiale Anteil des N. ischiadicus. Sensible Endäste erreichen die Kapselnetze von Knie- und Hüftgelenk.

7. **N. femoralis** (L_1–L_4) (Abb. 388). Der Schenkelnerv ist der stärkste Ast des Plexus lumbalis. Er entsteht in der Regel aus 4 Segmenten und tritt am lateralen Rand des M. psoas hervor. Er verläuft abwärts in der Rinne zwischen dem M. iliacus und psoas und weiter durch die Lacuna musculorum lateral vom Arcus iliopectineus zum Oberschenkel. Unterhalb des Leistenbandes fächert er sich in mehrere Äste auf. Er versorgt in der Hauptsache die Streckmuskulatur und die Haut an der Vorderfläche des Oberschenkels.

   7/1 – *Rr. musculares* – zerfallen in 2 Gruppen. Die oberen Äste gehen von den Plexuswurzeln zum M. psoas und iliacus, die unteren entspringen aus dem Hauptstamm des N. femoralis unterhalb des Leistenbandes und liegen versteckt hinter dem M. sartorius und M. rectus femoris (hintere Astgruppe). Sie versorgen den M. quadriceps femoris, M. sartorius und teilweise auch den M. pectineus.

   7/2 – *Rr. cutanei femoris anteriores* – mehrere Hautäste, die an verschiedenen Stellen unterhalb des Leistenbandes die Fascia lata durchbrechen und sich an der Vorderfläche des Oberschenkels aufzweigen.

   7/3 – *N. saphenus* – ist der längste Ast des N. femoralis. Er ist rein sensibel und versorgt die Haut an der Innenseite von Unterschenkel und Fuß. Er begleitet zunächst die Schenkelgefäße in den Adduktorenkanal, verläßt den Kanal jedoch wieder und durchbricht die Membrana vastoadductoria vorne, zusammen mit der V. saphena magna, mit der er am Unterschenkel bis zum medialen Fußrand abwärts zieht.

   7/3a – *R. infrapatellaris* – gelangt bogenförmig an die Haut unterhalb des Kniegelenkes.

   7/3b – *Rr. cutanei cruris mediales* – zweigen vom Hauptstamm zur Haut des Unterschenkels und des Fußrandes ab.

II. Plexus sacralis

Der Sakralplexus umfaßt den unteren, größeren Teil des Plexus lumbosacralis und stellt das stärkste Nervengeflecht des Körpers überhaupt dar. Er bildet sich aus den ventralen Ästen der 5 sakralen Spinalnerven, dem Schwanznerven (N. coccygeus), dem ganzen 5. und dem halben 4. Lumbalnerven. Er versorgt Haut und Muskulatur der Hüftregion, der Beugeseite des Oberschenkels sowie den gesamten Unterschenkel und Fuß. Man unterscheidet einen Plexus ischiadicus, pudendalis und coccygeus (s. o.).

A. Plexus ischiadicus

8. *N. glutaeus superior* (L_4–L_5) – verläßt das Becken durch das For. suprapiriforme und verzweigt sich dann zwischen dem M. glutaeus medius und minimus, die er motorisch versorgt. Ein Endast erreicht den M. tensor fasciae latae.

9. *N. glutaeus inferior* (L_5, S_1–S_2) – tritt durch das For. infrapiriforme und zerfällt sofort in mehrere Äste für den M. glutaeus maximus sowie die kleinen Außenrotatoren des Hüftgelenks (M. quadratus femoris, Mm. gemelli, M. obturatorius internus).

10. *N. cutaneus femoris posterior* (S_1–S_3) – rein sensibler Nerv. Er verläßt das kleine Becken durch das For. infrapiriforme und zieht an der Rückseite des Oberschenkels abwärts bis zur Kniekehle.

    10/1 – *Nn. clunium inferiores* – mehrere Hautäste, die um den Unterrand des M. glutaeus maximus herumbiegen und nach oben zur Haut der Gesäßgegend ziehen.

    10/2 – *Rr. perineales* – sensible Äste für die Haut des Beckenbodens, der Dammregion und des Hodens bzw. der Schamlippen.

11. **N. ischiadicus** (L_4–S_3) – ist der größte Nerv des Körpers. Er bezieht seine Fasern aus allen Wurzeln des Plexus sacralis und versorgt den gesamten Unterschenkel und Fuß sowie die ischiokruralen Muskeln des Oberschenkels und die kleinen Außenroller des Hüftgelenks. Er verläßt das Becken durch das For. infrapiriforme, zieht dann etwa in der Mitte zwischen dem Tuber ischiadicum und dem Trochanter major auf den Außenrollern zum Oberschenkel abwärts, lagert sich dem Adductor magnus an und wird weiter distal vom langen Kopf des Bizeps spitzwinklig überkreuzt. Im Bereich der Kniekehle teilt er sich in seine beiden Endäste auf, den *N. tibialis* für die Beugemuskulatur des Unterschenkels und die Fußsohle sowie den *N. peronaeus communis* für die Streckseite des Unterschenkels und den Fußrücken.

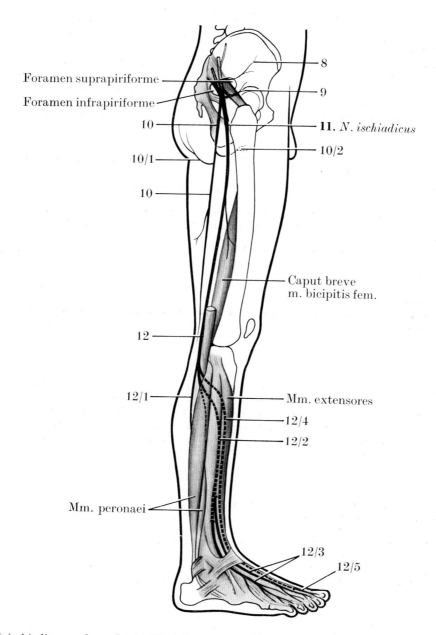

Abb. 389. N. ischiadicus und zugehörige Muskelgruppen von lateral gesehen (aus CLARA, modif.) (K-B).

12. **N. peronaeus communis** (L_4–S_2) – läuft innerhalb der Kniekehle unmittelbar am medialen Rand des M. biceps zu dessen Ansatz am Fibulaköpfchen, um das er sich bogenförmig herumschlingt. An der Vorderseite des Unterschenkels tritt er dann durch den Ursprung des M. peronaeus longus hindurch und spaltet sich dabei in zwei Äste auf, der eine ist vorwiegend sensibel *(N. peronaeus superficialis)* und versorgt die Haut an der Streckseite des Unterschenkels und am Fußrücken, der andere ist vorwiegend motorisch *(N. peronaeus profundus)* und versorgt die Streckmuskeln des Fußes.

12/1 – *N. cutaneus surae lateralis* – dieser sensible Nerv verläßt den N. peronaeus etwa über der Mitte des Kniegelenkes und zieht dann an der lateralen Seite der Wade abwärts bis zum äußeren Knöchel. In wechselnder Höhe zweigt ein R. communicans nach medial ab, der sich mit dem *N. cutaneus surae medialis* zum *N. suralis* (13/2) vereinigt.

12/2 – *N. peronaeus superficialis* – verläuft in der Loge der Mm. peronaei, die er auch innerviert. Im unteren Drittel des Unterschenkels durchbohrt er die Fascia cruris und teilt sich in seine beiden sensiblen Endäste für die Haut des Fußrückens auf (*N. cutaneus dorsalis lateralis* und *intermedius*, 12/3).

12/4 – *N. peronaeus profundus* – tritt schon ziemlich weit oben aus der Peronäusloge aus und in die Loge der Extensoren über, wo er auf der Vorderfläche der Membrana interossea zwischen dem M. tibialis anterior und extensor digitorum longus, im unteren Drittel des Unterschenkels zwischen dem M. extensor digitorum longus und extensor hallucis longus, die er beide innerviert, bis zum Fuß abwärts zieht. Der sensible Endast erscheint im ersten Zwischenknochenraum im subkutanen Bindegewebe und spaltet sich hier in zwei kleine Hautnerven für die einander zugekehrten Flächen der 1. und 2. Zehe auf (*Nn. digitales dorsales*, 12/5).

13. **N. tibialis** (L_4–S_3) – läßt sich meist schon im Oberschenkelbereich vom N. peronaeus abtrennen. In der Kniekehle verläuft er ziemlich oberflächlich und verschwindet zwischen den beiden Gastroknemiusköpfen unter dem Sehnenbogen des M. soleus in der Beugerloge des Unterschenkels. Dort liegt er unter der tiefen Faszie zwischen dem oberflächlichen und tiefen Wadenmuskel, erscheint distal am medialen Rand der Achillessehne und biegt hinter dem medialen Knöchel, wo er sich in seine beiden Endäste, den *N. plantaris medialis* und *lateralis*, aufspaltet, in die Fußsohle ein. Er versorgt motorisch die gesamte Beugermuskulatur von Unterschenkel und Fuß sowie sensibel einen schmalen Hautstreifen an der medialen Seite der Wade und die Haut der Fußsohle selbst.

13/1 – *N. cutaneus surae medialis* – zieht in der Rinne zwischen den beiden Gastroknemiusköpfen zusammen mit der V. saphena parva abwärts. Nach seiner Vereinigung mit dem *R. communicans peronaeus* heißt er *N. suralis* (13/2). Sein Endast erreicht den lateralen Fußrand (*N. cutaneus dorsalis lateralis*, 13/3) und anastomosiert mit den Hautästen des *N. peronaeus superficialis* (s. a. unter 12/2).

13/4 – *Rr. musculares* – zweigen in verschiedener Höhe zu den ischiokruralen Muskeln des Oberschenkels, zum M. triceps surae, M. flexor hallucis longus, M. flexor digitorum longus und M. tibialis posterior sowie zu allen Muskeln der Fußsohle ab.

13/5 – *N. plantaris lateralis* – entspricht in Verlauf und Innervationsmuster weitgehend dem N. ulnaris der Hand. Er innerviert alle Mm. interossei, die Mm. lumbricales III und IV, den M. adductor hallucis, M. quadratus plantae und den lateralen Kopf des M. flexor hallucis brevis sowie die Muskeln der Kleinzehenloge. Mit einem oberflächlichen Ast (*R. superficialis*, 13/5b) innerviert er auch die Haut des lateralen Fußrandes und des 4. und 5. Zehenstrahles. Der N. plantaris lateralis zieht zwischen dem M. quadratus und M. flexor digitorum brevis schräg zur lateralen Seite des Fußes, wo er sich in einen oberflächlichen und einen tiefen Ast aufspaltet. Der *R. profundus* (13/5a) dringt zwischen dem M. adductor hallucis und den Mm. interossei bogenförmig in Begleitung des Gefäßbogens (Arcus plantaris) in die Tiefe vor und versorgt den größten Teil der Fußsohlenmuskulatur. Der R. superficialis setzt den Weg zum lateralen Fußrand fort und versorgt $1^1/_2$ Zehen sensibel.

13/6 – *N. plantaris medialis* – ist etwas stärker als der N. plantaris lateralis und entspricht dem N. medianus der Hand. Er verläuft unter dem M. abductor hallucis zusammen mit der A. plantaris medialis zur Fußsohle, wo er sich in zwei Äste aufspaltet. Er innerviert motorisch die Muskeln der Großzehenloge (M. abductor hallucis, medialer Kopf des M. flexor hallucis brevis,) die Mm. lumbricales I und II, den M. flexor digitorum brevis sowie sensibel die Haut der 1.–4. Zehe ($3^1/_2$ Zehenseiten mit den *Nn. digitales plantares communes et proprii*).

III. Plexus pudendus

Das Schamgeflecht läßt sich vom Plexus sacralis keineswegs scharf trennen. Es umfaßt vornehmlich die ventralen Spinalnervenäste des 3. und 4. Sakralsegmentes. Anastomosen mit den benachbarten Segmenten sind häufig. Eine Besonderheit des Plexus pudendus besteht darin, daß er außer sympathischen auch parasympathische Zuflüsse aus dem sakral-autonomen Abschnitt des vegetativen Nervensystems erhält. Diese Fasern verlassen den Plexus noch im kleinen Becken durch die *Nn. pelvici*, die beiderseits des Rektums in den plattenförmigen Plexus pelvinus *(Ganglion pelvicum)* unter der Plica rectovesicalis bzw. rectouterina einmünden. Von hier aus werden die oberhalb des M. levator ani gelegenen Abschnitte des Rektums *(Nn. rectales medii)*, der Harnblasengrund und die proximalen Teile der Urethra *(Nn. vesicales inferiores)* sowie das untere Drittel der Vagina *(Nn. vaginales)* mit vegetativen Fasern versorgt. Die Muskeläste (14) des Plexus zweigen vor allem zum M. levator ani und M. coccygeus sowie zur Muskulatur des Beckenbodens und der Geschlechtsorgane ab.

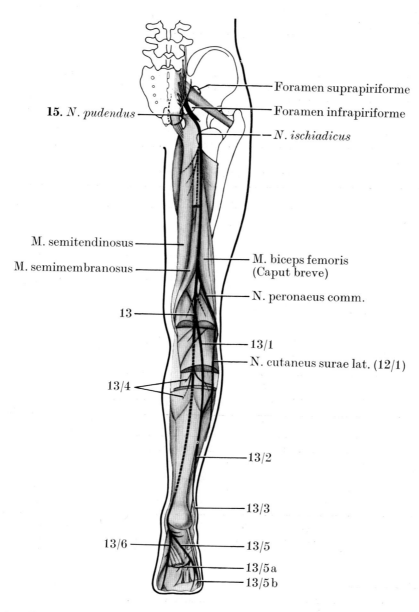

Abb. 390. N. ischiadicus und N. pudendus von dorsal gesehen (aus CLARA, modif.) (K-B).

15. **N. pudendus** (S_3, S_4) – wichtigster Ast des Plexus pudendus. Er begleitet die A. pudenda interna mit all ihren Verzweigungen und verläßt wie diese den Beckenraum durch das For. infrapiriforme und zieht um das Lig. sacrospinale herum weiter durch das For. ischiadicum minus in die Fossa ischiorectalis hinein, wo er ebenfalls im Alcockschen Kanal verläuft.

15/1 – *Nn. rectales inferiores* – zweigen zum M. sphincter ani externus und zur Haut der Analregion ab.

15/2 – *Nn. perineales* – für die Dammregion, die Rückfläche des Hodensackes *(Nn. scrotales posteriores)* bzw. die großen Schamlippen *(Nn. labiales posteriores)* und Muskeläste *(Rr. musculares)* für den Beckenboden und das Genitale (M. transversus perinei superficialis, M. bulbo- und ischiocavernosus).

15/3 – *N. dorsalis penis (N. dorsalis clitoridis)* – dieser Endast des N. pudendus zieht in Verlängerung des Alcockschen Kanals unter der Symphyse *(Lig. arcuatum pubis)* zur Dorsalfläche des Penis bzw. der Klitoris. Unterwegs gehen motorische Äste zum M. transversus perinei profundus und M. sphincter urethrae externus sowie sensible Äste zu den äußeren Geschlechtsorganen, insbesondere auch zum Präputium und zur Glans penis ab.

IV. Plexus coccygeus

Dieses Geflecht repräsentiert den beim Menschen verkümmerten Schwanzplexus der Wirbeltiere. Es bezieht seine Fasern hauptsächlich aus dem 5. Sakralsegment sowie den rudimentären Kokzygealsegmenten *(N. coccygeus)*. Der beim Menschen verkümmerte Plexus liegt vor dem Ursprung des M. coccygeus am Kreuz- und Steißbein. Die feinen *Nn. anococcygei* laufen um das Lig. sacrotuberale herum und versorgen sensibel die Haut über dem Steißbein bis zum After. Motorische Fasern beteiligen sich an der Innervation des M. levator ani und M. coccygeus.

Übersicht über die motorische Innervation des Beines

Nerv	Oberschenkel	Unterschenkel	Fuß
N. obturatorius	Adduktoren[1]	–	–
N. femoralis	Strecker	–	–
N. tibialis	Beuger[2]	Beuger	Beuger
N. peronaeus superf.	–	Mm. peronaei	–
N. peronaeus prof.	–	Strecker	Strecker

[1] Der M. pectineus wird vom N. obturatorius und N. femoralis, der M. adductor magnus vom N. obturatorius und N. tibialis versorgt.

[2] Mit Ausnahme des Caput breve des M. biceps femoris, der vom N. peronaeus comm. versorgt wird.

Übersicht über die sensible Innervation des Beines

Hauptgebiete	Oberschenkel	Unterschenkel	Fuß
Ventral	N. femoralis	N. saphenus	**Fußsohle** $3\,^1/_2$ Zehen (N. plantaris med.) $1\,^1/_2$ Zehen (N. plantaris lat.)
Lateral	N. cutaneus femoris lat.	N. cutaneus surae lat.	N. suralis
Dorsal	N. cutaneus femoris post.	N. suralis	**Fußrücken** N. peronaeus superf.[1]

[1] Mit Ausnahme der einander zugekehrten Flächen der 1. und 2. Zehen, die vom N. peronaeus prof. versorgt werden.

Anhang:
Gefäße des Kopfes

I. Arterien des Kopfes

Die arterielle Versorgung des Kopfes stammt zum größten Teil aus der großen Halsschlagader *(A. carotis communis)*, die sich in die A. carotis externa und interna aufzweigt. Nur ein Teil des Gehirns wird von der *A. vertebralis*, einem Ast der *A. subclavia* (vgl. S. 421), versorgt. Die *A. carotis int.* breitet sich vor allem im Inneren der Schädelhöhle aus, während die *A. carotis ext.* die Versorgung der Schädelwandung, der verschiedenen Gesichtsregionen und der oberen Abschnitte des Halses übernimmt. Im übrigen kommen die Arterien für den Hals aus der A. subclavia.

Die *A. carotis communis* entspringt rechts aus dem Tr. brachiocephalicus, links aus dem Aortenbogen (vgl. Abb. 332), weshalb sie rechts einige cm kürzer ist als links. Sie steigt beiderseits neben der Trachea auf, zieht hinter der Schilddrüse bis zum Kehlkopf aufwärts und teilt sich an dessen oberem Rand – vom M. sternocleidomastoideus bedeckt – in die A. carotis externa und interna. Während die A. carotis ext. bald unter dem M. sternocleidomastoideus hervortritt und sich in ihre zahlreichen Äste aufspaltet, zieht die A. carotis int. dorsal und etwas lateral von der A. carotis ext. unverzweigt bis zur Schädelbasis weiter, ehe sie dann in den Karotiskanal des Felsenbeins eintritt und schließlich an der Seite des Keilbeinkörpers bis zum Sinus cavernosus und weiter zum Gehirn

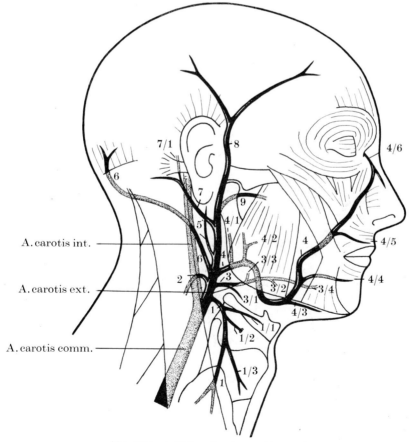

Abb. 391. Astfolge der A. carotis externa.

zieht. An der Gabelungsstelle der A. carotis communis erweitert sich die A. carotis int. zum sog. *Karotissinus*, an dessen Hinterwand das Paraganglion caroticum (Karotisdrüse) gelegen ist (vgl. S. 344). Diese Region ist besonders reich innerviert.

A. carotis externa

Die A. carotis ext. zweigt sich in Höhe des Zungenbeins, am vorderen Rand des M. sternocleidomastoideus in kurzen Abständen in 9 Äste auf. Ihrem Verlauf nach unterscheidet man vordere, hintere und mediale Äste. Zu den vorderen zählen die A. thyroidea sup., A. lingualis und A. facialis, zu den medialen die A. pharyngea ascendens und A. maxillaris, zu den hinteren schließlich die A. sternocleidomastoidea, A. occipitalis und A. auricularis post. Als Endäste werden die A. maxillaris für den Gesichtsschädel (insbesondere Kauapparat, Nasenhöhle, Gaumen, Zähne und Kiefer) und die A. temporalis superficialis für die laterale Schädelwand angesehen.

1. *A. thyroidea superior* – kräftige, etwas geschlängelt verlaufende Arterie, die auch aus der A. carotis communis entspringen kann – für Kehlkopf, Zungenbein und die oberen, hauptsächlich ventralen Teile der Schilddrüse. Die obere Schilddrüsenarterie anastomosiert mit der A. thyroidea inf. aus dem Tr. thyrocervicalis der Subclavia.

    1/1 – *R. infrahyoideus* – zieht horizontal weiter zum Zungenbein.
    1/2 – *A. laryngea sup.* – Hauptgefäß für den Kopf, das durch die Membrana thyrohyoidea in das Innere des Kehlkopfs eindringt und alle Organabschnitte mit Ausnahme des M. cricoarytenoideus post., der zum Versorgungsgebiet der A. thyroidea inf. gehört, arteriell versorgt.
    1/3 – *R. cricothyroideus* – zieht an der Außenseite des Schildknorpels schräg abwärts zum gleichnamigen Muskel.

2. *A. sternocleidomastoidea* – hinterer Karotisast zum gleichnamigen Muskel.

3. *A. lingualis* – zieht in fast horizontalem Verlauf unterhalb vom M. hyoglossus zur Zunge. Anastomosen mit der Gegenseite fehlen weitgehend. Das Verbreitungsgebiet umfaßt außer der Zunge noch den Mundboden, die Glandula sublingualis sowie die Region der Gaumentonsillen und der Gaumenbögen.

    3/1 – *R. suprahyoideus* – kleiner Ast zum Zungenbein.
    3/2 – *A. sublingualis* – versorgt die basalen Teile der Zunge, das Diaphragma oris und die Glandula sublingualis und anastomosiert mit der A. submentalis.
    3/3 – *Rr. dorsales linguae* – mehrere zum Zungenrücken abzweigende Äste.
    3/4 – *A. profunda linguae* – Endast der A. lingualis, der lateral vom M. genioglossus geschlängelt bis zur Zungenspitze verläuft.

4. *A. facialis* – wichtigste, meist stark geschlängelte Gesichtsarterie. Sie entspringt in Höhe des Zungenbeines aus der A. carotis ext., zieht dann lateral vom hinteren Bauch des M. digastricus zur Glandula submandibularis, wo sie sich tief in das Schilddrüsengewebe einlagert, windet sich dann um den Unterkieferrand und zieht vor dem M. masseter – bedeckt von den mimischen Muskeln des Gesichtes – schräg aufwärts zum Augenwinkel, wo sie vermittels der A. angularis mit der A. ophthalmica anastomosiert.

    4/1 – *A. palatina ascendens* – tritt zwischen dem M. styloglossus und M. stylopharyngeus an die obere Pharynxwand.
    4/2 – *Rr. tonsillares* – kleine Äste zur Tonsilla palatina.
    4/3 – *A. submentalis* – Zweig zur Mundbodenmuskulatur (M. mylohyoideus) und zur Haut der Kinngegend. Zahlreiche Anastomosen mit der A. sublingualis sind vorhanden.
    4/4 – *A. labialis inf.* – geschlängelter, unter der Orbikularisplatte verlaufender Ast zur Unterlippe.
    4/5 – *A. labialis sup.* – Ast zur Oberlippe.
    4/6 – *A. angularis* – tritt am medialen Augenwinkel mit der A. ophthalmica in Verbindung.

5. *A. pharyngea ascendens* – kleine, zum Pharynx aufsteigende Arterie, die dicht oberhalb der Karotisteilung aus der A. carotis ext. entspringt und durch das Foramen jugulare einen Ast zur Dura der hinteren Schädelgrube *(A. meningea post.)* sowie einen Ast zum Mittelohrraum *(A. tympanica inf.)* entsendet.

6. *A. occipitalis* – kräftiger Ast zur Hinterhauptsregion. Diese Arterie zweigt in Höhe des Fazialisabganges von der A. carotis ext. nach dorsal ab, zieht unter dem M. digastricus her und läuft dicht am Schädelknochen entlang nach rückwärts bis zum sehnigen Trapeziusursprung, den sie etwa 2 cm neben der Mittellinie durchbricht, um sich dann in der Haut des Hinterkopfes zu verzweigen.

7. *A. auricularis post.* – kleiner, hinter der Ohrmuschel aufsteigender Ast für die mimische Muskulatur des äußeren Ohres, den Gehörgang, die Ohrmuschel und die Mittelohrschleimhaut.
 7/1 – *A. stylomastoidea* – kleiner, senkrecht durch das gleichnamige Foramen in den Fazialiskanal eintretender Zweig, der die Mittelohrschleimhaut und den N. facialis versorgt.
8. *A. temporalis superficialis* } Endäste der A. carotis externa.
9. *A. maxillaris*

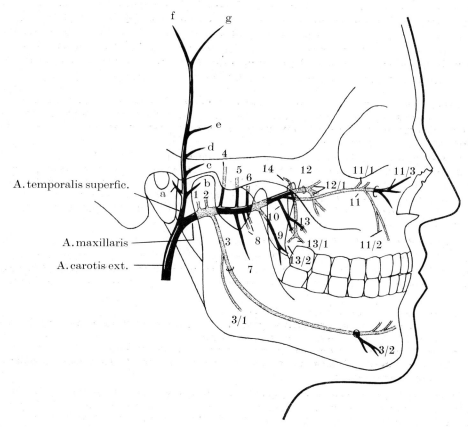

Abb. 392. Astfolge der A. maxillaris und der A. temporalis superficialis.

A. temporalis superficialis

Nachdem die A. carotis ext. zwischen dem M. stylohyoideus und M. styloglossus hindurch in die Fossa retromandibularis gelangt ist, teilt sie sich in die A. maxillaris und A. temporalis superficialis auf. Die letztere zieht dicht vor dem Ohr senkrecht nach oben zur Schläfengegend, wobei sie außer Hautästen auch Zweige zum Gehörgang, zum Kiefergelenk und zur Kaumuskulatur abgibt.

a u. b – *Rr. praeauriculares und parotidei* – kleine Zweige zum äußeren Gehörgang, Trommelfell und zur Glandula parotis.
c   – *A. transversa faciei* – verläuft am Jochbogen entlang zur Wangenregion, wo sie mit Ästen der A. facialis anastomosiert.
d   – *A. temporalis media* – durchbohrt die Temporalisfaszien und dringt in den Muskel ein, um sich an dessen Versorgung zu beteiligen.
e   – *A. zygomaticoorbitalis* – zieht oberhalb des Jochbogens zur Schläfengegend.
f   – *R. parietalis* – hinterer Ast, der mit der A. occipitalis anastomosiert.
g   – *R. frontalis* – vorderer Endast, der mit der A. supraorbitalis und supratrochlearis aus der A. ophthalmica anastomosiert.

A. maxillaris

Dieses für die arterielle Versorgung des Gesichtsschädels wichtigste Gefäß zweigt in Höhe des Kieferköpfchens aus der A. carotis ext. ab und zieht entweder lateral oder medial vom M. pterygoideus lat. zur Fossa pterygopalatina, von wo aus ihre Endäste einerseits die Nasenhöhle (durch das Foramen sphenopalatinum), andererseits auch die Mundhöhle (durch die Foramina palatina) sowie die Tube und den Pharynx (durch den Canalis pterygoideus) erreichen. Die Astfolge der A. maxillaris kann in drei Abschnitte aufgeteilt werden: Im 1. oder mandibulären Abschnitt zweigen kleine Äste hauptsächlich zum äußeren Ohr, zum Kiefergelenk, Mittelohr und Unterkiefer sowie auch zur Dura mater ab; im 2. mittleren oder pterygoidalen Abschnitt entspringen Äste zur Kaumuskulatur und im 3. oder pterygopalatinalen Abschnitt werden schließlich die Endäste für Oberkiefer, Gesichtsregion und Mundhöhle entlassen.

A. *Pars mandibularis* (1. Maxillarisabschnitt)
1. *A. auricularis profunda* – kleiner aufsteigender Ast zum Kiefergelenk, zum äußeren Gehörgang und zur äußeren Fläche des Trommelfells.
2. *A. tympanica ant.* – verläuft zusammen mit der Chorda tympani durch die Fissura petrotympanica zur Paukenhöhle.
3. *A. alveolaris inf.* – Unterkieferarterie für die Versorgung der Unterkieferzähne und der Gingiva. Dieses Gefäß gelangt durch das Foramen mandibulae in den Canalis mandibulae, von dem aus die Zweige zu den Pulpakammern der Zähne, zum Knochen und zur Schleimhaut abgehen.
   3/1 – *R. mylohyoideus* – zweigt noch vor Eintritt in den Unterkieferkanal zur Mundbodenmuskulatur ab, die er von kranial erreicht.
   3/2 – *A. mentalis* – verläßt den Unterkieferkanal durch das Foramen mentale und zieht zur Haut des Kinns.
4. *A. meningea media* – starker, senkrecht durch das Foramen spinosum in die Schädelhöhle aufsteigender Ast zur Dura mater. Die Arterie verläuft zwischen Dura und Knochen im Spatium epidurale.

B. *Pars pterygoidea* (2. Maxillarisabschnitt)
5. *A. temporalis profunda post.* ⎫
6. *A. temporalis profunda ant.* ⎬ zum M. temporalis.
7. *A. masseterica* – erreicht durch die Incisura mandibulae den gleichnamigen Muskel.
8. *Rr. pterygoidei* – mehrere Äste zu den Mm. pterygoidei med. und lat.
9. *A. buccalis* – zieht schräg abwärts zur Wangenregion und anastomosiert hier mit Ästen der A. facialis.

C. *Pars pterygopalatina* (3. Maxillarisabschnitt)
10. *A. alveolaris sup. post.* – verläuft am Tuber maxillae abwärts zu den Foramina alveolaria post., durch die ihre Endäste im oberen Kieferknochen bis zu den Zähnen ziehen.
11. *A. infraorbitalis* – tritt durch die Fissura orbitalis inf. in die Orbita ein, wo sie am Boden entlang durch den Canalis infraorbitalis bis nach vorne zum Foramen infraorbitale verläuft, nach dessen Passage mehrere Endäste zur Nase, Oberlippe und Lidregion (11/3) gebildet werden. Hier anastomosieren die Verbreitungsgebiete der A. maxillaris mit denen der A. facialis und A. ophthalmica.
    11/1 – *Rr. orbitales* – mehrere kleine Zweige zur Orbita und zu den unteren Augenmuskeln.
    11/2 – *Aa. alveolares sup. ant.* – kurz vor dem Austritt aus dem Foramen infraorbitale zweigen Äste zu den Frontzähnen ab, die in kleinen Knochenkanälchen des Oberkiefers verlaufen.
12. *A. sphenopalatina* – zieht durch das gleichnamige Foramen zu den hinteren Teilen der Nasenhöhle.
    12/1 – *Aa. nasales post. lat. et septi* – Zweige zur hinteren Nasenhöhlenschleimhaut, zu den Nasenmuscheln, hinteren Siebbeinzellen sowie zur Kiefer- und Stirnhöhle. Sie anastomosieren mit den Aa. ethmoidales ant. und post. (Verbindung zwischen dem Gebiet der A. carotis ext. und int).
13. *A. palatina descendens* – zieht im Canalis pterygopalatinus abwärts zum weichen und harten Gaumen.
    13/1 – *A. palatina major* – erreicht durch das gleichnamige Foramen vor allem den harten Gaumen und die Gingiva der Zähne. Vorne anastomosiert sie am Canalis incisivus mit Ästen der A. nasopalatina.
    13/2 – *Aa. palatinae minores* – ziehen durch die Foramina palatinae minores zum weichen Gaumen, zur Tonsillen- und Choanenregion.

14. *A. canalis pterygoidei* (A. Vidiani) wendet sich nach rückwärts durch den Canalis pterygoideus zur Tuba auditiva und oberen Pharynxschleimhaut.

Hirnarterien

Tafel IV/1

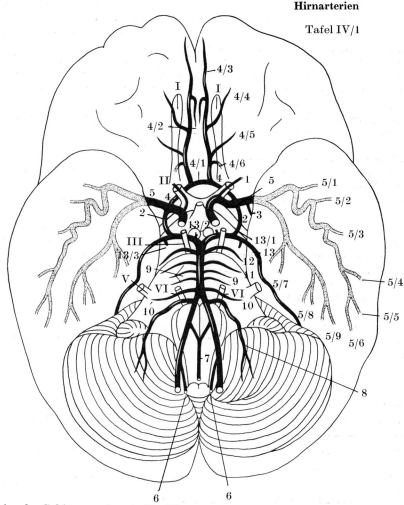

Abb. 393. Arterien des Gehirns von basal. (Die Hirnnerven sind durch römische Ziffern gekennzeichnet).

II. Hirnarterien

Die arterielle Versorgung des Gehirns stammt aus 2 Quellen, einmal aus der A. vertebralis, die durch das Foramen occipitale magnum die Schädelhöhle betritt, und zum anderen aus der A. carotis int., die die Schädelhöhle durch den Canalis caroticus des Felsenbeins erreicht. Die beiden Aa. vertebrales vereinigen sich auf dem Clivus zur A. basilaris, die ihrerseits wiederum – vermittels der zwei Aa. communicantes post. – mit den beiden Karotiden anastomosiert. Die beiden Aa. cerebri ant. sind andererseits durch die A. communicans anterior untereinander verbunden. So entsteht der sog. *Circulus arteriosus cerebri* (Willisi) an der Basis des Gehirns (Abb. 393). Die Gefäßversorgung des Gehirns erfolgt also von basal. Die größeren Arterien benützen die Furchen und Spalten des Gehirns, vor allem die Fissura lateralis und die Fissura interhemispherica, um zu ihren Versorgungsgebieten zu gelangen.

A. carotis interna

1. *A. ophthalmica* – starkes Gefäß für die Versorgung von Auge, Orbita, Stirnhaut und vorderer Nasenhöhle (Astfolge s. u. – Text zu Abb. 394).

2. *A. communicans post.* – rückläufiger Zweig, der mit der A. cerebri post., einem Ast der A. vertebralis, anastomosiert (Circulus arteriosus).
3. *A. chorioidea ant.* – stammt meist aus der A. cerebri media. Sie wendet sich nach rückwärts zur Hippokampusformation und zu den Plexus chorioidei der Seitenventrikel.
4. *A. cerebri ant.* – begibt sich dorsal vom Sehnerven zur Fissura interhemisphaerica, wo sie durch die kurze A. communicans ant. mit der gegenüberliegenden Arterie in Verbindung tritt (Circulus arteriosus). Anschließend zieht sie über den Balken nach rückwärts und versorgt die medialen sowie auch einen kleinen Teil der lateralen Hirnrinde, etwa bis zum Sulcus parietooccipitalis.
   4/1 – *A. communicans ant.* – Anastomose zwischen den beiden Aa. cerebri ant.
   4/2 – *A. pericallosa*
   4/3 – *A. callosomarginalis* } für die medialen Rindengebiete oberhalb des Balkens.
   4/4 – *A. frontopolaris*
   4/5 – *A. frontobasalis* } zu den basalen Rindengebieten des Stirnhirns.
   4/6 – *A. striata ant.* (Heubnersche Arterie) – kleiner Ast, der durch die Area perforata ant. die vorderen Abschnitte der Stammganglien (Nucleus caudatus und Nucleus lentiformis) erreicht.
5. *A. cerebri media* – wendet sich bogenförmig nach lateral über die Inselschwelle hinweg zur Fissura lateralis (Sylvii), wo sie sich in zwei Hauptäste aufteilt, von denen zahlreiche Äste zur Außenfläche des Gehirns abgehen. Durch die Area perforata ant. dringen mehrere »zentrale« Arterien in die Hirnsubstanz ein und versorgen die Stammganglien, die Capsula interna und die Inselrinde.

Vorderer Ast
5/1 – *A. frontobasalis lateralis*
5/2 – *A. triangularis*
5/3 – *A. praerolandica* – verläuft im Sulcus praecentralis.
5/4 – *A. rolandica* – zieht im Sulcus centralis aufwärts.
5/5 – *A. parietalis ant.*
5/6 – *A. parietalis post.* } zur Außenfläche des Parietallappens.

Hinterer Ast
5/7 – *Aa. temporales ant.* und *med.*
5/8 – *A. temporalis post.* } zur Außenfläche des Schläfenlappens.
5/9 – *A. gyri angularis*

A. vertebralis

Verlauf und Astfolge wurden bereits auf S. 421 beschrieben. Die A. vertebralis versorgt vor allem die hinteren und basalen Abschnitte des Großhirns sowie die hinteren Teile des Thalamus und des Hirnstammes. Zieht man eine schräge Linie vom Sulcus parietooccipitalis zum Corpus mamillare, so hat man in etwa die Grenze zwischen dem Versorgungsgebiet der Karotiden und der Aa. vertebrales.

6. *Aa. spinales post.*
7. *A. spinalis ant.* } absteigend zum Rückenmark.
8. *A. cerebelli inf. post.* – tritt von unten an die Kleinhirnhemisphären heran.

A. basilaris

Die beiden Aa. vertebrales vereinigen sich etwa am Rande der Brücke zur Basilararterie, die mehrere Äste zur Brücke, zum Innenohr, zum Kleinhirn und zu den basalen Abschnitten des Schläfen- und Okzipitallappens entsendet.

9. *Rami ad pontem* – mehrere kleine Äste zur Pons.
10. *A. labyrinthi* – zieht mit dem VIII. Hirnnerven durch den Meatus acusticus int. ins Mittelohr.
11. *A. cerebelli inf. ant.* – verläuft zur unteren und lateralen Fläche der Kleinhirnhemisphären.
12. *A. cerebelli sup.* – entspringt am Vorderrand der Brücke und läuft lateral zur Oberseite des Kleinhirns.
13. *A. cerebri post.* – durch Aufgabelung der Basilararterie entsteht beiderseits eine große bogenförmige, vor dem N. oculomotorius seitwärts abbiegende, an der Unterseite des Schläfenlappens verlaufende Arterie, die bis zum Hinterhauptspol des Gehirns zieht.
    13/1 – *A. communicans post.* – Anastomose mit der A. cerebri media.
    13/2 – *Aa. (inter) pedunculares*
    13/3 – *Rr. chorioidei post. lat.* und *med.* } Zweige zum Stammhirn und zum Plexus chorioideus.

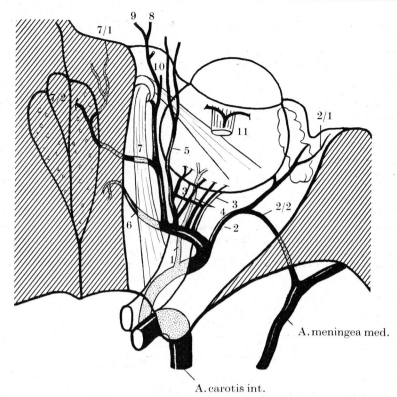

Abb. 394. – Astfolge der A. ophthalmica.

A. ophthalmica

Dieses kräftige Gefäß versorgt nicht nur das Auge, sondern auch die Schleimhaut der vorderen Nasenhöhle, der Siebbeinzellen, der Keilbeinhöhle, die Haut der Stirn, Nasenwurzel und Augenlider sowie die Gebilde der Orbita. Sie entspringt im Subarachnoidalraum aus der A. carotis int. unmittelbar nach deren Durchtritt durch die Dura und tritt zusammen mit dem Sehnerven durch den Canalis opticus in die Orbita ein. Dann überkreuzt sie den Sehnerven in bogenförmigem Verlauf nach medial, wobei zahlreiche kleine Äste nach vorne zum Auge abgehen, während die Endäste an der medialen Orbitawand bis zum inneren Augenwinkel weiterlaufen und schließlich die Lid- und Stirnregion erreichen. Die Augenarterie anastomosiert an verschiedenen Stellen mit Ästen der A. carotis ext., so z. B. im Bereich der Stirnhaut mit der A. temporalis superficialis oder im Bereich der lateralen Nasenwand mit Ästen der A. maxillaris oder durch eine häufig vorhandene Gefäßbrücke zwischen A. lacrimalis und A. meningea media (2/2).

1. *A. centralis retinae* – dringt von unten in den Sehnerven ein und erreicht mit diesem die Optikuspapille, wo sie sich in einen temporalen und nasalen Ast aufzweigt. Die Zentralarterie versorgt nur die inneren Schichten der Netzhaut (vgl. a. S. 299–301).
2. *A. lacrimalis* – zur Tränendrüse und zum lateralen Bereich der Augenlider abzweigendes Gefäß.
   2/1 – *Aa. palpebrales laterales* – mehrere Zweige zum Lidapparat.
   2/2 – *R. anastomoticus cum a. meningeae mediae.*
3. *Aa. ciliares post. longae* – 2 lange Arterien, die an der medialen bzw. lateralen Seite des Sehnerven die Sclera durchbrechen und innerhalb der Aderhaut unverzweigt nach vorne ziehen, um die vorderen Teile des Auges zu versorgen (s. a. S. 300).
4. *Aa. ciliares post. breves* – 16–20 kurze Arterien, die die Sclera in der Umgebung des Sehnervenkopfes durchbohren und dann innerhalb des Auges das Gefäßnetz der Aderhaut speisen.
5. *A. supraorbitalis* (früher A. frontalis lat.) – Endast zur Stirnhaut.
6. *A. ethmoidalis post.* – dringt durch das Foramen ethmoidale post. in das Siebbein ein und gelangt so zu den hinteren Siebbeinzellen und zur Nasenhöhle.

7. *A. ethmoidalis ant.* – dringt durch das gleichnamige Foramen zur Schädelhöhle vor, wo sie die A. meningea ant. abgibt, und erreicht dann durch die Lamina cribrosa hindurch die vorderen Abschnitte der Nasenhöhlenschleimhaut.
   7/1 – *A. meningea ant.* – zieht zwischen Dura und Knochen aufwärts und anastomosiert mit dem vorderen Ast der A. meningea media.
   7/2 – *Aa. nasales ant. lat. et septi* – Endäste zur vorderen Nasenhöhle.
8. *A. supratrochlearis* – Endast der A. ophthalmica, der medial von der A. supraorbitalis um den oberen Rand der Augenhöhle herum zur Stirnhaut zieht (früher A. frontalis medialis).
9. *A. dorsalis nasi* – kleiner Ast zum Nasenrücken.
10. *Aa. palpebrales med.* – 2 Gefäße zu den Augenlidern, die zusammen mit den Aa. palpebrales lat. jeweils im Ober- bzw. Unterlid einen Arcus palpebralis sup. und inf. ausbilden.
11. *Aa. ciliares ant.* – dringen vorn von der Limbusregion aus in das Auge ein und anastomosieren im Ziliarkörper mit den beiden Aa. ciliares post. longae, wodurch der Circulus arteriosus iridis major entsteht (vgl. a. S. 299).

III. Venen des Kopfes

Die Kopfvenen zeigen große individuelle Variationen, so daß hier nur ein allgemeiner Überblick gegeben zu werden braucht. Der Abfluß des venösen Blutes vom Kopf und Hals erfolgt durch die Vv. jugulares. Die mächtigste von ihnen ist die *V. jugularis int.* Sie beginnt an der Schädelbasis als Fortsetzung des Sinus sigmoideus unterhalb vom Foramen jugulare mit dem Bulbus superior, verläuft neben den Halseingeweiden unter dem M. sternocleidomastoideus zusammen mit der A. carotis communis und dem N. vagus abwärts und vereinigt sich schließlich mit der V. subclavia zur V. brachiocephalica. Sie führt nicht nur das Gehirnvenenblut, sondern auch den Liquor des Gehirns ab. Oberflächlicher liegt die *V. jugularis ext.*, die hauptsächlich das Blut von der lateralen Schädelwandung und den Gesichtsregionen sammelt und oberhalb des M. sternocleidomastoideus liegt. In Begleitung der A. facialis verläuft die *V. facialis* vom medialen Augenwinkel, wo sie durch die *V. angularis* mit der V. ophthalmica anastomosiert, abwärts bis zum Unterkieferrand und weiter zum Hals. Sie bekommt verschiedene Zuflüsse aus dem Gesichtsbereich und mündet in Höhe der Karotisteilungstelle in die V. jugularis int. ein. *Die V. temporalis superficialis* zieht in Begleitung der gleichnamigen Arterie vor dem Ohr abwärts und setzt sich in der Parotisloge in die *V. retromandibularis* fort, die das venöse Blut aus dem Maxillarisgebiet sammelt (Plexus pterygoideus) und in die V. jugularis int. einmündet. Die V. retromandibularis anastomosiert meist auch mit der V. jugularis ext.

Das Blut aus der Hinterhauptsregion fließt durch die *V. occipitalis* ab, die die A. occipitalis begleitet. Diese steht meist mit der V. jugularis ext. in Verbindung. Die hinter dem Ohr gelegene *V. auricularis post.* sammelt das Blut aus der hinteren Scheitel- und Okzipitalregion und führt es zur V. jugularis ext.

Im Bereich der tiefen Kaumuskeln (Mm. pterygoidei med. und lat.) befindet sich ein ausgedehnter Venenplexus *(Plexus pterygoideus)*, der in der Hauptsache nach hinten zur V. retromandibularis, in geringerem Maße aber auch nach vorne zur V. facialis drainiert wird. Er steht durch die untere Orbitafissur mit den Venen der Augenhöhle *(V. ophthalmica inf.)*, nach vorne mit der V. facialis und nach oben durch die Löcher der Schädelbasis mit dem Sinus cavernosus in Verbindung. Diese Anastomosen spielen in der Klinik als Infektionspforten für den Schädelinnenraum eine Rolle. In der Nachbarschaft der größeren Venenstämme befinden sich in der Regel die Lymphgefäße mit ihren regionalen Lymphknoten, was besonders für die V. jugularis int. gilt (Näheres s. S. 151 ff.).

Sachverzeichnis

Adduktorenmuskulatur 467
Adenohypophyse 376
Aditus laryngis 175
äußere Nase, Knorpelskelett 165
– –, Muskelapparat 165
äußeres Ohr 318
afferente Systeme des Rückenmarks 268
Akkommodationsapparat 307
Akkommodationsvorgang 308
Alarmreaktion 351
Amboß 319
Amphiarthrosen 17
Ampulla tubae 218
Angulus sterni 41
Angulus venosus 151
Ansa cervicalis 369
Anulus fibrosus der Wirbelsäule 27
Anulus haemorrhoidalis 122
Anulus inguinalis 50
Anulus tendineus communis 313
Aorta, Astfolge 191
Aperturae laterales 245
Aperturae thoracis 41
Aponeurosen 20
Appendices epiploicae 121
Appendix epididymidis 211
Appendix testis 211
Appendix vermiformis 120, 160
Aquaeductus mesencephali 245
Arachnoidea 352
Archicerebellum 235
Arcus aortae 191
Arcus lumbocostalis 184
Arcus palmares 425
Arcus plantaris 474
Arcus pubis 34
Area adolfactoria 289
Area perforata 289
Area postrema 355
Area striata 306
Arm 385 ff.
–, Arterien 420
–, Nerven 426
–, Skelettelemente 385
–, Venen 425
A. axillaris 423
A. brachialis 423
A. carotis communis 191

A. corticalis radiata 201
A. dorsalis pedis 474
A. gastroduodenalis 192
A. femoralis 473
A. gastrica 192
A. ileocolica 193
A. iliaca externa 472
A. iliaca interna 470
A. iliolumbalis 470
A. lienalis 156, 192
A. mesenterica superior 191, 192
A. obturatoria 471
A. poplitea 473
A. profunda brachii 423
A. profunda femoris 473
A. pudenda interna 471
A. peronaea 474
A. radialis 425
A. rectalis inferior 472
A. rectalis superior 193
A. renalis 201
A. subclavia 421
A. subcorticalis 201
A. subscapularis 423
A. suprascapularis 423
A. thoracoacromialis 423
A. thoracica lateralis 423
A. tibialis anterior 474
A. tibialis posterior 474
A. transversa colli 423
A. ulnaris 425
A. umbilicalis 472
Aa. arcuatae 201
Aa. bronchiales 191
Aa. ciliares 298
Aa. circumflexae humeri 423
Aa. colicae 193
Aa. coronariae 143
Aa. epigastricae 473
Aa. glutaeae 471
Aa. helicinae 215
Aa. hepaticae 192
Aa. intercostales 191
Aa. lumbales 191
Aa. phrenicae 191
Arterien des Armes 420
– von Becken und Bein 470
– des Rumpfes 189
arteriovenöse Anastomosen 133

Arthrologie 14
Articulatio acromioclavicularis 410
Articulatio atlantooccipitalis 38
Articulatio carpometacarpea 397
Articulatio cricoarytaenoidea 171
Articulatio cricothyreoidea 171
Articulatio coxae 461 ff.
– –, Tabelle 469
Articulatio cubiti 403 ff., 408
Articulatio cuneonavicularis 439
Articulatio genus 452 ff.
Articulatio humeri 410
– –, Tabelle 412
Articulatio humeroradialis 404
Articulatio humeroulnaris 404
Articulatio mediocarpea 387, 400
Articulatio radiocarpea 387, 398
Articulatio sternoclavicularis 409
Articulatio talocalcaneonavicularis 439
Articulatio talocruralis 439, 441
Articulatio temporomandibularis 83
Articulationes atlantoaxiales 38
Articulationes capitis costae 186
Articulationes carpometacarpeae 387
Articulationes costotransversariae 30, 186
Articulationes costovertebrales 42
Articulationes interchondrales 42
– interphalangeae des Fußes 439
– – der Hand 385, 397
Articulationes metacarpophalangeae 385, 396
Articulationes radioulnares 404
Articulationes sacroiliacae 35, 462
Articulationes sternocostales 42
Articulationes tarsometatarseae 439
Aryknorpel 170

Aschoff-Tawarascher Knoten 143
Assoziationsbahnen des Großhirns 275
Atemmechanismen 182
athletischer Typus 7
Atmung 3, 184 ff.
Atmungsorgane 163 ff.
Atrium dextrum 137
Atrium sinistrum 138
auditives System 316 ff.
– –, Arbeitsweise 323
Auge, Bewegungsapparat 310 ff.
–, Maßverhältnisse, Tabelle 302
–, Schichtengliederung 298
–, Sehbahn 295 ff.
Augenmuskulatur 313
Auricula dextra 137
autonomes Nervensystem 228
auxiliäre Atemmechanismen 188

Bahn des auditiven Systems 324
– des Sehsystems 302
Bahnen, extrapyramidale 265
–, Geschmacks- 295
–, kortikobulbäre 269
–, kortikopontine 269
–, kortikospinale 269
– des Retikularissystems 351
Bahnverbindungen des Hypothalamus 348
Bainbridge-Reflex 344
Bandapparat des Ellenbogengelenkes 404
– des Fußes 440
– der Hand 387
– des Hüftgelenkes 463
– des Kiefergelenkes 84
– des Kniegelenkes 455
– des Schultergelenkes 410
– der Wirbelsäule 31
Bartholinische Drüsen 221
Basalganglion 241
Bauchfell 80, 122 ff.
Bauchhöhle 5, 122
Bauchmuskulatur 46 ff., 48
Bauchspeicheldrüse 116
Bauchwand 46 ff.
–, Schichtengliederung 49 ff.
Bauhinsche Klappe 118
Becken 26 ff., 459 ff.
–, Arterien 470
–, Bandapparat 35
–, Druckverteilung 460
–, Gefäßversorgung 470
–, Skelettelemente 32 ff.
–, Venen 475
Beckenboden 36

Beckenform, Geschlechtsunterschiede 34
Beckengürtel und Bein 433 ff.
Beckenmaße 37
Bein, Arterien 470
– und Beckengürtel 433 ff.
–, Gefäßversorgung 470
–, Nerven 475
–, Venen 475
Bewegungsapparat, allgemein 23 ff.
–, Grundbegriffe 9 ff.
Bindehaut 314
Blasenreflexe 338
Blut 131 ff.
Blutgefäßsystem, allgemein 128
Blut-Hirn-Schranke 354
Blut-Liquor-Schranke 354
Bochdaleksches Blumenkörbchen 245
Bogengänge 257
Bowmansche Drüsen 288
branchiogene Organe 158
Bronchialsystem, Gliederung 179
Brustatmung 186
Brusthöhle 5, 10
Brustkorb 40 ff.
–, Mechanik 45
bulbäre Reflexe 344
Bulbi vestibuli 222
Bulbus oculi 298
Bulbus olfactorius 283
Bulbus penis 213
Bulla ethmoidalis 167
Bursae synoviales, allgemein 16
– – am Kniegelenk 454
Bursa Fabricia 159
Bursa omentalis 123
Bursa suprapatellaris 454

Calices renales 200
Canaliculi lacrimales 315
Canaliculus cochleae 322
Canalis analis 121
Canalis inguinalis 50
Canalis nasolacrimalis 313
Capsula articularis 15
Capsula interna 241
Cartilagines arytaenoideae 170
Cartilagines nasi 165
Cartilago cricoidea 170
Cartilago thyreoidea 170
Cauda equina 228
Cavum oris 81
Cavum tympani 319
Cellulae ethmoidales 66, 169, 313
Centrum ciliospinale 373
Centrum tendineum 184
Cervix uteri 218

Chemorezeptive Reflexe 344
Chiasma crurale 445
Chiasma opticum 303
Chiasma plantare 445
Choanen 104
Chondrone 14
Chorda tympani 365, 374
Choriocapillaris 302
Circulus arteriosus iridis 298
Circulus vasculosus nervi optici 298
Cisterna chyli 152
Clitoris 221
Cochlea 322
Colliculus seminalis 212
Colon 119 ff.
Colon rectum 121
Commissura anterior 283
Conchae nasales 166
Conjunctiva 314
Conus arteriosus 138
Conus medullaris 228
Cor 136 ff.
Corium 252
Corpora cavernosa penis 213
Corpora neurotendinosa 250
Corpus amygdaloideum 291
Corpus geniculatum laterale 303
Corpus geniculatum mediale 324
Corpus luteum 379
Corpus spongiosum urethrae 213
Corpus striatum 239, 264
Corpus thymicum 158
Corpus vitreum 315
Cortex renalis 201
Cortisches Organ 323
Costae 41
Cowpersche Drüsen 208, 213
Cristae ampullares 258
Crura cerebri 238

Darmtrakt, Abwehrorgane 160
–, Lymphabflußwege 150
–, Schichtenbau 80
Darmzotten, Bau 146
Daumengelenke 388
Dentes permanentes 91
Dentin 95
Depressorreflex 344
Diaphragma 184 ff.
Diaphragma pelvis 37, 121
Diaphragma urogenitale 37
Diaphyse 12
Diarthrosen, Tabelle 17 ff.
Dickdarm, Wandbau 120
dienzephale Organisationsstufe des vegetativen NS 345
Digestionstrakt, allgemeine Gliederung 78

Sachverzeichnis

Disci articulares, allgemein 16
Disci intervertebrales 27
Döderleinsche
  Vaginalbakterien 221
Drehmoment 22
Ductus arteriosus Botalli 196
Ductus biliferi 149
Ductus choledochus 117
Ductus cochlearis 257
Ductus deferens 212
Ductus ejaculatorius 212
Ductus epididymidis 212
Ductus hepatici 117, 149
Ductus nasolacrimalis 315
Ductus pancreaticus 117
Ductus semicirculares 257
Ductus thoracicus 130, 150
Ductus venosus 195
Duodenum 115 ff.
Dura mater 352

Ebenen des Körpers 7
Eigelenk 17
Eigenreflexapparat 246 ff.
Eileiter 218
Ejakulation 223
Ejakulationsreflex 340
Elevation des Armes 420
Ellenbogengelenke 403 ff. 408
Eminentia carpi 387
Enddarm 119 ff.
Endhirnmotorik,
  funktionelle Systeme 262 ff.
Endokard 136
endokrine Organe 375 ff.
Endstrombahn, Bau 134
ependymale,
  zirkumventrikuläre
  Organe 355
Epidermis 252
Epididymis 211
Epiglottis 170
Epikard 136, 142
Epipharynx 104, 169
Epiphyse 244
Epiphysen
  der Röhrenknochen 12
Epithelkörperchen 377
Erektionsreflex 339
Erregungsleitungssystem 142
Eustachische Klappe 196
– Röhre 169
Extensoren
  am Oberschenkel 464
– der Hand 400
– am Oberarm 408
– am Unterschenkel 447
– am Fuß 444
exterozeptive Reflexe 252
extrapyramidale Bahnen 265

extrapyramidal-
  motorisches System 264
Extrazellularraum 127
Extremitäten 383 ff.
–, Skelettaufbau 10
–, sympathische Versorgung 369
–, parasympathische
  Versorgung 370
Extremitätenplexus 230
Exkretions- und
  Fortpflanzungsorgane 197 ff.
Exspirationszentrum 342

Falx cerebri 352
Fascia lata 464
Fascia thoracolumbalis 52
Fasciculus longitudinalis
  medialis 261
Faszien 20
Fetalkreislauf 195
Fibrae obliquae 113
Fila olfactoria 285, 358
Fila radicularia 230
Filum terminale 228
Fimbria ovarica 218
Finger, Grundgelenke 392
Fingergelenke, Tabelle 397
Fingermuskeln 392
Fissura calcarina 304
Flechsigsches Bündel 261
Flexoren am Oberarm 407
– am Oberschenkel 464
– am Unterarm 399
– am Unterschenkel 446
Flexura duodenojejunalis 115
Foramen interventriculare 244
Foramen ovale des Herzens 196
Foramen ovale des Mittelohres
  319
Foramen stylomastoideum 364
Foramina ischiadica 33
Fornix 283, 287
Fortpflanzungsorgane 197 ff.
Fossa poplitea 450
Fossae cranii 67
Fovea centralis 302
Fremdreflexapparat 252 ff.
Funiculus spermaticus 212
Fuß 435 ff.
–, Bandapparat 439, 440
–, als Bewegungsorgan 450
–, Torsionsfähigkeit 437
Fußgelenke 437 ff.
–, Tabelle 451
Fußgewölbe 436
–, Sicherungsmechanismen 441
Fußmuskeln, Tabelle 443
Fußskelett 436
Fußsohlenmuskulatur 442
Fußstrahlen 436

Galea aponeurotica 73
Gallenblase 117
Gallenwege, extrahepatische 117
Ganglion cervicale 334
Ganglion cervicothoracicum 369
Ganglion semilunare 267, 359
Ganglion stellatum 369
Ganglion trigeminale 267, 359
Gaumenbein 71
Gaumenmandel 161
Gaumen- und Nasendrüsen,
  Innervation 373
Gebärmutter 218 ff.
Gebiß 91 ff.
Gefäße, Wandbau 132
Gefäßsystem 132 ff.
–, Formtypen 135
Gefäßversorgung
  des Armes 420 ff.
– des Rumpfes 189
– von Becken und Bein 470
Gehirn,
  quantitative Verhältnisse 278
Gehirnentwicklung, Stadien 240
Gehirngewicht, Tabelle 278
Gehörgang 318
Gehörknöchelchen 319
Gehörorgan,
  Maßverhältnisse 320
Gelenke, Bau der 15
– der Wirbel 30 ff.
Gelenkformen 17
Gelenkkapsel 15
Gelenkknorpel 12
Gelenklehre, allgemeine 14 ff.
Gelenkmechanismen 16
Genitale, äußeres 206, 213, 221
Geschlechtsorgane,
  männliche 210
–, weibliche 216
Geschmacksapparat 291 ff.
Geschmacksbahnen 295
Geschmacksknospen 294
Geschmacksmodalitäten 294
Geschmacksrezeptoren 292
Gesichtsschädel 68
Glandula bulbourethralis
  208, 213
Glandula lacrimalis 315
Glandula parotis 99
– –, Innervation 374
Glandula sublingualis 99
– –, Innervation 374
Glandula
  submandibularis 99
– –, Innervation 374
Glandula suprarenalis 378
Glandula thyreoidea 376
Glandulae duodenales 115
Glandulae labiales 82
Glandulae olfactoriae 288

Glandulae parathyreoideae 377
Glandulae urethrales 208
Glandulae vestibulares majores 221
Glans penis 214
Glaskörper 315
Gleichgewichtsapparat 256
Gleichgewichtsbahnen 260
Gleichgewichtsregulationen 258, 263
Gliedmaßen 383 ff.
–, Skelettaufbau 10
–, obere 385
–, untere 433
Globus pallidus 264
Glomeruli olfactorii 289
Glomeruli renales 201
Glomusorgane 133
Gowerssches Bündel 261
Gratioletsche Sehstrahlung 303
Großhirn, Assoziations- und Kommissurenbahnen 275
Großhirnrinde, sensomotorische Areale 273
gustatorisches System 291 ff.
Gyri temporales transversi 325
Gyrus ambiens 283
Gyrus cinguli 283
Gyrus dentatus 283
Gyrus parahippocampalis 283
Gyrus postcentralis 295
Gyrus praecentralis 270
Gyrus semilunaris 283
Gyrus subcallosus 289
Gyrus temporalis superior 326

Hammer 319
Hand, Bandapparat 387
–, Beugemuskulatur der Finger 393
–, Bewegungsfähigkeit 398 ff.
–, Daumenmuskeln 391
–, Muskelgruppen 388
Handgelenke 398 ff.
–, Tabelle 401
Handskelett 386
harnableitende Wege 205 ff.
Harnblase 205
–, Funktionsmechanismen 207
Harnblasenschleimhaut 207
Harnleiter 205
Harnorgane 200 ff.
Harnröhre, männliche 207
–, weibliche 208
harter Gaumen 103
Haustrae 121
Haut 252
Hautrezeptoren 252
Hautsinnesorgane, Formtypen 253

Haversscher Kanal 12
Helicotrema 323
Hepar 116 ff.
Herz 136 ff.
–, Arbeitsweise 140
–, Arterien 143
–, Venen 145
Herzbeutel 136, 142
Herzkranzgefäße 143 ff.
Herzmuskulatur 139
Herzskelett 139
Hiatus maxillaris 71
Hilfsatemmuskeln 188
Hinterhauptsbein 63
Hinterstrangbahnen 266
Hippokampusrinde 289
Hirnbläschen 240
Hirnhäute 352 ff.
Hirnnerven 356 ff.
Hirnstamm, Ganglien 239
–, Retikularisformation 341
Hirnventrikel 243 ff.
Hissches Bündel 143
Hoden 210
Hörapparat 316
Hörbahn 324
Hörzentren 325
Hüftgelenk 461 ff.
–, Bänder 462
–, Bewegungsmechanismen 465
–, Gelenkkörper 461
–, Tabelle 469
Humor aquosus 315
Hymen 221
Hypomochlion 19
Hypopharynx 104
Hypophyse 347, 376, 380
Hypophysenhinterlappen 347
Hypophysen-Zwischenhirn-System 382
hypothalamische Optikuswurzel 303, 348
Hypothalamus 345
–, Bahnverbindungen 348

Ileum 118
Incisurae ischiadicae 33
Incus 319
Indusium griseum 283, 286
Informationswechsel, Begriff 3
–, Organe des 225
Innenohr 321 ff.
Inselorgan des Pankreas 379
Inspirationszentrum 342
Interkostalmuskulatur 43, 59
Intersectiones tendineae 20
intertransversales System der Rückenmuskulatur 59
intramuraler Plexus 330
intramurales NS 329
Iris 309

Irisfärbung 310
ischiokrurale Muskulatur 459, 464
Isthmus tubae 218

Jacobsonsches Organ 291
Jejunum 118
Jochbein 73

Kalkarinarinde 306
Kammerwasser des Auges 315
Kanälchensystem der Niere 202
Kapillaren 135
Karotissinusreflex 344
Karpalmuskulatur 399
Kauapparat, knöcherne Grundlage 83
Kaumechanismus 93
Kaumuskulatur 86
Kehlkopf 170 ff.
Keilbein 64
Keilbeinhöhle 169
Keimdrüse, weibliche 217
Keimdrüsen, inkretorische Anteile 379
Kerckringsche Falten 115
Kiefergelenk 83
Kieferhöhlen 169
Kieferknochen, funktionelle Struktur 96
Kleinhirn, Bahnen 261
–, Gliederung 236
Kleinhirn-Seitenstrang-Bahnen 261
Kniegelenk 452 ff.
–, Bewegungsmechanismen 456
–, Gelenkkörper und Bandapparat 453, 454
–, Schlußrotation 455
–, Tabelle 458
Kniekehle 450
Knochen, trajektorieller Bau 13
Knochenhaut 12
Knochenlehre, allgemeine 11
Knochenstruktur 11
knöchernes Labyrinth 322
Knorpel 12
–, Aufbau 14
Körperbau im allgemeinen 6
Körperhöhlen, statische Verhältnisse 5
Körperkreislauf 130
Kohabitation 223
Kohlrausche Falte 122
Kollodiaphysenwinkel 461
Kommissurenbahnen des Großhirns 275
Konstitutionstypen 7
Kopf, sympathische Versorgung 369

Kopf und Extremitäten, parasympathische Versorgung 370
Kopfdarm,
  Grundgliederung 81 ff.
Kopfdrüsen, Innervation 373
Kopfgelenke, Bandapparat 39
–, Muskelapparat 39
Kortikal-motorisches
  System 269
kortikobulbäre Bahnen 169
kortikopontine Bahnen 269
kortikospinale Bahnen 269
kostodiaphragmale Atmung 186
kranial-autonomes System 370
kraniovertebrale Gelenke,
  allgemein 37
– –, Bandapparat 39
– –, Muskelapparat 39
Krausesches
  Endkörperchen 253
Kreislauf 3
Kugelgelenk 18
kutiviszerale Leitungsbögen 339

Labia majora pudendi 221
Labia minora pudendi 221
Labyrinthorgan 257, 321
Lacunae urethrales 208
Lagebezeichnungen 7
Laimersches Dreieck 105
Lamina spiralis ossea 321
Lamina tecti 238
Lappengliederung des
  Endhirns 240
Larynx 170 ff.
–, Bandapparat 170
–, Etagengliederung 176
–, Gelenke 171
–, Knorpelskelett 170
–, Muskelapparat 172
–, Schleimhautrelief 175
Leber 116, 146
–, Arbeitsrhythmus 149
–, Aufbau 148
Leberkreislauf 148
Leistenkanal 50
Leitungsbahnen der oberen
  Extremität 420
– der unteren Extremität 470
Lemniscus lateralis 324
Lemniscus medialis 295
Leptomeninx 352
leptosomer Typus 7
Lichtsinneszellen 302
Lidapparat 314 ff.
Lidmuskulatur 314
Lien 154 ff.
Lig. acromioclaviculare 410
Lig. arteriosum 142
Lig. capitis femoris 461
Lig. carpi radiatum 388

Lig. coracoacromiale 410
Lig. coracoclaviculare 410
Lig. fundiforme penis 215
Lig. iliofemorale 462
Lig. inguinale 50
Lig. ischiofemorale 462
Lig. latum uteri 218
Lig. ovarium proprium 217
Lig. pisohamatum 401
Lig. pisometacarpeum 401
Lig. plantare longum 442
Lig. popliteum obliquum 459
Lig. pubofemorale 462
Lig. sphenomandibulare 84
Lig. suspensorium penis 215
Lig. stylomandibulare 84
Lig. transversum acetabuli 461
Lig. vocale 176
Ligg. anularia der Trachea 178
Ligg. collateralia, allgemein 15
Ligg. cruciata 455
Ligg. glenohumeralia 410
Ligg. sacroiliaca 35
Ligg. sacrospinalia 36
Ligg. sacrotuberalia 36
limbischer Kortex 283
limbisches System 285, 291, 350
Linea alba 50
Linea terminalis 32
Linsenkern 241
Lingua 100
Lippen 82
Liquorsystem, Funktion 355
Liquorzirkulation 352 ff.
Lobuli hepatis 148
Lobus olfactorius 281
Lobus piriformis 283
Luftröhre 177 ff.
Luftwege, untere 170
Lungen, Lappengliederung 180
Lungenalveolen 181
Lungenfell 183
Lungengliederung 179
Lungenkreislauf 130
Lungensegmentgliederung 180
Lymphabflüsse des Darmes 150
lymphatische Organe 150 ff.
– –, Übersicht 159
lymphatischer Rachenring 161
Lymphgefäße des Körpers 151
Lymphgefäßsystem 150 ff.
–, allgemein 128
Lymphknoten 152 ff.
–, Aufbau 153
–, Funktionen 154
Lymphkreislauf 131

Macula lutea 302
Maculae staticae 258
männliches Glied 213

Magen 110
–, Muskulatur 112
–, Wandbau 111
Malleus 319
Malpighisches Körperchen 203
Mandelkern 291
Mandibula 72
Mastdarmreflexe 338
Maßverhältnisse des Auges 302
– des Gehörorgans 320
– der Harnorgane 209
– der männlichen Geschlechtsorgane 215
– der weiblichen Geschlechtsorgane 222
– des Rückenmarks 232
– des Thorax 42
Maxilla 72
Meatus acusticus externus 318
Meatus nasi 166
Medulla renalis 201
Medulla spinalis 228
Meißnersche
  Tastkörperchen 253
Merkelsche Scheiben 254
Membrana tympani 319
Membrana
  pharyngobasilaris 104
Membrana synovialis 15
Menisci, allgemein 16
mensueller Zyklus 220
Mesencephalon, allgemeine
  Gliederung 236
mesenteriale Strukturen 122 ff.
Mesenterium 118
Mesoappendix 120
Mesocolon transversum 120
Mesopharynx 104
Mesosalpinx 218
Mesovarium 218
metamerer Bereich des
  Nervensystems 246 ff.
Metamerie 6
Milz 154 ff.
–, Anatomie 156
–, Gefäßarchitektur 156
– als lymphatisches Organ 158
Milzkreislauf 158
mimische Muskulatur 62 ff.
– – im Bereich der Mundöffnung 82
– –, Übersicht 73 ff.
Mitteldarm 113 ff.
Mittelhirn 340
–, allgemeine Gliederung 236
Mittelohr 319
Mons pubis 221
Motoneuron 247
motorische Endplatte 248
Mundboden 87
Mundhöhle, Drüsenapparat 97

Muskel,
    makroskopischer Bau 20
Muskelformen 18
Muskelkrafteinheit 21
Muskellehre, allgemeine 18
Muskelrezeptoren 249
Muskelspindeln 250
Muskulatur,
    Hilfseinrichtungen 19
M. abductor digiti minimi 389, 443
M. abductor hallucis 443
M. abductor pollicis brevis 389
M. abductor pollicis longus 390
M. adductor brevis 467
M. adductor longus 466
M. adductor magnus 467
M. adductor hallucis 444
M. adductor pollicis 389
M. anconaeus 408
M. arytaenoideus 172
M. biceps brachii 407
M. biceps femoris 459
M. brachialis 407
M. brachioradialis 407
M. buccinator 74
M. bulbocavernosus 213, 222
M. ciliaris 308
M. coracobrachialis 407
M. cremaster 50
M. cricothyreoideus 173
M. deltoideus 414
M. digastricus 89
M. dilatator pupillae 309
M. epicranius 73
M. erector spinae 52
M. extensor carpi radialis brevis 400
M. extensor carpi radialis longus 400
M. extensor carpi ulnaris 400
M. extensor digiti minimi 395
M. extensor digitorum 395
M. extensor digitorum brevis 444
M. extensor hallucis brevis 444
M. extensor hallucis longus 448
M. extensor indicis 390
M. extensor pollicis brevis 390
M. extensor pollicis longus 390
M. flexor carpi radialis 399
M. flexor carpi ulnaris 399
M. flexor digiti minimi 388, 389, 442
M. flexor digitorum brevis 442
M. flexor digitorum longus 446
M. flexor digitorum prof. 394
M. flexor digitorum superfic. 393
M. flexor hallucis brevis 442
M. flexor hallucis longus 446
M. flexor pollicis brevis 388, 389

M. flexor pollicis longus 394
M. genioglossus 101, 102
M. geniohyoideus 88
M. glutaeus medius 468
M. glutaeus minimus 468
M. gracilis 466
M. hyoglossus 101, 102
M. iliocostalis 56
M. iliopsoas 465
M. infraspinatus 413
M. ischiocavernosus 215
M. latissimus dorsi 415
M. levator ani 36, 222
M. levator palpebrae superioris 315
M. levator scapulae 417
M. levator veli palatini 103
M. longissimus 56
M. longus capitis 58
M. longus colli 58
M. masseter 86
M. multifidus 54
M. mylohyoideus 88, 101
M. obliquus abdominis ext. 47
M. obliquus abdominis int. 47
M. obliquus bulbi sup. 313
M. obliquus capitis inf. 39
M. obliquus capitis sup. 39
M. obturatorius ext. 470
M. obturatorius int. 470
M. omohyoideus 89
M. opponens digiti minimi 388, 442
M. opponens pollicis 388
M. orbicularis oculi 314
M. orbicularis oris 82
M. palmaris brevis 402
M. palmaris longus 402
M. pectoralis major 415
M. pectoralis minor 418
M. pectineus 466
M. peronaeus tertius 447
M. piriformis 468
M. popliteus 456
M. pronator quadratus 406
M. pronator teres 406
M. psoas 52
M. pyramidalis 49
M. quadratus femoris 468
M. quadratus lumborum 51
M. quadratus plantae 445
M. quadriceps femoris 456
M. rectus abdominis 49
M. rectus capitis ant. 40
M. rectus capitis lat. 40
M. rectus capitis post. major 39
M. rectus capitis post. minor 39
M. rhomboideus major 417
M. rhomboideus minor 417
M. sartorius 457
M. semimembranosus 458

M. semitendinosus 458
M. serratus ant. 418
M. sphincter ani ext. 37, 121, 222
M. sphincter antri 113
M. sphincter choledochi 117
M. sphincter pupillae 309
M. sphincter pylori 113
M. sphincter urethrae 206
M. sphincter vesicae 206
M. spinalis 53
M. stapedius 320
M. sternohyoideus 89
M. sternothyreoideus 89, 173
M. styloglossus 102
M. stylohyoideus 89
M. subscapularis 413
M. supinator 405
M. supraspinatus 413
M. tarsalis 315
M. temporalis 86
M. temporoparietalis 73
M. tensor fasciae latae 466
M. tensor tympani 320
M. tensor veli palatini 103
M. teres major 414
M. teres minor 414
M. thyreoarytaenoideus 172
M. thyreohyoideus 89
M. tibialis ant. 446
M. tibialis post. 446
M. transversus abdominis 48
M. transversus perinei 215, 222
M. transversus thoracis 44, 188
M. transversus tracheae 178
M. trapezius 418
M. triceps brachii 408
M. vocalis 173, 174
Mm. auriculares 318
Mm. constrictores pharyngis 104
Mm. cricoarytaenoidei 172
Mm. gemelli 470
Mm. intercostales 43, 187
Mm. interossei des Fußes 444, 445
Mm. interossei der Hand 395, 396
Mm. interspinales 53
Mm. ischiocavernosi 222
Mm. levatores costarum 44
Mm. levatores pharyngis 105
Mm. longitudinales linguae 101
Mm. lumbricales 394, 445
Mm. papillares 138
Mm. peronaei 448
Mm. pterygoidei 87
Mm. recti bulbi 313
Mm. rotatores 54
Mm. scaleni 44
Mm. semispinales 54
Mm. serrati 57

Mm. splenii 55
Mm. subcostales 44, 188
Mm. zygomatici 82
myostatische Regelungen 246 ff.
Myokard 136
Myologie 18

Nase 164
Nasenhöhlen 166
Nasenknorpel 165
Nasenschleimhaut 167
Nasen- und Gaumendrüsen, Innervation 373
Nasopharynx 104, 169
Nebenhoden 211
Nebenniere 378
Neocerebellum 235
Neokortex, basaler 276
Nephron 203
Nerven des Armes 426
– des Beines 475
Nervensegment 230
Nervensystem, funktionelle Grundgliederung 227
–, metamerer Bereich 246 ff.
–, optische Abschnitte 297
– und Sinnesorgane 227 ff.
–, vegetatives 327 ff.
N. abducens 364
N. accessorius 368
N. alveolaris 364
N. axillaris 427
N. auriculotemporalis 363
N. dorsalis scapulae 426
N. facialis 364
N. facialis, parasympathischer Anteil 372
N. femoralis 478
N. frontalis 361
N. genitofemoralis 476
N. glossopharyngeus 366
– –, parasympathische Fasern 372
N. hypoglossus 369
N. iliohypogastricus 476
N. ilioinguinalis 476
N. infraorbitalis 362
N. intermedius 365, 373
N. ischiadicus 479
N. lacrimalis 373
N. laryngeus recurrens 368
N. laryngeus superior 368
N. lingualis 364
N. mandibularis 363
N. maxillaris 362
N. medianus 430
N. nasociliaris 361
N. obturatorius 478
N. oculomotorius 358
– –, parasympathische Fasern 371

N. ophthalmicus 361
N. opticus 358
N. petrosus major 365, 373
N. pudendus 482
N. radialis 427
N. saphenus 478
N. spinalis 231
N. statoacusticus 366
N. suprascapularis 426
N. supraorbitalis 361
N. trigeminus 359
N. suralis 480
N. tibialis 480
N. trochlearis 359
N. tympanicus 366, 374
N. ulnaris 430
N. vagus 367
– –, parasympathische Fasern 372
N. vestibulocochlearis 257, 316, 366
N. zygomaticus 362
Nn. ethmoidales 367
Nn. glutaei 478
Nn. nasales 362
Nn. palatini 362
Nn. peronaei 480
Nn. plantares 480
Nn. splanchnici 334, 373
Nn. subscapulares 426
Netzhaut 302
Neuralraum 5
Neurocranium 10, 62
Neurohypophyse 376
Neurosekretion 327, 347
Neurotropismus 376
Niere 200
–, Becken 204
–, Gefäße 201
–, Hohlraumsystem 203
–, Kanälchensystem 202
Nodus atrioventricularis 143
Nodus sinuatrialis 143
Nuclei cochleares 324
Nucleus lentiformis 239, 264
Nucleus motorius tegmenti 264
Nucleus niger 264
Nucleus pulposus 27
Nucleus ruber 264
Nucleus salivatorius 374
Nucleus solitarius 295
Nystagmus 261

obere Extremität 385 ff.
– –, Leitungsbahnen 420
obere Luftwege 164 ff.
oberes Sprunggelenk 441
Oberflächensensibilität 250
Oberkiefer 72
Oberschenkel 459
–, Zuggurtung 464

Oberschenkelmuskeln 463
olfaktorisches System 281
Omentum majus 123
Omentum minus 123
optische Abschnitte des Nervensystems 297
optisches System 295 ff.
optisch-vegetatives System 348
Orbita, Aufbau 311
Organe des Informationswechsels 226 ff.
Organon vomeronasale 291
Orgasmus 223
Oropharynx 104
Orthosympathikus 332
Ösophagus 108 ff.
–, Arbeitsweise 110
–, Wandbau 109
Os ethmoidale 69
Os frontale 66
Os lacrimale 73
Os occipitale 63
Os palatinum 71
Os parietale 66
Os sphenoidale 64
Os temporale 65
Os zygomaticum 73
Osteologie 11 ff.
Osteon 12
Ovarium 217
Ovar, Schichtengliederung 217
Ovulation 217

Pachymeninx 352
Palaeocerebellum 235
Paläokortex 276
Palatum durum 71, 103
Palatum molle 103
Pallidum 241
Palma manus 387
Palmaraponeurose 402
Pancreas 116, 379
Papilla duodeni 117
Papillae filiformes 100
Papillae foliatae 100, 294
Papillae fungiformes 100, 294
Papillae vallatae 100, 294
Paradidymis 211
Parametrium 218
Paraganglien 344 ff.
Parasympathikus 328, 335
–, Beckenteil 373
–, Kopfteil 370
–, spinaler Teil 373
–, Tabelle 346
Parodontium 95
Pedunculi cerebellares 237, 241
Pedunculi cerebri 241
Pelvis 32
Pelvis renalis 200

Penis 213
Perikard 136, 142
Perikardreflexe 344
Perimysium 20
Periost 12
Peritoneum 80, 122ff.
periurethrale Drüsen 213
periventrikuläre Organe
  des Zwischenhirns 355
Pfortader 147
Pfortaderkreislauf 131, 146ff.
Pflugscharbein 70
Pharynx 103ff.
Pharynxmuskulatur 104
Photorezeptoren 302
Pia mater 352
Platysma 73
Pleura parietalis 183
Pleura pulmonalis 183
Pleuraverhältnisse 182
Plexus brachialis 426
Plexus chorioidei 243, 284
Plexus coccygeus 482
Plexus dentalis 362, 364
Plexus der Extremitäten 231
Plexus hypogastricus inferior 373
Plexus ischiadicus 478
Plexus lumbalis 476
Plexus lumbosacralis 475
Plexus parotideus 364
Plexus pudendus 480
Plexus sacralis 478
Plica suspensoria ovarii 217
Plicae circulares 79, 115
Plicae glossoepiglotticae 175
Plicae semilunares 121
Plicae vestibulares 176
plurisegmentale Innervation 248
pneumotaktisches Zentrum 342
Portio vaginalis 218
Präputium 215
prävertebrale Gangliengruppen
  des vegetativen NS 334
pressorisches Zentrum 342
Primärfurchen der
  Großhirnrinde 240
Proc. ciliares 301
Proc. vermiformis 160
Pronationsbewegung 403
Proportionen 8
propriozeptive Reflexe 247
– Sensibilität 254
Prosencephalon, Entwicklung
  und Gliederung 239
Prostata 213
Psoasarkade 184
Puerperium 223
Pulpa 95
Pulvinar thalami 304

Putamen 241
pyknischer Typus 7
pyramidale Motorik 262

Quadratusarkade 184

Rachenmandel 161
Rachenring, lymphatischer 161
Radiatio optica 303
Radix ventralis und dorsalis 230
R. communicans 232
R. tentorius 361
Rr. alveolares 362
Rr. cardiaci 368
Rr. communicantes 334
Raphe pterygomandibularis 104
Rasmussen-Bündel 325
Rautenhirn 234, 340
–, vestibuläre Regulationen 256
Recessus costodiaphragmaticus 183
Recessus costomediastinalis 183
Recessus
  phrenicomediastinalis 183
Recessus piriformis 175
Recessus
  sphenoethmoidalis 168
Regio olfactoria nasi 163
Regio respiratoria nasi 167
regionäre Lymphknoten,
  allgemein 152
Reizleitungssystem 142
Rektusscheide 49
Ren 200
Reproduktionsorgane 210ff.
Respirationstrakt 163ff.
Retikularisbahnen 351
Retikularisformation 340, 351
retikuloendotheliales System 154
Retina 302
Retinacula patellae 454
Retinaculum mm.
  extensorum 449
Retinagefäße 302
rezeptorischer Apparat des
  Auges 302
Rhombencephalon, Anatomie
  und Entwicklung 234
rhythmische Transport- und
  Verteilungssysteme 125ff.
Riechapparat 281
Riechbahnen 289
Riechepithel 288
Riechschleimhaut 287
Rima glottis 173
Rindenfelder 273
Rippenfell 183
Rippengelenke 186
Rosenmüllersche Tasche 168

Rückenmark 232
–, afferente Systeme 268
–, efferente Systeme, Tabelle 272
Rückenmarksbereich 228
Rückenmuskeln,
  Wirkungsweise 59
Rückenmuskulatur 52ff., 58
Rumpf 23ff., 189ff.
Rumpfskelett 27

sakral-autonomes System 373
Samenbläschen 212
Samenleiter 212
Samenwege 210
Sammelrohre 203
Sattelgelenk 17
Schädel, Aufbau 62
Schädelbasis 67
Schädelhöhle 5
Schädelnähte 63
Scharniergelenk 17
Scheide 220
Scheitelbein 66
Schichtenbau des
  Verdauungsrohres 79
Schilddrüse 376
Schildknorpel 170
Schläfenbein 65
Schlaf-Wach-Rhythmus 351
Schlemmscher Kanal 315
Schluckvorgang 106
Schluckzentrum 342
Schlund 103ff.
Schmelz 95
Schnecke 322
Schultergelenk 410
–, Muskelapparat 412
–, Tabelle 412
Schultergürtel 385, 409ff.
–, Bewegungsapparat 417
–, Gelenke 409
–, Muskelschlingen 419
–, Tabelle 419
Schwangerschaft 223
Segmentgliederung
  des Körpers 5
Sehbahn 302ff.
Sehnenrezeptoren 250
Sehnenscheide 19
Sehnerven 303
Sella turcica 71
sensomotorische Systeme,
  Übersicht 246
Septum nasi 167
Sesambeine 19
Sexualreflexe 339
Siebbein 69
Siebbeinzellen 169
Sinnesorgane 227ff., 278ff.
–, Tabelle 280
Sinus frontalis 66, 169

Sinus maxillaris 71
Sinus paranasales 168
Sinus sphenoidalis 71, 167, 169
Sinus venosus sclerae 315
Sinusknoten 143
Skelettelemente, Arm 385
Somatomotorik 230
Somatosensibilität 231
somatotopische Gliederung 247
Speicheldrüsen 97
Speichel, Zusammensetzung 97
Speiseröhre 108 ff.
Sperrgefäße 133
spinohumerale Muskelgruppe 414
spinokostale Muskeln 57
spinotegmentale Organisationsstufe des vegetativen NS 330
spinotransversales System 55
Splanchnocranium 10, 62, 68
Sprunggelenk, Bewegungsmöglichkeiten 438
Sprunggelenke, Kollateralbänder 441
Stammganglien, Gliederung 239
Stammhirn, Retikularisformation 351
statische Verhältnisse der Körperhöhlen 5
Steigbügel des Fußes 447
– des Mittelohres 319
sternokostale Atmung 186
Sternum 41
Stimmbildung 177
Stirnbein 66
Stirnhöhlen 169
Stoffwechsel 3
Streckmuskulatur des Unterschenkels 447
Striae longitudinales 283
Subarachnoidalraum 353
subfornikales Organ 355
subkommissurales Organ 355
Subkutis 253
Supinationsbewegung 405
Suppressorbänder 275
Suturae 63
Sympathikus 328, 330
–, Tabellen 334, 346
Symphyse 32
Synarthrosen 17
Synovia 15

Tänien 120
Tastkörperchen, Meißnersche 253
Tegmentum 238
Tendorezeptoren 250
Tentorium cerebelli 352

Testes 210
Thalamus 295
Thorax, knöcherner 40
–, Mechanik 45
Thoraxmuskulatur 43 ff.
Thoraxraum 5
Thymus 158
Tiefensensibilität 254
Tonsilla lingualis 101, 161
Tonsilla palatina 161
Tonsilla pharyngea 161
Tonsilla tubaria 161
Trabeculae carneae 137
Trachea 177 ff.
Tractus cerebellonucleares 261
Tractus cerebelloreticulares 261
Tractus cerebellorubralis 271
Tractus cortico-ponto-cerebellares 269
Tractus corticospinalis 269
Tractus iliotibialis 464
Tractus olfactorius 283, 285
Tractus olivocochlearis 325
Tractus opticus 304
Tractus pyramidalis 269
Tractus reticulospinalis 264
Tractus retinohypothalamicus 303, 348
Tractus rubrospinalis 264, 271
Tractus solitarius 295
Tractus spinobulbares 266
Tractus spinocerebellares 261
Tractus spinothalamicus 266
Tractus vestibulospinalis 261
Tränenapparat 314 ff.
Tränenbein 73
Tränendrüse 315
–, Innervation 373
Tränenkanälchen 315
transversokostale Muskeln 59
transversospinales System 54
Trigeminus, Gliederung 360
Trigeminusbahn 266
Trigeminuskerne 266
Trigonum olfactorium 285
Trochoginglymus 458
Trommelfell 319
Truncus coeliacus 191, 192
Truncus costocervicalis 422
Truncus intestinalis 152
Truncus lumbalis 152
Truncus lymphaceus dext. 151
Truncus sympathicus 330
Truncus thyreocervicalis 422
Truncus vagalis 368
Tuba auditiva 169, 320

Tuba uterina 218
Tubenperistaltik 218
Tubuli renis 203
Tunicae oculi 313

untere Extremität 433 ff.
– –, Leitungsbahnen 470
– –, Skelett 434
– Sprunggelenke 439
Unterkiefer 72
Unterschenkel, Extensoren 448
–, Flexoren 446
Unterschenkel und Fuß 435 ff.
Ureter 205
Urethra 207, 208, 221
Urogenitalapparat 197 ff.
uropoetisches System 200 ff.
Uterus 218 ff.

Vagina tendinum 19
Vagina 220
–, Schleimhaut 221
Valva aortae 139
Valva ileocaecalis 118
Valva tricuspidalis 137
Valvae semilunares 138
Vasa vasorum 133
Vasomotion 135
vegetatives Nervensystem 228, 327 ff.
vegetative Reflexe, gemischte 339
– –, spinotegmentale Organisationsstufe 330 ff.
V. basilica 426
V. cephalica 426
V. coronaria ventriculi 148
V. femoralis 475
V. iliaca externa 475
V. iliaca interna 471
V. lienalis 148
V. portae 130, 146
– –, Wurzeln 148
V. umbilicalis 195
Vv. cavae 142, 193
Vv. cordis 143
Vv. hepaticae 149
Vv. mesentericae 148
Vv. parumbilicales 148
Vv. pulmonales 142
Vv. saphenae 475
Venen des Armes 425
– von Becken und Bein 475
Venenkreuz des Herzens 142
Ventilebene des Herzens 141
Ventriculi laterales 244
Ventriculus 110 ff.
Ventriculus dexter 137
Ventriculus sinister 139
Ventriculus laryngis 176
Ventrikel des Stammhirns 245

Verdauungstrakt, allgemeine Gliederung 77, 79
Vertebrae 26
Vesica fellea 117
Vesica urinaria 205
Vesiculae seminales 212
vestibuläre Regulationen des Rautenhirns 256
– Rezeptororgane 258
Vestibularisbahnen 260
Vestibularissystem 235
Vestibulum oris 81
Vestibulum vaginae 221
Vicq d'Azurscher Streifen 306
Villi intestinales 79, 113
Villi synoviales 15
Viscerocranium 10
visuelles Sinnessystem 295 ff.
viszerales Gehirn 350
Viszeralraum 5, 122
viszerokutane Leitungsbögen 340
Viszeromotorik 231
viszeromotorische Rindenfelder 351
Viszerosensibilität 231
viszerosensible Projektionsfelder der Großhirnrinde 350

viszeroviszerale Leitungsbögen 338
Volkmannsche Kanäle 12
Vomer 70
Vorderdarm 108 ff.
Vorderhirn, Entwicklung und Gliederung 239
Vorderseitenstrangbahnen 266
Vorhaut 215
Vorsteherdrüse 213
Vortex cordis 140
Vulva 221

Wachstum 8
Waldeyerscher Rachenring 161
Wallpapillen 100, 294
Wangen 82
Weber-Ficksche Regel 21
Weckreaktionen 351
weicher Gaumen 103
Wirbel, Formtypen 29
Wirbelgelenke 30 ff.
Wirbelsäule 26 ff.
–, Bewegungsumfang 32
–, Verbindungen zum Kopf 37 ff.
Wirbeltypus 27

Zahnbestandteile 95
Zahnbögen 93
Zahnformen 91 ff.

Zahnhalteapparat 95
Zement 95
zentrale Haubenbahn 264
zentrales Nervensystem, Entwicklung 233
– –, Anatomie 234 ff.
– –, Assoziationssysteme 276
– –, Stammesgeschichte 277
Zentralisation des Sehapparates 298
Zerebralisation 276
Ziliararterien 298
Ziliarmuskel 308
Zirkulationsorgane 129 ff.
zirkumventrikuläre Organe 352 ff., 355
Zona orbicularis am Hüftgelenk 462
Zuggurtung am Oberschenkel 464
Zunge 100 ff.
–, Binnenmuskeln 101
Zungenbeinmuskulatur 88
Zungentonsille 161
Zwerchfell 184 ff.
Zwerchfellatmung 186
Zwischenhirn-Hypophysen-System 382
Zwischenknochenmuskeln der Hand 394